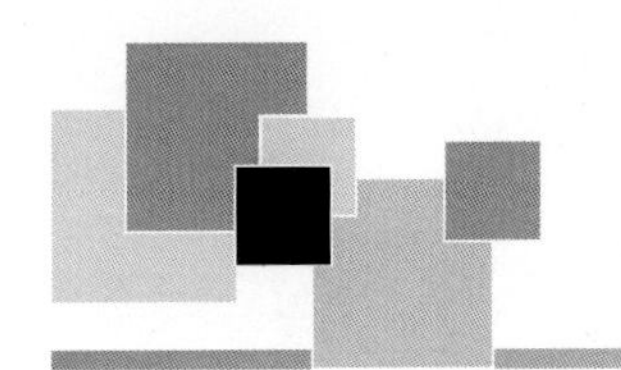

国家卫生健康委员会“十三五”规划教材

全国高等学校研究生规划教材｜供口腔医学类专业用

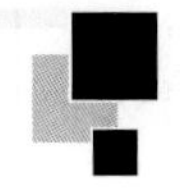

口腔种植学

第2版

主　　编　刘宝林

副主编　林　野　李德华

编　　者（以姓氏笔画为序）

马　威（空军军医大学口腔医学院）
王慧明（浙江大学口腔医学院）
邓飞龙（山东大学口腔医学院）
刘宝林（空军军医大学口腔医学院）
李少冰（南方医科大学口腔医学院）
李健慧（北京大学口腔医学院）
李德华（空军军医大学口腔医学院）
吴轶群（上海交通大学口腔医学院）
宋应亮（空军军医大学口腔医学院）
张志勇（上海交通大学口腔医学院）
陈　宁（南京医科大学口腔医学院）
陈卓凡（中山大学光华口腔医学院）
林　野（北京大学口腔医学院）
周　磊（南方医科大学口腔医学院）
周延民（吉林大学白求恩口腔医学院）
赵铱民（空军军医大学口腔医学院）
胡秀莲（北京大学口腔医学院）
施　斌（武汉大学口腔医学院）
徐　欣（山东大学口腔医学院）
梁　星（四川大学华西口腔医学院）
宿玉成（中国医学科学院北京协和医学院）
谭包生（首都医科大学口腔医学院）

主编助理　马　威（空军军医大学口腔医学院）

人民卫生出版社

·北　京·

图书在版编目（CIP）数据

口腔种植学/刘宝林主编. —2 版. —北京：人民卫生出版社，2023. 12

ISBN 978-7-117-34857-7

Ⅰ. ①口… Ⅱ. ①刘… Ⅲ. ①种植牙-口腔外科学
Ⅳ. ①R782. 12

中国国家版本馆 CIP 数据核字（2023）第 096389 号

口腔种植学
Kouqiang Zhongzhixue
第 2 版

主　　编：刘宝林
出版发行：人民卫生出版社（中继线 010-59780011）
地　　址：北京市朝阳区潘家园南里 19 号
邮　　编：100021
E - mail：pmph @ pmph. com
购书热线：010-59787592　010-59787584　010-65264830
印　　刷：北京华联印刷有限公司
经　　销：新华书店
开　　本：787×1092　1/16　　**印张**：33. 5
字　　数：815 千字
版　　次：2011 年 3 月第 1 版　　2023 年 12 月第 2 版
印　　次：2023 年 12 月第 1 次印刷
标准书号：ISBN 978-7-117-34857-7
定　　价：208. 00 元

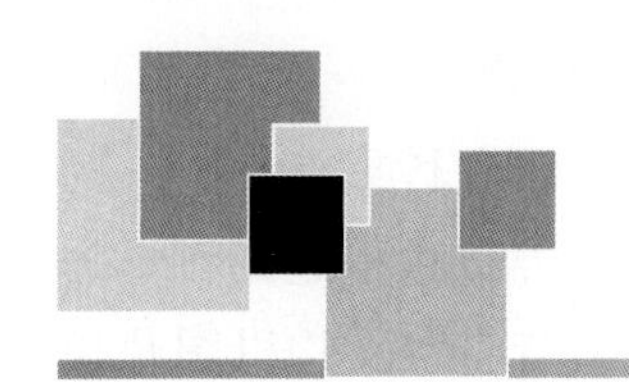

出版说明

根据国家社会事业发展对口腔医学人才的需求，以及口腔医学人才培养规律，人民卫生出版社30多年来，在教育部口腔医学专业指导委员会的指导和支持下，组织全国口腔医学专家陆续规划编辑出版了口腔医学专业的中职（第3版）、高职高专（第3版）、本科（第7版）、住院医师规范化培训（第1版）、研究生（第2版）共5个系列教材，广泛应用于口腔医学教育教学的各个层次和阶段。其中，研究生教材是目前口腔医学教育最高水平的临床培训教材，2010年出版了第1版，深受广大研究生培养单位、研究生导师、研究生以及高级临床医师的欢迎。

国家卫生健康委员会全国高等院校研究生口腔医学专业“十三五”规划教材即第2版口腔医学研究生教材是住院医师规范化培训教材的延续，也是口腔医学专科医师培训教材的雏形，更接近临床专著的水平。第2版研究生教材以“引导口腔研究生了解过去，熟悉现在，探索未来”为宗旨，力求对口腔研究生临床能力（临床思维、临床技能）和科研能力（科研思维、科研方法）的培养起到科学的指导作用，着重强调实用性（临床实践、临床科研中用得上）和思想性（启发学生批判性思维、创新性思维）。

本套教材有以下几大特点：

1. 关注临床型研究生需求 根据第1版教材的调研意见，目前国内临床型研究生所占比例较大，同时学习方向更为细化，因此作出以下调整：①调整品种，如针对临床型研究生的实际需求，将《口腔修复学》拆分为《口腔固定修复学》《可摘局部义齿修复学》《全口义齿修复学》；②大幅增加图片数量，使临床操作中的重点和难点更清晰、易懂。

2. 编者权威，严把内容关 本套教材主编均由目前各学科较有影响和威望的资深专家承担。教材编写经历主编人会、编写会、审稿会、定稿会，由参加编写的各位主编、编者对教材的编写进行了多次深入的研讨，使教材充分体现了目前国内口腔研究生教育的成功经验，高水平、高质量地完成了编写任务，确保了教材具有科学性、思想性、先进性、创新性的特点。

3. 教材分系列，内容划分更清晰 本版共包括2个系列17个品种，即口腔基础课系列3种、口腔临床课系列14种。

（1）口腔基础课系列：主要围绕研究生科研过程中需要的知识，从最初的科研设计到论文发表的各个环节可能遇到的问题展开，为学生的创新提供探索、挖掘的工具与技能。特别注重学生进一步获取知识、挖掘知识、追索文献、提出问题、分析问题、解决问题能力的培养。

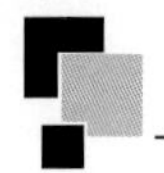

正确地引导研究生形成严谨的科研思维方式，培养严肃认真的科学态度。

（2）口腔临床课系列：以临床诊疗的回顾、现状、展望为线索，介绍学科重点、难点、疑点、热点内容，在临床型研究生临床专业技能、临床科研创新思维的培养过程中起到科学的指导作用：①注重学生专科知识和技能的深入掌握，临床操作中的细节与难点均以图片说明；②注重思路培养，提升临床分析问题和解决问题的能力；③注重临床科研能力的启迪，相比上版增加了更多与科研有关的知识点和有研究价值的立题参考。

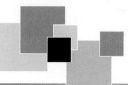

全国高等院校研究生口腔医学专业规划教材（第2版）目录

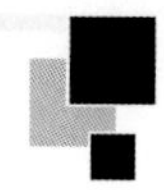

	教材名称	主　编	副主编
基础课系列	口腔分子生物学与口腔实验动物模型(第2版)	王松灵	叶　玲
	口腔颌面部发育生物学与再生医学(第2版)	金　岩	范志朋
	口腔生物材料学(第2版)	孙　皎	赵信义
临床课系列	龋病与牙体修复学(第2版)	樊明文	李继遥
	牙髓病学(第2版)	彭　彬	梁景平
	牙周病学(第2版)	吴亚菲	王勤涛
	口腔黏膜病学(第2版)	周曾同	程　斌
	口腔正畸学(第2版)	林久祥	王　林
	口腔颌面-头颈肿瘤学(第2版)	俞光岩	郭传瑸、张陈平
	正颌外科学(第2版)	王　兴	沈国芳
	口腔颌面创伤外科学(第2版)	李祖兵	张　益
	唇腭裂与面裂畸形(第2版)	石　冰	马　莲
	牙及牙槽外科学★	胡开进	潘　剑
	口腔种植学(第2版)	刘宝林	李德华、林　野
	口腔固定修复学★	于海洋	蒋欣泉
	可摘局部义齿修复学★	陈吉华	王贻宁
	全口义齿修复学★	冯海兰	刘洪臣

★:新增品种

全国高等学校口腔医学专业第五届教材评审委员名单

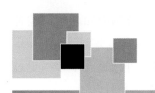

第2版序

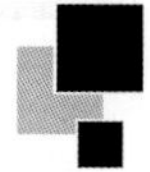

由刘宝林教授担任主编的研究生教材第2版《口腔种植学》(第2版)即将出版发行。刘教授要我为之作序,实不敢当!这不是因为谦虚和推托,而是尚存一点自知之明。大家都知道,刘教授是我国口腔种植学领域的开创者和奠基者之一。他的要求大概基于我们曾并肩为中国口腔种植学的发展做过一些事。基于刘教授的这个理由就借此本教材出版的机会,谈谈我对口腔种植学、对我国口腔种植学发展的一点认识和希望。

有人评价口腔种植学是20世纪口腔医学领域的十大进展之一,有人说它是口腔医学领域的一场革命,有人说它在很大程度上改变了并继续改变着口腔医学的面貌,推动了口腔医学的全面进步与发展。牙列缺损缺失的患者则把它看做是为人类提供的第三副牙齿。因为它的美观、舒适、咀嚼效能好,使人们有了类似真牙的感觉。我本人完全赞成这样的评价。现在全球范围内,口腔种植已成为口腔医学领域中最热门的专业。口腔颌面外科医生在做,牙周科医生在做,修复科医生在做,全科口腔医生也在做。发达国家40%以上牙列缺损缺失患者首选的修复方式是种植。韩国每万人使用种植体达300颗以上,许多发达国家都在200颗/万人左右。而我国尚有较大差距,20世纪末,这一新兴学科可以说已经走向成熟,成为可以在口腔医学临床广泛应用的实用技术,成为可以给牙列缺损缺失的患者带来福音的新技术。

但是口腔种植在其发展过程中也曾经为许多口腔医生带来过灾难,使其名声扫地,诊所倒闭。那是盲目追求经济利益的结果,是既不理解现代种植理念又没有经过规范培训而盲目乱种的结果。我想我们都不应该忘记这些惨痛的历史教训。

在我国口腔种植的起步较晚,大体上可以分为三个发展阶段:

20世纪80年代到1995年是开始阶段,这个时期,由于缺乏广泛深入的国际交流,缺乏对现代口腔种植理念的深入了解、缺乏对规范培训的认识,走了不少弯路,其实是在重复国际上20世纪50~60年代的错误。大量种植失败病例曾经使很多从事这一工作的医生饱受打击和困扰。

1995到2005年的十年间,以中华口腔医学杂志编辑部的名义召开的珠海口腔种植义齿学术工作研讨会,以及广泛深入的国际、国内学术交流为标志,应该说是中国口腔种植规范起步的新阶段。从事口腔种植的口腔医生们开始了解并理解现代口腔种植的理念,接受规范的系统培训,选择质量合格的种植体为患者服务,这十年间中国有志从事口腔种植的同道

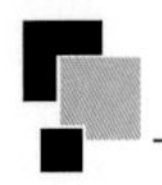

们积极走出国门参加高水平的国际学术会议,也邀请到了大多数全球范围内知名的口腔种植专家到我国讲学,包括现代口腔种植之父 Brånemark 教授,欧洲骨结合学会创始人 Spiekermann 教授。这些工作使我国口腔种植医生在很短时间里,走过了国外同道几十年间走过的路,使中国口腔种植临床工作的质量在较短时间里赶上了国际先进水平。

2005 年以后应该说是中国口腔种植的稳步快速发展阶段。越来越多的口腔专科医院、口腔诊所开展口腔种植,越来越多的口腔医生进入口腔种植队伍。这个时期一个标志性的事件就是我国多所大学为本科生开设了《口腔种植学》课程,口腔种植也被卫生部正式列入口腔医学的二级专科。我本人一直积极争取在本科生中开设《口腔种植学》课程,因为很难设想 21 世纪培养的口腔医生对口腔种植一无所知。更何况规范培训必须从学生阶段开始。口腔医学的研究生特别是临床研究生更应接受口腔种植的系统教育和临床实习。我想这也是这本教材呈现给大家的意义所在。

当然我们必须清楚地看到我国口腔医学的发展包括我国口腔种植学的发展与发达国家相比较尚存在较大差距。主要表现在两个方面:一是临床和基础研究水平尚存在差距。二是国产种植体的研发水平和质量仍有待进一步提高。

我衷心地希望在校研究生们、本科生们,在你们青春年华的岁月里,在你们难得的学习生涯中,充分认识口腔种植这门学科,扎扎实实掌握口腔种植的基本理论、基本知识、基本技能,在你们走上工作岗位之后必将为之感到学有所得。必将为你们的口腔医生生涯增添异彩!

王　兴
2023 年 7 月于北京

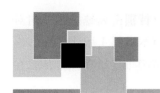

第2版前言

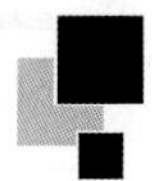

为适应现代临床医学需求，培养创新型高素质医学人才，在教育部和国家卫生健康委员会的领导下，根据相关会议精神及要求，2015 年在第 1 版《口腔种植学》的基础上，我们进行了修订再版。

第 2 版《口腔种植学》是口腔医学研究生临床专业系列教材之一，主要适用于口腔医学专业的研究生及临床医师。口腔种植学是以解剖生理为基础，研究采用人工制作的种植体植入颌骨及颅面骨以修复牙、颌及颌面器官缺损，恢复其外形和生理功能，并预防、治疗口腔颌面系统有关疾病的一门临床学科。科学学位的培养目标，要求研究生在完成公共学位课程的同时，要扎实地掌握本学科基础知识和专业知识，尽量多摄取相关学科知识，把获取知识和更新知识的能力作为重点，把创新知识的能力作为目标。专业学位的培养目标，则要求研究生在掌握临床基础知识和专业知识的同时，具有较强的临床分析和思维能力。本教材也是在上述思想的指导下，通过对口腔种植历史的回顾，用认识论的观点，即“认识不断发展变化”“认识适应实践的发展变化”“认识来源于实践，实践决定认识”“认识有其历史性特征”“认识对实践的能动作用”“要发扬创新精神”，以具有转折点意义的理论、技术和方法，来说明演变过程、经验与教训，对一些理论机制的认识过程，以及某些适应证的演变及治疗方案的发展过程；通过阐述现状，解读理论依据、实践方法、存在的具有争议和困扰的问题、最新治疗方法的由来、目前还存有的困惑、诊疗的局限与不足，旨在引领科学研究的思路；对未来的展望，则依据科学发展的观点，以前沿研究热点、进展、发展趋势为切入点，阐述基础理论及实践方法急需解决、长远理想需要完善的研究方向及其难点。

本教材第 2 版的修订是在各医学院校提出反馈意见和建议的基础上进行的，增加了“口腔种植数字技术”一章，介绍数字技术在诊断、种植外科和种植修复中的应用；并对全书的图片进行了彩色化；同时，在纸质版基础上，部分章节增加了图片、视频、动画等多媒体素材，逐步向综合立体化教材方向发展。

目前，由于口腔种植专科教育仍然滞后，因此再版时尽量收纳了近年来口腔种植专科的新理论和新技术。研究生应该把获取知识和更新知识的能力作为重点，把创新知识的能力作为目标。在掌握临床基础知识和专业知识的同时，培养较强的临床分析和思维能力，将获取知识、培养能力和提高素质融为一体，为切实提升研究生培养质量奠定基础。

本教材编委集中了国内具有丰富的口腔种植临床和研究生培养经验的教授，并得到各

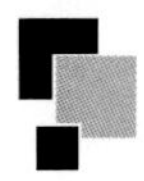

位编委所在医学院校的全力支持，我们在此表示衷心的感谢。同时，特别由衷地感谢一向对口腔种植学科发展关心和支持的张震康、王大章和王兴教授，他们为本书第 1 版作了序。编写过程中，我们还得到张陈平教授、首都图书馆刘乃英主任及陈小文等同仁的热情帮助，在此一并表示感谢！

口腔种植学是一门年轻、发展快、成熟早的学科，今后随着教育的改革及自然科学、医学科学的飞速发展，将不断更新，因此需要不断地总结经验，并"有所发明，有所创造，有所前进"。由于编者水平所限，难免有个别疏漏、不当之处，恳请读者、同道指正。

刘宝林　林　野　李德华

2023 年 7 月

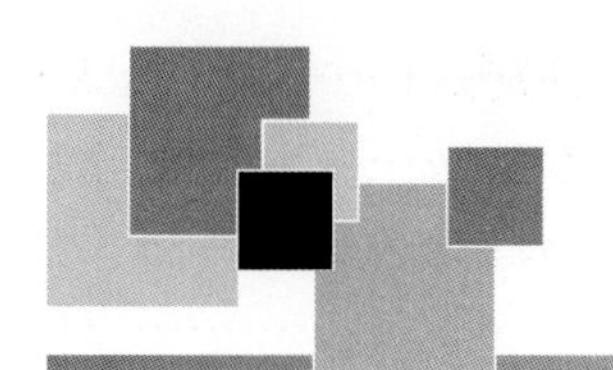

目　录

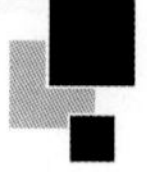

绪 论

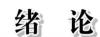

一、概　　述

口腔种植学(oral implantology)是以解剖生理为基础,研究采用人工制作的种植体(implant)植入颌骨及颅面骨以修复牙、颌及颌面器官缺损,恢复其外形和生理功能,并预防、治疗口腔颌面系统有关疾病的一门临床学科。口腔种植学是口腔医学(stomatology)的重要组成部分,是医学与多学科(口腔解剖生理学、口腔组织病理学、殆学、生物力学、生物材料学及医学美学等)结合的产物,它与口腔各临床学科,尤其是牙周病科、口腔修复科及放射影像科等关系密切,属于生物医学工程范畴,是临床二级学科。

种植义齿(implant supported denture)是在牙种植体(dental implant)的支持、固位基础上完成的一类缺牙修复体。1984 年,国际标准化组织牙科材料委员会(international organization for standardization,ISO-TC106/SC8)将牙种植体定义为"将人工材料制成植入颌骨内/表面,并以此为基础完成义齿修复的装置"。当然,除缺失牙修复之外,随后推出的采用种植修复的方法解决颅颌面器官缺损的功能重建、采用植入体作为支抗完成正畸治疗等技术,所用的植入体与牙种植体类似,只是长度及基台略有不同,分别称为颅面种植体(craniofacial implant/extraoral implant)、种植支抗植体(mini-implant/mini-screw implant/orthopedic implant)。

口腔种植学是一门年轻而亟须发展的学科,因此,对牙种植的历史我们也应有所了解。

二、发展简史与思考

(一) 历史的回顾

从实践论、认识论的观点出发,和人类一切认识自然、改造自然的实践活动一样,可将牙种植历史划分为三个阶段。

1. 朦胧阶段　在远古时代,我们的先人很早就知道一口好牙的重要性,并且深知缺牙对全身健康的危害。牙齿在古代部落的战斗中,也曾作为一种武器。有研究表明,口腔种植技术的发展可以追溯至几个世纪前。考古学家曾在洪都拉斯、秘鲁及埃及等地,发现了木乃伊的颌骨上有宝石、金属、兽骨种植的痕迹。但人们使用所谓的宝石等移植物的目的是美观标志还是功能需要,却无从考证。这一时期是人类对牙种植缺少理论指导的盲目探索、尝试的阶段。国内也有学者称,"在 800 年前我国早在宋代楼钥所著《玫瑰集》中就有种牙的记载",认为"我国的口腔种植技术,虽然在历史上曾居领先地位……",但是经考证,并无《玫瑰集》一书,宋代楼钥所著实为《攻媿集》,所说的也只是自体牙移植,而并非种植牙。

2. 必然阶段　19 世纪随着工业的发展,一批高强度耐腐蚀的金属材料(钴铬合金、钽、钛等)问世,为牙种植提供了条件。1913 年 Greenfiel 报道了铱-铂制成的篓形中空种植体,1939 年 Strock 报道了钴铬钼螺旋状种植体,1943 年 Dahl 报道了钴铬钼骨膜下支架式种植体,1947 年 Formiggini 推出了一段式钛丝扭结种植体,1966 年 Linkow 首创了钛、钴铬钼制的叶状种植体。在这一阶段,种植学者虽然进行了大量的基础和临床研究,但是成功率尚不高,还都是以尝试、发现改正错误的方式进行摸索,缺少系统的理论体系,对客观事物及其规律还没有真正地认识,不能自觉地支配自己和外部世界。

3. 走向自由阶段　被现代学术界公认的口腔种植学发展的一个转折点,或者可以说“分水岭”,应该是 PI Brånemark 提出“骨结合(osseointegration)”学说,并应用于口腔医学临床实践。1952 年瑞典学者 Brånemark 在组织机械创伤愈合重建机制的研究中,采用长时间固定在动物骨内的钛制的显微镜观察窗,观察骨髓血液微循环,偶然发现钛与骨发生了牢固的结合。20 世纪 60 年代初,他开始将钛引入种植体的研究,通过近 10 年的系统实验研究,没有看到钛对骨和软组织的不良反应。1965 年他开始了人体应用研究,又经过近 10 年的历程,1977 年发表了纯钛牙种植远期成功的报道,并正式提出“骨结合(osseointegration)”理论。随后,他的学生 Albrecktsson 又提出了包括种植体生物相容性、设计和表面状态、受植床状况、外科技术及负重状态等影响骨结合的因素,从而奠定了现代口腔种植学的理论基础。其主要原则一直沿用至今。可以说,从此口腔种植学的发展摆脱了盲目性,走向“自由王国”的阶段。人类从必然中获得自由的程度,是同社会生产力的发展水平、科学技术的进步和人类思维能力密切联系在一起的。在科学理论的指引下,随着现代总体科学水平的进步,口腔种植学的高速发展是令人瞩目的。1987 年我们开始向瑞典人学习先进技术,至今已 30 多年,试举几个临床进展就可以说明。30 多年前,我们在哥德堡 Brånemark 种植研究中心看到:上颌种植是非常谨慎的,磨牙区种植是禁忌的,种植的骨结合需要等待 4~6 个月,种植体折断是时有发生的,成功率要求超过 80%。仅仅 30 多年以后的今天,这些都被突破了。经过 40 多年的发展,牙种植修复不仅彻底更新了传统口腔修复学的内容与概念,解决了传统修复长期难以解决的难题,如游离端缺牙的修复、重度牙槽突萎缩无牙颌的牙列修复、伴有骨缺损的牙列缺损修复、牙周病患者的缺牙修复、上下颌骨缺损的功能性颌骨重建,以及面部器官缺失后的赝复体修复等。口腔种植修复不仅改善了数以万计患者的生存质量,也深远地影响了口腔科学的发展与未来。实践证实,口腔种植学发展的速度是惊人的,在口腔医学发展史中也是罕见的,回顾口腔医学发展史,即可通过比较得到证实。例如作为口腔修复材料的树脂,经过近 40 年的研究,才研制出性能理想的复合树脂;经历 300 余年(17 世纪始)的无牙颌全口义齿(complete denture)修复等。为了解决后者义齿固位(尤其是下颌)问题,学者们想尽了一切办法,提出了一系列“同心圆”的“平衡𬌗”的理论,并以颞下颌关节、颌骨及黏膜软组织承受活动义齿树脂基托非生理性的机械、化学不良刺激为代价,来维持义齿的固位。而带给患者的,不仅是多发的疼痛、发音障碍、恶心、咀嚼不良、心理排斥、义齿性口炎、骨吸收及颞下颌关节病变等并发症,还有相当数量的无牙颌患者,尤其是下颌牙槽嵴明显吸收萎缩者仍不能满意。早在 18 世纪末,就出现了聚醋酸乙烯酯(polyvinyl acetate)制成的义齿稳固剂(denture adhesive,DA),能短时间维持义齿稳固。然而,随着配戴义齿的时间的延长,此等并发症会继续加重。只有种植牙问世,才使众多无牙颌患者“柳暗花明”。正

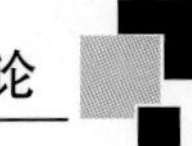

如第6版《口腔修复学》所说："种植义齿可以使无牙颌患者从根本上摆脱义齿易脱落这一最常见的问题"。现代牙种植以骨结合理论确立为转折点，仅仅经历了20年，临床远期成功率就由不足70%提高到90%~98%，已成为一项非常成熟的口腔修复的主流技术，被广大患者誉为"人类第三副牙齿"。所以，牙种植可以说是当代口腔修复的一项重大革命性进步。然而，金属的种植牙是无生命不参加机体代谢的，在很多方面与自然牙是有很大区别的，它只是在骨结合状态能胜任自然牙的咀嚼功能，并具有骨的轻微感知而已。真正意义的人类牙齿，还有待再生医学组织工程牙胚的构建才能实现。

（二）思考

遵循认识论和实践论的观点回顾，从历史和现状中，我们可以得出值得汲取的学科发展规律、经验和教训，并以转折点为抓手，引领未来学科发展方向。

1. 科学研究应该对发生的自然现象富于敏感性，善于捕捉偶然却有意义的现象，并能以此为抓手做深入研究，引领出有价值的成果。正如Brånemark那样，凭借他的敏锐在偶然中发现了生物相容性极佳的金属钛，通过十几年深入的基础和临床研究，首次提出了"骨结合"理论，并造词为"osseointegration"。经过实践，骨结合理论已被公认为指导现代口腔种植发展的理论基础。之所以成为划时代的"分水岭"，是因为Brånemark不仅提出了一个完整的骨结合理论，而且通过实践报道了大量长期的临床成功病例。

另外一个值得提起的事例也很发人深省。那就是在一次临床种植二期手术中，因缺少配件，在不得已的情况下，医师只能用小号基台替代（即基桩为4.1mm种植体，上部平台为5~6mm）。1991年Berglundh T意外地观察发现，这对种植体的生物学封闭和防止骨吸收有着良好的效果，从而产生了一个新的设计理念，提出了"平台转换（platform switching）"理论。所谓平台转换，即种植体修复基台的直径缩窄面小于种植体的直径时，修复基台边缘将止于种植体顶部平台边缘的内侧，而不是与其边缘对齐。这一偶然发现对旨在重建种植体颈部生物学封闭及防止骨吸收的种植体基台连接优化设计，提出了新的思路。

2. 临床必须以科学的基础理论为依据，不可违背自然规律。历史的经验应该汲取，例如20世纪60年代以前，国际上由于临床超前于基础研究，即在骨结合理论问世之前，虽然也有少数较长期的成功病例，但是临床应用普遍被低成功率高失败率所笼罩，所以1973年美国国立卫生研究院（National Institutes of Health，NIH）、美国牙医协会（American Dental Association，ADA）曾一度质疑牙种植的安全及效果，并提出忠告。其主要原因，一是口腔特殊环境，尤其是一段式种植体易发生感染；二是在骨结合完成之前，即令义齿负载。

我国口腔种植起步较晚，20世纪70年代曾有极少数口腔医师涉足牙种植，后因设计上的缺陷和缺乏骨结合基础理论支持，大多病例以短期失败而告终，但是他们在杂志上做了如实报道，为后人提供了可贵的临床资料。1982年在加拿大多伦多大学举行了名为"骨结合在口腔临床中的应用（Osseointegration in Clinical Dentistry）"学术会议。通过此次大会，Brånemark的骨结合学说被医学界接受，并成为口腔种植发展的指导性理论。当时在美国高访的王大章教授，是参加此次大会唯一的中国学者。会后，王教授即在国内杂志和多种口腔学术会议上，介绍了会议精神和先进的种植体骨结合理论及进展，对我国随后的牙种植开展起到了启蒙作用。20世纪90年代初我国牙种植异常活跃，但是，由于对骨结合理论的理解不深入，又缺乏正确的操作规范，因此一度又重复了国外20世纪70年代的错误，一些地区出现了盲目种植及其导致大量的失败和医疗纠纷，口腔种植学的科学内涵也遭受极大的诋毁。其原因主要有四点：一是医师对现代口腔种植的理论缺乏系统的学习与了解；二是缺乏操作技术规范和正规培训，相关专业医师间的合作性较差；三是种植义齿加工落后；四是对种植修复患者缺乏随访的观念及由此引发种植成功率低的现状。1995 年在珠海，中华医学会第五届口腔科学会主任委员张震康教授发起召开了第一次全国口腔种植学术工作研讨会，通过专家讨论按照国际先进理念制定了规范，提出了牙种植的成功标准，组织了中国口腔种植协作组。可以说，这次会议是我国种植专业发展的一个里程碑，从而将我国种植学科发展引向了科学正确的道路。

3. 只有不断创新，才能使学科发展。孟子说："尽信书，则不如无书。"只有否定过去，才能"推陈出新"。种植体植入的初期稳定性，在相当长一段时间内被认为是骨结合的重要条件，而 1993 年 Brunski J B 提出"微动(micromotion)"理论，即在 50～100μm 范围内的微动，不会妨碍种植体骨界面的形成。即刻加载有促进牙种植体周骨组织成骨的作用。动物实验证实，延期种植即刻负荷有促进骨内牙种植体周牙槽骨成骨的作用，即使殆向负荷产生的骨应变为 5 000με 时，成骨细胞也能紧密黏附于种植体表面，迅速分泌骨基质并且矿化。基因水平上的研究认为，负荷并不影响成骨细胞和细胞外骨基质对种植体的黏附，生理性的应变可刺激成骨细胞表达与成骨相关的细胞外基质蛋白，促进骨再生。这一理论为种植即刻负载提供了依据。所以，科学理论往往不是一成不变的，而是在不断总结经验后推陈出新，有所发明、有所前进。

4. 科学研究切忌片面性。羟基磷灰石(hydroxyapatite，HA)被认为是生物相容性极佳的生物材料。1987 年 Thomas 推出了 HA 涂层钛种植体，并风行一时。但是近几年来，有报告认为涂层种植体的临床长期成功率，反而不如非涂层类的种植体。Steflik 和 Nancollas 的动物实验观察发现，种植后的 6 个月内，涂层种植体的骨性结合率高于非涂层者，但是远期观察显示，骨结合在逐渐减少。所以，近年来这类复合种植体的开发和临床研究几乎处于停顿状态。问题的关键是，研究者只是片面地看到 HA 生物相容性好的一面，却对其远期溶解、剥脱或吸收，存在一个有害的涂层-金属界面层估计不足。所以科学研究绝不是事物的简单叠加，换言之，1+1 有时可能并不等于 2，也可能小于 2，甚至是负数。

三、对口腔种植未来的展望

口腔种植学是一门新兴的学科，近 10 年来是我国口腔种植快速发展的时期，希望今后随着经济和文化不断发展，口腔种植可以在以下五个方面取得进展。

1. 深入研发口腔种植新型材料、生物智能材料、细胞生长因子和再生医学成果的有效利用，提高牙种植骨结合、龈结合的质量，以实现种植义齿远期的高成功率。

2. 通过整合多学科的先进技术，降低牙种植的外科、机械和生物并发症。

3. 发展数字技术，推广导航种植、计算机辅助设计与制造(computer-aided design and manufacturing，CAD/CAM)技术，实现微创精准的种植手术，提高种植义齿的功能和美学水平。

4. 普及专科继续教育，更好更快地培养更多的种植专科医师。

5. 促进临床及基础多学科协作，争取早日实现再生医学真正意义上的人造自然牙；抓

住我国发展的大好形势和机遇,促进民族口腔种植产业的大发展。

本教材再版之时,正值现代牙种植之父逝世 9 周年之际,为缅怀 Brånemark 教授的伟大功绩,让我们共同用创新求实的精神继承和发展口腔种植事业!

(刘宝林)

参 考 文 献

1. 陈安玉. 口腔种植学. 成都:四川科学技术出版社,1991.
2. 王兴,刘宝林. 我国口腔种植学的进展. 中华口腔医学杂志,2001,36(5):321-323.
3. 宿玉成. 现代口腔种植学. 北京:人民卫生出版社,2004.
4. 林野. 当代口腔种植学的进展及其临床意义. 口腔颌面外科杂志,2006,16(4):285-290.
5. 王兴. 我国口腔种植学发展的十年. 中华口腔医学杂志,2006,41(3):129-130.
6. 韩科. 种植义齿. 北京:人民军医出版社,2007.
7. 周磊. 牙种植学新进展. 华西口腔医学杂志,2009,27(1):8-12.
8. 楼钥. 攻媿集:卷七十九. 北京:武英殿,1780:5.
9. BRANEMARK P I. Tissue-integrated prostheses osseointegration in clinical dentistry. Chicago: Quintessence, 1985.
10. ALBREKTSSON T, ZARB G, WORTHINGTON P, et al. The long-term efficacy of currently used dental implants: a review and proposed criteria of success. Int J Oral Maxillofac Implants, 1986, 1(1): 11-25.
11. KAWAHARA. Oral Implantology: vol 1. Tokyo: Ishiyaku Publishers, Inc. , 1991.
12. LAZZARA R J, PORTER S S. Platform switching: a new concept in implant dentistry for controlling postrestorative crestal bone levels. Int J Periodontics Restorative Dent, 2006, 26(1): 9-17.
13. SPIEKERMANN H. Implantology: color atlas of dental medicine. Stuttgart: Thieme, 1995: 1.
14. HOBO S, ICHIDA E, GARCÍA L T. Osseointegration and occlusal rehabilitation. Chicago: Quintessence, 1989: 22.
15. RATNER B D. Biomaterials science: an introduction to materials in medicine. Pittsburgh: Academic Press, 2004: 16.
16. LINKOW L I. Implant dentistry today: a multidisciplinary approach, volume 1. pittsburgh: University of pittsburgh, williams & wilkins, 1992.
17. GROSSMAN L I. Transactions of the international conference on endodontics. Philadelphia: University of Pennsylvania Press, 1973: 45.
18. FAGAN M J. Implant prosthodontics: surgical and prosthetic techniques for dental implants. Chicago: Year Book Medical Publishers, 1990: 121.
19. WEISS C, WEISS A. Principles and practice of implant dentistry. Chicago: Mosby, 2001: 87.
20. BRUNSKI J B. Avoid pitfalls of overloading and micromotion of intraosseous implants. Dent Implantol Update, 1993, 4(10): 77-81.

第一章　生物学基础

第一节　骨结合理论的提出与发展

关于骨结合与其生物学基础，近40年来，国际上已有许多学者做了大量的研究和报道。本节参考该领域的有关文献，对骨结合的基本概念、生物学基础的基本原理及其发展进行介绍。

一、简要历史回顾

人类学家的考古发现已经证实，在早期的欧洲、中东地区和中美洲，人们就试图使用各种同种或异种材料植入替代缺失的牙齿。这些材料包括人和动物的牙齿、雕刻的骨头、贝壳、珍珠母等。当然，这些行为的目的主要是弥补牙齿缺失后的美观缺陷，对咀嚼功能的恢复没有价值。

公元1100年，西班牙人Alabucasim首次使用牙齿的移植（transplantation）和再植（re-transplantation）治疗牙列缺失。这一治疗方式曾经延续了多个世纪。甚至到了18世纪，在英国、法国的上层社会里，牙齿移植成为富人们的一种时尚，也出现了一些年轻人将自己的牙齿拔除并卖给那些有钱人以供移植。但是由于这种移植的失败率极高，而且可能传播结核、梅毒等传染病，因此不断受到批评而逐渐消亡。

18—19世纪，人们曾试图将异种材料植入缺牙部位，替代缺失的牙齿。许多人将橡胶、金子、陶瓷、贝壳制作的类似于牙根形状的植入体，埋植于人工制备的牙槽窝内，以修复单个牙的缺失。1891年，Hartmann甚至将这种单个牙齿缺失的修复方式扩展到多个牙齿缺失的修复，他使用螺钉将义齿固定于植入的这类异种材料制作的牙根上。同样，大量的失败病例，导致了这类种植方式的消失。

1906年，Greenfield第一次将由铱铂合金制成的栏状中空圆形种植体植入颌骨，并对此进行了长达7年的研究。这一种植体模式被认为是中空柱状种植体的前身。

后来，不锈钢及钴铬钼合金的出现，为口腔种植带来了新的推动力。1939年，Strock使用由钴铬钼合金制成的类似于螺钉样的种植体并在其上部制作烤瓷牙冠取得成功，这一修复的成功长达15年之久。他指出，良好的咬合关系是防止种植体损伤和牙槽骨吸收的关键因素。他首次使用了X线对种植体在颌骨内的密合程度进行检查，同时也是最早使用组织学方法制备组织学切片，观察口腔环境中异种材料愈合情况的先驱。

1938 年,Adams 为一患者使用埋置方式植入带有愈合帽的螺钉状种植体,被认为是现代两阶段种植技术的先行者。

1947 年,Formiggini 首次介绍了由钽丝绕制的螺纹状种植体,表示种植体植入后取得了良好的愈合效果,并成功进行了修复。

1937 年,Müller 使用铱铂合金制成可以放置于骨膜与牙槽骨之间的网状种植体。这种种植体有 4 个穿过口腔黏膜暴露于口腔的突起,被称为骨膜下种植体。他认为这种种植体与骨内种植体相比,不损伤骨结构,更符合生理状态。但是后来的研究证实,这类种植体易于感染,易导致其下方骨组织改变,加之制作程序复杂而逐渐被淘汰。

1968 年,Linkow 为了增加骨内种植体与骨组织的接触面积,在种植体的两侧设计了片状结构,称为叶片状种植体。Linkow 的这一理念引发了诸多不同种植体的设计。而且这类种植体曾在 20 世纪 70 年代被广泛认同和使用。但其后大量的临床实践暴露了这一种植体设计的诸多弊端。由于缺乏标准的制备植入骨床的技术(包括工具和外科技术),这类种植体植入后,种植体与牙槽骨之间不可避免地存在较大间隙,因此大多为纤维性愈合,难以产生骨结合。加之这类种植体大多为一阶段植入,种植体与口腔相通,易于感染,导致种植体的大量脱落而失败。到了 20 世纪 80 年代后期,这类种植体的设计理念已被人们逐渐放弃。在 20 世纪 90 年代,世界各地的种植学术报告中已经难以看到这类种植体的应用。

当然,在口腔种植学的发展历史中,Linkow 的叶片状种植体曾经产生过广泛的影响,也有过许多成功的病例报告,对口腔种植的发展起到过积极的推动作用。甚至有人认为,这类种植体与骨组织界面之间的纤维性愈合,为种植体提供了类似于天然牙齿、牙周膜一样的种植体周膜(periimplantium);期望这一纤维结缔组织结构能像牙周膜一样,既发挥固定种植体的作用,又能起到缓冲咬合力的作用。但是大量的临床经验证明,这样的纤维结缔组织结构加上感染因素的存在,正是导致这类种植体大量脱落而修复失败的原因。

二、骨结合的概念和生物学基础

骨结合的概念由 Brånemark 提出,经历了几十年临床与实验研究的重复与完善,最终被定义为有生命的骨组织与种植体之间直接的结合,无纤维组织围绕种植体,这种结合必须而且能够负重。

Brånemark 理论的重大意义在于强调了种植体愈合的生理及生物学过程。当一个金属异物被放入生物体内时,生物体内会发生一个类似正常生物学反应的愈合过程。微创的手术过程、生物相容性极好的特别是能抗锈蚀的金属种植体,以及无干扰的愈合期是这个正常生物学反应的前提条件。具备了这些条件,有生命的骨组织可对钛种植体发生正常的生物学反应,而不产生排斥反应。

当生命组织如骨或软组织与非生命的异物相互作用时,就会发生各种相应的反应。Stanford 描述了生命组织与金属发生反应的原理,从高度反应过程包括金属的锈蚀,到缓慢的被动反应过程,例如金属表面与氧作用形成表面氧化层。许多金属都具有形成表面氧化层的作用,例如铝、钴铬合金、镍铬合金。然而,大多数金属由于这一特性而不能作为一种长效的生物材料,因为金属的锈蚀会引起金属离子持续性释放于周围的组织,进而引起相应的

局部甚至全身的组织反应，包括急慢性炎症反应，最终导致种植体周形成纤维包裹，即机体试图隔离异物的组织反应。

钛金属作为一种常用金属，重量轻，抗锈蚀，易加工，且具有一定的强度。由于这些特性，钛金属被用于造船或飞机制造业。研究发现，钛金属表面会自动形成一层极强的氧化钛层，这层氧化钛能提供一个极稳定的界面，使钙化的骨基质沉积于其上。钛金属表面的这一特性，是保证牙种植体具有良好生物相容性的基础。一个具有良好生物相容性的骨结合金属材料，为细胞及组织愈合反应提供了一个类似于正常愈合过程的表面结构，如同没有种植体或其他人工材料存在时的组织愈合过程一样。这也意味着，种植体与周围骨组织的接触是一种骨进行性改建与再改建的结果。种植体与骨组织间的结合是一种动态的骨改建与吸收的过程，这是非常有意义的。这一过程的平衡受到多种刺激的影响，包括通过修复体传导种植体的力量及其性质、种植体的设计，以及种植体周是否有炎症存在等等。

Brånemark 首先提出了精确无创的种植外科手术的概念，包括特殊设计的专用手术器械、逐级备洞的概念，以及相应的外科操作规范。当一个种植体被植入受植床时，尽管种植体由生物相容性很好的材料制成，机体也会产生对创伤的反应，这个反应会影响组织反应的类型。外科备洞时产热过大，温度超过 42℃，亦会干扰骨组织愈合过程。在术区血凝块形成后，出现类似轻度炎症的反应，包括大量吞噬细胞和从邻近骨膜组织来的未分化的间充质干细胞的增生与分化，组织分化的能力与是否存在为骨细胞分化供氧的完整血管床有关。血供较差的区域氧供差，可导致纤维组织及软骨形成，而不是钙化骨质形成。

正常骨组织的愈合反应会产生完全的钙化过程，而 Worthington 认为，生物体与钛金属表面的愈合反应，是一个在新形成的骨基质与钛表面相互反应的过程。种植体表面的处理及植入时的状态，包括种植体生产厂家在严格控制条件下的清洁、消毒及外科植入时的防污染操作，对种植体正常的骨结合过程极其重要。除种植体表面的无菌处理及防污染操作外，种植体表面的形态（粗糙度、形状、特殊设计等）和表面理化特性，也会影响骨组织对种植体的生物学反应。

Linder 等描述了种植体周组织的生物学变化。当种植体植入后，受植床表面会有一薄层的骨质发生坏死（主要为死细胞及正在凋亡的细胞），随着骨结合的发生，机体逐渐将这层骨质吸收。最初，血管以 0.5mm/d 的速率长入；之后，在种植体植入后的前 2 周，编织样骨开始形成。由于氧化钛层表面惰性极大，从周围骨膜新分化的成骨细胞能够分泌产生编织样的骨基质，最早与氧化钛层表面形成接触；血管源性的破骨细胞开始破骨，形成骨吸收陷窝，以 40μm/d 的速率吸收编织样骨基质。随着骨吸收陷窝的形成，板层状骨开始形成，新分化的成骨细胞开始在上面沉积，形成成熟的骨单位；这一过程受周围环境因素的影响，例如种植体界面处的微小运动、局部的血供，以及全身和局部由介质控制释放的生长因子。此时，种植体与骨之间的间隙通过修复性骨再生，由新形成的骨充填，即爬行替代，最终临床上种植体达到稳定固位。

最初的愈合过程是通过光学愈合小室观察的。研究发现，纤维血管组织长入种植体螺纹内，大约在种植体植入后 3 周达到高峰。电镜下观察，这种正在形成的界面，可见成骨细胞分泌的细胞外基质与钛金属氧化表面之间存在着密切接触。Linder 等报道，钛金属氧化表面与最邻近的胶原纤维之间的间隙为 20～50μm，该间隙被氨基葡聚糖复合物充填，其作用可能为介导细胞外基质黏附于氧化层表面。扫描电镜观察，临床上已形成骨结合的种植

体的界面，可见骨直接与氧化层表面接触，中间无纤维基质。成骨样细胞紧邻界面，由一薄层蛋白多糖及非晶体区分隔，厚度达 400nm。

当种植体植入机体后，氧化层表面与骨之间的界面并没有明显的界限，但是种植体与组织相互作用的区域之间的距离大于 1mm。研究表明，当种植体植入机体后，氧化层表面对溶解过程非常敏感，在距离种植体一定范围内，可以检测到少量的金属离子。因此，在选择应用于临床的生物材料时，要考虑到材料组成成分中游离出的离子对局部和全身生理系统可能造成的危害。Hanawa 观察临床上负重的种植体，发现了一系列非常有趣的变化。种植体植入 6 年后，在种植体表面形成了一层厚约 200nm 的惰性氧化钛表面。分析这层新形成的表面，发现其成分包括有机物和无机物（Ca、P、S），这表明虽然种植体表面的氧化层表面包被着一层蛋白质，但是对这些矿物离子的摄入及增长仍非常敏感，并能作出反应。当纯钛及钛合金表面暴露在机体的血液中，例如种植体植入时，在氧化层的表面自发地形成磷酸钛混合物及含羟基基团的钙化物，这表明钛与水、矿物离子、血浆发生了反应。有趣的是，如果种植体植入区的 pH 低（pH=5.2），则可以加速磷酸钙矿物质在纯钛表面的沉积。由于多数研究者近期的研究表明，钛种植体植入机体后，在种植体周的组织中可以检测到钛离子（如果种植体材料为钛合金），因此种植体表面的氧化层是一个动态的系统。氧化层表面所起的作用如同骨的改建，在种植体与机体之间形成一个相互适应的界面。氧化层的这种具有反应能力及自发地在其表面形成磷酸钙磷灰石的特性，是钛金属材料具有良好生物相容性的原因之一。钛金属的这种能够在自己的表面修饰自己，以适应机体需要而进行生理性伪装的特性，在其他无机物材料中很少见。

骨结合被认为是一个动态的生物学过程。虽然达到骨结合的种植体从临床角度看很稳定，但是氧化层表面的生物学反应却不断变化。通常评估种植体骨结合的生物学反应的方法，是通过显微镜在光学水平上（即所谓的组织形态测量学）测量骨接触的范围。为了评估“已达到骨结合”的种植体状态，将测得的接触范围与将种植体拔出时所需的强度进行对比。目前还不清楚究竟需要多大的骨接触面积才能保证临床上种植体长期的稳定，但是以下的结果是一致的：当测量种植体周骨接触的量时，松质骨的接触范围在 30%~70%，平均 50%。测得的数值变化非常大，这取决于测量种植体时的部位；且随着骨进行性改建，骨接触的程度也随之变化，称为“渐进性骨结合（progressive osseointegration）”。

Brånemark 认为，骨结合是一个动态的生理过程，且提出了不受干扰的愈合期与逐级负重的概念。“骨结合”的含义是一个动态的界面环境，已达到初期愈合的区域不能受到任何压力影响及存在微小动度（种植体相对于骨的移动），如果种植体能够正确负重，这一界面能变得更为成熟。早期的微小动度将反复干扰正常的骨重建过程，导致种植体周形成纤维瘢痕组织。形成最初的骨结合后，即可连接基台，按照详细及精确的逐级负重规则进行负重。众所周知，在矫形外科中，为了维持并促进骨生长，每日需要反复给予机械张力刺激。骨对机械力的反应影响着骨的塑形及改建过程，以维持机体的自身平衡。一旦种植体初期愈合结束，且种植体的负重模式正确，骨接触的范围在植入后的第 1 年底，可从 53%增加至 74%。在穿过骨皮质的区域，最后的骨接触范围可达 90%。当在 X 线片上观测骨界面时，在种植体植入后的最初几年，可见种植体周骨小梁增加；这一特点表明，机体正常的改建反应已经适应了种植体支持的修复体的生理负重。

Buser、Binon 等均认为，除种植体表面的化学特性外，种植体表面的物理特性也影响骨结合的种植体的固位强度。经过喷砂处理的粗糙钛金属表面，比经过抛光的光滑钛金属表面骨接触的程度要高得多，相应的抗拉出强度也高很多。在预备种植体表面时，必须使种植体刚植入，即达到最初的稳固。这种固位力可以通过宏观的固位设计达到，例如采用螺纹设计，即机械固位；或者通过应用“压力就位(press fit)”，即预备的种植体植入床比种植体的直径小一些，以增加固位力，避免早期种植体出现微小动度。这些处理也使钛金属的氧化界面与骨结合接触面积增大。金属种植体能够达到骨结合还有赖于正确的外科操作技术，与机体具有生物相容性的金属表面结构，能够保证种植体植入后即刻达到固位与稳定的种植体表面物理特性。成功的骨结合只有通过精细的组织处理技术、精细的表面处理技术、逐级负重及多种种植修复的技术作为支持，才能达到。

三、种植体周骨感知现象的研究与进展

人类和动物学研究证明，患者在种植修复后所产生的组织学变化、生物机械变化和功能的改善与无牙颌时相比，其触觉辨别能力、咀嚼功能、生活质量、自信心都得到了极大的改善。牙种植修复患者感到种植义齿更加舒适，触觉辨别能力和咀嚼功能较活动义齿大大提高，特别是其咀嚼、最大咬合力、肌肉协调性方面与天然牙非常接近。在 20 世纪 90 年代，Klineberg 提出了“骨感知(osseoperception)”，认为这是一种在缺乏功能性牙周膜机械感受器传入的情况下，用来确认口腔运动觉的能力。这种感觉传入来源于颞下颌关节、肌肉、皮下、黏膜和/或骨膜机械感受器，并提供了与下颌功能和咬合相关的口腔运动感觉的信息。换言之，患者通过中枢和外周神经系统“感觉到”了种植体的存在，这为种植体康复研究开辟了一个全新的研究领域。1998 年，在意大利召开的“口腔生物与牙科种植大会”上，Klineberg 等人做了有关骨感知的报告；2003 年，在悉尼召开了“从骨结合到骨感知”的专题研讨会，在此大会上讨论了种植修复的骨感知的机制和内涵；直到 2005 年，学者们达成了有关骨感知的共识，此时骨感知被定义为：①来源于骨锚着修复体，其接受机械刺激时的感觉，通过肌肉、关节、黏膜、皮下和骨膜组织等机械感受器传导；②中枢神经系统对信息的传递，在感觉运动功能的维持中发生适应性改变。也就是说，这种对种植体的感觉，既包括来源于外周神经系统的信息，又包括高级神经中枢即大脑皮质对种植体的感知。骨感知理论使骨结合和神经生理学有机地结合在一起。

国际上目前有关骨感知的研究，多数是研究外周神经传入；在我国，骨感知在口腔种植研究领域，还是个全新的概念。外周神经研究主要采取的是种植体周组织形态学观察、心理生理学实验和电生理实验等方法。动物的神经生理数据表明，骨内感受器与骨感知现象有关，种植体的静止感觉(压力)阈值是天然牙的 10 倍，而运动感觉(振动)阈值与天然牙很接近，压力觉和振动觉阈值在骨结合种植体支持义齿中，都比常规修复体低。给狗的下颌骨结合种植体以机械振动刺激时，天然牙的振动阈值刺激并没有激发种植体的动作电位；但在 2 倍及 3 倍阈值刺激时，在相应的三叉神经下颌支处监测到了动作电位，说明天然牙对振动的敏感性高于牙种植体，振动刺激天然牙在下牙槽神经记录到的动作电位的潜伏期比种植牙的短 20%。下牙槽神经被切断后，天然牙和种植牙对振动刺激的反应都消失了，这说明种植体的神经反射来源于种植体周区域，而不是其他更远的位置，例如骨膜、黏膜或颞下颌关节感受器。失去牙周膜感受器的义齿修复，需要中枢和外周神经肌肉系统重新适应，由此建立

了一个新的咀嚼肌的协调形式。部分无牙颌固定式种植义齿与天然牙列相比,两组习惯性咀嚼时,肌肉协调性没有明显差异,种植体组肌肉活力通常比天然牙组低,说明种植体组患者对于种植义齿的习惯性功能状态产生了很好的适应能力。在非习惯性咀嚼例如最大咬合力时,种植体组肌电图记录显示了独特的咀嚼肌协调模式,即同时激活了工作侧和非工作侧咀嚼肌。动物的组织学研究表明,可能是围绕骨结合种植体周的神经重建对骨感知起作用。Wada 等给狗的下颌骨植入螺纹状种植体,经过 4 个月的愈合期后给予负载;3 个月后发现,在骨结合界面 200μm 范围以内,负重组种植体有更多的神经丝蛋白(neurofilament protein, NFP)阳性神经纤维,主要在螺纹区和骨髓内,多数为游离神经末梢。这种神经纤维的增加与种植体表面类型无关,因为未负重组神经分布很少。在狗和人的牙周膜纤维中,以鲁菲尼小体(Ruffini corpuscle)和树突样末梢为主,尽管种植体周神经纤维末梢类型,并不像牙周膜中那样具有较独特的终末结构,但某些与鲁菲尼小体和树突样末梢相关的功能,应该是由种植体周 NFP 阳性神经纤维来承担。NFP 阳性神经纤维是种植体周仅有的神经末梢,所以学者认为它们既是机械感受器,又是伤害感受器。

骨感知现象的存在表明,这种现象既有它的外周神经传导通路,又有其感觉传入的皮质投射,但目前有关骨感知中枢神经系统的研究还很少。我们在理解大脑如何处理来自肢体的浅表或深部感受器的感觉信息方面,取得了相当的进展,这些信息包括触觉、运动觉和运动控制。尽管我们对大脑如何利用来自口腔颌面部运动感觉,甚至触觉、口腔实体觉的信息所知甚少,但是仍有证据表明,在中枢神经系统存在广泛的面部躯体感觉代表区,包括那些来自皮下黏膜机械感受器:肌梭、肌肉内腱器官、关节和牙周膜机械感受器。这些躯体感觉的传入,已经在动物和人身上,在不同神经通路水平得到了证明,包括三叉神经感觉核、丘脑腹后内侧核、初级躯体感觉皮质。这些信息用于反射及对咀嚼、吞咽的中枢调控,随意运动的精细控制和对口腔运动觉、实体觉与触觉的感知。在这些众多的功能中,中枢如何处理感觉信息我们还不清楚,看上去不同感受器在信息传入和处理中是被整合了的。

动物实验已经证实,拔除鼹鼠的牙齿后,其初级感觉运动面部代表区发生了明显重组。近几年来,有关人类种植体支持假肢的研究也表明,假肢的修复使患者大脑皮质相应部位发生了可塑性的改变。有证据表明,咀嚼与学习记忆之间有着强烈的相关关系,因此咀嚼可能是激活相关脑区,并促进其功能恢复的有效方法之一。老龄化可以导致大脑躯体感觉皮质的退化,而种植体义齿极大地改善了咀嚼功能,可能减缓大脑功能的退化,这是大脑皮质可塑性的一种表现。

近十几年的脑科学研究表明,躯体感觉皮质的定位可以因感觉传入的人为操纵发生改变。动物的外周神经切断、指切除、局麻注射、行为经验和任务训练,可以导致躯体感觉皮质组织形式的改变。例如对猴的 1 个或 2 个指端进行行为控制的触觉刺激,可以导致前肢的皮质感觉代表区扩大;而且猴在被训练做精细辨别任务后,训练那只手的皮质代表区在空间上比未训练前更加复杂了。这些均表明,体表躯体感觉皮质的准确定位因为最近的行为经验而改变了。

所以有可能在牙周膜感觉传入缺失并用种植义齿修复的情况下,面部感觉运动区域发生了可塑性的改变,即中枢神经系统对牙周膜缺失产生了适应性改变。大脑皮质可塑性改变可以反映与运动学习和记忆相关的认知现象,以及复杂运动所产生的皮质适应性变化,这种皮质变化在决定患者是否适应某种改变时可能起到关键作用。皮质可塑性可能是理解动

物如何学习新的技巧,是否适应改变了的口腔环境,以及理解旨在恢复口腔功能的临床修复手段(桥体、全口义齿和种植体)如何产生康复效果的基础。我们推测,拔牙后患者躯体感觉传入发生改变,同时种植义齿替代了全口义齿的修复,患者可能通过对新修复体的功能适应,产生了对特定口面部传入信息的选择性注意,从而适应新的口腔内环境。迄今为止,仅有少量研究涉及了种植体植入后的大脑皮质反应,尚无有关种植义齿修复后患者大脑皮质可塑性改变的研究报道发表。van Loven 等使用双极电脉冲刺激种植体,同时在头颅表面记录脑电图信号,通过检测三叉神经感觉诱发电位(trigeminal somatosensory evoked potential, TSEP),从而记录到了这种皮质投射,并排除了种植体周牙龈感觉和肌电信号作为这种 TSEP 来源的可能性。近来,有学者应用一种新的脑功能成像方法——近红外光学脑成像技术,研究无牙颌种植修复对脑血流的影响,对理解这种不同对于骨结合种植体患者的正常感觉功能恢复,具有重要临床意义。我们一直建议种植义齿在设计时应该具有"自我保护"的特点,包括限制轴向负荷、减少或减轻咬合接触、在侧方运动时限制与对颌牙的接触。其理论是在没有本体感觉传入的情况下,过大的咬合力极有可能破坏种植体周的骨组织。但是越来越多的研究证明,种植体周区域可能存在一种感觉反馈来调控下颌运动。根据相关研究,种植体可能存在以下不同的信号机制来进行下颌运动的调控:①骨膜很可能是种植体本体感觉的来源,因为在那里发现了游离神经末梢;②咬合压力产生种植体周骨张力,张力引起骨细胞的细胞结构发生改变,从而使邻近的骨单位轴突发生活动电位;③更完整的理论认为,种植体对下颌的运动调节与肌梭、关节感受器有关,它们替代了牙周膜机械感受器,但这些感受器所起的作用,还有待于进一步探讨;④种植体周区域骨的神经纤维,可能是骨感知的外周神经来源,骨张力无论压缩还是拉长,都可能激活这些游离神经末梢,并通过下牙槽神经传入三叉神经脑桥核,来进行下颌运动的调节,这一推论有实验和临床证据。

不管是哪种机制,我们越来越清楚的是,一种或多种口腔内的感觉途径产生了种植修复调控下颌运动和功能所需要的本体感觉。为了理解咬合负荷时,控制种植体的生物力学变量和控制下颌运动并产生咬合负荷的生理机制,我们还需要做更进一步的工作。

在牙周膜感觉传入缺失并使用种植义齿修复的情况下,面部感觉运动区域的适应性改变可能与个体适应新修复体的能力有直接关系。这种改变的程度与特定的修复方案和个体口腔特点一起,可能能够解释为什么有些人在适应活动或固定义齿中,体验到更多困难。近几年,随着骨感知皮质可塑性研究的深入,人们已经发现了这种变化所提示的重要信息,在大脑皮质的组织形式和临床指标之间,已经找到了某种联系。在这一方面,耳蜗植入体的研究走在了前列。研究者发现在皮质中存在着特殊的组织形式,能够很好地预示耳蜗植入后的言语感知能力的强弱。大脑皮质的可塑性改变,可以作为评价咬合正常和预测咬合治疗有效性的有效方法之一。所以,种植义齿骨感知的研究有可能给患者的功能恢复提供一定的理论指导。陈琰、林野的初步研究结果也已证明,大脑体感皮质在关注这种特殊感觉传入中可能起到重要作用,种植修复产生的大脑感觉信息传入改变与全口义齿修复大不相同,最终的修复越容易恢复原来的功能,感觉运动系统越容易得到重建。朱一博、林野等人的动物实验研究证明,负重的种植体周骨组织内可见大量外周神经纤维,进一步证实骨感知现象存在其外周传导通路。骨内种植体的应用已经有 1 个世纪的历史了,随着钛金属的应用和骨结合的概念在牙科种植及矫形领域的引入,种植修复得到了不断的完善和发展,口腔种植修复由经验医学发展成为有理论指导的科学学科。面对种植修复带给患者的种种便利和尚待

研究的问题，种植修复后的功能恢复及其对患者生理和心理产生的影响，将成为指导种植修复的更高层次的需求。在骨结合理论被提出后 30 多年，Brånemark 再次提出了骨感知的概念，这将又一次掀起种植体康复及基础理论研究的高潮。种植体将不再是一个独立存在的无生命的机械物质，而是作为人体功能组成的一部分进行讨论与研究，尤其是对口腔感觉、运动、咀嚼、头颈肌及大脑产生的相互影响，以及对人类生理功能和活动产生的影响进行讨论，进而推动对生命科学及其康复现象进行有价值的探讨。

第二节　种植体软组织界面与附着龈

一、种植体软组织界面的特点与问题

种植体周软组织的成功愈合，是种植成功的关键因素之一。与其他植入体不同，牙种植体需要穿透口腔黏膜上皮组织，暴露于口腔内，建立一个良好的上皮与结缔组织封闭，成为防止口腔内细菌及其毒素进入内环境的一道屏障。

种植体周的上皮组织类似于天然牙周围的龈组织，也有口腔上皮、沟内上皮和结合上皮。无角化的沟内上皮与角化的口腔上皮相连续，与种植体之间形成种植体龈沟，龈沟深度一般为 3~4mm。种植体的沟内上皮和结合上皮的细胞层次较天然牙少，沟内上皮没有角化，由 5~15 层基底细胞和基底上细胞组成；结合上皮有 2~5 层细胞，与种植体表面黏附。对这一附着的超微结构研究证实，结合上皮细胞与种植体表面的附着为基底板和半桥粒，类似天然牙。基底板-半桥粒复合体与种植体表面是化学结合，二者间有 10~20nm 无定形糖蛋白层。

种植牙周围结缔组织的排列方向与天然牙不同。由于种植体表面无牙骨质，因此，胶原纤维平行于种植体表面排列。对牙和种植体结缔组织成分的分析结果表明，种植体周结缔组织较牙龈组织的胶原纤维多（85%：60%），成纤维细胞少（1%：5%）。换言之，种植体牙槽嵴上围绕钛表面的结缔组织是一种瘢痕组织，胶原丰富，血管很少。沟内上皮与牙槽嵴顶之间是由基本无血管的致密环形纤维包绕种植体，宽约 50~100μm，高约 1mm。经超微结构研究发现，这些胶原纤维与种植体之间约有 20nm 厚的无定形层，将种植体表面与胶原纤维和细胞突起分隔开。结缔组织似乎是粘在种植体表面，这种黏附可能阻挡结合上皮向牙槽嵴顶的根向增殖。但是，与天然牙相比，这层相对无血管的软组织防御机制很弱。

二、种植体周附着牙龈组织学与生物学封闭

与天然牙相似，支持骨结合种植体周的骨组织必须能将种植体稳固地固定在牙槽骨内，同时种植体周的软组织必须紧密地包绕在种植体周，形成良好的软组织封闭，以抵抗口腔内细菌的侵入，以及修复操作、咀嚼过程中造成的机械创伤。目前已公认要保证种植体的长期成功稳定，钛种植体除要与骨组织形成骨结合外，还要与其周围的上皮和结缔组织形成稳定的结合，即软组织结合。本节将重点讨论种植体周软组织的解剖及生物学特点。

了解天然牙牙周组织及种植体周软组织的解剖和生物学特点，是保证种植修复成功、处理种植体周软组织所必须的。种植体周软组织与天然牙周组织的相似性，为临床中应用牙

周治疗中的各种软组织瓣技术进行种植体周软组织重建，提供了解剖及生物学基础。当然，二者间的不同，也使得在应用各种软组织瓣技术时存在着局限性。了解天然牙周组织与种植体周软组织的相似之处及不同之处，临床医师即可对牙周各种软组织瓣技术加以改进，使其更适合于种植体周软组织的处理，同时制定相应的软组织治疗计划，包括所采用的技术及进行软组织处理的时机，以保证种植体周软组织的健康及重建自然的种植体周软组织形态，以达到成功的种植美学修复。

大量研究通过组织学、组织形态计量学及超微结构的实验证明，种植体周软组织与天然牙周组织结构非常相似，种植体周软组织的结构使其能够具备类似天然牙周组织的功能，即穿黏膜处的软组织封闭及保持其稳定。

已有大量学者对天然牙周组织的解剖结构特点进行研究，包括大体解剖、显微解剖及超微结构研究。天然牙通过结缔组织与上皮组织共同作用，将其固定在牙槽窝内。牙周结缔组织通过位于牙槽嵴下方的牙周韧带，将牙根固定在牙槽窝内；同时，穿通纤维（perforating fiber/Sharpey fiber）束从牙槽窝骨壁伸出，并埋在无细胞牙骨质内。在牙槽嵴顶上，牙龈纤维束起于牙槽嵴顶，呈放射状向牙冠方向走形，止于牙颈部的牙骨质，其功能是辅助根方的牙周韧带将牙齿固定在牙槽窝内，同时也保证牙龈的稳定。每组牙龈纤维束都有一定的排列方向，并具有相应的功能。龈牙组纤维自牙颈部牙骨质向牙冠方向散开，广泛地位于牙龈固有层中，是牙龈纤维中最多的一组，主要功能是牵引牙龈，使其与牙齿紧密结合。环形组纤维位于牙颈周围的游离龈中，呈环形排列，纤维较细，常与邻近的其他纤维束缠绕在一起。牙槽龈组纤维自牙槽嵴向牙冠方向展开，穿过固有层止于游离龈中。牙周膜组纤维自牙颈部的牙骨质，越过牙槽嵴，止于牙槽突皮质骨的表面。越隔组是横跨牙槽中隔，连接相邻两牙的纤维，只存在于牙齿邻面，起于龈牙组纤维的根方牙骨质，呈水平方向止于邻牙相同部位，其支持近远中牙龈，保持相邻两牙的位置，阻止其分离。其中，龈牙组、牙骨膜组、环形组纤维，对稳定牙龈组织使牙紧密结合以形成黏骨膜封闭，对抗细菌侵入及生物力学创伤，具有重要作用。

牙龈上皮组织根据其形态与功能可以分为三类。口腔上皮从游离龈缘至膜龈结合处，为复层鳞状上皮，表面明显角化或不全角化，上皮钉突多而细长，与其下的结缔组织紧密连接，起到对抗咀嚼等外力的作用。沟内上皮于游离龈的边缘转向内侧覆盖龈沟壁，该上皮无角化，是抵御细菌或毒素侵入其下结缔组织的第一道防线。结合上皮是附着在牙齿表面的一条带状上皮，从龈沟底开始向根尖方向附着在牙釉质或牙骨质的表面，为无角化的鳞状上皮。结合上皮细胞较大且细胞间间隔较宽，细胞间的桥粒比牙龈其他区域的上皮细胞少。结合上皮细胞在牙齿表面产生一种基板样物质，包括透明板和密板两部分，并通过半桥粒附着在这些物质上，使结合上皮紧密地附着在牙面上。结合上皮与其下的结缔组织，为萌出的牙齿形成了黏膜封闭。

了解牙周软组织的血液供应，是保证成功进行牙周手术的基础。牙周组织的血液供应主要有三个来源：骨膜上血管、牙周韧带内的血管、牙槽骨内血管。每个主要血管供应相应的确定区域，但主血管之间有相互吻合的血管网络，使得牙周组织有多个血液供应来源。交互吻合的血管网络，会因为牙周手术早期伤口愈合或牙周病活动期等刺激因素而增加。临床上会发现，当医师对牙周这种血管交通吻合网络不了解，认为龈乳头和龈谷也会从这些吻合的血管网络里获得主要的血液供应，在牙周手术时不必要地切断了这些血管网络，导致了

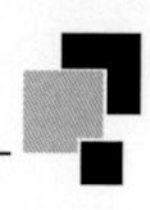

不必要的龈乳头缺失。而且成功地应用牙周成形手术,需要充分利用这些潜在的血管交通吻合网络,为在部分无血管供应的受植区,提供充足的外周血液供应。

种植体周上皮组织的解剖形态与功能与牙龈上皮组织相似,分为被覆在口腔内的口腔上皮、沟内上皮和结合上皮。结合上皮与牙种植体的连接类似天然牙,为半桥粒连接,其作用与天然牙相似,起到黏膜封闭作用。与天然牙相似,结合上皮细胞内的细胞免疫机制为种植体提供了防御机制。种植体周的口腔上皮与天然牙相似,为角化上皮,能够抵御咀嚼等机械外力作用。虽然牙周组织与种植体周软组织有丰富的血管丛供应,但是种植体周软组织没有来自牙周膜的血管供给。

种植体周软组织与天然牙最重要的不同在于种植体周没有牙周膜,种植体直接与骨组织结合,因此种植体周没有类似天然牙周组织中的来自天然牙表面及黏骨膜表面的牙龈纤维束。所以将种植体周软组织稳定固定于种植体表面的纤维,主要来源于从牙槽嵴顶到游离龈的纤维束,以及环绕在种植体颈部周围的环形纤维束。且与天然牙相比,种植体周的结缔组织内细胞及血管成分较少。组织学观察发现,距离种植体最近的结缔组织类似瘢痕组织,为致密结缔组织,可见大量胶原,细胞成分非常少,而在离种植体稍远的结缔组织则成纤维细胞与血管组织丰富。种植体周结缔组织的这些特性,导致种植体更容易受到机械外力和细菌的影响。在行种植美学修复时,种植体周结缔组织的排列方向、组织成分、血液供应,将影响采用种植临时修复体进行牙龈组织诱导成形。

第三节　种植体周的生物学宽度

临床上健康的种植体周软组织为粉红色、致密的上皮组织。显微镜下观察,可见角化良好的口腔上皮与约 2mm 长的结合上皮相延续,结合上皮与牙槽嵴顶之间有一层高约 1mm 的结缔组织相隔。无论是一段式种植体还是二段式种植体,都与天然牙相似,存在着恒定的生物学宽度,即包括约 2mm 长的结合上皮和 1mm 的上皮下结缔组织,这种附着保护了骨结合种植体免受菌斑及其他刺激因素的损害。

一、生物学宽度的概念

为了理解种植修复时生物学宽度的重要性,首先要理解什么是生物学宽度。生物学宽度为附着在天然牙或种植体周牙槽骨上的结缔组织与上皮组织的长度总和。生物学宽度的测量是采用组织计量学的方法,测量尸体标本上牙齿在被动萌出的不同阶段龈牙结合部宽度。最早在 1921 年,Gottlieb 发现并报告了牙龈的上皮附着,1924 年 Orban 和 Kohler 首先报告应用组织计量学测量龈牙结合部宽度的结果。1959 年 Sicher 首先提出按生理功能区分构成龈牙结合部的组织,认为功能性龈牙结合由两个完全独立的组成部分构成:上皮附着提供生物学保护,而结缔组织则起到机械稳固牙龈附着的作用。直到 1961 年 Gargiulo 等人报道了龈牙结合部的宽度,探讨牙周成形手术及牙周疾病对该宽度的影响,他们重新评估了 Orban 和 Kohler 的原始数据,并增加了相关数据。他们的研究结果证实了龈牙结合部的存在及其两个功能性组成部分,即上皮组织与纤维结缔组织。其中,在牙齿被动萌出的过程中,龈沟深度保持相对不变,上皮附着的宽度存在很大的可变性,而结缔组织的宽度变化最

小。在他们的研究中测量所得到的数据,被定义为生理性龈牙结合部宽度;在临床应用中,则被定义为生物学宽度。此研究被认为是具有里程碑意义的研究。但也有学者提出功能性龈牙结合,即龈沟深度加上上皮附着的长度加上结缔组织附着的长度;而目前公认的生物学宽度,是指生理性龈牙结合的长度。目前,学术界公认的生物学宽度的数值是 Gargiulo 等人测得的生物学宽度值 2.04mm,包括 1.07mm 的结缔组织附着及 0.97mm 的上皮附着。但在临床应用中,我们应该注意到该数据只是个体上测得的数据,样本含量有限,而且测量过程中并未考虑到牙位、牙周组织生物学类型、牙根形态不同造成的影响。Vacek 等人最近的研究报告证实了过去关于生物学宽度的概念,并进一步测量发现平均的龈沟深度为 1.34mm,平均上皮附着的长度 1.14mm,结缔组织附着的长度 0.77mm,附着丧失(釉牙骨质界到结缔组织附着最冠方处的距离)为 2.92mm,生物学宽度范围为 0.75~4.33mm,并强调这一数值是随个体不同而变化的。该研究发现,虽然个体之间数值是变化的,但是同一牙齿不同牙面数值变化没有显著性差异。附着丧失与结缔组织附着长度或生物学宽度无关,该研究测量结果发现,结缔组织附着的长度变化是最小的,边缘在龈下的修复体的天然牙上皮附着明显增加,后牙的生物学宽度(上皮附着与结缔组织附着长度之和)明显大于前牙的生物学宽度。2007 年,国内学者谢光远、陈吉华测量 3 具尸体标本的生物学宽度,结果显示牙周生物学宽度均值为 2.17mm(结合上皮宽度为 1.07mm、结缔组织附着宽度为 1.10mm)。颊侧、舌侧、近中、远中 4 个位点的牙周生物学宽度差异无统计学意义,前磨牙(2.23mm)和磨牙(2.25mm)的牙周生物学宽度大于前牙(2.07mm)。

二、种植修复中生物学宽度的临床意义

许多学者报道了天然牙生物学宽度对牙周及修复治疗的重要临床意义,虽然目前还没有研究提示不同的临床情况下理想的生物学宽度数值,但是目前的研究中报道的生物学宽度的概念及其数据,对临床工作起到了指导作用。

目前认为在临床进行冠修复时,只有为了美学或功能需要,才将修复体边缘置于龈下,但修复体边缘最好距离龈沟底 0.5~1.0mm,以免损伤上皮附着;如果龈沟的深度小于 1.5mm,造成结合上皮损伤的风险会增加。Terrye 等人报道,修复体冠边缘必须距离牙槽嵴顶至少 3mm,最好是 5mm,否则就会侵犯到牙周组织附着,破坏生物学宽度,导致牙龈炎症。牙龈炎症的程度和范围受以下因素的影响:①牙体组织正常外形丧失的程度;②龈边缘预备不充分的程度;③龈下边缘和附着龈的接触程度;④生物学宽度受侵犯的程度。龈上边缘可以减少由修复体导致的医源性牙周疾病。Debora C 等人研究提示,从牙周组织健康的角度出发,修复时应尽量采用龈上边缘。若需要设计龈下边缘,则要有良好的排龈技术,排龈不当会造成牙龈的永久退缩和结合上皮的根向迁移。龈下边缘可比龈上边缘产生更多的菌斑附着,导致严重的牙龈炎症和深牙周袋。龈下边缘的牙菌斑所导致的牙周炎症,可能还会损坏炎症区域 1~2mm 内的结缔组织和骨组织。临床上,因龈下根面龋、牙冠和牙根折断不能进行义齿修复,而需要延长临床牙冠长度时,可以手术去除部分牙槽骨;术中确定需要去除的牙槽骨量,不仅应该考虑术后义齿修复所需的临床牙冠长度、正常龈沟深度,以及手术本身可能导致的术后牙槽骨轻度吸收等因素,还应该考虑生物学宽度这一因素。Fleming J 等人的研究表明,在进行临床牙冠延长术时,去除牙槽骨的高度为龈壁根方 3mm,这个高度包

括重建生物学宽度 2.04mm 和术后龈沟再生高度约 1mm。

Maynard 和 Wilson 将龈牙结合部的长度分为表面生理长度即附着龈与游离龈的长度总和、颈部生理长度即龈沟的深度与宽度、颈部下方生理长度即结合上皮与牙槽嵴顶上结缔组织长度。他们认为表面生理长度的角化组织约为 5mm,包括 3mm 附着龈、2mm 游离龈,才能维持修复体龈下边缘的稳定性,并建议在进行龈下边缘修复前,应增加附着龈的宽度与厚度,以增加牙周组织对龈下边缘的修复体造成的刺激的抵抗力。他们在报告中认为,龈沟的深度至少在 1.5~2.0mm,才能保证龈下边缘修复体的美学效果与生理健康。同时他们强调,不能损伤沟内上皮,且修复体的外形轮廓及边缘的密合度对维持颈部牙龈的稳定与健康至关重要。颈缘下生理性长度与龈下边缘的修复体进行牙体组织预备、排龈、印模制取技术、暂时修复体制作及佩戴等过程中对牙周组织附着的侵犯程度有关。如果牙周附着受损而未得到恢复,就将最终修复体粘接,则会导致炎症进行性发展,最终导致牙周袋形成,牙槽骨吸收。所有这些学者的研究,为临床上进行修复与牙周治疗提供了重要的理论指导。

虽然种植体周软组织结构与天然牙周组织相似,但是关于生物学宽度的概念及其重要性是否与天然牙一致,目前还不能肯定。因为种植体周的结缔组织中,纤维的走行方向及血管分布与天然牙存在明显不同,且关于种植体周生物学宽度的研究,目前仅限于动物实验研究。Berglundh 等人与 Buser 等人的研究证实,未负重的一段式与两段式种植体周软组织的许多特性与天然牙龈组织类似。两个研究结果均显示,上皮附着的位置不会低于牙槽嵴顶,且在上皮附着(结合上皮)与牙槽嵴顶之间存在着一层宽度不变的致密结缔组织区,该结缔组织在组织学上结构类似瘢痕组织。关于一段式与二段式种植体周软组织附着,研究尚存在争议。Weber 等人和 Huezeler 等人的研究结果证实,两段式种植体周的上皮附着位于基台与种植体连接处的下方,比一段式种植体更靠近根方。而 Chehroudi 等人的研究结果发现,二段式种植体周结缔组织长度较长,而上皮附着长度较短,但其意义尚不清楚。大多数学者均同意种植体周没有结缔组织与种植体表面直接连接,但一些研究认为,如果种植体表面存在结缔组织连接,会有效阻止上皮组织向根方迁徙,是保持种植体周软组织稳定的一个重要因素。

Berglundh 与 Lindhe 的研究证明了种植修复中生物学宽度的重要性及种植体周牙槽嵴顶上方结缔组织对维持种植体周软组织稳定的重要作用。他们的研究结果证实,在两段式种植体连接基台后,种植体周软组织总会保持一定宽度的软组织附着(约 3mm)即生物学宽度,如果软组织厚度不足,则种植体周骨组织会吸收,以保证这一软组织厚度。他们认为这是机体自然的防御机制,保持一定厚度的软组织,以对抗机械外力损伤及细菌侵入。这一研究也证明临床上在种植体基台暴露之前或一段式种植体植入前,必须重建种植体植入区软组织厚度的必要性。Abrahamsson 等人的动物实验研究证实,采用金合金及烤瓷材料制作的基台比钛基台及氧化铝基底制作的基台,更容易导致种植体周骨吸收,种植体表面会形成一层软组织防御层即生物学宽度。Cochran 等人的动物实验证实,负重的一段式纯钛种植体周存在着与天然牙类似的生物学宽度,且牙槽嵴顶上方结缔组织的宽度相对恒定不变,这与过去的研究结果相同。

大量动物实验研究结果提示,临床上种植修复体采用龈下边缘,会对种植体周软硬组织的稳定造成不利影响。临床医师必须在保证种植修复美学效果、保持种植体周软组织稳定及保证种植体周硬组织水平稳定三者之间保持平衡。种植体周软组织越薄且为活动的软组织，则应在种植修复前进行软组织移植，以保证种植体周存在一定厚度的软组织，以抵抗咀嚼等机械外力、反复拆卸基台、口腔卫生维护时造成的软组织损害。临床上在进行种植修复治疗设计时，应仔细评估种植区域软硬组织条件，充分了解所使用的种植系统的特性、种植体及相关修复部件的型号、修复体使用的材料、修复体的固位方式等，才有可能既保证种植修复的美学效果，又能保证其长期稳定。近年来，学者们探讨通过平台转换技术进行种植体周软硬组织保持，在既保证美学修复情况下，又保存种植体周软硬组织的稳定及生物学宽度，但其生物学机制目前尚不清楚，有待进一步研究。关于平台转换技术的临床应用效果，国际上有零星研究报告，国内林野等人首先报告了关于应用平台转换技术对前牙缺失患者进行美学修复的研究，证实了平台转换技术能有效保持种植体周软组织，长期效果可靠。

（林　野）

参考文献

1. BRÅNEMARK P I. Osseointegration and its experimental background. J Prosthet Dent,1983,50(3):399-410.
2. BRÅNEMARK P I,HANSSON B O,ADELL R,et al. Osseointegrated implants in the treatment of the edentulous jaw. Experience from a 10-year period. Scand J Plast Reconstr Surg Suppl,1977,16:1-132.
3. BRÅNEMARK P I,ZARB G,ALBREKTSSON T. Tissue-integrated prostheses. Chicago:Quintessence,1985:11-76.
4. LINDER L,ALBREKTSSON T,BRÅNEMARK P I,et al. Electron microscopic analysis of the bone-titanium interface. Acta Orthop Scand,1983,54(1):45-52.
5. JOHANSSON C,ALBREKTSSON T. Integration of screw implants in the rabbit:a 1-year follow-up of removal torque of titanium implants. Int J Oral Maxillofac Implants,1987,2(2):69-75.
6. GOTTLANDER M,ALBREKTSSON T. Histomorphometric studies of hydroxylapatite-coated and uncoated CP titanium threaded implants in bone. Int J Oral Maxillofac Implants,1991,6(4):399-404.
7. BUSER D,SCHENK R K,STEINEMANN S,et al. Influence of surface characteristics on bone integration of titanium implants. A histomorphometric study in miniature pigs. J Biomed Mater Res,1991,25(7):889-902.
8. WORTHINGTON P H,BRÅNEMARK P I. Advanced osseointegration surgery. Berlin:Quintessence,1992.
9. WORTHINGTON P,LANG B R,LAVELLE W E. Osseointegration in dentistry. Berlin:Quintessence,1994:19-27.
10. BINON P P. Implants and components:entering the new millennium. Int J Oral Maxillofac Implants,2000,15(1):76-94.
11. BRUNSKI J B,PULEO D A,NANCI A. Biomaterials and biomechanics of oral and maxillofacial implants:current status and future developments. Int J Oral Maxillofac Implants,2000,15(1):15-46.
12. 林野，陈琰. 种植义齿的骨感知现象及研究. 中华口腔医学研究杂志（电子版），2008,2(4):317-321.
13. 朱一博，林野，邱立新，等. 牙种植体骨感知外周神经机制的动物实验. 中华口腔医学杂志，2009,44(8):460-463.
14. 谢光远，陈吉华. 人牙周生物学宽度测量的初步报告. 中华口腔医学杂志，2007,42(11):690-692.
15. 李倩，林野，邱立新，等. 平台转换连接种植体与对接连接种植体修复牙列缺损的前瞻性比较研究. 中国口腔种植学杂志，2009,14(2):45-46.

第二章 种植材料学

第一节 概 述

口腔种植材料包括牙种植体材料和植骨材料等。采用一定材料制成的人工牙修复替代缺失牙的记录,可以追溯到5000年前的埃及。公元1100年,出现了使用外科技术植入他人或死者口内拔除的牙齿,进行牙移植和牙再植的技术,但是感染率较高,成功率很低。虽然无法准确查证口腔种植技术的起始时间,但是根据相关资料记载,该技术出现得很早。黄金、铅、铁、铱、铂、银等金属及橡胶、宝石、象牙等都曾作为人工牙材料,用于失牙患者的修复。Maggili在1809年所描述的“将金种植体插入新鲜拔牙创”的操作步骤,是我们目前所知有关种植义齿的最早科学报道。1894年,Dreeman曾将熟石膏作为骨缺损修复材料。1909年,英国的牙科杂志首次以文献的形式,报道了种植牙。

就牙种植而言,按照牙种植体材料的性质,可以分为自体移植(autotransplantation)、异体移植(allotransplantation)、异种移植(heterotransplantation)和异质移植(xenoplastic transplantation)。现代牙种植体材料是特指异质种植材料,即牙种植是利用人工材料的植入体来修复缺失牙,恢复其形态和功能的。

现代口腔种植技术始于20世纪30年代,随着工业的发展,出现了高强度和抗腐蚀性能良好的金属种植体,如钴铬合金、钛、钽等;同时,种植体的形态设计、种植方法、临床评价内容和标准等不断改进,逐渐形成了一门新学科——口腔种植学。种植材料学是口腔种植学的重要内容。1936年,Veneble和Stuck证明了钴铬钼合金(Vitallium)的耐腐蚀性,Strock将其制成根形螺钉种植体,进行了动物和人体植入观察,并将种植体与骨组织界面结合状态称为“粘连(ankylosis)”。1946年,骨膜下种植体用于全口牙缺失的义齿修复。骨膜下种植体最大的优势是可用于牙槽骨严重吸收的患者。骨膜下种植体修复的常见并发症有骨吸收、麻木、下颌骨骨折,以及局部软组织炎症等。1948年Formiggini将钽丝锥形体植入口腔颌骨内,行种植义齿修复。但在这段时期,口腔种植的成功率却仍然很低。

1953年,Sollier和Chercheve报道了穿下颌骨种植体。同年,Behrman和Egan报道了与埋入全口义齿中的磁铁相匹配的植入患者颌骨内的磁铁,目前这种方法已经不再采用。

20世纪50年代中期,瑞典哥德堡大学的Brånemark和Albrektsson教授在骨髓腔内微血管血流状态的研究课题中,使用了高纯度钛作为植入材料,并且对植入动物体内的钛材料进行了长期的观察,发现纯钛与机体的生物相容性良好,纯钛与兔子的胫骨产生了异常牢固地结合。之后通过大量的研究,Brånemark教授在1965年提出了种植体骨结合理论。该理论对现代口腔种植学的发展起到了重要作用。1981 年,他将骨结合理论总结为在光镜下观察,种植体和周围骨组织紧密接触,没有任何骨以外的纤维组织等介入其间。迄今为止,这一概念仍被当做种植成功的标志。

1967 年,Cowland 和 Lewis 首次报道了玻璃碳这种无机物制成的种植体,由于成功率非常低,因此没有继续使用。其他无机材料如甲基丙烯酸甲酯也曾用作种植体,同样成功率非常低。1969 年,Linkow 报道了叶状种植体。该种植体外型呈叶片状,对骨的宽度要求较低,但由于其穿龈结构设计缺陷,这类种植体目前已极少使用。1970 年,Roberts 报道了下颌支骨内种植体。该种植体植入下颌骨的两侧下颌支及下颌骨前份,用杆相连接,从而对全口义齿进行固位。20 世纪 80 年代初期,出现了用碳素、氧化铝陶瓷、铸钛及微孔钛制成的种植体。20 世纪 80 年代末到 90 年代初,出现了以羟基磷灰石(hydroxyapatite,HA)为代表的生物陶瓷类种植体和骨替代材料。羟基磷灰石由于具有良好的生物相容性,因此被大量用于改善钛或钛合金种植体表面的生物相容性。但是,随后出现了羟基磷灰石涂层种植体的涂层剥脱问题,所以在一段时期内其发展受到影响。

自 20 世纪 80 年代初起,在我国口腔学界与生物材料学界展开了对人工骨和人工种植牙材料、基础理论、临床应用方面的系列研究,开发了羟基磷灰石陶瓷和生物活性玻璃陶瓷人工骨和人工种植牙,推动了我国口腔种植学的发展。近 10 年的研究发现,采用钛喷涂(titanium plasma spray,TPS)、羟基磷灰石喷涂(HA coating)与螺纹加表面粗化处理(喷砂加酸蚀)(sandblasted,large grit and acid etched,SLA)等,可有效改善钛种植体表面积和生物活性,增加种植体与骨组织结合力,降低界面应力,并且明显增加其抗脱位力。种植体表面螺纹结构的设计,在经过严格的生物力学分析和测试,使之自然地增加表面积的同时,通过螺纹状结构有效地分配了应力,提高了种植体成功率。

近 25 年来,已有大量关于口腔种植材料研究的文章发表。口腔种植材料及种植体结构设计的不断改进,促进了口腔种植学的发展。

目前的牙种植体设计越来越仿真,生物活性人工骨材料、组织引导再生材料及技术的发展大大扩展了种植修复的适应证范围,使原来难以恢复的形态和功能得以实现,种植修复中的美学问题得到充分考虑,具有良好生物相容性和化学稳定性能的非金属陶瓷类的上部结构部件的开发和应用逐渐增多。陶瓷类上部结构颜色美观,有利于修复体恢复天然牙色泽;与骨组织的弹性模量较接近,可避免界面形成过大的应力。新型多孔钽种植体,也是目前研究的热点。

骨性结合种植体应用于颅颌面区,作为支持助听器和赝复体的固位装置,标志着颅颌面部软硬组织的缺损修复上了一个新的台阶。虽然并非所有面部缺损的患者都适用于这项技术,但是目前的研究及临床应用结果表明,这项技术已逐步应用于临床,特别是种植体固位口腔赝复体的应用越来越多,临床效果明显。

第二节　牙种植体材料

金属材料作为人体植入物的历史已有 400 余年。英国是较早使用纯金板修补颅骨、修复缺失牙的国家,其后陆续出现了银、铁片、铁丝及铁基合金的固定骨折关节件。1930 年以后,英国、美国使用钴基合金作为人体植入物。第二次世界大战期间,英国、美国和日本等国

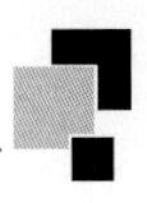

家使用了大量的不锈钢作为人体植入物。20 世纪 50 年代初，随着稀有金属工业的发展，加工态和铸态的钛、铌、锆作为人体植入物，用于临床试验。

一、纯钛种植体

钛（titanium）是英国科学家格雷戈尔于 1791 年首先从钛铁矿石中发现的，1795 年德国化学家克拉普罗特也从金红石中发现了这一元素，并命名为“钛”。由于钛的化学活性高，因此在它被发现 120 年后的 1910 年才首次提炼出金属钛，1940 年用镁还原法制得了海绵钛，从此奠定了钛的工业生产方法的基础。

钛在地壳中的储量非常丰富，仅次于铁、铝、镁，居第四位；钛在地球上的储藏量是铜、镍、铅、锌总量的 16 倍。钛的密度为 4. 5g/cm^3，仅为普通结构钢的 56%，而强度与普通结构钢相当或更高。在金属结构材料中，钛的比强度是最高的，并可像铜一样经得起锤击和拉延。钛的熔点为 1 668℃。钛在氧化性气氛中，极易在表面与氧形成一层坚固的氧化物薄膜，具有耐酸碱、抗腐蚀的性能。

钛具有同素异构的结晶构造，885℃以上为密排六方晶格的 β 相，885℃以下为体心立方晶格的 α 相。因此，加入不同的合金元素后，钛合金可分成 α 型合金、β 型合金和 α+β 型合金三类。钛的同素异构性使其在加入不同合金元素时，能得到性能截然不同的合金。钛与金属镍一起，可制成具有记忆功能的“记忆合金”。当前，世界上有钛工业的国家主要是美国、俄罗斯、日本、英国、中国和德国。

中国是一个钛资源十分丰富的国家，经过几十年的发展，目前已形成从钛矿、海绵钛、钛冶炼，到钛材生产、钛设备制造的整体工业体系。但目前由于钛金属的提炼成本太高，所以只在一些特别重要的领域使用，例如航空航天、电子工业、精密仪器制造和医学等方面。

人体植入物是与人的生命和健康密切相关的特殊功能材料。1972 年，我国开始对国产钛及钛合金人工骨与关节进行研究，并用于临床治疗。钛用于人体植入，具有优异的耐腐蚀性，弹性模量低，对震动的减幅力大，硬度、极限抗拉（张）强度、屈服强度和疲劳强度均高，强度能满足人体植入物的要求。钛的钝化性能极好，能在体液中迅速氧化，表面形成一层薄而致密、难溶的晶体结构氧化膜（TiO_2）。钛种植体的生物相容性和生物力学适应性良好，能与骨组织发生骨结合，即负载力量的种植体表面与有活力的骨组织之间，存在结构上和功能上直接的联系，种植体与骨组织之间没有结缔组织存在。钛是迄今为止最理想的人体植入金属材料之一，被当今医疗外科界列为继不锈钢、钴基合金之后崛起的第三代金属。

二、钛合金种植体

钛合金种植体是采用以钛为基本成分，并加入其他元素组成的合金制成的。室温下，钛合金有三种基体组织，分为三类：α 型合金、α+β 型合金和 β 型合金。中国分别以 TA、TC、TB 表示。氧、氮、碳和氢是钛合金的主要杂质。

α 型钛合金（TA）是 α 相固溶体组成的单相合金，无论是在一般温度下，还是在较高的实际应用温度下，均是 α 相，组织稳定，耐磨性高于纯钛，抗氧化能力强。在 500～600℃的温度下，仍保持其强度和抗蠕变性能，但不能进行热处理强化，室温强度不高。β 型钛合金（TB）是 β 相固溶体组成的单相合金，未热处理即具有较高的强度，淬火（hardening）、时效后合金得到进一步强化，室温强度可达 1 372～1 666MPa，但热稳定性较差，不宜在高温下使用。α+β 型钛合金（TC）是双相合金，具有良好的综合性能，组织稳定性好，有良好的韧性、塑性和高温变形性能，能较好地进行热压力加工，能进行淬火、时效使合金强化，热处理后的强度约比退火状态提高 50%～100%，高温强度高，可在 400～500℃的温度下长期工作，其热稳定性次于 α 型钛合金。种植体最常用的是 α 型钛合金和 α+β 型钛合金。

三、陶瓷类种植体

生物陶瓷材料具有亲水性能，可与细胞及组织表现出良好的亲和性。生物陶瓷除用于测量、诊断治疗等外，主要还是用作生物硬组织的替代材料和钛种植体表面处理材料。

生物陶瓷材料作为硬组织的替代材料，主要分为生物惰性陶瓷材料和生物活性陶瓷材料两大类。

（一）生物惰性陶瓷材料

生物惰性陶瓷材料主要是指化学性能稳定、生物相容性良好的陶瓷材料。这类陶瓷材料的结构都比较稳定，分子中的键力较强，而且都具有较高的机械强度、耐磨性能及化学稳定性，主要包括氧化铝陶瓷、单晶陶瓷、氧化锆陶瓷、玻璃陶瓷等。

（二）生物活性陶瓷材料

目前的生物活性陶瓷材料在牙种植体的应用中，一般作为种植体的表面处理材料。生物活性陶瓷包括表面生物活性陶瓷和生物吸收性陶瓷，后者又叫生物降解陶瓷。表面生物活性陶瓷通常含有羟基，还可做成多孔性陶瓷，生物组织可长入其中，并同其表面发生牢固的键合。生物吸收性陶瓷的特点是能部分吸收或全部吸收，在生物体内能诱发新生骨的生长。生物活性陶瓷包括生物活性玻璃（bioactive glass）陶瓷、羟基磷灰石（hydroxyapatite，HA）陶瓷、磷酸三钙（tricalcium phosphate，TCP）陶瓷等。

玻璃陶瓷，也称微晶玻璃或微晶陶瓷，具有机械强度高，热性能好，耐酸、碱性强等特点，生物相容性良好，没有异物反应。

单晶生物陶瓷，是一种新型的生物陶瓷材料，其机械强度、硬度、耐腐蚀性都优于多晶氧化铝陶瓷，生物相容性、安定性、耐磨性也优于多晶氧化铝陶瓷。

羟基磷灰石生物陶瓷的结构与骨组织相似，对生物无毒、无刺激，生物相容性好，不被吸收，能诱发新骨的生长。

综上所述，良好生物相容性、稳定化学性能和自然色泽的非金属陶瓷类种植体系，具有极大的应用前景，但是其机械强度尚需要进一步研究改进。

四、多孔钽种植体

钽（tantalum）是瑞典化学家 Ekeberg 于 1802 年首先发现。1866 年罗兹用钠还原 Na_2TaF_7 得到了纯度较高的钽。钽的延展性良好，化学性质稳定，耐腐蚀性强，具有极佳的生

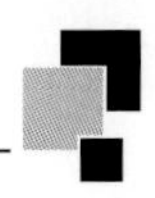

物惰性和生物相容性，有“亲生物”金属之称，已广泛应用于医学领域，包括心脏起搏器和颅骨缺损修补等。因钽与骨组织的弹性模量相差过大，不利于骨结合，随着加工工艺的发展，医用多孔钽应运而生。美国开发了多孔钽骨科植入材料，并于 1997 年被美国食品药品监督管理局（Food and Drug Administration，FDA）批准为人工髋臼假体的制作材料，2003 年将多孔钽金属命名为骨小梁金属（trabecular metal）。

多孔钽金属采用化学气相沉积技术，在玻璃碳骨架表面覆以钽金属，钽金属在二者相接触的玻璃碳骨架表层呈现出一种结晶式的生长模式，从而形成三维连通的孔隙结构金属，其表面及断面均匀分布直径 400~600μm 的微孔，具有高达 80%的连通孔隙率，与人体松质骨结构相似。多孔钽具有较强的骨诱导能力，其高孔隙率结构增加了多孔钽的表面自由性能和亲水性，促进了多孔钽表面及空隙内成骨细胞的黏附增殖和分化；人骨髓间充质干细胞（human bone marrow mesenchymal stem cell，hBMSC）在多孔钽涂层上的黏附力和增殖力显著高于多孔钛。多孔钽最大抗弯强度达 110MPa，可为新生骨组织提供足够的生理支持；其摩擦系数为 1.75，远高于表面粗化的钛合金，有利于初期稳定性；其高孔隙率及类松质骨样的空间结构有利于骨长入，有利于远期稳定性。

多孔钽植入材料已广泛应用于股骨头坏死、关节置换骨缺损及颈椎椎间融合等骨科领域，取得了理想的临床疗效。近年来，多孔钽种植体的研发也日益引起人们的关注。在已有的锥形螺钉-多孔种植体（tapered screw-vent implant）的基础上，研发了一种新型多孔钽种植体。该种植体两端及中段的内部结构由钛合金制作而成，采用羟基磷灰石喷砂处理，使其表面具有微观结构，并将中段直径做小，以容纳多孔钽套筒，该套筒由 2%的玻璃碳基层覆以 98%的钽金属构成（图 2-2-1）。初步的研究表明，该种植体具有较高的生物相容性，力学性能良好，骨诱导性能及骨性结合极佳，植入手术不会影响多孔钽金属的性能，并且其机械稳定性能满足即刻负重的要求。随着人们对多孔钽金属更为深入地研究及了解，该种植体有望应用于牙科领域。

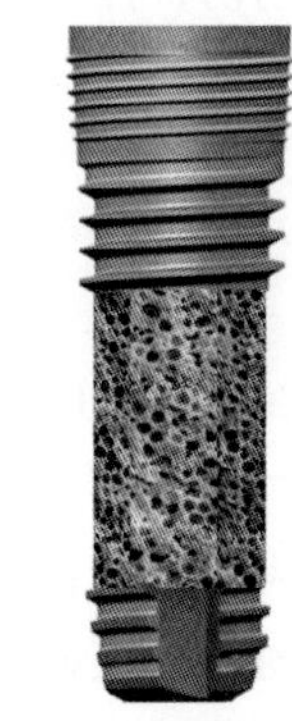

图 2-2-1　多孔钽种植体

第三节　植骨材料

并不是所有的牙缺失情况都适合直接行种植义齿修复，种植修复的首要条件是种植区牙槽骨必须有足量的骨组织支持，达到与种植体周理想的骨结合。然而，由牙周病、先天畸形、外伤、肿瘤切除术及失牙后牙槽骨进行性吸收等因素造成的种植区骨量不足，是种植医师在进行种植手术前，必须采用植骨材料解决的问题。

植骨材料的主要功能包括：维持骨重建的空间，塑造理想的空间形态，支撑骨膜或生物膜材料，促进骨改建，引导骨重建，作为抗生素、生长因子及基因治疗的载体。理想的植骨材料应该满足以下要求：良好的生物相容性，骨诱导作用，骨引导作用，与新生骨组织完全融合，稳定的机械力学性能，吸收速率与新生骨的成骨速率相协调，无毒、无刺激，稳定并能长期与种植体进行骨结合。可用于牙槽骨骨增量的材料，包括自体骨、同种异体骨、异种骨及异质骨。

一、自 体 骨

自体骨(autogenous bone)是一种理想的植骨材料,包含活细胞、可吸收的引导骨支架及多种细胞因子。不管是血管化或非血管化的自体骨,都比其他骨替代材料有更强的成骨性,能有效地诱导血管再生,促进间充质干细胞分化,有利于软骨形成及其他细胞的相互作用。自体骨因其良好的生物相容性,而避免了免疫反应。因此,自体骨也被称为植骨材料的“金标准”。口内的供骨区,通常包括上颌结节、颏外板、下颌磨牙后区、前鼻棘等部位,根据手术需要可采用颗粒状或块状形式。

但是,可以提供自体骨的供骨区和骨量有限,植骨区某些部位难以塑形,植骨后会发生部分吸收。在成骨过程中,自体骨伴有一定程度的骨吸收,不同取骨来源的自体骨骨吸收程度不同,髂骨来源要明显大于膜内成骨区,例如颏部、下颌骨外斜嵴及颅骨外板。

口内供骨区无法获得大量的植骨材料,有时需要在机体其他部位(供区)切取移植组织,增加手术创伤,可能会引起供区不同程度的功能障碍,给患者造成较大的经济负担和痛苦。为了最大限度地减少自体骨的使用,可将自体骨与其他植骨材料混合使用。

二、同种异体骨

同种异体骨(allogeneic bone)取材于同一种群其他个体的骨组织,是目前骨科较常见的骨植入材料,具有骨传导作用。由于处理过程中成骨细胞等成分已被去除,因此一般不具有成骨性。临床试验表明,同种异体骨免疫原性极低、骨组织结构完整,机械性能稳定,与受体植入部位的骨组织愈合效果好,可以借助全方位血管生成、新骨形成、异体骨与宿主骨结合而实现骨移植后生物学上的骨掺入过程。但是,有关该植骨材料在牙种植治疗中的应用效果还缺乏长期、高质量的临床研究证据,尤其是存在交叉感染的风险,在一定程度上限制了其在口腔种植中的应用。

同种异体骨按其加工处理方法分为深冻骨、冻干骨和脱矿骨基质。

(一) 深冻骨

深冻骨,即深低温冷冻骨,是彻底剔除同种异体骨的非骨性组织后,制成所需形状的骨移植材料。经过深冻处理的骨组织,可保存长达 5 年。深冻处理(-80℃)能大大降低异体骨的免疫原性,因此可降低疾病传播和免疫反应的危险性。

深冻骨的生物力学特性接近于新鲜骨,复温后即可植入,而且随着保存温度的降低,保存期能够延长。然而,由于该类材料运输与保存不够方便,成本较高,因此限制其在临床中的广泛应用。

(二) 冻干骨

冻干骨是取材后马上放置于-80~-70℃的环境下冷冻,在一定温度和真空度下干燥,然后进行无菌包装,置于无菌真空容器内常温保存的骨移植材料。与新鲜的深冻骨相比,冻干骨具有便于保存和运输、免疫原性低等优点,但其脱水过程中会丧失骨形成蛋白(bone morphogenetic protein,BMP),还会杀伤许多存活细胞,在一定程度上减弱了骨修复的潜能。

皮质骨来源的冻干骨优于松质骨来源的冻干骨，原因主要有两点：①松质骨具有更强的抗原性；②皮质骨因含有较多的骨基质，对于成骨细胞及有机物的引导作用更强。

（三）脱矿骨基质

脱矿骨基质（demineralized bone matrix，DBM）是来源于脱钙和灭菌处理后的人体海绵状胶原组织，是同种异体骨的衍生物，是将骨原料磨碎后，用酸萃取出骨内矿化物质，即需要用盐酸脱钙、氯仿-甲醇脱脂、过氧化氢脱蛋白，制成的骨移植材料。1965 年 Urist 首次应用该方法制成一种由无胶原蛋白、生长因子、胶原组成的复合物。脱矿骨基质原组织的骨小梁结构仍然保存，因此保持了较为优良的生物学结构，具有骨引导及骨诱导性，但不具备结构稳定性，需要在较为稳定的植入区使用。因脱矿骨基质的脱矿作用，使生长因子更易暴露，故比未脱矿的植骨材料有更强的骨引导性能。在脱矿骨基质内加入自体骨，能明显提高其成骨能力。

三、异种骨

随着临床工作中对植骨材料的需求不断增长，自体骨与同种异体骨的来源无法达到其需求量，因此对新材料的研究及应用，成为学者们关注的重点。

异种骨（heterogenous bone）材料的来源较广，可大量获取。但是，与同种骨相比，异种骨更易引起生物体免疫反应。因此，降低异种骨的免疫原性，减少机体对于移植物的排斥反应，是目前研究的重点。

常见的处理异种骨的方法有超低温冷冻、反复冻融、煅烧、照射、脱蛋白或联合多种方法处理，不同的处理方法对异种骨力学特性与生物学特性影响不同。

因为牛骨原料易得，同时具有优良的生物力学和几何结构，所以目前商品化的异种骨主要取材于牛骨。代表性材料有脱蛋白牛骨矿物质（deproteinized bovine bone mineral，DBBM），属于脱蛋白骨，是采用脱蛋白剂处理骨组织，去除蛋白质而成；其抗原性低，在最大程度上保留了骨松质的生物力学强度，同时还保留一定的孔隙率、孔与孔之间相互贯通。因此，该类材料不仅可以作为骨移植材料用于骨缺损的修复，还可以作为骨形态发生蛋白的载体，用于骨组织工程的修复。由于具有良好的多孔性、较大的表面积及与天然骨类似的无机矿物质组成，该类植骨材料表现出良好的骨引导性。与人工合成的多孔陶瓷相比，异种骨更易与骨组织达到化学和生物平衡，在体内相对稳定，更容易让正常骨组织长入和生成，具有优良的生物相容性。然而，异种骨的结构脆弱，且难以被降解吸收，因此将作为一种异物而永久存在于生物体内。

另一类异种骨为煅烧骨，是采用高温的方式去除天然骨中的所有有机成分，从而彻底地消除抗原性，并能够保留动物骨原有的无机盐骨架及其形成相互贯通的高度多孔的结构。煅烧骨保持了自然骨的海绵结构，具有高空隙率和骨传导性能。从材料的结构上分析，植入的煅烧骨的晶体相与天然骨比较接近。由于煅烧骨煅烧时去除了胶原等有机成分，因此材料的力学性能大大降低。虽然制得的骨形状不变，但是其结构很脆弱，临床直接应用受到限制，因此许多学者模拟煅烧骨的组成特点，将其他的材料与煅烧骨复合，赋予煅烧骨力学性能，取得了满意的效果。但是，其研究还有待进一步深入。

四、异 质 骨

异质骨(alloplastic bone)是一类人工合成或自然界存在的无机材料。目前,该类材料主要用作骨传导支架。与同种异体骨和异种骨相比,异质骨的制备方法可控、降解和力学特性可控、可塑性强,且无抗原性和疾病传播的潜在风险,具有巨大的临床应用和开发潜力。目前应用的异质骨材料主要有三种:①生物陶瓷;②高分子聚合物;③复合材料。

(一) 生物陶瓷

生物陶瓷主要包括羟基磷灰石、磷酸三钙、磷酸钙水泥、双相磷酸钙陶瓷等。

1. 羟基磷灰石(hydroxyapatite,HA) 是人体硬组织(骨骼和牙齿)的主要无机成分。人工合成的羟基磷灰石与天然的羟基磷灰石在化学组成上非常接近,具有良好的生物相容性,成为骨组织工程中广泛研究和应用的生物材料。植入骨内后,羟基磷灰石通过在骨组织周围释放磷酸盐及钙离子,与周围骨组织形成直接的化学键结合,并形成促进骨形成的机械界面,具有骨传导性、无毒、非炎性、无免疫性等特征。组织对磷酸钙生物陶瓷的兼容程度与材料的矿物质及化学合成有关,与沉积合成的羟基磷灰石相比,烧结合成的羟基磷灰石更不易降解或仅有微弱降解。如果羟基磷灰石的晶体粒子非常小,或由碳酸盐合成,因为溶解性增加,降解性也会增强。

羟基磷灰石存在着脆性大、力学性能差、降解慢、不易成形等一些自身弱点,限制了其在骨移植方面的单独使用。很多学者将羟基磷灰石与有机聚合物复合起来,得到性能优异的复合材料,可以更好地满足骨移植的要求。

2. 磷酸三钙(tricalcium phosphate,TCP) 是近似于人体骨组织的无机成分,生物相容性、降解性和骨传导性较好,在人体内材料溶解度较大,化学稳定性不佳,容易被水化,是典型的生物降解类陶瓷。磷酸三钙可通过体液介导的溶解过程和细胞介导的吞噬过程,逐步被机体部分或完全吸收,最终使植骨材料完全被新生骨组织所取代。体外实验证明,磷酸三钙具有很强的生物活性。成骨细胞和间充质细胞都能够黏附于磷酸三钙材料表面,进行增殖和分化,并形成矿化沉积层。

磷酸三钙有低温型(β-TCP)和高温型(α-TCP)两种晶型结构,目前临床应用较多的是β-TCP。β-TCP 的微观结构为半晶体或无定形,虽然其力学强度弱于羟基磷灰石,但是由于无定形结构的存在,其降解速度较羟基磷灰石快得多。特别是超高孔隙的 β-TCP,其孔隙率可以达到90%,孔径为1~1 000μm。这种结构有利于细胞长入和液体的弥散,降解速度也更接近成骨的速度。β-TCP 是一种较好的可用于骨折和骨缺损修复的骨植入材料。

3. 磷酸钙水泥(calcium phosphate cement,CPC) 一般由两种或三种组分构成,包括一份或两份粉剂结构,以及一份液状结构。当将粉剂及液状组分混合后,将形成可塑外形的糊剂,可直接用于种植区。当种植区磷酸钙开始沉积,硬化过程开始,磷酸钙水泥的原组分在混合时并未完全相互作用,其沉淀物包括原组分的成分,以及新生成的沉淀产物。磷酸钙水泥的机械性能及降解能力,与其合成成分和反应过程相关。当破骨细胞分泌酸性物质造成矿化骨分解时,磷酸钙水泥在酸性条件下溶解其磷灰石进行补偿。

磷酸钙水泥是一种无毒、无刺激、有良好组织相容性的生物材料,它的成骨效应体现在骨引导活性上,新生骨组织以爬行替代的方式生长,骨替代材料与骨组织可以形成骨性连

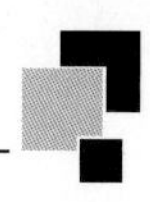

接。因此,磷酸钙水泥是通过骨传导作用成骨。目前,磷酸钙水泥已应用于口腔临床,例如骨缺损部位的修复、骨折断端的重建,以及拔牙后牙槽窝的位点保存等。

4. 双相磷酸钙陶瓷(biphasic calcium phosphate ceramics,BCP)　是含有羟基磷灰石和磷酸三钙两种成分的生物陶瓷。根据两者的比例不同,钙磷比主要为1.50~1.67。由于磷酸三钙的溶解度较高,溶解较快,而羟基磷灰石的溶解度相对较低,因此可以通过控制二者的比例,来制备溶解性能合适的双相磷酸钙陶瓷。

(二)高分子聚合物

高分子植骨材料因其易于加工、原材料获取较为方便、类似于骨组织的弹性模量、较为低廉的价格,受到越来越多的关注。

1. 天然高分子聚合物　包括胶原(collagen)、纤维蛋白(fibrin)、甲壳素(chitin)及其衍生物等。这些材料有较好的生物相容性,携带细胞识别信号,有助于细胞黏附、增殖和分化。但是,该类材料的缺点也很明显,例如难以进行大规模生产、不同批号的产品存在较大质量差异、材料的机械强度和降解速度不易调控等。

(1)胶原:人体内至少有22种胶原蛋白。Ⅰ型、Ⅱ型和Ⅳ型胶原是体内含量最高的三种胶原蛋白,三股胶原蛋白链相互缠绕成一股螺旋状的微纤维。Ⅰ型胶原主要存在于皮肤、肌腱、角膜、牙本质和筋膜组织中,而关节软骨重量的10%是Ⅱ型胶原。单一胶原易于制备,其侧链含有很多能与多种高分子材料以化学键形式结合的活性基团。可溶性胶原经纯化后,可在体外再次形成与天然胶原纤维相似的有序纤维状结构,而且免疫原性大幅降低,这种能力更有利于细胞与基质间的相互作用。

作为细胞附着及迁移的支架,胶原通过介导化学作用和机械作用调节细胞分化,可以明显促进种子细胞的早期黏附、分化及增殖。与其他的天然可降解高分子材料相比,胶原蛋白的天然交联结构使之具有较高的机械强度。胶原易被体内新生组织细胞所产生的胶原酶降解。近年来,人们把胶原和部分力学强度较高的可降解合成高分子材料或无机材料复合,制备出更理想的复合支架材料。

(2)纤维蛋白:是一类纤维蛋白原在生理途径下凝固所形成的一种有机体合成的生物聚合物。作为天然细胞外基质成分,纤维蛋白的亲水性好,可塑性强,在一定状态下可流动(溶胶),注入体内后通过物理或化学作用能够形成具有形状的支架(凝胶),体现出部分机械强度,采用降低凝血酶浓度的方法,可以延缓纤维蛋白的聚合过程,为凝胶的塑形提供充分的时间。纤维蛋白的降解主要靠纤维蛋白溶解酶。纤维蛋白溶解酶原激活纤维蛋白溶解酶,纤维蛋白溶解酶使纤维蛋白转变成为纤维蛋白多肽(fibrinogen degradation product,FDP),并阻止纤维蛋白单体进一步合成多聚体。纤维蛋白的生物相容性良好,具有促进细胞分化的作用,本身免疫原性弱。

(3)甲壳素及其衍生物:甲壳素亦称几丁质或甲壳质,在自然界中含量仅次于纤维素,是一种天然多糖。经稀盐酸多次浸泡动物外壳,分解溶解碳酸钙,用氢氧化钠溶液脱蛋白质和脂肪,再进行脱色处理,就可以得到白色片状或者粉末状的甲壳素。

甲壳素在特定的条件下,能选择性促进表皮细胞生长,抑制成纤维细胞分裂,促进血管内皮细胞、角质细胞、成骨细胞等多种组织细胞的吸附与增殖,同时具有抑制炎症反应作用。甲壳素及其衍生物在体内的降解,与其脱乙酰化程度、分子量大小及制作工艺等因素有关,通常在体内的降解是通过水解和酶解(溶菌酶)的形式。体内的溶菌酶对其催化水解的能力

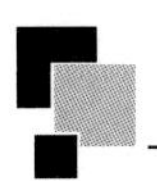

随着脱乙酰化程度的升高而降低。

壳聚糖(chitosan,CS)作为多糖中唯一一种碱性氨基多糖,是甲壳素的脱乙酰化产物。将甲壳素在一定浓度的氢氧化钠溶液中进行处理,经脱乙酰化反应,通过调节反应条件和处理方法,可加工得到不同脱乙酰度和分子量的壳聚糖。

2. 人工合成高分子聚合物

(1) 聚乳酸(polylactic acid,PLA):无毒无刺激、强度高、可塑性强、加工成形性和生物酶降解性良好,已被认为是最有前途的生物可降解高分子材料之一。但其在应用中仍存在以下问题:①出现非特异性无菌性炎症反应率较高;②材料亲水性及细胞吸附性弱;③机械强度欠佳;④材料中残留有机溶剂,可能存在细胞毒性,引发周围组织的免疫反应。

(2) 聚乙醇酸(polyglycolic acid,PGA):是简单的线性脂肪族聚酯,有较高的结晶度,可降解,生物相容性良好,有利于成骨细胞附着增殖、诱导分化,有利于骨重建过程。但是,聚乙醇酸的初始机械性能一般,随着降解,其强度及机械力学性能迅速衰减,支架发生整体崩解、塌陷。降解方式主要为水解,也有部分为酶解。降解过程中,由于其迅速生成大量降解产物,导致局部 pH 减低,引发组织细胞轻重不一的炎症反应。聚乙醇酸往往与聚乳酸复合应用于骨植入材料,以调节聚乳酸的降解速度,提高细胞的黏附率。

(三) 复合材料

人体骨是由羟基磷灰石和胶原纤维构成的无机和有机复合体,具有良好的力学性能,所以植骨材料必须具备良好的生物相容性和一定的机械强度,而单一的植骨材料很难满足这一要求。复合材料既能发挥原组成材料的主要优点,又能克服各自弊端,从而获得新的优越性能。

1. 无机和无机的复合材料　最常见的无机与无机的复合材料是双相磷酸钙陶瓷(BCP)。双相磷酸钙陶瓷作为植骨材料开始应用于临床后,相关研究层出不穷,证明其具有良好的生物相容性、生物活性、骨传导性和骨诱导性。

另外,纳米二氧化硅晶体与磷酸钙水泥可结合生成复合的植骨材料。纳米二氧化硅的作用是强化磷酸盐基质复合。但是,该复合材料的主要缺点是磷酸钙在生理介质中的活性大幅下降。

2. 无机和有机的复合材料　无机和有机的复合生物材料就是为了模仿天然骨组织的特性,将聚合物优良的韧性和无机生物材料优良的抗压强度结合起来,提高复合材料的力学性能和降解特性。并且,无机生物材料的碱度也能中和聚合物降解时产生的酸性,更利于细胞和组织的生长。以羟基磷灰石(HA)和壳聚糖(CS)为代表的无机和有机复合材料由于优异性能,目前已成为研究热点。

由于壳聚糖和羟基磷灰石分子间氢键的结合,使材料具有良好的机械性能,使得 HA/CS 复合材料在骨增量术中具有显著的作用。壳聚糖与羟基磷灰石复合后,能够显著提高成骨细胞在羟基磷灰石支架上的增殖、黏附和生长。

3. 多种材料合成的复合材料　Venugopal 等将 HA/PLA/CS 制备成三维支架,结果表明该支架具有 50%以上的大孔,抗压强度和弹性模量均高于两相的 HA/CS 复合材料,可促进成骨前细胞在其三维空间生长增殖,显示出优良的生物相容性。然而,想要模仿体内天然的无机和有机成分在纳米尺度上的结构,是非常困难的。特别是模拟天然骨组织结构的各向异性,就更加具有挑战性。因此,如何提高复合材料的力学性能,仍然是目前研究的重点。

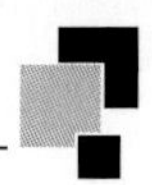

第四节　纯钛种植体的表面处理

一、概　　述

外源性生物材料植入动物体内后，可能在其周围形成纤维组织的增生，发生纤维包裹（fibrous encapsulation）现象，其本质是一种慢性炎症。纤维包裹是动物机体对植入的外源性材料的一种天然生物学反应，这种现象也广泛存在于机体的创伤愈合和组织修复过程中。

由纯钛金属制作的牙种植体作为一种生物惰性（bio-inert）的体内植入体也不例外，有可能在骨组织内发生纤维包裹，这就会形成所谓的“假性牙周膜”（pseudoperiodontal membrane），从而导致种植失败。而纯钛金属与其他体内植入材料的不同点在于，纯钛还具备一个特殊的生物学性质——可以与骨组织发生骨结合（osseointegration）。发生骨结合的纯钛植入体，与骨组织之间没有任何纤维结缔组织的间隔，这是口腔种植成功的基础。正是因为具备这种特殊的生物学性质，纯钛金属经过了数十年的基础研究和临床应用，成为当前应用最为广泛的牙种植体材料。

然而，纯钛的表面具有生物惰性，既不会主动促进种植体周骨组织的再生，也不能参与到种植体周的成骨过程中。在种植体植入颌骨后的几个月愈合期内，骨结合进程一旦受到外源性或者内源性的干扰，骨结合的速度和质量就会下降，甚至还会向纤维-骨性结合（fibro-osseous integration）和炎性纤维包裹的方向发展，导致种植失败。

对纯钛种植体进行表面处理（surface treatment）的目的，就是提高种植体骨结合的质量和速度，尽可能避免种植体植入骨组织后形成纤维包裹。具体来讲，钛种植体表面处理是指采用物理、化学、生物等多种方法，改变钛种植体表面微观形貌、化学成分和分子结构等理化特性，使其具有更好的骨组织相容性，乃至主动促进成骨的能力。

纯钛种植体表面处理的基础研究和临床应用，已经有数十年的历史，目前仍然是口腔种植学的研究热点之一。其中有些表面处理方法的关注度较高，研究也较为深入，已经发展到临床应用阶段，并且还在不断改进之中，例如羟基磷灰石涂层、喷砂酸蚀、电化学处理（微弧氧化）等等；还有一些表面处理方法的研究刚刚起步，或者还在实验室阶段，有待于进一步的基础研究和临床验证，例如纳米技术涂层、各种薄涂层处理、有机涂层处理等。本书将对各种表面处理方法进行分类介绍和描述，并重点介绍已经得到临床应用或关注度较高的表面处理方法。

二、纯钛种植体表面微观形貌的评定方法

在纯钛种植体得到广泛应用的早期，人们普遍认为是纯钛的生物相容性（biocompatibility）在其发生骨结合的过程中发挥了最为重要的作用。Buser 等人通过实验表明，具有粗糙表面的钛种植体可以促进骨结合的过程。这说明不仅是纯钛的生物相容性在发挥作用，种植体表面的微观形貌（micro-topography）特点，也是种植体骨结合的关键因素之一。

大量研究表明，具有微米尺度上粗糙表面的种植体，可以减少种植术后炎性纤维包裹的

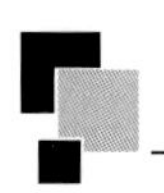

发生率，并提高种植体-骨界面的结合强度，加快骨结合的速度。然而，种植体粗糙表面促进骨结合进程的微观机制，到目前为止还并不十分清楚，共有以下三个代表性的理论可供参考。

1. 生物力学理论（biomechanical theory） 有研究表明，骨细胞可以作为一种力学感受器，感知外来应力，并发生反馈性地改建；而种植体表面的微观形貌，则会影响周围骨细胞对应力的感受，从而影响骨组织的形成和改建。然而，关于种植体表面与周围未矿化骨组织及结缔组织之间的力学信号传递问题，还没有足够的研究和阐明。

2. 接触成骨理论（concept of contact osteogenesis） 纯钛的粗糙表面可与血凝块中的纤维蛋白发生机械性连接，从而对早期的细胞外基质支架产生稳定和固定作用，并引导骨源性细胞在种植体表面生长，即通过接触引导作用促进成骨，从而提高骨结合速度。

3. 表面信号转导学说（surface signaling hypothesis） 接触成骨理论将纯钛种植体粗糙表面促进骨结合的原因，归结为增加了机械制锁，而忽略了材料表面的生物学性能。实际上，骨组织对粗糙种植体表面的反应比单纯机械制锁复杂得多。很多研究表明，纯钛粗糙表面可以促进成骨细胞的黏附、分化和细胞外基质的形成、矿化等一系列生物学过程，从而促进骨形成，其中就包含有大量的生物信号的产生和传导过程。

需要指出的是，传统的表面处理技术在改变种植体表面微观形貌的同时，往往还会改变其表面的化学成分和物象结构，这就极大增加了表面处理研究的难度和复杂性。而单就纯钛种植体表面形貌结构的评定方法来说，也是一个包含了很多评定参数的复杂体系。为了避免文献阅读和研究中可能出现的概念混乱和误解，有必要了解一下表面结构（surface texture）评定体系的演变过程。

1983 年，我国依据国际标准化组织（International Standards Organization，ISO）的相关国际标准，制定了中国国家标准《表面粗糙度 术语 表面及其参数》（GB 3505—83），将表面粗糙度参数分为三类：①与微观不平度高度特性有关的表面粗糙度参数（包括微观不平度十点高度 *R*z、轮廓算术平均偏差 *R*a 和轮廓均方根偏差 *R*q 等 11 个参数）。②与微观不平度间距特性有关的表面粗糙度参数（包括轮廓微观不平度的平均间距 *S*m 等共 9 个参数）。③与微观不平度形状特性有关的表面粗糙度参数（包括轮廓的均方根斜率 Δq 等共 5 个参数）。

2000 年，我国又根据国际标准 ISO 4287 对原《表面粗糙度 术语 表面及其参数》（GB 3505—83）进行了重新编写，制定了《产品几何技术规范 表面结构 轮廓法 表面结构的术语、定义及参数》（GB/T 3505—2000），将表面轮廓参数定义为 9 个幅度参数（*R*z 等 5 个峰/谷参数和 *R*a、*R*q 等 4 个纵坐标平均值参数）、1 个间距参数（轮廓单元的平均宽度 *S*m）、1 个混合参数、5 个曲线和相关参数，并且对粗糙度轮廓（*R*）、波纹度轮廓（*W*）、原始轮廓（*P*）及其参数均下了定义，扩大了该标准的适用范围。2009 年 3 月，我国又发布了《产品几何技术规范（GPS） 表面结构 轮廓法 术语、定义及表面结构参数》（GB/T 3505—2009）及《产品几何技术规范（GPS） 表面结构 轮廓法 表面粗糙度参数及其数值》（GB/T 1031—2009）替代之前的版本，对表面结构、粗糙度参数及其数值进行了进一步地规范。

2007 年 9 月，ISO 在美国芝加哥制定了 ISO 25178 草案。这是第一个表面结构评定的 3D 参数体系，可以通过对整个平面的计算来获得更为准确的评价指标，而不仅仅是通过对基线长度内的计算得到一个估计值。其测量结果以 *S*（或 *V*）开头，包括 *S*a、*S*q、*S*z 等 7 个高

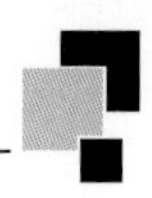

度参数，*S*mr 等 9 个功能参数，*S*al 等 5 个体积和综合参数，*S*pd 等 9 个特性参数。目前，这一评价体系逐渐在国际上得到了广泛的认可和应用。

结合口腔种植体产品的尺寸特点，我们可以将种植体的表面粗糙度按照大体、微观、纳米这三个观察级别，相应地分为三级。

1. 大体粗糙度　是指 1mm 到 10μm 级尺度上观察到的外形特点。在这一粗糙度级别上，很多研究都证明，粗糙表面比光滑表面种植体的初级稳定性和远期力学稳定性要好。

2. 微观粗糙度　是指 1~10μm 级别的表面结构情况。虽然还没有大样本的统计学研究可以证实这种粗糙表面有更好的临床效果，但是一般认为，表面微观粗糙度较高的种植体与骨组织之间的机械制锁更牢固，可以得到更高的骨结合率和结合强度。

3. 纳米粗糙度　与纳米材料的定义相对应，是指 100nm 以下级别的表面结构特点。研究表明，纳米粗糙表面对蛋白质吸附、成骨细胞黏附，以及骨结合率的提高都有重要作用。但是，通过一般的物理化学方法很难得到可控、合适的纳米粗糙表面，而且到底何种纳米表面特性有利于蛋白吸附及骨源性细胞的黏附，还没有确切的结论。

目前，粗糙表面是种植体表面处理研究的主流方向。但最近也有一些研究表明，近年来种植体周炎发生率的升高，可能与大量采用粗糙表面种植体有关，并因此建议对种植体表面进行光滑处理。当然，这些学者对粗糙表面种植体带来的一些临床问题的担心不无道理，但是相关理论及临床方案还需要进一步的基础和临床研究来验证。

三、纯钛种植体的表面处理方法

纯钛金属表面有一层天然的氧化层，厚度为约 2~200nm。这层氧化层在空气和中性/氧化性液体中，具有瞬间自发形成和自我修复的能力。纯钛种植体植入体内后，与机体发生反应的其实就是这一层氧化层，因此这层天然氧化层的生物学性质就决定了纯钛种植体的生物学性质。所谓纯钛种植体表面的生物学改性处理，其实就是对表面这层氧化层进行的改性处理。

基于对种植体骨结合现象、本质和理想种植体表面特性的不同认识，各种表面处理方法采用的基本原理、技术方案都各不相同，很难从一个角度进行分类和叙述。为了既能在一定程度上体现不同表面处理方法的技术原理，又能描述其表面形貌的基本特点，本书将种植体表面处理的方法以非涂层法和涂层法为框架进行分类，详述如下。

（一）非涂层法表面处理

非涂层法表面处理是指通过物理、化学和电化学的方法，改变纯钛表面氧化层的微观形貌、化学成分和结构，是目前多数获得临床应用的种植体品牌的表面处理方法，主要包括以下三类方法。

1. 物理法　物理方法可用来改变表面粗糙度，并在一定程度上改变表面的化学成分，例如机械加工（图 2-4-1）、喷砂（图 2-4-2）和紫外线照射等。

机械加工的种植体的特性取决于机床切割的纹理和沟纹，代表就是 Brånemark P I 创制的纯钛种植体。喷砂是目前最常用的增加表面粗糙度的方法，其原理是通过一个喷嘴，利用压缩空气驱动的高速硬质微粒对材料进行撞击，从而获得更为粗糙的表面。一般来说，使用

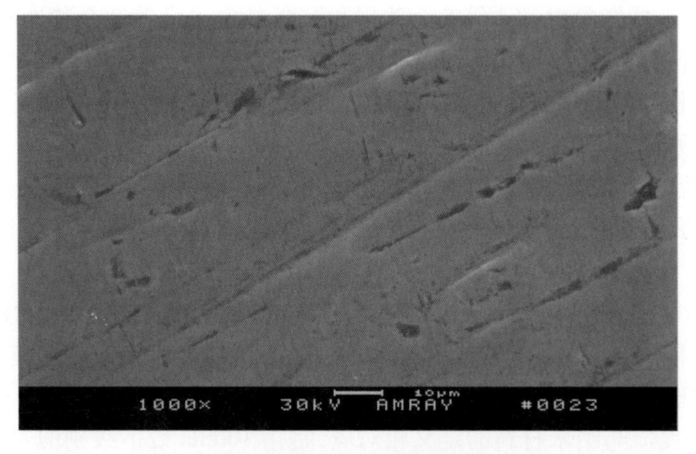

图 2-4-1 机械加工表面的微观形貌

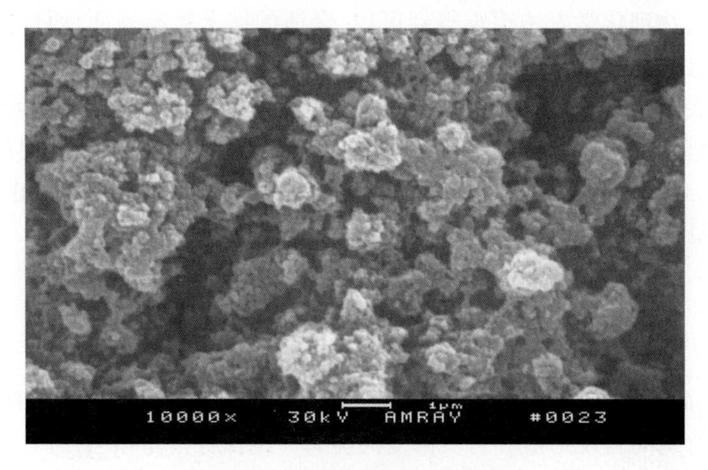

图 2-4-2 喷砂表面的微观形貌

不同尺寸的微粒,可以得到不同粗糙度的表面。喷砂所使用的微粒材料,应该是化学性质稳定、生物相容性好,而且不妨碍骨结合进程的材料,例如氧化铝、氧化钛和磷酸钙颗粒等。其中,三氧化二铝微粒材料,早期曾经使用过,缺点是微粒容易埋入种植体表面,且不溶于酸,即使经过酸蚀和超声清洗也很难除去。种植体植入体内后,表面这些微粒可能释放到周围组织中,妨碍种植体骨结合,目前已经较少使用。氧化钛微粒材料,也经常用到,一般直径为0.25μm的氧化钛微粒在喷砂处理钛表面后,会产生中等粗糙的表面。大量基础和临床试验都证明,相对于机械加工表面,氧化钛喷砂表面可以显著提高骨结合率。磷酸钙盐微粒材料,例如羟基磷灰石、β-磷酸三钙等等。这些材料有一定的溶解度,较容易清洁,也可以提高种植体的骨结合率。

另外,近年来有基础研究表明,一定频率和强度的紫外线照射可以改变钛金属表面的亲水性等理化性质,而表面亲水性已经被证明与材料的生物学性能密切相关。已经有一些细胞学和动物实验研究进一步证明,紫外线光动力学处理可以通过提高种植体表面亲水性,而明显提升种植体与骨组织的结合率,增强材料的促进成骨能力。然而,这种通过表面处理获得的亲水性,需要在水溶液的环境中才能得到保持;一旦离开水溶液的环境,钛表面的亲水

性会在短时间内消失。这种现象在一定程度上，增加了此种技术的应用成本和难度。目前，临床上已经有一些“亲水表面”的种植体投入大规模应用，取得了较好的使用效果。“亲水化处理”是未来纯钛种植体表面处理技术的发展方向之一。

2. 化学法　主要有酸蚀法、碱处理法、酸碱复合处理法等等。

（1）酸蚀法：是指利用强酸性溶液，例如盐酸、硫酸、硝酸和氢氟酸等，对纯钛表面进行喷洒或浸泡蚀刻，产生大量微型坑洞，形成特定的粗糙表面的方法。这类方法应用较为广泛，是目前主流的种植体表面处理方法之一（图 2-4-3）。酸蚀法还有一些改良方法，例如将两种酸联合使用（盐酸和硫酸的双酸蚀）进行表面处理（图 2-4-4），或者在较高温度下（例如 100℃）进行表面酸蚀处理。酸蚀处理不仅使种植体表面粗糙，还可以提高材料表面的亲水性，从而促进纤维蛋白支架及骨源性细胞的吸附，提高骨结合率。还有研究表明，用氢氟酸处理可以在钛表面形成四氟化钛（TiF_4），这样既可以增加粗度，还可以将氟离子导入种植体表面，从而加强成骨细胞分化，促进骨结合，提高结合强度。但是，不适当的酸蚀处理也会降低纯钛表层的力学性能，可以导致钛的脆化，在表面产生微裂缝，从而降低种植体的整体强度和抗疲劳性。

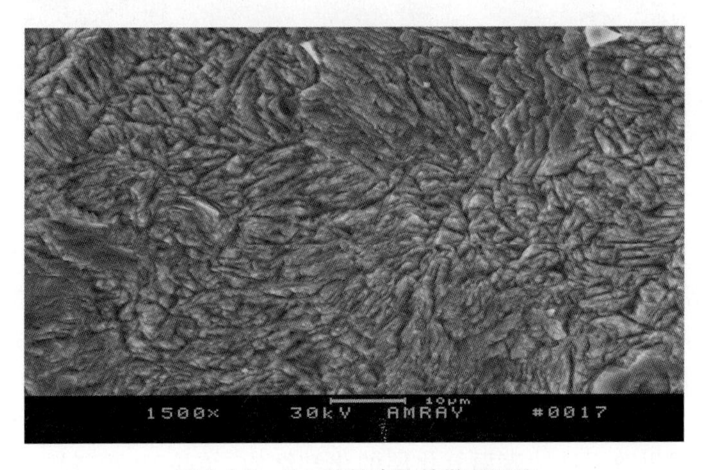

图 2-4-3　单一酸蚀表面的微观形貌

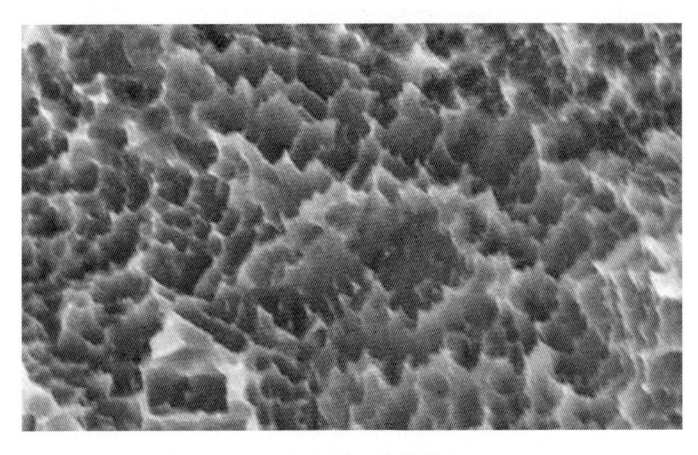

图 2-4-4　双酸蚀表面的微观形貌

（2）碱处理法：将钛金属浸入常温下的强碱性溶液（例如氢氧化钠或氢氧化钾溶液）中处理数小时后，纯钛表面会产生钛酸钠（Na_2TiO_3）层，在生理环境下可以形成带有表面活性成分的钛酸钠凝胶层。该方法获得涂层较薄，结合强度较低，适合用于多孔表面结构。

（3）酸碱复合处理法：用盐酸和硫酸等强酸酸蚀纯钛，在其表面形成微孔/坑，增大表面积，再通过沸腾的低浓度碱液浸蚀，使钛表面形成较厚的稳定的微孔氧化钛层。膜的微孔可能对体内羟基磷灰石成核过程具有重要的促进作用。

需要指出的是，物理法和化学法也可以联合应用来进行种植体表面的处理（图 2-4-5）。

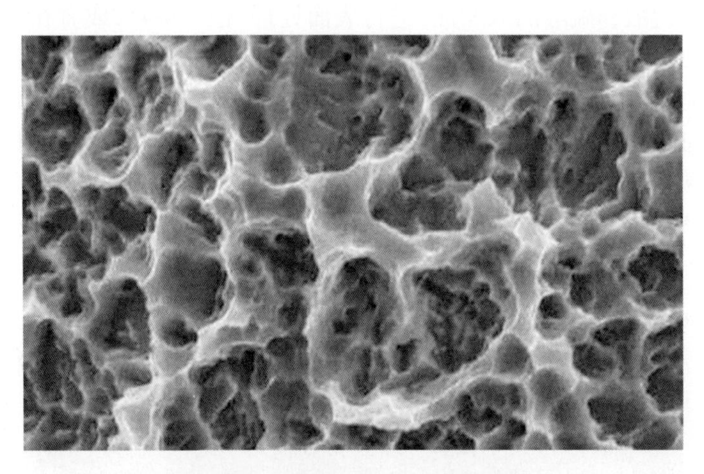

图 2-4-5　酸蚀喷砂表面的微观形貌

3. 电化学处理方法　也是目前已经投入临床应用的一种表面处理方法。该方法根据反应原理、电解溶液及处理参数的区别，还可细分为阳极氧化、微弧氧化（图 2-4-6）等方式，其共同特点是在特定配方成分和 pH 的电解液中，将纯钛试件作为电极阳极，并加载不同类型、强度和频率的电流，通过试件表面在电解液中发生电化学反应，达到纯钛种植体表面改性的目的。

电化学处理可以改变纯钛表面氧化层的化学结构、结晶度、粗糙度和孔隙率等，具体反应机制相当复杂，控制和影响因素也较多，例如电压、电流、频率及电解液成分等。处理

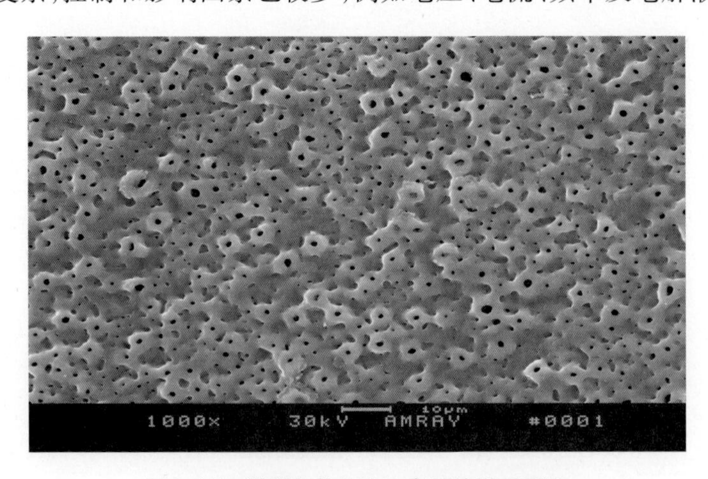

图 2-4-6　微弧氧化 MAO 表面的微观形貌

后的表面氧化层不仅粗糙，而且可以含有不同比例的镁、钙、磷等特定元素。基础和临床应用研究表明：电化学处理的纯钛种植体植入体内后，可以明显促进和优化骨结合过程。临床上已经有不少成熟的种植体产品采用了电化学表面处理方法，并且取得了良好的使用效果。

（二）涂层法表面处理

1. 无机涂层　种植体表面的无机涂层应具备两个特点：①化学成分和结构可以诱导特定细胞和组织的生物学行为（例如促进骨生成）；②形成的种植体-骨组织界面必须有一定的强度，涂层可以与纯钛金属基底牢固地结合。研究较多的种植体表面的无机涂层，主要有钛浆等离子喷涂（图 2-4-7）和羟基磷灰石喷涂两种，这两种表面处理方法都曾经应用于临床。

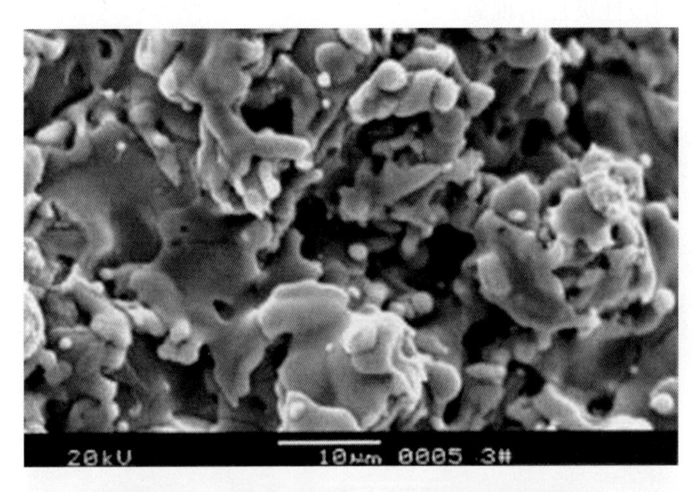

图 2-4-7　钛浆等离子喷涂涂层表面的微观形貌

以羟基磷灰石为代表的磷酸钙盐的生物学性能优良，但机械强度较弱，和钛金属的机械性能结合起来，就可以综合两者的优点。这也是种植体表面生物学改性的可行方案之一，其思路就是在纯钛种植体表面涂覆一层磷酸钙盐，植入体内后通过对内源性功能性蛋白质及骨源性细胞的吸附，促进生物磷灰石的沉积及成骨过程。对于纯钛种植体的表面无机涂层材料的选择，最常采用的磷酸钙盐是羟基磷灰石（hydroxyapatite，HA）。

（1）羟基磷灰石的生物学性质：①与骨组织中的无机成分相类似；②具有在其表面沉积生物磷灰石的能力；③可促进骨细胞功能表达，形成坚固的骨-羟基磷灰石界面；④为骨组织再生提供支架；⑤可以黏附和聚集内源性的骨形成蛋白。也正因为具备了这些特殊性质，羟基磷灰石被认为是一种生物活性材料，可以通过晶体外生性生长与骨组织发生牢固的化学结合及机械制锁，并具有骨传导性，允许骨组织在其表面附着生长。羟基磷灰石多年来在口腔种植领域受到了特别的关注，但其促进骨形成的微观机制还不十分清楚，除化学成分外，羟基磷灰石表面的粗糙微观形貌也被认为起到相当重要的作用。

（2）羟基磷灰石表面涂层的方法：主要有等离子喷涂、生物模拟沉积及烧结等等。其中，等离子喷涂的方法曾经实际应用于种植体产品。

1）羟基磷灰石等离子喷涂技术及其问题：羟基磷灰石等离子喷涂是指将羟基磷灰石微粒导入超高温的等离子火焰，并以高速气流喷向钛金属表面，羟基磷灰石颗粒在金属表面冷却并与金属发生粘接，即形成涂层（图 2-4-8）。其涂层厚度可以从几微米到几毫米，涂层与基体的粘接强度约为 10~20MPa。为了得到固位力好的涂层,也有学者将纯钛种植体表面进行喷砂预处理。经过了多年的临床应用,羟基磷灰石等离子喷涂法也暴露出三个明显的缺点:①涂层有孔隙,在界面处有残余应力;②会改变原有的羟基磷灰石粉的化学成分和晶体度,得到的涂层中一般还包括 β-和 α-磷酸三钙、磷酸四钙、氧化钙和无定形磷酸钙,羟基磷灰石晶体大颗粒经常埋置于可溶性的无定形磷酸钙盐中;③对于复杂形态的种植体,处理效率不很高。虽然还没有大样本的统计研究能够确切表明羟基磷灰石涂层种植体比其他种类种植体的成功率低,而且还有个案报道证实,在体内行使功能长达 10 年的羟基磷灰石种植体仍然涂层完好并具有很高的骨结合率,但还是有相当多的临床研究报道了因为涂层与种植体之间的强度不足,以及不同物象之间溶解度的差异,导致种植体表面涂层脱落和颗粒释放,引发种植体周慢性炎症的现象。

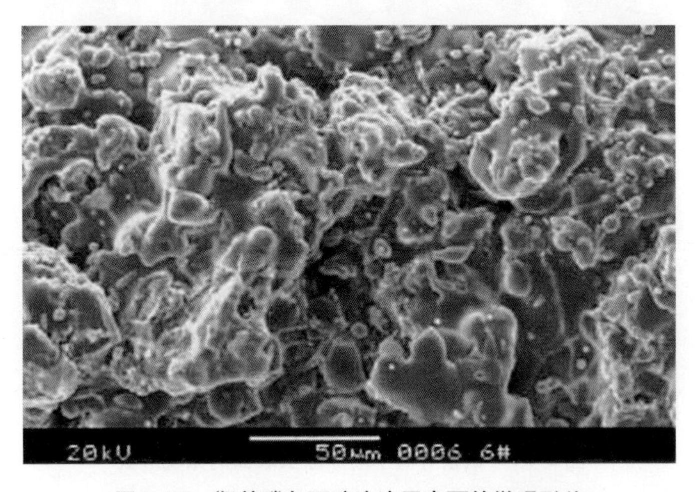

图 2-4-8 羟基磷灰石喷涂涂层表面的微观形貌

2)生物模拟磷酸钙盐沉积:指在常温下采用模拟体液在纯钛表面沉积涂层。这个过程较为缓慢,往往需要几天甚至几周的时间。为了加快这一过程,有学者采用了一些辅助沉积的方法:①电泳辅助沉积。一般采用阴极沉积法,电解液为含有磷酸钙盐的溶液,同时加入一定剂量的还原剂,在保持一定温度条件下,通过对电参数的控制,即可在金属表面沉积出含有钙、磷的生物活性涂层。还可以将钛作为阴极,在含有磷酸根和钙离子的溶液中,施加周期性电压进行电解,通过在阴极发生氢离子还原析出,pH 增加,引起磷酸钙在表面附近沉积,从而形成涂层。这种电化学方法可以直接在钛表面产生碳酸化羟基磷灰石,可用于复杂表面,并可以很好控制厚度,时间短且效率高;缺点是阴极区不断生成的氢气泡,也可能阻碍涂层与基体的紧密结合,因此涂层与基体的结合强度相对较低。②利用异源性成核中心或骨样晶体生长的方法,沉积羟基磷灰石涂层。一般来讲,需要先进行碱处理来形成钛表面的羟基基团,并以此作为成核点;再用高浓度的磷酸钙溶液处理,在钛表面形成一层薄层沉积层,以利于磷酸钙盐晶体的生长。

(3)薄涂层:薄涂层概念的引入为涂层方法提供了另一个途径,既可以发挥活性表面的功能,促进化学粘接,还可以减少涂层脱落的风险。例如采用磁控管溅射法(magnetron sputtering)、脉冲激光沉积法(pulsed laser deposition)和离子束辅助沉积法(ion beam assisted deposition)等。虽然薄涂层理论中有些问题还没有解决,例如钙磷比例、基体材料的性质、非定

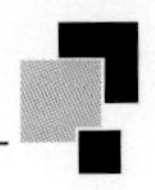

形和晶态涂层的生物学效果等，但是相关研究已经证明，这种类型的涂层可以促进骨组织附着并增强生物机械强度。

2. 有机涂层　将某些具有生物活性的有机物质涂覆到种植体表面，也可以起到促进骨结合的作用。这些有机物包括：①增强细胞黏附的物质，包括细胞外基质蛋白（例如胶原蛋白）和多肽片段［例如精氨酸-甘氨酸-天冬氨酸（Arg-Gly-Asp，RGD）］。②刺激骨再生的细胞信号物质（例如骨生长因子）。③其他有机成分，例如核酸、酶类。有机涂层的方法包括：①物理吸附法（范德瓦耳斯力或静电吸附）；②物理包裹（屏障系统）；③利用化学键的共价结合法。对于种植体表面的有机涂层，一般采用γ或β射线进行放射消毒，其问题是可能发生射线诱导的有机物交联、变性、氧化或化学结构的改变。

3. 无机-有机复合涂层　上述两种涂层方法可以结合起来应用，例如采用胶原-磷酸钙复合物涂层，或者生长因子-磷酸钙复合物涂层等。

四、纯钛种植体表面处理的研究方向

（一）纳米表面处理技术

美国国家航空航天局（National Aeronautics and Space Administration，NASA）对纳米技术的定义是通过对纳米尺度的控制（1～100nm），创造出具有新型功能的材料、装置和系统，开发出材料的新现象和新性质（包括物理、化学和生物性质）。

我国也于2004年出台了国家标准《纳米材料术语》（GB/T 19619—2004），将纳米材料定义为物质结构在三维空间中至少有一维处于纳米尺度，或者由纳米结构单元构成且具有非凡性质的材料。所谓纳米技术（nanotechnology），就是指研究纳米尺度范围物质的结构、特性和相互作用，以及利用这些特性制造具有特定功能产品的技术。纳米技术材料既可以是由纳米物质组成的材料，也可以是具有纳米结构表面的材料；既可以是一维尺度（例如纳米点、纳米线）的纳米结构，也可以是自组装的复杂纳米结构（例如纳米管）。

在传统技术条件下，各种粗糙化表面的表面结构并不均匀，且微观形态的变异程度较大。即使有一些处理方法，例如酸碱处理、电化学处理，能够在一定区域内形成具有一定纳米尺度形态的表面结构，也缺乏对所形成的纳米尺度微观结构的控制能力。因此，这些传统表面方法并非我们讨论的纳米表面处理技术。只有采用现代纳米技术，例如分子自组装、激光蚀刻、纳米羟基磷灰石涂层等，才可以较为精确地控制表面的纳米级微观形态，可以被称为纳米表面处理技术。

目前的研究结果表明，纳米尺度上的形态改变，就可以对骨结合的某些重要过程产生影响；良好的表面亲水性有利于蛋白质/细胞黏附、伸展、增生和分化，具有调控特定细胞和组织反应的能力，可以改善纯钛种植体的骨结合。下面列举五种纳米表面处理方法：①物理压缩法，将纳米级颗粒利用特殊技术进行压缩，既保证了稳定的化学成分，又可以得到高度均一化的纳米级表面形态。②分子自组装技术，例如精氨酸-甘氨酸-天冬氨酸（RGD）片段附着到由聚乙二醇（polyethylene glycol，PEG）材料组成的自组装单层膜（self-assembled monolayers，SAMs）材料上。③纳米颗粒（例如羟基磷灰石）沉积法/离子束沉积法，使羟基磷灰石纳米颗粒沉积到纯钛表面或是经过酸蚀的纯钛表面。这种方法类似于传统的羟基磷灰石涂层方法，因此也有涂层脱落和碎屑毒性的可能。但也有学者研究后认为，纳米颗粒涂层与基

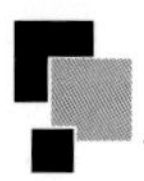

体之间的强度较高，且纳米颗粒相对于微米级颗粒来讲，对细胞增殖的影响要小得多。④激光蚀刻方法，由激光束按程序化的图案信息，断续而重复地蚀刻加工材料。对于被加工材料的蚀刻深浅及微观形态，只要调节蚀刻速度或激光的参数，就可灵活调整。这种方法的主要优点就是可以灵活和精确控制微观表面形态。⑤纳米生物模拟技术，例如采用纳米生物技术对上皮基膜结构进行模拟，从而增加材料表面的细胞黏附能力。

（二）药物/蛋白质/核酸表面涂层种植体

在已有的有机涂层研究的基础上进一步发展，可以将新型药物（例如双膦酸盐）、细胞、生长因子（转化生长因子超家族、骨形成蛋白、血小板来源生长因子、胰岛素样生长因子等等）、功能性蛋白/肽段等固化于种植体表面，以促进骨形成和骨结合。其关键问题是如何才能做到维持有效剂量的缓释，而不是将这些物质一下子释放。另外，还可以在种植体表面吸附包含功能性基因的载体，而基因涂层技术的问题主要有两点：①基因转导和表达的效率不高；②缺乏功能基因表达的调控手段。

（梁　星　马　威）

参考文献

1. 陈安玉. 口腔种植学. 成都：四川科学技术出版社，1991.
2. 刘宝林. 口腔种植学. 北京：人民卫生出版社，2011.
3. 宫苹，梁星. 陈安玉口腔种植学. 北京：科学技术文献出版社，2010.
4. NAUJOKS C，LANGENBACH F，BERR K，et al. Biocompatibility of osteogenic predifferentiated human cord blood stem cells with biomaterials and the influence of the biomaterial on the process of differentiation. J Biomater Appl，2011，25(5)：497-512.
5. KOLK A，HACZEK C，KOCH C，et al. A strategy to establish a gene-activated matrix on titanium using gene vectors protected in a polylactide coating. Biomaterials，2011，32(28)：6850-6859.
6. FISCHER J，KOLK A，WOLFART S，et al. Future of local bone regeneration-protein versus gene therapy. J Craniomaxillofac Surg，2011，39(1)：54-64.
7. KOLK A，HANDSCHEL J，DRESCHER W，et al. Current trends and future perspectives of bone substitute materials-from space holders to innovative biomaterials. J Craniomaxillofac Surg，2012，40(8)：706-718.
8. LÜ X，ZHENG B，TANG X，et al. In vitro biomechanical and biocompatible evaluation of natural hydroxyapatite/chitosan composite for bone repair. J Appl Biomater Biomech，2011，9(1)：11-18.
9. JENSEN T，SCHOU S，STAVROPOULOS A，et al. Maxillary sinus floor augmentation with Bio-Oss or Bio-Oss mixed with autogenous bone as graft in animals：a systematic review. Int J Oral Maxillofac Surg，2012，41(1)：114-120.
10. KIM H，KIM H M，JANG J E，et al. Osteogenic Differentiation of Bone Marrow Stem Cell in Poly(Lactic-co-Glycolic Acid) Scaffold Loaded Various Ratio of Hydroxyapatite. Int J Stem Cells，2013，6(1)：67-74.
11. ZHAO H，JIN H，CAI J. Preparation and characterization of nano-hydroxyapatite/chitosan composite with enhanced compressive strength by urease-catalyzed method. Materials Letters，2014，116：293-295.
12. ZHANG J，NIE J，ZHANG Q，et al. Preparation and characterization of bionic bone structure chitosan/hydroxyapatite scaffold for bone tissue engineering. J Biomater Sci Polym Ed，2014，25(1)：61-74.
13. EL-SHERBINY I M，YAHIA S，MESSIERY M A，et al. Preparation and physicochemical characterization of new nanocomposites based on beta-type chitosan and nano-hydroxyapatite as potential bone substitute materials. International Journal of Polymeric Materials and Polymeric Biomaterials，2014，63：213-220.

14. ROGINA A, IVANKOVIĆ M, IVANKOVIĆ H. Preparation and characterization of nano-hydroxyapatite within chitosan matrix. Mater Sci Eng C Mater Biol Appl, 2013, 33(8): 4539-4544.
15. ZHANG J, LIU G, WU Q, et al. Novel mesoporous hydroxyapatite/chitosan composite for bone repair. Journal of Bionic Engineering, 2012, 9: 243-251.
16. VENUGOPAL J, PRABHAKARAN M P, ZHANG Y, et al. Biomimetic hydroxyapatite-containing composite nanofibrous substrates for bone tissue engineering. Philos Trans A Math Phys Eng Sci, 2010, 368(1917): 2065-2081.
17. BKIM D G, HUJA S S, TEE B C, et al. Bone ingrowth and initial stability of titanium and porous tantalum dental implants: a pilot canine study. Implant Dent, 2013, 22(4): 399-405.
18. LINDER L, ALBREKTSSON T, BRÅNEMARK P I, et al. Electron microscopic analysis of the bone-titanium interface. Acta Orthop Scand, 1983, 54(1): 45-52.
19. RAUTRAY T R, NARAYANAN R, KWON T Y, et al. Surface modification of titanium and titanium alloys by ion implantation. J Biomed Mater Res B Appl Biomater, 2010, 93(2): 581-591.
20. LE GUÉHENNEC L, SOUEIDAN A, LAYROLLE P, et al. Surface treatments of titanium dental implants for rapid osseointegration. Dent Mater, 2007, 23(7): 844-854.
21. ALBREKTSSON T, WENNERBERG A. Oral implant surfaces: Part 1 review focusing on topographic and chemical properties of different surfaces and in vivo responses to them. Int J Prosthodont, 2004, 17(5): 536-543.
22. ALBREKTSSON T, WENNERBERG A. Oral implant surfaces: Part 2 review focusing on clinical knowledge of different surfaces. Int J Prosthodont, 2004, 17(5): 544-564.
23. OGAWA T, NISHIMURA I. Genes differentially expressed in titanium implant healing. J Dent Res, 2006, 85(6): 566-570.
24. ALSBERG E, FEINSTEIN E, JOY M P, et al. Magnetically-guided self-assembly of fibrin matrices with ordered nano-scale structure for tissue engineering. Tissue Eng, 2006, 12(11): 3247-3256.
25. OGAWA T. Ultraviolet photofunctionalization of titanium implants. Int J Oral Maxillofac Implants, 2014, 29(1): e95-e102.
26. GOLDMAN M, JUODZBALYS G, VILKINIS V. Titanium surfaces with nanostructures influence on osteoblasts proliferation: a systematic review. J Oral Maxillofac Res, 2014, 5(3): e1.

第三章　牙种植体的生物力学

第一节　牙种植体生物力学的常用研究手段及评价

一、概　　述

目前,牙种植体已在临床广泛应用,而且骨结合的成功率及种植体的5年、10年存留率也在不断提高。这些成绩的取得,都与种植体的基础研究成果有关。

关于牙种植体的基础研究,大致分为两个部分:一是有关种植体材料生物相容性和组织学反应的研究;二是关于牙种植体生物力学(biomechanics)的研究。

在牙种植体开发的早期,由于当时面临的问题是种植体植入牙槽骨后脱落的较多,所以大量的研究集中于测试不同材料的生物相容性,以便寻找生物相容性更佳的种植体材料。同时,对于口腔软硬组织对种植体植入后的反应,也进行了大量的试验研究。有关这些研究的内容及方法,在本书的相关章节进行了介绍,这里不再展开描述。总之,通过这些研究筛选出了生物相容性好的种植材料,以及对口腔软硬组织损伤很小的手术方法和器械,大大提高了种植体骨结合的成功率,使牙种植技术在临床得以普及。

随着种植技术的发展,种植体骨结合成功率不断提高,使用种植义齿的患者数量明显增加,种植义齿在口内存留的时间也越来越长。随后,在种植体使用的过程中,陆续出现了种植体折断、基台折断、固位螺钉折断等机械并发症,也出现了已形成骨结合的种植体松动、脱落等现象,影响了口腔种植的长期成功率。这些现象的出现,基本上是由义齿承担的力量不当所致;提示人们如果不解决相关的力学问题,即使种植体形成骨结合,也有可能无法长期使用。因此,有关牙种植体力学研究的重要性逐渐被认识。由于种植体是植入人体的颌骨内发挥作用的,而人的颌骨是生物体,因此不能用机械力学的方法去研究,只能用生物力学的方法来研究种植体与周围颌骨的力学关系。通过生物力学的研究,人们对种植体的材料、形状有了更加深刻的认识。在此基础上设计出的种植体,可长期在颌骨内发挥作用,不会给颌骨带来不良影响,甚至对颌骨的改建起到促进作用,从而提高了口腔种植的长期成功率。本章仅就有关生物力学的一些研究方法及结果做一介绍。

二、基 本 概 念

在有关种植体的生物力学研究中,主要有以下两方面的内容。

1. 种植体的力学性能　例如种植体的抗压强度、抗拉强度、抗剪强度,以及疲劳强度等。

2. 种植体的生物力学性能　例如种植体骨界面强度、种植骨界面的应力分布等。

为了更好地说明有关种植体的生物力学研究情况,首先介绍几个力学概念。

1. 强度　强度是指构件(即种植体)在载荷作用下抵抗破坏的能力。

2. 刚度　刚度是指构件(即种植体)在载荷作用下抵抗变形的能力。

3. 弹性变形　固体受力后将产生变形,当外力不超过某一限度时,外力解除后变形可完全恢复,这种变形称为弹性变形。

4. 内力　物体因受外力作用而变形,其内部各部分之间因相对位置改变而引起的相互作用力,就是内力。

5. 应力　一般代表受力物体某一截面上一点的内力,单位是牛/米^2,称为帕斯卡(Pascal)简称是帕(Pa)。

在实际工作中,像种植体这样的构件由于形状和负荷的复杂性,一般情况下,要想求得其有关力学行为的详细情况是不可能的。从实验力学的观点看,数值解法和光弹性试验法是求得构件力学行为的行之有效的方法,以下分别介绍这两种方法。

三、有限元分析的基本原理及其在种植体评价方面的应用

有限元分析(finite element analysis)是一种与计算机技术相结合的数值分析方法。其基本原理是把整个构件看成由有限个单元相互联结成的几何实体,每个单元力学效应的总装效果,反映出构件的整体力学特征。有限元分析将要分析的构件划分为一组有限个且按一定方式互相联结在一起的单元组合体。当构件被分为更小的单元后,通过对各个单元进行分析,把单元分析结果组合,就得到对整个构件诸多方面,包括构件的负荷、材料力学性能及界面条件等的分析。

关于单元的划分,张永刚认为有限元分析中一个重要的过程就是单元的自动划分。这个过程是把要研究的构件(种植体、颌骨)划分成一系列小单元。通常单元可分为三种:三角形单元、矩形单元和四边形单元。其中,四边形单元因灵活性大、精度较高而常用。

在划分单元时,单元大小的选择也是影响计算精度的重要因素。通常采用有限元分析进行数值模拟时,划分单元应遵循以下两个原则。

1. 密度适当。通常单元越小,数值结果精度越好,然而较小的单元将导致较多的未知量,因而增加了计算量。

2. 边界曲折、应力梯度大的地方,单元一般划分小一些;相反,边界平直、应力梯度小的地方,单元一般划分大些。

一般来说,应用有限元分析时,首先要建立被分析构件的模型。该模型分为两种:一种是实物模型,另一种是有限元模型。首先利用图像技术建立实物模型,然后在此基础上根据要分析的内容,通过网格划分的方法建立有限元模型。根据模型的不同,可将有限元分析分

为二维有限元分析和三维有限元分析，以下分别介绍。

（一）二维有限元分析（two dimensional finite element analysis）

二维有限元分析是指在进行有限元分析时，所建立的模型是平面的。这种方法因为划分的单元少，所以计算简单。同时，由于使用的模型是平面的，因此建模容易，便于操作。缺点是分析的因素少，结果与真实情况相差较大（图 3-1-1，图 3-1-2）。

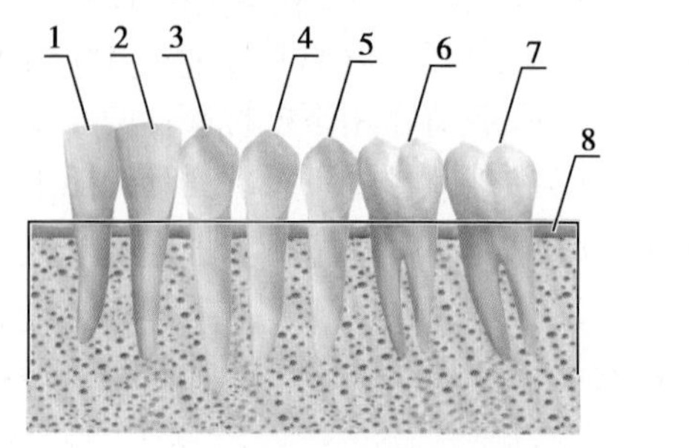

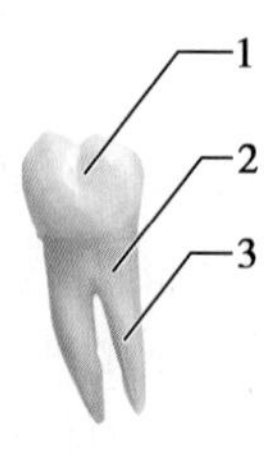

图 3-1-1　牙列及牙的结构（实物模型）
A. 牙列：1. 中切牙；2. 侧切牙；3. 尖牙；4. 第一前磨牙；5. 第二前磨牙；6. 第一磨牙；7. 第二磨牙；8. 第三磨牙；B. 牙：1. 牙冠；2. 牙根；3. 牙根与牙槽骨界面。

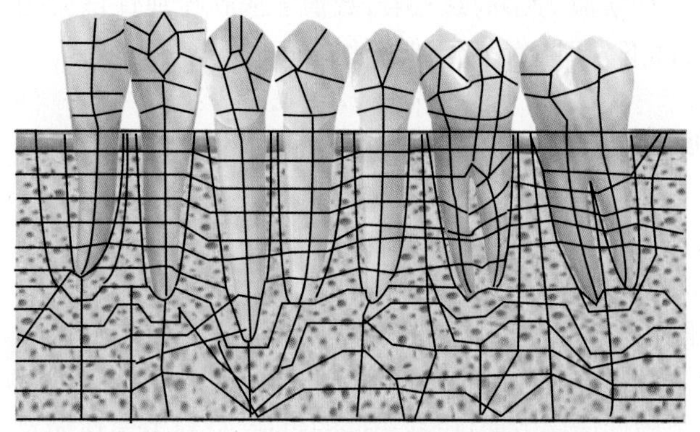

图 3-1-2　牙的单元划分（二维有限元模型）

（二）三维有限元分析（three dimensional finite element analysis）

三维有限元分析是指在进行有限元分析时，所建立的模型是立体的，即三维的。这种模型比较精确，可供分析的因素也多，所以目前在对种植体的生物力学特点进行分析时，绝大多数情况使用三维有限元分析。

由于牙颌组织和种植体的形态结构复杂，因此精确地建立三维模型比较困难。目前常用的方法是利用三维 CT 和计算机软件进行建模（图 3-1-3，图 3-1-4）。随着建模技术的不断发展，建模的准

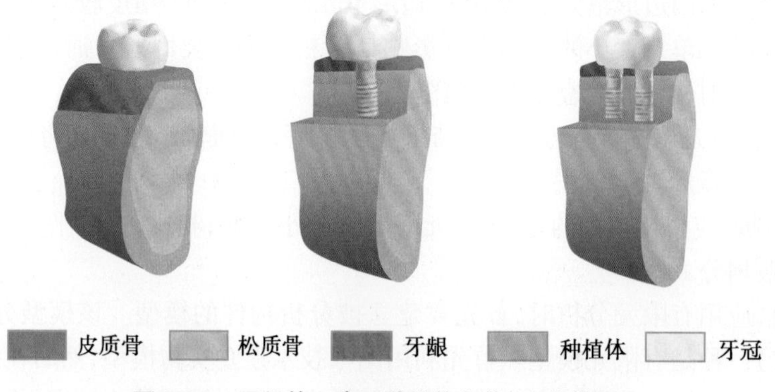

图 3-1-3　下颌第一磨牙种植修复体（实物模型）

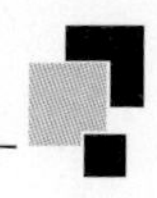

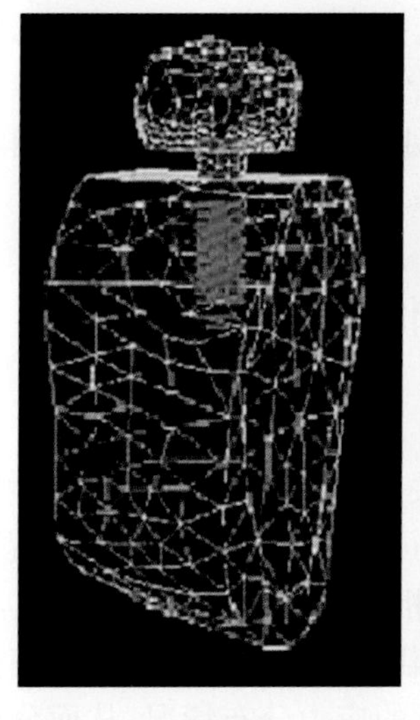
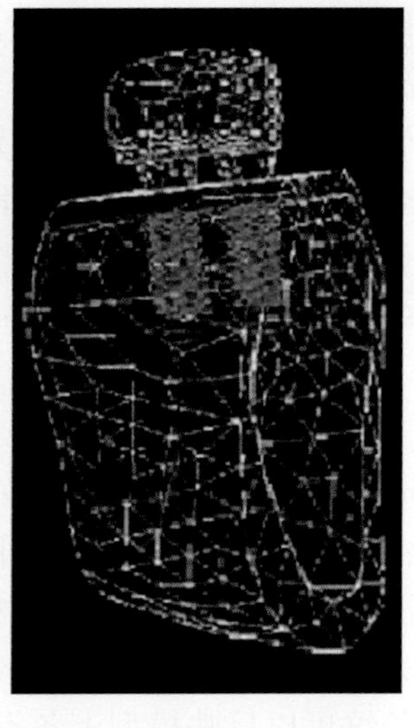

图 3-1-4　下颌第一磨牙种植修复体(三维有限元模型)

确性有了很大提高。目前用于三维有限元分析的数学模型与真实的种植体及口腔种植越来越接近,因此所得结果也越来越有参考意义。这部分内容在本书的数字化技术相关章节中有详细的介绍。

(三)有限元分析在种植体评价方面的应用

综上所述,有限元分析是应力试验分析的重要手段,因此,在有关口腔种植研究领域中有着广泛的应用。在种植体设计过程中,有限元分析在材料的选择、形状及大小的确定、结构的选择,以及表面的处理方法等方面,有限元分析都有一定的作用。

1. 种植体材料的选择　对于种植体材料的要求,除具有良好的生物相容性外,其机械和力学性能,也明显影响种植体的长期成功率。例如种植体植入颌骨后,由于其与颌骨的弹性模量(elastic modulus)不同,种植体骨界面的应力分布存在差异。如果弹性模量相差过大,种植体骨界面应力就会过于集中,从而影响骨结合的稳定。因为不同的材料有不同的弹性模量,所以在选择种植体材料时,可以使用有限元分析来帮助确定合适的弹性模量,从而选择合适的材料。在这方面已有一定量的文献报道,例如 Breme 等通过不同弹性模量的种植体植入人工颌骨的有限元分析发现,种植体的弹性模量与下颌骨皮质的弹性模量相差越小,种植体骨界面的压应力传导越好。

2. 种植体形状与结构的力学分析　临床发现,不同形状的种植体在形成骨结合方面差别不大,但是在负重以后,种植体周骨吸收的速度和程度差别较大,即不同形状的种植体的成功率和使用年限有差别。这说明种植体的形状与其应力的分布有关。研究发现,圆锥形种植体比圆柱形种植体更有利于种植体骨界面的应力分布,种植体表面带螺纹的比不带螺纹的骨界面应力小。

目前,临床上使用的种植体绝大多数是均质种植体,即无论什么系统的种植体,其内部的结构是一样的,也就是说材料的密度是相同的,只是表面形态及处理方法不一样。因此,从力学分析的角度上看,种植体不同部位的力学特点是一样的。随着加工成形技术的发展,现在 3D 打印技术已经应用于种植体的生产,并且制作出已在临床上使用的产品(图 3-1-5)。这种种植体的特点是种植体内部和表面的材料密度不同,因此弹性模量也有差异。例如,有一种种植体系统,其核心部分的弹性模量大约是 104GPa,而表面是大约是 77GPa。由于核心部分得到的弹性模量较大,可以保证种植体的机械强度。而表面部分的弹性模量减小,就使种植体的弹性模量更接近骨组织,这样在受到咀嚼力的时候,就可以减少种植体表面的剪切力。

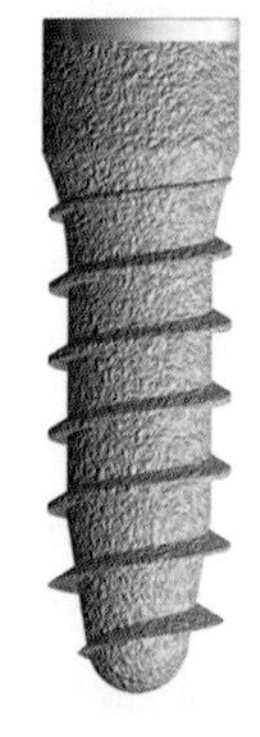

图 3-1-5　3D 打印的种植体

3. 种植体的表面处理　目前，为加速种植体骨结合的形成，提高种植体的骨结合率，许多种植体在加工过程中都用不同的方法对其表面进行了处理。常用的方法有喷涂、喷砂加酸蚀及阳极氧化等。动物实验的组织学观察证明，经上述方法处理过的种植体的生物相容性有明显提高。但是对于力学性能的检验，有限元分析是非常重要的。

四、光弹性试验的基本原理及其在种植体评价方面的应用

（一）光弹性试验的基本原理

光弹性试验(photoelastic experiment)是利用光学原理和相关的弹性力学知识，对弹性体进行应力测试的方法。弹性理论认为，几何形状和加载情况相同的常体力，平面边值问题、物体内面内应力分量的大小和分布情况相同。因此，根据几何相似、荷载相似原理，将具有双折射性能的透明材料模型置于偏振光场中，施加与实际构件载荷相似的外力。由于偏振光的干涉，形成明暗相间的条纹，这些条纹可以反映模型上各点的应力分布情况，从而分析构件(种植体)的应力分布情况。通过上述原理可以看出，进行光弹性试验时，偏振光和模型是必不可少的，而且偏振光的性质及模型的质量是影响光弹性试验结果的重要因素。

在光弹性试验中，一般使用光弹性仪来得到偏振光。根据偏振光的不同，光弹性仪分为两种：平行光式和漫射光式。前者较准确，后者结构简单、造价低，可以进行大尺寸模型的应力分析。

从模型方面看，模型的质量是影响光弹性试验结果的重要因素；而对于模型质量来说，材料又是决定因素之一。因此，对光弹性材料有如下要求。

1. 透明度好，质地均匀。
2. 光学灵敏度高。
3. 应力、应变之间，应力、条纹之间，应在较宽的范围内具有线性关系。
4. 无初应力或工艺应力。如有初应力，则要求经退火后易于消除。
5. 加工性良好。
6. 用于三维光弹性试验的材料，还必须具有良好的应力冻结性能。

目前，常用的光弹性材料有环氧树脂塑料等。

（二）光弹性法

光弹性法中有平面光弹性法和三维光弹性法。

平面光弹性法应用平板的光弹性模型分析来研究平面的应力。平面光弹性法的实验步骤：首先，根据实验目的制作基础模型。所谓基础模型就是原始的牙科模型。然后，根据基础模型按照常规方法制取印模，印模材料可根据实验要求的精度选取，常用材料为硅橡胶。最后，利用取得的印模，采用光弹性材料制作实验模型；将实验模型放在光弹性仪的观测平台上，按照实验设计进行加载，同时观测受力区域的应力并记录。

在三维光弹性法中，冻结切片法是最常用的。所谓冻结切片法是指将受力的光弹性模型的温度升高到材料的冻结温度，经过一段时间的恒温，再让模型温度缓慢降至室温，然后卸去载荷，最后对已冻结好的模型切成薄片进行分析的方法。这时观察模型能见到应力条纹图案，即模型承受载荷时产生的双折射现象永久地保存下来，这种现象称为应力冻结。具体分析的方法同平面光弹性法。

（三）光弹性法在种植体评价方面的应用

光弹性法因为是一种生物力学分析方法，所以在对种植体及其上部结构的分析中都可以使用，如不同直径种植体骨界面应力分布的情况、不同角度基台的应力分析、不同连接方式的种植全口义齿的骨界面、牙槽骨应力分析等等。例如，白石柱等利用平面光弹性分析法，对不同种类磁性附着体对种植体周骨组织及牙槽嵴的影响进行了研究。结果提示，具有应力缓冲作用的上部结构有利于种植体骨界面的健康。而张铁等应用三维光弹性法的应力冻结切片法分析了下颌总义齿、下颌种植覆盖义齿及下颌种植固定义齿的支持组织应力分布特点，发现种植覆盖义齿有较好的力学性能，而种植固定义齿在行使功能时，容易在局部形成应力集中。

五、种植体骨界面结合强度的测试及其影响因素

目前，人们公认种植体与骨的直接结合是种植体成功的组织学标志。但是，在临床上仅仅用骨结合这一指标，还不能说明种植体行使功能的情况，即种植体受力的能力。为了研究种植体承担咬合力的能力，通常需要检测种植体与骨结合的牢固程度，即种植体骨结合强度（implant osseointegration strength）。

所谓强度是指构件（即种植体）在载荷作用下抵抗破坏的能力。对于种植体来说，其行使功能时主要遇到的破坏力有压力、拉力和剪切力。因此，种植体骨界面强度就是指已形成骨结合的种植体抵抗其所受到的压力、拉力及剪切力的能力。

（一）种植体骨界面结合强度的测试方法

1. 推出试验　该试验的方法是将已形成骨结合的试验标本固定，然后利用可移动的冲头对准种植体，以一定的速度匀速推动种植体，直至其从骨块中脱出，并记录种植体脱出瞬间的力值；再测量受试标本的种植体骨界面面积，依此计算出骨界面结合强度。即骨界面结合强度＝标本种植体脱出时最大力（kg）/界面结合面积（cm^2）。

2. 拉出试验　原理与推出试验相同，不同之处在于该试验是利用一定装置，将试验标本中的种植体匀速拉出而不是推出。骨结合强度的计算方法不变。

上述两种方法都可以使用专门的试验仪器进行，有关仪器的选择请参考材料力学的相关书籍。

（二）种植体骨界面结合强度的影响因素

种植体骨界面结合强度的大小受到许多因素的影响。这种影响有来自种植体方面的，也有来自骨组织方面的。前者包括种植体材料的种类、种植体的形状、表面结构等；后者包括骨组织的量（种植体表面的骨结合率）、骨组织的钙化程度及种植体骨结合的程度，以下分别论述。

1. 种植体方面的影响因素　包括种植体材料的种类、种植体的形状、表面结构。

（1）种植体材料的种类：众所周知，种植体的材料根据组织反应可分为三种类型，即生物相容性、生物惰性和生物活性，详细内容在相关章节已介绍。大量实验证明，生物活性材料种植体的骨界面结合强度大。其原理是由于具有生物活性材料的种植体在植入骨组织后，种植体可以与周围的骨组织发生化学性结合，这种结合的牢固程度要比其他材料与骨组织的机械性结合强。而生物相容性材料种植体的骨界面结合强度相对较小。

（2）种植体的形状：种植体外形不同，其骨界面结合强度也不一样。一般说，螺纹状种

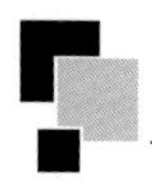

植体骨界面结合强度较大,而单纯圆柱形种植体骨界面结合强度较小。

(3) 种植体的表面结构:由于种植体骨界面结合强度的大小和种植体与骨结合的面积明确相关,因此在其他条件相同的情况下,结合面积越大,骨界面结合强度就越大。而种植体的表面积越大,种植体与骨结合的面积也就越大。由于种植体的直径和长度受到牙槽骨量的影响,不能太大,所以目前增大种植体表面积的常用方法是将其表面粗糙化。因此,表面粗糙的种植体骨界面结合强度明显增大。

另外,种植体表面粗糙化以后,在表面就会形成许多微孔。骨组织长入微孔后,也会与种植体形成镶嵌锁结关系,从而使骨界面结合强度提高。

(4) 非均质种植体的骨结合强度:由于非均质种植体的表面结构是多孔状的,骨组织可以进入孔内,所以骨与种植体的接触面积增大,因此骨结合强度也就相应增大。

根据文献报告,在种植体的表面附着了一些生物活性物质,有生长因子、骨诱导蛋白等。这些物质具有骨引导和/或骨诱导作用,从而能够加快种植体骨结合的形成,并能增加骨的量,因此也可提高种植体骨界面结合强度。

2. 骨组织方面的影响因素　人体骨组织对种植体骨界面结合强度的影响,主要包括种植体周骨组织的质和量,以及钙化程度。所以,可以说影响种植体骨结合的因素,都可以成为影响种植体骨界面结合强度的因素。

(1) 种植体植入的手术对植入区骨组织的创伤:对种植体骨结合的形成影响很大。这种创伤包括机械创伤和热损伤。机械创伤的常见原因是钻针变钝;热损伤的主要原因是转速过快,而冷却不充分。上述原因可使植入区骨组织受损,造成新骨形成不足,从而影响种植体骨界面结合强度。为了增加种植体周骨组织的形成,除手术时严格遵守操作规范外,有实验报告称,可在种植体植入后结合应用高压氧、低功率激光局部照射等方法,以提高骨形成能力。

(2) 种植体的初期稳定性:影响骨结合的形成。如果初期稳定性差,种植体周新骨的形成就受影响。初期稳定性不足的主要原因有两个:一是种植体窝洞制备得不够精确(即窝洞直径>种植体直径);二是植入区骨质疏松。

(3) 牙槽骨的质量:也是种植体骨界面结合强度的重要影响因素。一般来说,Ⅱ类骨对种植最为有利;如果骨密度过于低,就不利于种植体的稳定。

(4) 患者的全身情况:如果患者有全身疾病,例如糖尿病、甲亢及骨质疏松等影响骨代谢的疾病,就会影响种植体周骨组织的形成及改建,从而影响种植体骨界面结合强度。

以上介绍了有关种植体骨界面结合强度的影响因素,针对这些因素,研究人员采用了许多方法来进行改进骨界面结合强度。这些方法将在本书的其他章节介绍,这里不再重复。总之,能够增加种植体骨结合率及提高骨密度的方法,还有能够提高种植体表面生物活性的方法,都有助于提高种植体骨界面结合强度。

六、种植体材料的疲劳强度及其对临床的影响

前面讲到,种植体骨界面结合强度对种植体的寿命有重要影响。种植体骨界面结合强度的大小既与种植体有关,也与人体骨组织的情况有关。而下边要介绍的种植体材料的疲劳强度,同样对种植体的寿命有重要影响。与种植体骨界面结合强度不同的是,它只与种植

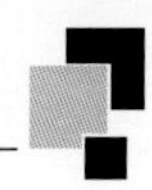

体有关。

（一）基本概念

所谓疲劳强度是材料力学的概念。为了说明这一概念，我们先介绍相关的材料力学知识。

从种植体受力的情况看，种植体在安装上部结构以后，并不是每时每刻都在受到力的作用，而仅仅是在行使咀嚼功能，与对颌牙有咬合接触时才受力。由于在咀嚼时下颌的运动有一定的轨迹，所以种植体受到的咬合力是随时间呈周期性交替变化的。这种变化不仅包括了力的大小，也包括了力的方向。这种随时间而呈周期性交替变化的应力，称为交变应力。我们在材料力学领域发现，构件（这里指种植体）在交变应力作用下引起的破坏，与静载荷作用下的破坏性质全然不同。承受交变应力作用的构件，即使是使用塑性材料制成的，虽然工作应力远低于材料的强度极限，但是经过一段时间后也可能发生突然断裂，并且在断裂前无明显的塑性形变，这种破坏现象在工程力学上称为疲劳破坏。而种植体抵抗这种破坏的能力，就称为疲劳强度。

关于引起疲劳破坏的原因，一般认为是种植体外形和内部质地不均匀，有疵点，在交变应力的作用下，种植体某些局部区域应力达到屈服应力，因此，逐步形成极细小的微观裂纹，长期受力后裂纹扩大而造成疲劳破坏。

（二）种植体材料疲劳强度对临床的影响

种植体材料的疲劳强度对临床的影响，主要表现在它对种植体的故障发生率及种植体的寿命的影响上。从疲劳破坏的概念可知，种植体在发生疲劳破坏前，一般没有明显指征。所以临床上难以预防。而疲劳破坏一旦发生，就会影响种植体的功能。临床常见的种植体疲劳破坏有以下三种。

1. 固定螺钉折断　种植体上部结构的固定方式有两种：一种是粘接固定；一种是固定螺钉固定。而螺钉固定的种植体上部结构出现螺钉折断，就会引起上部结构脱落。螺钉折断的原因之一是在长期行使功能时，咬合力造成螺钉的疲劳破坏。

2. 基台折断　主要发生在早期设计生产的种植体，其基台是直接与植入体以螺栓方式连接的。在基台完全拧紧的情况下，由于预负荷的作用基台不易折断；而基台如果稍有松动，就容易因受力过大而发生疲劳破坏。

3. 种植体折断　现已很少见。过去主要发生于一段式种植体，因其颈部较细而应力易集中于此处，造成折断。这种情况多见于螺旋形一段式种植体。另外，以前曾有报告称，羟基磷灰石涂层的种植体在行使功能后，因涂层从基底金属剥脱而造成种植体脱落，也属于疲劳破坏现象，主要是羟基磷灰石疲劳强度不足引起的。

综上所述，在选择种植体时，应充分考虑种植体材料及系统的疲劳强度，以保证种植体的长期成功率。

第二节　牙种植体的外形设计与生物力学研究

一、牙种植体外形的演变

有关种植体的外形特点及其种类，本书的相关章节有详细介绍，在此主要从生物力学的观点介绍一下种植体外形的发展变化过程。

从种植体发展的历史看,种植体外形设计的变化主要是由以考虑机械力学为主,转为以考虑生物力学为主的变化。以考虑机械力学为主的设计思路,主要是考虑如何通过种植体外形设计,使种植体尽快形成骨结合。而以考虑生物力学为主的设计思路,特点是除考虑形成骨结合的因素外,还应考虑种植体在行使功能后长期稳定,不会引起周围骨吸收。

早期开发的种植体,在外形方面主要考虑了种植体的初期稳定性及与骨的接触面积,因此螺旋形种植体较多。由于早期的种植体都是一段式的,所以植入时的初期稳定性对种植体能否形成骨结合十分重要。当时认为,螺旋形种植体可直接拧入牙槽骨,因此容易获得初期稳定。还有人从机械固位的观点出发,设计出锚形种植体。这种种植体设计的思路非常明显,就是利用锚的形状不利于拔出的特点。当然,这种种植体的外形因不符合生物力学的要求而临床无法使用。

另外,由于早期没有骨增量技术,对牙槽骨较薄的患者使用螺旋形种植体或圆柱形种植体,就会出现以下情况:如果满足种植体周骨量的要求,就得使用直径较小的种植体,但这种种植体容易折断;如果使用直径较大的种植体,虽不易折断,但可能因骨量不足造成种植体植入后部分暴露,影响初期稳定性。为解决这一问题,人们开发出叶片状种植体。然而,有学者在临床实践及以后的研究中发现,叶片状种植体在受力后应力集中于种植体颈部和角部,造成该区域骨吸收,引起种植体松动。

大量临床检验及动物实验表明,圆柱形种植体在生物力学性能方面是最好的,因此现在临床上使用的种植体绝大多数是圆柱形的。从机械力学方面看,圆柱形(包括圆锥形,下同)种植体在形成窝洞时,可以将钻针设计成与种植体直径及长度都相同的。这样制备的窝洞形状与种植体完全一样,有利于种植体的初期稳定;同时,因为种植体与窝洞间隙小,骨组织容易生长,有利于骨结合的形成。另外,从几何学原理看,在相同体积的立方体中,圆柱形立方体的表面积最大。而种植体的表面积是其骨结合强度的重要影响因素。因此,曾有人开发出圆柱形中空种植体(例如 ITI 种植体),即种植体的颈部和基台部分是实心圆柱形,而植入颌骨的部分是中空管状。将这样的种植体植入骨内后,骨组织可生长到种植体的中空部位,从而增大接触面积。后来发现这种种植体因应力集中于颈部,可造成颈部折裂,所以临床上渐渐减少了使用。随着骨增量技术的发展,骨量不足的患者主要通过骨增量的方法来种植,因此种植体的直径和长度已不是扩大适应证的主要制约因素。

二、目前常见的种植体外形及其生物力学特点

关于种植体不同外形的应力分布情况,将在以后章节详细介绍,这里仅就其生物力学特点进行讲解。

(一) 圆柱形种植体

圆柱形种植体是目前种植体的主流,原因是圆柱形种植体的生物力学性能好。从结构方面讲,圆柱形种植体有表面带螺纹的螺纹型种植体和无螺纹种植体的两种。利用生物力学分析发现,表面不带螺纹的圆柱形种植体,受力后应力分布在其表面,在颈部和根部有应力集中现象,其他部位应力分布比较均匀。但是,这种种植体在受到拉力或拉力时应力传到骨界面后是剪切力,所以种植体骨结合强度较低。而表面带螺纹的种植体,由于螺纹的存在,可以使表面积明显增大,有利于提高种植体骨结合强度;还可以将种植体受到的应力或

拉力转变成对骨界面的压力，有效地提高种植体的骨结合强度。以上两方面的原因，使得表面带螺纹的种植体具有了良好的生物力学性能，大大地提高了长期成功率。因此，目前临床使用的种植体一部分是这种类型的。另外，为了增加种植体的表面积，有人还设计了表面类似螺纹状，其实是同心圆状凸起的种植体。这种设计比起螺纹来表面积明显增大。但由于该种植体在植入骨组织中后，种植体表面凹陷部分不能与骨组织密切贴合，所以初期稳定性较差（图 3-2-1）。

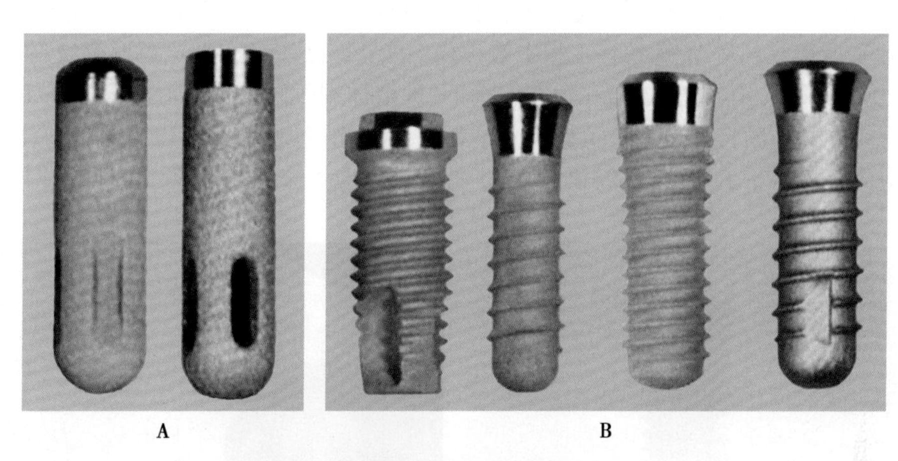

图 3-2-1　圆柱形种植体
A. 无螺纹种植体；B. 螺纹型种植体。

（二）圆锥形种植体

圆锥形种植体在临床上使用，也分为表面带螺纹和不带螺纹两种。与圆柱形种植体相比，圆锥形种植体在生物力学性能方面较差。在相同长度和直径的情况下，圆锥形种植体的表面积要小于圆柱形种植体。另外，圆锥形种植体在受力以后应力在根尖区集中，容易造成该部骨组织受力过大，从而引起骨吸收。由于圆锥形种植体的外形与圆柱形种植体相比，更接近天然牙的牙根，所以临床上又称为“根性种植体”，在即刻种植方面有一定优点。

（三）阶梯形种植体

阶梯形种植体实际上是圆锥形种植体的改进型。上边提到，圆锥形种植体的最大问题是应力容易集中于根尖部，但是如果即刻种植时使用圆柱形种植体，在根尖部扩孔时容易穿破骨皮质，上颌前牙尤为如此。所以有人想到将种植体设计成阶梯形，一方面满足即刻种植的需要，因为与圆柱形种植体相比，阶梯形种植体更接近天然牙根的形状，即种植体末端较细，植入时根尖部切削量小；另一方面，在生物力学性能上，阶梯形种植体比圆锥形种植体要优越。

生物力学分析发现，由于阶梯的存在，种植体在受到轴向力和侧向力时，应力在界面上分布比较均匀。由于这种种植体阶梯的平面是与种植体长轴垂直的，因此种植体的应力在向根方传导的过程中，就逐渐分布于骨界面。所以，受力后虽然在阶梯的转角部应力较集中，但在根尖部的集中现象要弱于圆锥形种植体。

（四）螺纹设计的研究和评价

种植体表面螺纹的几何形态，对种植体的初期稳定性及骨结合率有着潜在的影响。从力学角度看，种植体螺纹形态的不规则和螺旋特点，是引起界面应力集中的主要原因。螺纹设计参数包括螺纹形态、螺纹顶角角度、螺纹高度及宽度、螺纹螺距、螺纹旋转角度和密度等。

1. 种植体表面螺纹形态　螺纹的形状是螺纹设计的重要部分。螺纹的形态不仅可以改变功能性负荷下的应力的大小，还可以影响骨-种植体界面应力的类型。目前市场上主流的种植体螺纹形态可分为四种：V 型（V）、支撑型（B）、反支撑型（R）和矩形（S）。V 型，即螺纹呈“V”形对称，似等腰三角形；B 型，即螺纹非对称，螺纹形状上斜下平；R 型，即螺纹非对称，螺纹形状上平下斜；S 型，即螺纹形状呈矩形，又称平螺纹。

（1）V 型螺纹：“V”形螺纹在工程中被称作“固定装置”，可产生比矩形螺纹高 10 倍的剪切力（图 3-2-2）。有报道认为，在垂直加载下，种植体螺纹顶角为 30°时，支撑形和“V”形螺纹具有相似的力学传递效果。黄辉等发现螺纹顶角角度的改变，可以导致种植体在支持组织的应力分布水平的变化，螺纹顶角为 60°的种植体应力分布较合理。

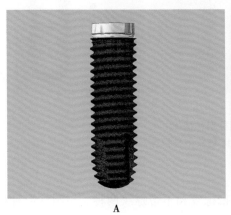

A

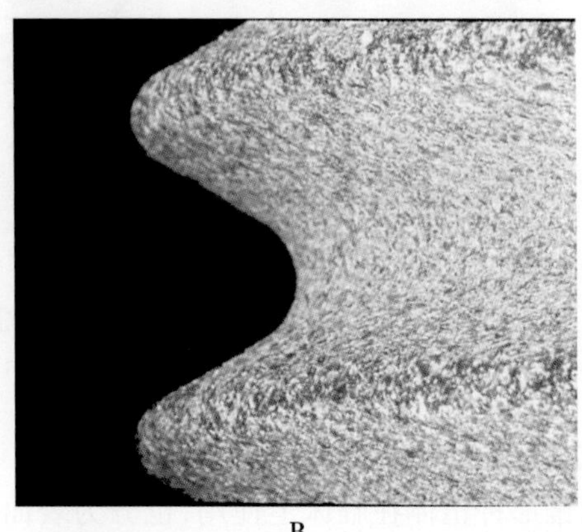

B

图 3-2-2　V 型螺纹

A. V 型螺纹种植体；B. V 型螺纹放大。

（2）支撑型、反支撑型螺纹：具有内外两种直径的支撑型螺纹，目前被认为可以抵抗较强的拉力。杨德圣等认为，支撑型螺纹设计可以提高即刻种植的初期稳定性。反支撑型螺纹具有水平的顶部，也可以抵抗较强的拉出力。孔亮等的研究表明，反支撑型螺纹在圆柱形种植体中为最佳的螺纹设计。有学者研究认为，螺纹形状为上平下斜组（R 型）应力分布较均匀，应力集中轻微。一些厂家已在临床应用不同螺距和螺纹深度的反支撑型螺纹，以获取更好的力学分布效果。

（3）矩形螺纹：目前认为，矩形螺纹设计可以减少剪切力和增大垂直压力（图 3-2-3）。另有动物实验研究显示，V 型螺纹、倒锯齿形螺纹和平螺纹三种种植体在经过初期愈合后，平螺纹种植体的抗脱位试验结果最佳，而 V 型螺纹种

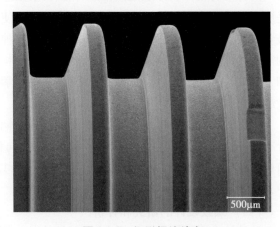

图 3-2-3　矩形螺纹放大

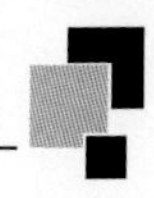

植体和倒锯齿形螺纹种植体无差异。Chun 等研究了螺纹设计对种植体骨界面应变、应力指标的影响,认为 V 型螺纹骨界面应变值明显低于柱状种植体骨界面应变值,发现矩形螺纹设计应力分布更均匀。汪昆等通过试验也得出矩形、锯齿形螺纹设计与 V 型螺纹相比,可增加种植体垂直向初期稳定性的结论。另有研究表明,优化的矩形螺纹(近似反支撑型)在种植体-骨界面处传递的破坏应力,约为传统的 V 型螺纹的 1/10,从而提高了种植体的远期成功率。

2. 螺纹和螺距　螺距,即螺纹上相邻两齿对应点之间的轴向距离(图 3-2-4)。螺纹间距越小,单位长度的种植体上的螺纹也越多,相应的表面积也越大,这会对种植体骨界面的微动和应力产生影响。有学者采用共振频率分析比较了 ITI TEs 种植体(颈部直径 4. 8mm,螺距 0. 8mm)和 ITI 标准种植体(颈部直径 4. 1mm,螺距 1. 25mm)的初期稳定性,认为前者要好于后者。马攀等也认为 0. 8mm 螺距的螺纹种植体微动最小,2. 4mm 螺距的种植体微动最大。螺距的变化也会对种植体骨界面的应力产生影响,赵静辉等分析了螺距分别为 0. 6mm、0. 8mm 和 1. 0mm 的三种种植体与骨界面的应力分布状况,认为螺距为 0. 8mm 的种植体周围 Von-Mises 应力、拉应力、压应力峰值较小,应力分布最均匀。孔亮等对圆柱形 V 型螺纹种植体优化设计时发现,螺距在保护种植体垂直受力时起着更为重要的作用;且圆柱状螺纹种植体螺距的最佳设计应不小于 0. 8mm,但同时应避免过大的螺距,这与 Chun H J 等和赵静辉等的相关研究结果较为一致。

相同螺纹型、不同螺距的种植体外形主要有两点不同,即螺纹密度和螺纹旋转角度不同:一是随着螺距增加,螺纹变得稀疏;二是随着螺距的增加,螺纹的旋转角度变陡。马攀等采用不同螺距的单螺纹种植体、双螺纹种植体和三螺纹种植体,观察螺纹旋转角度和密度对种植体微动的影响,得出以下结论:随着种植体螺纹旋转角度的增加,种植体对抗垂直载荷的能力减弱;随着种植体螺纹密度增加,种植体对抗垂直载荷的能力增加。

3. 螺纹深度　即锯齿部分的高度,也是种植体设计中的一个重要部分。较大的螺纹深度可以加大种植体与周围骨组织的机械嵌合作用,提高种植体初期稳定性。但是过大的螺纹深度会降低种植体的机械强度,可能会对种植体-骨界面应力分布产生不利影响。孔亮等的研究结果表明,螺纹深度为 0. 34~0. 50mm,螺纹宽度为 0. 18~0. 30mm 的圆柱状螺纹种植体,骨界面应力分布最佳;在圆柱状螺纹种植体设计中,相对于螺纹宽度而言,应更重视螺纹深度的设计(图 3-2-5)。

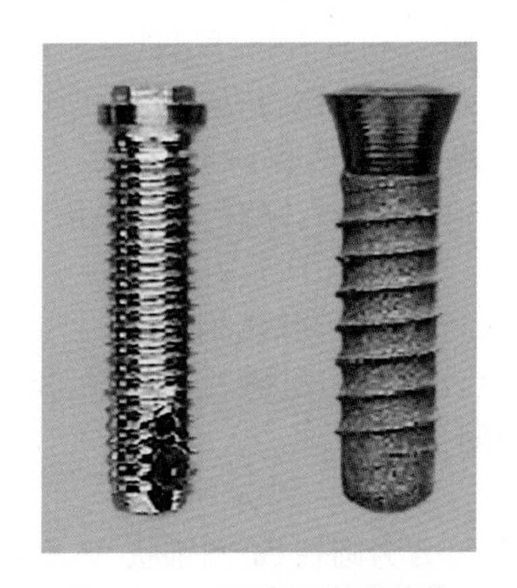

图 3-2-4　不同螺距的种植体

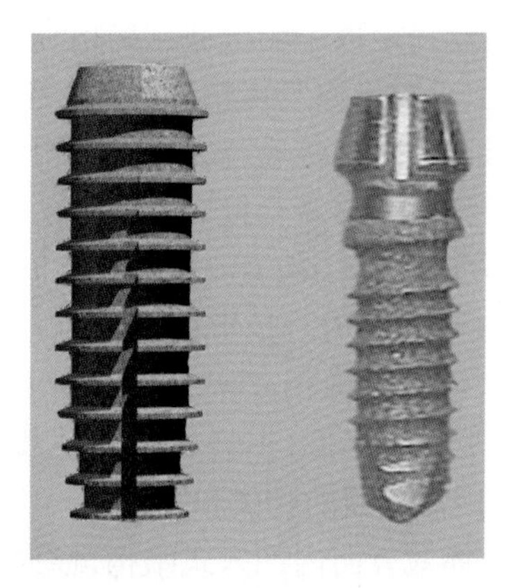

图 3-2-5　不同螺纹深度的种植体

三、不同种植体-基台连接方式的生物力学特点

现在临床上常用的种植系统都是两段式的，即种植体与基台是分开的。为了使种植体与基台牢固连接，又不影响种植体周软硬组织的健康，不同种植系统有不同的连接方式。现在常见的是外连接式种植体（external-link implant）和内连接式种植体（interna1-link implant）（图 3-2-6）。

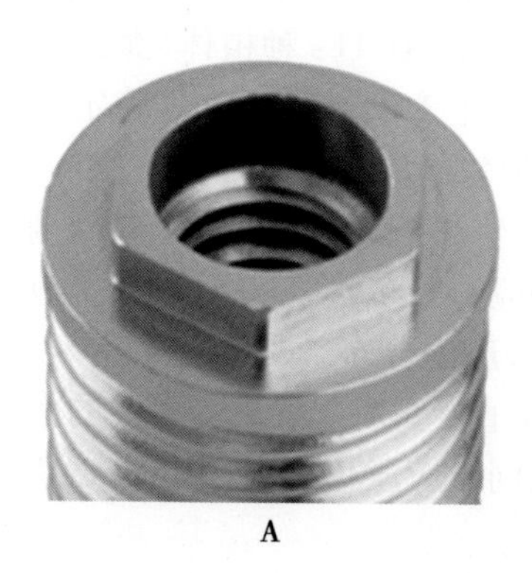
A

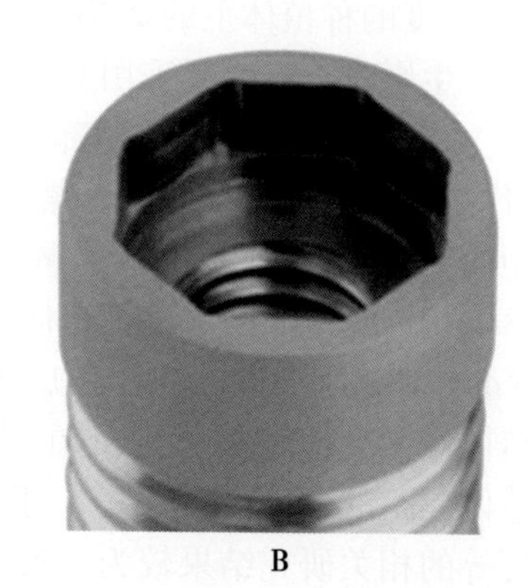
B

图 3-2-6　基台连接
A. 外连接；B. 内连接。

基台的连接大体可分为两类：内连接和外连接。典型的外连接是指种植体冠部向外凸出 1~2mm，相反，内连接种植体向体部凹入 5. 5mm。界面连接进一步区分为滑动就位连接和摩擦就位连接；界面连接还可分为平面连接（两端口平面对接）和斜面连接（两端口内表面或外表面与种植体长轴成一定角度）。其中，"平台转换"是近年来备受关注的斜面连接形式。

（一）外连接的种类和力学特点

外连接的种类根据其界面几何结构，大致可分为三种：外六角、嵌合式（spline）。其中以外六角常见。

1. 外六角结构　是指种植体上端向外凸出呈六角面。此类种植体是由 Brånemark 系统连接和转动扭矩扳手的机械结构衍变而来。研究认为，外六角具有较好的抵抗侧向力和抗旋转作用，可引导修复体精确就位。但外六角连接结构是一种纯粹的应力锁结式连接，所有力均通过固定螺钉传递，需要一定的预载荷才能拧紧；持续的咬合侧向力所致的弯曲负荷，容易造成种植体与基台接口处的微动，中心螺丝应力集中，易折断；同时，外六角增加了修复体㣿龈高度，上部结构需要更大的空间。

2. 嵌合式结构　是指种植体冠方六个独立的彼此平行的齿状结构，与基台龈方相对应的六个齿状结构相互嵌合的一种连接形式。优点是配合好、机械稳定性强，旋转动度小，螺钉松动概率低；但齿状突起是其薄弱部分，易折断。

（二）内连接的种类和特点

种植体冠方向内凹入式结构，根据其基本几何形状可分为圆柱状、圆锥状、成角状、齿合式、套管状及混合式连接。其主要特点是种植体内壁提供了高强度的支持，缓冲了振动，分

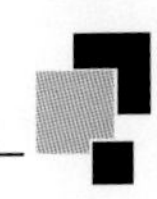

散了侧向载荷，维持了界面稳定连接；降低了修复组件的垂直高度，有利于美学修复；同时精密配合的连接界面隔绝了微生物的侵入。

1. 圆锥状内连接　其锥度分别是 1.5°、4°、8°和 11°。通过一定锥度的界面接触，可提供机械连接的自锁作用，获得较好的抗旋转能力。

2. 成角状内连接　其形状有内六角和内八角，是指基台基底部伸展的六角或八角插入种植体内匹配的六角或八角。由于其有效地降低了修复体的垂直高度，所以部件的就位更加方便。

3. 齿合式内连接　类似于齿合式外连接。IMZ TwinPlus system 种植体颈部内壁有六个凹槽，基台的基底部有六个匹配凸起，它们之间精密配合，确保种植体与基台界面无相对位移。齿合式内连接只需要外六角连接一半的深度。

4. 混合式内连接　目前使用最为广泛，多为圆锥/柱状和成角状混合设计，其机械性能更加优越。ITI 种植系统在莫氏锥度底部加内八角结构设计，增加了抗旋转性能，同时便于定位。试验证实，这种改良结构的抗弯曲、抗扭转的机械性能等同于 ITI 莫氏锥度连接。

（三）内连接与外连接方式比较

学者们曾通过不同的方法，对各种连接方式的机械原理进行了探讨。Merz 等通过载荷试验及三维有限元模型分析，认为从机械学角度看，一个内聚 8°的锥形内连接式基台系统要比外六角连接式基台系统更稳定。Khraisat 等通过抗疲劳试验，发现内连接系统的抗疲劳能力要比外连接系统强很多。Barfour 等对外六角、内六角、内八角结构进行了抗疲劳试验的比较，结果显示内八角设计抗侧向弯曲能力最弱，加载侧向扭力时，内八角和内六角的疲劳部位多发生在基台和固定处，而种植体完好，通过更换基台，可重新修复；而外六角结构疲劳部位多发生在种植体，一旦折断则无法修复（图 3-2-7）。

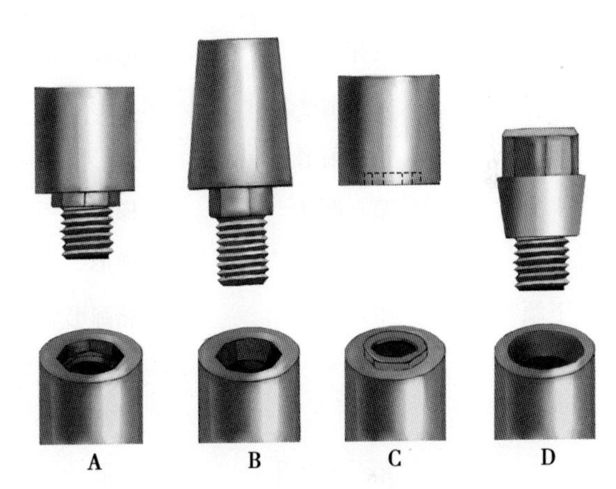

图 3-2-7　不同连接的种植体与基台
A. 内八角连接；B. 内六角连接；C. 外六角连接；D. 内聚 8°的锥形内连接。

第三节　牙种植体直径和长度对种植体成功率的影响

种植义齿修复时，不仅要求种植体有良好的生物相容性，还要求其设计遵循一定的生物力学原则。种植体与骨的愈合是骨性结合，没有牙周膜结构，受到负荷后无缓冲和分散作用，骨内应力可在瞬间达到最大；而过大的应力将导致种植体周骨组织的病理性吸收、种植体松动及脱落。种植修复的成功与否，与种植体及其周围骨组织生物力学特征密切相关；合理的应力分布，可增加骨组织和种植体之间的结合，提高种植体的成功率。在种植体生物力学优化设计中，种植体的直径和长度扮演着非常重要的角色，并引起了许多学者的关注，但国内外研究报告的观点尚不一致。

一、牙种植体直径对种植体成功率的影响

（一）天然牙牙体横截面结构特征

牙位于颌骨中的不同部位，承载着不同的功能，例如切牙行使切割食物的功能，尖牙具有穿透和撕裂食物的作用，磨牙则具有捣碎和研磨食物的作用等。天然牙牙冠和牙根颈部横截面结构特征亦不同（表 3-3-1）。种植体及上部结构设计的主要目标是获得与天然牙形态相似的修复体，能承受较大的咬合力和保持长期的种植体-骨结合。

表 3-3-1　天然牙牙根颈部横截面结构特征

		牙根颈部横切面外形	颈宽/mm	颈厚/mm
上颌	中切牙	圆三角形	6.3	6.2
	侧切牙	卵圆形	5.0	5.9
	尖牙	卵圆三角形	5.7	7.7
	第一前磨牙	扁形	4.9	8.4
	第二前磨牙	扁形	4.6	8.3
	第一磨牙	梯形	7.6	10.5
	第二磨牙	梯形	7.6	10.7
下颌	中切牙	椭圆形	3.6	5.3
	侧切牙	扁圆形	4.0	5.9
	尖牙	扁圆形	5.4	7.5
	第一前磨牙	扁形	4.9	6.9
	第二前磨牙	扁圆形	4.9	7.0
	第一磨牙	四边形	8.9	8.6
	第二磨牙	四边形	8.5	8.7

资料来源：皮昕. 口腔解剖生理学. 3 版. 北京：人民卫生出版社，1994，王惠云资料。
注：1. 颈宽是指近远中牙颈线之间的水平距离。
2. 颈厚是指牙冠唇舌颈线或颊舌颈线之间的水平距离。

（二）影响牙种植体直径选择的因素

目前，种植系统的种类繁多，每种系统均配备不同直径的种植体（表 3-3-2）。通常种植体分为小直径、标准直径和大直径种植体。其中，直径≤3.5mm 为小直径种植体，直径>4.5mm 为大直径种植体，直径在两者之间为标准直径种植体。

影响牙种植体直径选择的因素有以下四个方面。

1. 可用骨宽度　是指剩余牙槽嵴唇颊侧至舌腭侧骨壁的水平距离。为了减少种植体植入后的骨壁吸收，唇颊侧和舌腭侧至少应留有宽度为 1mm 的骨板（图 3-3-1），所以应根据可用骨宽度来选择种植体的直径，必要时可采用劈骨或植骨术来增加骨宽度，以植入合适直径的种植体。

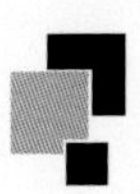

表 3-3-2　不同系统种植体的直径

单位:mm

系统	小直径种植体	标准直径种植体	大直径种植体
ITI	3.30	4.10	4.80
3i	3.25	3.75,4.00	5.00,6.00
Nobel Biocare	3.50	4.30	5.00,6.00
Ankylos	3.50	4.50	5.50,7.00
Bicon	3.50	4.00,4.50	5.00,6.00

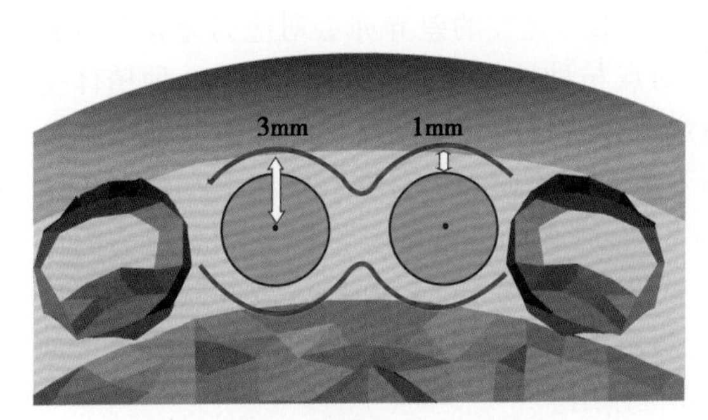

图 3-3-1　种植体唇颊侧和舌腭侧至少应留有宽度为 1mm 的骨板

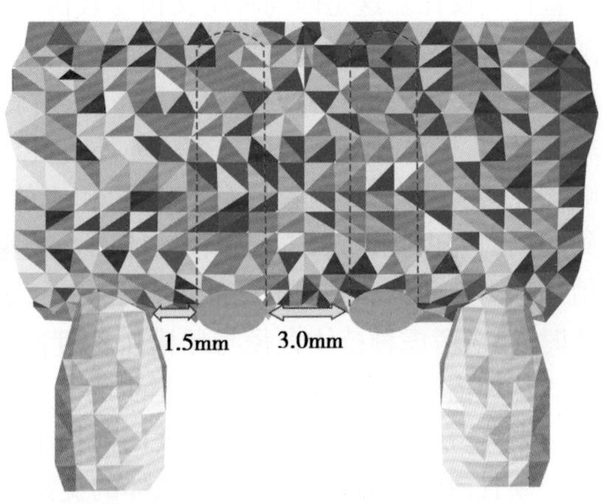

图 3-3-2　种植体与天然牙近缺隙侧邻面之间的距离不应小于 1.5mm,两种植体之间的理想距离为 3.0mm

2. 缺隙近远中距离　种植体与天然牙邻面之间的距离不应小于 1.5mm,两种植体之间的理想距离为 3.0mm(图 3-3-2)。这样的距离有助于获得良好的软组织附着和种植体-骨结合。因此,应结合缺牙间隙的近远中距离,选择合适的种植体直径。

3. 缺隙位置、所承受的𬌗力及种植修复的美学效果　种植体的直径还应根据缺牙部位进行选择。例如下颌前牙区牙根相对较细,承受𬌗力较小,可选择小直径的种植体,有利于达到更好的美学修复效果;而后牙区牙根较粗壮,咀嚼时承担的𬌗力较大,而且牙冠较大,为更好地分散𬌗力及恢复牙冠外形,应尽量选择直径较大的种植体(图 3-3-3)。

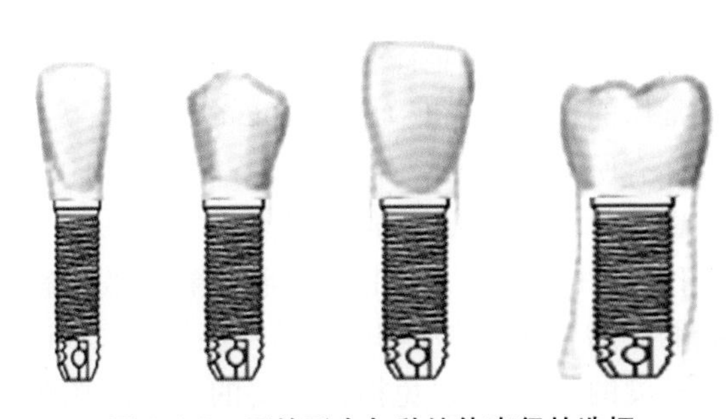

图 3-3-3　牙的形态与种植体直径的选择

4. 种植区骨质　种植体良好的初期稳定性是保证种植成功的关键。由于小直径种植体在受植区骨密度较低的情况下,不能达到良好的初期稳定性,因此在

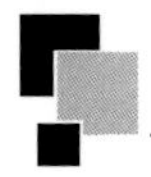

种植区骨质较差(Ⅲ、Ⅳ类骨质)时,应尽量选择大直径的种植体进行种植。

(三)不同直径牙种植体的生物力学特点

种植体尺寸被认为是影响种植体骨界面应力、应变的重要因素。学者们采用了包括二维有限元分析、三维有限元分析及光弹性法等多种方法,已对此进行了大量研究。然而研究结果却不尽相同,这些差异可能是实验条件不同、模型简化方式不同或引用材料特性不一致等导致的。在种植体直径方面,国内外同样存在较大的争议,目前有两种观点。

一些学者认为,种植体直径的变化对种植体周骨应力的影响不大。Block 等学者将种植体植入狗颌骨 15 周后将其拔出,研究拔出力与种植体尺寸的关系,发现种植体从骨中拔出的力与其直径关系不大。

而更多的研究认为,种植体直径是影响种植体周骨组织应力的重要因素。无论在垂直加载还是水平加载下,种植体颈部周围的骨皮质均出现应力峰值,而且应力峰值都与种植体的直径成反比。这是因为种植义齿受载荷时,应力主要集中在种植体颈部周围的骨皮质内,随着种植体直径的增大,种植体与骨的接触面积增大,载荷可在骨组织的最大面积上分布,从而使种植体颈部骨界面的应力值下降,对骨的损伤也降低,有利于种植体的支持、固位,减缓骨吸收,提高种植体的成功率。另外,直径与牙冠颊舌宽度的差异亦会对应力分布产生影响。在功能状态下,两者的差异越大,相应的载荷点与种植体长轴的距离就越远,种植体受到的侧向力也就越大,不利于种植体的长期稳定。相对较大直径的种植体能有效地增强种植牙承受轴向力和侧向力的能力,在功能状态下更有利于应力的分布。临床上在选择种植体时,还应考虑种植体直径与牙槽嵴宽度间的平衡,二者的匹配亦会影响到颌骨应力的分布。从理论上讲,种植体直径应至少为牙槽嵴宽度的一半,才能较好地分散并减小骨内应力。因此,在保证颊舌侧骨板厚度的前提下,应尽量地选择大直径的种植体,以最大限度地减小颌骨内的应力,发挥其对种植体的支持和固位作用。

二、牙种植体长度对种植体成功率的影响

(一)天然牙牙根长度和形态特征

稳固的牙根是保证牙冠行使生理功能的前提,这与牙根的形态和长度有密切关系(表 3-3-3)。例如上颌第一磨牙由于牙根多、根形扁、根尖所占面积大于𬌗面,因此是全口牙中最稳固的牙;尖牙牙根粗壮、根长约为冠长的两倍,故是口内保留时间最长久的牙。按照仿生观念,不同牙位的种植体,选择的长度也不同,但种植体长度的选择还受很多因素影响。因此,天然牙牙根长度仅作为种植体长度选择的参考指标之一。

(二)影响牙种植体长度选择的因素

常用的种植体长度为 10~16mm,通常认为长度≤8mm 者为短种植体,不同系统的种植体长度有所不同(表 3-3-4)。

影响牙种植体长度选择的因素主要有以下三个方面。

1. 可用骨高度　是指牙槽嵴顶至相邻的解剖学结构,例如上颌窦、下颌管和鼻腔底等之间的距离。种植体应与邻近结构保持 1~2mm 的距离,所以应根据测得的可用骨高度选择合适长度的种植体,以免损伤重要的组织结构(图 3-3-4)。有时为了植入适合长度的种植体,可采用牙槽嵴增高术、牵张成骨术、上颌窦底提升术等来增加可用骨高度。

表 3-3-3　天然牙牙根长度及冠根比

		牙根长度/mm	冠根比
上颌	中切牙	11.3	1.02
	侧切牙	11.5	0.88
	尖牙	14.2	0.77
	第一前磨牙	12.1	0.70
	第二前磨牙	12.7	0.61
	第一磨牙	12.4	0.59
	第二磨牙	11.9	0.62
下颌	中切牙	10.7	0.84
	侧切牙	11.5	0.83
	尖牙	13.5	0.82
	第一前磨牙	12.3	0.71
	第二前磨牙	12.6	0.63
	第一磨牙	12.9	0.59
	第二磨牙	12.3	0.62

资料来源:皮昕. 口腔解剖生理学. 3 版. 北京:人民卫生出版社,1994,王惠云资料。
注:1. 根长是指釉牙骨质界近远中连线中点至根尖的垂直距离。
2. 冠根比是指冠长与根长的比值。

表 3-3-4　不同系统的种植体长度

单位:mm

系统	长度
ITI	6.0,8.0,10.0,12.0,14.0,16.0
3i	8.5,10.0,11.5,13.0,15.0,18.0,20.0
Nobel Biocare	8.0,10.0,13.0,16.0
Ankylos	8.0,9.5,11.0,14.0,17.0
Bicon	5.7,6.0,8.0,11.0

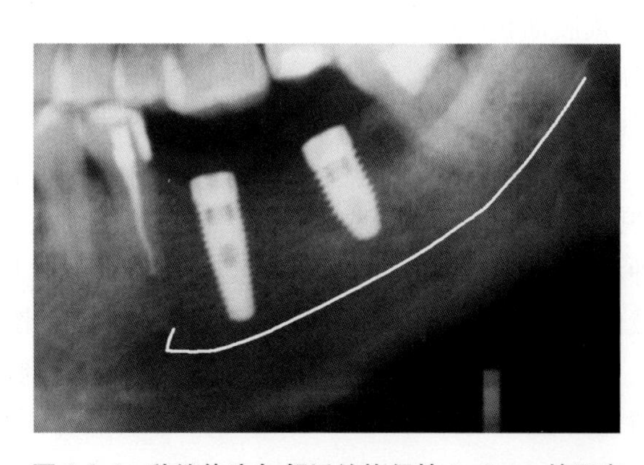

图 3-3-4　种植体应与邻近结构保持 1~2mm 的距离

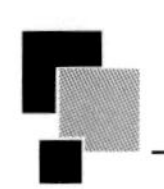

2. 冠根比　冠根比是判断天然牙远期状况的重要参数。选择固定义齿修复基牙时，理想的冠根比例为1∶2，而1∶1是能够被接受的最低限度。对于种植牙而言，与冠根比最密切相关的就是种植体的长度。短的种植体，因其冠根比较大，曾被认为具有更高的失败率。然而，近年来一些学者指出，种植牙的冠根比与天然牙之间存在着明显差异，天然牙的冠根比不适用于种植牙。越来越多的研究结果表明，短种植体与相对较长的种植体同样具有较高的成功率。Rokni 等研究发现，1.0~3.0 范围内的冠根比并未呈现出更多的牙槽骨垂直高度丧失，这可能是与种植体周骨的动态吸收与再生有关。怎样的冠根比更有利于种植牙的预后和远期效应，还有待于进一步研究。

3. 修复类型　在后牙区骨量不理想时，为了植入合适长度的种植体，可选择一些特殊的修复方式，例如"all-on-four"或颧骨种植等。"all-on-four"是指由 4 颗种植体支持的全颌固定义齿，远中 2 颗种植体避开上颌窦或下牙槽神经管倾斜植入。颧骨种植是指沿上颌窦外侧壁进入颧骨，行颧骨内种植。颧骨种植体的长度一般为 30~50mm。

（三）不同长度牙种植体的生物力学特点

种植体长度对种植体周骨界面的应力是否有较大的影响，各学者意见不一。目前有两种观点，一种观点认为骨界面应力值与种植体长度呈负相关关系，而另一种则是认为二者没有明显相关性。

董福生等采用三维有限元分析，对三种不同长度的种植体应力分布进行分析，认为垂直加载时，不同长度的种植体骨界面的应力值无明显变化；水平加载时，种植体颈周骨内应力变化较大，随着种植体长度的增加应力值下降，这说明随着种植体长度的增加，种植体更能有效地抵抗侧向力。

Lum 等用工程统计学方法，分析了轴向力和水平力作用下种植体力的传导，结果发现在轴向力作用下，长度为 10mm、直径为 4mm 的种植体，能传导平均最大咬合力，支持骨受到的张力在正常生理限度内；在水平力作用下，种植体长度大于 12mm 时，再增加长度对力的传导无显著影响。

三、牙种植体直径和长度间的协同作用

通常将各牙的牙周膜表面积作为评估该牙负载能力的参数。国内外专家通过大样本测量统计后，得出各牙的牙周膜面积（表 3-3-5）。

由表 3-3-5 可以看出，在非磨牙中，牙根表面积最大的是上颌尖牙，最小的是下颌切牙；在磨牙中，牙根表面积最大的是上颌第一磨牙，其次为下颌第一磨牙，且磨牙的牙周膜面积明显大于非磨牙。可见，各牙位𬌗力的大小排列与牙周膜面积的大小排列有一致性。沿用天然牙牙周膜面积的概念，也可将种植体植入骨内部分的表面积作为评估种植体负载能力的指标，而种植体的直径和长度与该表面积直接相关。从理论上讲，越长、直径越大的种植体，负载能力总是较强。为了使载荷在最大面积的骨组织上分布，应尽可能选用粗大的种植体。虽然近年来，短种植体的应用得到肯定，但其均在缩短种植体长度的同时，增加了种植体的直径，种植体植入骨内部分的表面积并没有大的改变（表 3-3-6）。

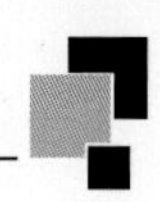

表 3-3-5　各牙的牙周膜面积

单位：mm^2

		魏治统等	Tylman	BycbIFHH	Boyd	Jepsen
上颌	中切牙	148	139	191	204.5	204
	侧切牙	140	112	170	177.3	179
	尖牙	217	204	270	266.5	273
	第一前磨牙	178	149	255	219.7	234
	第二前磨牙	177	140	223	216.7	220
	第一磨牙	360	335	409	454.8	433
	第二磨牙	290	272	375	416.9	431
	第三磨牙		194		205.3	
下颌	中切牙	122	103	161	162.2	154
	侧切牙	131	124	151	174.8	168
	尖牙	187	159	224	272.2	268
	第一前磨牙	148	130	206	196.7	180
	第二前磨牙	140	135	194	204.3	207
	第一磨牙	346	352	407	450.3	431
	第二磨牙	282	282	340	399.7	426
	第三磨牙		190		372.9	

资料来源：韩科. 种植义齿. 北京：人民军医出版社，2007。

表 3-3-6　种植体表面平均结合面积（长度×直径）

种植体直径/mm	种植体长度/mm	种植体骨内结合面积/mm^2
3.75	10	157
3.75	13	210
5.00	10	194
5.00	13	257
6.00	10	243
6.00	13	323

资料来源：DAVARPANAH M，MARTINEZ H，KEBR M. 口腔种植学临床操作指南. 严宁，译. 北京：人民军医出版社，2005。

因为种植体尺寸的选择常受植入区解剖条件及修复设计的影响，所以我们可以通过种植体直径和长度间的互补，来调整应力的大小和分布。以下将从不同种植位置和不同修复方法两方面考虑种植体直径和长度间的协同作用。

（一）不同受植区种植体直径和长度的选择

Zarb 等认为在进行种植方案选择时，骨的质量是非常重要的因素。骨的质量（高度、宽

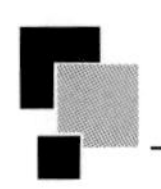

度、形状和密度）在种植体的选择、初期稳定性的获得及加载时机等方面，都起着至关重要的作用。不同受植区的颌骨质量不同，种植体尺寸的选择应视具体情况而定。

国内学者从生物力学角度分析了不同骨密度的受植区对种植体直径和长度的要求，研究认为无论何种骨质，种植体的直径都更易影响侧向载荷下颌骨的应力，长度更易影响轴向载荷下颌骨的应力。在Ⅰ类骨质下，种植体直径应大于 3. 8mm，长度应大于 9. 0mm；在Ⅱ类骨质下，种植体直径应大于 3. 85mm，长度应大于 9. 0mm；在Ⅲ类骨质下，种植体直径应大于 3. 95mm，长度应大于 10. 5mm；在Ⅰ、Ⅱ、Ⅲ类骨质内，种植体的直径比长度更易影响颌骨的应力大小。在Ⅳ类骨质下，种植体直径应大于 4. 0mm，同时长度应大于 11. 0mm，且种植体的长度比直径更易影响颌骨的应力大小。由此可见，骨质越差，要求种植体的直径和长度就越大。通过增加种植体植入骨内部分的表面积，可以更好地分散应力，从而增加种植体的稳定性和负载能力。

前牙区通常为Ⅰ、Ⅱ类骨质，可用骨的高度常较充足，但可用骨的宽度相对不足，且在上颌前牙区唇侧和下颌前牙区舌侧常存在骨性倒凹。鉴于天然牙切牙（除上颌中切牙外）的牙周膜面积及所受𬌗力较小，同时出于美学需要，可选择直径相对较小的种植体，通常上颌中切牙应为 4. 0～5. 0mm，上颌侧切牙应为 3. 25～4. 30mm，下颌为 3. 25～3. 50mm，但长度不应小于 10mm。由于天然尖牙牙根较为粗大，具有支撑口角的作用，且需要承受较大的𬌗力，建议临床上应尽量选择直径 4mm 以上的种植体，同时尽量增加种植体的长度。

在后牙区，下颌通常为Ⅱ、Ⅲ类骨质；上颌骨质较差，常为Ⅳ类骨质。后牙牙冠的颊舌向宽度常较大，为增大种植体骨内表面积及抵抗侧向力的能力，应尽量选择较长的标准直径或大直径种植体。由于下牙槽神经管和上颌窦的存在，后牙区可用骨高度常不足，此时可选用短种植体。但由于骨低密度区种植体的初期稳定性不佳，短种植体可能会影响成功率，所以为保证后牙区的种植体-骨结合面积，在减小种植体长度的同时，应尽量增大种植体的直径，例如选用 5～8mm 的短种植体时，其直径至少应为 5mm。若没有足够的骨量容纳大直径的种植体，应先通过骨增量技术改善骨条件，再行种植修复。

（二）不同修复方法种植体直径和长度的选择

1. 单颗牙种植修复　对于单颗牙种植修复来说，要根据缺牙位置、骨质条件及其承担的负荷选择种植体。较粗较长的种植体、较小的人工牙𬌗面和牙尖斜度，有助于减小𬌗力形成的扭矩。单颗磨牙缺失时，应尽量采用大直径种植体进行修复；在缺隙近远中距离较大时，可植入 2 颗标准直径种植体，以获取足够的支持力。双种植体修复单颗磨牙，可分散𬌗力，使每颗种植体承受咬合力减小，但常因种植体间距不理想而在两种植体颈部之间出现明显的骨吸收（图 3-3-5）。

2. 多颗牙种植修复　有研究认为，在种植固定桥修复中，增大种植体的长度不能减小应力值，但是大直径种植体组合能明显降低骨界面应力，2 颗大直径种植体和 3 颗小直径种植体支持的固定桥具有相似的应力分布和应力值。如果用 2 颗种植体支持三单位的后牙双端固定桥，它们的直径应至少为 4. 0mm。直径亦是影响种植体强度的关键因素，大直径种植体的破损率也相对低。采用 2 颗直径 4. 0mm、长度 8. 0mm 的种植体支持三单位双端固定桥，无论从理论上还是临床上讲，都是安全合理的。

在全颌种植义齿修复时，种植体周骨界面应力的大小与种植体长度的关系更为密切。有研究表明，增加种植体长度，能明显降低种植体-骨界面的应力值；而直径在临床常用范围

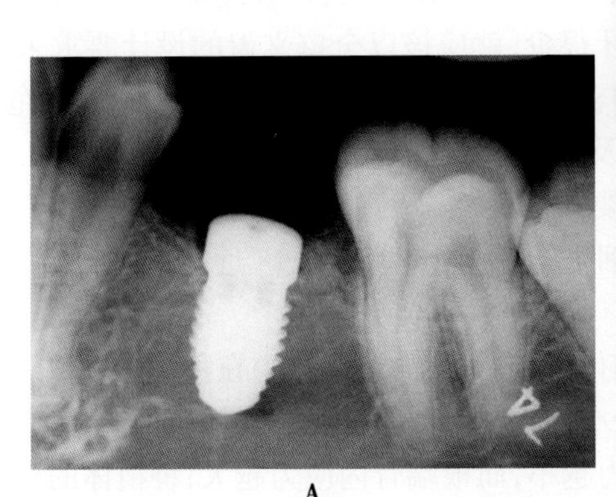

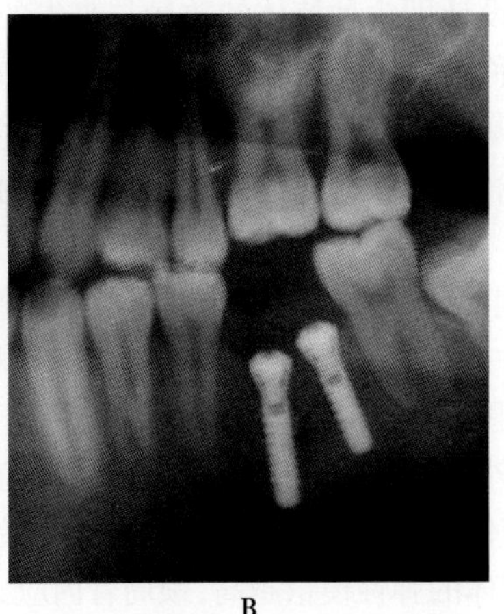

A　　　　B

图 3-3-5　单颗磨牙缺失的种植义齿修复

A. 大直径种植体修复；B. 2 颗标准径种植体修复。

内变化时，对骨界面应力状况的整体影响不大。因此，临床上应优先考虑选用较长的种植体，以便降低骨界面应力，减缓种植体周的骨组织吸收。

总之，临床上可通过调整种植体的直径和/或长度来均衡应力分布，从而提高种植修复的远期成功率；并且在特殊的解剖状况下（例如高窄、低宽的牙槽嵴或解剖标志的限制），也可以通过调整种植体的直径和长度来达到良好的固位效果。

第四节　牙种植体数量和分布对种植体成功率的影响

牙种植体植入口腔颌骨内，与周围组织形成一个整体，在功能状况下要承受一定的载荷，载荷传递分布到种植体和骨组织中。过大的载荷会引起种植体周病理性骨吸收，过小的载荷会引起种植体周骨萎缩。种植体周骨组织的力学分布对种植义齿的远期成功率具有重要的指导意义，种植义齿修复是否具有生物力学相容性是保证种植义齿长期成功的一个重要因素。种植体周骨组织应力分布除与牙种植体的形态、表面特性、直径及长度等有关外，还与牙种植体的数量、分布等有关，本节将对此进行叙述。

一、牙种植体数量对种植体成功率的影响

在种植义齿修复设计中，符合生物力学要求的牙种植体数量的设计是种植义齿修复不可回避的问题。当牙缺失的数目较少时，牙种植体的数目比较容易确定，一般情况下植入的种植体数目与缺失数目相同；当牙缺失的数目较多时，在选择上不仅要考虑患者的经济能力，更要考虑种植体数量须满足种植义齿支持𬌗力的要求。

Rangert 教授等曾提出以支持值（support value，SV）来确定种植体数量选择的学说。支持值是以天然牙近远中方向排列的牙根数目作为基本参考单位，其中前牙、尖牙、前磨牙为一个支持单位，磨牙为两个支持单位。多颗牙缺失时，计算其丧失的支持单位总和，例如 2 颗前磨牙缺失，即丧失两个支持单位；1 颗前磨牙和 1 颗磨牙缺失时，即丧失三个支持单位。

最理想的设计即为种植体的数量与丧失的支持值相等，例如当1颗前牙或前磨牙缺失时，应植入1颗种植体；当1颗磨牙缺失时，应植入2颗种植体。当多颗牙缺失时，以不少于3颗种植体为基本原则；但是若牙列中的余留牙很少，就应该以全口义齿的设计要求来选择种植体的数量。如果牙种植体的数目与丧失的支持值相差较大，则存在着负荷过大的危险。

（一）单颗牙缺失的种植体数量设计及其生物力学特点

单颗前牙或前磨牙缺失时，常常只需要在原天然牙的位置植入1颗种植体。单颗磨牙缺失时，一般也只需要在缺失区植入1颗种植体；但有时因缺失区近远中距离较大，可能需要植入2颗种植体。

国内外许多学者研究发现，对单颗种植体加载后，应力通常集中在种植体颈部及周围骨皮质中，种植体中部及周围骨松质应力分布最小，斜向加载时应力高于垂直加载。另有学者研究发现，种植体的弹性模量越高，颈周骨内应力越小，而根端骨内应力越大；种植体的弹性模量越低，种植体与骨界面的相对位移就越大，种植体弹性模量与皮质骨、松质骨相近时，生物力学相容性较差；并认为种植体的弹性模量至少不低于70 000MPa，方可有利于骨内应力分布。

种植体在咀嚼过程中要承受较大的咬合力，因此在用种植义齿修复单颗牙缺失时，如果不能提供足够的支持，将会令种植体部件及其周围骨承受过大的应力而导致成功率下降。在临床上，常规以单颗种植体支持1颗缺失牙为要求。但这一要求有时也很难达到，主要是因为长时间的缺牙后，牙槽骨会发生不同程度的吸收和改建、邻牙倾斜移位等；此外，部分患者磨牙牙槽骨的颊舌向厚度较薄，使大直径单颗种植体在此区域的应用受到限制。较大直径的种植体，虽然在缺牙区域能提供近远中向足够的宽度，但在颊舌向不利于减小咬合面积、降低咬合力。鉴于此，临床医师也常采用双种植体支持单冠修复的方法。所以，单颗磨牙缺失后的牙种植修复方法包括：单颗种植体支持单冠修复和双种植体支持单冠修复。

普通磨牙咬合面面积约100mm^2，而1颗5.0mm直径的宽种植体的横截面仅19.6mm^2，1颗4.0mm直径的种植体的横截面积为12.6mm^2，此时牙冠与种植体形成“T”形结构，易产生“T”形力臂的杠杆作用，特别是当牙冠近远中径较大时，力矩作用更明显，长时间的咬合可能会对种植牙的远期效果不利。在骨质较好的磨牙区，牙根在骨内的表面积为450～533mm^2，而1颗直径5.0mm、长度12.0mm的宽种植体，可供骨附着的最大面积只有208mm^2（不考虑表面处理形成的微孔结构引起的表面积增加）。因此，对于缺乏牙周膜缓冲结构的种植体，用1颗种植体支持单颗磨牙牙冠，存在潜在的力学风险。天然磨牙一般有两个或更多牙根支持，因而有学者认为以2颗种植体支持单冠更接近天然牙的结构。以2颗4.0mm直径的种植体支持单颗磨牙时，种植体骨内部分表面积可达378mm^2（不考虑表面处理形成的微孔结构引起的表面积增加），同时横截面也从19.60mm^{2}增加到25.12mm^2，增强了种植体的支持作用。因而有部分学者认为，双种植体更符合生物力学原理。吴润发等对55例单颗下颌第一磨牙缺失患者采用双根种植体支持单冠修复，5年成功率为98%。

单颗种植体与双种植体支持单颗磨牙缺失病例的成功率相近，并且双种植体设计的成功率稍高。单颗种植体修复设计出现的并发症较多，而双种植体设计很少出现机械并发症，这主要是因为双种植体的抗旋转性能减小了基台应力疲劳的发生概率。这种支持方式通过消除或减小近远中方向的屈矩，在一定程度上防止了种植体内部和边缘骨的应力集中。因此，单颗牙缺失时，在近远中径较大（超过12mm）时，应考虑选用双种植体进行修复。

对于双种植体修复下颌磨牙缺失的种植体在不同聚合度条件下的应力分布，种植体颈

部及周围骨皮质为应力集中区；在对各种不同聚合度的双根种植体应力分析中，我们发现近似下颌第一磨牙天然牙根分叉度的双根种植（5°和10°聚合度）比平行双根种植更优越，10°聚合度最接近下颌第一磨牙平均天然牙根分叉角度。

（二）多颗牙连续缺失的种植体数量设计及其生物力学特点

当口内有多颗牙连续缺失时，种植义齿由多颗种植体联合支持，种植体的数量影响种植义齿及骨界面的应力分布。一般认为种植体的数量越多，每颗种植体上承担的应力就越小。Skalak等认为多颗种植体支持的种植义齿联冠，当受到垂直方向力作用时，力量不会均匀地分散到每颗种植体上，而是越靠近作用力点的种植体受力越大；当受到水平方向力作用时，力量可以较均匀地分散到各颗种植体上，并且每颗种植体所承担的力量要小于总作用力。

多颗牙连续缺失，当植入的种植体数目与缺牙数相等时，每颗种植体上分担的咬合力相对较小，但植入的数量较多，相应会增加患者的经济负担，因此临床医师设计了带有桥体的种植体支持固定桥。由于前牙区牙弓弧度较大，所以较少采用种植体支持固定桥的设计形式；而在后牙区，由于牙弓弧度较小，采用种植体支持的固定桥较为常见。种植体支持固定桥的桥体可有多个单位，可以间隔出现，也可以连续出现。种植固定桥从理论上分析是合理的修复方案，它的最大好处是减少了种植体的数量，降低了成本；另外，在维护种植体周组织健康及取得共同就位道等方面，也降低了难度。一般情况下，种植固定桥的桥体长度不超过2个缺牙单位。因为桥体长度的增加是种植体-骨界面应力增加的因素之一，所以应尽量缩小桥体的长度，以减小种植体-骨界面的应力。

临床上三单位后牙缺失采用固定式种植义齿修复，有四种类型：①3颗种植体分别支持的单冠；②3颗种植体支持的联冠；③2颗种植体支持的双端固定桥；④2颗种植体支持的单端固定桥（图3-4-1）。

Haldum等对三单位后牙缺失的固定式种植义齿的不同种植体数量设计，进行了应力分析，认为采用2颗直径稍大些的种植体与采用3颗种植体设计的应力分布相似，并认为2颗种植体可以支持三单位的固定式种植义齿。另外，四单位后牙缺失也常采用植入3颗种植体的设计方案，进行四单位固定桥式种植义齿修复。

（三）无牙颌的种植体数量设计及其生物力学特点

天然牙的轴向𬌗力为100~2 440N，侧向𬌗力较小，约为20N。全颌种植义齿的𬌗力相对传统全口义齿较大。全颌种植义齿的𬌗力由咀嚼肌收缩产生，经过义齿传导至种植体及其周围骨组织。种植义齿所承受的𬌗力必须在骨组织、种植体及义齿支架所承受的范围内，以确保种植义齿修复有较高的远期成功率。

全颌种植义齿可分为全颌固定式种植义齿和全颌覆盖式种植义齿，二者的应力分布不同。全颌覆盖式种植义齿因牙槽嵴黏膜承担了部分咬合力，其拉应力、压应力均较全颌固定式种植义齿小，但全颌覆盖式种植义齿种植体上的弯矩较全颌固定式种植义齿种植体上的弯矩大。

对于全颌固定式种植义齿来说，理论上只要有足够数量骨结合良好的种植体，即可以固定方式支持全颌义齿，种植体数量越多应力越分散。当3~5颗种植体支持的全颌种植义齿的种植体数量发生改变时，支架的应力分布趋势基本相同。一般认为临床上使用4~6颗种植体支持全颌固定义齿，才能提高其成功率，为义齿提供足够的支持。Brånemark教授早期提出无牙颌固定式种植义齿修复需要4~6颗种植体支持上部结构的经典理论，沿用了很长

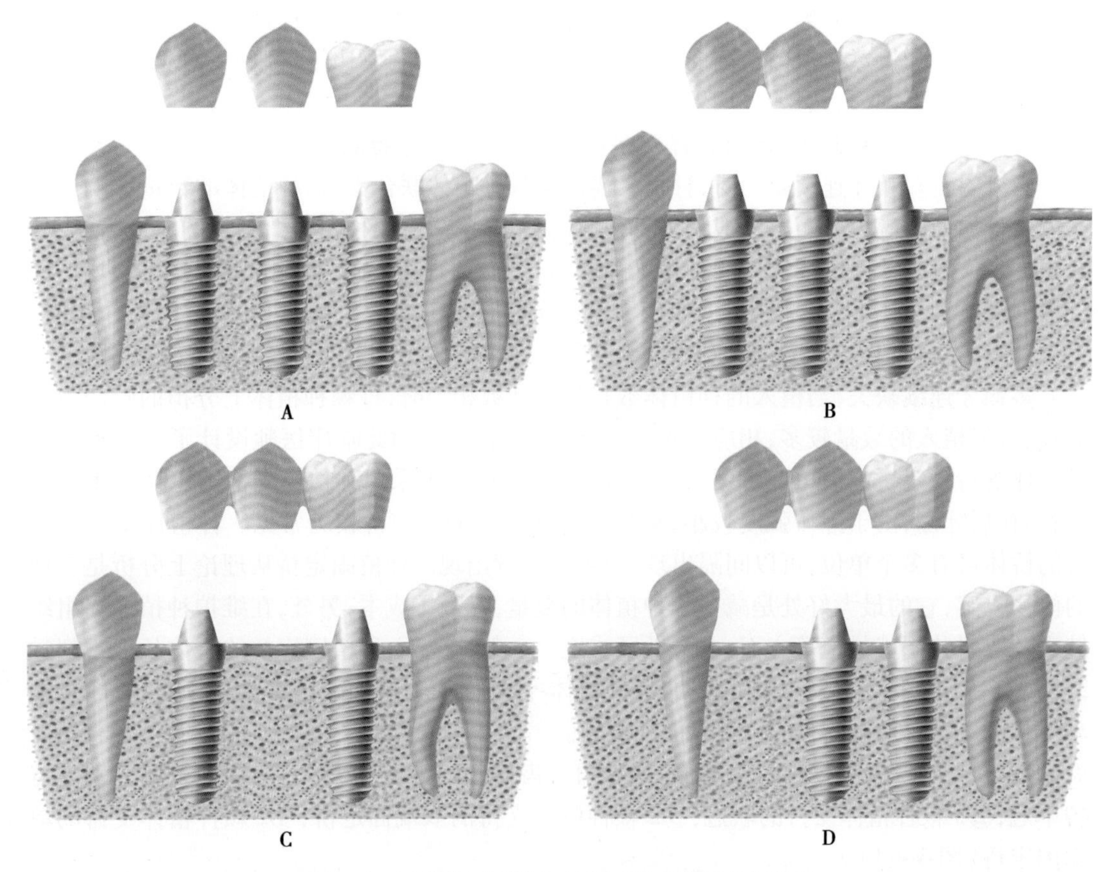

图 3-4-1　三单位后牙缺失采用固定式种植义齿修复

A. 3 颗种植体分别支持的单冠修复；B. 3 颗种植体支持的联冠修复；C. 2 颗种植体支持的双端固定桥修复；D. 2 颗种植体支持的单端固定桥修复。

一段时间；后来 Brånemark 教授也提出了修改，在即刻负重病例中，其种植体数量可以减少到 3 颗，应在其上制作支架，以防止种植体的微动。

对于全颌覆盖式种植义齿来说，一般需要 2~4 颗种植体。种植体数目越多，其结合界面、种植体、基托和基托下黏膜所受的应力越小。岑远坤等对无牙颌下颌骨分别植入 2 颗和 4 颗种植体做覆盖式种植义齿，进行了三维有限元分析，并探讨在正中、前伸和侧方𬌗三种加载条件下的应力分布规律，认为正中𬌗和侧方𬌗加载时，增加种植体的数目，可减小种植体及周围骨界面应力峰值，有利于应力的分散和对剩余牙槽嵴的保护；但是前伸𬌗时，4 颗种植体的应力值反而略高于 2 颗种植体。这可能是由于前伸𬌗时，下颌骨前段与后段受载不同，部分𬌗力由颌骨前段的数量较多的种植体承担；而仅植入 2 颗种植体时，应力主要由后段牙槽嵴承担。这一结果与 Meijer 等分析结果相似，说明种植体数量的增加并不一定降低种植体周骨应力，而在磨牙区植入种植体，可显著降低种植体周骨界面应力和基托应力。

由于上颌窦、下牙槽神经管及牙槽骨骨质与骨量的限制，牙种植区多位于上颌窦侧壁的近中或颏孔的近中，约相当于第一前磨牙之间的区域，但是制作的种植体上部结构达到磨牙区，这样就形成了带有远中游离臂的悬臂梁结构。在进行咀嚼功能时，后牙区咀嚼压力通过悬臂梁传递到种植体，形成杠杆作用，必将对种植体周的骨界面产生不利的影响。因此，临

床应尽量减小种植体末端悬臂梁的长度，尽量将末端种植体后移，或在悬臂梁部位植入短种植体，或植入颧骨种植体，以增强支持能力。

对于颌骨部分缺损患者，其可承载区域变小，应力分布往往更为复杂，在种植体数量的选择上需要更加慎重。有学者研究认为，对于上颌骨后部 1/4 缺损患者，植入 3 颗种植体（健侧前磨牙区、患侧尖牙区、切牙区）和 4 颗种植体（健侧前磨牙区、磨牙区、患侧尖牙区、切牙区）都是可行的设计方案，但植入 4 颗种植体更有利于种植体的健康。采用杆卡式覆盖式种植义齿修复时，杆式支架向缺损区伸长 1cm，可以有效传递患侧载荷，恢复患侧的咀嚼功能。对于上颌骨单侧缺损的患者，植入 4 颗种植体，骨界面应力大小和种植体与缺损区的距离呈负相关，以近缺损侧的种植体周骨应力最为集中；杆卡式支架向患侧延伸 1cm，可以更为有效地传递患侧载荷，但会增加种植体/骨界面的应力集中；增加种植体的数量，可以减小邻近缺损区的种植体-骨界面所承受的应力，使应力分布更分散；在患侧植入种植体（如颧骨种植体等），能够降低单纯健侧种植时邻近缺损处的种植体周骨皮质应力，使支持组织应力分布更趋均匀合理，提高种植义齿修复的成功率。

二、牙种植体分布对种植体成功率的影响

从生物力学角度看，人类的颌骨具有一定屈曲性，可以承受一定的压力，是一种多相、各向异性、非均质性的复合体。颌骨的不同部位，会呈现不同的承载能力。颌骨的皮质骨与松质骨都有一定的抗张力和抗压力的极限，当颌骨的受力水平高于其极限值时，就会产生微骨折，引起骨质吸收破坏。Lundgrne 等认为，种植体的成败与颌骨骨皮质的厚度、密度、颌骨的宽度，以及受植床的血供等直接相关。受植区局部的颌骨形态与结构较整个颌骨的形态与结构对种植义齿的应力分布影响更大，一个理想的受植区颌骨至少要能提供足够的骨性结合区。因此，种植体的植入部位不同，对种植义齿应力分布及成功率有直接影响。

（一）不同缺失部位的单颗牙种植体生物力学特点

无论从解剖学还是从组织学角度来看，颅颌面骨都是不规则、非均质的。皮质骨与松质骨在组织结构上差异很大，力学性能也不相同。不同缺失部位颌骨的骨质、骨量均不同，例如下颌骨由于血管网较少而较致密，骨皮质较厚，骨弹性模量稍高；而上颌骨由于血管网较多，其骨质较疏松，骨皮质稍薄，弹性模量稍低；前牙区牙槽嵴较薄，后牙区牙槽嵴较宽。

种植体所受的力，从力的作用方向上看，可以分为垂直（轴）向和水平（侧或横）向力。轴向载荷使种植体有向根方相对下沉的趋势，水平向载荷使种植体有弯曲变形的趋势，对种植体产生弯矩，在种植体的颈部、根端及相应部位的骨组织形成较大的应力集中，具有破坏倾向。水平方向的扭转力最具破坏性，尤其是单颗牙种植体修复时，无联冠的对抗水平力作用，容易产生扭转力，使种植体及其周围骨组织承受拉应力和剪切应力；这种力的持续存在，会破坏骨结合，引起种植体周骨吸收。

在前牙区的单颗牙种植修复中，由于𬌗力方向与种植体的长轴方向常不一致，对种植体易产生侧向力的作用，产生的弯矩较大，对种植体骨结合破坏的趋势相对较大。因此，临床上常采取一些对抗弯矩的措施，例如选用长度更长、直径更大的种植体，采用一些增加骨量的措施以利于种植体沿𬌗力方向植入等。在磨牙区的单颗牙种植修复中，如果牙冠的直径大，而种植体的直径小，二者差别较大时，容易形成较大的力矩，产生较大的剪切力，因此磨

牙种植常常需要加大种植体的直径。

熊亚茸等建立了单颗种植体植入上颌骨复合体的前、中、后三个部位的模型，并进行了生物力学研究，认为垂直载荷作用下，种植体上压应力和等效应力集中在上部结构、加力点附近，种植体骨内段应力值迅速下降，压应力集中在种植体颈部和根尖部，拉应力集中在根尖部；而水平载荷作用下，种植体上拉应力、压应力、等效应力都集中在种植体颈部。三个部位种植体相比，垂直加载和水平加载，种植体上的应力后牙>尖牙>前牙。上颌骨复合体各部位受有效应力均小，较加载部位应力小，最大有效应力集中在加载部位牙槽嵴附近。垂直加载时，上颌骨复合体种植体上的应力后部>中部>前部；水平加载时，种植要建立尖牙保护𬌗，也易产生侧向力，虽然有尖牙支柱的支持作用，也应建立良好的平衡，避免应力集中。磨牙缺失，也应修正𬌗平面，获得较正常的𬌗平面，并减低牙尖斜度，减少前后向力。

王蓉等在下颌骨的第二磨牙区、第二前磨牙区、尖牙区和中切牙区四个部位植入种植体，采用三维有限元分析，模拟天然牙咬合力，比较单颗种植体在下颌骨典型牙位的应力分布，认为各颗牙位的应力分布特征类似，应力主要集中在颈部皮质骨内，颊舌侧应力分布明显不对称，舌侧承受较大的应力作用，极大值为颊侧的 2~3 倍，这种差异随加载角度的增加而增大。为减轻应力集中可能造成的不利影响，临床手术时应尽可能地沿𬌗力方向植入牙种植体。相同牙位上，在加载角度不变的情况下，对于不同的加载力，种植体周骨应力分布特征相似，但应力值的变化明显，特别是颈部应力对载荷的变化更加敏感。沿牙槽骨长轴方向植入种植体，是目前临床普遍采用方式，可以使手术方便，并易于掌握。对于第二前磨牙、尖牙、中切牙，选用圆柱形种植体进行修复，可分别承受 300N、180N、120N 的最大𬌗力，恢复其生理功能；但第二磨牙区由于加载角度过大，只能承受 100N 载荷，建议尽量沿𬌗力方向植入，此种情况下可承受 250N 的𬌗力，可以满足临床使用的一般要求。

近些年来，临床上为了解决上颌骨切除术后或上颌骨重度萎缩导致的上颌牙修复困难，学者们采用了颧骨种植义齿修复的方法。储顺礼等认为，应力主要集中在与种植体接触的骨界面区域，距离种植体越远，骨承受的应力越小。应力在整个上颌骨及颧骨中传递较好，分布趋向均匀，上颌骨区承受的应力要大于颧骨区承受的应力，上颌骨区是主要承载区。所以应着重考虑上颌骨区的力学分布，在适应证选择时，也应仔细探究上颌骨区的骨质情况（图 3-4-2）。

由于上颌窦、下牙槽神经管、颏孔、骨性倒凹等特殊解剖位置的影响，因此这些部位的种植体往往难以沿𬌗力方向植入，常常会形成一定的角度；另外，由于术者对种植体植入方向的操作误差，也常可见种植体与𬌗力方向成一定的角度。Canay 等对下颌第一磨牙区垂直或倾斜的种植体施加 100N 垂直力和 50N 水平力，发现当施加水平载荷的时候，垂直种植体和倾斜种植体没有统计学区别；但对于垂直作用力，倾斜种植体颈部的应力比垂直种植体高 5 倍。另有学者在下颌第一磨牙区垂直向及舌侧分别倾斜 10°、20°、30°植入圆柱形种植体，建立含种植体的下颌骨三维有限元模型，模拟咀嚼肌力加载，分析在正中咬合情况下种植体骨界面的应力变化及位移情况，认为垂直种植时应力集中于种植体颈部骨皮质，而种植体中部骨松质应力较小。随着倾斜角度的增大，种植体骨界面的应力、应变及位移逐渐增大。因此，种植体倾斜角度应小于 30°，否则易引起骨组织微骨折及吸收破坏，影响远期成功率。

种植体植入的角度对承受的咬合力方向会产生调节作用，即常规植入的角度将产生较大的轴向压力和较小的张力及剪切力，反之亦然。因此种植体植入的角度，不能单一顺从牙

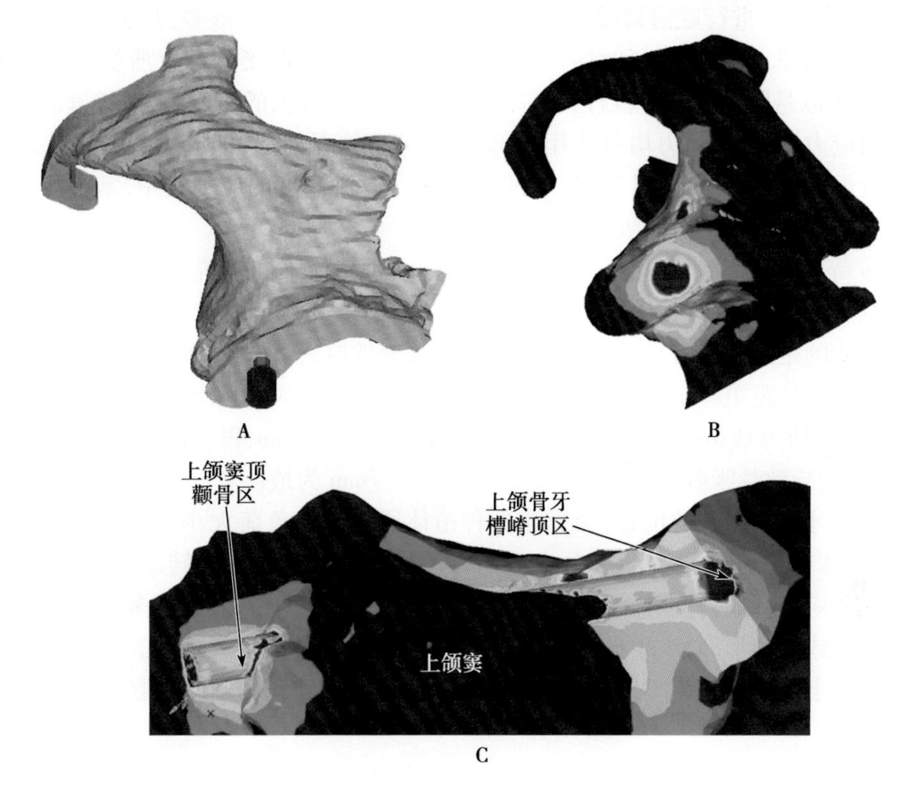

图 3-4-2　颧骨种植建模及应力分布云图

A. 颧骨种植模型;B. 应力分布云图唇颊面观;C. 应力分布趋势云图剖面观示上颌骨牙槽嵴顶区的应力最为集中,颧骨部分位于上颌窦顶颧骨区的应力较大。

槽骨的骨量及倾斜角度,而必须遵从生物力学的原则,选择最佳植入位置和角度,必要时应当进行骨移植等技术扩充骨量,满足种植体的合理植入。但是无论种植体修复设计多么合理,咀嚼运动必然要产生研磨动作,即无法避免剪切力。

(二) 不同分布方式的多颗牙种植体生物力学特点

在多颗牙缺失时,种植体的位置由于缺牙较多,失去了邻近天然牙的参考,而容易产生偏差;缺失时间较长未行修复时,牙槽骨呈现不同程度的吸收,也影响种植体植入位置的选择。

Baris 等比较了不同种植体间距的下颌后牙区三单位固定桥的应力分布特征,在下颌后牙区植入 2 颗种植体,种植体的间距分别设计为 0. 5cm、1. 0cm、2. 0cm,施加垂直向、近远中向和颊舌向的载荷,比较其骨界面的应力分布特征。结果认为,最大拉应力位于种植体颈部颊侧区域的骨界面,随种植体间距的增加,其颈部区域的最大拉应力也逐渐增大;最大压应力位于种植体颈部舌侧区域的骨界面,随种植体间距的缩短,其颈部区域的最大压应力逐渐增大;1. 0cm 的种植体间距为最佳选择。在 0. 5cm、1. 0cm、2. 0cm 这三个参数当中,1. 0cm 与天然牙近远中径大致相当,也符合仿生学原理。

胡妍等比较了四单位种植固定桥不同设计方案的应力分布(即 456X、45X7、4X67、X567,X 为桥体),模拟了口腔咀嚼过程。分析结果表明,将第一磨牙设计为桥体的方案(45X7)为最佳,其应力分布情况良好。这种设计为临床治疗提供了理论依据。

2颗以上种植体进行联冠修复，比单颗种植体的水平应力小得多，甚至可以忽略不计。根据生物力学原理，在种植修复时应尽量避免悬臂设计，因为在悬臂上所受到的侧方应力（剪切应力）将以悬臂式桥体为杠杆，对邻近的种植体产生较大的压应力，对较远的种植体产生较大的拉应力，其剪切应力均只作用在部分骨-种植体界面上，即应力集中在邻近种植体的尖端和较远种植体的颈部，以及相应的骨组织上。这种高度的应力集中，常常导致种植体或上部结构的断裂和骨组织的吸收。

Sawako等比较了下颌后牙区三单位固定桥近中种植体不同位置的应力分布特征，在下颌后牙区植入2颗种植体，远中种植体位置固定（位于第二磨牙区），近中种植体位置变化，与第一前磨牙的距离为3~11mm。结果表明，最大等效应力均位于种植体颈部区的皮质骨区。当近中种植体距第一前磨牙的距离为3mm时，其等效应力峰值最小；距离为5mm和7mm时，其等效应力与3mm时大致相近；但当距离增大到9mm和11mm时，其等效应力明显增大，可能会导致骨吸收。因此，建议该距离以3~7mm为最佳。

种植体在牙弓上排列的位置，会影响到种植体所承受的负荷大小。当多颗种植体沿直线排列，修复体在受到侧向力作用时，会有沿种植体排列的直线发生转动的趋势，种植体会受到侧向的屈应力，此时种植体受到的力矩远大于轴向力产生的力矩。多颗种植体在空间排列上呈三角或多角形，对水平向和侧向力将产生极大的对抗。这是因为三角支撑或面式分布在机械学上是一种较为牢固的形式，它的支持能力远优于直线排列（图3-4-3）。

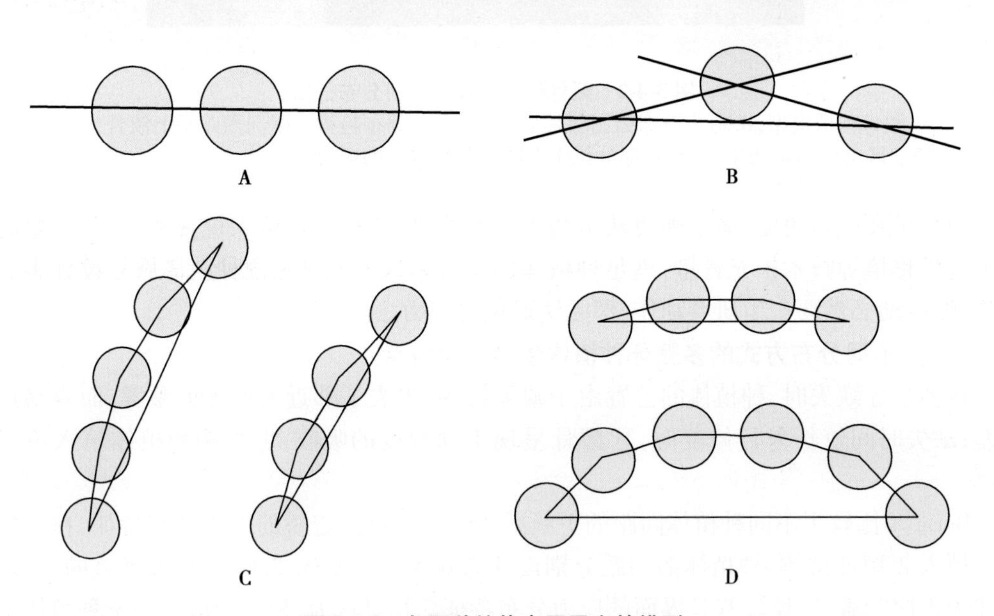

图3-4-3 多颗种植体在牙弓上的排列

A. 直线式排列；B. 三角形排列；C. 后牙区面式分布；D. 前牙区面式分布。

但是对于后牙区3颗种植体直线式排列和成角形排列的问题，学者们意见不一致。在多种植体修复的固定桥中，Brånemark种植学体系指出，种植体三角形排列可减少扭力，增加修复的稳定性。这个经典理论已经被公认和广泛应用。对于后牙局部种植义齿来说，颊舌向偏移放置，可减少超载荷的潜在危险。但也有学者提出了新的理论，认为后牙种植体成角排列时，并非总是减小应力，有时应力反而增加。Mithridade指出，牙槽骨宽度小于7mm时，

标准直径种植体成角排列更加有利于应力分布，提高修复体的稳定性；而牙槽骨宽度大于7mm时，大直径种植体直线排列使力沿轴向分布，更有利于应力分布和美观设计。李影等通过有限元分析发现，成角排列影响应力的分布和水平，在分散载荷下变化不明显；在集中载荷下，应力峰值与种植体周骨颊舌侧骨板厚度成反比，骨板厚度越薄，应力越集中，应力值升高；成角排列应力变化与载荷方向有关，颊侧斜向载荷种植体舌侧偏移和舌侧斜向载荷种植体颊侧偏移的应力值有所增加；中间种植体直径增加，整个固定桥应力均明显减小，种植体-骨界面应力值与种植体直径变化成反比（图3-4-4）。

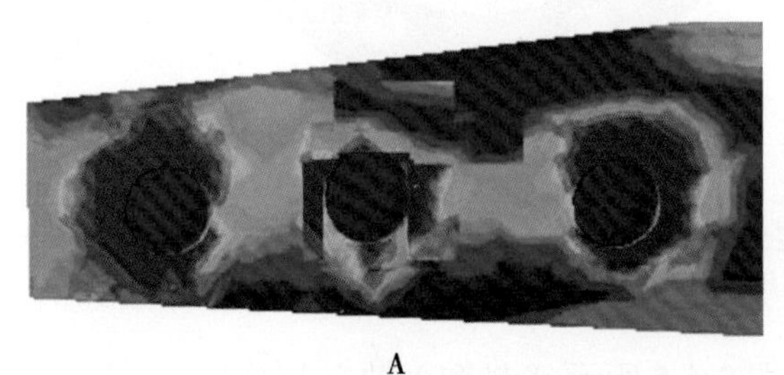

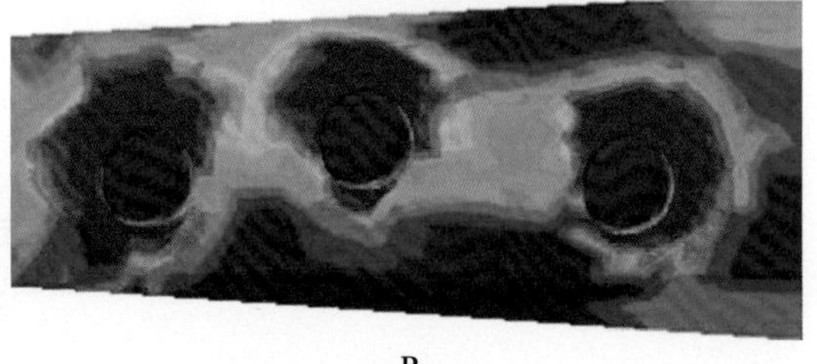

A　　　　B

图3-4-4　后牙区3颗种植体直线排列与成角排列应力分布云图

A. 直线排列应力变化与剩余骨量无关；B. 成角排列应力变化与剩余骨量有关，与剩余骨量成反比。

临床上，为避开上颌窦底、颏孔等解剖部位的影响，学者们也采用部分种植体倾斜种植的方式，结合常规种植形成种植固定桥。Aparicio认为，倾斜种植是避免上颌窦提升的理想选择。董树君等建立了上颌后牙区固定式种植义齿修复的生物力学模型，避开上颌窦底骨量的限制，将种植体倾斜植入或在上颌窦底增加相对较短的种植体，结果认为种植体倾斜角度越小，应力分布越均匀，应力分布越分散，但在上颌骨前磨牙区，应尽量避开颊侧骨壁较薄的区域，充分考虑上颌骨复杂的解剖结构对种植体种植角度的影响，防止应力集中；种植体植入深度越长，越符合生物力学要求；可在上颌窦底增加短种植体，使种植体-骨界面应力分布均匀。

（三）不同分布方式的无牙颌种植体生物力学特点

在无牙颌种植修复病例中，种植体分布于曲线状的牙弓上，需要从三维空间考虑其力学分布。从其修复方式来说，无牙颌牙种植主要包括两大类：全颌固定式种植义齿和全颌覆盖式种植义齿。由2颗种植体支持，并借助弹性纽扣附着体固位的种植覆盖义齿，𬌗力主要由义齿基托传导至义齿支持区黏膜，附着体主要起固位和稳定作用，但对义齿所承受的侧向𬌗力仅可承担极少一部分。由2～4颗种植体支持，并借助纽扣型附着体、杆卡式附着体或磁性附着体固位的全颌覆盖种植义齿，为黏膜和种植体共同承受𬌗力。由5～6颗种植体支持的全颌固定种植义齿或全颌覆盖种植义齿，𬌗力通过种植体直接由其界面骨组织承担。由更多种植体支持的全颌固定种植义齿，𬌗力通过种植体由其界面骨组织承担；其修复形式和力学分布如同常规种植牙固定桥。在牙种植体颈部区域的骨界面，应力较为集中；桥体越长，种植体-骨界面所承受的应力越大；悬臂越长，近悬臂的种植体所受应力越集中。

Saklak建立了全颌种植义齿生物力学研究模型，由多颗种植体支持并固定全颌修复体，形成了由颌骨、种植体、金属支架及人工牙复合为一体的结构（图3-4-5）。

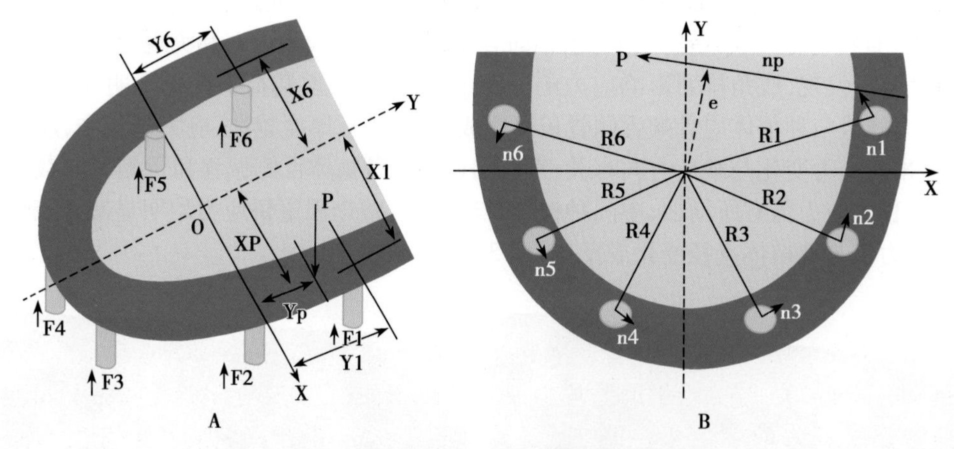

图 3-4-5　全颌种植固定义齿生物力学研究模型

A. 垂直加载；B. 水平加载。

模型由 n 颗种植体固定支持，空间布局如图 3-4-5 所示，X 轴和 Y 轴交点为坐标原点 O。当对修复体施加垂直向载荷 P 时，施加于种植体 i 上的力的矢量 F_i 表达式如下。

$$F_i=\frac{P}{N}+P(AX_i+BY_i)$$

表达式中 N 为种植体的数目，X_i、Y_i 为种植体 i 的坐标，系数 A 和 B 由负荷 X_p 和 Y_p 的位置得出，计算式如下。

$$\mathrm{A}=(I_{xy}Y_p-I_{xx}X_p)/(I_{xy}-I_{xx}^2I_{yy})$$

$$\mathrm{B}=(I_{xy}X_p-I_{yy}X_p)/(I_{xy}-I_{xx}^2I_{yy})$$

其中：$I_{xx}=\sum Y_i^2 I_{yy}=\sum X_i^2, I_{xy}=\sum X_iY_i$

依据上述表达式可以看出，距离载荷较近的种植体比对侧的种植体承受更大的力；每颗种植体受到的力都小于总载荷 P，而悬臂梁末端承受载荷时，最靠近悬臂梁的种植体受到的力可能等于甚至大于总载荷 P；种植体数量越多，每颗种植体分担的载荷越少。

当对修复体施加水平向载荷 P 时，载荷的偏心距为 e，单位矢量 np 在载荷 P 的作用方向上，施加于种植体 i 上的力的矢量 F_i 表达式如下。

$$F_i=\frac{P}{N}\mathrm{np}+\frac{P_e}{\sum R_j^{\ 2}}R_i\ \mathrm{ni}$$

表达式中 N 为种植体的数目，R_j 为各种植体到坐标原点 O 的距离，单位矢量 ni 定义为垂直于种植体的幅径 R_i。

依据上述表达式，可以看出，载荷 P 对修复体造成相对于原点 O 的扭矩；载荷 P 加于各种植体的分布是相同的；每颗种植体受到的载荷都小于总载荷 P；种植体数量越多，每颗种植体分担的载荷越少。

2003 年，Malo 教授提出了“all-on-four”理念，即在颌骨内植入 4 颗种植体（中间 2 颗种植体为垂直植入，远端 2 颗种植体为倾斜植入），在种植体上安装临时修复体早期负重，3 年成

功率为96.7%。Bonnet等对下颌“all-on-four”种植修复进行了生物力学分析，结果表明倾斜种植体周皮质骨的应力峰值可达41.7MPa，而文献报道骨承载的压应力极限值为25MPa，因此这种设计引起较高的应力，有可能造成种植体周骨的破坏。

王政严等对下颌牙固定式种植义齿三种支架设计的应力分布进行比较分析，认为整体式、二段式和三段式上部支架的种植体-支架对𬌗力的耐受性均较好，应力差别很小，但支持骨的应力随支架段数的增多、种植体支持数目的减少而明显增加，提示分段式种植体-支架设计的力学相容性较整体式差，有可能在临床上造成应力集中区的骨吸收，影响远期效果。

对于具有悬臂梁设计的全颌种植义齿，若𬌗力加载在悬臂梁远中端，会构成Ⅰ类杠杆，对最远中的种植体形成较大的扭矩，应力成倍增长。远中游离臂不利于种植体及周围骨界面的应力分布，悬臂梁越长，末端种植体所受的应力越大。如果必须采用悬臂梁结构设计，种植体排列应尽量分散，且悬臂梁长度不能超过种植体所承受的范围，应按照全颌种植义齿中的A-P距设计原则（牙弓前缘与末端种植体中心在牙弓中线上投影的垂直距离，称为A-P距；悬臂不应超过A-P距的1.5~2.5倍）进行具体设计。Rangert等推荐下颌远中游离臂以最长15~20mm为宜；而上颌骨骨质较为疏松多孔，故上颌以10mm为宜。可采用植入短种植体或在颧骨区植入种植体的方法，以减小这种悬臂梁的作用。

临床上，上颌骨前牙区牙槽嵴至鼻底间的骨量范围较大，骨质较厚，在尖牙区鼻腔与上颌骨之间有较充足的骨量，均被视为种植的有利区。磨牙区骨形态要参照影像学检查结果进行确认，骨量充足可直接种植；上颌骨窦底骨高度有限时，须行上颌窦底骨增量术后，方可种植。前牙区因唇侧常有骨性凹陷，种植体往往偏向唇侧，易产生侧向力，应尽量减小咬合力。但颧骨种植义齿斜向植入到颧骨中，同时也会形成一种悬臂梁样的结构，由于悬臂梁不利于种植体及其周围骨的应力分布，多采用将颧骨种植体与其他常规种植体连成一整体的方法，以分散𬌗力，减小悬臂梁杠杆作用。一般1~2颗颧骨种植体配合2~6颗常规种植体刚性连接后形成一个整体，上部结构修复体可以设计成杆卡式或螺丝固位型覆盖义齿等。Bedrossian等对上颌无牙颌患者进行颧骨种植和常规种植联合修复，随访34个月，颧骨种植体成功率为100%，而前牙区的常规种植体成功率为91.25%。

全颌覆盖式种植义齿适应范围广，尤其适用于可用骨量较少的患者。其种植体数量相对较少，一般均位于上颌窦侧壁的近中或颏孔的近中，常对称排列（例如植入2颗种植体时常位于双侧尖牙区，植入4颗种植体时常平均分布于颏孔近中或上颌窦侧壁的近中等）。对于多颗种植体支持的全颌覆盖式种植义齿，种植体分布应尽量分散，甚至达到上颌结节区，以尽量减小悬臂梁的长度，避免种植体周骨应力集中。

由2颗种植体支持的全颌种植义齿，种植体在颌骨内应垂直于𬌗平面并平行植入，以利于𬌗力通过种植体垂直传递，减小种植体的力矩和界面过大应力。但临床上为取得共同就位道，往往使种植体之间形成一定角度，而种植体之间的相互偏差角度不宜超过20°。种植体在颌骨内的分布呈曲线型排列，较直线型排列者界面的应力要小，种植体为直线型排列，缩小了前后方向的分散程度，导致游离臂和抗力臂比例失调。

由3颗种植体支持的覆盖式种植义齿的光弹性试验研究表明，杆卡式联合球形附着体

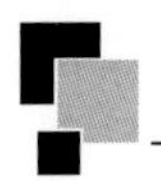

修复可以降低种植体周骨应力。

由4~6颗种植体支持的全颌覆盖式种植义齿的生物力学研究表明，上颌杆卡式种植覆盖义齿应力主要集中在与种植体接触的骨界面区域，距离种植体越远，应力越小；载荷力的位置影响种植体周骨界面的应力分布和水平，在上颌骨同侧，距离载荷点近的骨界面应力水平高，并且表现为压应力，应力随距离的增加而减小，距离载荷点远的骨界面应力水平低；上颌杆卡式种植覆盖义齿种植体不均匀分布于上颌骨时的骨界面应力水平大于种植体均匀分布，临床操作中应尽量将种植体均匀植入颌骨；上颌杆卡式种植覆盖义齿随种植体植入数量的增加，骨界面应力值减小。在患者各方面条件允许的情况下，应适当增加种植体数量，特别是在后牙区植入种植体，有利于降低殆力。

全颌覆盖式种植义齿的应力分布，除与种植体的位置分布有关外，还与上部结构、黏膜的厚度等密切相关。

1. 上部结构的刚度　载荷在多颗牙种植体上的分布，取决于义齿上部结构（或支架）的刚度，刚度越大，种植体骨界面及支架的应力分布越均匀。支架刚度与其截面形状和材料弹性模量有关，增大支架截面积和使用高弹性模量的合金，可避免支架应力集中而导致的游离臂折断。支架截面的合理设计可使支架位移和应力达到最小，"I"形截面的应力和位移最小；"L"形和椭圆形截面的弯曲变形较"I"形和"U"形者大；"I"形和椭圆形截面的最大应力较"L"和"U"形者小。可根据实际情况在临床上选择不同的设计。骨性结合种植体无牙周膜结构，义齿殆面选用塑料制作，塑料的弹性模量低，对冲击力可以吸收一部分，而且延长了应力传递的周期，可降低种植体骨界面的应力峰值。

2. 支架与种植体的连接方式　多个整体结构。Skalak认为，这种设计降低了骨组织和种植体的应力，既可以抵抗垂直负荷和水平剪切力，又能抵抗弯曲运动。但这种连接要求每颗种植体长轴间彼此平行排列在一条直线或弧线上，否则将导致系统内应力增加，使其负载的能力降低，甚至在未承受殆力时就出现种植体松动。

Meijer等考察了直杆连接（杆卡式连接）、曲杆连接（改良杆卡式连接）和独立的种植体三种连接方式的应力分布情况，结果发现曲杆连接时的应力值比无杆连接和直杆连接者大，因此建议覆盖式种植义齿不宜采用曲杆连接种植体。徐世同等比较磁固位与杆卡固位两种连接形式全颌覆盖种植义齿在垂直和水平加载条件下的生物力学效应，结果发现当杆卡固位义齿承受水平载荷及其前牙区（杆上）承受垂直荷载时，可在种植体上产生扭力而使其周围骨内有高应力集中，而磁固位义齿则能基本上消除这种扭力，使种植体周的骨内应力集中降低，因此认为磁固位方式较杆固位方式具有更好的生物力学效应。刘政等比较球形附着体、杆式附着体对全下颌种植覆盖义齿应力分布的影响，结果表明杆卡附着式覆盖义齿的固位、稳定性较好。2颗种植体支持的球帽式附着体全颌覆盖式种植义齿，4颗种植体支持的套筒冠式附着体全颌覆盖式种植义齿，两者较套筒冠附着体表现出更优异的载荷传导性能，可在一定程度上增加种植体周支持组织的支持力，从而减小后段牙槽嵴的负荷，使其骨皮质表面的应力水平下降，有利于保护基托下的剩余牙槽嵴，减少其吸收。

3. 支架适合性　全颌种植义齿修复的各个环节均可影响支架的适合性。支架的被动适合性即支架被动适合种植体就位。在不受载的情况下，种植体、界面骨组织、支架及其固

定螺钉均无系统内应力。种植义齿支架必须具有良好的被动适合性,否则出现系统的内应力,受载后容易导致应力集中。

4. 黏膜厚度对应力分布的影响　全颌覆盖种植义齿是由种植基牙和黏膜共同支持的。牙槽嵴黏膜较厚者与较薄者相比,其全颌覆盖种植义齿的基托应力和种植体周骨界面应力明显增大,而黏膜承担的船力有所减少。

于书娟等介绍了一种新的修复方式,即前牙区采用种植固定桥的修复方式,后牙区采用冠外弹性附着体的修复方式,并对种植体的位置变化进行了力学分析,结果认为 4 颗种植体在双侧侧切牙和尖牙的模型在生物力学方面是最合理的。

第五节　牙种植体角度基台对种植体成功率的影响

基台(abutment)是种植系统中连接、支持和固定固位体或修复体的结构,其中固位体和基台相匹配,提供上部修复体的固位。按种植体长轴与基台长轴的位置关系,可以将基台分为直基台(straight abutment)和角度基台(angled abutment)。

随着循证医学的发展及临床随机对照研究和系统评价研究的涌现,以往一些被经验主义认为不符合生物力学原理而被排斥的临床设计,现在被证实可以简化手术方案,提高临床美学效果,减轻创伤,降低了患者痛苦及手术费用,因此,得到了临床的大量推广,其中就包括种植体角度基台的应用。

种植体的植入方向直接影响到上部结构的修复,多个种植体的长轴及与邻牙长轴之间应保持平行,以便形成共同就位道。但受到颌骨解剖结构的限制或种植精确度差异的影响,临床实际操作很难获得共同就位道,使上部结构难以修复。角度基台的使用,可以弥补种植体的倾斜,为上部结构的修复提供了方便。因此,合理地应用角度基台可以避免不必要的外科手术,提高修复效果并增加手术的便利程度(图 3-5-1)。

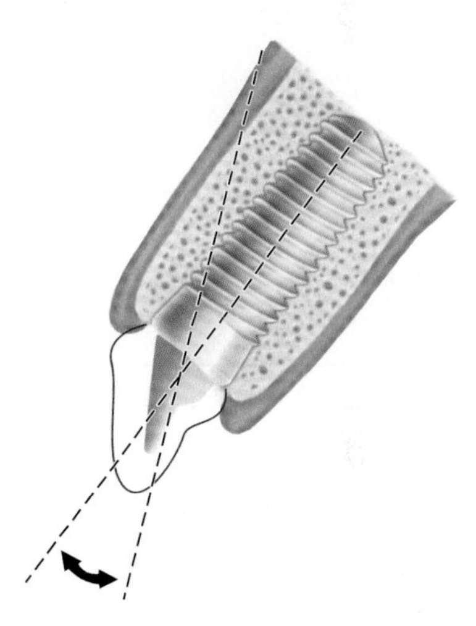

图 3-5-1　角度基台纠正修复体轴向至合适位置

一、常用牙种植体角度基台

(一) 角度基台的结构

目前,最常用的角度基台是两件式结构,临床也有采用三件式结构,大多数的种植系统采用给定角度和倾斜方向选择组合。同时,还可利用记忆合金与万向节在一定条件下锁结的原理,通过万向节调节基台的角度。但因价格昂贵及万向节可能产生的锁结功能不佳,临床现已较少使用。

(二) 常用系统角度基台

目前常用的种植系统种类较多,为了配合临床修复的需要,大多配备有多种可选择的角度基台,下面列出几种常见的角度基台(表 3-5-1)。

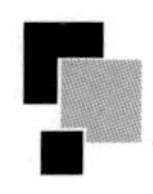

表 3-5-1　各种植系统角度基台的结构组合

种植系统名称	基台可选择的角度/(°)	基台可选择的方向数量/个	基台与植入体之间的防旋转结构
3i	15、25、35	6	外六角、莫氏锥度
Advent	20	6、8、24	内六角、内八角
Spline	15	6	花键结构
Ankylos (前牙用)	15	6	内六角、莫氏锥度
(后牙用)	0~37.5(每级变量 7.5°)	6	内六角、莫氏锥度
Brånemark	15、17、30	6	外六角
Camlog	15、20、25	3	三角卡槽
Endopore (固定义齿用基台)	15、25	6	外六角
(可摘义齿用基台)	15、25	无限可调	螺纹
ERA(可摘义齿基台)	5、11、17	无限可调	螺纹
Frialit-2	15	6	内六角
ITI	15、20	16	内八角、莫氏锥度
IMZ	15	6	花键结构
Lifecore	15、25	12	外六角
Oraltionics	15、25	12	内六角
Steri-Oss	15	3、6	内三角、外六角

资料来源:宫苹. 种植义齿修复设计. 成都:四川大学出版社,2004:73。

二、角度基台与常规直基台生物力学特点的差别

常规直基台的长轴与种植体长轴一致,负载后种植体上所受到的水平向剪切力相对较小;而角度基台与种植体长轴呈一定角度,负载后种植体上所受到的水平向剪切力相对较大。由于水平向剪切力对种植体-骨结合破坏趋势相对较大,因此,在一定程度上说,角度基台较常规直基台其应力分散作用差。

研究表明,在上颌前牙区应用直基台种植体能承受的最大应力,比角度基台(角度为20°)种植体高 15%。角度基台种植体最大的应力出现在腭侧骨皮质临近种植体第三螺纹的顶端,随着角度基台修复时角度的增加,种植体骨界面的应力、应变均增大,应力、应变峰值分布从集中于种植体颈部转移至种植体底部(图 3-5-2)。

三、不同牙种植体角度基台的生物力学分布特点

(一) 不同基台角度

Sethi 对 130 例使用角度基台(0°~45°)的种植体病例观察 10 年,未发现明显修复并发

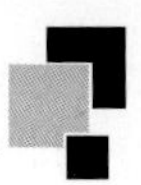

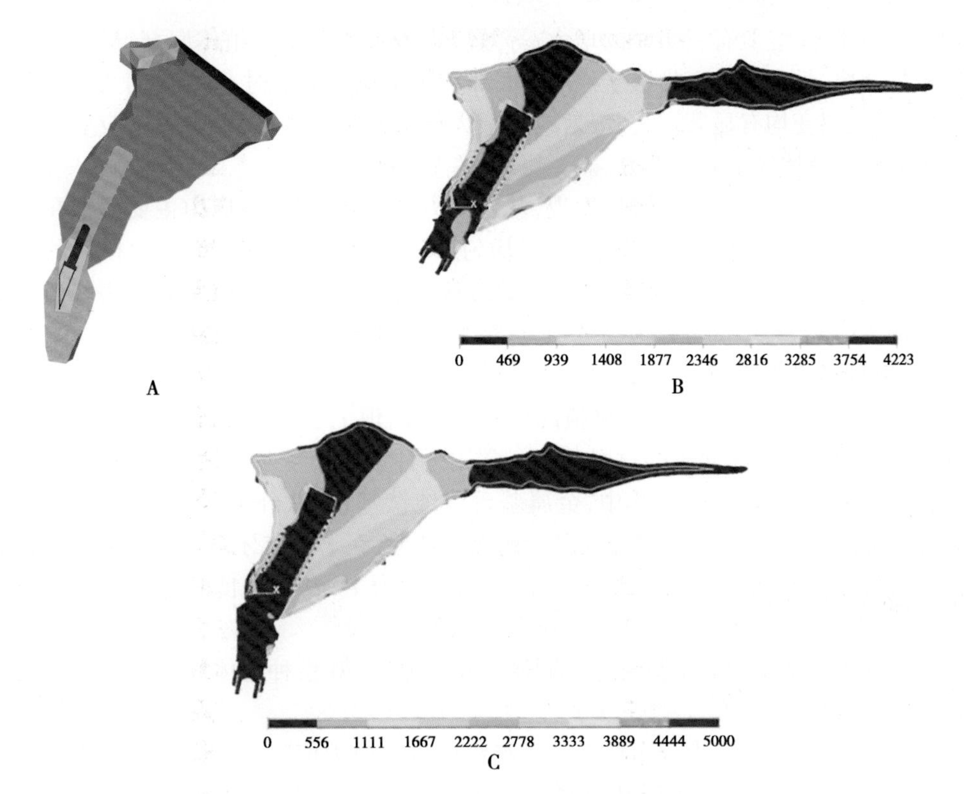

图 3-5-2　角度基台与直基台的三维有限元应力分析

A. 建立利用角度基台完成修复的三维有限元模型；B. 直基台种植体周应力分布云图；C. 20°基台种植体周应力分布云图。

症。有报道显示，种植体方向在理想长轴上唇倾 20°以内是可以接受的，如果超出这一范围，则将导致种植体无法修复或外观令人无法接受。理论研究证实，如果植入的种植体过于唇倾，一方面会造成过薄的唇侧骨壁发生吸收，种植体颈部暴露；另一方面增加了形成正常龈袖口的难度，牙龈组织易发生退缩。

关于角度基台的临床最大极限角度，目前还未有统一的认识。成品种植美学基台可以修正种植体的最大角度为 35°。研究发现，随着种植体基台角度的增加，种植体-骨界面应力、应变显著增大。当基台角度增大到 20°时，应力分布集中程度和力值明显大于直基台与 15°基台，因此大多数学者提出单颗种植体基台角度不应超 20°。在此范围内，普遍认为角度基台的角度大小并不会对种植体的预后产生重大影响，真正成功的种植体要能满足美观和功能上的要求。

1. 种植体-骨界面的应力分布特点　在斜向加载和轴向加载条件下，随着基台角度的增大，种植体骨界面的应力、应变、等效应力峰值随之增大。

有学者以 0°、15°、20°角度基台进行生物力学研究，结果认为，种植体周骨的等效应力集中在颈部皮质骨，种植体中部松质骨处应力较小，底部又有所增加；拉应力也集中在颈部皮质骨，压应力则集中在底部。

也有学者研究发现，以直基台和 10°基台修复时，种植体骨界面的等效应力、最大主应变及最小主应变，主要集中于种植体颈部骨皮质；以 20°基台修复时，种植体骨界面的应力、压应变增大不明显,拉应变有较明显的增大,等效应力最大值位于种植体底部,最小主应变集中于种植体颈部,最大主应变集中于种植体底部;以30°基台修复时,种植体骨界面的等效应力、压应变及拉应变均有显著增大,等效应力最大值位于种植体底部,最大主应变及最小主应变均集中于种植体底部和稍上方。

2. 基台的应力分布特点　研究发现,基台应力分布特点包括:应力主要集中在基台与种植体的连接处,直基台模型的应力分布最均匀,15°基台模型次之,20°基台模型的应力分布最集中。在斜向加载和轴向加载条件下,随着基台角度的增大,基台等效应力峰值随之增大。特别是20°基台模型的等效应力峰值,远远大于直基台模型与15°基台模型。

(二) 不同基台材料

与常规直基台类似,目前,随着种植修复的发展,出现了多种材料的基台予以配套修复,通常基台应采用与植入体同质的材料制成。常用牙种植体角度基台按基台的材料不同,主要分为:金属基台和陶瓷基台。其中,金属基台以纯钛基台、钛合金基台为主,机械性能优良,硬度高,延展性及韧性好;但是金属基台耐腐蚀性差,在上颌前牙美学修复区域会影响上部结构。而陶瓷基台以氧化铝瓷基台、氧化锆瓷基台为主,具有优良的稳定性和生物相容性,穿龈部分无变色,能达到较高的美学效果。

有学者选用钛金属和氧化锆全瓷不同倾斜角度基台,观察种植体周骨组织应力分布及基台内部的应力分布特征。

1. 种植体-骨界面的应力分布特点　骨组织内最大应力值随基台倾斜角度的增加而增大,钛基台增加速度较稳定,而瓷基台倾斜角度小于15°时增加较慢,大于15°以后增加加快。这一结果提示在应用氧化锆全瓷基台修复时,基台的倾斜角度不宜超过15°,以免基台内部产生过大的应力集中而折裂。和钛基台相比,相同倾斜角度时,瓷基台内应力值较高,而骨组织内应力值较低。在前牙使用氧化锆全瓷角度基台对种植体周骨组织的不利影响要小于钛基台,但需要注意全瓷基台内部较大的应力。

2. 基台的应力分布特点　基台内部的应力分布在不同倾斜角度时基本相似,但钛基台应力集中区为唇侧肩台处,而瓷基台应力集中在唇侧肩台及唇侧轴壁的中上部。骨组织内部应力主要集中在颈部皮质骨,特别是唇侧区域,瓷基台和钛基台之间及不同倾斜角度的基台之间应力分布无明显差异。

四、其他特殊条件下角度基台的应用

(一) 即刻种植

即刻种植是指拔牙后同期植入种植体,是伴随着种植外科技术的提高和种植体的改进而逐步发展和成熟起来的种植技术。即刻种植缩短了疗程,减轻了患者的痛苦,避免了由于拔牙后牙槽骨的吸收而造成种植区骨量的不足,减少了种植窝的预备过程中对局部骨的损伤,保持了软组织的形态,缩短了缺牙时间,可获得延期种植较难达到的美学效果。由于这些独特的优点,即刻种植在单颗上颌前牙上的应用尤有意义。国外学者利用FEM法建立简化的上颌前牙区有限元模型。实验结果表明,在Ⅲ类骨情况下,当种植体基台角度为15°及25°时,种植体和骨界面的相对移动较直基台分别高19.4%和33.5%,但这三种角度下的界面间的微移动均低于种植体-骨界面之间形成纤维骨性连接的阈值。与直基台相比,25°基

台的等效应力增加了 17.8%，其中的大部分应力集中在种植体周的骨皮质。因此，在Ⅲ类骨时，以即刻种植形式修复上颌前牙区的单颗牙缺失，合理采用角度基台是安全的。

（二）角度基台与直基台的联合应用

以上颌前牙区种植固定桥为例，当受到局部解剖结构的限制，固定桥一端的种植体长轴方向与需要恢复的固定桥长轴方向不一致，而另一端种植体与上部结构长轴可以保持一致时，为协调这种关系，临床工作中可能会采用角度基台与常规直基台联合应用的修复方案。再如下颌后牙区单颗牙缺失时，受牙槽嵴宽度不足的影响，可能采用的方案为植入双根种植体支持上部单冠结构；因植入位置的限制，亦有可能使用角度基台与直基台共同支持上部修复体的方案。目前，角度基台与直基台的联合应用尚缺乏全面系统的 FEM 研究。

（三）半预成基台

半预成（UCLA）基台由金属或可熔性树脂材料制成，因其在美国加利福尼亚大学洛杉矶分校（University of California Los Angeles，UCLA）牙科学院研制应用而得名。其尾端形态与种植体顶端结构吻合，轴面可以直接磨削和包埋铸造制成个性化基台，满足临床的特殊需要，建立肩台与牙龈之间的良好关系，提高临床美学修复的效果。UCLA 基台可进行单颗牙或多颗牙修复，最大纠正角度 30°，可作为软组织有限时的美观修复。

（四）个性化基台

对于种植最大倾斜角度超过 20°的病例，临床工作者建议采取植骨或牙槽嵴重建术等外科方法解决骨量不足的问题；对于角度基台大于 30°的病例，建议选用个性化制作的基台或其他方式进行修复。特别是近些年来 CAD/CAM 技术的出现，更是保证了个性化基台的机械精度。

五、角度基台临床应用的注意事项

从以上各方面的临床及生物力学研究来看，虽然合理使用角度基台可以补偿种植体长轴与人工牙长轴有交角的矛盾，在一定程度上可以避免采用植骨等外科手术，但其付出的代价是生物力学环境的变化，例如应力在种植体颈部及根端的集中，骨界面剪切力的增加，可能导致固位螺丝的松动、界面骨质吸收等。因此，临床使用角度基台前，应有效调节颌骨空间与上部结构长轴不一致的矛盾；手术前，应对是否使用角度基台或采用外科植骨手术进行全方位评估，避免在修复上部结构时，被动将角度基台作为唯一补救措施，从而提高种植修复的成功率。

第六节　牙种植体与天然牙混合连接的方案及评价

一、天然牙与牙种植体的力学性能差异

天然牙与牙槽骨通过牙周膜结合，而种植体与牙槽骨是直接的骨性结合。因为结合方式的不同，导致二者在力学性能方面存在显著差异。在正常行使牙的咀嚼功能时，天然牙所承受的应力通过牙周膜传递到牙槽骨上；而当种植体植入颌骨后，与周围骨形成一个整体结构，在功能状况下要承受载荷，并分散和传导殆力（图 3-6-1）。

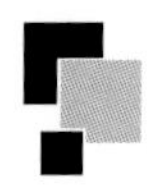

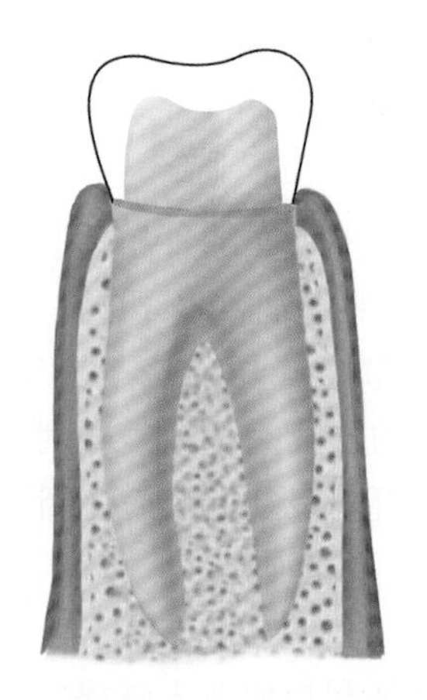
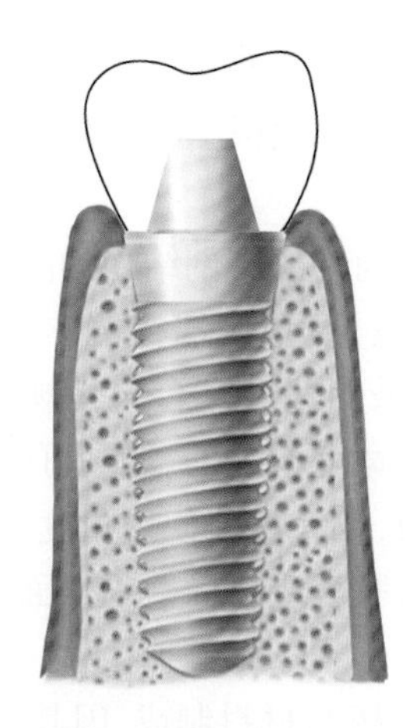

图 3-6-1 天然牙与牙种植体对比

（一）天然牙的力学性能

牙周膜在天然牙咀嚼过程中发挥了重要的作用，天然牙的牙根以牙周韧带悬吊固定在牙槽骨中，牙周膜的主纤维分布在整个牙周间隙内，一端埋入牙骨质，另一端埋入牙槽骨。主纤维由于所在的部位不同而功能不同，厚度约 0.15～0.38mm。其中，牙槽嵴组将牙向牙槽窝内牵引，对抗侧方力，保持牙直立；水平组是维持牙直立的主要力量，并与牙槽嵴纤维共同对抗侧方力，防止牙侧方移动；斜行组可将牙承受的咀嚼压力转变为牵引力，均匀地分散到牙槽骨上，在水平切面上，斜行组纤维的排列呈交织状，而不是直的放射状，可以限制牙的转动，这种组织结构使牙的受力广泛分布到牙槽骨中，起到应力缓冲的作用。

此外，牙周膜中的本体感受器极为敏感，能感受牙受力的情况。对于加在牙冠上微小的力量变化或食物中存在的异物颗粒，本体感受器均可做出迅速的反应，例如力量的大小、方向和食物的大小及粗细程度；在失去牙髓营养供给的死髓牙中，感受器在一定程度上仍有反应。牙周膜的感受阈，会因年龄、炎症、疲劳等不同因素而有所波动。过大的𬌗力将引起牙槽骨的吸收，牙周膜的触压觉有利于调节咀嚼压力、协调咀嚼肌及颞下颌关节的运动，以便顺利地进行咀嚼活动。

（二）种植体的力学性能

种植体与牙槽骨通过骨性结合达到稳定。在咀嚼运动中，种植义齿和天然牙一样都要受到𬌗力的作用，而且𬌗力的方向是多方面的，既有轴向又有非轴向的作用力。种植体受到𬌗力作用时，𬌗力的传导方向和分布特点与天然牙不同。天然牙受到轴向的压力时，𬌗力通过牙周韧带均匀分布到牙槽骨内；受到侧向的压力时，则以根 1/3 为中心作轻微的旋转运动。种植体受到轴向的压力时，如果植入体为圆柱状，应力主要集中在其底部；如果植入体为螺纹状，应力通过螺纹分布到四周的骨组织中。受到侧向力时，种植体无旋转运动，而是以种植体与骨结合部顶点的骨皮质为支点，产生弯曲形变，种植体受到曲矩，骨组织受到压力。种植体的负荷主要来自上部修复体所承受的咀嚼力，且最大应力集中于种植体颈部的皮质骨；当侧向力作用于种植体时，在种植体颈部产生曲应力，会导致骨吸收或种植体折断。鉴于种植义齿所具有的特殊的生物学结构，在种植义齿设计时，需要同时考虑其生物学和生物力学特性。

另外，种植体颈部周围结缔组织的排列方向与天然牙不同。天然牙的牙龈胶原纤维从根面放射状垂直于牙骨质，连接到骨和牙龈组织，这些纤维包埋在牙骨质中。由于种植体表面无牙骨质，因此胶原纤维平行于种植体表面。种植体周结缔组织较天然牙周围结缔组织的胶原纤维多，成纤维细胞少。换言之，种植体骨上部分的钛表面的结缔组织类似一种瘢痕组织，胶原丰富，血管很少。沟内上皮与牙槽嵴顶之间是由基本无血管的致密的环形纤维包绕种植体，宽约 50～100μm，高约 1mm。超微结构研究发现，约有 20nm 厚的无定形糖蛋白层

将种植体表面与胶原纤维和细胞突起分隔开。结缔组织似乎是粘在种植体表面，这种黏附可能阻挡结合上皮向根方增殖。但是与天然牙相比，这层相对无血管的软组织防御能力很弱（表 3-6-1）。

表 3-6-1　天然牙与种植体力学特点的比较

	天然牙	种植体
与牙槽骨连接	牙周膜	骨结合
感受器	牙周机械感受器	骨感受器
敏感性	高	低
运动范围	20~100μm	3~5μm
运动方式	即刻运动、渐进运动	渐进运动
运动阶段	非线性复杂的线性和弹性的	线性和弹性的
侧向力作用使得支点	根 1/3 处	颈部骨皮质
承载负荷的特点	快速吸收和殆力分散	应力集中于皮质骨
过载后的临床表现	疼痛、牙周膜增宽、牙松动	螺钉松动或折断、修复体和基台松动、种植体折断、骨吸收
功能殆力	较低，受控程度高	较高，受控程度低
弹性模量	与骨组织接近	比骨组织高近 10 倍
应力分布特点	主要在牙周支持组织	主要在种植体颈部牙槽嵴顶
动度	生理动度	无生理动度
正畸性移动	有	无
受到冲击力时	能缓冲冲击力	不能缓冲

二、种植体和天然牙混合连接方式及其生物力学特点

随着种植技术的提高和普及，种植固定桥已经成为修复牙列缺损的一种良好选择。但患者存在个体差异，由于局部解剖特点的限制或某一种植体植入的失败，常常需要天然牙与种植体联合做基牙来进行固定桥修复。牙周膜是黏弹性材料，具有缓冲和传递应力的作用，并维持天然牙的生理动度；但种植体与骨组织是骨性结合，紧密连接，无临床可探及的动度。应力从种植体传导至周围骨组织，在正常咀嚼过程中，由于天然牙牙周储备存在，天然牙会出现相对的运动，与其连为一体的种植体会因天然牙的运动而受力，继而产生相应的运动趋势，这对种植体的稳定不利，临床上应尽量避免侧向扭力的影响。为了达到令患者满意的治疗效果，并为患者节省开支，临床医师常将天然牙和种植体联合起来，设计固定或半固定修复。有些学者认为混合支持有其有利的一面，例如天然牙的牙周膜有本体感受器，可感知外力并做出反馈调节，具有较好的保护性，可防止过大殆力导致的创伤；如果种植体和天然牙在颌弓内呈三角或多角布局，则形成稳定结构，并能抵抗各个方向的较大外力等。

（一）天然牙-种植体固定连接

对于牙列缺损患者，最适合的修复方法无疑是固定修复。统计数据显示，天然牙-种植体联合固定桥中，种植体 5 年以上平均存活率达 90.1%（95%置信区间：82.4%~94.5%）；10 年以上存活率为 82.1%（95%置信区间：55.8%~93.6%）。种植基牙和天然基牙联合支持式固定桥可划分为两种特殊类型：游离端种植基牙固定桥和中间种植基牙固定桥。

1. 游离端种植基牙固定桥　后牙游离缺失的区域是承受殆力最大的部位，如果单用种植基牙支持上部结构，就要求种植基牙数目足够，分布均匀，故临床上有时联合使用与缺隙毗邻的天然牙做基牙，共同支持固定桥（图 3-6-2）。

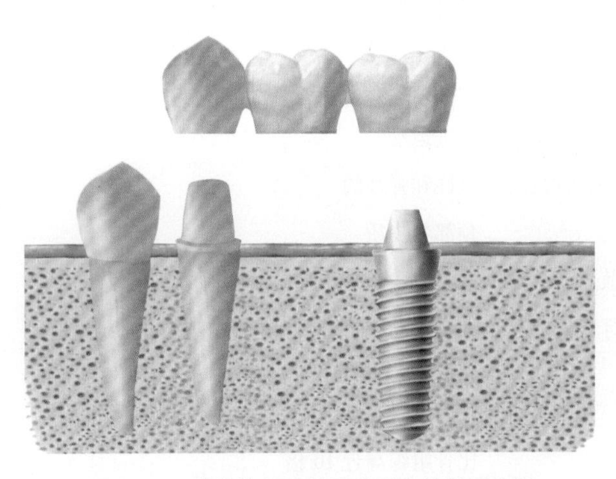

图 3-6-2　种植体与天然牙共同支持的固定桥

游离端种植基牙由于周围支持组织的解剖结构差异及种植体材料与天然牙牙体组织的弹性模量不同，与传统固定桥产生的运动和应力不同。传统理论中，双端固定桥的基牙为天然牙，两端基牙支撑殆力相近；而游离端种植基牙固定桥受到外力后，种植体周骨最大应力值显著大于天然牙，天然牙的位移则显著大于种植牙，导致天然牙被压低。

（1）垂直加载时的应力和位移特征

1）应力特征：种植体颈部皮质骨应力值最大，应力分布不均，颊侧出现应力集中区，最大拉应力出现在种植体远中中 1/3，舌侧中 1/3 和底部的骨界面；压应力集中于颈部和底部的骨组织；天然牙基牙颈缘应力最大，分布均匀，根中部、根尖部松质骨应力值相对较小。

2）位移特征：天然牙根向的位移大于种植体的根向位移，这是因为天然牙的牙周膜发生弹性变形，通过牙根移动缓冲殆力，天然牙牙根可较种植体获得更大的位移。

这些应力分布和位移特点说明，种植牙承担了较大的殆力，而天然牙通过获得比种植体大的位移而达到应力缓冲作用，有利于天然牙基牙的健康。因为种植体基牙承担的殆力大一些，所以就要求种植体必须有足够的机械强度。

（2）斜向加载时的应力和位移特征

1）应力特征：斜向加载时应力值比垂直加载时大，拉应力集中在近中中 1/3、颊侧和种植体底部骨组织，压应力集中于远中和舌侧的颈部骨组织。应力在每个基牙上分布不均匀，但是各基牙间比较，应力值范围较为接近，颈部为应力集中区域。种植体基牙最大应力值为垂直加载时的 2 倍，是斜向加载下天然牙最大应力值的 3 倍，说明斜向加载是此类修复种植基牙破坏最主要的原因。

2）位移特征：斜向加载下天然牙舌向和根向的位移的量比种植体位移量大，应力缓冲作用使天然牙比种植体受到的破坏作用小；在近远中向位移量相近，所以种植体主要破坏区域是种植体的颊舌侧边缘骨组织。

另外据报道，天然牙-种植体联合固定桥修复的并发症之一是会有更多的牙槽骨吸收。

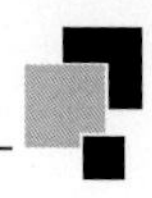

设计此类固定桥时，应适当增加基牙数目；固定桥的远端一般恢复到第一磨牙的远中部位，与对颌的第二磨牙部分接触；设计咬合时要求降低牙尖斜度，防止侧向力对种植基牙的创伤；此外，应避免松动的天然牙做基牙，以保护种植基牙；当桥体跨度较大时，尽量采用半固定式连接。

2. 中间种植基牙固定桥　在较长的缺牙间隙中植入种植体作为中间基牙，能够将常规较长的固定桥改为复合固定桥，缩短桥的长度，减轻两端天然牙的负荷（图 3-6-3）。

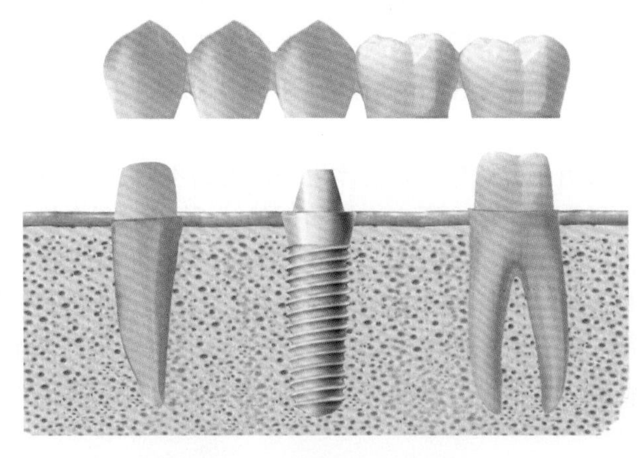

图 3-6-3　中间种植基牙固定桥

（1）垂直加载时的应力分布特征　桥体受垂直载荷的作用时，种植体颈部周围骨组织应力水平最高。种植体颈部近加力点侧骨组织呈压应力，远离加力点侧骨组织呈拉应力。种植体周骨组织压应力值高于拉应力值，颈部最大拉应力值不在种植体-皮质骨骨界面处，而是分布在种植体舌侧皮质骨边缘处。种植体周骨组织应力水平为颈部>底部>根中。原因与种植体颈部皮质骨弹性模量远大于根中及根尖部的松质骨弹性模量，载荷主要由皮质骨承担有关。垂直加载时颈部最大拉应力峰值出现在种植体舌侧皮质骨边缘处，其原因可能是联合桥为中间种植基牙的大跨度固定桥，呈弧线形结构，种植体所在位置位于整个弧线的顶端，当受垂直载荷时，整个联合桥有向下向颊侧运动的趋势，牵拉舌侧牙槽骨。因为皮质骨的弹性模量大，所以拉应力集中于种植体颈部舌侧皮质骨边缘处。因此临床做大跨度中间种植基牙联合桥时应注意种植基牙处牙槽骨舌侧要有足够厚的皮质骨，以缓解应力集中现象，防止骨吸收或因应力过度集中造成局部骨折而导致种植失败。

（2）斜向加载时的应力分布特征　当桥体受到斜向载荷时，种植体颈部周围骨组织应力峰值较垂直加载时应力峰值明显增高；应力分布偏向颊舌侧，颊舌侧骨界面处出现明显的应力集中区，舌侧为压应力区，应力值较大，颊侧为拉应力区，拉应力值小于压应力。根中部和根尖部应力无集中现象，应力相对较分散。种植体周骨组织应力水平表现为颈部>根中>根尖。斜向加载下骨界面处应力峰值是垂直加载应力峰值的 2. 5 倍，但牙周组织对垂直向压力有较大的抵抗力，而对侧向力的抵抗较差，只能承受较小的拉应力。由此可知，斜向载荷是破坏种植体骨界面正常结构的主要原因之一。

由于中间种植基牙承受力量较大，应尽量增加种植基牙数目，调整其位置、方向、角度；中间种植基牙应该与天然基牙获得共同就位道，必要时调整基台的聚合度或采用内层冠的

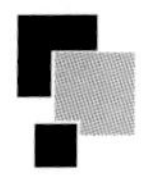

方法调整轴向关系；中间种植基牙固定桥的桥架最好采用整体铸造方法制作，以减小桥体的挠曲变形，使应力的分布较为合理。

（二）天然牙-种植体半固定连接

由于种植体的愈合方式为骨结合，与机体组织之间缺乏牙周膜，没有生理动度，承受负荷能力较差，因此咬合时易对种植界面造成应力集中，导致创伤和骨组织吸收，影响种植义齿的远期修复效果。近年来通过精密铸造以栓体栓道等附着体连接形式，进行天然牙-种植体半固定桥修复，以达到应力缓冲的目的。

天然牙-种植体半固定桥是指桥体一端以天然牙为基牙，另一端由种植体支持的联合固定修复体，二者之间通过附着体连接，靠摩擦力、弹簧力、扣锁力等机械形式或磁性固位体的吸力产生固位。

应力分布理论认为，由于天然牙与种植体生理动度的不同，种植体所吸收能量部分传导到天然牙，产生应力并导致其压低。固定连接的天然牙-种植体联合修复会有更多的牙槽嵴骨量丧失，半固定连接的天然牙-种植体联合修复会导致天然牙的压低。当考虑选择天然牙-种植体联合修复时，与天然牙的压低相比较，牙槽嵴骨量的丧失比天然牙的压低更为严重。天然牙-种植体联合固定桥修复中，虽然固定连接与半固定连接在对天然牙的压低这一方面没有太大区别，但是在减少牙槽嵴骨量的丧失方面，半固定连接具有更大优势（图 3-6-4）。

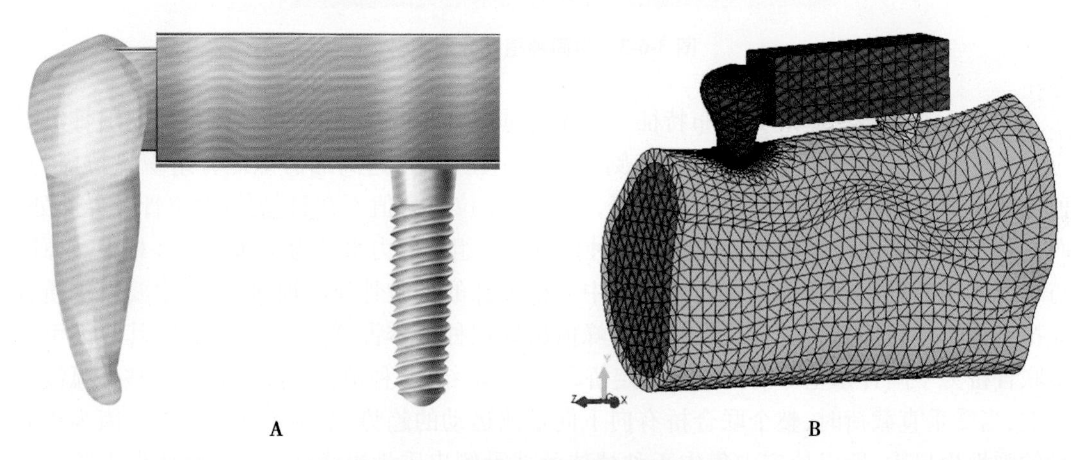

图 3-6-4 天然牙-种植体半固定连接

A. 天然牙-种植体半固定连接；B. 天然牙-种植体半固定连接三维有限元模型。

1. 栓道附着体　种植体基牙以弯曲变形为主，其拉应力与压应力很接近，应力值大且集中。

应用此种修复方式时，种植体基牙应力峰值均集中于种植体颈部皮质骨区，而松质骨界面应力很小。垂直加载时，高应力区集中于种植体颈部上缘及皮质骨区近中，为该设计的薄弱环节，会导致一定程度的骨吸收；斜向加载时，种植体和天然牙应力峰值明显增高，说明该设计对侧向力抵抗很差。因此，联合支持的半固定连接固定义齿在临床应用时，必须采用适当设计，使应力的分布更趋于合理。

2. 缓冲型附着体　种植体基牙应力以压应力为主，应力集中区域位于种植体颈部近中中 1/3 和颊侧近远中转角，底部远中分布均匀。

垂直加载时，种植体和天然牙应力水平均较低，二者应力峰值很接近，说明通过缓冲式

附着体软衬垫作用，减小了种植体基牙应力集中现象，使应力在种植体和天然牙之间分布更均匀、更分散，在一定程度上起到了保护种植体基牙及周围骨组织的作用。

3. 套筒冠　垂直加载时，天然牙周围骨组织的应力值明显低于种植体周骨组织的应力值，而且分布比较均匀，说明天然牙所承受的应力绝大部分被低弹性模量的牙周膜所吸收，牙周膜使天然牙的应力均匀传递到骨组织内；种植体周的骨组织由于缺乏牙周膜的缓冲作用而应力值较高。

4. CEKA 附着体　CEKA 冠外精密附着体是一种常用的精密附着体。它通过阴性部件和阳性部件间的弹性结合，可以缓冲部分外力，以减少对基牙的扭力，并且设计灵活、美观、性能佳。在加载条件下，其最大等效应力值出现在种植体颈部骨组织，且应力分布较为集中；天然牙周围骨组织的应力值明显低于种植体周骨组织的应力值，而且分布比较均匀，说明天然牙所承受的应力绝大部分被缓冲或吸收，而种植体周的骨组织由于缺乏牙周膜的缓冲作用使应力值较高且容易应力集中。

总之，无论是在垂直加载还是在斜向加载时，采用附着体连接都可以缓冲天然牙与种植体联合支持固定桥的应力传递，但对轴向力和侧向力的缓冲能力区别不大，对天然牙周围骨组织应力值的影响不明显。

（三）影响天然牙-种植体连接的因素

1. 牙周膜因素　生物力学问题是影响天然牙-种植体联合修复长期成功率的关键性问题。天然牙牙根周围有牙周膜包绕，种植体与牙槽骨骨性结合，所以两者生理动度和生物力学特征有所不同，临床应用中必须采取分散殆力的措施，防止种植基牙过载情况发生。使用中间种植基牙时更要慎重，可酌情使用半固定连接。

2. 咬合因素　咬合是一个复杂的运动过程，会产生动载荷与静载荷。研究发现，在天然牙种植体联合固定桥修复中，对于种植体和固定桥基牙周围的骨组织应力，载荷持续的时间比载荷的强度具有更大的影响。因此，静载荷比动载荷对种植体周的骨组织有更大的损伤。另外，垂直载荷与斜向载荷、集中载荷与分散载荷均会对应力的分布产生影响。通过调殆，可以改善载荷的方向和集中程度，从而重新调整种植义齿的应力分布，使桥体部分的应力最小化。

3. 基牙的数目　天然牙-种植体联合支持的固定桥修复中，基牙的不同分布对应力的产生也有很大的影响。承受载荷时，种植体起到主要的支持作用。对于整个固定桥来讲，降低天然牙的载荷就减小了天然牙和种植体的应力，所以在天然牙-种植体联合固定桥基牙数一定的情况下，增加种植体基牙比增加天然牙基牙对固定桥应力的改善更为有效。

4. 桥体长度　桥体长度也是影响天然牙-种植体联合固定桥中天然基牙和种植体应力分布的一个重要因素，种植体周的骨吸收与此有直接的关系。在不同的载荷条件下，桥体长度对应力分布会产生很大影响。垂直载荷、斜向载荷均会使天然基牙的最大应力值增加，而种植体基牙的应力值相对保持稳定，但前提条件是种植体基牙的最大应力值要大于天然基牙。研究发现，随着天然牙-种植体之间距离的增大，骨吸收的程度先是迅速增大，然后又逐渐减小。天然牙与第一颗种植体之间的距离为 8～14mm，与第二颗种植体之间的距离为 17～21mm 时，骨吸收程度最为明显，临床上应该避免这种设计。另有研究发现，当天然牙与种植体间的距离为≥16mm 时，种植体所承受的来自天然牙牙周膜移动的侧向力、扭力及下沉力等扭力夹角几乎等于零，即种植体所受非轴向力可以忽略不计，不会影响种植体的稳定性。

种植牙与天然牙间距离,还需要根据牙的长短、直径、骨质情况,冠根比值、牙冠咬合面面积等综合考虑。天然牙牙根长,预示所产生的侧方扭力小。种植体越长,直径越粗,抵抗侧方扭力能力越强,冠根比值越小,抵抗侧方扭力的能力越强。

5. 天然基牙牙根数目对混合联接的影响　有研究结果显示,种植体与双根基牙联接时所受的应力,要小于与单根基牙联接时的应力。无论种植体还是天然牙侧向加载作用时,种植体与天然牙都共同承担侧向载荷,但单颗种植体与双根天然牙联冠修复后,种植体颈部应力集中明显减小。这是由于双根天然牙颈部牙周膜面积较单根牙的大,可承担较多的载荷;同时,双根天然牙的生理动度较单根牙的小,缩小了种植体与天然牙生理动度的差异,从而减小了由于两种不同力学性质基牙动度差异而导致的杠杆作用。

总结目前的研究结果,天然牙-种植体联合修复在短期内的临床效果还是令人满意的。考虑到远期的修复效果,在不能首选全部由种植体支持的固定修复时,这种联合修复具有可行性,但需要尽量优化设计方案,以改善天然牙-种植牙固定桥的受载应力分布,保护种植基牙。

（谭包生　周延民）

参考文献

1. 聂毓琴,孟广伟. 材料力学. 2 版. 北京:机械工业出版社,2009.
2. 张天军,韩江水,屈钧利. 实验力学. 西安:西北工业大学出版社,2008.
3. 张铁,马轩祥,张少锋,等. 不同连接设计种植全口义齿的三维光弹应力分析. 实用口腔医学杂志,1999,15(3):225-227.
4. 白石柱,赵铱民,张铁,等. 两种磁性附着体固位的种植全口覆盖义齿光弹应力分析. 实用口腔医学杂志,2004,20(6):733-736.
5. 王勇,吕培军,励争,等. 集成于可摘局部义齿专家系统的二维有限元分析方法. 口腔颌面修复学杂志,2004,5(4):260-261.
6. 周立群,吴大怡. 有限元分析法在口腔种植中的应用. 中国口腔种植杂志,2005,10(2):90-94.
7. 陶江丰,陈宁,吕林屹,等. 下颌第一磨牙种植修复体的三维实体和有限元模型的建立. 口腔医学,2006,26(2):127-129.
8. 张永刚. 有限元法发展及其应用. 科技情报开发与经济,2007,17(11):178.
9. 张青青,张建中,佘文珺,等. 光弹性法在口腔医学中的应用. 中国口腔种植学杂志,2008,13(1):47-50.
10. MERZ B R,HUNENBART S,BELSER U C. Mechanics of theimplant-abutment connection:an 8-degree taper compared to a butt joint connection. Int J Oral Maxillofac Implants,2000,15:519-526.
11. KHRAISAT A,STEGAROIU R,NOMURA S,et al. Fatigue resistance of twoimplant/abutment joint designs. J Prosthet Dent,2002,88:604-610.
12. BALFOUR A,O'BRIEN G R. Comparative study of antirotational single toothabutments. J Prosthet Dent,1995,73(1):36-43.
13. 黄辉,马轩祥,张少锋. 螺纹顶角角度对牙柱状螺旋根骨内种植体应力分布的影响. 实用口腔医学杂志,1996,12(2):119-121.
14. 杨德圣,刘洪臣. 骨质量和种植体螺纹对种植稳定性影响的三维有限元分析. 口腔颌面修复学杂志,2005,6(2):118-120.
15. 孔亮,刘宝林,李德华. 不同螺纹形态种植体对颌骨应力影响的三维有限元比较研究. 口腔医学研究,2006,22(2):155-158.

16. CHUN H J, CHEONG S Y, HAN J H. Evaluation of design parameters ofosseointegrated dental implants using finite element analysis. J Oral Rehabil, 2002, 29(6): 565-574.
17. 汪昆,李德华,周继祥. 螺纹形态对牙种植体初期稳定性影响的有限元研究. 第三军医大学学报, 2005, 27(23): 2348-2350.
18. 马攀,刘洪臣,李德华,等. 三种螺距对种植体初期稳定性影响的有限元研究. 口腔颌面修复学杂志, 2007, 8(1): 47-49.
19. 赵静辉,周延民,赵云亮,等. 不同螺距种植体集中载荷的有限元分析. 实用口腔医学杂志, 2009, 25(6): 820-823.
20. 孔亮,刘宝林,胡开进,等. 螺纹种植体螺距的优化设计和应力分析. 华西口腔医学杂志, 2006, 24(6): 509-515.
21. 马攀,李德华. 螺纹旋转角度和密度对种植体初期稳定性影响的三维有限元研究. 中华口腔医学杂志, 2007, 42(10): 618-621.
22. 孔亮,刘宝林,胡开进. 圆柱状种植体螺纹的双目标稳健分析. 中国口腔种植学杂志, 2007, 12(4): 151-157.
23. BONNET A S, POSTAIRE M, LIPINSKI P. Biomechanical study of mandible bone supporting a four-implant retained bridge: finite element analysis of the influence of bone anisotropy and foodstuff position. Med Eng Phys, 2009, 31(7): 806-815.
24. SIMŞEK B, ERKMEN E, YILMAZ D, et al. Effects of different inter-implant distances on the stress distribution around endosseous implants in posterior mandible: a 3D finite element analysis. Med Eng Phys, 2006, 28(3): 199-213.
25. 陈勇,赵铱民,王一兵,等. 无牙颌上颌骨后部 1/4 缺损不同种植修复设计的三维有限元应力分析. 实用口腔医学杂志, 2000, 16(4): 308-313.
26. DUBOIS G, DAAS M, BONNET A S, et al. Biomechanical study of a prosthetic solution based on an angled abutment: case of upper lateral incisor. Med Eng Phys, 2007, 29(9): 989-998.
27. CELIK G, ULUDAG B. Photoelastic stress analysis of various retention mechanisms on 3-implant-retained mandibular overdentures. J Prosthet Dent, 2007, 97(4): 229-235.
28. 韩科. 种植义齿. 北京: 人民军医出版社, 2007.
29. 马轩祥. 口腔修复学. 5 版. 北京: 人民卫生出版社, 2003.
30. DAVARPANAH M, MARTINEZ H, KEBR M. 口腔种植学临床操作指南. 严宁,译. 北京: 人民军医出版社, 2005.
31. 皮昕. 口腔解剖生理学. 3 版. 北京: 人民卫生出版社, 1994.
32. RENOUARD F, NISAND D. Impact of implant length and diameter on survival rates. Clin Oral Implants Res, 2006, 17(Suppl 2): 35-51.
33. BROSH T, PILO R, SUDAI D. The influence of abutment angulation on strains and stresses along the implant/bone interface: comparison between two experimental techniques. J Prosthet Dent, 1998, 79(3): 328-334.
34. LI T, KONG L, WANG Y, et al. Selection of optimal dental implant diameter and length in type IV bone: a three-dimensional finite element analysis. Int J Oral Maxillofac Surg, 2009, 38(10): 1077-1083.
35. BARÃO V A, ASSUNÇÃO W G, TABATA L F, et al. Finite element analysis to compare complete denture and implant-retained overdentures with different attachment systems. J Craniofac Surg, 2009, 20(4): 1066-1071.
36. SAAB X E, GRIGGS J A, POWERS J M, et al. Effect of abutment angulation on the strain on the bone around an implant in the anterior maxilla: a finite element study. J Prosthet Dent, 2007, 97(2): 85-92.
37. YU W, JANG Y J, KYUNG H M. Combined influence of implant diameter and alveolar ridge width on crestal bone stress: a quantitative approach. Int J Oral Maxillofac Implants, 2009, 24(1): 88-95.

第四章　种植体系统的构成与结构设计

第一节　概　　述

毫无疑问，牙种植治疗是建立在种植材料基础上的牙缺失修复手段，种植体系统是牙种植治疗获得成功的关键因素之一。而种植体系统的研究，已经形成了一个基础研究、种植体系统改进、临床应用、循证疗效判定的循环式研究链，使种植体系统不断完善，种植治疗技术不断改进，概念不断更新，临床效果不断提高。

广义的牙种植体系统(dental implant system)是种植体、相关部件、操作器械和设备的总称。但是，习惯上称为"种植体系统"的概念，并不包括种植治疗的操作器械和设备。所以，本章中"种植体系统"的概念，在没有特殊注明时，只包括种植体、基台、上部结构和与之相关的其他部件。

在长期的基础与临床研究中，种植体系统的材料和结构设计不断演化。在不同的历史阶段，其设计理念、形状和表面处理各不相同。但是，目前种植体系统在总体设计理念与结构等方面已逐渐明确，并日趋统一。

种植体系统组成部件较多、结构复杂，迄今为止还没有完全统一的分类和命名。不同的制造商、医师、文献与著作中，有时对同一个概念与部件名称不同。混乱的结果不但影响了学术交流、知识普及和产品的正确使用，也影响了医患之间的沟通。究其原因并不复杂：①口腔种植学作为新兴学科，年轻且发展迅速，在新的概念和设计出现时，往往没有及时交流和统一；②跨语言文字交流时，不同的翻译和转译产生了不同的名称；③种植体系统的材料、部件种类繁多，产生了命名的混乱；④有些口腔种植学的研究者和种植体系统的制造商，习惯于按照各自的理解进行命名，甚至为标榜其产品有别于其他制造商的产品，故意别出心裁，使同类或同一个产品产生了众多的名称。口腔种植学，现在已经由一种治疗技术发展为一门学科，学者们已经意识到准确、统一的术语，对口腔种植的教学、科研和医疗等方面的重要性，出版了许多相关著作和文献。其中，Laney 主编的 *Glossary of Oral and Maxillofacial Implants*(Quintessence Publishing Co，Ltd，2007)为此作出了积极的贡献。

一、种植体系统的分类

我们可以从不同角度对种植体系统进行分类。

1. 按照种植体的功能分类　可将种植体系统分为牙种植体系统、颅面器官种植体系

统、肢体种植体系统和正畸支抗种植体系统等。在牙种植体系统中，只支持和/或固位临时修复体者，称为“临时种植体”。可以发挥牵张成骨作用的种植体，称为“牵张成骨种植体”。

2. 按照种植体植入的解剖学部位分类　可将种植体系统分为骨内种植体系统、骨膜下种植体系统和穿下颌骨种植体系统等。骨内种植体系统，除常规植入牙槽嵴和/或颌骨基骨外，还可以植入颧骨（颧骨种植体系统）和蝶骨（蝶骨种植体系统）等部位。目前，口腔种植学中的“种植体系统”为骨内种植体系统的简称。

3. 按照种植体的表面形态分类　可以将种植体系统分为光滑表面种植体、粗糙表面种植体和混合表面种植体。

二、骨内种植体系统的研究与发展

种植体系统是口腔基础、临床医学与相关学科共同发展的结晶，涉及材料学、生物力学和机械工艺学等。

（一）骨内种植体系统

位于牙槽嵴和/或颌骨基骨中，并且只穿透冠方皮质骨（并不从根方皮质骨穿出）的种植体，称为骨内种植体（endosseous/endosteal implant）。骨内种植体系统通常按照种植体的形状，分为根形种植体系统、叶片状种植体系统和盘状种植体系统等。

1. 根形种植体系统　包括种植体、基台、上部结构和其他相关部件。通常，种植体和基台的研发进程代表了种植体系统的发展轨迹。

（1）种植体的设计：1807 年，Maggiolo 用金制作根形种植体，只在体内存留了 14 天。最早详细描述根形种植体形状的记载，始于 19 世纪末和 20 世纪初。1891 年，Wright 的异质种植体在美国获得专利。1906 年，Greenfield 使用铱铂和纯金制作种植体，其外形为空篓圆柱状，类似于中空柱状种植体，并有“固定基台（fixed abutment）”，于 1909 年获得专利。1937 年，Adams 设计了螺纹柱状种植体和球状附着基台，第一次提出两段式的外科程序，和现代种植的设计理念极为相似。尽管这些种植体外形设计类似于现在的骨内根形种植体形状，但并不是建立在科学实验的基础上，而是单纯的人类仿生本能。

1939 年，Strock 用钴铬钼合金制作了含有穿黏膜基台的一体式螺纹状种植体，将骨-种植体界面称为“粘连（ankylosis）”，一颗 21 的种植修复体使用了 15 年。1946 年，他首先设计出了不带有穿黏膜基台的螺纹状种植体，第一次试验两段式种植的外科程序。他植入的第一颗潜入式种植体，50 年后仍在行使功能。1940 年，Bothe 等第一次报告了骨和钛的“融合（fusion）”。1952 年，Brånemark 偶然发现钛和骨发生了非常坚固的结合，之后提出“骨结合（osseointegration）”的理论：在光镜下，活骨和种植体表面直接接触，并且比例不同。自此，产生了 Brånemark 种植体系统：纯钛螺纹状种植体、光滑表面形态和潜入式愈合方式。在同一时期，Schroeder 首次采用一种新的切片技术，直接制作未脱钙的骨和种植体的联合磨片，清楚地证实了骨结合在组织学上的存在。自此，产生了 Straumann 种植体系统：纯钛中空柱状种植体、光滑表面形态和非潜入式愈合方式。

从 60 年代开始，学者们加快了对种植体形状和表面处理的研究。1966 年，Brånemark 应用纯钛、光滑表面螺纹状种植体。之后，出现了钛浆涂层的中空柱状种植体（Schroeder，1976）、钛浆涂层柱状种植体（Koch，1976）、羟基磷灰石涂层柱状种植体（Thomas，1987）、大

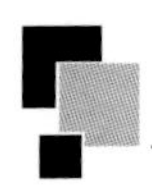

颗粒喷砂酸蚀表面处理螺纹种植体(Buser,1991)、电化学氧化表面螺纹状种植体(Hall,2000)。2005 年 Gardner、2006 年 Lazzala 报道了平台转移种植体。新的种植体系统不断涌现,但基本上延续了 Brånemark 和 Schroeder 的设计思路。

(2)基台的设计:最早的基台设计是基于修复牙列缺失的骨内根形种植体。在当时,Brånemark 是从骨量和骨质良好、牙列缺失的下颌开始尝试种植修复。种植治疗的目标是牙列缺失的功能性修复,基台只是作为种植体的穿黏膜延伸部件,通过金属夹板式的上部结构再将基台连接在一起,形成一个稳固的支架,固位修复体。因此,基台设计为中空柱状的分体式基台,依靠基台螺丝固位于种植体上。

这种“桥墩”样的结构获得了稳定的功能效果,但缺乏穿龈轮廓的考量,美学修复效果受到限制。为此,学者们很快设计出半预成(University of California Los Angeles,UCLA)基台,取消了之前的穿黏膜结构,在基台上直接铸造、烤瓷,使修复体直接就位于种植体平台上,使其具有自然穿龈的感觉,改善了牙列缺失固定修复的美学效果。在此设计思路的基础上,产生了个性化可铸造基台,基台和/或修复体可以模拟天然牙的穿龈轮廓,并且适用于美学区黏膜较薄者。之后,UCLA 基台设计成为一种设计原则和理念。在此基础上,各种植体系统都进一步研发出不同类型的基台:带有或不带有肩台、直或角度基台、螺丝或粘接固位基台、可铸造或预成基台、存在或不存在抗旋转结构等,并开始注重简便和美学,不再只是用于种植体的穿黏膜延伸。

伴随材料学和机械加工工艺的不断进步,CAD/CAM 基台或瓷基台已经广泛应用于临床,开启了功能和美学种植修复时代。

2. 叶片状种植体系统　1967 年,Linkow 和 Roberts 等分别介绍了叶片状种植体(blade implant),随后被广泛应用于临床,尤其对于颊舌向骨宽度不足的病例。叶片状种植体要和天然牙联合修复,不能独立支持修复体。当时,种植体植入 1 个月内即进行负荷,在美国等国家广为流传。

骨内升支种植体(endosseous ramus implant),属于骨内叶片状种植体的一种类型,骨内部分分别在正中联合处和两侧的下颌支处,马蹄形杆通过穿黏膜部分将骨内植入体连为一个整体。

叶片状种植体属于骨内部分与穿黏膜部分相连的一体式种植体(one-piece implant),包括预成和个别铸造种植体,可以在术中进行调磨和塑形。由于其颈部脆弱容易发生折断,同时容易破坏骨结合,现在已基本不用。

3. 盘状种植体系统　盘状种植体(disk implant)为细柱状体,带有圆盘状翼,从牙槽嵴唇颊侧骨壁开槽后植入,支持修复体,与叶片状种植体有相似的缺点,现在也基本不用。

(二)骨膜下种植体系统

骨膜下种植体(subperiosteal implant)为个性化制作的种植体支架,与骨表面广泛地直接贴附,而不是植入骨内,用于颌骨极度萎缩不能使用骨内种植体者。骨膜下种植体主要用于支持局部和全颌义齿的固定或覆盖式的种植修复体。

1943 年 Dahl 用支架式骨膜下种植体修复上颌和下颌牙列缺失。支架用螺丝固位,每个支架上带有 4 个柱状突起。骨膜下种植体要密合地贴附于牙槽嵴和/或颌骨表面,制作工艺复杂。主要有如下三种方法。

1. 间接印模技术　在黏膜表面印模,灌注工作模型,在模型上制作蜡型,铸造合金支架

式骨膜下种植体。此方法制作精度较低。

2. 直接印模技术　做广泛的切口，分离黏骨膜，暴露骨面。在骨面上直接印模，灌注工作模型，制作骨膜下种植体。此方法的制作精度最高，但缺点是广泛的手术切口，增加了一次外科手术。

3. CAD/CAM 技术　根据 CT 扫描数据制作颌骨模型，在模型上制作骨膜下种植体。优点是不需要外科切开制取印模，但其精度低于直接印模技术制作的骨膜下种植体。

骨膜下种植体的制作工艺极其复杂（需要在印模上设计和铸造加工，或采用 CAD/CAM 技术加工制作），手术剥离范围较大，在临床上已经很少应用。

尽管用于牙种植的骨膜下种植体基本上被骨内种植体所取代，但仍广泛用于骨厚度较薄部位的义耳、义鼻和义眼的种植修复。

（三）穿下颌骨种植体系统

1975 年，Small 介绍了穿骨种植体系统（transosseous implant），因为该类种植体只用于下颌骨严重萎缩的病例，支持全下颌覆盖义齿，故称为穿下颌骨种植体（transmandibular implant）。种植体系统由固定于下颌体下缘下方的水平固位板、固位螺丝、穿下颌骨的螺杆和基台构成。植入时，需要在颏部做经皮切口，同时要求下颌骨的垂直高度大于 6mm，颊舌向宽度大于 5mm。

由于创伤大、存在骨折并发症的风险，随着根形种植体的不断改进及适应证的扩大，穿下颌骨种植体系统在临床上已经很少使用。

综上所述，目前常规用于临床的种植体为骨内根形种植体。因此，我们将以骨内根形种植体系统为例，讨论种植体系统的类型及特点。通常，对根形种植体的论述包括种植体、基台、基台-种植体界面和上部结构等（图 4-1-1）。

种植体/组件	模式图	模式图
基台螺丝		
替代体		
开窗式印模帽		
非开窗式印模帽		
	骨水平种植体	软组织水平种植体

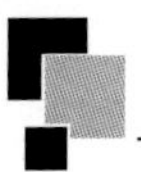

种植体/组件	模式图	模式图
种植体		
自固体附着体		
杆附着体		
球附着体		
临时基台		
种植体		
CAD/CAM基台		
可研磨基台		
解剖式基台		
可铸造基底		
	骨水平种植体	软组织水平种植体

种植体/组件	模式图	模式图
种植体	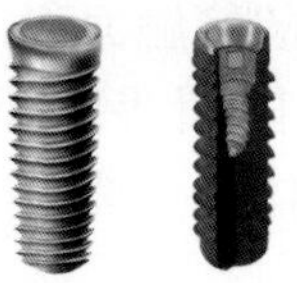	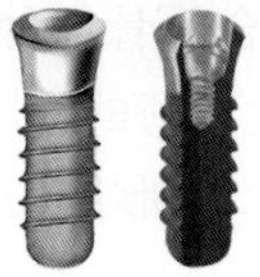
预成直基台	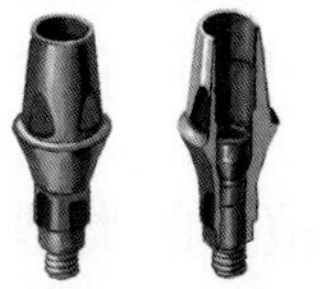	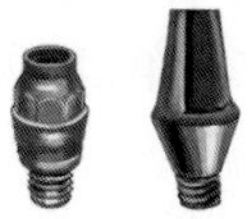
预成角度基台	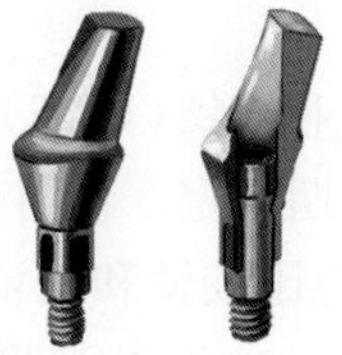	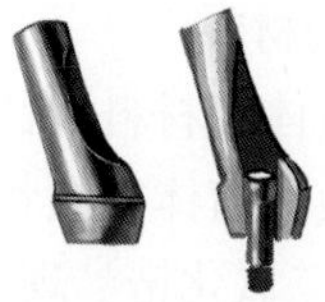
愈合帽	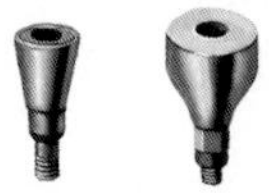	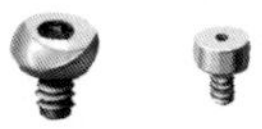
封闭螺丝	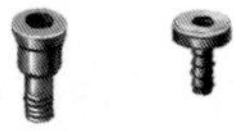	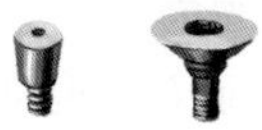
种植体	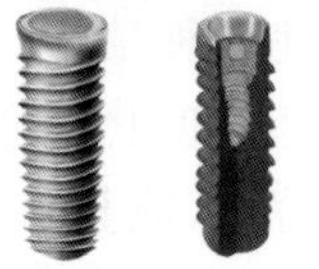	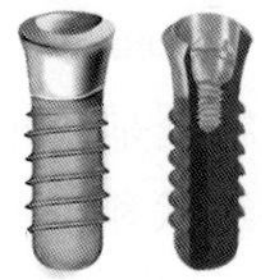
	骨水平种植体	软组织水平种植体

图 4-1-1　种植体系统的基本组成

第二节　种　植　体

牙种植体(dental implant)锚固于骨内,并与周围骨组织发生骨结合,固位、支持基台和/或修复体。根形种植体(root-form implant)的形状特征是种植体的外形,和单根天然牙的牙根相似,属于骨内种植体的一种类型。在描述种植体形状时,只要没有特殊说明,“种植体”均指根形种植体。

对于种植体支持的固定种植修复体而言,种植体承载了所有的𬌗力,种植体和骨之间的状态反映了骨结合的程度和种植体的稳定性。目前,常用两个术语描述种植体与周围骨组织所形成的界面:骨-种植体界面,种植体-骨界面。骨-种植体界面(bone-implant interface),又称为种植体界面(implant interface),是指骨内种植体无活性表面与活骨之间的接触面。众多因素可影响骨愈合后骨与种植体表面的接触面积,包括种植体表面特性、表面污染情况、植入时间和功能性负荷的程度。而种植体-骨界面(implant-bone interface)通常指在应用骨替代材料的情况下,新形成的骨与种植体发生骨结合后,种植体表面与牙槽嵴之间的界面。

根形种植体适用于各种类型的牙缺失和所有的种植体支持的修复方式,包括固定修复(例如螺丝或粘接固位的单冠、联冠、桥等)和可摘义齿修复。

一、种植体的类型

(一) 种植体的材料

目前,根形种植体的材料以钛合金或商业纯钛(CPTi)、微粗糙化表面形态为主,能够获得良好的骨结合,使种植体在颌骨内保持长期稳定。目前有关陶瓷种植体的个别报道,材料包括三氧化二铝和二氧化锆。现有动物实验比较钛和陶瓷两种材料的骨-种植体界面相似,但钛种植体的骨-种植体接触(bone-implant contact,BIC)略高于二氧化锆种植体。临床调查研究表明,三氧化二铝种植体 10 年的成功率在 23%~98%。也有文献报道,二氧化锆种植体 12 个月的成功率为 98%,21 个月为 84%。但缺乏有关陶瓷种植体稳定性的临床前实验研究。

以骨水平种植体和软组织水平种植体为例,种植体系统的基本构成如图 4-1-1 所示。

(二) 种植体的表面

根形种植体的表面(implant surface)设计,包括种植体的宏观表面形状和微观表面形态。

1. 种植体的宏观表面形状　根据种植体表面是否存在螺纹,根形种植体的基本形状主要分为螺纹状种植体(threaded implant)和柱状种植体(cylindrical implant)两种基本类型。螺纹状种植体的形状特征是种植体体部设计类似于螺丝,柱状种植体则为圆柱状设计。有的根形种植体兼有螺纹状和柱状种植体的特点,或具备多种形状特征,称为复合式种植体(hybrid implant),例如柱状台阶式种植体、柱状锥形种植体等。忽略基台连接结构,根据种植体体部的内部实质,根形种植体可分为实心种植体(solid implant)和中空种植体(hollow implant)。螺纹状种植体体部为实心结构,而中空种植体为根端开放的中空篮形柱状种植体(hollow-basket cylindrical implant),因易于折断,现已很少使用。无论种植体是何种形状,种植体体部的横截面均为圆形,以有利于种植窝预备和种植体植入。在目前的临床应用和市场流通中,占据优势的是螺纹状种植体,柱状种植体和其他类型的种植体则越来越少。

通常,种植体和基台为两个独立部分,有利于在种植体的骨和软组织愈合之后进行种植修复,也有利于灵活选择基台,以适应不同的临床条件。

2. 种植体的微观表面形态　用机械或化学的方法形成特征性的种植体微观表面形态,改善种植体的表面性能,提高骨-种植体接触(bone-implant contact,BIC)和加快新骨沉积的能力,称为表面处理(surface treatment)。种植体的表面处理方式分为多种,将在其他章节中论述。

骨-种植体接触形成骨结合，实现种植体的稳定。种植体初期骨接触（primary bone contact）是指种植体植入牙槽骨后，种植体表面即刻与骨发生的直接接触；种植体与种植窝骨壁的初期骨接触，形成种植体初期稳定性（primary stability）。种植体继发骨接触（secondary bone contact）是指在种植体愈合过程中，表面骨改建，新生骨与种植体表面发生接触，并产生继发稳定性（secondary stability）。伴随着骨改建，初期骨接触和初期稳定性逐渐降低，而继发骨接触和继发稳定性逐渐提高，最终完全占据主导地位，维持种植体骨结合的长期稳定。初期稳定性和继发稳定性共同形成种植体的总体稳定性（total stability）。在种植体植入后的不同愈合时期，总体稳定性不同，这是选择种植体负荷时机的主要依据（图 4-2-1）。依据骨质、植入方式和种植体设计的不同，种植体的初期稳定性和继发稳定性的此消彼长；并且在种植体植入之后，通常存在一个稳定性低谷（stability dip）时期；此后，占优势的继发稳定性成为种植体总体稳定性的决定性因素。

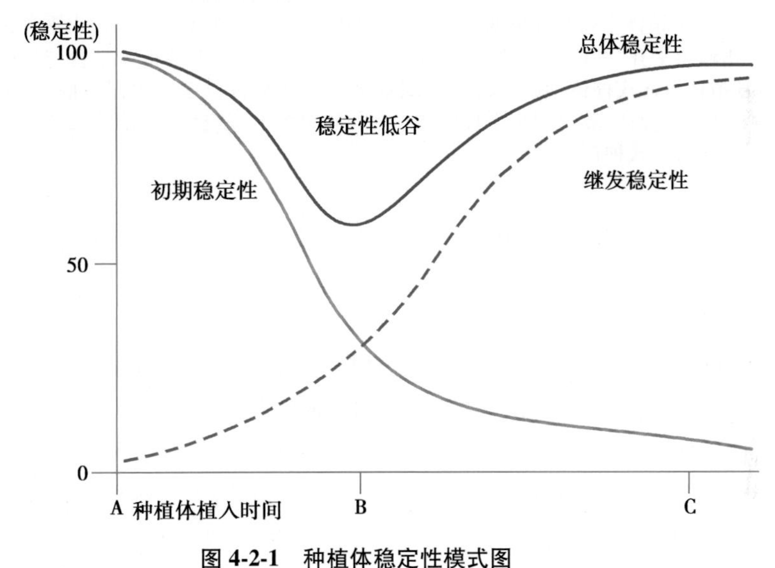

图 4-2-1　种植体稳定性模式图

尽管种植体存在机械光滑与粗糙两种表面形态，但是目前均以微粗糙表面形态为主。表面粗糙化处理和螺纹状设计扩大了骨-种植体接触面积，提高了生物活性，有利于骨组织在种植体表面的生长，有利于获得初期稳定性和继发稳定性，并获得骨结合的长期稳定。表面粗糙可以在几微米至几百微米不等，在 10μm 以下者，又称为微粗糙表面（microrough）。例如 Straumann 大颗粒喷砂酸蚀表面种植体的表面粗糙为 0. 25～0. 50μm，可将骨-种植体接触面积增加 60%以上；而 SLActive 表面种植体则加快了种植体继发骨接触和继发稳定性，通常在种植体植入 3 周后，就可以负荷。

（三）种植体的愈合方式

种植体的愈合方式可分为潜入式愈合（submerged healing）、非潜入式愈合（nonsubmerged healing）和半潜入式愈合（semi-submerged healing），相应的外科方式分别称为潜入式种植、非潜入式种植和半潜入式种植（图 4-2-2）。

潜入式种植的种植体，称为潜入式种植体（submerged implant），种植体没有向冠方延续的穿黏膜颈部。植入种植体后关闭黏膜创口，在发生种植体骨愈合之后，需要进行二期手术

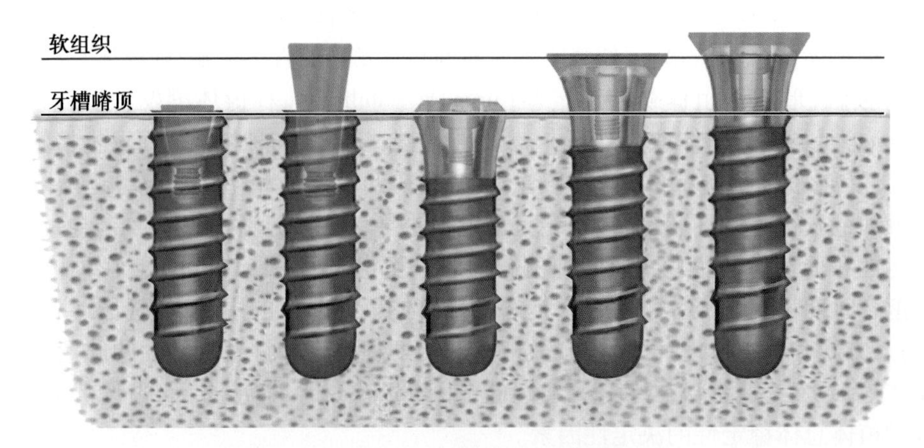

图 4-2-2 种植体平台的冠根向位置与愈合方式

A. 骨水平种植体平台与牙槽嵴顶平齐，种植体潜入式种植/愈合；B. 骨水平种植体平台与牙槽嵴顶平齐，种植体非潜入式种植/愈合；C. 软组织水平种植体平台与牙槽嵴顶平齐，种植体潜入式种植/愈合；D. 软组织水平种植体平台位于软组织之内，种植体非潜入式种植/愈合；E. 软组织水平种植体平台与软组织平齐或位于软组织之外（口腔侧），种植体非潜入式种植/愈合。

暴露种植体，安放愈合帽进行软组织愈合。因此，潜入式种植需要两次基本的外科程序，即植入种植体和暴露种植体建立穿黏膜通道，也称为两段式种植（two-stage implant placement）。

非潜入式种植的种植体，称为非潜入式种植体（nonsubmerged implant），种植体带有向冠方延续的穿黏膜颈部。种植体植入之后，穿黏膜颈部使种植体平台位于软组织的口腔侧，或通过安放于种植体平台上的愈合帽延伸至软组织口腔侧，在发生种植体骨愈合的同期进行软组织愈合，不需要进行二期手术暴露种植体。因此，非潜入式种植只需要一次基本的外科程序，即植入种植体的同时建立穿黏膜通道，也称为一段式种植（one-stage implant placement）。

半潜入式愈合则根据具体临床状况，种植体平台部分位于软组织内，通常也不需要进行二期手术暴露种植体。

Brånemark 种植体系统的设计理念是适应种植体潜入式愈合，而 Straumann 种植体系统开始的设计理念就是适应非潜入式愈合。后者刚刚问世时在种植界存在激烈的争论，认为非潜入式愈合因种植体周存在穿黏膜创口，会影响种植体骨愈合。但经过动物实验研究和长期的临床研究，未发现两种愈合方式的结果存在差异，并且肯定了非潜入式愈合对患者的益处，例如只需一次基本外科程序和有利于软组织成形等。目前，尽管种植体的种类很多，但基本上遵循这两种设计理念。

（四）种植体的穿黏膜设计

综上所述，种植体植入后，平台与牙槽嵴顶的冠根向位置关系可以分为位于牙槽嵴之内（与牙槽嵴顶平齐或略位于根方）、软组织之内（在牙槽嵴顶冠方，但未穿出软组织）和软组织之外（图 4-2-2）。与之相适应的是两种不同类型的种植体。

种植体穿黏膜颈部与种植体位于骨内的体部合为一体，为一体式种植体（one-piece im-

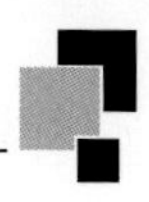

plant)。种植体颈部位于软组织之内,平台可以位于牙槽嵴表面的软组织之内或软组织之外,因此也称为软组织水平种植体(tissue level implant)。

种植体本身没有穿黏膜颈部,其穿黏膜部分为与种植体分离的另一部件,为分体式种植体(two-piece implant)。在暴露种植体的二期手术时,将穿黏膜的愈合帽安放到种植体平台上,实现软组织愈合。种植体平台位于牙槽嵴之内,因此也称为骨水平种植体(bone level implant)。

二、根形种植体的结构

种植体的结构,依据不同部位的形状、表面形态和功能特点,可分为种植体颈部、体部和根端三个部分。不同的种植体系统有很大的差别,其结构设计包括种植体的形状设计和表面形态。种植体的形状设计包括骨-种植体界面、种植体平台、基台连接和种植体的形状等。种植体的表面形态已在本书的第二章中专门论述,本章只阐述种植体的形状设计。

(一)种植体颈部

1. 种植体颈部　种植体颈部(implant neck/implant cervix)为种植体的冠方部分,最冠方称为种植体平台(platform),颈部存在或不存在颈部缩窄的设计。种植体颈部的表面处理可以与体部不同(例如体部为粗糙表面,颈部为光滑表面),也可以与体部完全相同(例如二者均为粗糙表面或光滑表面)。种植体颈部的形状和直径可以与体部相同,但通常与体部不同(例如软组织水平种植体,或骨水平种植体存在颈部缩窄设计和螺纹形状与螺距差异等)。

通常将骨水平种植体的颈部,称为种植体领口(implant collar),其定义为种植体或种植体骨内部分的最冠方,可以与种植体其他部分有相同或不同的表面处理。“领口”与“颈部”两个概念之间的区别不明确,并且“领口”的概念过于模糊,因此在文献中的使用频率越来越低。

骨水平种植体和软组织水平种植体两种种植体的颈部设计,一开始就是两种不同的理念。

(1)骨水平种植体:Brånemark 发明的种植体系统为骨水平种植体的经典代表。起初,螺纹状种植体的表面形态均为机械磨光的光滑表面,种植体颈部与体部的区别只在于形状设计不同:2mm 高的颈部没有螺纹,颈部与体部之间存在一定的缩窄设计。在微粗糙表面种植体出现之后,二者之间的区别在于形状设计和/或表面处理(颈部为光滑表面,体部为微粗糙表面)两方面。骨水平种植体的设计理念是种植体平台与牙槽嵴顶平齐或位于根方。临床研究发现,种植体骨愈合过程中,尤其是种植体负荷之后,种植体颈部周围骨组织会发生功能性改建,围绕种植体颈部发生环形骨吸收,龈沟上皮将迁移至骨吸收后暴露的种植体颈部表面,这种现象被称为种植体周碟形骨吸收(saucer-like bone resorption)。骨吸收的范围通常在水平向为 1.0~1.5mm,垂直向为 0.5~1.0mm。因此,颈部保留的光滑表面,其高度逐渐由 2.0mm 降至 0.5~1.0mm。光滑颈部设计是基于菌斑易于附着在种植体粗糙表面的假说。事实上,近年来对存在和不存在光滑颈部的骨水平种植体的临床研究,没有发现二者在探诊深度上存在显著性差异,微粗糙表面更加有利于结缔组织和上皮组织附着,骨水平种植体光滑颈部设计已经逐渐成为历史。

（2）软组织水平种植体：Schroeder 发明的种植体系统为软组织水平种植体的经典代表。软组织水平种植体存在光滑颈部，表面粗糙的体部完全植入到牙槽嵴内，光滑颈部或部分植入牙槽嵴内，或完全位于软组织内，甚至在磨牙区种植体平台可以穿出黏膜，位于黏膜的口腔侧。软组织水平种植体的粗糙部分发生骨结合，光滑颈部发生软组织愈合（即软组织封闭）。与骨水平种植体相比，软组织水平种植体平台的垂直向位置向冠方转移，使种植体平台与基台和/或修复体连接的微间隙（microgap）向冠方移位，避免连接处的微动和微间隙处的病原微生物聚集对种植体周骨组织的刺激，有利于保持种植体周软组织结合与骨结合的长期稳定。种植体平台直径大于体部直径，并呈锥状，产生了另外两个优势：一是增加平台直径，提高种植体的轴向负荷能力；二是植入种植体时，由于锥状颈部向骨内延伸，显著提高种植体的初期稳定性。因此，这种颈部形状设计一直延续至今，只是依据种植位点（美学位点或非美学位点）和黏膜厚度不同，将光滑颈部高度分别设计为 1.8mm 和 2.8mm。

2. 种植体平台　种植体平台（implant platform）是种植体颈部最冠方平面，用于连接基台和/或修复体。其实，所谓的“平台”为种植体冠方表面结构的总称，并非严格的“平面”概念。在平台中心存在向冠方凸起或凹陷到种植体内部的结构设计，平台边缘部分为平面或斜面。

目前，几乎所有的骨内根形种植体的平台均为“平面”式设计。这种设计的优点是方便种植体的植入和种植体修复，但与上颌前牙区位点弧线形的牙槽嵴存在显著的形态差异。因此，个别种植体系统的平台形状为“抛物线”形设计，在平台的近远中侧呈弧线形凸起，模仿上颌前牙釉牙骨质界和牙槽嵴的形态，使生物学宽度的解剖学位置接近自然。这种平台形态的种植体被称为弧线形种植体（scalloped implant）。弧线形种植体的缺点是要求更精确的种植体植入技术和增加了修复的难度。

种植体平台形成基台-种植体界面，实现基台连接。软组织水平种植体平台边缘的窄斜面设计，为种植修复体提供了肩台（shoulder），类似天然牙牙体预备的肩台。

种植体平台位置代表了种植体植入的冠根向位置，可以平齐或低于牙槽嵴顶（例如骨水平种植体），或位于牙槽嵴顶冠方，位于软组织内，甚至穿出软组织表面（例如软组织水平种植体）（图 4-2-2）。

种植体的颈部和平台这两个概念的提出，代表了种植体设计理念的进步。在骨内根形种植体问世的初期，就强调种植体颈部的设计和作用，伴随对种植体周碟形骨吸收形成因素的生物力学认识和循证牙种植学的临床研究，近年来提出了种植体“平台转移”的概念，不断更新种植体平台设计理念。

（二）种植体体部

种植体体部（implant body）为种植体植入骨内部分，是种植体锚固于骨内、发生骨结合的主体。在一体式种植体中，体部位于骨内，颈部通常位于软组织内。在分体式种植体中，通常种植体体部和颈部均植入骨内。

目前，种植体体部基本上均趋向于螺纹状设计，但个别种植体仍保留柱状设计（BLB 种植体）。螺纹状种植体的表面积显著高于柱状，可增加 30%~50%。柱状种植体的优点是植入简便，尤其在手术操作比较困难的后牙位点。尽管在临床调查中，并未发现螺纹状种植体

和柱状种植体的长期成功率有显著差异，但螺纹状种植体的初期稳定性显然高于柱状种植体，可以增加抗剪切力，能够最大限度地满足各种临床需求。

螺纹状种植体表面形状主要是螺纹，螺纹设计的主要目标是有效的分散殆力，提高初期稳定性，扩大骨-种植体界面的面积，最小产热控制下的自攻性。依据不同的骨密度和适应不同的种植体植入与负荷方案的考量，各种种植体系统的螺纹设计存在显著的差异。种植体螺纹设计包括螺纹的宏观设计和螺纹单元的几何设计。

1. 螺纹的宏观设计　目前，几乎所有的种植体均为单线螺纹，并且获得了可预期的临床效果。近来生产了双线螺纹种植体（NobelActive），其设计理念有二，一是提高种植体植入的骨挤压能力，增加行程扭矩，提高初期稳定性；二是更快地植入种植体，缩短手术时间。1.2mm 螺距的双线螺纹设计，螺纹导程为 2.4mm，每转动一圈，种植体轴向前进深度为 2.4mm。

依据同一颗种植体的螺纹在不同部位是否存在差异，可将种植体分为均匀螺纹和非均匀螺纹的种植体。非均匀螺纹的设计目的是兼顾种植体的自攻能力、稳定性和继发骨接触等。

2. 螺纹单元的几何设计　每个螺纹单元主要包含三种几何参数：螺纹形态、螺距、螺纹深度。

（1）螺纹形态：螺纹形态（form of thread）是指螺纹截面形状，种植体的螺纹形态主要有"V"形螺纹（V-thread）、偏梯形螺纹（buttress thread）、反偏梯形螺纹（reverse buttress thread）、方形螺纹（square thread）等。

螺纹可以将应力从修复体-基台界面转移到骨-种植体界面的不同部位。几乎所有种植体都设计为与骨面垂直，目的是使应力沿种植体体部轴向分散，减少牙槽嵴顶的应力分布。

不同的螺纹形态，具有不同的生物力学特点。1965 年最初的 Brånemark"V"形种植体的螺纹，可以进行骨切割，以利于种植体的植入。之后的设计是增加螺纹数目、螺纹的切削角度和在根端设计出 3 个切削槽，以进一步增强自攻能力。事实上，种植体螺纹的"V"形设计，其螺纹面夹角并非真正物理学意义上的"角"，而是较为圆滑，类似于梯形设计。"V"形螺纹切割力大、自锁性能好。当螺纹面夹角相同时，"V"形螺纹与偏梯形螺纹的轴向负荷相当，但 10 倍于矩形螺纹的切割力（例如 Nobel Biocare）。方形螺纹为 3°的螺纹角设计，较"V"形及偏梯形螺纹的切割力低，但提高了抗压力负荷，骨-种植体界面面积与抗扭力显著增大，对 3 类和 4 类骨有利。矩形螺纹设计可以增大垂直向负荷能力，但切割力低（例如 BioHorizons）。偏梯形螺纹多用于承受单向轴向力（例如 Steri-Oss）。

修复体传递的殆力方向，可以通过螺纹的角度进行改变。在垂直加载下，种植体螺纹面夹角为 60°时，偏梯形和"V"形螺纹具有相似的力学传递效果。而偏梯形抗拉出力高于反偏梯形螺纹。

某些种植体的螺纹上，增加表面沟槽设计，进一步增加骨-种植体界面的面积。同时，有学者认为新骨在沟槽内形成的速度更快。

（2）螺距：螺距（thread pitch）是指种植体相邻螺纹之间的垂直距离。螺纹导程（thread lead）为种植体长轴方向上，相邻螺纹之间的距离，也代表螺纹旋转一圈所移动的轴向距离。在限定的种植体长度，螺纹导程减少，螺纹的数目增加，其表面积也会增加。不同系统的种植体通常螺纹导程不同。例如，直径为 4.1mm 的 Straumann 标准种植体，螺纹导程为

1. 15mm；而 Brånemark 种植体系统的螺纹导程为 0. 6mm。螺纹数目对较短的种植体非常重要，螺距越小，螺纹数目越多，总表面积越大，初期稳定性越高。种植体与基台的连接方式影响到螺纹数目。当基台完全覆盖种植体平台时，可以减少支持殆力的螺纹数目。并不是种植体螺距越小、螺纹越多，就越有利：①手术的简易取决于螺纹的数目，数目越少，越容易植入；②螺纹数目较少的种植体用于高密度骨时，不但植入较为容易，而且能够防止种植窝骨壁过热所产生的骨坏死，有利于促进种植体的继发骨接触和继发稳定性。

（3）螺纹深度：尽管不同种类种植体的螺纹深度（thread depth）存在差异，但是通常为 0. 3mm 左右。在相同的条件下，种植体的螺纹深度越大，表面积越大。与种植体螺纹数目的道理相似，并不是种植体螺纹深度越大越好：①螺纹深度越浅，越容易植入；②螺纹深度越大，种植体植入过程的行程扭矩越大，初期稳定性越高。骨质条件不佳的情况下，螺纹深度越大稳定性越好。

综上所述，种植体体部为骨-种植体界面的主体部分，对种植体骨结合起到关键作用。体部形状和表面形态不断改进，提高低密度骨质中骨结合的可预期性。由此，可以满足各种种植体植入方案（即刻种植、早期种植或延期种植）的理想初期稳定性；提高种植体表面的新骨沉积速度，满足各种种植体负荷方案（即刻、早期修复/负荷，以及常规、延期负荷）；合理分布负荷应力，实现种植体骨结合的长期稳定性和种植体植入程序的简单化。

（三）种植体根端

种植体根端（implant apex）为根形种植体的末端，有两种基本类型：圆钝型和锋利型。圆钝型根端较为平滑，除生物力学的考虑之外，一旦根端接近或穿出皮质骨、鼻底或上颌窦底，可以减少对周围组织的伤害。圆钝型根端的种植体，要求种植窝预备时，准确控制深度，因为种植体根端达到种植窝底部时，将丧失自攻能力。锋利型根端设计，增强了种植体的自攻能力，即使种植体根端达到种植窝底部时，仍然保持自攻性。植入种植体时，应当注意避免锋利型根端侵犯下颌管和上颌窦。

依据种植体体部向根端延伸的宏观几何形态变化，可分为直柱形、锥状、切削状、卵圆形和膨胀形等。

三、种植体的尺寸

种植体的尺寸包括种植体的直径与长度。

1. 种植体直径　对种植体直径（implant diameter）的描述，包括种植体体部直径和种植体平台直径。对于螺纹种植体而言，种植体体部直径分为种植体内径和外径。习惯上将种植体外径称为种植体体部直径。

（1）种植体体部直径：临床上，习惯将种植体体部直径简称为“种植体直径”。种植体直径因种植体系统不同而异，通常分为 3. 3mm、4. 0mm 和 5. 0mm 左右，也分别简称为细种植体、标准种植体和粗种植体（直径为 5. 0mm 左右或更粗的种植体）。种植体直径增加，表面积将显著增加。直径每增加 1mm，表面积约增加 25%。

最早的粗种植体是中空篮状种植体（Straumann 种植体系统）和柱状种植体（Ventplant 种植体系统）。螺纹状粗种植体，开始是作为种植窝预备直径过大时的补救种植体。但很快，有学者就发现此类种植体的优点：种植体植入的扭矩显著增加，初期稳定性提高，尤其在

磨牙区，种植体需要更大的稳定性和承受更大的咀嚼力。典型的粗种植体设计包括直和锥状螺纹种植体、梯形柱状种植体、台阶柱状种植体等。除其机械强度因素外，粗种植体明显增加了骨-种植体界面的面积，降低了单位面积内的应力分布，也相应减小了非轴向负荷的传递。后者应力主要集中于种植体颈部和牙槽嵴交界处，因而潜在降低了该部位的应力集中，有利于减少种植体周的碟形骨吸收。

早期的种植体设计，很多系统常规使用直径3.75mm的螺纹状种植体，壁的厚度为0.4mm。在牙槽嵴骨吸收时，易于发生疲劳性折断。一级商业纯钛（CPTi）种植体，戴入修复体5年、10年和15年的折断率分别为7%、13%和16%。相比之下，直径5mm和6mm的种植体的强度要高出其3倍和6倍，没有种植体疲劳性折断的报道。目前使用最多的仍然是直径为4mm左右的种植体，取粗和细种植体的优点，避免其缺点。

种植体直径的选择与缺失牙牙颈部直径及牙槽嵴的厚度相关。尽管目前缺乏细种植体、标准种植体和粗种植体成功率之间存在差异的文献报道，但是根据天然牙牙颈部直径和牙槽嵴的生理厚度，通常在下颌切牙和上颌侧切牙选用细种植体，而在其他牙位选用标准种植体，或在磨牙区选用粗种植体。而更细的种植体，直径在2.5mm左右，主要用在种植体愈合期支持临时修复体，只起过渡作用，被称为临时种植体。临时种植体往往将基台和种植体设计为一体。

（2）种植体平台直径：相对于种植体体部直径，种植体平台的直径设计有三种。

1）种植体平台直径等于体部直径：该设计的优点是方便种植窝预备，有利于保存与种植体平台平齐的牙槽嵴骨量，尤其是有利于维持美学区唇侧骨板厚度；在缺牙间隙的近远中向距离受限时，有利于维持与邻牙或相邻种植体之间的距离。

2）种植体平台直径大于体部直径：在某些种植体的传统设计中，种植体平台直径大于种植体体部直径。Straumann软组织水平种植体，分别用平台直径3.5mm、4.8mm和6.5mm，对应体部直径3.3mm、4.1mm和4.8mm，分别称为窄颈（NN）、常规颈（RN）和宽颈（WN）种植体。软组织水平种植体相应增加平台直径的设计理念，是尽量模仿天然牙牙颈部的直径，形成理想的穿龈轮廓；增加位于颈部的平台宽度，减少修复体𬌗面对负荷平台的悬臂应力，也相应地减小基台螺丝的应力，增加基台的稳定性和降低基台螺丝的松动率。

3）种植体平台直径小于体部直径：一种新的种植体颈部形状设计（NobelActive、Bicon等）。其设计理念为尽可能地增加种植体平台周围的骨量，并改善软组织附着的质量。

2. 种植体长度　种植体长度（implant length）是指种植体植入骨内部分的长度。因此，目前骨水平种植体是指整个种植体长度；软组织水平种植体是指种植体粗糙表面的体部长度，不包括光滑颈部高度。在多数种植体系统中，种植体长度为6~16mm。

增加种植体长度的优点，在于增加骨-种植体界面的表面积，增强抗侧向负荷的能力。有文献证实，一旦骨结合形成，过长的种植体并不能帮助转移应力，因此不需要用到过长的种植体。

通常直径4.0mm左右、长度10~12mm的种植体，在临床上的应用较为普遍。在特殊解剖部位、条件受限时，可以使用较短的种植体，但是应该考虑增加种植体的数量或直径。某些特殊几何形状设计的种植体的长度更短，例如Bicon鳍状种植体最短只有4.8mm，以适应上颌与下颌磨牙区的可用骨高度不足。

第三节 基　　台

种植体基台(implant abutment),简称基台(abutment),安装在锚固于骨内的种植体平台上,并向口腔内延伸,用于连接、支持和/或固位修复体或种植体上部结构。因此,种植体基台也称为穿黏膜基台(transmucosal abutment)。基台通过内基台连接或外基台连接结构获得固位、抗旋转和定位能力。基台种类繁多,分类复杂,可以根据与种植体的连接方式、与上部结构的连接方式、基台组成结构、基台的制作方式、基台长轴、用途和材料等进行分类(图 4-1-1)。

基台设计的目标:①便于临床应用、简化修复体的制作程序和有利于对种植体/修复体的维护;②最大限度地降低种植体-基台界面的微间隙,以及修复体和基台的微动度(micro-motion),有利于骨结合和周围软组织愈合的长期稳定;③有利于形成理想的修复体穿龈轮廓;④基台的肩台设计应尽量符合龈缘轮廓;⑤抗基台和修复体旋转功能;⑥对基台本身和修复体的定位功能;⑦有利于咬合应力的合理传递与分布。

一、基台的设计理念与分类

(一) 基台的固位

基台与种植体的连接,称为基台连接(abutment connection)。种植体平台设计决定了基台的连接方式。基台抗旋转设计包括抗自身旋转(取决于基台-种植体界面)和抗修复体旋转(取决于基台-修复体界面)两个方面。基台抗自身旋转设计与种植体平台设计相匹配。基台抗修复体旋转设计通常用于单颗种植体支持的修复体。其设计理念较为简单,只要基台的横截面存在脱离圆形的任何设计,都可以实现抗修复体旋转作用,例如基台带有平面或八角设计。用于联冠和桥的基台,不需要有抗修复体旋转设计。

1. 基台与种植体的固位　按照基台与种植体的固位方式,可分为螺丝固位基台、摩擦力固位基台和螺丝与摩擦力共同固位基台。

依据基台是否需要额外的基台螺丝固位,分为一体式基台(one-piece abutment)和分体式基台(two-piece abutment)。一体式基台的螺丝和基台穿黏膜结构属于完整的一体式机械结构,而不是利用额外的基台螺丝固位;或只是单纯依靠摩擦力固位,根本不存在基台螺丝设计。分体式基台的基台螺丝和基台穿黏膜结构为分体式结构设计,通过基台螺丝固位,或基台螺丝和摩擦力共同固位。

2. 基台与修复体或上部结构的固位　按照基台与修复体或上部结构的固位方式,将基台分为螺丝固位基台、粘接固位基台和附着体基台。

(1) 螺丝固位基台:螺丝固位基台(abutment for screw retention)是用螺丝固位修复体或上部结构,包括𬌗向螺丝固位(transocclusal screw)和横向螺丝固位(set screw)基台。

(2) 粘接固位基台:粘接固位基台(abutment for cement retention)是用粘接剂粘接固位修复体或上部结构。

(3) 附着体基台:附着体基台(abutment for attachment)以机械摩擦或磁性附着形式,支持和/或固位覆盖义齿。

（二）基台的长轴

按照基台长轴和种植体长轴的位置关系，可分为直基台和角度基台。

1. 直基台　直基台（straight/nonangled abutment）的基台长轴与种植体长轴一致。直基台涵盖了所有的基台连接方式，包括内基台连接和外基台连接。直基台可以是一体式基台，也可以是分体式基台。

修复体与直基台的固位，可以是螺丝固位或粘接固位。通常粘接固位的直基台为可调磨高度的预成可调改基台。

兼顾基台抗旋转（抗自身旋转和抗修复体旋转）、修复体固位能力及修复体所需的空间，各种植体系统所提供的基台高度不同，所需的最低殆龈距离也不相同。降低高度的基台，必须依靠特殊的结构设计，才能够满足修复体的抗旋转、抗侧向力的固位力。低高度基台的经典设计为软组织水平种植体的双八角基台（synocta abutment，Straumann），基台高度为1.5mm，在种植体平台的冠方和根方各存在一个八角结构，即锥度八角螺丝内基台连接和抗修复体旋转的八角设计。双八角基台的特点包括：①基台的两个八角结构，分别增强了抗基台和抗修复体的旋转力；②双八角设计实现了基台定位和修复体定位；③减低基台高度，但增加了双八角结构，基台可以用于螺丝固位的单颗或多颗种植体支持的修复体，以及其他多种修复选项；④软组织水平种植体的颈部肩台，增强了修复体承担垂直向负荷和抗侧向力的能力。

2. 角度基台　角度基台（angled abutment）的基台长轴与种植体长轴不一致，用于改变种植修复体的长轴方向，改善种植修复体的功能和美学效果。基台角度通常设计为10°～25°，可以补偿10°～35°的种植体角度倾斜。例如，内连接角度基台有6个定位平面时，允许基台在360°的水平方向有12个角度调整，适应种植体在近远中向的小角度倾斜。角度基台为分体式基台。

修复体与角度基台的固位，包括螺丝固位和粘接固位。通常粘接固位的角度基台为高度可调磨的预成可调改基台。与直基台相比，修复体的固位能力较低。

角度基台主要有四种用途：①由于牙槽嵴的解剖学限制，当种植体轴向过于唇向倾斜时，用角度基台补偿种植体轴向，满足种植修复体的固位（螺丝固位或粘接固位）和美学效果；②多颗相邻种植体需要共同就位道；③需要改变多颗种植体支持的固定或覆盖义齿的就位方向和矫正颌位关系时；④补偿种植体植入的轴向错误。

（三）基台的肩台

根据基台是否带有肩台设计，分为有肩台基台和无肩台基台。

与天然牙基牙预备同样的道理，种植体或基台要有合理的修复体肩台设计，才能达到种植修复体的功能和美学要求。软组织水平种植体的肩台位于种植体平台的边缘，骨水平种植体（包括平台转移种植体）的修复体肩台则位于基台上。基台的肩台设计包括肩台的高度和肩台的形状。

肩台高度设计原则为肩台位于龈缘根方0.5～1.0mm。不同的种植体系统设计出不同肩台形状和高度的预成基台，称为低轮廓肩台的基台（low-profile shoulder abutment），有些允许依照临床状态进行调改。

个性化基台的一个重要方面是能够按照具体病例的龈缘形态进行肩台设计，可以达到临床要求。

平台转移种植体系统基台的肩台设计，除满足以上要求之外，在肩台下方形成缩窄，以适应平台转移的设计理念。

（四）基台的材质

按照基台的材料属性，分为钛基台（titanium abutment）、瓷基台（ceramic abutment）、金基台（gold abutment）和钴铬基台（Co-Cr abutment）等。

（五）基台与修复时机

根据种植体修复或负荷时机，基台分为临时基台和最终基台。

各种种植体系统都专门设计了用于种植体支持的临时修复体的临时基台（temporary abutment）。临时种植修复体的主要目的是在种植体骨愈合和软组织愈合期间，临时修复缺失牙，维持美学和发音，引导种植体周软组织愈合与成形。通常，临时修复体的制作材料为丙烯酸树脂。因此，临时基台的形状能够调改和方便树脂的塑形与固位。临时基台为螺丝固位或粘接固位基台。临时修复体使用期间往往要有几次拆卸，在椅旁调改穿龈轮廓，引导龈缘和龈乳头成形，所以多选择螺丝固位基台。

二、基台的几何与功能设计

（一）预成基台

预成基台（prefabricated abutment）是制造商为适应种植体系统而制作的基台，包括预成不可调改基台（prefabricated unmodified abutment）和预成可调改基台（prefabricated modified abutment）。

临床上大量使用的是预成基台。预成不可调改基台为成品基台，在临床应用时不允许进行任何调改（Straumann SynOcta 分体式基台）。预成可调改基台有两种类型，一种是成品基台，可以不经调改直接使用，也允许在患者的口腔内或在工作模型上进行有限的调改，例如减低基台的高度和片切改变基台轴向；另一种为含有基台连接的基台雏形，必须进行研磨塑形后才能使用，称为可研磨基台（milling abutment）。

某些制造商推荐了其种植体系统常用的基台，并称为标准基台（standard abutment），只是代表这种基台可以适应多种临床状态，并非描述基台的正确术语。

（二）可铸造基台

1. 可铸造基台　可铸造基台（castable abutment）为用于个性化制作基台的预成修复部件，其类型包括塑料可铸造基台、带有金属基台连接结构的塑料或蜡可铸造基台和金属可铸造基台等。制作基台时，将可铸造基台安放在石膏工作模型中的种植体替代体上，调改、蜡塑形、包埋、铸造后作为基底，制作金属烤瓷修复体，用基台螺丝固位于种植体上。

塑料可铸造基台应用简便，成本较低。带有金属基台连接结构的塑料或蜡可铸造基台，金属基台连接结构通常为金合金，以确保铸造后基台连接的密合性。金属可铸造基台通常为带有基台连接结构的氧化钛合金，其优点为可以在其表面直接烤瓷，制作陶瓷穿龈轮廓或直接作为基底制作金属烤瓷修复体。

2. UCLA 基台的概念　最早的可铸造基台是美国加利福尼亚大学洛杉矶分校发明的，称为 UCLA 基台（UCLA abutment）。在发明 UCLA 基台之前，修复体与种植体之间必须存在一个中间连接结构，使种植修复体的边缘远离种植体平台水平，最大的缺陷是影响了修复体的美学效果，尤其对单颗和多颗种植体支持的固定修复体而言。

最初,UCLA 基台是可铸造的中空塑料基台,基台的形状和尺寸可以调改,堆蜡后铸造,作为基底制作种植体支持的金属烤瓷修复体。该种植修复体用基台螺丝直接固定于种植体上,不需要使用修复体螺丝固位。

发明 UCLA 基台的意义:①是多种设计形式的个性化可铸造基台理念的基础;②创造了修复体与平台直接连接的设计理念;③种植修复体边缘位于种植体平台水平,创造出修复体从黏膜内“自然长出”的美学观感;④通过对基台的调改和塑形,制作出类似天然牙的修复体穿龈轮廓,既获得美学修复效果,又有利于种植体周软组织的长期稳定;⑤作为 UCLA 基台的设计理念的延伸,产生了预成低轮廓肩台的基台(例如直基台、角度基台和低高度基台)和可研磨基台等。

UCLA 基台和由其衍生的各种基台,基本可以满足各种临床需求。

综上所述,目前几乎所有的基台设计均为 UCLA 基台概念的延伸,所以在基台分类中已经不再单独使用“UCLA 基台”这一名称。

(三) 个性化基台

个性化基台(custom abutment),是根据种植体植入的三维位置、缺牙间隙的三维空间,由医师和/或技师进行个别调改或制作的基台的总称。个性化基台包括预成可调改基台、可铸造基台、CAD/CAM 基台等。

1. 解剖式基台　在美学区,尤其是上颌前牙位点,由于弧线形牙龈及邻面牙槽嵴和龈乳头的特殊解剖学位置关系,通常种植体平台的位置距离唇侧龈缘中点超过 2mm,距离龈乳头超过 5mm,修复体粘接固位时,难以去除溢出的粘接剂,有并发种植体周炎的风险。所以建议修复体采用螺丝固位,而不采用粘接固位。但是,如下情况限制了修复体的螺丝固位:①种植体植入的轴向难以形成位于切缘舌侧的螺丝通道;②尽管可以形成舌侧螺丝通道,但螺丝通道可能影响表面饰瓷的光学特征,影响美学效果。这时需要一个模拟龈缘走形的解剖式基台(anatomic abutment),沿龈缘的弧线走形向冠方提高粘接线的位置,形成位于龈缘下 0.5~1.0mm 的抛物线形的粘接面,然后将修复体粘接固位到解剖式基台上。当然解剖式基台也适用于非美学区种植体平台的植入位置较深或黏膜较厚时。

解剖式基台分为两种:①CAD/CAM 个性化基台和可研磨基台;②制造商提供的预成解剖式基台。后者临床应用简便,但难以达到最精确的粘接线位置。

2. 瓷基底和瓷基台　近年来,伴随相关瓷材料学研究和瓷加工技术的迅速进步,瓷基台和瓷修复体快速进入临床。瓷基台(ceramic abutment)的目的是提高与种植体周软组织的生物相容性和美学修复效果。这或许是目前基台设计中最具诱惑力的进展。

依据瓷基台的材料成分,可分为高强度的三氧化二铝和二氧化锆。1991 年出现了第一个全瓷基台,为氧化铝瓷核。1997 年,Wohlwend 等介绍了第一个二氧化锆基台。依据瓷基台材料和制作工艺,可以分为瓷基底、全瓷基台和瓷基台,后两者又进一步分为 CAD/CAM 瓷基台和手工研磨的瓷基台。手工研磨的瓷基台,是根据制造商提供的瓷基台雏形,用金刚砂钻湿磨进行成形。

(1) 全瓷基台:全瓷基台有两种类型,一种是 CAD/CAM 基台制作的二氧化锆基台(Straumann CARES),一种是内为六角直柱状氧化铝基座的全瓷基台(CerAdapt, Nobel Biocare)。前一种为 CAD/CAM 基台,后一种为手工研磨基台,用金刚砂钻湿磨进行成形和预备,就像牙体预备一样。但是,瓷的脆性大、易碎,技术要求更高。两种瓷基台均用基台螺丝直接固位于种植体上，全瓷冠粘接固位。临床上，瓷和金属接触容易磨损和崩裂，瓷基台与钛种植体和金属螺丝接触也是如此。因此，基台螺丝应当达到额定的基台预紧力（通常为35N・cm），尽量保证基台-种植体界面的稳定性，防止螺丝松动，减少微动。

（2）瓷基台：瓷基台与全瓷基台的差别在于带有与种植体平台相连接的钛合金结构（Cerabase，Friadent）。同样有CAD/CAM制作的二氧化锆基台（Procera，Nobel Biocare）和手工研磨的二氧化锆基台（In-Ceram，Straumann）两种类型。含有钛合金结构设计的瓷基台，其钛合金结构与钛种植体和金属螺丝的接触，能够避免瓷和金属接触的磨损和崩裂。目前，瓷基台本身的钛合金结构与瓷脱离的可能性已经很低，但在临床上仍然要遵循基台螺丝额定的基台预紧力，并尽量避免基台的反复拆卸与就位。

Cerabase可以直接调磨，直接饰瓷，螺丝固位于种植体上，可以将钛合金结构螺丝固位于种植体上，而瓷的部分作为基底直接饰瓷，粘接固位于种植体上。

（3）瓷基底：为带有肩台的预成氧化铝基底（CeraOne，Nobel Biocare），利用烧结铸造的方法，在肩台的冠方制作全瓷冠，粘接固位在钛基台上。将其作为基底制作全瓷冠有两个优点：一是避免了全瓷基台在种植体-全瓷基台界面上金属与瓷之间的磨损；二是避免含金属基座的瓷基台在金属与瓷结合界面的脱瓷和崩瓷现象。缺点是需要基台螺丝的长期稳定性，因为全瓷冠难以拆卸。

3. CAD/CAM基台　计算机辅助设计（computer aided design，CAD）和计算机辅助制造（computer aided manufacturing，CAM）的基台称为CAD/CAM基台（CAD/CAM abutment）。

目前，可以应用CAD/CAM技术设计和制作基台、支架和修复体。与可铸造基台和可研磨基台制作个性化基台相比，CAD/CAM基台具备如下优势：①精确性更好，质量更高；②提供良好的穿龈轮廓；③不需要堆蜡和铸造，有利于节省时间和降低成本；④不需要种植体水平印模和在口腔内调改基台；⑤能够矫正种植体30°以内的长轴偏差；⑥可以用高硬度和高脆性的材料制作基台，例如陶瓷和钛合金等；⑦有利于制作过程的控制，质量稳定性更高；⑧提供临床医师、技工和其他相关人员的远程交流。

目前通常采用激光扫描测量法和机械探针触探模型法进行计算机的模型扫描，采集数据，进行合理的基台形态设计，尤其是肩台形态设计，包括肩台的边缘与形态、基台的修复体空间和颌关系等。用数控精密机床切削，制作出基台。目前有很多CAD/CAM系统，例如CEREC系统、Procera系统和Lava全瓷系统等。目前，制作基台的材料主要有钛合金、三氧化二铝和二氧化锆等。

但是目前的CAD/CAM基台还存在一些不足：①临床医师无法控制基台的效果；②可选择的材料有限；③只有某些种植体系统可以应用；④颌间距离至少6mm，种植体间的距离至少2mm；⑤多颗种植体的平行度不足，角度差大于30°时不能应用；种植体周软组织高度少于1mm时，没有实际临床意义。

第四节　基台-种植体界面

通常将基台与种植体之间的接触面，称为基台-种植体界面（abutment-implant interface）；将基台与种植体的接触边界，称为种植体-基台界面（implant-abutment interface）；所形成的间隙，称为微间隙（microgap）。

一、基台连接

基台与种植体的连接方式称为基台连接(abutment connection)。种植体平台中心存在向冠方凸起或凹陷到种植体内部的结构设计,分别称为外基台连接(external abutment connection)和内基台连接(internal abutment connection)(图 4-4-1)。理想的基台连接应该具备基台和/或修复体的固位、抗旋转、定位和应力分散等功能设计,以维持种植体周骨和软组织结合的长期稳定。

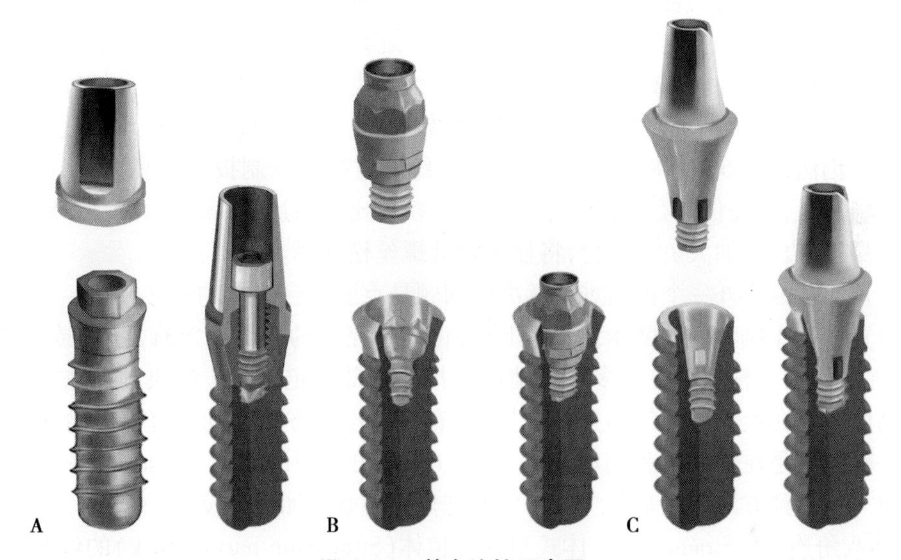

图 4-4-1　基台连接示意图

A. 软组织水平种植体,外基台连接(外六角连接);B. 软组织水平种植体,内基台连接(锥度与内八角连接);C. 骨水平种植体,内基台连接(锥度连接),平台转移。

基台-种植体界面的几何分类超过 20 种。几何设计极其重要,是连接强度、连接稳定性、修复体定位和抗旋转的最重要因素。

依据基台的就位形式,基台连接分为滑配连接(slip-fit joint)和摩擦连接(friction-fit joint)。前者在连接处存在微间隙,后者则通过机械性摩擦锁合紧密连接,起到冷焊效果,微间隙可以忽略不计。

依据种植体平台与基台接触面的设计,基台连接分为平面连接(butt joint)和斜面连接(bevel joint)。前者为两个直角平面之间的接触,后者为两个相互匹配的斜面(即一个内倾斜平面和一个外倾斜平面)的接触。

依据基台抗旋转、定位和侧向稳定性的几何设计,基台连接分为外六角、内三角、内六角、内八角、锥状螺丝、内八角和锥状螺丝、花键、偏轴管状或柱状,以及插槽状接触等。

由于基台-种植体界面设计极其复杂,在临床上描述时,通常先分为外基台连接与内基台连接,进而再描述其几何形状。

(一) 外基台连接

外基台连接,简称外连接(external connection),是在种植体平台冠方凸起的外六角或外八角结构固位基台，并通过固位螺丝将基台固定在种植体内部螺丝孔，基台则通过相应的镜像设计(mirror-image design)实现抗自身旋转。与内连接相比，外连接存在抗侧向能力不足和螺丝松动的缺陷，但外连接的结构设计简单、直观，加工工艺简便，目前仍然在临床中应用，尤其在细种植体设计内连接结构受到种植体颈部直径限制时。

1. 外六角连接　目前，该连接方式的种植体已经很少，但某些系统的种植体一直保留外六角的连接方式，例如 Brånemark 种植体、Mozo Grau 种植体等。起初，外六角连接是分体式种植体的经典连接方式。因为开始的骨内种植体是修复牙列缺失病例，是用夹板式支架将种植体稳固地连接为一体，这种连接能够有效地抵抗各种方向的力。但是，对于部分牙缺失，尤其是单颗牙缺失，当种植体分别支持修复体时，种植体与基台为平面连接，可以有效承担垂直向压力，但侧向的剪切力时，外六方有限的锁合能力，容易出现界面分离(joint opening)和螺丝松动。外六角的高度通常为 0.7mm，为了克服以上缺点，某些种植体系统将外六角的高度延长到 1.2mm，提高抗剪切力和抗旋转能力。尽管如此，螺丝松动的比例在不同的文献报道中仍然高达 6%~48%。各种种植体系统通过扭力控制扳手提高扭力，明显提高连接界面的稳定性，但是仍然有报告 2 年内的螺丝松动比例高达 22.8%。在实验研究中，增加外六角的高度、直径，加大负荷平台，将显著降低螺丝松动率。

外六角连接的另外一个仍然难以解决的问题是克服基台连接的旋转错位。错位发生在将基台放置在工作模型的种植体替代体上，再将制作完成的局部固定修复体(或支架)戴入口腔时，尤其在后牙粘接固位的多颗种植体支持的局部固定义齿。解决的办法是降低六角结构的高度和基台上镜像凹口的公差。另外，有两种设计方法有助于降低基台连接的旋转错位。一种方法是在外六角和相应的基台凹口制作出适当的锥度(例如 1.5%)，摩擦就位于外六角。另一种方法是在基台与外六角的交角处略微增加缓冲设计。

2. 外八角连接　Straumann 一体式窄颈种植体(Straumann narrow neck)的经典连接方式为外八角连接。该种植体用于上颌侧切牙和下颌切牙位点的种植修复。种植体的直径为 3.3mm，平台直径为 3.5mm，不足以设计出机械强度充分的内连接结构。上颌侧切牙和下颌切牙位点的侧向负荷力较低，其高度为 1.5mm 的外八角结构能够满足基台的机械强度和抗侧向力及抗旋转力要求，目前没有关于基台和螺丝松动的报告。外八角结构设计允许基台或修复体做 45°旋转，方便临床设计与应用。

3. 外花键连接　外花键(spline)连接为 6 个相互平行的花键与 6 个沟槽交替排列(Sulzer Calcitek)。与基台上相应的连接结构锁合，具备稳定的固位和抗旋转能力，基台螺丝松动较少。基台上花键连接结构为种植体花键的镜像设计，但机械强度低于种植体花键连接，设计理念是应力破坏种植体花键之前，先破坏基台花键的镜像结构，起到保护种植体的目的。与外六角和外八角连接相比，外花键连接机械强度不足，很少使用，尤其在细种植体上。

(二) 内基台连接

内基台连接，简称内连接(internal connection)，种植体平台冠方没有凸起的固位结构，为深入种植体的内凹设计(例如锥形、内八角、内六角和内三角等)。基台深入种植体内，依靠相应的设计实现抗自身旋转，达到基台的固位、抗旋转和抗剪切力、定位等作用。

内连接克服了外连接的多种缺陷，具备显著的优势：基台-种植体界面向种植体内部延伸，形成的长界面锁合创造了坚固、稳定的连接，增强了抗基台旋转和抗界面分离力的能力；内连接侧向力的应力分布进入种植体内部，降低了平台周围的应力集中；种植体内壁可以缓

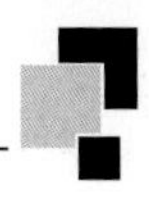

冲震动，增强了基台和修复体的稳定性；微间隙减小，提高了防止微生物入侵的生物学封闭能力；增加了修复方式的灵活性。

内连接有多种不同的设计，包括锥度螺丝内连接、内六角/三角连接、莫氏锥度连接、管套管连接、花键连接和弹性连接等。

1. 锥度螺丝内连接　源自 Straumann 一体式种植体，为一体式实心基台的经典设计，一直沿用至今。其设计理念是提供机械加工精确、公差控制严格的稳定、自锁式界面。界面的特点是没有额外的抗旋转设计，在达到螺丝额定的预紧力之后，依靠锥度壁的摩擦阻力产生固位力，并有效地防止螺丝松动。

Straumann 种植体的基台连接的锥度，采用了莫氏锥度（Morse taper）的概念，但是其锥度为 8 度、总收敛度为 16 度。而物理学所称的莫氏锥度为 3 度，总收敛度 6 度。在此，锥度连接只是借用了莫氏锥度的几何学设计概念，并非传统意义上的莫氏锥度。8 度的锥度设计本身可以实现基台的固位要求，但 Straumann 种植体系统还是采用了锥度和螺丝联合固位，实现了基台长期稳定的固位效果，其机械强度比外六角连接增加 60%。

锥度螺丝内连接界面上增加内八角结构设计，或称为锥度八角螺丝内连接，基台为分体式基台。除具备锥度螺丝内连接的优点外，还增加了基台的定位功能。

2. 莫氏锥度连接　真正采用莫氏锥度连接的是 Bicon 种植体系统，只有锥度结构，没有螺丝，完全依靠锥度壁产生的机械摩擦固位力。该连接设计允许在口腔内调改基台（直基台和角度基台），基台在种植体长轴方向敲击就位，操作简便。连接没有定位结构设计，不强调基台转移的一致性和可重复性。

3. 其他方式的内连接　内六角连接（Frialit-2）和内三角连接（Replace），属于柱状滑配连接设计，基台可以被动就位。柱状结构提供极好的抗侧向力和抗界面分离力，机械强度高，并有利于保护基台螺丝。在内六角界面上有胶垫结构，有效防止细菌侵入界面。细种植体通常不采用内六角或内三角连接，避免发生壁折断。管套管连接（Camlog，Replace）提供了很好的抗侧向力，具备良好的稳定性和定位性。

综上所述，接触面广泛和形状各异的内连接，螺丝并不或很少承担负荷，只是基台与种植体在初期接触时提供额定的预紧力，形成强力、稳定的界面连接。为避免连接失败，除临床操作因素之外，连接界面的设计和制作极其重要，包括公差、抗旋转性、理想的扭矩应用、几何设计和材料特性等。在临床设计方面是极其重要的，包括种植体的位置与分布，种植体轴向负荷，合理的数目、直径和长度，取消悬臂，修复体的密合就位，以及咬合控制。

二、种植体平台转移

（一）平台转移的概念

传统的种植体系统中，种植体与基台连接是基台完全覆盖种植体平台，基台与种植体平台边缘相密合；设计思路是尽量扩大接触面积，有效地分散咬合应力。1991 年 3i 公司开发了直径为 5.0mm 和 6.0mm 的粗种植体，并植入骨密度较差的位点，以获得良好的初期稳定性。开始由于缺少与之配套的宽直径愈合帽和基台等修复部件，所以最初植入的粗种植体均采用直径为 4.1mm 种植体的基台进行修复。由此发生愈合帽和基台直径小于种植体平台直径 0.9mm 或 1.9mm 的现象。5 年的 X 线片观察却意外发现，这些种植体周的骨组织更加稳定,碟形骨吸收的发生量极低,甚至在很多病例根本就没有发生种植体周的碟形骨吸收。随访的结果提示,当种植体-基台界面向种植体平台边缘内侧(种植体轴心)水平移动、远离种植体平台边缘时,会明显降低种植体周牙槽嵴顶骨吸收。

因此,有学者提出了种植体平台转移(platform switching)的概念:在种植体平台上,基台直径小于平台直径,使基台连接位置向种植体平台中心内移,更加准确地表述应该是负荷平台内移(loading platform switching)。基台半径与平台半径的差,为平台转移的距离(图 4-4-2)。

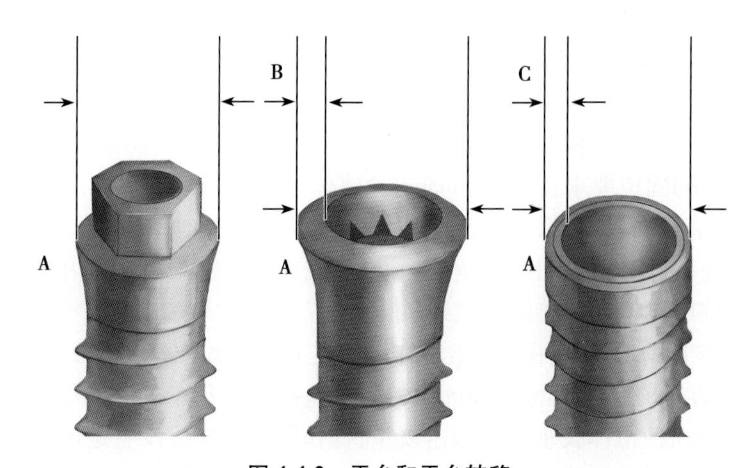

图 4-4-2 平台和平台转移

A. 种植体平台;B. 种植体肩台(软组织水平种植体);C. 种植体平台/负荷平台转移的距离。

平台转移的主要目的有两点:①减少种植体平台周围的碟形骨吸收;②在种植体平台上和基台周围形成稳定的种植体周软组织封闭。

根据种植体平台转移的概念,假定种植体平台周围的骨组织不吸收,甚至向平台表面生长。因此,提出了骨平台转移(bone platform switching)的概念:种植体冠方,与牙槽嵴延续的骨沿种植体平台向种植体中心生长形成环形新骨。为达到此目的,种植体颈部均为粗糙表面,并在平台边缘形成粗糙表面的斜面设计(颈部倒锥形设计),以利于在种植体平台周围产生最大的牙槽骨量,从而改善软组织支撑效果。

(二) 平台转移的设计

在当时,只有 Ankylos 种植体系统与平台转移理念相符,因此成为平台转移的研究模板。随后产生了许多平台转移的种植体系统,并包含了如下设计理念。

1. 种植体-基台界面内移　种植体-基台界面内移最重要的作用,是防止种植体平台周围牙槽嵴顶的骨吸收。作用机制包括:①在种植体平台上,基台直径小于平台直径,从种植体平台边缘向基台-种植体界面进一步转移应力,避免应力集中于种植体平台的边缘处,起到避免碟形骨吸收的作用,保护骨结合,减少骨吸收。因为将种植体轴向负荷向种植体中心转移,可以避免种植体周的微骨折。②种植体周需要 3mm 的生物学宽度形成软组织封闭,否则将发生牙槽嵴骨吸收。生物学宽度由垂直向改为水平向,相对减少了垂直向嵴顶骨吸收。③种植体-基台界面微间隙(microgap)周围易产生细菌定植与聚集,导致周围骨吸收。非平台转移种植体的微间隙,原本呈 180°的范围暴露于软硬组织中;在平台转移种植体的微

间隙内移之后，转变为小于 90°的范围，并只暴露于软组织中（图 4-4-3），减少了种植体-基台连接处炎症细胞浸润（inflammatory cell infiltration）对牙槽嵴产生的骨吸收效应，防止骨吸收。

2. 内连接降低微间隙　平台转移种植体的基台连接均为内连接，界面为冷焊式封闭，可使种植体与基台间的微间隙减小，甚至小于细菌直径，同时基台微动降低，减少了细菌定植。

3. 倒锥形穿黏膜结构设计稳定软组织封闭　基台穿黏膜结构为直径冠向增大的倒锥形设计，在黏膜内胶原纤维和弹力纤维的作用下，基台周围黏膜的锁紧能力更加有效，长期稳定性更好，起到防止口腔环境中的细菌和毒素等有害因素对种植体周骨结合的破坏作用。

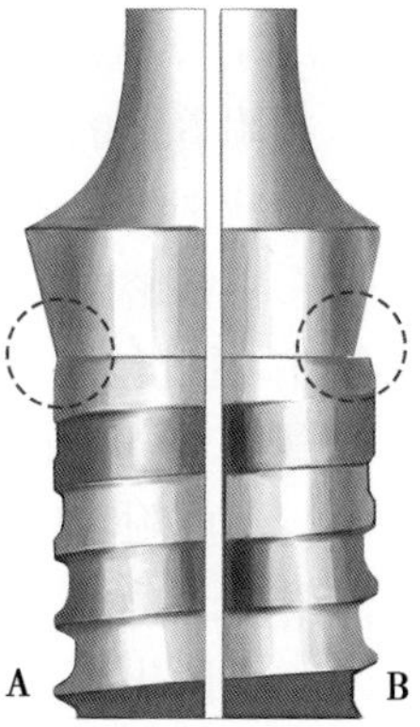

4. 骨平台转移设计　种植体为骨水平种植体，种植体没有光滑颈部设计，没有基台覆盖的种植体肩台部分，进行微粗糙化表面处理，提高种植体肩台周围骨和软组织的附着能力。

5. 维持种植体周软组织稳定　种植体周骨水平稳定无吸收，确保龈缘及龈乳头的位置稳定，即使当两颗种植体之间距离较小时，也可以保证邻面有足够的骨高度，有利于软组织美学。

图 4-4-3　种植体平台转移
A、B. 非平台转移（A）与平台转移（B）种植体-基台界面微间隙暴露范围。

目前，几乎所有的种植体制造商都研发、出品了符合骨水平平台转移的种植体系统，包括经典的 Straumann 种植体系统和 Brånemark 种植体系统等。

平台转移种植体是骨水平种植体发展的一个新阶段，获得了现阶段临床效果的支持。但是，还需要进一步的实验研究和循证医学的论证，明确与其他种植体系统之间的区别，探讨种植治疗的远期可预期性。

第五节　种植体上部结构与覆盖义齿

与种植体支持的固定修复体相比，种植体支持的覆盖义齿通常依靠附着体进行固位和/或支持。种植修复的附着体（attachment），由两部分构成，即连接于种植体的穿黏膜阳型（patrix）部件和位于修复体内的阴型（matrix）部件，为覆盖义齿提供固位和/或稳定作用。固位方式可以分为机械固位、摩擦固位和磁性固位。通常，阳型和阴型部件为配套设计的预成部件。当种植体系统没有预成的附着体部件（attachment element）时，可以个别制作阳型和阴型部件，分别固位于种植体和修复体上。

附着体的类型不同，与种植体的连接方式也不相同。种植体上部结构（superstructure）为固位或支持带有阴型部件覆盖义齿的基底支架，直接连接于种植体、下部结构和/或中间结构。下部结构（infrastructure）连接于种植体上，用于支持基底支架或覆盖义齿。中间结构（mesostructure）连接于下部结构上，用于固位和/或支持上部结构。

一、附着体系统的分类

1. 按附着体部件之间的连接形式分类

（1）刚性附着体（rigid attachment）：修复体自由活动度低，支持和稳定作用强。

（2）弹性附着体（elastic/resilient attachment）：修复体有一定的动度，可减轻种植体负荷，增加基托下沉时支持组织的受力。

2. 按附着体的精密程度分类

（1）精密附着体（precision attachment）：附着体系统都为预成金属部件。

（2）半精密附着体（semi-precision attachment）：附着体系统为预成可铸造塑料或塑料-金属部件，通过包埋、铸造、研磨和焊接等不同制作工艺完成，其精密度降低。

3. 按附着体的制作工艺分类

（1）预成附着体（preformed attachment）：附着体阳型和阴型结构为金属预成部件，不需要任何调改，例如球附着体系统。

（2）个性化附着体（custom attachment）：根据临床状况，由技工室个别调改和制作，例如套筒冠附着体系统。

4. 按覆盖义齿的支持方式分类（图 4-1-1）

（1）球附着体系统（ball attachment system）

（2）杆附着体系统（bar attachment system）

（3）磁性附着体系统（magnet attachment system）

（4）套筒冠附着体系统（telescopic coping attachment system）

二、附着体系统

（一）球附着体系统

球附着体系统为机械固位，通过球帽连接实现固位。球形固位体与穿黏膜部分相连，螺丝固位于种植体上。球形固位体为高强度塑料或金属，不同的球附着体系统所设计的固位力也不相同。与球形结构相配套的帽状结构粘接固位于修复体内，依据球帽相连所产生的机械固位力稳固种植修复体。球附着体只起覆盖义齿的稳定和固位作用。

某些球附着体系统的帽状结构内有起缓冲作用的橡胶圈，在咀嚼时缓冲修复体下沉对种植体骨结合的机械性损伤。由于橡胶圈随时间的推移将发生老化，目前该设计并不多见。

球附着体系统适用于颌间距离较小，尖圆形牙弓不适合杆附着体固位者。球附着体系统对种植体的共同就位道要求不太严格，可以允许 15°以内的倾斜。如果力量不平行，将产生应力集中，则球的颈部成为薄弱环节，首先折断，起到应力中断作用，以保护种植体。

（二）杆附着体系统

杆状结构将两颗或两颗以上的种植体穿黏膜基台稳定地连接在一起，与杆相连的卡式结构安放于覆盖义齿内，通过杆卡固位（bar clip retention）的机械摩擦力固位和支持覆盖义齿。

杆附着体系统的杆和卡有两种：预成杆卡和个性化制作的研磨杆（milling bar）卡。临床上广泛应用预成杆卡，杆的横截面有圆形、卵圆形和方圆形（唇舌侧平行、𬌗方圆形）三种形状。前两种固位效果满意，并可提供一定的动度；最后一种稳定性强，但在负荷状态下会产生不利的侧向扭矩。在临床上使用的杆多呈卵圆形。铸造的个性化杆卡可以调整

杆和卡的横截面尺寸和形态，提高固位力和覆盖义齿施加于杆和种植体的矢量方向，通常需要在水平研磨仪上进行切削，以获得共同就位道，因此也称为研磨杆（半精密附着体）。与杆相匹配的卡有金属、树脂、尼龙等多种材质，其中金属卡因较耐磨耗和固位力可调节而应用最多。

目前，临床上常用的有多尔德杆和海德杆。

1. 多尔德杆　多尔德杆（Dolder bar）为预成的“U”形杆，用于支持和固位修复体。由Eugen Dolder发明，其固位特点是一个与修复体组织面相应的外套（sleeve）。杆有两种基本形状：卵圆形杆为弹性附着体，允许有限移动，有3°自由度（侧方和旋转）；而改良杆为刚性附着体。

2. 海德杆　海德杆（Hader bar）为预成的矩形杆，用于支持和固位修复体。由Hemet Hader发明，并在其后经过改良，将杆的高度由8.3mm降到3.0mm，其最低高度为2.5mm。海德杆䊳方为球形，下方为缩窄的结构设计，可有20°旋转，在修复体内的塑料封套坚固固位。

3. 圆杆　圆杆（round bar）适用于需要将杆弯曲以适应牙槽嵴外形或𬌗间距离较短的情况。

（三）磁性附着体系统

磁性附着体系统的固位力并非机械和摩擦固位力，而是依靠稀土材料的吸引力特性，例如钐钴合金和铁磁合金等。通常将具有磁力的合金放置在覆盖义齿中，将与磁性有吸引力的合金作为穿黏膜基台安装在种植体上。

磁性附着体的固位能力不及机械固位和摩擦固位，磁体接触面可有少量移动，通常用于种植体数目较少或骨质条件较差的病例，减轻种植体的负荷，或𬌗龈距离受限的病例。

磁性附着体存在腐蚀现象，表现为金属失去光泽、表面剥脱等。这一现象会引起固位体磁性下降，寿命缩短，甚至有报道在临床上仅使用18个月后失败。游离的金属离子可能导致局部黏膜的色素沉着。目前，成品磁体多采用不锈钢或钛激光封闭技术，提高其防腐蚀性能；寻找更耐腐蚀、耐磨损的材料是需要解决的问题。

（四）套筒冠附着体系统

套筒冠附着体系统是在种植体上制作双层金属内外冠，利用二者间的摩擦力固位。对于颌间距离较大者，内冠粘接于种植体基台上，外冠固定于基托组织面；对于颌间距离较小者，可将种植体基台或基底直接切削成内冠，与基托组织面内的外冠形成双层结构。

制作套筒冠内外冠的材料可以为同种和异种材料，一般认为选择同种材料较好。但因覆盖义齿的支架材料可能不同，所以有些情况下外冠可以和支架选择相同材料以利于二者的结合，而内冠材料可以有所区别。

套筒冠的固位力与锥度有关，圆锥聚合度为2°、4°、6°和8°时，固位力分别为58.8N、29.4N、2.45N和0N，所以聚合度8°以上为支持型固位体，8°以下为固位支持型固位体。其固位力可准确调节。

套筒冠的材料分为非贵金属（钴铬和镍铬合金等，美观性差）、贵金属（金合金制作内冠，外冠采用金沉积技术，美观性好，固位力持久，牙体预备量少）和混合材料（内冠为全瓷，外冠为金沉积，美观性好，固位力强，密合性好）等。

第六节 其他重要部件

一、可铸造基底

可铸造基底(castable coping),简称为基底(coping)或修复基底(prosthetic coping),为固定修复体基底的替代物。安放在石膏工作模型中的基台或基台替代体上,调改、蜡塑形,包埋、铸造后作为基底,制作金属烤瓷修复体,粘接或螺丝固位于基台上。可铸造基底通常为中空塑料柱,也称为塑料基底(plastic coaping)或塑料修复套(plastic sleeve)。

基底和基台为截然不同的两个概念,不能混淆。

二、基台螺丝

将基台或修复体固位于种植体的螺丝,称为基台螺丝(abutment screw),专门指分体式基台的基台螺丝。将修复体固定于基台的螺丝,称为修复体螺丝(prosthetic screw),或称为修复体固位螺丝(prosthetic retaining screw)。将附着体固定到种植体或基台的螺丝,称为附着体螺丝(attachment screw)。从机械和力学角度看,附着体螺丝应归类为基台螺丝或修复体螺丝。绝大多数情况下,基台螺丝参与基台和/或修复体的固位,是基台-种植体界面稳定的重要因素。

1. 基台螺丝的作用

(1) 协助基台或修复体就位,将种植体-基台界面的微间隙降至最低。

(2) 克服基台-种植体界面的不稳定性。

2. 基台螺丝的设计要求

(1) 达到最大的预紧力和拧入过程中摩擦对输入扭力的损失最小。目前,固位螺丝的设计通常是平头、长的杆部和6个螺纹。长杆的目的是有效延长螺丝的长度,减少螺纹数目和拧入时的摩擦力。小的输入扭力,能减小摩擦和产热。决定螺丝拧紧的主要因素是螺丝的材质和螺纹的数目。种植体内的螺纹和固位螺丝之间的摩擦阻力,部分原因是来自螺纹锁死,即两种相同材料在拧入行程中形成黏着磨损,限制了钛螺丝的预紧力。因此,设计出金合金螺丝。金合金螺丝摩擦系数低,可以有效地获得更高的预紧力,不会黏着于钛上。获得的预紧力可以超过890N,达到其本身强度的75%。不同的金合金螺丝的含金量不同,为2%~64.1%,本身强度可高达1 270N~1 380N。金合金螺丝的缺点是可以产生形变,所以建议用于最后的临床过程。降低摩擦阻力的方法是螺丝的干性润滑材料涂层,可以显著降低摩擦系数,提高预紧力。同时,尽量不要反复拆卸,防止摩擦阻力的增大。

(2) 达到最大的锁模力(clamping force)、最小的界面分离力(joint separating force)。实现的办法是给螺丝施加正常的扭矩,在保护骨-种植体界面的条件下,获得最佳的预紧力。不同的螺丝设计,其预紧力不同。理论上,预紧力的计算受到两个因素的控制:螺丝的拧断和骨-种植体界面的破坏。螺丝拧断时达到最大的预紧力。理想的预紧力应该为最大预紧力的75%。当锁紧螺丝、达到最佳预紧力时,骨-种植体界面的净力(net force)应该为零。目前,螺丝在20~35N·cm的扭矩,可以达到最佳预紧力,而不破坏骨-种植体界

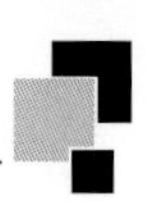

面。当然，不同种植体系统的制造商会在产品说明书中，标注固位螺丝的具体扭矩，医师必须严格遵循。

（3）避免螺丝疲劳所造成的螺丝折断和螺纹疲劳产生的螺丝松动。其主要影响因素包括螺丝材质、螺丝的形态、应力矢量、施加的扭矩和种植体与基台或修复体的连接方式等。螺丝的非轴向受力，例如侧向咬合力、修复体和/或基台与固位螺丝处于非正中轴向、不正确的𬌗型设计等，不但会增加螺丝的松动，还会造成螺丝的折断。因此，在临床上除尽量避免这些有害因素之外，尽量增强基台和/或修复体的机械和摩擦固位能力，例如锥度连接、外六角或内八角连接等，降低界面分离力，保护固位螺丝。尽管如此，仍然存在螺丝松动和折断问题。基台螺丝松动和折断的报道始终不断，一直是困扰种植体修复效果的重要因素，也是种植体系统中修复部件研究的一个重点。

三、其他部件

1. 覆盖螺丝　覆盖螺丝（cover screw）可用于潜入式种植的二期手术之前，封闭种植体平台，其作用是在种植体愈合过程中，防止骨和软组织进入基台连接区。覆盖螺丝的螺帽直径通常有两种：小于或等于种植体平台直径。螺帽与种植体平台直径相等的目的，是在种植体愈合期防止骨生长到种植体平台表面，保证将来愈合帽或基台完全就位。

2. 愈合帽　愈合帽（healing cap），也称为愈合基台（healing abutment）、愈合螺丝（healing screw），在非潜入式种植或潜入式种植二期手术暴露种植体后旋入种植体，形成种植体的穿黏膜过渡带，在戴入最终修复体之前引导种植体周软组织愈合。愈合帽上方穿出黏膜进入口腔内，防止食物残渣和异物碎片等进入基台连接区，有利于软组织愈合和形成种植体颈部周围软组织封闭。因此愈合帽也被称为穿黏膜延伸或穿黏膜基台（transmucosal extension/abutment）。根据种植体平台直径不同，愈合帽的直径也有差别。愈合帽有引导上皮组织生长、形成沟内上皮的作用，有的种植体系统也将其称为牙龈成形器（gingiva former）。

愈合帽的形态依据种植体与基台的连接方式而异，通常与基台的形态相匹配。软组织水平种植体的愈合帽为圆柱形，直径与种植体平台直径一致。骨水平种植体的愈合帽通常为锥状或杯状，与基台的形态一致。根据种植体植入深度和软组织厚度的不同，愈合帽的高度也不同。有的愈合帽在唇侧设计成轴向斜面，具有引导软组织向冠方生长的作用，称为美学愈合帽（esthetic healing cap）。

解剖式愈合帽，或称为解剖式愈合基台（anatomic healing abutment），横截面为圆形，但越朝向冠方直径越大，模拟天然牙牙颈部的解剖形态，引导种植体周软组织愈合和过渡带的软组织轮廓。

3. 印模帽　印模帽（impression coping），也称为转移体（transfer）、印模柱（impression post）和转移帽（transfer coping），用于取印模时将种植体平台或基台在牙列中的位置转移到工作模型上，为种植体或基台替代体定位，以便在工作模型的替代体上完成上部结构的制作，因此也分别称为种植体印模帽或基台印模帽。

4. 基台保护帽　基台保护帽（abutment protective cap）也称为卫生帽（hygiene cap），在粘接固位基台就位后、制作最终修复体期间，用于保护基台，防止食物残渣和钙盐进入并沉积在基台上，也可以防止周围软组织向内塌陷，维持软组织形态。

5. 替代体　替代体(analog/analogue)用于在石膏模型中复制种植体平台或基台,分别称为种植体替代体(implant analog)和基台替代体(abutment analog)。

第七节　口腔种植体系统的发展

目前,原创的或拷贝的种植体系统数以百计;依据材料、形状、大小、直径、长度、表面和界面几何设计的种植体和基台数以千计;除去拷贝因素,新的种植体和基台设计,甚至新的种植体系统仍然在不断推出。这既说明种植治疗的临床需求巨大,同时又说明种植体系统的标准并未完全同一,现阶段的种植体系统研发既非起点,也非终点,仍然在快速进行中。

尽管如下的每一条标准都与医师的医疗水平、技工制作工艺、患者的局部和全身条件密切相关,但是从种植体系统的研发角度,仍然具有重要意义。

一、种植体系统的设计

1. 增加骨结合的可预期性　在种植学的早期阶段,成功的骨结合是成功的种植治疗的代名词。可预期性的牙种植体长期、稳定的骨结合已经获得证实。20 世纪 80 年代的统计资料显示,几乎所有主要种植体系统 10 年以上的骨结合成功率均超过 90%。伴随种植体系统和临床技术的不断完善,骨结合成功率不断提高。1996 年,Lindquist 报道 15 年骨结合成功率达到 98.9%。2009 年,Romanos 报道的即刻负荷的上颌平台转移种植体,骨结合成功率为 96.66%。

1981 年,Albrektsson 提出了影响获得骨结合成功的著名的四项因素:种植体(包括材料、设计及表面)、骨质、外科技术和负荷情况。

随着对种植体的材料学、生物力学和组织学的研究,以及临床经验的不断积累,种植体因素包括了种植体、基台和其他的部件。平台转移种植体的主要设计理念,是降低种植体周的碟形骨吸收,是一种新的种植体设计类型。

2. 种植体-软组织界面的稳定性　种植体-软组织界面,为种植体(或基台/修复体)和周围软组织形成的界面的简称,其稳定性与种植体周软组织封闭密切相关,关系到种植体周微生物的侵入、种植体周碟形骨吸收和软组织美学效果。

3. 基台-种植体界面的稳定性　基台连接方式是基台-种植体界面稳定的决定性因素,包括机械强度、抗旋转和抗侧向力能力,以及固位螺丝的稳定性;不仅影响到修复体的失败,还决定了基台和/或修复体与种植体之间的微动度。微动度将因生物和生物力学因素对种植体的骨结合和美学效果产生深远的影响。

4. 修复方式的灵活性和可选择性　因为口腔条件的复杂性,种植体的修复方式应该是灵活多样的,以适用不同的临床状态,包括基台的设计、修复方案的选择。

5. 理想的穿龈轮廓和美学效果　种植体骨结合,是种植体设计极其重要的因素。但是,设计出有利于获得理想穿龈轮廓、软组织及修复体美学效果的种植体和基台仍然极其重要,包括种植体的平台直径、颈部形态、种植体-基台连接位置、基台的材质(例如瓷基台)和类型(例如个性化基台)等因素。

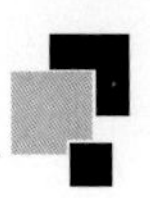

6. 种植体系统的简单化设计　种植体系统的设计应该有利于临床医师的操作和临床应用，便于种植体植入和种植体修复。

二、种植体系统的材质

1. 骨-种植体界面的新骨沉积速度　骨-种植体界面骨整合和新骨沉积的速度，是选择种植体负荷时机的重要因素。与新骨沉积相关的种植体因素，包括了种植体材料、形状设计和表面形态处理，其目的是获得理想的初期骨接触、初期稳定性和提高获得继发骨接触、继发稳定性的速度，提前种植体负荷时间，例如即刻和早期负荷。新的种植体材料，例如二氧化锆，以及新的表面处理方法，仍然是目前的研究重点。

2. 增加美学种植治疗的能力　改善美学治疗效果，种植体材料也起着重要作用。目前，陶瓷基台已经广泛地应用于临床，其机械性能不断改善。陶瓷种植体的研发进展较为缓慢，但已经出现陶瓷与钛种植体在强度、生物相容性、生物活性及骨结合能力等方面的实验室对比研究，积累了一定的临床前期研究经验。

3. 种植体系统各部件的公差控制　种植体系统各部件的公差控制与种植体系统的设计同样重要。进一步提高种植体系统各部件的机械加工精度，将提高种植治疗的临床效果，有利于降低机械并发症。

4. 成本效益　尽管目前仍然以追求种植体的功能和美学为主要目标，但从患者的实际利益出发，在提高质量的前提下，应当进一步降低种植治疗成本。

种植体系统的不断研发，会进一步提高种植治疗的质量。在目前种植体系统较为完善的情况下，任何新的改变都应得到实验研究的支持和 5 年以上对照性临床研究的验证。

（宿玉成）

参考文献

1. 陈卓凡. 口腔种植治疗的基础研究及临床应用. 北京：人民军医出版社，2010.
2. 张志勇. 口腔颌面种植修复学. 上海：世界图书出版公司，2009.
3. Quek H C，Tan K B，Nicholls J I. Load fatigue performance of four implant-abutment interface designs：effect of torque level and implant system. Int J Oral Maxillofac Implant，2008，23：253-262.
4. MISCH C E. Contemporary implant dentistry. 3rd ed. St. Louis：Mosby，2008.
5. LANEY W R. Glossary of oral and maxillofacial implants. Malden：Quintessence Publishing Co，Ltd，2007.
6. 林野. 当代口腔种植学的进展及其临床意义. 口腔颌面外科杂志，2006，16(4)：285-291.
7. LAZZARA R J，PORTER S S. Platform switching：a new concept in im-plant dentistry for controlling postrestorative crestal bone levels. Int J Periodontics Restorative Dent，2006，26：9-17.
8. 宿玉成. 口腔种植学. 北京：人民卫生出版社，2014.
9. 周磊. 口腔种植学临床实践. 西安：世界图书出版公司，2003.
10. JOKSTADA A，BRAEGGERB U，BRUNSKIC J B，et al. Quality of dental implants. Int Dent J，2003，53：409-443.
11. GEURS N C，JEFFCOAT R L，MCGLUMPHY E A，et al. Influence of implant geometry and surface characteristics on progressive osseointegration. Int J Oral Maxillofac Implants，2002，17：811-815.
12. ANDERSSON B，TAYLOR A，LANG B R，et al. Alumina ceramic implant abutments used for single-tooth re-

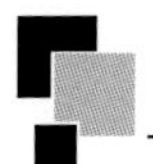

placement: a prospective 1-to 3-year multicenter study. Int J Prosthodont, 2001, 14(5): 432-438.

13. 王兴, 刘宝林. 我国口腔种植学的进展. 中华口腔医学杂志, 2001, 36(5): 321-323.
14. BINON P P. Implants and components: entering the new millennium. Int J Oral Maxillofac Implants, 2000, 15: 76-94.
15. ECKERT S E, PAREIN A, MYSHIN H L, et al. Validation of dental implant systems through a review of the literature supplied by system manufacturers. J Prosthet Dent, 1997, 77: 271-279.
16. BARCLAY C W, LAST K S, WILLIAMS R. The clinical assessment of a ceramic-coated transmucosal dental implant collar. Int J Prosthodont, 1996, 9: 466-472.
17. BOLLEN C M L, PAPAIOANNO W, VAN ELDERE J, et al. The influence of abutment surface roughness on plaque accumulation and periimplant mucositis. Clin Oral Implants Res, 1996, 7: 201-211.
18. BUSER D, MERICSKE-STERN R, BERNARD J P, et al. Long-term evalua-tion of non-submerged ITI. Int J Oral Maxillofac Implants, 1994, 9: 627-635.
19. 陈安玉. 口腔种植学. 成都: 四川科学技术出版社, 1991.
20. ALBREKTSSON T, BRÅNEMARK P I, HANSSON H A, et al. Osseointegrated titanium implants. Requirements for ensuring a long-lasting, direct bone-to-implant anchorage in man. Acta Orthop Scand, 1981, 52: 155-170.

第五章　口腔种植的组织解剖学基础

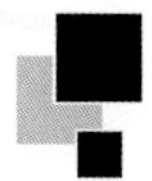

第一节　颌骨的解剖结构与组织特征

一、上　颌　骨

上颌骨(maxilla)位于颜面中部,左右各一,相互对称。它与面颌诸多邻骨连接,参与眼眶底部、口腔顶部、鼻腔侧壁和底部、颞下窝和翼腭窝、翼上颌裂及眶下裂的构成。

1. 外形　上颌骨形态不规则,大致可分为一体和四突。

(1) 上颌体(body of maxilla):分为前、后、上、内四面,上颌体内有上颌窦。

1) 前面(anterior surface):又称脸面(facial surface)。上界眶下缘,内界鼻切迹,下方移行于牙槽突,后界为颧突及颧牙槽嵴。在眶下缘中点下方约 0.5cm 处,有椭圆形的眶下孔(infraorbital foramen),孔内有眶下神经、血管通过。眶下孔向后上外方通入眶下管(infraorbital canal),眶下孔是眶下神经阻滞麻醉的进针部位。在眶下孔下方的骨面上有一较深的窝,称为尖牙窝(canine fossa),提口角肌起始于此处。尖牙窝一般位于前磨牙根尖的上方,与上颌窦仅有薄骨板相隔,故行上颌窦手术时常由此处进入窦腔。

2) 后面(posterior surface):又称颞下面(infratemporal surface),参与颞下窝及翼腭窝前壁的构成。在面部或口腔前庭可触及颧牙槽嵴,颧牙槽嵴位于上颌体后面与前面在外侧的移行处,是行上牙槽后神经阻滞麻醉的重要标志。后面下部有比较粗糙的圆形隆起,称为上颌结节(maxillary tuberosity),为翼内肌浅头的附着点。后面中部,即上颌结节上方有数个小骨孔,称为牙槽孔。牙槽孔为牙槽管的开口,向下导入上颌窦的后壁,有上牙槽后神经、血管通过。在行上牙槽后神经阻滞麻醉时,麻醉药物应注入牙槽孔周围。

3) 上面(upper surface):又称眶面(orbital surface),构成眶下壁的大部。其后份中部有眶下沟(infraorbital groove),向前、内、下通眶下管,该管以眶下孔开口于上颌体的前面。眶下管的前段发出一牙槽管,有上牙槽前神经、血管向下经上颌窦的前外侧壁通过。眶下管的后段亦发出一牙槽管,有上牙槽中神经经上颌窦的前外侧壁通过。眶下管长约 1.5cm,在行眶下管麻醉时进针不可过深,以免损伤眼球。

4) 内面(medial surface):又称鼻面(nasal surface),参与鼻腔外侧壁的构成。内面上有三角形的上颌窦裂孔通向鼻腔。上颌窦裂孔后方有向前下方的沟,与蝶骨翼突和腭骨垂直部相接,共同构成翼腭管(pterygopalatine canal)。翼腭管长约 3.1cm,管内有腭降动脉及腭前神经通过。临床上通过翼腭管,可施行上颌神经阻滞麻醉。

（2）四突：上颌体的四突为额突、颧突、腭突和牙槽突。

1）额突（frontal process）：位于上颌体的内上方，其上、前、后缘分别依次与额骨、鼻骨和泪骨相接。额突参与泪沟的构成。

2）颧突（zygomatic process）：向外上方与颧骨相接，向下至上颌第一磨牙处形成颧牙槽嵴（zygomatico-alveolar ridge）。

3）腭突（palatine process）：为水平骨板，在上颌体与牙槽突的移行处伸向内侧，与对侧上颌骨腭突在中线相接，形成腭中缝（midpalatal suture），参与构成口腔顶部和鼻腔底部。腭突参与构成硬腭的前3/4。该面有不少小孔，有小血管通过。腭突下面在上颌中切牙的腭侧、腭中缝与两侧尖牙连线的中点上，有切牙孔（incisive foramen），或称腭前孔，向上后通入切牙管（incisive canal），管内有鼻腭神经、血管通过。在麻醉鼻腭神经时，麻醉药物可注入切牙孔或切牙管内。腭突下面后外侧近牙槽突处，有纵行的沟或管，通过腭大血管及腭前神经。腭突后缘呈锯齿状与腭骨水平部相接。

4）牙槽突（alveolar process）：即牙槽骨。为上颌骨包绕牙根周围的突起部分。两侧牙槽突在中线连接，形成牙槽骨弓。牙槽突有内、外骨板，均为骨密质。内、外骨板间夹以骨松质。牙槽突唇颊侧骨板较薄，并有许多微孔通向骨松质。故临床行上颌牙龈、牙槽骨种植手术时，采用局部浸润麻醉可获得较好的麻醉效果。由于唇颊侧骨板较薄，在拔除前牙时，容易发生骨折；牙槽窝愈合过程中，可以发生此骨板的吸收，引起唇舌向的骨量不足。对于行即刻种植的患者需要十分注意，可采用微创拔牙的方法，防止唇侧骨板损伤。上颌牙槽突与腭骨水平部共同构成腭大孔（greater palatine foramen），孔内有腭前神经通过。该孔一般位于上颌第三磨牙腭侧牙槽嵴顶至腭中缝弓形连线的中点。在覆盖黏骨膜的硬腭上，腭大孔的表面标志则为上颌第三磨牙腭侧牙龈缘至腭中缝连线的中外1/3的交点上，距硬腭后缘约5mm处。这也是腭前神经麻醉的进针点。

2. 结构特点

（1）牙槽突的结构特点：牙槽突为骨骼系统中变化最为显著的部分，其变化与牙的发育、萌出、咀嚼功能、牙的移动及恒牙的脱落等，均有密切的关系。牙槽突的变化是骨组织的改建过程，反映了破骨与成骨两者相互平衡的生理过程。当牙列缺失后，因缺少生理性刺激，缺失处的牙槽突不断萎缩吸收，降低高度，失去原有的形态。牙槽突上尚有一些解剖结构与临床关系密切。

1）牙槽窝（alveolar sockets）：为牙槽突容纳牙根的部分。牙槽突的形态、大小、数目和深度，与所容纳的牙根相适应。其中以上颌尖牙的牙槽窝最深，上颌第一磨牙的牙槽窝最大。牙槽窝的周壁称为固有牙槽骨，包被于牙周膜的外围。固有牙槽骨上有许多小孔，称为筛状板。因其骨质致密，在X线片上呈现一白色线状影像，包绕在牙周膜周围，故又称为骨硬板。固有牙槽骨、筛状板、骨硬板系指同一部位。上颌牙槽窝的唇颊侧与腭侧骨板的厚度不一。一般来说，正常情况下上颌牙的唇颊侧骨板均比腭侧薄，但嵴顶的位置较舌侧要高。上颌第一磨牙颊侧骨板因有颧牙槽嵴而厚度增加，上颌第三磨牙牙根远中面的牙槽骨骨质比较疏松。牙槽窝骨板的厚度，与种植外科关系密切。

2）牙槽嵴（alveolar ridge）：指牙槽窝的游离缘。

3）牙槽间隔（interdental septa）：指两牙之间的牙槽突。

4）牙根间隔（interradicular septa）：指多根牙诸牙根之间的牙槽突。

熟悉这些解剖结构对种植体的植入很有帮助,尤其对于前牙美学种植,更是如此。

(2) 上颌窦(maxillary sinus)结构与特点:上颌窦是最大的一对鼻旁窦,位于上颌体内,是双侧上颌骨内倒置的锥形窦腔。底壁由前向后,盖过上颌第二前磨牙到上颌第三磨牙的根尖,与上述牙根之间以较薄的骨板相隔,甚至无骨板而仅覆以黏膜,其中以上颌第一磨牙距上颌窦底壁最近。成人上颌窦的体积平均约12~15cm^3,高度约3.6~4.5cm,长度约3.8~4.5cm,宽度约2.5~3.5cm。从上往下观察,水平位上颌窦呈三角形或梯形,它的底是鼻腔的后壁,它的尖部伸向颧突。上颌窦的前壁是上颌骨颜面部,后壁是蝶骨大翼,它的顶是眶底,底是由牙槽骨构成,窦顶大约有窦底的2倍大小。

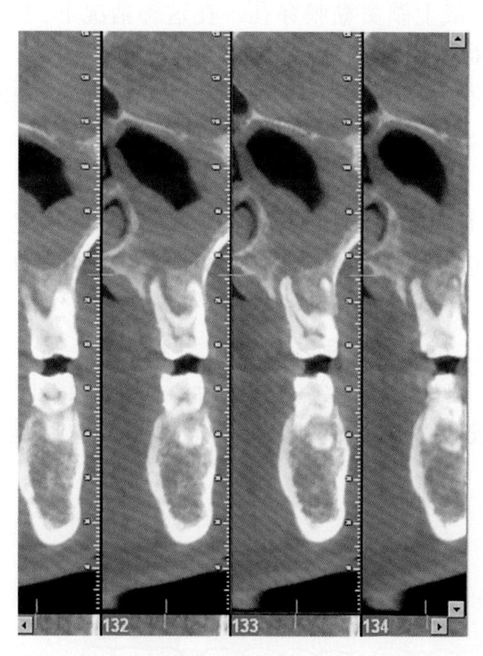

图5-1-1　上颌后牙根尖周炎引起上颌窦炎

1) 上颌窦底的标志:上颌第二前磨牙为前端。上颌第三磨牙牙根后与口腔种植最密切相关的,便是窦底,窦底朝向牙槽突,因上颌后牙影响,可呈现出凹凸不平的波浪形,窦底前部通常扩展至尖牙、前磨牙,上颌后牙根尖周炎会引起上颌窦炎(图5-1-1)。

2) 上颌窦黏膜:上颌窦窦壁内衬一层约0.13~1.00mm厚的黏膜,在胚胎第12周的时候从中鼻道黏膜延伸发育而成。上颌窦黏膜较完整,并通过中鼻道的上颌窦开口与鼻腔黏膜连续,其结构组成与其他呼吸道黏膜相似,但厚度往往较鼻腔黏膜薄,血供也略差。

上颌窦黏膜又称Schneiderian膜(图5-1-2),是假复层纤毛柱状上皮。电镜下,上颌窦黏膜由基底细胞、柱状细胞、杯状细胞及基底膜组成,并含少量浆液性腺体(图5-1-3)。每个柱状细胞含有100~150根纤毛,纤毛以8~20次/s的频率摆动。正常健康的上颌窦黏膜为灰白色,黏膜厚度通常约0.13~1.00mm,黏膜可因炎症等发生病理性改变而增厚(图5-1-4)。吸烟者的上颌窦黏膜会萎缩变薄。较厚的上颌窦黏膜在上颌窦底提升术中不易穿孔。有研究报道,上颌窦黏膜厚度超过1.5mm的黏膜,穿孔率是16.6%;而黏膜厚度低于1.5mm的黏膜,穿孔率是31%。但是黏膜厚度超过3~4mm时,应尽量避免行上颌窦底提升术。上颌窦黏膜内的腺体分泌黏液,在纤毛表面形成黏液毯,通过纤毛的不断摆动,以1cm/min的速度将黏液运输至上颌窦开口,黏液毯是上颌窦主要的保护屏障(图5-1-5)。如果分泌黏液的腺体及导管阻塞,会引起黏膜囊肿(图5-1-6)。上颌窦黏膜囊肿会影响上颌窦底提升术,但不是上颌窦底提升术的禁忌证,可在术前或术中摘除(图5-1-7),或者通过针吸囊液破坏囊壁的方法消除囊肿后,再行上颌窦底提升术。而局部慢性炎症的患者,特别是增生性肥厚性鼻窦炎患

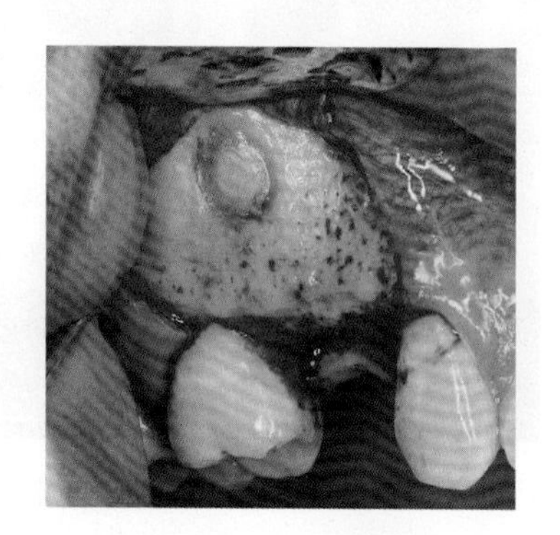
图5-1-2　上颌窦黏膜

者，上颌窦黏膜会变得肥厚、疏松，过敏也会造成相类似变化。在这些病理状态下，上颌窦黏膜与其周围骨性窦壁之间往往出现粘连，难以分离，同时本身黏膜质地变得松软，影响侧壁开窗上颌窦底提升术中上颌窦黏膜的剥离，容易造成上颌窦黏膜穿孔。在这种情况下，不适宜进行上颌窦底提升术，是上颌窦底提升术的相对禁忌证之一。因此，针对这类患者，术前通过曲面体层片、CT 等检查，明确局部结构及上颌窦黏膜状况，十分必要。如果术前检查发现上颌窦黏膜厚度达到 3~4mm，就有必要进行抗炎或其他相关治疗，待黏膜恢复正常后，再行上颌窦底提升术。

在正常情况下，上颌窦黏膜较为湿润，这主要是由于上颌窦黏膜内的腺体及杯状细胞分泌液体所致，也与上颌窦参与保持呼吸道空气湿润有关。另外，上颌窦黏膜与人体吸入的空气直接接触，内含免疫载体，参与人体的免疫系统。

3）上颌窦内分隔：上颌窦内骨性分隔较常见，特别是在年轻人中更为多见。上颌窦内分隔的发生率为 16%~58%，平均发生率为 30%。这些分隔多为不完整分隔，将上颌窦腔分割成多个互相连通而大小不等的腔隙；并在后牙咬合功能良好时，提供了较为重要的咀嚼支柱作用。

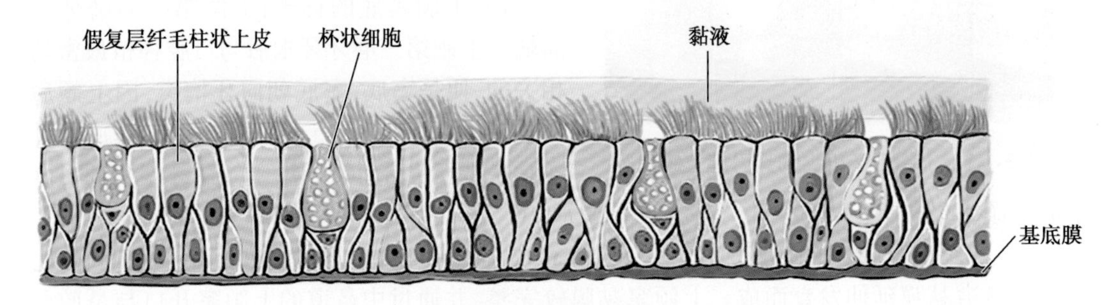

图 5-1-3 上颌窦黏膜示意图

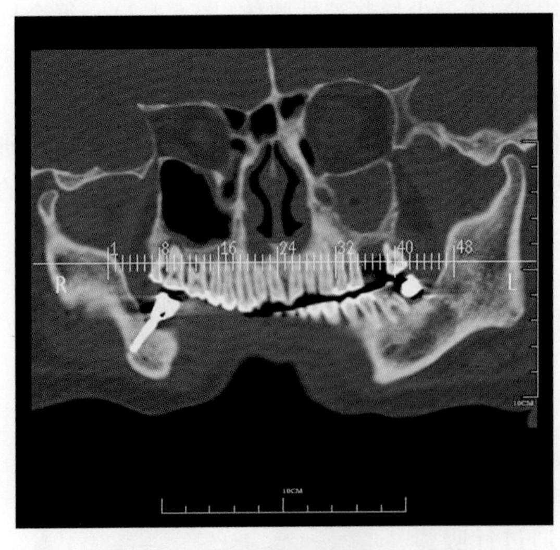

图 5-1-4 慢性上颌窦炎致黏膜增厚

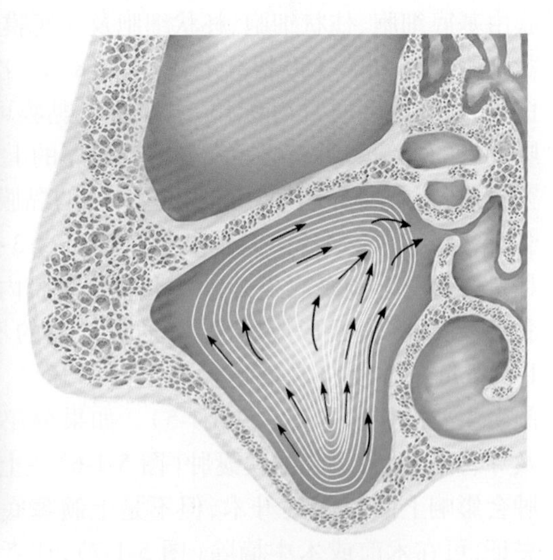

图 5-1-5 黏液毯的流动方向

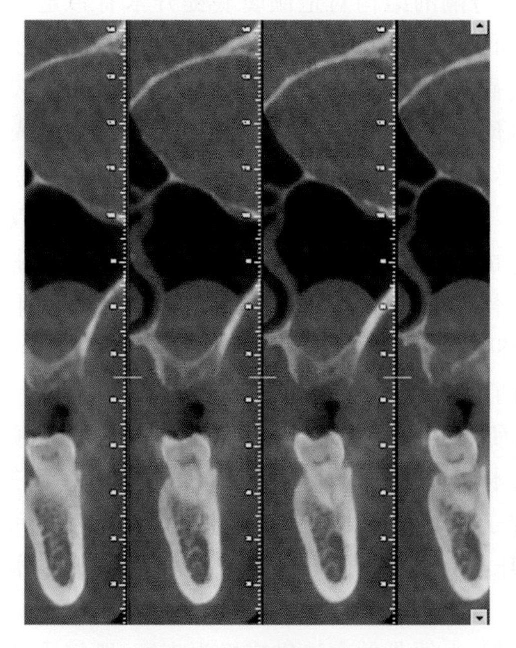

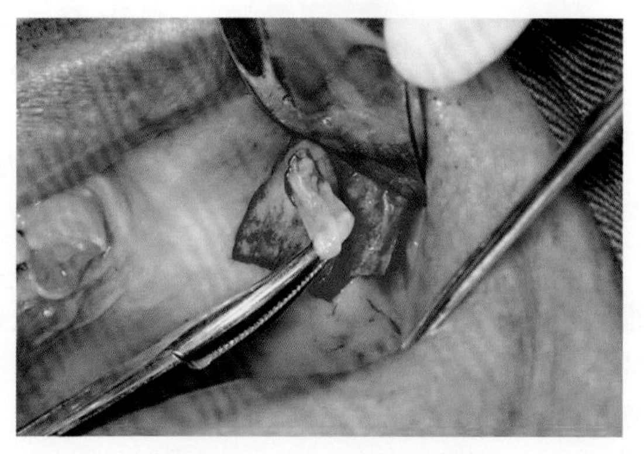

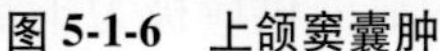

图 5-1-6　上颌窦囊肿　　　　图 5-1-7　上颌窦囊肿摘除

上颌窦内分隔多见于上颌第一磨牙或前磨牙区附近,可发生于窦壁任何位置,但多始于窦底,然后向上延伸至不同高度,将窦腔分隔为近远中部。上颌窦内分隔的厚度约 0. 8mm,但有时可以达到 1. 7mm,一般在窦底起始部最厚,然后向上逐渐变薄(图 5-1-8,图 5-1-9)。

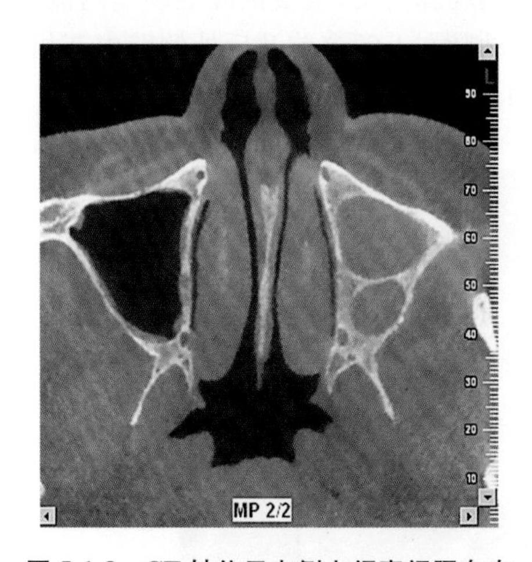

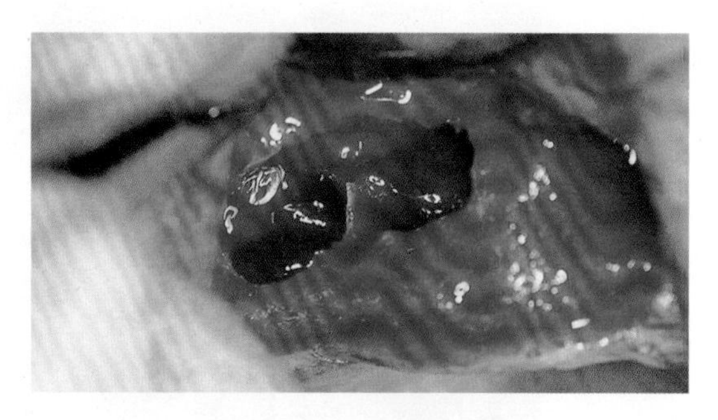

图 5-1-8　CT 轴位示左侧上颌窦间隔存在　　　　图 5-1-9　上颌窦内分隔

上颌窦内分隔的形成,目前认为与上颌窦腔分阶段形成的发育因素有关。不同阶段形成的腔隙之间,有上颌窦内分隔形成。因此,上颌后牙缺失后,进一步扩大的上颌窦腔隙与原上颌窦腔隙之间,也往往存在上颌窦内分隔,这个分隔一般也正好处于缺牙区与牙列正常区的分界部位。当其他牙齿均脱落后,由于上颌窦在该区域的进一步扩大(图 5-1-10),这些分隔则会逐渐消失。

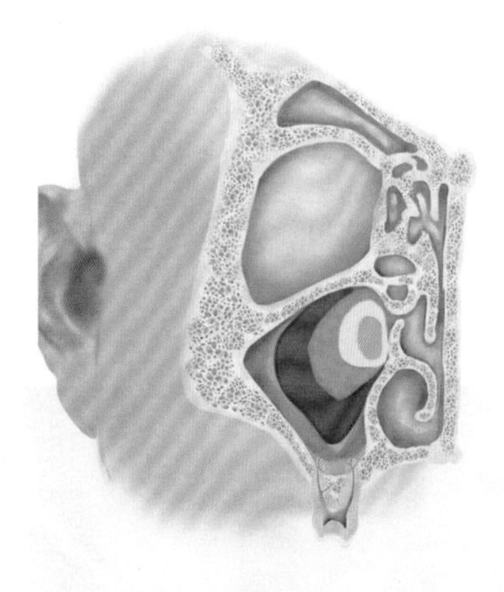

图 5-1-10 上颌窦的体积变化

上颌窦内分隔的结构对上颌窦底提升术有一定的影响。一方面,它影响了手术入路。如果分隔仅存在于窦底,则入路基本不受影响;然而如果分隔位置较高,达到入路预备部位,侧壁开窗上颌窦底提升术的入口形状则需要根据分隔的形状而设计成“W”形或独立的两个窗口。另一方面,分隔处上颌窦黏膜相对难以剥离,容易造成术中上颌窦黏膜穿孔等并发症。有研究统计显示,骨性分隔引起的上颌窦黏膜穿孔的发生率是 31%~48%。

因此,为了解上颌窦内分隔的情况,明确分隔位置、形态及大小,使术中易于剥离上颌窦黏膜,成功进行上颌窦底提升术,术前进行曲面体层片、CBCT 检查,甚至三维 CT 重建等辅助检查,十分必要;同时,这些检查还可以提示上颌窦底与上颌磨牙牙根之间的关系,以及牙槽骨骨质等情况,为上颌窦底提升术提供有价值的参考。另外,精细的手术操作技巧对防止上颌窦黏膜穿孔十分重要。

(3) 上颌骨的血液供应、淋巴回流及神经支配:上颌骨的血液供应极为丰富,既接受骨内上牙槽动脉的血供,又接受来自上牙槽后动脉、眶下动脉、腭降动脉及蝶腭动脉等分布于颊、唇、腭侧黏骨膜等软组织的血供。由于上颌骨血供丰富,所以抗感染能力强,游离植骨后骨愈合亦较快,但手术后可能会引起出血或血肿。

上颌窦的血液供应,主要来源于上颌动脉的其中三个分支:①眶下动脉及其分支上牙槽前动脉,主要供应上颌窦前外侧壁;②腭大动脉的鼻外侧动脉后支,主要供应上颌窦内侧壁;③上牙槽后动脉,主要供应上颌窦后壁。上牙槽前、后动脉在上颌窦前及后外侧壁内互相吻合,其吻合支一般位于上颌窦底上方约 19mm(图 5-1-11)。

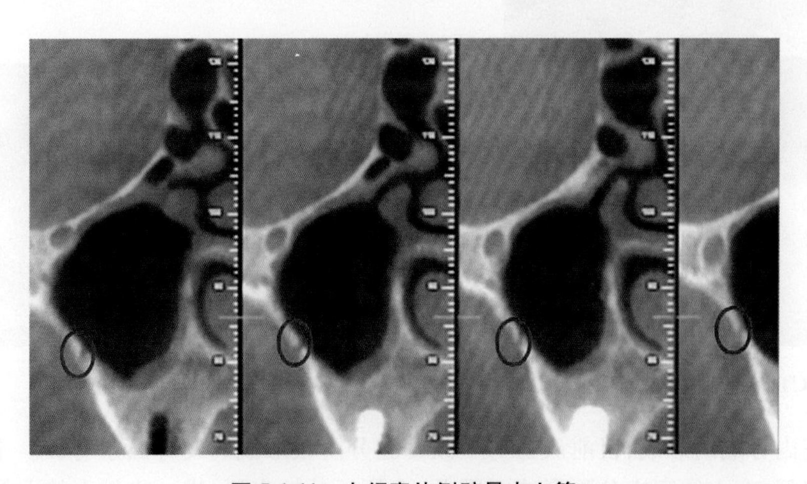

图 5-1-11 上颌窦外侧壁骨内血管

由于上颌骨的血供丰富,因此,上颌窦底提升术后,术中所植入的充填材料的血管化程度也较为理想。这些材料的血管化过程,主要来源于以下血管:①骨外吻合支。上牙槽后动

脉的终末支与上牙槽眶下动脉的终末支,在上颌骨颊侧骨壁表面相互吻合。这种骨外吻合支的发生率为44%,吻合部位多见于上牙槽嵴顶上方约23~26mm。该吻合支可导致上颌窦底提升术中出血,特别是在开窗活瓣制作时。②骨内吻合支。上牙槽后动脉的另一分支与眶下动脉在上颌骨内的吻合支,吻合部位多见于上牙槽嵴顶上方约18.9~19.6mm。③眶下动脉、上牙槽后动脉及骨内吻合支,在上颌窦黏膜中的分支(图5-1-12)。上颌窦黏膜剥离时,可损伤而发生出血。

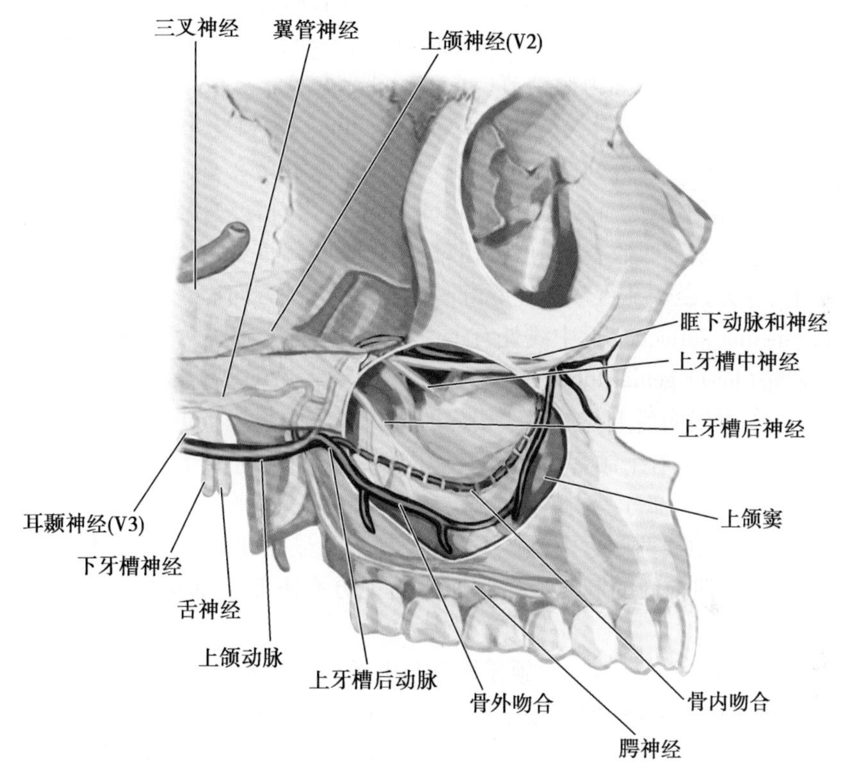

图5-1-12　上牙槽后动脉与眶下动脉的骨内与骨外吻合

根据以上动脉分布特点可以看出,正常情况下术区周围多是管径较小的动脉分支,而较大的动脉并不经过该术区,因此,在进行上颌窦底提升术时,难以控制的动脉性大出血较罕见。除非出现搏动性明显的出血,上颌窦底提升术中少量的渗血不必进行严格止血,因为这些出血不但不会引起明显的失血症状,而且有助于上颌窦底提升术中的充填材料进行更好的血管化与局部改建;同时,对术后创口的愈合,也起到促进作用。

老年及牙齿缺失等因素,均可明显降低上颌骨内血供程度。这些变化主要表现在上颌骨内血管分支数量减少、管径变窄及血管迂曲。由于以上血管变化影响了成骨细胞活性,降低矿化速度,因此骨质吸收相对更加明显。

上颌骨静脉的走行,前方是通过面静脉,后方则通过与上颌动脉平行的上颌静脉的分支。在颞下区上颌静脉与翼静脉丛交通,而翼静脉丛通过颅底与硬脑膜窦交通。上颌骨淋巴回流较广,包括咽后、下颌下及颈深诸淋巴结。该骨由三叉神经的分支-上颌神经支配。

二、下 颌 骨

1. 外形　下颌骨(mandible)是颌面部骨中唯一能活动的骨。下颌骨分为水平部和垂直部。水平部称为下颌体,垂直部称为下颌支,下颌体下缘与下颌支后缘相连接的转角处称为下颌角。

(1) 下颌体(mandibular body):呈弓形,有内、外两面,牙槽突和下颌体下缘。

1) 外面(lateral surface):中线处可见正中联合(symphysis)。在正中联合两旁,近下颌体下缘处,左右各有一隆起,称为颏结节(mental tubercles)。从颏结节经颏孔之下向后上延至下颌支前缘的骨嵴,称为外斜线(external oblique line),有降下唇肌及降口角肌附着。外斜线之下有颈阔肌附着。在外斜线上方,下颌第二前磨牙或第一、二前磨牙之间的下方,下颌体上,下缘之间略偏上方处有颏孔(mental foramen),孔内有颏神经、血管通过。老年人或牙列缺失者因牙槽突萎缩吸收,颏孔位置相对上移,吸收严重者可以移到顶部位置。成人颏孔多朝向后、上、外方,经颏孔行颏神经麻醉时,应注意进针方向。

2) 内面(medial surface):近中线处有上下两对突起,分别称为上颏嵴(upper genial tubercles)和下颏嵴(lower genial tubercles)。上颏嵴为颏舌肌的附着点,下颏嵴为颏舌肌的附着点。自下颏嵴下方斜向后上与外斜线相应的骨嵴称为内斜线(internal oblique line)或下颌舌骨线(mylohyoid line),有下颌舌骨肌附着。内斜线的后端有翼下颌韧带附着。内斜线将下颌体内面分为上、下两部分。内斜线上方,颏嵴两侧有舌下腺窝(sublingual fossa),与舌下腺相邻;内斜线下方,中线两侧近下颌体下缘处,有不明显的卵圆形凹陷,称为二腹肌窝(digastric fossa),为二腹肌前腹的起点。二腹肌窝后上方有下颌下腺窝(submandibular fossa),与下颌下腺相邻。

3) 牙槽突(alveolar process):下颌牙槽突与上颌牙槽突相似,但下颌牙槽窝比相应的上颌牙槽窝小,牙槽突内、外骨板均为较厚的骨密质,除切牙区外,很少有小孔通向骨松质。在下颌拔牙或行牙槽手术时,除切牙区可采用浸润麻醉外,一般均采用阻滞麻醉。下颌切牙、尖牙唇侧牙槽窝骨板较舌侧薄,前磨牙的颊舌侧骨板厚度相近。下颌磨牙因其牙体倾向于牙槽突的舌侧,故颊侧骨板较厚,下颌第一、二、三磨牙的颊侧因有外斜线使其骨质更为增厚。

4) 下颌体下缘(inferior border of mandibular body):又称下颌下缘,外形圆钝,为下颌骨骨质最致密处。下颌体下缘常作为下颌下区手术切口的标志,并作为颈部的上界。

(2) 下颌支(mandibular ramus):又称下颌升支,左右各一,为几乎垂直的长方形骨板,分为喙突,髁突和内、外两面。

1) 喙突(coracoid process):呈扁三角形,有颞肌和咬肌附着。颧骨骨折时可压迫喙突,影响下颌运动。

2) 髁突(condylar process):又称髁状突或关节突。髁突上端有关节面,与颞下颌关节盘相邻。关节面上有一横嵴,将关节面分为前斜面和后斜面。髁部下部缩小,称为髁突颈部(condyle neck)。其前上方有小凹陷,称为关节翼肌窝,为翼外肌下头附着处。髁突与喙突之间有下颌切迹(mandibular notch),又称下颌乙状切迹,有咬肌血管、神经通过。髁突是下颌骨的主要生长中心之一,如果该处在发育完成之前受到损伤或破坏,将影响下颌骨的生长

发育，导致面颌部畸形。

3）内面（medial surface）：其中央略偏后上方处有下颌孔（mandibular foramen），呈漏斗状，开口朝向后上方。下颌孔的前方有下颌小舌（lingula），为蝶下颌韧带附着处。下颌孔的后上方有下颌神经沟，下牙槽神经、血管通过此沟进入下颌孔。下颌神经沟的位置相当于下颌磨牙𬌗平面上方约1cm处。行经口内注射的下牙槽神经阻滞麻醉时，为了使针尖避开下颌小舌的阻挡而接近下牙槽神经时，注射器针尖应到达下颌孔上方约1cm处。在下颌孔的前上方，有下颌隆突，下颌隆突是由喙突和髁突分别往后下方和前下方汇合而成的骨嵴。此处由前向后有颊神经、舌神经和下牙槽神经越过。下颌孔的下方有一向前下的沟，称为下颌舌骨沟（mylohyoid groove），沿内斜线的下方向前延伸，沟内有下颌舌骨神经、血管经过。下颌孔向前下方通入下颌管。下颌小舌的后下方骨面比较粗糙，称为翼肌粗隆，为翼内肌的附着处。

4）外面（lateral surface）：外面的下方骨面比较粗糙，为咬肌的附着处。外面的上中部骨面略有突起或明显突起，称为下颌支外侧隆突。该突的位置大约相当于内侧的下颌孔前后与下颌孔上缘上方附近。在行下颌支手术（例如正颌手术）时，可以下颌支外侧隆突为标志，保护下颌支内侧的下牙槽神经、血管。下颌支后缘与下颌体下缘的移行处为下颌角（mandibular angle），此处有茎突下颌韧带附着。

2. 主要结构

（1）下颌管（mandibular canal）：下颌管是下颌骨内的重要结构，是下牙槽血管神经束通过的骨性管道。准确了解下颌管的解剖，对牙种植手术及下牙槽神经麻醉，有极其重要的意义。

近年来，牙种植手术在临床上开展得比较广泛，但由于对下颌管解剖位置的不熟悉、X线片过于放大、选择的种植体较长及钻孔方向不当等问题，种植术后容易出现下牙槽神经损伤的并发症。而术前对下颌管的直径、走行、位置及管壁的厚度等诸多情况的了解，对选择种植体、提高手术成功率及预防手术并发症等至关重要。

下颌管是位于下颌骨骨松质间的骨密质管道，上起于下颌孔，下续于颏管。在下颌支内，该管行向前下，至下颌体内侧几乎呈水平向前，在经过下颌诸牙槽窝下方时，发出小管到各个牙槽窝，使下牙槽神经、血管通过。最后经颏管与颏孔相接，通过颏神经、血管。下颌孔定位于下颌支中央后上方，下颌小舌可位于其前方、前内方或内侧方。

下颌管在下颌骨内走行，具有一定的规律性，从下颌孔至下颌第一磨牙的位置具有以下特点：①下颌管距下颌骨内板要比外板近，下颌骨内板常构成下颌管的内壁，而下颌管的上、下、外壁往往与骨松质邻接。②下颌管于下颌支内走行时，距下颌支前缘要比后缘近（除下颌孔及其下方1~2mm外）。③下颌管距下颌体下缘要比牙槽嵴近（图5-1-13）。由于下颌管在下颌后牙区走行中偏向舌侧骨板，而且距离下颌骨下缘较近，因此只要钻孔方向不偏斜，可有足够的骨量来容纳适度长度的种植体。

下颌管在下颌体横断面上近似椭圆形，上部略小；在下颌支断面呈扁横椭圆形。下颌管壁由一薄层致密骨构成，近下颌孔端稍厚，随着下颌管向近中延伸，管壁逐渐变薄；下颌第一磨牙远中至颏孔段，下颌管壁不完整，并在颏孔平面形成无管壁腔道，向中线伸延。

下颌管在下颌骨颏孔区相当于前磨牙之下，分出颏管和切牙神经管。颏管向后、上、外转弯开口于颏孔，而切牙神经管继续向中线方向走行，并缓慢变细，终止于下颌侧切牙下方

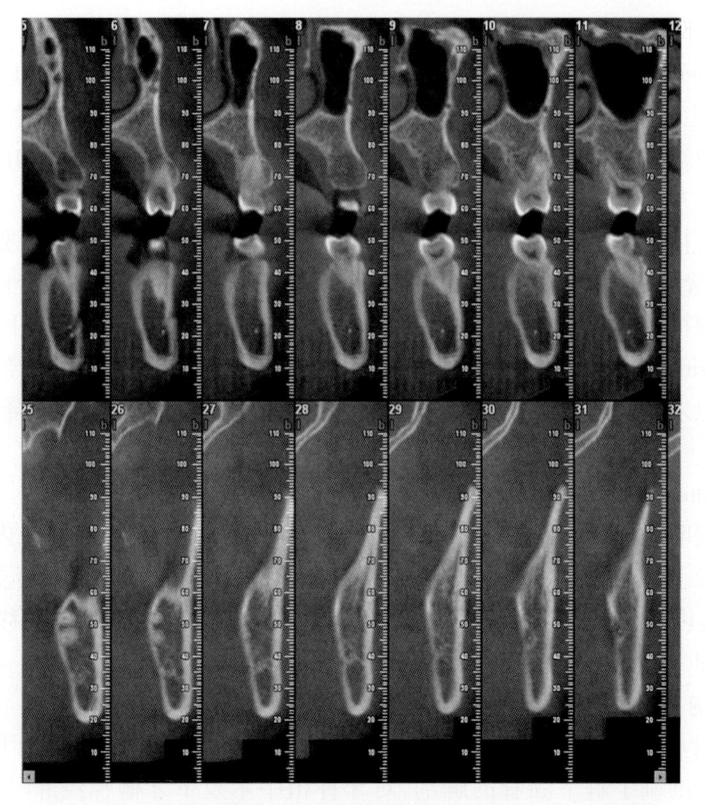

图 5-1-13　CT 矢状位示下颌管在下颌骨内从内上向外下走行

或侧切牙与中切牙之间的下方(图 5-1-14)。无牙颌患者由于牙槽骨严重萎缩,颏孔离牙槽嵴顶很近,甚至就开口在牙槽嵴顶部。无牙颌患者的后牙区种植往往需要先打开下颌管,进行下牙槽神经移位术。

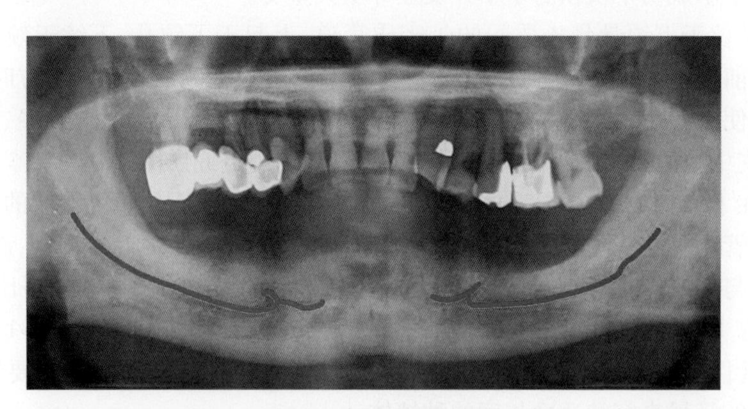

图 5-1-14　全口牙位曲面体层片示下牙槽神经终末支分为颏神经和切牙神经

下牙槽神经自下颌神经分出后,与舌神经同经翼外肌深面,下行于翼内肌与下颌支之间进入下颌神经沟,并沿其下行;伴行的下牙槽血管也经过下颌孔进入下颌管,构成下牙槽血管神经束。在下颌管中,下牙槽神经及伴随血管由一层被膜包绕成神经血管束,血管位于神

经上方,而且位置恒定,并发出小分支包绕神经。因此,在牙种植手术操作中,一旦穿通下颌管,首先损伤血管而致出血,此时神经尚未受损,术者可受此提示而停止继续操作。所以,下颌管出血对神经损伤可给予早期提示。

下牙槽神经在下颌管的前端分出两个终末支——颏神经和切牙神经,走行于上述二管道之中。颏神经分布至下唇黏膜、下唇皮肤和颏部皮肤,口内则分布至切牙、尖牙和第一前磨牙的唇颊侧牙龈。切牙神经分布于第一前磨牙、尖牙和切牙的牙髓、牙槽突和牙周膜。长期以来,人们一直把颏孔以前的区域作为安全区,但是解剖学研究表明,颏孔前 3. 52mm 的水平距离内,以及颏孔下 3. 32mm 垂直距离内,可以有切牙神经穿行。真正的手术安全区应该在颏孔 4mm 以前,才能不损伤切牙神经(图 5-1-15)。

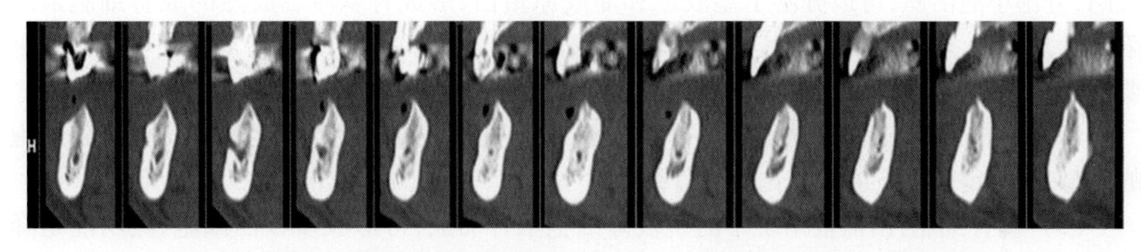

图 5-1-15　CBCT 示右侧下牙槽神经终末支——切牙神经走行于切牙神经管内

(2) 血液供应、淋巴回流及神经支配:下颌骨的血液供应主要来自下牙槽动脉,还有来自骨周围软组织的动脉,例如翼内肌动脉、翼外肌动脉、颞下颌关节囊动脉、颞肌动脉、咬肌动脉和舌下动脉等。下颌骨的淋巴回流至下颌下及颈深淋巴结。该骨相应部位的黏膜、牙、牙周膜及牙槽骨主要受下牙槽神经支配。下颌骨的血供相对比上颌骨少。

第二节　缺牙区组织结构特征

一、牙　槽　骨

(一) 骨生理基础

牙种植的成功及修复效果,与种植区骨的质量有直接关系。良好的牙槽骨形态和健康的生理状态,是种植修复的重要因素。长期以来,临床上已经应用骨移植技术或骨生物材料植入,来治疗各种骨缺损。随着牙种植治疗的逐步发展,许多进行种植修复的患者,需要行在种植区增加骨量或提高骨质量的治疗。目前,有多种骨修复技术应用于临床,各种方法都是基于骨及其本身独特的生理代谢特点之上。本节的目的是阐述有关骨结构及骨生理的问题,从植骨和种植体与骨整合的角度,对骨愈合进行评估。

1. 骨生成　骨是一种高度分化的复合组织,从骨生成的角度,可以分为膜内成骨和软骨内成骨。直接发生成骨活动时,称为膜内成骨。胚胎干细胞分化产生细胞内胶原沉积位点,出现成骨细胞,分泌类骨质,骨盐沉积。这种直接成骨的类型出现在颅盖骨、面骨,以及部分下颌骨。软骨内成骨涉及软骨形成阶段。胚胎干细胞分化成软骨细胞,形成初期的玻璃样软骨,然后软骨逐渐被吸收,血管及骨形成单位长入,类骨质生成,最后骨盐沉积形成骨组织。人类四肢长骨及终末关节的成骨,大都属于此种来源。另外,大部分的颅底骨及部分下颌骨,也是软骨成骨来源。

2. 骨结构　骨的大体结构,由外层致密的皮质骨和中央多孔的松质骨组成。皮质骨起机械支撑作用,其微观结构呈现板层状结构;松质骨呈现蜂窝状疏松多孔结构,血供丰富,其间有骨髓造血系统。骨重量的65%~75%为结晶磷酸盐,多以规则的羟基磷灰石晶体形式存在;剩余的30%~35%为有机质。有机质主要是由Ⅰ类胶原纤维(90%~95%)组成,其间散在有其他类型胶原蛋白和各种细胞因子。

3. 骨细胞　骨组织主要由四种细胞组成,包括成骨细胞、骨细胞、骨衬里细胞和破骨细胞。

(1) 成骨细胞和骨细胞:成骨细胞是柱状细胞,有明显的高尔基体和发育很好的粗面内质网,分泌小泡活跃,可以分泌Ⅰ型胶原和非胶原蛋白,形成骨基质。成熟的成骨细胞最终陷入骨基质中,形成骨细胞。其功能活动相对静止,但对维持骨组织的正常生理功能具有重要的意义。

(2) 骨衬里细胞:呈扁状纺锤形,覆盖相对静止的骨表面。此类细胞被认为是成骨细胞的前身,在一定刺激下可以分化为成骨细胞。

(3) 破骨细胞:由血液系统中的单核母细胞融合而成,可形成多核巨细胞,其功能是降解骨盐,破坏骨基质,从而产生骨吸收。从组织学角度来看,骨形成与骨吸收是维持平衡的,一旦平衡被破坏,机体就会产生病理状态。某些疾病,例如骨质疏松症、骨髓瘤等,就与破骨细胞功能绝对和相对亢进有关。而过强的成骨活动也会造成机体的病理状态,例如骨折后骨不连等。

(二) 骨组织的形成和改建

骨的生长和塑形受机械应力的巨大影响。机体识别机械应力,刺激局部功能细胞分泌生长因子。骨原细胞分化为成骨细胞,开始成骨活动。在成骨过程中,可激活破骨细胞,使骨发生重建以适应生理活动需要,保证骨的代谢平衡。成骨和破骨包括骨的沉积和吸收,使骨在三维结构上不断发生适应性变化。当成骨活动强于破骨活动时,皮质骨和松质骨在外形上增大。当破骨活动强于成骨活动时,可产生骨质疏松,或骨在外形上的缩小。

1. 皮质骨的生理改建　皮质骨是主要由板层骨构成的密质骨。皮质骨的厚度常常与负重状态有关,在需要承受较大生理机械应力的区域,皮质骨就相对比较厚,且结构规整。在承受较轻生理机械应力的区域,皮质骨就相对较薄,结构疏松。在骨修复时,如果骨膜下的骨质缓慢生长,则形成层层排列的束状板层骨;如果骨膜下的骨质生长较快(每天5~10μm),则形成相对疏松的结构,有利于骨膜中的血管长入,形成以血管为中心的同心圆样排列的板层骨,形成排列规则的初级骨单位(primary osteon)。

如果骨质生长过快(每天超过10μm),则会导致初级密质骨快速增加,使得其结构变得不规则,更加疏松。骨膜表面的血管快速长入,所生成的初级骨单位呈现漩涡状。密质骨改建,形成次级骨单位(secondary osteon),板层样结构呈同心圆样排列,其周围为扇形边缘,为新的板层骨形成之前骨吸收的界限。因为在新的骨吸收和旧的骨单位之间,都有一层厚约2μm的富含多糖的粘合物质,所以这种次级骨单位的扇形边缘称为粘合线。骨组织在骨内、外膜表面,均可发生骨形成和骨吸收两种相反的代谢反应。皮质骨具有坚硬而规则的磷酸盐晶体结构,间质含量少,代谢不活跃,其代谢来源于周围的骨膜及骨膜下的成骨细胞。过大的机械应力或其他原因导致骨膜血供受阻,阻断成骨细胞的迁移通道和代谢能力,将对密

质骨的代谢产生巨大的影响。

血液可以在骨组织内直接扩散，扩散范围约100μm。毛细血管穿行于沿骨长轴走行的哈弗斯管(Haversian canal)和垂直于骨长轴走形的穿通管(perforating canal)中。围绕神经血管束，形成同心圆排列的板层结构的骨单位。从骨单位中心向四周放射的小管，为骨细胞提供了获取营养的途径，保证密质骨内部细胞的代谢。

2. 松质骨的生理改建　松质骨为密度较低的骨组织，由板层骨构成，血液供应来自附近的骨髓。骨小梁的排列方向适应机械压力，是功能性负重的结果。松质骨的强度大小依赖于骨小梁的厚度、排列方向和相互之间的连接等各方面因素。根据Wolff定律，为了适应机械应力的要求，骨小梁沿着应力线改建，以最小的骨质量提供最大的机械强度。由于正常生理代谢激素水平等因素的控制，骨小梁改建中的骨沉积率相当恒定，大约是每天0.6μm。在适应机械应力时，骨代谢可以明显加快，骨膜下板层骨的改建每天可达1.0μm。改建也伴随着钙盐的不断代谢，以维持机体的钙代谢平衡。在某些系统性疾病和增龄性变化中，骨小梁改建的趋势为骨吸收大于骨生成，分解代谢超过合成代谢，导致骨小梁减少、变细，骨质趋于疏松。

3. 骨膜在骨生理改建中的作用　骨膜是覆盖在骨组织表面的结缔组织层，分为骨内膜和骨外膜。

(1) 骨内膜：为菲薄的结缔组织，覆盖在骨髓腔和骨小梁的表面，以及哈弗斯管和穿通管的内表面。骨内膜细胞常排列成单层，呈扁平状，细胞之间、细胞于骨细胞突起之间均为缝隙连接。这些细胞在外界的刺激下，可分化为成骨细胞。

(2) 骨外膜：覆盖在骨组织外表面的称为骨外膜或骨膜，又分为两层。外层较厚，为致密结缔组织；内层较薄，为疏松结缔组织，含有骨原细胞、成骨细胞，以及毛细血管和神经。

骨膜对于皮质骨的正常代谢具有重要的意义。当骨膜被剥离皮质骨表面时，部分的动脉血液供应和大部的静脉回流受阻，会使正常的骨代谢受到破坏，同时破坏骨表面的成骨能力。

(三) 拔牙后软硬组织愈合和转归

1. 硬组织愈合和转归　拔牙创愈合与一般的创口愈合相似，一般包括血凝块形成、创口清理、组织形成和组织改建四个过程。这四个过程前后依次进行，但也不能完全分开，往往相互穿插在一起。

(1) 血凝块形成：当牙被拔除以后，损伤的血管和细胞中释放出大量的活性因子。这些因子促使拔牙创内形成修复性的纤维蛋白网状结构，血小板趋化并黏附在损伤的血管断口上，出血迅速停止。血凝块作为一个包含大量活性因子和利于细胞运动的支架，对创口的愈合具有重要意义，其中包含促使干细胞增殖分化的生长因子和促使炎症细胞趋化的因子。几天后，血凝块开始崩解，开始进入创口清理阶段。

(2) 创口清理：中性粒细胞和巨噬细胞进入创口，吞噬细菌和坏死的组织，为接下来的组织修复创造良好的微环境。同时，巨噬细胞释放一些细胞因子，促进干细胞的趋化、增殖和分化。当创口被清理干净后，中性粒细胞开始凋亡，或者被巨噬细胞吞噬。接着巨噬细胞游走出创口。此阶段内，在拔牙创内受损的骨组织，也被破骨细胞降解、清除。

(3) 组织形成：组织生成阶段，干细胞、成纤维样细胞进入拔牙创。干细胞主要来自骨髓，开始分化、增殖、分泌胞外基质。这些胞外基质沉于创口内的纤维网状支架中，逐渐形成肉芽组织。大量的巨噬细胞、少量的干细胞与纤维组织、血管芽，组成了早期的肉芽组织。

当肉芽组织成熟后，巨噬细胞数量明显减少，大量出现的是成纤维细胞样细胞和新生的毛细血管。成纤维细胞样细胞增殖并释放生长因子，分泌胞外基质。新生的毛细血管网为创口的修复提供充分的营养代谢。从干细胞分化而来的早期成骨样细胞，聚集在新生血管周围，分化为成骨细胞，分泌胶原基质形成编织状结构的类骨质，并逐渐矿化；这个过程是以毛细血管为中心逐渐向外周进行的。成骨细胞分泌胞外基质，同时胞外基质逐渐矿化，某些陷入类骨质基质的成骨细胞以后就形成了骨细胞。这个阶段形成的新生骨质呈条束状，被称为编织骨。编织骨是最早形成的骨质，具有以下特点：以毛细血管为中心向外周快速沉积，内部胶原纤维排列结构不规则，含有大量的细胞成分，负载能力差。编织骨围绕毛细血管沉积，增厚，矿化度逐渐增高，一些成骨样细胞被裹入其中。这样，就形成了初级骨单位。

（4）组织改建：最初的编织骨形成是一个快速的过程，在几周内整个拔牙创完全由新生的编织骨占据，此时的编织骨也被称为初期的骨松质。编织骨提供了一个具有大量的成骨样细胞和充足血供的稳固支架结构。

编织骨中的初级骨单位逐渐被板层骨和骨髓组织替代，形成次级骨单位。破骨细胞参与编织骨的吸收改建，此吸收改建的位置在组织学上可以观察到一层线状结构。这层结构可以是新的次级骨单位形成的起始点。改建过程可以持续数月，甚至某种程度上是一个终身的过程，最后在拔牙窝内形成板层骨和骨髓组织（图 5-2-1）。

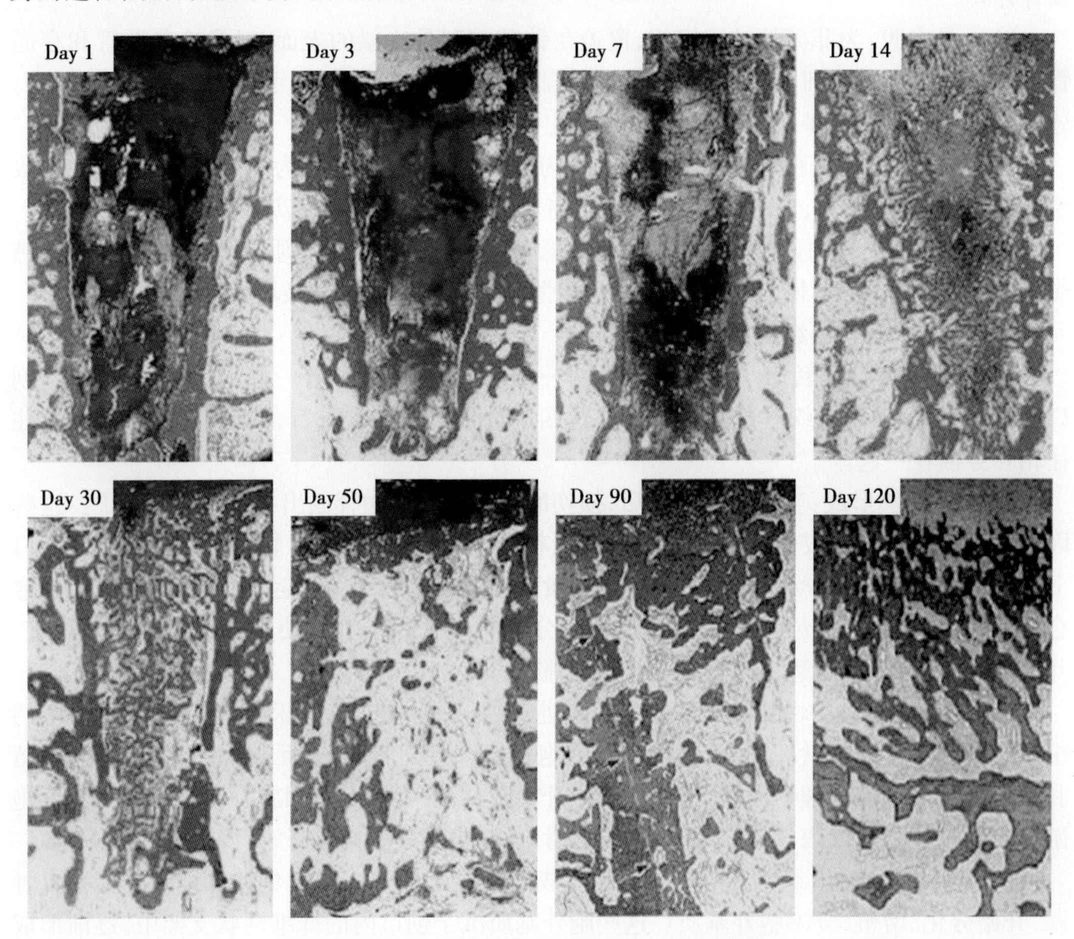

图 5-2-1　拔牙后组织修复和新骨形成与改建状况

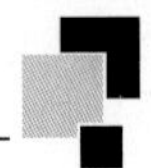

2. 软组织愈合和转归　拔牙创的软组织修复过程就相对简单。当拔牙创形成后，初期血凝块表面没有上皮细胞覆盖。1周后，创口周围上皮细胞沿着创口内的肉芽组织表面生长，逐渐封闭拔牙创，隔绝外界的不良刺激，避免影响拔牙窝内的修复过程。1个月左右，上皮结构接近正常的牙龈组织，上皮开始出现角化。2个月左右，创面覆盖角化良好的牙龈组织。

牙拔除时，可能出现创伤和牙槽骨骨折。牙槽骨骨折可以激发过度的破骨细胞活化，引起拔牙创区骨吸收加剧，造成骨量丧失，后期新骨生成不足，无法充分修复拔牙窝，出现牙槽骨明显萎缩。

创口感染和炎性肉芽组织对拔牙创的愈合也有明显的影响，骨修复后期常伴有明显牙槽骨吸收和新生骨量不足，并且表面软组织向内凹陷，软组织外形不理想。

（四）缺牙后牙槽骨的改变

一般认为，正常情况下咬合力通过牙周膜传到牙槽突，是一种生理性刺激，可刺激牙槽突骨的生长，调节骨吸收与再生，使其保持相对平衡。缺牙区则失去了这一生理刺激，尤其是全牙列缺失后，牙槽突均有不同程度吸收和萎缩；同时，传统的活动义齿基托对牙槽嵴的压迫，也可以加速牙槽骨的吸收。对牙槽嵴的压迫可以刺激破骨细胞，并影响局部的血供，导致骨吸收。此外，某些全身因素，例如绝经后的妇女激素水平变化，也会导致骨质疏松，降低骨强度；激素水平，例如甲状旁腺素、前列腺素、降钙素等变化，也会直接影响骨质代谢，促使牙槽骨萎缩。

全口牙缺失后，牙槽突的吸收是沿着牙长轴方向进行的。在上颌，牙槽突向上、向内吸收，因为上颌唇颊侧牙槽突皮质骨相对比较薄，同时需要承担唇颊肌肉活动时产生的向内的压力，所以唇颊侧吸收速度较腭侧快，最终造成上颌牙槽突弓逐渐缩小。在下颌，牙槽突骨吸收方向沿下颌牙长轴向下、向外吸收，因为下颌骨舌侧皮质骨比较薄，其吸收速度较唇颊侧皮质骨快，所以下颌牙弓会相对上颌牙弓逐渐扩大（图5-2-2）。严重吸收者，下颌骨的外斜线、下颌舌骨嵴、颏孔及颏隆突等都会靠近牙槽嵴顶，甚至平齐，形成刀刃状或平坦的牙槽突。下颌管的走行位置，也由下颌体中央移至接近上缘。

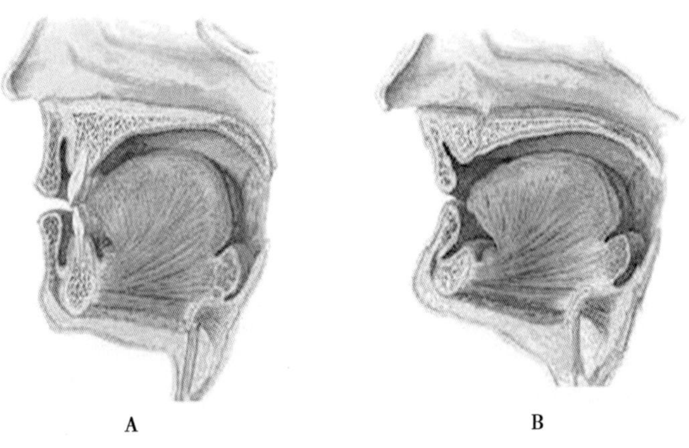

图5-2-2　上下颌骨位置关系

A. 正常上下颌骨位置关系；B. 无牙颌上下颌骨萎缩。

在形态学上，可将牙槽突吸收分为五级（图 5-2-3）。

A 级：大部分牙槽突尚存。

B 级：发生中等程度的牙槽突吸收。

C 级：发生明显的牙槽突吸收，仅基底骨（basal bone）尚存。

D 级：基底骨已开始吸收。

E 级：基底骨已发生重度吸收。

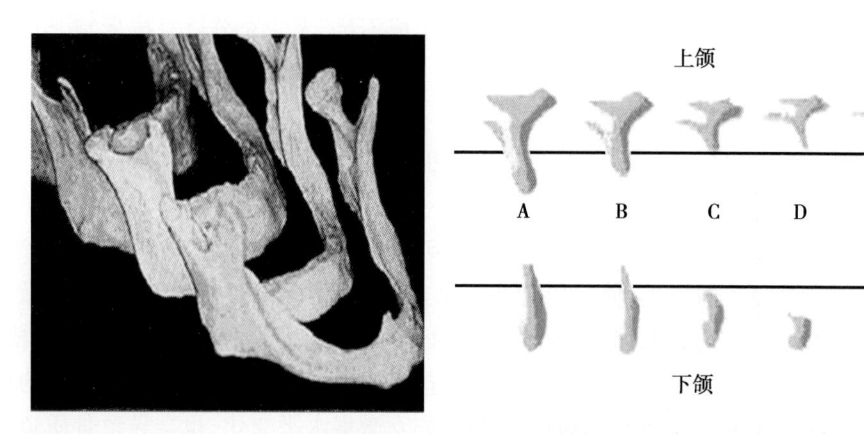

图 5-2-3　无牙颌牙槽突吸收分级

根据皮质骨与松质骨的含量比例及松质骨疏密程度，可将颌骨质量分为四个类别（图 5-2-4）。

Ⅰ：颌骨几乎完全由均质的密质骨构成。

Ⅱ：厚层的密质骨包绕骨小梁密集排列的松质骨。

Ⅲ：薄层的密质骨包绕骨小梁密集排列的松质骨。

Ⅳ：薄层的密质骨包绕骨小梁排列的松质骨。

从种植体骨结合的角度看，适宜的皮质骨与松质骨比例，有利于种植体获得初期稳定，并在后期达到良好的骨结合。

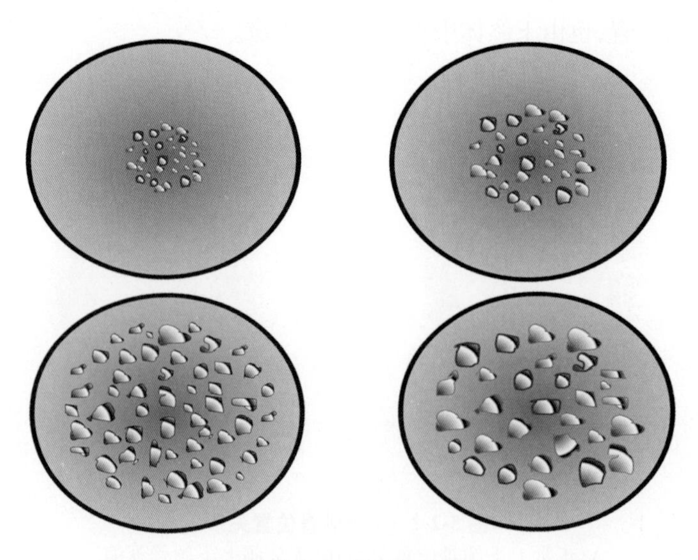

图 5-2-4　根据骨质密度，将颌骨质量分为Ⅰ～Ⅳ级

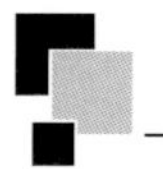

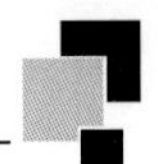

二、口腔黏膜组织

口腔黏膜组织可以分为三类：①咀嚼黏膜，包括牙龈和硬腭黏膜。②特殊黏膜，即舌背黏膜。③被覆黏膜，包括牙槽黏膜、颊黏膜和软腭黏膜等。牙龈黏膜、硬腭黏膜和牙槽黏膜为覆盖在牙槽骨表面的黏膜组织，本节仅描述与种植相关的黏膜组织的解剖学特点。

1. 牙龈

（1）牙龈(gingiva)的解剖学特点：牙龈是位于牙槽骨冠方的黏膜组织，呈粉红色，质地坚韧，耐咀嚼摩擦，活动性差，紧密包绕牙颈部和覆盖牙槽嵴上。牙龈在上下颌唇颊侧和下颌舌侧与牙槽黏膜相延续，在上颌腭侧与硬腭黏膜相延续。牙槽黏膜组织疏松，呈粉红色，具有丰富的血液供应，活动性强。牙龈和牙槽黏膜之间有一条不规则波浪状分隔线，称为膜龈联合。牙龈分为游离龈、附着龈和龈乳头。

1）游离龈和龈乳头：游离龈呈粉红色，位于牙龈的冠方，包绕牙颈部，但并不附着于牙表面，可轻微移动。牙龈的边缘称为龈缘或游离龈缘，轮廓呈扇贝样。充满两牙之间接触点根方外展隙内的龈组织，呈尖端朝向冠方的三角形，称为龈乳头，又叫牙间乳头。龈乳头的形态受到邻牙接触关系、接触面积和牙邻面外形的影响。由于前牙邻面颊舌径小，相邻牙间接触面积较小，所以龈乳头呈锥形。而后牙邻面颊舌径较大，相邻牙间接触面积也大，唇颊侧和舌腭侧龈乳头在接触区下方连接，形成向下凹陷的龈谷。龈谷上皮薄且无角化。前牙区龈乳头较高，后牙区则相对较低。游离龈与牙面之间的间隙称为龈沟，深度0.5~3.0mm，平均深度1.5mm。健康年轻人的牙龈沟底相当于釉牙骨质界水平。

2）附着龈：位于游离龈和牙槽黏膜之间。附着龈质地坚韧，粉红色，表面可呈橘皮状，其上的点状凹陷称为点彩，是健康牙龈的特征性表现。附着龈通过固有层纤维，紧密附着于牙槽骨表面，因而几乎没有活动性。附着龈的宽度为1.0~9.0mm，上颌唇颊侧切牙区最宽，前磨牙区最窄。下颌舌侧的牙龈较窄。通常膜龈联合的位置保持不变，牙龈宽度随年龄增长有所增加。

（2）牙龈的组织学特点：牙龈由上皮层和固有层组成，无黏膜下层。牙龈上皮分为三种类型：①牙龈上皮位于游离龈和附着龈的表面者，为复层鳞状上皮，表层多为不全角化和正角化。上皮钉突多而细长，较深地插入固有层中，使上皮与深部的固有层牢固连接，不能被推动。②龈沟上皮，位于龈沟内，与牙面无附着，上皮层为复层鳞状上皮，无角化，有上皮钉突，较为脆弱。③结合上皮，位于龈沟的根方，提供牙龈与牙表面的结合。结合上皮的冠方形成龈沟底，为复层鳞状上皮，无上皮钉突。龈沟底至牙槽嵴顶间的距离恒定不变，称为生物学宽度，约2.5mm。牙龈固有层由致密的结缔组织构成，细长的结缔组织乳头与上皮钉突相嵌合，使上皮局部隆起，隆起部分之间凹陷，相当于上皮钉突，在牙龈表面形成点彩。固有层中的结缔组织主要由胶原纤维、成纤维细胞、血管、神经和基质构成。细胞成分中除成纤维细胞外，还有少量的肥大细胞、巨噬细胞、中性粒细胞、淋巴细胞和浆细胞等。纤维成分中除胶原纤维外，还包括少量的网状纤维、耐酸纤维和弹性纤维等。根据胶原纤维的排列方向和功能，可分为环形纤维、龈牙纤维、牙骨膜纤维、越隔纤维和牙槽龈纤维等。牙龈无黏膜下层，固有层直接与骨膜相连。固有层中丰富的胶原纤维直接附着于牙槽骨和牙颈部，使牙龈深部组织稳固黏附，质地坚韧而不能移动，有较强的抗咀嚼压力和抗摩擦的能力。牙缺失后,由于牙槽嵴萎缩和固有层结缔组织吸收,龈乳头和游离龈缘间的高度降低。但由于咀嚼压力和摩擦力持续存在,附着龈仍保持其组织学和解剖学的特点。当缺牙时间较长,或者长期牙列缺失的情况下,附着龈缺乏足够的咀嚼生理刺激,逐渐呈现牙槽黏膜的特征,抗咀嚼和摩擦能力下降,在原本是附着龈的区域出现大量疏松、活动的牙槽黏膜。在多个前牙缺失的情况下种植,由于种植牙之间缺乏龈乳头,可在局部形成三角形间隙,俗称"黑三角"而影响美观。

2. 硬腭黏膜

(1) 硬腭黏膜(hard palatine mucosa)的解剖学特点:硬腭黏膜呈浅粉红色。硬腭呈高穹隆状。在从前向后的腭部中线处,呈嵴状,略微膨隆者,称为腭中缝。硬腭前部有3~4组自腭中缝向两侧呈辐射状略微突起的黏膜皱褶,称为腭皱襞,由致密的结缔组织构成。在腭中缝的前端,两中切牙之间的腭侧,有一黏膜隆起,称为切牙乳头,其深部为切牙孔,鼻腭神经、血管经此孔穿出。

(2) 硬腭黏膜的组织学特点:硬腭黏膜表面角化层较厚,以正角化为主。固有层为致密的结缔组织,有粗大的纤维束,前部较后部厚,固有层乳头较细长而密,有时可达上皮厚度的2/3。根据有无黏膜下层及其组织结构不同,硬腭黏膜可分为牙龈区、中间区、脂肪区和腺区。牙龈区和中间区无黏膜下层,脂肪区和腺区有黏膜下层。脂肪区含有少量脂肪而无腺体,腺区则有较多的黏液腺。在腺区和脂肪区有腭大动脉、静脉和腭前神经出腭大孔由后向前走行。鼻腭神经及其血管出切牙孔,由前向后走形于牙槽骨和腭骨水平板交界的黏膜下层。硬腭的骨膜附着于黏膜和黏膜下层,较附于骨面更加紧密,不易于剥离,因此常常将硬腭表面的软组织称为黏骨膜,其移动性小,能耐受摩擦和咀嚼压力。临床上可以利用腭部黏膜此特点进行移植,以修复牙龈组织缺损或缺失。

3. 牙槽黏膜 牙槽黏膜(alveolar mucosa)表面平滑,呈粉红色。在口腔前庭有几条黏膜皱襞起于膜龈联合处,止于口腔前庭黏膜,起点位于上、下颌口腔前庭中线者,分别称为上、下唇系带或上、下颌系带;位于上、下颌尖牙或前磨牙区者,分别称为上、下颌颊系带。在固有口腔侧,舌系带起于中切牙之间的舌侧膜龈联合处,止于舌腹。牙槽黏膜上皮层无角化,固有层含胶原纤维、弹性纤维和网状纤维,其胶原纤维束不如咀嚼黏膜者粗大。上皮与结缔组织交界比较平坦,结缔组织乳头较短粗。牙槽黏膜的上皮层和固有层较薄,黏膜下层中有极其丰富的血管,并清晰可见。黏膜下层疏松,富有弹性,因而牙槽黏膜有较大的活动度。

(王慧明)

参考文献

1. BOYNE P,JAMES R A. Grafting of the maxillary sinus floor with autogenous marrow and bone. J Oral Maxillofac Surg,1980,17:113-116.
2. TATUM O H. Maxillary and sinus implant reconstruction. Dent Clin North Am,1986,30:207-229.
3. VAN DEN BERGH J P A,TEN BRUGGENKATE C M,DISCH F J,et al. Anatomical aspects of sinus floor elevations. Clinical Oral Implants Resources,2000,11(3):256-265.
4. 李卜明,袁国祥,方竹培. 上颌窦应用解剖的某些观测. 解剖学杂志,1991,14(4):293-295.
5. 蓝鹏,孟秀英,刘挨师,等. 螺旋CT测量上颌磨牙根尖至上颌窦底距离的研究. 内蒙古医学杂志,2008,40(5):543-545.
6. CHANAVAZ M. Maxillary sinus:anatomy,physiology,surgery,and bone grafting related to implantology-eleven

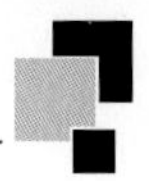

years of surgical experience. J Oral Implantol, 1990, 16: 199-209.

7. FLANAGAN D. Arterial supply of maxillary sinus and potential for bleeding complication during lateral approach sinus elevation. Implant Dentistry, 2005, 14: 334-338.
8. SOLAR P, GEYERHOFER U, TRAXLER H, et al. Blood supply to the maxillary sinus relevant to sinus floor elevation procedures. Clinical Oral Implants Research, 1999, 10: 34-44.
9. ULM C W, SOLAR P, KRENNMAIR G, et al. Incidence and suggested surgical management of septa in sinus-lift procedures. Int J Oral Maxillofac Implants, 1995, 10(4): 462-465.
10. UNDERWOOD A S. An inquiry into the anatomy and pathology of the maxillary sinus. J Anat Physiol, 1910, 44 (Pt 4): 354-369.
11. KRENNMAIR G, ULM C, LUGMAYR H. Maxillary sinus septa: incidence, morphology and clinical implications. J Craniomaxillofac Surg, 1997, 25(5): 261-265.
12. UCHIDA Y, GOTO M, KATSUKI T, et al. Measurement of maxillary sinus volume using computerized images. Int J Oral Maxillofac Implant, 1998, 13: 811-818.
13. CUMMINGS C W, FREDERICKSON J M, HARKER L A. Otolaryngology, head and neck surgery. St. Louis: Mosby, 1998: 1059-1064.

第六章　牙种植成功标准和成功率的科学评估

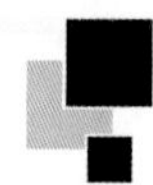

由于种植体与骨组织界面结合的特殊性、种植体系统多个部件配合的复杂性，以及种植修复体长期处于微生物复杂的口腔环境中，在行使咀嚼功能时，种植体要长期承受各种大小和方向不同的咬合力，因此种植体及种植修复体的长期临床效果，受到临床医师及患者的关注。在种植体临床应用的初期，并没有一个统一的，得到大多数学者认可的，评判种植体是否成功的标准。随着种植修复体在临床应用的日益广泛，各种并发症随之出现，对牙种植的成功标准及成功率的探讨逐渐增多，其对临床疗效判断的重要性也得到公认。经过几十年的变革和发展，随着一些大样本、多中心的临床研究结果报道出现，对种植义齿修复后如何评价种植体的状态、判断种植义齿修复的效果、使用哪些指标来进行评价，学界逐步达成了共识。

第一节　牙种植成功标准的沿革

在种植体临床应用的初期阶段，大多数的临床研究所报道的种植体成功（success of the implant）、种植体失败（failure of the implant），都是研究者根据自己的研究需要而设定的标准。因此每个临床研究的结论并没有较大的参考价值。有些学者将种植体成功与种植体留存（survival of the implant）概念混用。这是因为从临床治疗的角度来看，有些种植体已经出现了并发症，但是依然能较好地行使功能，所以将其归入了"成功"这一类，而不是归于"留存"这一类。而对于种植体失败也没有给予一个确切的定义。因此，在确定种植体临床成功的标准时，必须先对这些名词进行确切定义。

1. 成功种植体（successful implant）　在临床检查时，种植体及其上部修复体良好地保存在口腔内；没有出现骨吸收、牙龈炎症等任何并发症；X 线检查骨界面结合完整，并能很好地行使功能。

2. 留存种植体（survival implant）　在临床检查时，种植体及其上部修复体留存在口腔内。种植体周软组织可见炎症表现，X 线检查可见种植体周有不同程度骨吸收；但是，种植体依然能行使部分功能。

3. 失败种植体（failure implant）　在临床检查时，种植体及其修复体完全脱落，或即使没有脱落，但是临床松动Ⅲ度；X 线检查可见种植体周骨组织大部分吸收，骨结合界面完全丧失；种植体周软组织感染，大量肉芽组织包绕在种植体周。

一、种植体成功标准的发展

1. 单一作者自列的种植体成功标准

（1）1979年，Schnitman PA 和 Shulman LB 最早在文献上，对种植体的临床成功提出了一个比较综合的评价标准。他们所提出的标准包括七项：①临床检查时，种植体任一方向的动度不超过1mm；②X线检查示种植体周可观察到透射区，但不影响其功能；③骨吸收不大于种植体垂直高度向的1/3；④龈炎可通过治疗控制，不存在感染等症状；⑤不对邻牙造成危害；⑥无疼痛、麻木等异常感觉；⑦不对下颌管、上颌窦及鼻腔造成洞穿。这一标准包括了种植体的临床动度、影像学检查的判断、种植体周骨组织垂直吸收量，以及一些手术并发症。

（2）1982年，Cranin AN、Silverbrand H、Sher J 等在临床研究中提出了他们所采用的种植体成功标准：①种植体在行使功能状态下，能保存5年或更久；②X线检查时，种植体颈部无明显的骨吸收阴影，种植体周无间隙增宽；③无牙龈出血；④种植体无明显动度；⑤无自发性疼痛或叩痛；⑥无根尖周肉芽肿或牙龈增生。

上述两种种植体成功标准，都是研究者在各自的临床研究中自列的标准，虽然有差异，但是均包括了一些基本的要素，例如种植体的临床松动度、种植体周骨组织状况、种植体周软组织状况，以及种植体和修复体行使功能的状态。

2. 国际机构推荐的种植体成功标准　1978年，美国国家健康研究所（National Institute of Health，NIH）在哈佛大学的 NIH-Harvard 会议上提出了种植体成功标准。

（1）主观评价指标：①行使功能正常；②无不适感；③患者的自我感觉好，情绪及心理状态得以提高。

（2）客观评价指标：①有良好的咬合平衡，垂直距离良好；②垂直骨吸收不超过种植体长度的1/3，无异常症状；③种植体周的龈炎可通过治疗控制；④颊舌侧、近远中向及垂直向动度少于1mm；⑤无与种植体有关的感染症状；⑥对邻牙、支持组织无损害；⑦无麻木感，无上颌窦、下牙槽神经或鼻腔侧穿；⑧种植体周组织内无巨噬细胞浸润。

（3）成功标准：符合以上要求并能保存75%的行使功能至少5年。

3. 中华口腔医学会推荐的种植体成功标准　1995年，中华口腔医学会在珠海市召开了全国种植义齿学术工作研讨会，针对当时国内种植发展“过热”、忽视种植专业技术和设备、不注意无菌外科操作、造成过大的手术创伤、不合理的种植义齿修复等问题，提出在国内开展口腔种植的总体方向和具体的技术规范，并制订了如下的种植成功标准。

（1）种植体在行使支持和固位义齿的功能条件下，无任何临床动度。

（2）影像学检查示种植体周骨界面无透射区。

（3）垂直方向的骨吸收不超过种植手术完成时，种植体在骨内部分长度的1/3（采用标准投照方法X线片检查）。

（4）种植后，无持续和/或不可逆的下颌管、上颌窦、鼻底组织的损伤，以及感染和疼痛、麻木、感觉异常等症状。

以上标准中任何一项未能达到，均不能视为种植体成功。按照上述标准，5年成功率应该达到85%以上，10年成功率要达到80%以上。一个种植系统或一个实施种植义齿治疗的单位，必须达到以上要求，才能被认为具备开展此项业务的资格。

二、得到广泛认可的标准

1982 年,在多伦多大学举行的“骨结合在口腔临床中的应用(Osseointegration in Clinical Dentistry)”学术会议上,Brånemark 教授的骨结合学说占据主流地位之后,种植成功的标准与骨结合界面的形成与保持紧密地结合起来。

1. 1986 年 Albrektsson 和 Zarb 等提出的标准

(1) 临床检查单个的种植体无动度。

(2) 影像学检查示 X 线片上种植体周无透影区。

(3) 种植体功能负荷 1 年后,垂直方向的骨吸收每年小于 0.2mm。

(4) 种植后无持续性和/或不可逆的症状及体征,例如疼痛、感染、神经疾患、感觉异常及下颌管的损伤等。

(5) 按上述标准,5 年成功率达到 85%以上,10 年成功率达到 80%以上。

2. 1993 年 Albrektsson 和 Zarb 提出的标准

1993 年,Albrektsson 和 Zarb 在 1986 年的标准的基础上提出,植入颌骨内的种植体可被划分为四种状态。

(1) 成功的种植体:①拆除修复体后,(处于独立状态的)种植体无任何动度;②种植体周无 X 线透射区;③种植体周骨组织状态稳定;④没有疼痛症状。

(2) 功能的种植体:种植体仍在使用中,但无法按上述成功标准全面、客观地评估。

(3) 未评估的种植体:指死亡、失访患者的种植体。

(4) 失败的种植体:指因各种原因被从患者颌骨中撤除的种植体。

3. 1989 年,Smith DC 和 Zarb GA 在文献综述中,总结了以前单一临床研究中作者所提出的种植体成功标准,提出了包含总体成功率的评价标准:①临床检查时种植体无动度;②种植义齿修复后垂直向骨吸收每年小于 0.2mm;③X 线检查种植体周无骨密度减低区;④无疼痛、感染及神经症状;⑤修复效果好,患者满意;⑥5 年累计成功率大于 85%,10 年累计成功率大于 80%。

三、国际公认的种植体成功标准

虽然国内外学者对种植体临床成功标准进行了长期的研究,但到目前为止,这一问题仍处于争论阶段。上述所列举的几项标准中,Albrektsson 和 Zarb1986 年针对种植体边缘骨丧失和其他一些参数制定的标准得到公认,使用最为广泛,被当做衡量种植体成功与否的“金标准”,广泛地应用于临床试验研究。

但近年来,随着种植领域研究的不断深入,对边缘骨吸收及种植体颈部、体部骨与软组织行为的认识也有了更加深入全面的理解。因此,有学者提出 Albreksson 的标准不能涵盖目前所有的种植系统,需要进一步修订。

第二节　牙种植成功率的统计分析

成功的种植体是指满足之前提到的种植体成功标准的能行使功能的种植体。而存留率

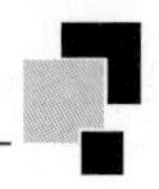

仅表示种植体无害地存留于颌骨之中，并未表明种植体的功能价值，多指那些植入后而未作为人工牙根行使负载功能的种植体，以及由于植入的位置和方向不合适而未采用的种植体。因此，“成功率”和“存留率”是两个完全不同的概念，要区分清楚。研究牙种植体的成功率要遵循临床样本数据采集的规则，基于正确的临床研究方法和对累积成功率的正确解读。

一、种植成功率临床研究方法

设计合理的临床随机对照试验，无论对临床研究还是基础研究来说，都相当重要。其中，随机分组的运用控制了混杂因素，减少了偏倚，对治疗性研究的正确开展，有不可估量的作用。随机对照试验，尤其是大样本、多中心的随机对照试验，已成为循证医学证据的主要来源。但目前国内外在种植领域设计合理的随机对照试验非常有限，究其原因主要有三点：①市场上的种植体种类繁多。根据 2000 年的统计数据，种植体的种类就已经超过了 1 300 种，而且不同种植体在材料、形状、直径、长度、基台和表面特性方面均不相同。另外，生产厂商还在不断加入新的设计来改良种植系统。因此，要想进行临床试验，不仅要从大量的种植体系统中进行选择，还要考虑到所选择的种植体可能在长期的随访观察中停产或被改良。②高质量的临床随机对照试验和种植修复都要求高额的费用。③许多种植修复效果评估研究是由商业基金赞助的，这增大了研究者对特定种植系统成功率评估出现偏差的可能性。所有这些都对设计合理的临床研究提出了考验。

研究种植体的成功率属于疾病的预后研究，应采用纵向观察性研究的方法，即随访，是队列研究的一种。Weyant 认为在针对种植修复群体设计纵向观察性试验研究时，研究者可采用登记表详细记录患者的资料，并严格随访追踪，以便通过了解牙种植体随时间变化的效果，得到累计成功率。与随机对照试验相比，设计合理的资料登记表具有以下优点：①登记表的使用相对便宜，能自发追踪种植术后患者的情况。纵向数据收集和分析的成本也比较适中。而且登记表法更加容易囊括各种种植体参数和患者种类追踪结果。②登记表法能够评估治疗的效果。随机对照试验必须在理想的条件下进行，例如训练有素的临床医师、仔细选择的患者，以及严格控制所暴露的治疗因素。因此，随机对照试验考察的是治疗效力。而相反，登记表追踪包括各种手术医师和各类患者在内的常规临床操作结果，从而考察的是治疗效果。而在种植领域，治疗效果和治疗效力的区分非常重要。因为种植修复的结果与临床操作者的技能，以及患者的全身健康和健康行为相关。具有严格的患者纳入标准和操作者技能要求的随机对照试验，不能反映总体患者和操作者的特征。

研究种植体的成功率的纵向观察性队列研究可分为三大类。

1. 前瞻性研究　研究对象的确定是根据研究开始前的状态，研究的结局需要随访一段时间才能做到。这种设计是队列研究的基本形式，效果最佳。这种研究的最大优点是研究者可以直接取得第一手资料，资料的偏性较小。但是如果需要观察大量人群，则花费太大；如果疾病的预后时间很长，则需要观察很长时间。

2. 回顾性研究　研究工作是现在开始的，研究对象是过去某个时间进入队列的，即研究的起点是过去某个时间，研究的结局在研究开始时已经发生，暴露到结局的方向是前瞻性的，而研究工作的性质是回顾性的。这种研究节省时间、人力和物力，出结果快，但常常缺乏影响研究结果的混杂因素的资料。

3. 双向性研究　历史性队列研究之后，继续进行前瞻性队列研究，称为双向性队列研究。该研究具有上述两种研究的优点。

二、临床资料的采集

1. 研究样本的确定及样本量

（1）样本的确定：研究对象的来源要具有代表性，能代表目标条件的人群。可以根据研究目的制定纳入标准和排除标准。如无特殊的研究目的，可选择无种植手术禁忌证、身体健康的牙列缺损患者。

（2）样本量的估计：在疾病的预后研究，尤其是像评价种植体成功率这样随访时间较长的研究中，失访常常是不可避免的，因此估计样本量时要考虑到失访率，防止在研究结果的最后阶段因数量不足而影响结果的分析。通常按10%来估计失访率，故按计算出来的样本量再加10%作为实际样本量。而且，纳入研究的种植体数量要足以进行寿命表法的统计分析。

2. 评价种植体成功的周期长短及随访间隔时间　在种植领域大量的临床研究中，成功率被广泛用来衡量种植体的修复效果。Creugers NHJ等学者将随访时间大于2年的观察性研究列为合格，而认为随访时间小于2年的研究可信度不足。大多数学者认为，骨结合种植体5年的随访时间所得到的结果有较高的可信度，但若延长至10年则较为理想。更长的时间将更精确，更真实地反映种植体的成功率。

种植体植入后需要复诊。正常情况下，第一年分别在修复后1周、1个月、3个月、6个月和1年时复诊，以后每半年或1年复诊一次。因此，可利用患者正常复诊的机会采集随访资料。

3. 资料采集的内容　采集资料时，可利用患者的病历资料或纵向观察性研究登记表。在进行种植手术之前，应记录所纳入患者的年龄、性别、牙列及牙周情况、种植位点及相应位点骨组织的情况、种植体的型号及表面处理、骨移植的必要性及类型等。要衡量种植修复的成功率，必须依据种植体临床成功标准。研究者可以根据实验目的选择一套前述的种植体临床成功标准，根据标准选定必要的参数，并通过以下方法进行收集。

（1）问卷调查：可以通过问卷调查的方式获得患者的主观感受，包括疼痛、并发症、整体满意度，以及咀嚼、发音、感觉等功能。

（2）常规临床检查：可以通过常规临床检查获得患者的客观资料，包括种植体的松动度、种植体周牙龈的情况、咬合情况，以及颞下颌关节的情况。

（3）影像学检查：X线检查是临床种植体检查最为常用的方法，可以评估种植体周牙槽骨的吸收状况及邻牙牙根的情况。

（4）生化检查：特别值得注意的是，在随访的过程中要组织严密，将失访率严格控制在较低水平。如果失访率大于开始队列成员的10%应引起注意，如果大于20%则研究结果可能没有参考价值。失访的患者也要准确记录时间。另外，失败的种植体必须详细记录失败的时间及原因，这些内容都将影响最终的种植体成功率。

三、累计成功率的解读

种植修复的成功率应采用统计学中生存分析的寿命表法计算累积成功率。

（一）统计学基础——生存分析

医学随访研究中，有时观察结果并非在短时间内能够确定，需要长期随访观察，例如对一些慢性病的预后及远期疗效观察，对种植义齿修复效果的长期观察也是一样。在这种情况下，原有的疗效指标如治愈率、成功率等难以适用，因为评价某种疗法对这些疾病的效果，不仅要看是否出现了某种结局（例如治愈、成功等），还要考虑出现这些结局所经历的时间长短。生存分析就是将观察结局和出现这一结局所经历的时间结合起来分析的一种统计学分析方法。其中，生存率估计包括小样本未分组资料的乘积限法和大样本分组资料的寿命表法。

对以结局和生存时间为研究者所关心的结果进行资料收集，一般要通过随访来完成。医学随访研究可以有两种形式：一是从所有观察对象在同一时间接受同一处理以后，观察到事先规定的时间，或者一定数量的观察对象出现特定结局为止；二是观察对象在不同时间接受同一处理，然后观察到规定时间，或者一定数量的观察对象出现特定结局为止。后者更为常见，种植义齿修复临床随访就属于后者。在生存分析中，有一些概念需要阐明。

1. 起始事件与终点事件　起始事件是反映研究对象生存过程的起始特征的事件。而终点事件又称实效事件，是指研究者所关心的研究对象的特定结局。两者是相对而言的，它们都由研究目的决定，需要在设计时就明确规定，并在研究中严格遵守，而且不能随意改变。例如，起始事件可以是种植体的植入，相应的终点事件为种植失败，种植体被拔除。

2. 生存时间　生存时间也称实效时间，定义为两个有联系的起始事件与终点事件之间的时间，常用符号 t 表示。例如根据研究目的，生存时间可以是种植体植入到种植体失败被拔除的时间。

3. 删失值　在随访研究中，由于某种原因，未能观察到随访对象发生事先定义的终点事件，无法得知随访对象的确切生存时间，这种现象称为删失或终检，包含删失的数据称为不完全数据。其中，右删失是指终点事件发生在最后一次随访时间之后，其真实的生存时间只能长于观察到的时间。

产生右删失的原因包括：①随访对象失访，例如由于随访对象搬迁失去联系、随访患者自觉治疗效果不好而拒绝就诊，中途退出治疗；②随访结束时对象仍存活，例如计算在种植修复临床疗效观察中，到研究的终止时间时，种植体的状态仍然良好；③治疗措施改变，这可以是出于伦理学考虑，在随访期间有更好的治疗方法被肯定时，医师改变了治疗方案。

4. 生存概率和生存率　生存分析中，最基本的两个描述统计量为生存概率和生存率。生存概率用 p 表示，是指单位时段开始存活的个体到该时段结束时仍然存活的可能性。生存率用 $s(t)$ 表示，是指观察对象活过 t 个单位时间的概率。这两个概念在种植体成功评价研究中，对应的应该分别是第 t 年的成功率和 $0 \sim t$ 年的累积成功率。

（二）寿命表法（life table method）

种植体植入后数年成功率的判断，绝不仅仅是简单地描述为几年百分之几行使功能正常。一般来说，短期内种植体成功的可能性大于长期观察的病例，特别是因随访中种植体脱落、增补，或患者因故不能列入统计数时，均不能简单地计算为成功或失败。而应采用生存分析的寿命表法，将原始资料按生存时间分成不同组段，得到各组段频数，来计算种植修复的成功率。下面就牙种植成功率的分析举例说明。

例1　891例牙列缺损患者行种植修复后随访5年，每年种植体失败数及删失数资料记载如表6-2-1所示，试计算其成功率。

表6-2-1　891例牙列缺损患者行种植修复后的成功率

序号 i (1)	术后年数 t_{i-1}(2)	种植失败数 d_i(3)	删失数 c_i (4)	期初例数 l_i(5)	期初有效暴露数 $N_i=l_i-c_i/2$(6)	种植成功概率 $P_i=(n_i-d_i)/n_i$ (7)	累积成功率 $S(t_i)=S(t_{i-1})\times P_i$(8)
1	0~	14	0	891	891	0.984 3	0.984 3
2	1~	19	2	877	876	0.978 3	0.962 9
3	2~	27	8	856	852	0.968 3	0.932 4
4	3~	42	5	821	818.5	0.948 7	0.884 6
5	4~	87	2	774	773	0.887 5	0.785 1

注：1. 第5列为各区间期初观察的种植体数 $l_i=l_{i-1}-d_{i-1}-c_{i-1}$，表示在时点 t_{i-1} 处尚处于成功状态的种植体数。

2. 第6列为考虑删失数据后校正的有效暴露种植体数。这里假定删失数据在区间内分布是均匀的，都近似在区间中点发生删失，故从期初观察种植体数减去 $c_i/2$（请从这里体会生存分析特有方法对删失值所包含信息的利用）。无删失数据不需要校正。

可以根据表6-2-1，以计算出的成功率为纵坐标，以随访时间为横坐标，绘制生存曲线（呈折线形），可以更加直观地观察种植修复的效果趋势。

第三节　循 证 医 学

循证医学（evidence-based medicine），顾名思义是"遵循证据的医学"。近10年来，循证医学在临床医学领域得到了迅速发展，成为一门实践性极强的独立学科。

一、循证医学的概念

随着循证医学的迅速发展，不同学者提出了多种循证医学的定义。其中，最为经典的是循证医学的创始人之一、加拿大临床流行病学家 David Sackett 提出的定义：循证医学就是审慎、准确、明智地应用当前最佳临床证据，结合临床医师的专业技能和患者的意愿，做出临床决策的过程。这里的"临床医师的专业技能"是指临床医师由临床经验和实践获得的对患者病情的判断。而"当前最佳临床证据"是指与临床相关的实验研究，通常来源于基础医学研究和以患者为中心的临床研究，内容包括诊断试验，临床检查的准确性和精确性，预后指标的有效性，预防、治疗和康复方案的有效性和安全性。

这里需要特别强调的是，循证医学和临床流行病学有着本质的区别：临床流行病学是用流行病学的原理和方法研究临床问题，核心是临床科研的设计、测量和评价，强调的是生产

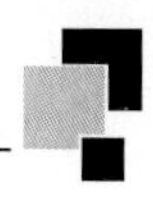

证据。而循证医学则是利用当前临床科研的最佳证据，为临床决策提供帮助，强调的是使用证据。

二、循证医学证据的分类

根据研究和应用的不同，将临床研究证据分为四类（表 6-3-1）。根据研究方法不同，可以将临床研究证据分为原始临床研究证据和二次临床研究证据。实施循证医学，重点应学会应用二次研究证据。如果作出循证决策指导临床，应依次先查询临床实践指南、临床证据手册、系统综述，最后查询原始研究，例如 Medline 等；如果撰写系统综述和 Meta 分析，则应检索 Medline 等一次文献数据库。所以，生产证据和使用证据对数据库的需求是不同的。

表 6-3-1　临床研究证据的分类

按研究方法分类	按研究问题分类	按用户需要分类	按获得渠道分类
原始临床研究证据	病因临床研究证据	系统综述	公开发表的临床研究
二次临床研究证据	诊断临床研究证据	临床实践指南	灰色文献
	预防临床研究证据	临床决策分析	在研的临床研究证据
	治疗临床研究证据	临床证据手册	网上信息
	预后临床研究证据	卫生技术评估	卫生技术评估
		健康教育材料	

三、循证医学证据的质量分级

循证医学的一个重要的方面或环节，是评价医学证据（医药学论述、文献或研究）。这不仅涉及对证据含义的理解，而且关系到证据的应用或利用。医学证据的评价指标，至少应包括外在指标（载体的公认度、被引用情况和影响系数等）、程序指标（研究方案的科学性等）和内容指标（结果或结论的真实性等）。根据医学文献所用研究方法的类型，对文献的证据效力评等分级，再确定对文献的结果或结论的推荐力度，是程序评价的一个方面，并被广泛地应用于循证性临床指南、医疗技术评价、大型医学证据报告和归同报告等的开发或撰写过程之中。这方面的研究已经比较活跃和相对成熟，积累了比较丰富的资料。这里介绍几种证据等级标准和两种证据类型序列。

1. 代表性证据等级标准

（1）加拿大定期体检特别工作组的标准：加拿大定期体检特别工作组（Canadian Task Force on the Periodic Health Examination，CTFPHE）的标准，是最早（1979 年）制定的证据等级标准，开创了证据等级标准的先河，并且在现在的许多标准中还可以发现其痕迹。该标准十分简洁，包含三个级别。

Ⅰ级：设计良好的随机对照试验、Meta 分析或系统性综述。

Ⅱ级：设计良好的队列或病例对照研究。

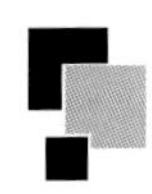

Ⅲ级:非对照研究或归同意见。

1986 年,加拿大定期体检特别工作组对原始标准进行了修订和改进,将第Ⅱ级又分为三个亚级。

Ⅰ级:至少包含一项合适的随机对照试验的证据。

Ⅱ1 级:多项设计良好的非随机的对照试验的证据。

Ⅱ2 级:多项设计良好的队列或病例对照类分析性研究的证据,最好为不同机构或不同研究小组的研究。

Ⅱ3 级:有或无干预的多重时间序列研究的证据;多项非对照试验的戏剧性结果。

Ⅲ级:基于权威人士的临床经验的意见和建议;多项描述性研究和病例报告;专家委员会报告。

(2) 美国 AHCPR 的标准:美国卫生研究和质量管理局(Agency for Health Care Policy and Research,AHCPR)组织或资助的有关证据报告,早在 1992 年就在其研究方法中制定了证据等级标准。这个标准比较精悍,较易把握,随后的许多标准以其为基础进行调整和修改。

Ⅰa 级:随机对照试验的 Meta 分析的证据。

Ⅰb 级:至少一项随机对照试验的证据。

Ⅱa 级:至少一项设计良好的非随机的对照试验的证据。

Ⅱb 级:至少一项设计良好的准试验性研究的证据。

Ⅲ级:设计良好的非试验性研究,例如对照研究、相关性研究和病例研究的证据。

Ⅳ级:专家委员会的报告,权威人士的意见或临床经验。

(3) 苏格兰多学科指南工作网的标准:1999 年之前,该工作网借用美国 AHCPR 的标准("92 版")。随后,他们在 AHCPR 标准的基础之上进行调整和补充,从而形成了自己的标准。该标准比较简洁和实用。

1++级:随机对照试验的高质量的 Meta 分析、系统性综述,或出现偏倚的可能性很小的随机对照试验。

1+级:随机对照试验的质量较高的 Meta 分析、系统性综述,或出现偏倚的可能性小的随机对照试验。

1-级:随机对照试验的 Meta 分析、系统性综述,或出现偏倚的可能性大的随机对照试验。

2++级:病例对照或队列研究的高质量的系统性综述,或出现混杂、偏倚和巧合的可能性很小而反映因果关联的可能性大、高质量的病例对照或队列研究。

2+级:出现混杂、偏倚和巧合的可能性小而反映因果关联可能性较大、较高质量的病例对照或队列研究。

2-级:出现混杂、偏倚和巧合的可能性大而反映因素关联可能性明显不足的病例对照或队列研究。

3 级:非分析性研究,即病例报告、系列病例分析。

4 级:专家意见。

(4) 牛津循证医学中心的标准:该标准最为全面和复杂,不仅包含研究或论述的类型,还根据证据应用的领域,分别制定不同的证据等级标准(治疗、预后、诊断、鉴别诊断等和经

济学、决策分析)，而且在评等分级时，还涉及许多影响证据质量的其他因素。它的关于治疗、预防、病因和危害方面的标准如下。

1a 级：齐性的随机对照试验的系统性综述。

1b 级：窄置信区间的单个随机对照试验。

1c 级：未治疗时，所有患者均死亡，而治疗后某些患者生还；或未治疗时，某些患者死亡，而治疗后患者均未死亡。

2a 级：齐性的队列研究的系统性综述。

2b 级：单个的队列研究，或低质量的随机对照试验(脱试或失访大于 20%)。

2c 级："结局"研究，或病因研究。

3a 级：齐性的病例对照研究的系统性综述。

3b 级：单个的病例对照研究。

4 级：系列病例分析、低质量的队列或病例对照研究。

5 级：未经明晰严格评价，基于生理学、"归同"研究或"第一原则"(临床经验)的专家意见。

2. 证据类型序列简介

(1) "证据之箭"：新西兰临床指南工作组的序列，非常简洁形象地描述了循证医学证据的质量等级(图 6-3-1)。

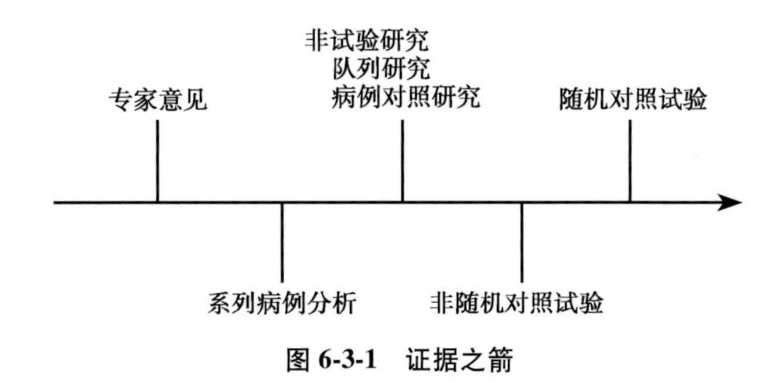

图 6-3-1　证据之箭

(2) 证据金字塔：证据金字塔(evidence pyramid)的原义是"图解"医学证据或论述与临床工作的关联程度(图 6-3-2)。虽然它没有等级标准，但包含等级序列，而且非常形象。

3. 证据质量等级的内容　证据的质量是循证医学的核心。不同类型研究设计所能提供的证据的真实性、可靠性质量等级是不同的。虽然上文提供了多种循证医学等级标准和类型序列，但是最为常用的仍然是最为直观形象的"证据金字塔"，现分别解释如下。

(1) 系统综述和 Meta 分析：系统综述和 Meta 分析位于金字塔顶端，被认为是可以提供质量最高的临床证据。系统综述全面收集全世界所有有关研究，用统一的标准进行严格评价，筛选合格的文献进行综合，是一种科学、客观地整合原始研究结果的研究方法。而 Meta 分析是用定量的统计学方法合并各研究结果的一种系统综述。二者均属于二次文献范畴。

尽管系统综述和 Meta 分析的理论和方法是科学严谨的，但是由于系统综述是基于原始研究的结果进行整合分析，原始研究的质量、研究者的专业水平及主观因素会直接影响系统综述的质量。因此，虽然系统综述和 Meta 分析是可靠性最高的循证证据来源，但是对其得出的结论也要持谨慎态度。

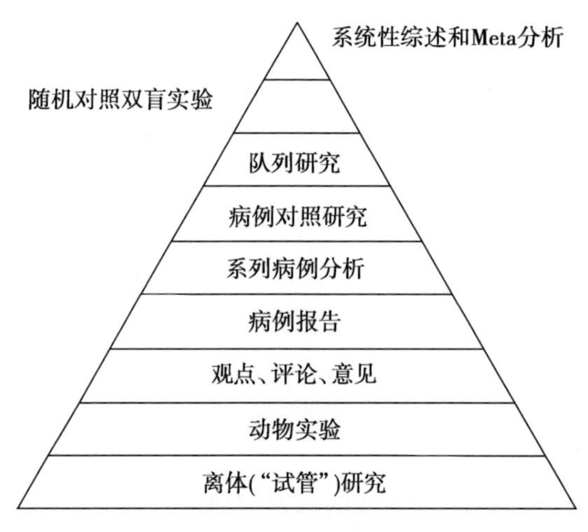

图 6-3-2　证据金字塔

（2）随机对照双盲实验：设计科学的随机对照双盲实验，能通过随机分组、盲法及设立对照组，与现有普遍采用的治疗干预手段或安慰剂进行比较，控制混杂因素对研究结果的影响。因此，随机对照双盲实验所提供的证据的可靠性等级，仅次于系统综述和 Meta 分析，一度被认为是评价临床干预效果的金标准。随着循证医学理论和方法的发展，单一随机对照双盲实验所能提供证据的可靠性，已让位于系统综述。

（3）队列研究：在有关临床干预效果或病因证据等级的排序中，位于第三位的是队列研究。队列研究是在某一特定人群中选择研究对象，根据目前或过去某个时期是否暴露于某个待研究危险因素，或按照不同的暴露水平而将研究对象分为不同的亚组（例如暴露组和非暴露组），随访观察一段时间，比较不同组发病率或死亡率的差异，以检验该因素与某疾病有无因果关联及关联强度大小的一种观察性研究方法。在医学研究中，由于道德伦理学的限制，很多研究不能采用随机对照试验。例如，在关于咬合创伤是否会导致种植体失败的研究中，不可能设立咬合创伤组和正常咬合组，此时队列研究可代替随机对照临床试验来提供最佳证据。但是队列研究也有其局限性：对于发病率很低的疾病（罕见疾病）的病因学研究，需要的研究对象数量太大，一般难以达到；而且随访时间较长，对象不易保持依从性，容易产生失访偏倚。这些因素都可能影响研究的结果。

（4）病例对照研究：病例对照研究所提供的证据在质量等级中位于第四位。病例对照研究是选择一组病例和一组与病例具有可比性的对照，通过询问、查阅现存记录、体格检查或实验室检查，搜集既往各种可能的危险因素的暴露史，测量并比较病例组与对照组中各种暴露因素的暴露比例，从而推断出暴露因素与疾病的关系。与队列研究一样，病例对照研究也是关注暴露与疾病病因关系的观察性研究。病例对照研究提供的证据之所以低于队列研究，是因为在病例对照中发现的暴露与疾病在时间点上为回顾性的，故即使两者有统计学相关性，也不能证明此暴露是该疾病的病因。

（5）系列病例分析和病例报告：系列病例分析和病例报告通常是对于罕见疾病的研究报道。这类证据对临床中特殊病例的诊断有重要意义，但由于不能进行统计学分析，所以不能评价这类证据的统计学效度。

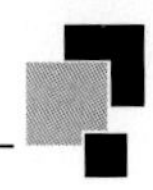

（6）观点、评论和意见：这里主要是指专家个人依据其专业知识和临床经验的主观观点、评论和意见。虽然具有权威性，但从得到广泛验证的角度看，其证据可靠性的强度很低。尽管系统综述和随机对照双盲实验是评价临床干预效果的最佳研究方法，但循证医学并不摒弃来源于专家的宝贵临床经验。当最佳证据没有产生的时候，应该考虑采纳专家意见作为证据。

（7）动物实验和离体研究：由于动物实验和离体研究的研究环境不是真实的人体环境，因此在循证医学中，由其所提供的证据等级也最低。但是动物实验和离体研究能为后续的临床研究提供重要的依据，在科学研究中有重要意义。

四、寻找当前临床科研最佳证据的途径

文献浩如烟海，如何迅速地寻找到当前的最佳证据，是循证医学的关键之一。下文列举了目前世界公认的最好临床研究证据的来源，包括原始研究证据（primary research evidence）和二次研究证据（secondary research evidence）。熟练运用有关数据库和网站是实施循证医学的基础，对科学的临床决策和临床科研有不可低估的意义。

1. 原始研究证据（一次研究证据）

（1）医学索引在线（Medline-Index Medicus Online，Medline）：Medline包括三种检索的内容，即美国《医学索引》（*Index Medicus*）、《牙科文献索引》（*Index to Dental Literature*）和《国际护理索引》（*International Nursing Index*）。Medline的制作者是美国国家医学图书馆，收录了自1966年以来出版的美国及其他70个国家的4 000余种期刊，包括所有重要的国际性医学和健康相关杂志。目前可在国际互联网上检索到多种不同版本的Medline，其中以PubMed最为常用，可进行免费检索。

（2）Embase数据库（Embase Database）：荷兰医学文摘数据库，是Elsevier Science出版社建立的一个收录了自1974年以来出版的3 500余种杂志的生物医学文献数据库，并以其对药物研究文献的收录而著名。其中，欧洲期刊占50%以上，35%的期刊为Embase独家收录。

（3）中国生物医学文献数据库（China Biology Medicine disc，CBMdisc）：由中国医学科学院医学信息研究所开发研制的综合性医学文献数据库，收录了自1979年以来的近1 000种中国生物医学期刊、汇编、会议论文的文献题录，总计180余万条，年增长量20余万条，是检索中文证据的首选数据库。

（4）中国循证医学/Cochrane中心数据库（Chinese Evidence Based Medicine/Cochrane Center Database，CEBM/CCD）：CEBM/CCD是由中国循证医学/Cochrane中心组织建立和更新的以中文发表的临床干预性随机对照试验和诊断试验数据库。目前该数据库为在建中。

2. 二次研究证据

（1）数据库

1）Cochrane图书馆（Cochrane Library，CL）：由国际Cochrane协作网制作，是临床疗效研究证据的基本来源，也是目前临床疗效研究证据的最好来源。国际Cochrane协作网是一个旨在制作、保存、传播和更新系统综述（systematic review，SR）的国际性、非营利性的民间学术团体。

2）美国卫生保健研究与质量机构（Agency for Healthcare Research and Quality，AHRQ）：是美国卫生部下设的一个公共健康服务机构，致力于推动循证医学证据用于诊疗实践，下设13个循证医学中心。

3）最佳证据（Best Evidence）：收录ACP Journal Club和Evidence-Best Medicine期刊论文。这两种期刊由相关领域的专家按照严格的研究设计标准，定期从90个世界顶级临床期刊中选择最新系统综述和原始研究论文，并对其主要内容进行总结和评述。

（2）期刊

1）循证医学（Evidence Based Medicine，EBM）：英国医学杂志（British Medical Journal，BMJ）出版集团与美国内科学会联合主办的双月刊，提供临床医学研究的最佳证据，为二次发表的摘要文献加专家评述。

2）美国医师学会杂志俱乐部（American College of Physician Journal Club，ACPJC）：由美国医师学会和美国内科协会联合主办的双月刊，主要提供临床科研成果的二次摘要并加专家简评，可在线查询。

3）Bandolier：由英国国家卫生服务部（National Health Service，NHS）主办的单月刊，主要提供干预疗效方面的最佳证据。

（3）指南：美国国立指南库（National Guideline Clearinghouse，NGC）是由美国卫生保健研究和质量署、美国医学会和美国卫生规划协会联合制作和管理，从中可查到涉及预防、诊疗、康复、公共卫生、管理等方面上千个指南。部分指南全文可连接，并可以对指南进行比较，功能比较完善。

五、实施循证医学的步骤

1. 确定需要解决的问题。
2. 系统全面地查找证据，包括二次文献、一次文献和灰色文献。
3. 严格评价证据，用临床流行病学或循证医学的标准评价文献的真实性、重要性和实用性。
4. 应用最佳证据指导临床实践。
5. 后效评价决策效果，不断提高决策水平和质量。

六、系 统 综 述

1. 概述　证明一种治疗方法有效，应该在排除疾病的自然恢复及排除同时使用的其他疗法影响的前提下，证明受试疗法能改变疾病的自然史。对照组的设置即代表了自然病程。随机对照试验是解决上述情况的当前最佳方法。由于多因素疾病的治疗不可能获得像急性疾病一样明显的疗效，因此应尽量开展大样本的临床随机对照试验。但是大规模的临床随机对照试验需要耗费大量的人力、财力和时间，往往超过一个单位的承受能力，而大多数单位实际上没有条件做大规模的临床随机对照试验，而只能进行小样本的临床试验。这势必会影响结论的准确性和可靠性。

1979年，英国已故著名流行病学家Archie Cochrane首先提出，将各专业领域的所有对

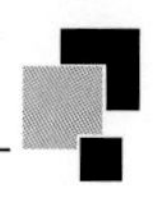

照研究收集起来进行系统评价，为临床治疗实践提供可靠依据。这一观点立即得到国际医学界的强烈支持，于20世纪80年代出现了跨国合作的对某些常见重要疾病的某些疗法的系统综述，对指导临床实践和科研方向产生了重大影响，被认为是临床医学发展史上的一个重要里程碑。

2. 概念　系统综述是一种严格的评价文献的方法，它针对某一个具体的临床问题，采用临床流行病学减少偏倚和随机误差的原则和方法，系统、全面地收集全世界所有已发表或未发表的临床研究结果，筛选出符合质量标准的文献，进行定性分析或定量合成，获得较为可靠的结论。系统综述是一种全新的文献综述，常常是根据一个特殊人群、一个具体的临床问题、某种治疗措施或特殊结局来进行综述。其结果既增加了样本含量，可以在较大程度上避免偏倚及错误，同时又增加了人群的代表性，适合更多的患者采用，并从中获益。

传统综述在收集文献时，常常会发生以下情况：①作者对综述将要阐述的观点有一定倾向性意见，收集文献时常常会选择与自己观点一致的文献；②缺乏统一的检索方法，不能全面、广泛地收集有关文献；③在筛选评价原始文献时，传统综述往往没有严格统一的纳入和排除标准，没有对其真实性、可靠性等进行科学的评价，在资料综合时不论文献质量好坏、样本含量大小、是否科学及设计方法的论证强度，都一视同仁陈述其观点和结论，以定性的方式进行总结。因此，传统综述对存在的偏倚和错误没有进行纠正。而从系统综述与传统综述的区别来看（表6-3-2），系统综述在这些方面都有明显的优势，从而能更好地去伪存真，得出最真实的结果。

表6-3-2　系统综述与传统综述的区别

	传统综述	系统综述
问题	涉及面较广	常集中于某一问题
文献来源和收集	不系统全面，常存在偏倚	收集全面，有规定的步骤
筛选文献	没有统一标准	根据统一标准筛选文献
质量评价	常无质量评价或随意性大	强有力的评价标准
资料综合	常为定性描述	定量综合

这里还需要指出的是，系统综述和Meta分析是有区别的。系统综述可以是定性的，即定性系统综述（qualitative systematic review），也可以是定量的，即定量系统综述（quantitative systematic review）。而Meta分析是用定量的统计学方法合并各研究结果的一种系统综述，是系统综述的一种类型。

3. 系统综述的步骤与方法　系统综述可以针对治疗问题，也可以针对疾病的诊断问题、病因问题或预后问题。系统综述的步骤主要包括以下几点（图6-3-3）。

（1）确立题目：系统综述的目的是概括并帮助人们正确地理解证据，通常包括两方面。一方面，解决临床研究中结论矛盾的问题；另一方面，回答一些尚无确切答案的问题。因此，系统综述的题目主要来源于临床医疗实践，涉及疾病的防治方面不肯定、有争议的重要临床问题，以帮助临床医师进行医疗决策。

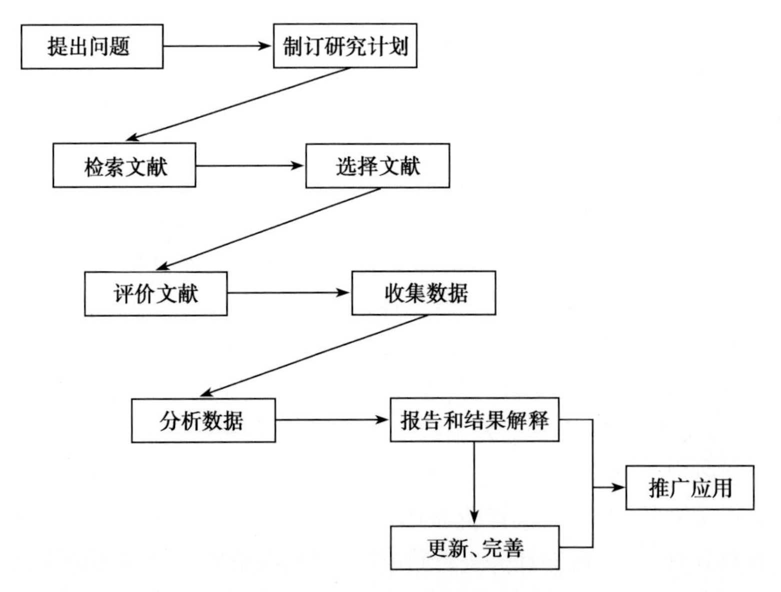

图 6-3-3　系统综述的方法流程图

(2) 制订研究计划:确立系统综述的题目后,应围绕研究问题明确四个因素。①研究对象类型:所患疾病类型及其诊断标准、研究人群的特征场所。②研究干预措施或进行比较的措施。③主要研究结果类型:包括所有重要的结果及严重的不良反应。④研究设计方案:如治疗性研究主要选择随机对照试验,病因或危险因素研究选择病例-对照研究和队列研究等。这些要素对指导检索、筛选和评价各个研究,收集、分析数据及解释结果的应用价值非常重要,必须准确、清晰定义。

(3) 检索原始文献:系统全面没有偏倚地检索所有的相关文献,是系统综述与传统综述的重要区别之一。Medline 和 Embase 是目前全球较大的两个医学文献资料库。因为 Medline 可以免费使用,所以传播更为广泛。Cochrane 系统评价资料库和临床对照试验资料库是新建的电子资料库,因其规范和全面,得到了越来越多的学者使用。其他还有不同国家、不同语言的数十个相关医学电子资料库。同时,检索所收录文章的相关文献和手工检索专业期刊也是获取文献的途径之一。对于未发表的文章,可以联系作者或者资助工厂来获得。

(4) 选择文献:选择文献是指根据事先拟定的纳入和排除标准,从收集到的所有文献中检出能够回答研究问题的文献资料。文献资料的选择应分为三步进行。①初选:根据检索出的引文信息,例如题目、摘要,筛除明显不合格的文献;对于肯定或不能肯定的文献,应查出全文再进行筛选。②应逐一阅读和分析经过初筛的文献,以确定是否合格。③与作者联系:由于文献一旦被排除,将不再应用,因此如果文中提供的信息不全面,或不能确定,或有疑问和分歧,应先纳入,通过与作者联系获得有关信息后,再决定取舍或在以后的选择过程中进一步评价。

(5) 评价文献质量:评价文献的质量是指评估单个临床试验在设计、实施和分析过程中,防止或减少系统误差或偏倚和随机误差的程度,以作为纳入原始文献阈值、解释不同文献结果差异的原因、进行系统评价敏感性分析和定量分析(Meta 分析)时,给予文献不同权重值的依据。目前,尚无质量评估的金标准方法。在 Cochrane 系统综述中,较为常用的治疗

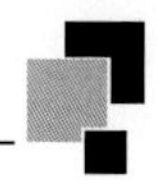

性研究质量评价标准为 Jadad 量表。

（6）提取资料：资料的提取是临床试验作者原始的报道数据与系统评价者最终报道之间的桥梁。资料提取表格可以间接地再现提出问题和收录试验评价的结果，也是历史的资料，同时也是合成的资料库。所提取的资料应该简洁、明确且实用。提取方式为使用专业的软件，如系统评价管理软件（review manager，Revman），也可以自己绘制表格。

（7）分析数据和报告结果

1）定性分析（non-quantitative synthesis）：定性分析是采用描述的方法，将每个原始研究的特征按设计方法、研究对象、干预措施、研究结果和研究质量等，进行总结并列成表格，了解纳入研究的情况和研究方法的严格性，对比不同研究之间的差异，解释结果，判断是否可以对原始研究进行定量合成。因此，定性分析是定量分析前不可缺少的步骤。

2）定量分析（quantitative synthesis）：定量分析 Meta 分析中，统计学处理的步骤包括同质性检验（homogeneity test）、Meta 分析、敏感性分析（sensitivity analysis）。

（8）解释系统综述的结果：解释系统评价必须基于研究结果，其内容包括系统评价的论证强度、推广应用性、对干预措施的利弊和费用进行的卫生经济分析，以及对医疗和科研的意义。

（9）更新系统综述：更新系统综述是指在系统综述发表后，定期收集新原始研究资料，按前述步骤重新进行分析、评价，以及时更新和补充新信息，使该系统综述更加实时完善。

七、Meta 分析

1. 概述　Meta 分析统计思想的萌芽，最早可追溯到 17 世纪的天文学和地质学。著名的统计学家 Pearson 被认为是最早在医学领域采用 Meta 分析的思想对多个研究的资料进行评价者。20 世纪 80 年代中期，Meta 分析被逐步引入到临床随机对照试验（randomized controlled trial，RCT），以及流行病学研究中。Meta 分析是对具有相同研究目的和手段且相互独立的多个研究结果进行定量的系统评价的一种研究方法，是系统评价的主要技术之一。目前，Meta 分析主要适用于临床随机对照试验结果的综合评价。另外，临床诊断试验研究、流行病学队列研究和病例对照研究的系统评价，也越来越多地采用 Meta 分析。

2. Meta 分析中统计学处理的步骤　Meta 分析的实施应遵循科学研究的基本原则，包括提出问题、搜索相关文献、制定文献的纳入和剔除标准、提取资料信息、统计学处理、报告结果等基本过程，与系统综述的步骤基本相似。这里主要介绍 Meta 分析中统计学处理方法，其主要步骤包括七步。

（1）计算各独立研究的效应值、合并标准差和权重，为步骤 3 多个研究效应值的合并做准备。

（2）对各独立研究的效应值进行异质性检验，了解不同研究结果之间是否存在显著性差异。由于各独立研究的设计、试验的条件、试验所定义的治疗方法、干预措施、暴露及测量方法的不同，以及协变量的存在，均可能产生异质性。当纳入 Meta 分析的各研究结果是同质的，可采用固定效应模型计算合并后的综合效应。当各研究结果存在异质性时，应分析其来源及其对效应合并值产生的影响。如果影响较小，可按照相同变量进行分层分析（亚组分析），或采用随机效应模型进行分析；如果各研究间差异性特别大，且来源不明，应考虑这些研究结果的可合并性，或放弃Meta分析。

（3）计算选择固定效应模型或随机效应模型合并效应值及其置信区间。

（4）对合并效应值进行统计检验和统计推断，判断合并效应值是否有统计学意义，这是根据Meta分析结果下结论的重要依据。

（5）用森林图直观地描述Meta分析结果。

（6）通过敏感性分析，进一步衡量纳入Meta分析文献的质量和异质性，从而判断Meta分析结果的稳定性和可靠性。即通过改变某些可能影响合成结果的重要因素，例如采取不同的纳入标准（研究质量、随访情况等）、统计方法（固定效应模型或随机效应模型）或效应变量（比值比或相对危险度）等，观察不同研究的同质性和合成结果是否发生变化，从而判断结果的稳定性和强度。

（7）估计文献的发表偏倚。防止根据发表偏倚较大的文献进行Meta分析后，得出错误的结论，误导临床实践。

在review manager软件中，只须进行一次数据录入和统计方法的选择，软件就会自动计算各独立研究的效应值、合并标准差、权重、合并效应值及其置信区间，并进行异质性检验、合并效应值的检验，同时绘制森林图，即实现了一次完成Meta分析的步骤1到步骤5。然后，我们可以进一步完成步骤6和步骤7。

（施　斌）

参考文献

1. SCHNITMAN P A, SHULMAN L B. Recommendations of the consensus development conference on dental implants. J am Dent Assoc, 1979, 98: 373-377.
2. CRANIN A N, SILVERBRAND H, SHER J, et al. The requirements and clinical performance of dental implants. Biocompatibility of Dental Materials, 1982, 4: 92-102.
3. ALBREKTSSON T, ZARB G A, WORTHINGTON P, et al. The long-term efficacy of currently used dental implants: a review and proposed critaria of success. Int J Oral Maxillofac implant, 1986, 1: 1-25.
4. SMITH D C, ZARB G A, et al. Criteria for success of osseointegratedendosseous implants. J Prosthet dent, 1989, 62: 567.
5. 中华口腔医学杂志编委会. 全国种植义齿学术工作研讨会会议纪要. 中华口腔医学杂志, 1995, 30(5): 307-309.
6. SACKETT D. Evidence-based medicine. Seminars in Perinatology, 1997, 21(1): 3-5.
7. 管红珍，彭智聪，傅鹰. 循证医学中文献证据等级标准的系统性综述. 药物流行病学杂志, 2002, 11(3): 145-148.

第七章　牙种植中的相关再生医学

20世纪90年代以来，随着生命科学的迅猛发展，再生医学显示出良好的发展前景，成为生命科学和医学关注的重点与研究热点。人们应用再生医学的方法已经或正在构建具有生物活性的各种人体组织和器官，例如人工软骨、骨、牙齿、皮肤、黏膜、血管，乃至人工肝脏、人工心脏等，并正在努力将这些"人工组织和器官"植入人体，完成修复、替代病损组织的结构与功能。再生医学的发展，不仅可以使人类对生命的起源、发育、代谢、再生等生命的本质问题有更加深入的认识，还可以在临床医学应用上减少伤残，挽救或延长生命，提高生存质量。更重要的是，它标志着一个崭新的生命科学时代的到来。

组织工程学是再生医学的重要内容之一，组织工程学在口腔医学的研究和应用已日趋广泛，不断深入。组织工程学在牙种植体方面的研究，主要集中在骨组织的再生、骨结合和牙龈软组织再生，包括组织工程化的颌骨再生、牙龈软组织再生和种植体周骨的再生，组织工程骨和牙龈相关生长因子和信号通路调控、骨与软组织再生的种子细胞与支架材料、组织工程技术增强的各种骨增量技术等领域。在组织工程生物种植体方面，主要集中于选择合适的种子细胞和生物因子应用于牙种植体表面或者种植窝表面，构建具有牙周膜功能、更接近天然牙的生物种植体。关于牙再生领域，在发现了许多与牙发育相关的细胞、基因、蛋白及基质的基础上，通过组织工程技术构建出具有一定生物活性的牙样结构和类似天然牙外形的功能性牙齿，提出了组织工程牙的概念，使利用组织工程技术实现因严重龋损、牙周疾病、先天缺失及创伤所造成牙缺失的牙再生初见曙光。

第一节　再生医学简介

一、再生医学的概念与范畴

目前对再生医学的概念尚存在一些争议，但比较一致的观点是，再生医学是通过研究机体正常的组织特征与功能、受创后修复与再生的机制，以及干细胞分化机制，寻求有效的生物治疗方法，促进机体自我修复与再生，或构建出新的组织与器官，以改善或恢复损伤组织和器官功能的学科。也有人认为，再生医学是指利用生物学及工程学的理论和方法，创造出丧失或功能损害的组织和器官，使其具备正常组织和器官的结构和功能的学科。

广义的再生医学，被认为是一门研究如何促进创伤与组织器官缺损生理性修复，以及如何进行组织器官再生与功能重建的新兴学科；狭义上的再生医学，是指利用生命科学、材料学、计算机科学和工程学等学科的原理与方法，研究和开发用于替代、修复或再生人体各种组织器官的学科。再生医学的基础是组织工程学、干细胞治疗、基因治疗及器官移植。而人工器官由于只具备了正常器官的部分功能，并无正常器官的结构组成，不应属于再生医学之列，例如临床常用的人工肾、人工关节、人工晶体、人工心脏及人工牙等。

二、组织工程学概念

组织工程学是应用细胞生物学和工程学原理，在活体上取得并分离细胞，扩大培养后，再种植于天然或人工合成的生物支架材料上，提供含有生长因子微环境，经过一定时间培养，形成具有一定外形、结构和功能的组织或器官的一门学科，是当前生命科学和生物医学研究领域中发展最快的学科之一。

组织工程学可分为两个主要领域：组织再生和器官替代物（生物人工器官）。组织再生又分为体外组织再生和体内组织再生。体外组织再生是在体外设计、构建人体组织，并将其移植到机体，以替换或修复病损组织。体内组织再生是把含有活细胞成分或不含细胞成分的装置植入体内，以诱导和促进功能组织的再生。这一方法除要求设计、制备新型生物活性材料以提供细胞黏附和生长的基质外，还需要生长因子等辅助生物材料诱导组织再生。器官替代物是一种含有工程化组织的装置，该装置置于体内或体外，用以替代病损组织或器官的结构和功能。通常的程序是从体内分离细胞，经扩增达到一定数量后，种植在生物材料支架上，从而形成特定形态、结构和功能的人工组织或器官。这一过程可结合基因治疗的方法，通过改变活性细胞成分的遗传特性，使其能表达特殊的功能蛋白，从而有效地恢复病理组织或器官的功能。

三、再生医学与组织工程

组织工程是否等于再生医学？许多专家认为，组织工程是再生医学的一个部分。从研究内容上看，再生医学覆盖组织工程内容，而组织工程是再生医学具体的实施方法之一。组织工程是再生医学的外延，拓宽了再生医学的广度和深度。

组织工程研究的三要素是指种子细胞、生物支架和生长因子微环境。其特点是利用细胞借助工程方法构筑人体组织，核心思想是实现组织再生。因而有的学者认为，组织工程也可称为再生医学。但由于近年来干细胞移植、治疗性克隆、器官克隆、基因治疗等研究取得了突破性进展，使组织工程一枝独秀的局面发生了变化。Ueda 认为，组织工程、胚胎干细胞技术和克隆技术，均可视为再生医学。目前认为，再生医学包括三大研究方向：一是人体组织工程，利用细胞在体内或体外重新构建较大的组织或器官；二是干细胞移植，将组织干细胞或前体细胞移植于组织损伤处；三是药物/基因疗法，指通过抑制因子的药物抑制作用或能刺激再生的支持因子的促进作用，诱导组织再生。

第二节　再生医学在拔牙创的应用

在天然牙脱落或拔除之后，牙槽骨也随之萎缩吸收，从而导致种植手术区牙槽骨高度和宽度丧失，影响正常的种植体植入的成功率和美学效果。因此，预防和减少牙槽骨的早期吸收，成为口腔种植领域关注的问题之一。为了防止牙槽嵴的萎缩、吸收，可随拔牙后在牙槽

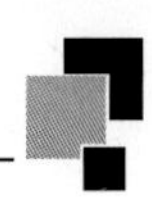

窝内植入自体骨、异体骨、异种骨或其他生物材料，然后用生物膜覆盖，缝合拔牙创，增加对拔牙后牙槽窝的支撑和充填，阻挡纤维组织进入拔牙窝，加速拔牙窝的成骨活性，有效地促进骨创伤的愈合，减少牙槽骨高度和宽度的降低，为种植体的植入提供良好的基础。

一、拔牙创的自然愈合与骨吸收

在拔牙创的愈合过程中，有血凝块形成、血块机化、表面上皮覆盖及新骨再生骨化等一系列组织学变化。拔牙后，在牙槽窝内形成的新鲜暴露骨面，不能阻止细菌在其表面聚集生长，骨表面暴露不能直接愈合。而通过血凝块的形成和上皮的爬行覆盖，骨面得以覆盖愈合。血凝块中包含有大量的炎症细胞，可以对抗可能出现的局部边缘性颌骨骨髓炎和骨坏死。但是在保护机体的同时，炎症细胞也导致了牙槽骨的吸收，甚至颊侧骨板的丧失。因而，在常规状态下，牙槽窝骨再生之前进行了一系列的破骨吸收过程，即暴露的骨面下方出现破骨吸收，最终导致表面骨质的脱落。随后肉芽组织出现，上皮覆盖拔牙创，在此过程中伴随牙龈组织的塌陷和龈乳头的丧失。牙槽窝骨组织的再生激活都是从拔牙窝尖端和四周开始，逐渐向中心和牙槽嵴顶部进展。拔牙后 3 个月，新生骨达到吸收的牙槽嵴顶水平，但此时牙槽嵴顶骨质与拔牙前相比大约吸收三分之一，牙槽嵴的高度和厚度都有减少，牙槽窝内原有的筛状骨板可有广泛的骨质吸收。

二、再生医学在拔牙创的应用

利用再生医学的方法，在拔牙后同时将骨组织、生物材料或药物植入拔牙窝中，再以生物膜覆盖，实现对骨面的覆盖和保护，减少炎症细胞聚集及随之而来的破骨作用，跳过“骨吸收—血凝块—肉芽—胶原蛋白—骨新生”的过程，减少骨吸收；与此同时，早期激活或启动成骨活动，促进拔牙窝内的骨再生，以保存牙槽嵴的软硬组织形态，也称为牙槽嵴保存或拔牙位点保存（图 7-2-1）。

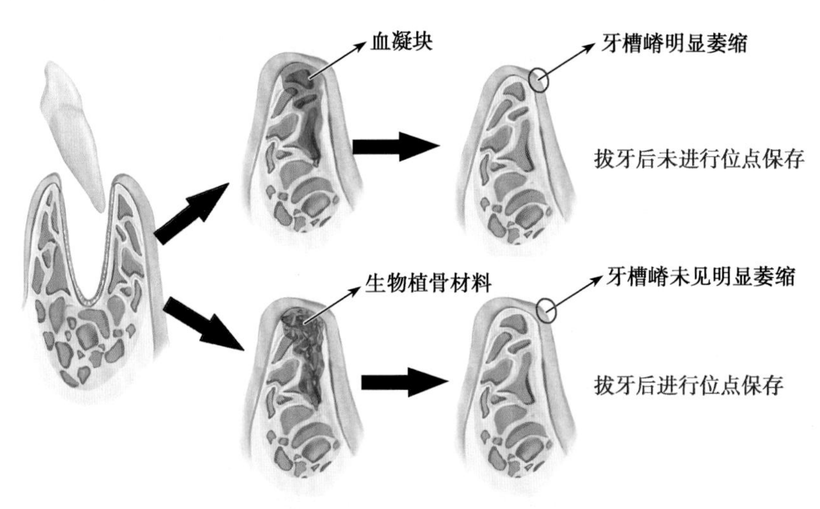

图 7-2-1　拔牙窝自行愈合与拔牙位点保存对比
（南京医科大学口腔医学院供图）

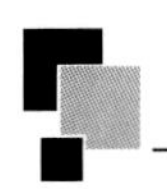

拔牙窝的骨移植材料需要良好的生物相容性和理化性能，在新骨形成前不能完全吸收，并且能够刺激骨再生。同时，在与骨和牙龈的生物结合过程中，移植材料在置入牙槽窝后的早期，在血液的作用下完成塑形，可以有效阻挡细菌的侵入。之后，移植材料形成结晶状态，多孔而连续，起着类似支架作用，以利于滋养管的长入和发挥骨传导性。其中所含的有效成分能够刺激成骨细胞，抑制破骨细胞，促进骨再生。移植材料在吸收、改建、成骨的过程中，逐渐吸收或为破骨细胞所吞噬。为了能阻止颊侧、舌侧及牙间的骨吸收，移植材料在放置的过程中应尽可能不翻瓣，以避免损伤骨膜，引起骨吸收。置入材料后，牙槽窝的表面须以生物膜覆盖，并严密关闭创口，避免植入材料的丧失和细菌的侵入，减少炎症反应，促进早期成骨，减少骨吸收。多项国际多中心的研究结果显示，牙槽嵴保存不能完全避免牙槽嵴的吸收萎缩，但是具有明显减少牙槽嵴高度和宽度吸收的作用。拔牙后应用牙槽嵴保存者，牙槽嵴的宽度丧失为 1. 14mm(SD 0. 87mm) ~ 2. 50mm(SD 1. 20mm)；而拔牙创自然愈合者，牙槽嵴的宽度丧失为 2. 46mm(SD 0. 40mm) ~ 4. 56mm(SD 0. 33mm)，具有显著差异。牙槽嵴保存者，牙槽嵴高度的变化为增高 1. 30mm(SD 2. 00mm) ~ 丧失 0. 62mm(SD 0. 51mm)；而拔牙创自然愈合者，牙槽嵴高度丧失为 0. 90mm(SD 1. 60mm) ~ 3. 60mm(SD 1. 50mm)；拔牙后行牙槽嵴位点保存者，其牙槽嵴宽度及高度的吸收显著减少。影像学检查也显示牙槽嵴保存后，牙槽嵴高度和宽度的减少明显少于自然愈合的拔牙创。而且进行牙槽嵴保存的拔牙创日后种植，仅有 7%病例需要进行骨增量手术；自然愈合的拔牙创，则有 42%病例需要骨增量后才能进行种植。

由于吸收和来源等问题，临床上拔牙创充填材料主要采用人工骨替代材料，例如 DFDBA、Bio-Oss、HA、TCP、骨胶原等。根据国际上多中心的动物实验和临床研究，以上各种骨替代材料植入牙槽窝，都有减少或阻止牙槽嵴吸收的作用；同时，也有促进新骨再生的效果。研究表明，在植入骨替代材料的同时，植入一些生物因子例如 PDGF、EMD、BMP-2、bFGF 等，以及干细胞例如骨髓基质干细胞，更有利于拔牙窝的早期成骨。但是有些植入材料在植入牙槽窝内之后，吸收改建的周期相对自然成骨缓慢，因此可能会影响到种植体的按期植入。另外，目前还没有证据证明拔牙位点保存用哪种骨移植材料更好，也不能确定何种生物屏障膜更好；进行拔牙位点保存是否必须用屏障膜覆盖，或者是否必须用自体黏膜移植，也没有定论，尚且需要进一步深入的基础研究和多中心的临床研究。近年来，纳米级羟基磷灰石(nHA)被应用于植入新鲜牙槽窝的骨重建。生物骨、牙组织的羟基磷灰石晶体，为纳米级、低结晶度、非化学当量和被多种离子置换的针状微晶。纳米级针状羟基磷灰石微晶在形态、晶体结构和结晶度上，与生物骨、牙组织的羟基磷灰石相似，具有更好的生物活性。纳米羟基磷灰石除了有普通 HA 材料的优越性外，还有以下优点：①nHA 微结构类似于天然骨基质，可以被骨组织直接利用；②与天然骨内无机矿物有相近的尺寸，更有助于人体细胞和大分子对其的识别，从而可提高材料的生物活性、利用度和生物相容性；③释放的钙、磷等离子可能有更多的成分参与骨代谢，促进骨形成；④nHA 低结晶度和含碳酸根特征，具有与骨键合的能力，可提供适宜的环境，促进胶原和矿物的沉积，以及成骨细胞的黏附；⑤是一种可降解材料。

第三节 组织工程骨再生技术与方法

种植体周骨组织的组织工程再生修复，通常采用以下几种途径：①将骨生长调控因子与

载体复合,植入体内骨缺损部位,诱导间充质干细胞(mesenchymal stem cell,MSC)向成骨细胞分化成骨;②将间充质干细胞及其他生物活性物质直接移植至骨缺损部位,促进新骨组织再生;③在体外用具有分化成骨能力的种子细胞、促进成骨的生物因子和易于骨生长的支架材料的组织工程方法形成骨组织,移植到骨缺损的部位。

一、用于口腔种植组织工程的种子细胞

(一) 间充质干细胞

间充质干细胞(mesenchymal stem cell,MSC)是具有多向分化潜能的成体干细胞,可从骨髓、外周血、脐血、脂肪等多种组织中获得,并在一定条件下可向成骨细胞、成软骨细胞等不同谱系的组织细胞分化。目前在口腔种植领域,主要采用来源于骨髓的骨髓基质干细胞(marrow stroma stem cell),用于种植体周骨量不足组织工程修复的种子细胞。通常将自体骨髓基质干细胞与骨生长调控因子复合植入体内,诱导其向成骨细胞分化,以期增加种植区骨量,用于术中及术后骨缺损修复等。此外,有报道将脂肪来源的间充质干细胞即脂肪干细胞向成骨细胞诱导分化,用于骨缺损修复,有望为种植体周骨组织工程提供新的种子细胞来源。

(二) 成骨细胞

成骨细胞从骨膜、骨组织中直接分离培养获得。由于取材困难、来源受限、细胞增殖能力弱,应用较少。也有学者认为,牙槽骨取材简单,所获得的细胞较纯,有利于作为骨组织工程的种子细胞。源于骨膜的成骨细胞口腔内取材方便,细胞分泌基质形成的板层骨有利于同期或二期种植。

(三) 牙周膜细胞

近年来有研究表明,牙周膜细胞(periodontal ligament cell,PDLC)表现出自我更新、克隆增殖的干细胞特征,含有处于不同分化阶段或具有不定向分化趋势的细胞亚型,在细胞外基质、细胞黏附分子和不同生长因子的作用下,通过体外培养可进一步分化为成骨细胞、成纤维细胞和成牙骨质细胞,显示出多向分化的潜能,即具有异质性。

(四) 基因修饰的细胞

近年来,利用基因工程技术,将编码与骨组织再生有关的生长因子基因片段转移至种子细胞中,使之持续高效表达促骨生长因子,促进骨的形成。目前,骨形态生成蛋白(bone morphogenetic protein,BMP)、转化生长因子β(transforming growth factor-β,TGF-β)基因转染的细胞,已成功地应用于组织工程化骨组织的构建。基因强化的骨组织工程主要有两种:基因活化基质和细胞转染法。

1. 基因活化基质(gene activated matrix,GAM)　将含有骨诱导蛋白因子(例如BMPs、TGF-β、FGF、IGF、PTH等)的基因载体,直接与骨基质材料复合后,植于骨缺损部位,在原位转染细胞,以达到修复骨组织缺损的目的。

2. 细胞转染(cell transfection)　首先,在体外将携带了骨诱导蛋白因子基因的病毒载体转染细胞(原代骨髓细胞、骨膜细胞或骨髓间充质干细胞);然后,将这些转染细胞种植于聚合材料或天然骨基质表面,形成复合物;再植入体内骨缺损部位,发挥修复骨组织功能。

（五）诱导多能干细胞

诱导多能干细胞（induced pluripotent stem cell，iPSC）是近年来再生医学中的一个新的突破，指用体细胞通过基因重组后能表现出多分化潜能的细胞，通常是利用逆转录病毒/慢病毒/腺病毒/质粒，将候选基因导入人体任何部位分离出的体细胞内而获得的。目前，已从人类 iPSC 中成功分化出功能性神经元、心肌细胞、胰岛细胞、肝细胞和视网膜细胞。这使利用 iPSC 对各种衰退性疾病进行细胞替代治疗成为可能。

iPSC 在口腔医学研究中也有应用。研究发现，牙龈成纤维细胞、口腔黏膜成纤维细胞及牙髓细胞，都可以成功诱导为 iPSC。鉴于 iPSC 具有来源丰富、制作简单稳定、术后恢复快等优点，在口腔医学及牙种植的各种组织缺损的再生修复中，具有广泛的应用前景。

二、生 长 因 子

骨组织工程牵涉多种生长因子。这些生长因子是指存在于生物体内，对骨的生长发育具有广泛调节作用的活性蛋白质或多肽类物质。生长因子与相应的受体结合，启动细胞内信号通路，引起不同的细胞反应，从而促进或者抑制细胞的黏附、分化、增殖和迁移，在骨的形成、吸收和重建中起重要作用。口腔种植常用的生长因子有骨形态生成蛋白家族（bone morphogenetic proteins，BMPs）、转化生长因子 β（transforming growth factor-β，TGF-β）、成纤维细胞生长因子（fibroblast growth factor，FGF）、胰岛素样生长因子 Ⅰ 和 Ⅱ（insulin-like growth factor Ⅰ/Ⅱ，IGF Ⅰ/Ⅱ）、血管内皮生长因子（vascular endothelial growth factor，VEGF）和富血小板血浆（platelet rich plasma，PRP）等。

（一）骨形态生成蛋白

BMP 是 20 世纪 60 年代美国学者 Urist 等发现的在动物骨基质中存在的一种骨诱导活性蛋白，是最早被发现的具有诱导骨形成作用的细胞因子；是正常胚胎时期骨和牙体组织形成、成年时期骨修复和种植区骨缺损再生修复中，最主要的诱导分化因子；也是目前已知的活性最强，唯一能单独促进干细胞骨向分化的生长因子。BMP 包括多种相关蛋白质的骨形态生成蛋白家族 BMPs，BMP-2 最常见。利用人工重组 DNA 技术提纯得到的重组人骨形态生成蛋白 2（rhBMP-2），骨诱导作用最强。rhBMP-2 主要的作用机制：①促进未分化间充质细胞和成骨前体细胞的有丝分裂；②诱导成骨细胞表型的表达（增加碱性磷酸酶的活性）；③对间充质细胞和单核细胞有趋化作用。BMP-4 是转化生长因子 β 超家族的成员，其氨基酸序列与 BMP-2 有 83%的同源性，在胚胎发育和骨折愈合中也有重要作用，可诱导成骨细胞的前体细胞分化为成骨细胞。

（二）转化生长因子 β

TGF-β 具有广泛的生物学活性及多种调节功能，能促进成骨细胞增殖和分化，促进成纤维细胞分泌纤黏蛋白和胶原，并能抑制破骨细胞的活性，对骨细胞的生长、分化和免疫功能都有重要的调节作用。TGF-β_1 是 TGF-β 重要的亚型之一。在骨组织中，TGF-β_1 的含量最为丰富，其对骨再生的作用表现为：①对骨基质的形成和吸收有多效性，是骨形成与吸收的双重因子；②促进骨膜下间质细胞增殖分化为成骨细胞和成软骨细胞，成骨细胞合成大量胶原，最终导致新骨形成；③诱导人胚成骨细胞合成胶原蛋白，增加骨形成过程中胶原蛋白的含量，从而加速新骨基质的形成及新骨的沉积；④刺激成骨细胞不断增殖并由不成熟型向成

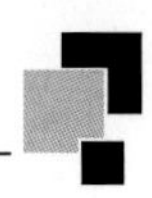

熟型转化。

（三）成纤维细胞生长因子（basic fibroblast growth factor，bFGF）

FGF是一组广泛存在于机体组织内，具有相似结构特征的多肽，通过诱导成骨、促进新生血管形成及与其他因子相互作用等方式，引导骨再生。目前，在口腔领域研究较多的为酸性成纤维细胞生长因子（aFGF）、碱性成纤维细胞生长因子（bFGF）和FGF-9，它们通过诱导成骨、促进新生血管形成及与其他因子相互作用等方式，促进和引导骨再生。bFGF是一种广谱有丝分裂原，对来源于中胚层及神经外胚层细胞，具有明显的促增殖作用，也可以促进骨祖细胞、原始干细胞的增殖。现已证实，bFGF可以刺激间充质细胞、骨髓间充质干细胞分裂。在众多生长因子中，bFGF对骨髓间充质干细胞具有最强的促增殖作用，不仅能提高骨髓间充质干细胞的增殖速度及寿命，还能在增殖过程中保留骨髓间充质干细胞的多向分化潜能。bFGF不仅分布于脑和神经组织中，成骨细胞和间充质细胞亦可分泌，并沉积在骨基质中，发挥骨生长因子的局部调节作用，刺激骨细胞增殖和毛细血管生成，促进骨形成和骨愈合。

（四）血管内皮生长因子

VEGF通过自分泌或旁分泌，与血管内皮细胞表面受体结合，可促进内皮细胞增殖，诱导新生血管形成，为局部骨再生及代谢提供有利的微环境。VEGF作为一种特异性促血管内皮细胞增生及血管生成因子，对正常生理及病理过程中的血管再生，起着关键性作用。

（五）胰岛素样生长因子Ⅰ

IGF-Ⅰ是间叶组织来源细胞的促分裂原和趋化因子，是骨细胞系列中重要的有丝分裂原和生物趋化因子，可在创伤骨组织中高度表达。IGF-Ⅰ不仅可刺激骨髓基质细胞的有丝分裂，增加骨细胞的数量，还可刺激内皮细胞的有丝分裂，促进移植区毛细血管的生长；而且可使成骨细胞趋化增殖，并且增加胶原蛋白合成的能力；以自分泌、旁分泌的形式调节成骨细胞的生长、增殖及骨基质形成；介导生长激素成骨。

（六）富血小板血浆

正常的骨愈合过程中，需要多种生长因子共同参与，精确、阶段性地发挥作用。将多种生长因子联合应用于骨组织工程，其中比较有代表性的是PRP的应用。PRP含有丰富的生长因子，例如血小板源性生长因子、转化生长因子、纤维生长因子、胰岛素生长因子等，在与氯化钙和凝血酶混合后，这些因子释放出来，可以促进种子细胞的增殖、胶原分泌、加快基质形成和骨发生，加速组织愈合与骨再生。但是，有些学者对PRP的促进成骨的效果仍持怀疑态度。例如Kim等提出，应用PRP所出现的良好临床效果，也可能是纤维蛋白凝胶的形成和周围结缔组织增生所引起的快速软组织愈合，从而减少了伤口裂开和局部感染的概率。因此，PRP促进骨修复的临床效果，仍需要更深入的研究及大量的证据来证明。

三、生物支架材料

生物支架材料，在组织工程中起着代替组织或器官的细胞外基质的作用。它为细胞提供一个三维生长的支架，使细胞间形成适宜的空间分布和细胞联系；同时，也作为调控因子的载体；而且还可以起到模板作用，为细胞提供赖以寄宿、生长、分化和增殖的场所，从而引导受损组织再生和调控再生组织的结构。目前，对于支架材料的研究，从人工材料或天然材料发展到复合材料，发挥各自的长处。组织工程骨支架材料还应具备以下两个功能：①有一定的机械强度，能够支撑组织高强度的材料和重量，维持骨组织的形态；②有一定的生物活性，能够诱导细胞生长、分化，并可被人体组织吸收降解。在种植的骨重建中，常用的支架材料分为天然生物材料、合成聚合材料和陶瓷材料等。天然生物衍生材料包括胶原、纤维蛋白、珊瑚、脱钙骨基质、甲壳素、壳聚糖和经处理的异体或异种骨等。合成聚合材料主要有聚乳酸、几丁质和聚羟基酸类；陶瓷材料包括羟基磷灰石、磷酸三钙、钙磷陶瓷、生物活性玻璃陶瓷等。

四、骨组织工程在种植区域骨缺损的其他应用

（一）牵张成骨技术

牵张成骨技术(distraction osteogenesis,DO)是指在骨缝或截开的骨段处，用牵张装置按一定的速度和频率牵引，在由此产生的骨缺损间隙中形成新骨，从而达到使骨延长或增宽的目的。DO 的成功，源自适宜的刺激促使骨膜中的未分化间充质细胞向成骨细胞分化及牵张间隙处骨痂的形成。根据 DO 的骨生成方式和骨再生原理，有人认为这是一种体内的组织工程骨再生技术。在缺牙区(尤其是上下颌前牙区)牙槽骨严重吸收的病例中，DO 可以在无须植骨的情况下形成新骨，使牙槽嵴在垂直高度和唇腭向厚度上，达到理想的骨增量；并且在种植体与骨组织间，形成稳定的界面。DO 的另一大优点，是在骨再生的同时，相应的软组织也同步牵引再生，避免了牙龈等软组织不足的问题的出现。

（二）可注射性组织工程骨

近年来，一些学者探讨把可注射性组织工程骨(injectable tissue-engineered bone)应用于上颌窦底提升术中。Ueda 等对 20 例行上颌窦底提升术的患者，应用可注射性组织工程骨。该注射内容以磷酸三钙为支架，含有间充质干细胞、血浆血小板。通过细胞的生长繁殖及相互作用分泌细胞外基质，形成具有一定结构和功能的骨组织。二期手术时，牙槽嵴平均增高 7.3mm±4.6mm(术前平均 3~5mm)；负重 12 个月后观察，所有种植体均稳定。表明该材料具有非侵害性及微创修复骨缺损的特性，为骨缺损提供了可靠的效果。

（三）结合基因治疗技术的骨组织工程

基因治疗技术应用于骨组织工程，将是另一种解决方案，同样可以在牙种植区提供生长因子的持续释放。Dunn 等将含有负载 BMP-7 重组腺病毒载体的胶原凝胶，用于种植体的骨缺损区，成功修复了拔牙后小鼠钛种植体周骨缺损。结果显示，BMP-7 基因治疗不但可以提高种植体周的骨再生，而且还能进一步促进新生骨与牙种植体的骨结合。Lutz 等将质粒装载的 BMP-2 基因，用于种植体周骨缺损的动物实验。结果也显示，BMP-2 基因治疗可以明显提高种植体周骨缺损区域的骨矿化和种植体-骨结合率，有利于种植体周骨缺损的骨再生和形成骨结合。

第四节　组织工程牙周再生技术与方法

牙种植体-骨界面的愈合形式，一直是口腔种植学的重点研究方向。目前，种植体最理想的结局，往往是与周围牙槽骨形成骨结合。然而，相对于天然牙，骨结合种植体缺乏牙周韧带这一特殊结构，对受力和位移的感觉比较迟钝，所以种植体易受创伤，产生应力骨吸收。

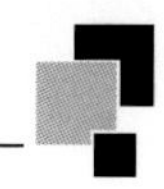

同时,由于牙龈与种植体附着远比天然牙的附着脆弱,是界面结构上的一个薄弱环节。牙种植的理想结局,是在种植体周形成类似于天然牙周膜的生理性结合关系,从而起到缓冲𬌗力,以及延长种植义齿使用寿命的作用。促进牙周膜细胞(PDLC)在牙种植体-骨界面的黏附、增殖与分化,对种植体牙周膜的形成与再生具有重要意义。但是,单纯靠种植界面存在的机体自身的PDLC来实现此目的,存在细胞数量不足及附着率过低的问题。组织工程学的出现,为牙种植体-骨界面新的结合形式提供了新的思路和方法。

牙周组织工程就是将体外培养的高浓度、功能相关的活性细胞,种植于具有良好生物相容性和生物降解性的细胞外基质材料上,在生长因子的作用下,经过一段时间的培养,将这种细胞与生物材料复合体植入机体牙周病损部位,以形成新的具有其原来特殊功能和形态的相应牙周组织,达到修复创伤和重建功能的目的。牙周组织缺损最理想的愈合方式,是达到牙槽骨、牙骨质和牙周膜的完全功能性再生。牙周组织再生的基础是牙周膜细胞,这是形成牙周新附着的主要细胞来源。其他用于牙周组织工程的种子细胞,还有骨髓基质干细胞、胚胎干细胞、牙龈成纤维细胞等。

用组织工程方法重建种植体牙周膜,需要将培养的PDLC等种子细胞、支架材料与钛种植体结合在一起,这样种植体周才能形成组织工程化牙周膜。Buser等将种植体紧贴天然牙周,发现种植体周能够形成牙骨质层。Choi等将牙周韧带细胞接种到纯钛种植体表面,并进行体内种植,结果细胞涂层在种植表面能够沉积牙骨质样组织,胶原纤维穿通于该沉积层及骨组织之间。Huard等研究了PDLC对种植材料(玻璃、chrome-cobalt合金、PMMA及离体牙)的附着情况,发现在材料表面不同程度地形成了类似于牙周韧带的网状纤维。Craig等在纯钛及HA涂层纯钛表面体外培养PDLC和牙龈成纤维细胞,发现纯钛或HA涂层纯钛表面培养的PDLC均能形成牙骨质基质蛋白,而且HA涂层纯钛表面的细胞增殖、胶原及非胶原蛋白合成均较纯钛表面多。Matsumura等将PDLC在HA固定的聚乙烯-乙烯醇(HAP-EVA)培养后,得到了活性很高的ALP和骨钙素分泌量,指出PDLC在HAP-EVA上可向矿化组织细胞方向分化,这将使HAP-EVA和牙周膜共同存在于牙种植体表面成为可能(图7-4-1)。

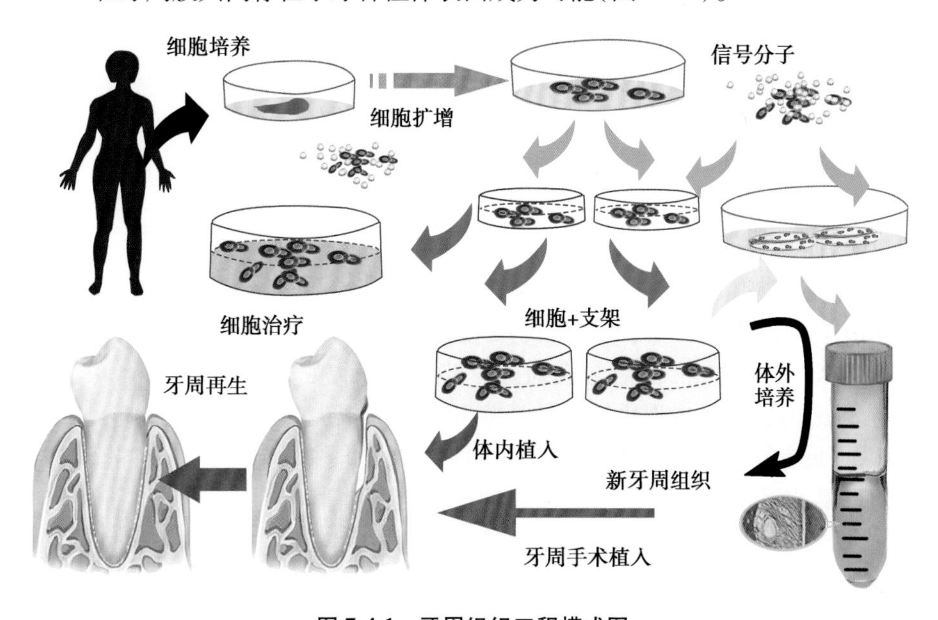

图 7-4-1　牙周组织工程模式图

种植体的表面组成、形态和特性，能够影响牙周结缔组织的附着形成。构建种植体周韧带结构具有可行性。该结构的构建，可避免骨结合种植体缺乏应力缓冲装置和天然免疫封闭区的缺陷，从而开创生物整合种植体的新概念。针对这一问题，有研究者正在尝试应用组织工程的方法，在种植体表面培养 PDLC 后再进行种植，以期在种植体和颌骨间形成类似正常牙周膜的组织结构。Lin 等用动物自体 PDLC 涂布在钛种植体表面，再将种植体植入骨内。12 周后结果显示，PDLC 能够促进钛种植体表面形成牙周组织，包括牙骨质样组织和牙周纤维。这为进一步深入研究更加符合天然牙的种植体，奠定了一定的基础。虽然已经看到组织工程化的种植体牙周组织再生的可能性，但是距离临床应用还有相当长的路程要走。

第五节　组织工程化的牙龈再生

牙种植体的颈部存在着种植体-牙龈界面。因为与牙种植体相关的黏膜组织再生，主要涉及两个方面：一是种植体颈部穿过牙龈区域的微观封闭屏障的建立；二是通过组织工程的方法，促进缺损牙龈组织的再生愈合。

一、种植体颈部的微观屏障

天然的沟内上皮是一层衬于龈沟外侧壁的无角化上皮层，有上皮钉突，具有较强的渗透性。种植体颈部周围，牙龈上皮包绕形成“袖口”，有类似的龈沟结构形成，其外侧壁覆有与种植体表面相平行的无角化上皮层，该上皮层的基底细胞通过半桥粒附着在基底膜上（图 7-5-1）。此上皮层在各个方面都与环绕天然牙的沟内上皮相似，是非角化结构。

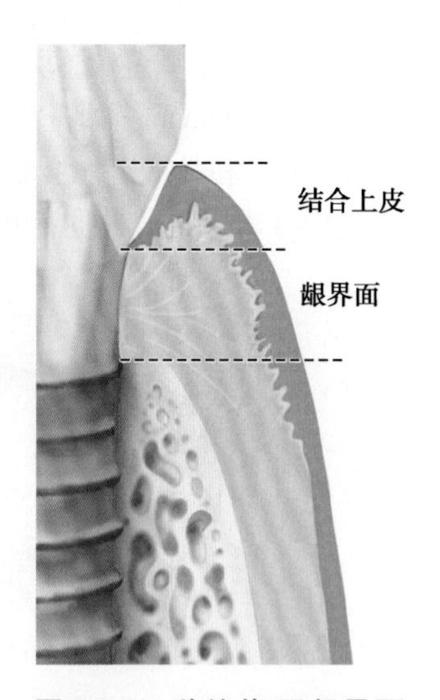

图 7-5-1　种植体-牙龈界面示意图
（南京医科大学口腔医学院供图）

Mckinney 等发现邻近种植体的上皮伪足上，可见大量致密半桥粒样结构分布在上皮细胞膜上。高分辨率的电镜照片证实，存在有与细胞膜半桥粒相连的排列规整的基层龈沟上皮，构成了种植体防御口腔中食物分解产物及细菌、毒素等有害物质侵袭的第一道屏障。这种保护作用不同于一般物理性的封闭，而是类似于一种动态的生物性滤膜（biological filter），应在有害物质损伤结合上皮之前将其清除。

初期牙菌斑的形成及黏膜对牙菌斑的反应，在天然牙和牙种植体上是相似的。然而，随着牙菌斑进一步发展，种植体周黏膜与牙龈相比，将会出现更明显的炎症和更快的根尖周方向破坏，可见良好的龈袖口是预防种植体周炎和防止种植体脱落的重要的因素之一。如果患者的种植体与龈袖口不密合，那么机械张力会不断地刺激种植体周组织而引起炎症。因此，构建良好的龈袖口，不但是种植义齿的美学要求，也是实现牙种植成功的必要条件。

二、组织工程化的牙龈再生

在牙种植体植入的过程当中，经常会遇到因局部黏膜不够，难以封闭创面，需要进行种植体周软组织处理的情况。同时，种植体植入区周围存在附着龈不足的问题，不仅极大影响种植修复后的美观效果，而且易产生种植体周黏膜炎和种植体周炎，对种植体的长期成功产生极为不利的影响。对于种植体周缺乏足够附着龈的患者，目前尚缺乏有效可靠的解决方法，通常采用腭黏膜瓣转移、腭黏膜游离移植、自体皮片移植或人工牙龈。然而黏膜移植取材有限，皮肤移植又由于结构、质地、功能等不同的生物学特征，而影响临床应用。

组织工程为口腔软组织缺损修复提供了新的方法，可避免组织移植的缺陷。通过组织工程方法，用黏膜角质形成细胞培养的上皮组织，已证明是修复口腔黏膜缺损理想的移植材料。Ueda 等用腓骨瓣修复因舌癌而部分切除的口底和下颌骨，并同期行牙种植术，将黏膜角质形成细胞培养的组织工程化黏膜用于解决黏膜组织不足的问题。术后 10 天，口底和种植体基台周围形成了正常的黏膜。种植体周并未出现黏膜感染症状。因此提示，如果种植体周黏膜不足或不健康，可通过组织工程化的口腔黏膜移植来进行治疗。理想的黏膜替代物应具有上皮和上皮下层两层结构，最好还含有具有分泌功能的黏液腺泡细胞，两层之间连接紧密，皮棘丰富，具有正常的上皮钉突结构。组织工程黏膜替代物应在尽可能短的时间内获得，便于医师操作，移植到创面后很快即与创面良好贴附。其中，上皮和上皮下层细胞能尽快完成自身增殖、分化和功能成熟，形成更接近于生理的永久性黏膜替代物。目前，牙龈黏膜组织工程的难点在于如何形成具有上皮和上皮下层两层结构的复层黏膜、以何种形式移植上皮细胞、生长的黏膜要有类似牙龈的角化上皮、在何种状态时移植、黏膜组织成分中细胞外基质（extracellular matrix，ECM）的选择。它既要有效地促进上皮细胞和成纤维细胞的功能，又要能诱导受区基底的纤维血管组织长入，而且多在新生黏膜成熟后自动降解，整个过程中无炎症反应。目前，国外报道的各种含上皮和上皮下层的黏膜替代物，均须上皮细胞融合成功时才用于移植，至少需要 3~4 周时间，不能适应临床需求。因此，如何尽早培养合适的上皮细胞和选用何种 ECM 构建，是未来牙龈黏膜组织工程研究的重要方向。

Pena 等（2010 年）将患者的角化细胞植入成纤维细胞复合的纤维蛋白凝胶支架上，生成了与受体相容的口腔黏膜移植物。这种新型自体支架材料，不仅去除了传统胶原蛋白凝胶的表面收缩性，提高了材料的可操作性，还减少了机体对移植物的免疫排斥，研发出具有自体口腔黏膜全特征的再生组织。但这种组织工程再生的口腔黏膜能否直接应用于临床，仍需要深入评估。Mohammadi 等尝试将组织工程获得的再生牙龈，移植到下颌前磨牙种植体周，结果显著改善了种植位点附着角化龈不足的情况。关于组织角化的研究，有学者认为，再生牙龈上皮角化的程度受下方结缔组织层内弹性蛋白调控，但是具体机制和其他相关因素仍需要大量研究。

第六节　牙　再　生

牙发育是一个长期复杂的连续过程，从胚胎生长期开始，一直持续到出生以后，期间经历了发育启动、细胞增殖、形态分化、组织分化、基质沉积、基质钙化成熟和牙萌出等阶段。

整个过程中涉及多种细胞的参与，各种细胞间相互作用、相互制约，共同调控牙的发育和萌出。在牙再生研究中，同样涉及牙发育期和成熟期各阶段的细胞和过程。牙再生研究是以牙发育的基本原理为基础的。

一、组织工程牙

组织工程牙是指应用牙发育的原理，从成牙组织中分离、培养一定量的生物活性细胞，以天然或人工合成、可降解、有一定空间结构的生物支架材料为载体，提供细胞增殖、分化所需的微环境，通过细胞的黏附、增殖和分化，在体内或体外构建具有一定外形、结构和功能的牙样结构或生物活性的牙。

组织工程牙研究的关键问题在于，首先，要获取具有成牙潜能且来源丰富的种子细胞；其次，所构建组织工程牙必须能够在成体环境中继续发育、产生牙根，并与颌骨通过牙周膜进行连接；最后，组织工程牙的形态和大小必须可预期可控。现行的方式主要分为两类：一类是将牙源性细胞复合支架材料进行体内移植；另一类是借鉴牙发育研究中的胚层重组方法，由上皮成分提供牙发生信号，诱导牙源性或非牙源性细胞进行组织工程培养。

二、牙发育与再生的研究手段

（一）器官培养

器官培养（organ culture）是将整个器官、器官的一部分或器官的原基，放在体外环境中，让其生存和生长。绝大多数器官，例如肾、肺、乳腺和牙都是由外胚层和外胚层间充质相互诱导形成的，为了便于研究器官发生过程中各胚层间相互作用，常用器官模型培养来分析发育器官的诱导机制，并将提出的假说外延至其他组织。牙胚、牙乳头及牙髓组织的体外三维培养模型，是研究牙胚发育、成牙本质细胞分化、上皮-间充质相互作用的重要手段。其中，牙胚器官培养是最完整、最有意义的实验模型之一。

（二）胚层重组实验

胚层重组实验（recombination experiment）是将发育期的牙胚组织或细胞经机械分成上皮成分和间充质成分两个部分，将两者重新组合后，进行体内或体外培养的一种实验方法。经典的重组实验是将上皮和间充质组织进行重组，近年来这一模式已经发展为两胚层细胞水平的重组或细胞-组织形式的重组。牙胚是外胚层和外胚层间充质经过相互诱导发育而来，存在一系列的相互作用，通过胚层重组实验可再现牙早期的发育模式，有利于观察分析上皮-间充质的相互作用机制，为研究牙的发育和再生提供有利工具。

（三）共培养体系的建立

共培养体系（co-culture system）是为了让两种细胞以适当的方式相互诱导所进行的培养模式，目的是观察一种细胞或其分泌的因子对另一种细胞的作用效应。牙胚的发育离不开上皮-间充质的相互作用，共培养是观察这两种细胞交互作用的常用手段。牙发育的微环境十分复杂，涉及各种基质成分、矿化离子和生长因子等，单纯依靠支架材料或某几种生长因子的诱导作用，已不能满足组织工程牙的构建要求，而共培养诱导模式克服了先前单因子诱导的许多不足。

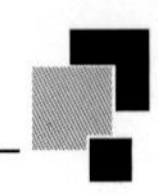

（四）体内移植实验

组织工程牙研究过程中，体内移植实验（in vivo transplantation experiment）是检验其生长发育进程最常用的实验方法，可在生理环境中长期追踪观察组织工程牙的发育情况。因此，建立一种简单易行、可以方便施加人为干预的体内培养模型，对牙发育、再生的研究具有重要的意义。近年来，牙组织工程和牙发育研究中常用的移植方法，主要有异种移植术和同种异体移植术两大类，包括裸小鼠体内移植、鸡胚外胚层移植、肾被膜下移植、大网膜内移植、眼前房区移植、颌骨区移植等。

三、牙再生与组织工程牙研究的策略

牙再生策略模式见图 7-6-1。

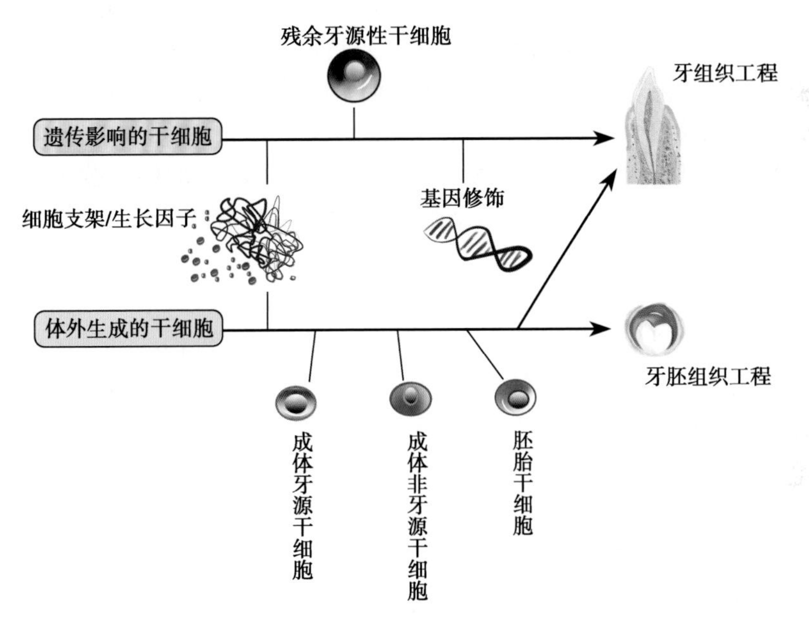

图 7-6-1　牙再生策略模式图
（南京医科大学口腔医学院供图）

（一）组织工程化牙胚

组织工程化牙胚的研制是近年来研究的主流，临床应用前景比较乐观。美国哈佛大学医学院的 Young、Yelick 等将支架材料预制成相应的切牙或磨牙的形状，然后将牙胚组织单细胞悬液复合到支架材料上，再移植到体内培养，从而再生出牙冠样结构，包括牙本质、成牙本质细胞、髓室样结构、成釉细胞、可能的上皮根鞘和成牙骨质细胞，以及较成熟的牙釉质样结构。该研究首次将牙胚细胞复合到生物支架上，形成了比较完整的牙胚组织，利用支架材料控制牙胚的大小、牙胚的形态。但如何控制组织工程牙的大小仍存在难题，是国内外学者们必须解决的共性问题。

（二）组织工程化牙釉质

牙釉质形成后高度特化，且无修复再生能力，牙胚发育中的成釉器是其形成的唯一途径。啮齿类动物牙持续萌出、牙釉质一生中不断形成的现象，启发人们牙釉质是能够再生

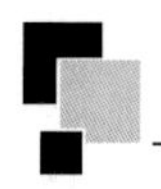

的。成体牙釉质不断更新的能力，是依赖牙源性上皮干细胞来维持的。牙源性上皮细胞和间充质细胞都具有快速增殖和多向分化的潜能，其中含有一定数目的牙源性干细胞，在牙各个部分的发育和成熟过程中起重要作用。牙源性间充质细胞在发育生物学上，是牙本质和牙髓组织共同的起源细胞，易于体外分离获得，增殖和分化能力很强，长期培养亦能保持其特性和功能。在牙胚发育过程中，牙源性上皮和间充质对彼此的形态发生和细胞分化有着极强的相互诱导作用。若将牙源性上皮细胞作为诱导成分，复合于牙源性间充质细胞的表面进行培养，则其诱导效能优于体外添加的生物活性因子，并且可在其表面形成牙釉质样结构。

（三）组织工程化牙髓牙本质复合体

近年来，具有较强自我更新能力和多向分化潜能的牙髓干细胞，将牙髓牙本质复合体的研究引向深入。牙髓干细胞是牙髓中未分化的间充质细胞，在适当条件下能形成所在牙髓组织的多种细胞类型。利用牙髓干细胞构建牙髓牙本质复合体样结构，实现真正意义上的牙本质、牙髓再生，是具备一定可行性的。现阶段进行的研究大多形成了类似牙髓牙本质复合体的牙冠样结构，未出现完整的牙冠-牙根-牙周组织样结构的牙。

（四）组织工程化牙根

牙根发育和萌出机制非常复杂，涉及上皮根鞘细胞、牙乳头细胞、牙囊细胞、成牙本质细胞、牙周膜细胞、成骨细胞等多种牙形成细胞。牙根的再生发育直接关系到组织工程牙的最终走向。Hu 等将小鼠磨牙牙胚上皮、间充质分别解离成单细胞悬液，各自离心成细胞团后，将上皮细胞团、间充质细胞团重组，体外培养再移植至 ICR 小鼠耳后，重组形成了带牙尖结构的牙根样组织，以及与牙槽骨相连的牙周膜复合组织。尽管研究人员初步构建出组织工程化牙根样组织，但是这样的牙根在颌骨内能否继续发育、萌出，尚未可知。单纯的牙根构建不涉及牙冠形态和大小的调控，未来的临床应用可考虑在构建好的牙根上进行桩冠修复。这种有生物活性的组织工程化牙根，完全可以取代目前广泛开展的种植义齿。

（五）组织工程化牙周膜

牙周组织工程研究思路是以少量细胞，经体外扩增培养后，种植于具有良好生物相容性并可被机体吸收的细胞外基质材料上，然后接种到机体牙周病损部位，形成新的具有相关功能和形态的牙周复合组织。可用于牙周组织工程的种子细胞，包括牙龈成纤维细胞、牙周膜细胞、牙周膜干细胞、骨髓基质干细胞、牙囊细胞等。将这些细胞与含有 BMP 等生长因子的支架材料复合，或者将能够分泌 BMPs 等生长因子的转基因细胞与支架材料复合。牙周膜干细胞与各种支架材料复合，移植到体内，被广泛应用于构建组织工程牙周组织。Beyoung 利用免疫组化、RT-PCR、Northern Blot 和 Westen Blot，证实牙周膜干细胞表达间充质干细胞早期的表面分子标记 STRO-1、CD146/MCU18，表明牙周膜干细胞具有参与和组成牙周膜基质微环境的功能。

（六）组织工程化牙骨质

牙骨质与牙周膜、牙槽骨均由牙囊组织发育而来。以牙囊细胞为种子细胞，采用组织工程技术实现牙骨质的再生，是国内外学者的研究热点。由于牙骨质独特的解剖结构和细胞量少等，因此成牙骨质细胞的体外培养相当困难。Errico 等分离培养了成牙骨质细胞和牙周膜细胞的混合体，随后又建立了稳定、永生化的混合细胞培养体系，并改进、纯化了成牙骨质细胞。有研究者利用上皮根鞘分泌的基质，诱导牙囊细胞向成牙骨质细胞分化，证实牙周膜

干细胞也具有分化为成牙骨质细胞的潜能。这些研究为组织工程化牙骨质的构建,奠定了细胞学基础。

(七) 全牙组织工程研究

全牙组织工程以构建整颗牙为目的,将帽状期切牙的上皮细胞与牙间充质细胞重组后,移植至肾被膜下,2 周后取出,再植入下颌切牙的拔牙窝,仍能继续发育成比较完整的切牙结构。全牙组织工程的理想应用策略是采用自体细胞,将牙及其周围组织(包括牙冠、牙根、牙周膜、牙槽骨和部分颌骨)同时进行异位构建(例如接种至宿主皮下),然后植入颌骨缺损区域,用以治疗牙缺失伴颌骨缺损、萎缩的患者。但是这样带骨块的组织工程牙体内移植后能否成活和生长,有待进一步研究。

四、牙再生研究面临的问题和展望

(一) 牙形态和大小的控制问题

组织工程牙在现有条件下形态和大小尚不可控,而临床使用的生物活性牙必须有一定的大小和形态,否则无法建立正常的咬合关系、邻接关系,更无法恢复合适的外形和咀嚼功能。

(二) 牙源性上皮的来源

目前看来,组织工程牙再生过程中的间充质细胞的来源基本能得到解决,而另一类细胞即牙源性上皮细胞来源的彻底解决,关系到整个组织工程牙研制的成败。由于成釉器在牙釉质形成后逐步消失,如何依次进行成釉器的重建,是牙组织工程的重大难题之一。

(三) 牙发育中的基因分子调控机制及与干细胞的关系

目前牙发生过程中的众多分子生物机制尚不清楚,这也成为影响牙再生研究的关卡。如何解决或突破这些关卡,是牙再生组织工程的重要任务。牙发育过程中一直伴随干细胞的存在,但是牙发育是否像个体发育起源于一个胚胎干细胞那样,也来自一个原始细胞,这方面的研究尚无实质性进展。

(四) 移植问题

组织工程牙的种子细胞来源仍然是干细胞,由于人体免疫反应的存在,有可能在植入后产生排斥反应。另外,植入区的血供状况是否足以为组织工程牙的进一步发育提供良好的局部环境,也是要考虑的问题。

(五) 萌出问题

牙的萌出是多种因素协同作用的结果。牙胚能否萌出,牙囊的正常发育起着关键作用。组织工程牙构建中必须充分考虑牙囊细胞的作用,必要时可复合牙囊相关细胞,形成具有生物活性的牙囊,才能形成正常的牙根和牙周组织,确保牙的正常萌出。

(陈 宁)

参 考 文 献

1. 付小兵,王正国,吴祖泽. 再生医学原理与实践. 上海:上海科学技术出版社,2008.
2. 金岩. 口腔颌面组织胚胎学. 西安:陕西科学技术出版社,2002.
3. 金岩,史俊南,贺慧霞. 组织工程化牙齿的研究现状和展望. 牙体牙髓牙周病学杂志,2004,14(3):

119-122.

4. STEINER G G, FRANCIS W, BURRELL R, et al. The healing socket and socket regeneration. Compend Contin Educ Dent, 2008, 29(2):114-116.
5. UEDA M, TOHNAI I, NAKAI H. Tissue engineering research in oral implant surgery. Artif Organs, 2001, 25(3):165-171.
6. LYNCH S E, MARX R E, NEVINS M, et al. Tissue engineering: applications in oral and maxillofacial surgery and periodontics. 2th ed. Berlin: Quintessence Publishing Co. Inc, 2008.
7. 王正国. 再生医学展望. 中华创伤杂志, 2012, 28(1):1-4.
8. 孙玉洁,李钧. 拔牙位点保存技术. 北京口腔医学, 2012, 20(5):298-300.
9. DAS A K, PAL R. Induced pluripotent stem cells(iPSCs): the emergence of a new champion in stem cell technology-driven biomedical applications. J Tissue Eng Regen Med, 2010, 4(6):413-421.
10. YOON B S, LYONS K M. Multiple functions of BMPs in chondrogenesis. J Cell Biochem, 2004, 93(1):93-103.
11. HOLLAND T A, MIKOS A G. Biodegradable polymeric scaffolds: improvements in bone tissue engineering through controlled drug delivery. Adv Biochem Eng Biotechnol, 2006, 102:161-185.
12. RESNICOFF M, AMBROSE D, COPPOLA D, et al. Insulin-like growth factor-1 and its receptor mediate the autocrine proliferation of human ovarian carcinoma cell lines. Lab Invest, 1993, 69:756-760.
13. LAGUMDZIJA A, OU G, PETERSSON M, et al. Inhibited anabolic effect of insulin-like growth factor-I on stromal bone marrow cells in endothelial nitric oxide synthase-knockout mice. Acta Physiol Scand, 2004, 182(1):29-35.
14. WANG D S, MIURA M, DEMURA H, et al. Anabolic effects of 1,25-dihydroxyvitamin D3 on osteoblasts are enhanced by vascular endothelial growth factor produced by osteoblasts and by growth factors produced by endothelial cells. Endocrinology, 1997, 138(7):2953-2962.
15. HOCK J M, CANALIS E. Platelet-derived growth factor enhances bone cell replication, but not differentiated function of osteoblasts. Endocrinology, 1994, 134:1423-1428.
16. MARKO U, MARIA W, KARRI P, et al. PDGF-D induces macrophage recruitment, increased interstitial pressure, and blood vessel maturation during angiogenesis. Blood, 2004, 104:3198-3204.
17. NEUFELD G, COHEN T, GENGRINOVITCH S, et al. Vascular endothelial growth factor(VEGF) and its receptors. FASEB J, 1999, 13(1):9-22.
18. ORLANDINI M, SPREAFICO A, BARDELLI M, et al. Vascular endothelial growth factor-D activates VEGFR-3 expressed in osteoblasts inducing their differentiation. J Biol Chem, 2006, 281(26):17961-17967.
19. MAYR-WOHLFART U, WALTENBERGER J, HAUSSER H, et al. Vascular endothelial growth factor stimulates chemotactic migration of primary human osteoblasts. Bone, 2002, 30:472-477.

第八章　种植病例术前检查与风险因素评估

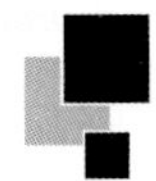

第一节　种植病例的术前检查和评估要素

在种植治疗实施前,种植义齿修复需要经过一系列检查和病史询问,以便种植医师确定缺牙患者是否适合做种植义齿修复,并对种植义齿进行修复前的设计。目的是制订适合患者的最佳种植修复方案(implant prosthetic program),解决患者口内缺牙而出现的功能及美观问题。由于种植技术发展非常迅速,因此以前认为不能行种植义齿修复的口内缺牙条件,现在通过特殊相应处理,也可以采用种植体植入的方式进行缺牙修复。本节将首先介绍缺牙部位(agomphiasis area)种植修复前的常规检查,其次介绍术前检查(preoperative examine)与种植修复方案制订的相关要素(relevant element),以便种植医师在进行口腔检查的同时,可以全方位考虑种植义齿设计方案、与患者沟通并回答患者的提问。

一、缺牙部位种植修复前的常规检查

种植义齿的成功与否,与种植前医师对患者的口腔检查和评估密切相关。缺牙部位种植修复的常规检查,主要包括口腔检查、影像学检查和全身检查。

(一) 口腔检查

口腔检查主要分为口内检查和口外检查。

1. 口内检查　主要包括缺失牙的部位、数目,缺失牙间隙的近远中径、颊舌径,缺牙区的咬合关系,对颌牙的健康状况及位置,还需要检查余留牙槽骨的高度、宽度,以及缺牙区周围软组织的健康状况。

(1) 拟种植区域的解剖条件:对于全身条件许可、接受种植手术的患者,我们要从局部专科角度来选择种植病例。种植外科发展初期,骨内种植体仅适于植入牙槽骨高度>10mm、宽度>5mm 的病例,7mm 的殆龈距离是常规种植牙所需的适宜间隙。因此,有近 1/2 的缺牙患者因局部条件不足而不能采用种植修复。20 世纪 80 年代后期,随着多种植骨技术的应用,种植适应证不断扩大,极大地提高了各类复杂缺牙条件下的种植修复能力,口腔局部骨量条件已无绝对禁忌。

1) 余留牙槽嵴形态:牙槽嵴的颊舌径至少应有 5mm,否则需要在种植体植入术中或术前植骨,或用 GBR 技术处理。牙的丧失,引起了一系列口腔功能的异常和正常解剖结构的进行性变化。随着时间的推移,上下颌骨发生垂直和水平向吸收,牙槽嵴逐渐呈刀刃状,给

义齿的修复带来很多困难，也给种植体的植入提出了挑战。因此，在进行种植前，医师应该从三维立体的角度检查患者，确定其局部解剖条件和口腔环境。

2）余留牙的稳固情况：邻牙应无松动或松动不超过Ⅱ度。

3）颌位关系：咬合关系应有正常的覆𬌗、覆盖，单颗牙缺失的𬌗龈距至少有 5mm，近远中距 5mm。对颌牙如有伸长，则需要在种植义齿修复前调𬌗，同时做冠保护，或者采用正畸方法矫治。

4）口腔黏膜及咬合情况：重点检查局部口腔黏膜健康状况，如果有炎症及黏膜增生，尤其是外伤或手术后黏膜缺损移位等，可影响种植手术与修复效果。缺牙区周围余留牙正常与否，将直接影响种植手术成功率，特别是牙周炎、根尖周炎，术前应予以彻底治疗。严重的错𬌗畸形、深覆𬌗、深覆盖、咬合创伤等，都会增加种植手术与修复的困难，最终导致种植失败。牙龈急性感染、口腔内急性炎症、上颌窦炎等，应治愈后再行缺牙区种植。

（2）缺牙原因及牙周状况：首先，要明确患者目前的状况是什么原因引起的。何种原因造成了骨丧失，是否有外伤史，例如车祸、暴力打击等。是否有未经治疗的牙周病、先天性恒牙缺失、肿瘤等其他病理性原因。其次，检查口腔黏膜、牙龈的情况。观察牙龈黏膜的颜色、质地、大小和形态，口腔黏膜和牙龈有无红肿、溢脓等炎症。仔细检查并确定患者的牙周状况。据文献报道，牙周病患者接受种植后，其远期预后比正常人群差很多。

（3）口腔卫生检查及处理：种植体能否长期与骨组织相结合，种植义齿能否长期发挥功效，口腔卫生与种植体周软硬组织的清洁卫生是关键。因此，对于口腔卫生条件差又不能予以改观者，应加以警惕。长期磨牙症或酗酒、烟瘾者，会造成种植体周组织的创伤、软组织萎缩、骨组织吸收等，种植体失败率高。另外，患者刷牙的频率、时间，牙间清洁的知识、器具，以及漱口水和氟的使用等，都应详细询问并记录在案。根据文献报道，吸烟是牙周炎的第二风险因素，仅次于牙石。因此，明确患者的吸烟状态，包括时间、量等因素，也是不可缺少的。术前医师应清洁患者口腔，牙周洁治去除菌斑和牙石，保持口腔余留组织的健康。

（4）特殊咬合习惯：目前，虽然磨牙症和种植失败相关的科学证据不足，但是仍然被广泛认为是一种风险因素，因此最好在术前了解。另外，有些患者有深覆𬌗及深覆盖等情况，需要经过矫正后才能接受种植。不同的区域进行种植，需要考虑其具体的适应证情况。在上颌前牙区，种植前要确定种植体的三维空间位置，以获得修复后良好的功能和满意的美学效果。这一区域能否种植的主要解剖障碍是鼻底和切牙孔。当在发生吸收的上颌骨前部进行种植时，应考虑切牙孔位置，因为切牙孔中存在上皮组织，如果种植体植入切牙孔内，将会影响种植体的骨结合效果。

（5）患者年龄：一般来讲，种植手术本身并无特殊的年龄限制。但年龄过小的患者，骨骼、牙尚未完全发育成形，不适合接受种植义齿修复。而年龄过大的患者，一般体弱多病、生活难以自理，无法承受手术创伤的痛苦或无法保证种植义齿修复后的维护和正常复诊。所以，大多数年龄在 18~80 岁的患者，从理论上讲只要没有外科手术的禁忌证，都可以接受种植修复。

2. 口外检查　主要内容有颌面部检查、颞下颌关节区检查和咀嚼肌检查。

（1）颌面部检查：通过视诊仔细观察患者颌面部的外形及其他特征，例如面部及牙列是否对称、开口度是否满足种植体植入操作的最低要求。

（2）颞下颌关节区检查：让患者做开闭口、侧方、前伸等运动，检查颞下颌关节的活动度、有无弹响、疼痛、开口度及开口型。

(3) 咀嚼肌检查：通常是对咬肌和颞肌进行扪诊，检查有无压痛及压痛点的部位。还要了解患者的依从性和主诉。因为要想获得一个成功的治疗结果，首先要明白患者就诊的目的和要求，以及患者对治疗的要求和期望值。如果患者的治疗需求能够与对其临床条件和预计结果的客观评估相一致，那么就可以获得满意的治疗结果。因此，必须认真重视患者的治疗预期，并将其纳入术前评估体系，尤其是涉及牙及面部美学方面，更需要慎重行事。在那些骨、软组织吸收的患者(例如重度牙周病患者)中，此类美学目标更难满足。

(二) 影像学检查

影像学检查主要包括X线检查、CT检查等，是指对种植牙区的余留牙槽骨的骨量、高度及宽度进行检查，并检查上颌窦底的位置和下颌管的位置，以利于判断患者是否适合种植，并帮助确定种植体的长度和直径；同时，检查术区及周围骨组织内有无囊肿、埋伏牙、鼻旁窦炎等；另外，对于骨小梁密度及骨质有否疏松情况，应予以足够重视。牙槽骨质量至关重要，是涉及种植成功与否的极其重要条件，牙槽骨质量良好是种植体长期健康存在的基本条件。因此，要考虑局部骨量是否健康、有无牙槽骨严重萎缩及外伤或手术后引起的骨缺损，除临床常规检查外，还需要拍摄X线片，例如根尖片、曲面体层片等(图8-1-1，图8-1-2)。通过X线片了解种植区的有关解剖结构，例如上颌窦、下颌管、颏孔、鼻腔等情况，还可初步了解种植区骨小梁的排列及骨密度的情况。不同的区域进行种植，需要考虑其具体的适应证情况。在上颌前牙区，种植前要确定种植体的三维空间位置，以获得修复后良好的功能和满意的美观效果。这一区域能否种植的重要解剖障碍是鼻底和切牙孔。当在发生吸收的上颌骨前部进行种植时，就应该考虑切牙孔问题，切牙孔中存在上皮组织，种植体植入切牙孔部分无法获得正常的骨结合，影响整个种植体的骨结合效果。种植区骨质量的定量分析和准确测定，则需要CT检查(图8-1-3，图8-1-4)。利用计算机体层扫描，能够显示颌骨的三维结构，精确算出颌骨的高度和宽度，以及重要的相邻解剖。对于普通X线检查不能完全了解骨质量者，可采用CT检查。另外，植骨种植应了解植骨区黏膜软组织厚度、植骨愈合情况、遗留骨的健康状况、植骨块宽度及厚度等。植入种植体必须全部被骨组织包绕，因此必须注意颌骨上的一些解剖陷窝，防止种植体侧穿。拟种植区附近的炎症或病灶，会使种植治疗结果大大复杂化。

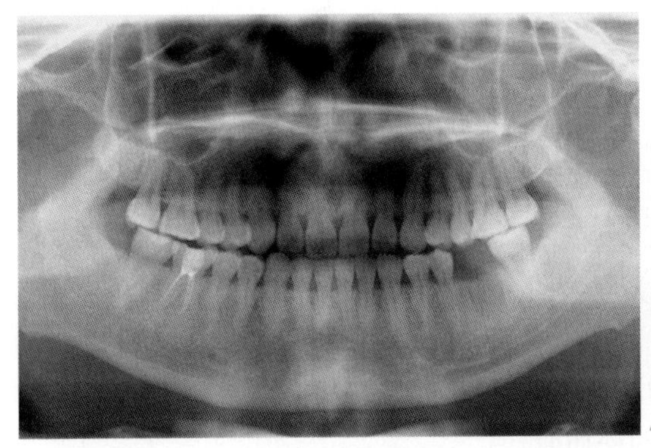

图8-1-1　全口牙位曲面体层片示36缺牙区骨质情况

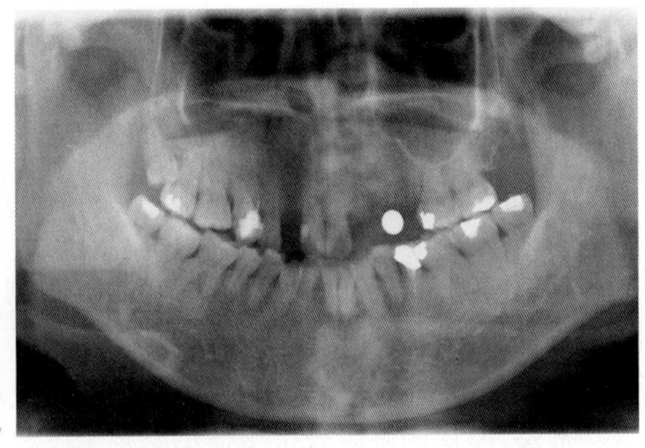

图8-1-2　全口牙位曲面体层片示缺牙区骨质骨量

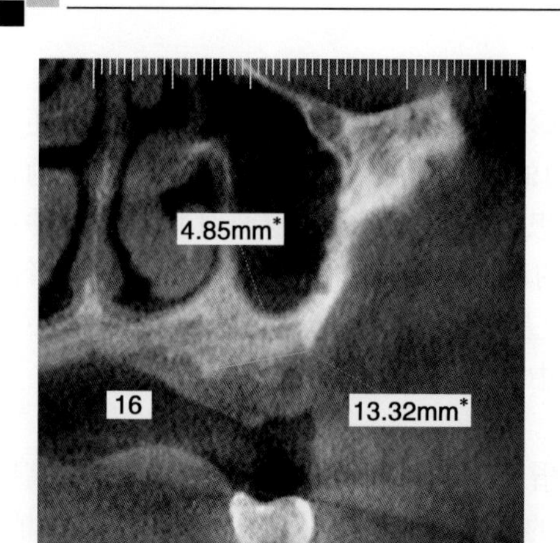

图 8-1-3　CT 检查示上颌缺牙区骨量，上颌窦炎症，黏膜增厚

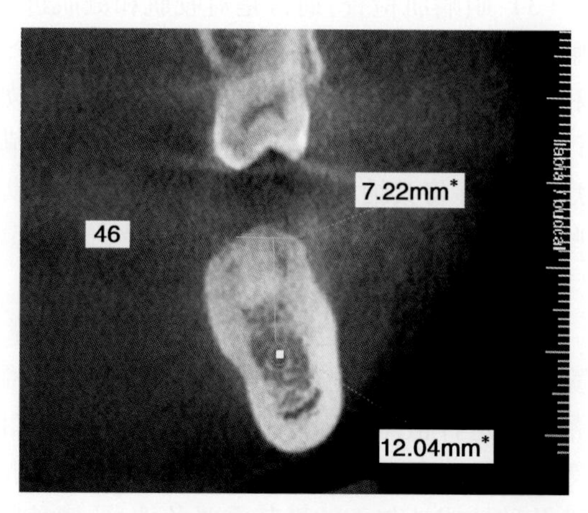

图 8-1-4　CT 检查示 46 缺牙区牙槽嵴的宽度和管嵴距（白色方块示下颌管的位置）

从口腔种植临床角度出发，Uifo Lekholm 等将牙槽骨按吸收后的剩余量，分为五个级别（图 8-1-5）。

A 级：大部分牙槽嵴尚存。

B 级：发生中等程度的牙槽嵴吸收。

C 级：发生明显的牙槽嵴吸收，仅基底骨（basal bone）尚存。

D 级：基底骨已开始吸收。

E 级：基底骨已发生重度吸收。

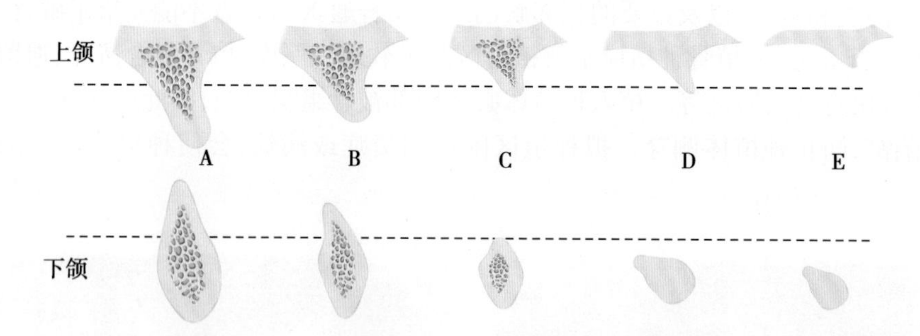

图 8-1-5　牙槽骨骨量

A. 大部分牙槽嵴尚存；B. 发生中等程度的牙槽嵴吸收；C. 发生明显的牙槽嵴吸收，仅基底骨尚存；D. 基底骨已开始吸收；E. 基底骨已发生重度吸收。

同时，他们用骨皮质和骨松质之间的比例关系及骨松质内的密度，评价牙槽骨的质量，分为四个级别（图 8-1-6）。

Ⅰ级：颌骨几乎完全由均质的密质骨构成。

Ⅱ级：厚层的密质骨包绕骨小梁密集排列的松质骨。

Ⅲ级：薄层的密质骨包绕骨小梁密集排列的松质骨。

Ⅳ级：薄层的密质骨包绕骨小梁疏松排列的松质骨。

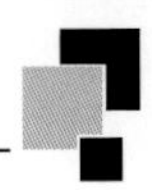

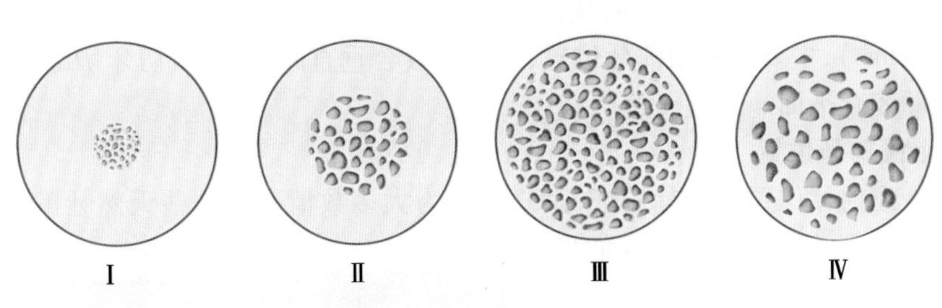

图 8-1-6　牙槽骨骨质

Ⅰ.颌骨几乎完全由均质的密质骨构成；Ⅱ.厚层的密质骨包绕骨小梁密集排列的松质骨；Ⅲ.薄层的密质骨包绕骨小梁密集排列的松质骨；Ⅳ.薄层的密质骨包绕骨小梁疏松排列的松质骨。

（三）全身检查

全身检查是指根据患者的具体问诊情况，检查患者的出凝血时间、肝功能、血压、脉搏、心电图、胸片等。然后根据病史及检查，选择适应证，排除全身及局部禁忌证。对于相对禁忌证，可通过治疗去除不利因素后，再行种植手术。做种植牙手术时，应保证患者身体健康。高血压患者血压应恢复正常，术前血压控制在 140/90mmHg 以下。糖尿病患者血糖控制在 7.0mmol/L 以下为宜。心脏病患者近期有心肌梗死、频繁心绞痛发作，以及心功能Ⅱ级以上，均应暂缓手术。妇女应避开月经、妊娠期。恶性肿瘤尤其头颈部肿瘤患者，放射治疗（简称放疗）后 3~5 年内不宜手术。另外，神经精神疾病患者由于对治疗配合有问题，一般不予种植手术治疗。（患者全身疾病导致的风险因素与口腔种植的关系将在第二节中详细介绍）

上述检查的目的：①对于种植患者来说，明确种植修复是否为其首选的治疗方案，采用以后是否能够提供良好的长期预后；②在种植前，明确所有颌骨和余留牙的病理状态已经得到很好的治疗并消除；③明确在哪里放置种植体，怎样放置种植体，才能使患者获得最佳效果；④确保种植体植入有足够的骨高度和宽度，而不会损伤邻近结构；⑤放置种植体时，明确如何最大限度地保证安全，将术后的失败率降到最低，并保证种植治疗程序是个安全的过程。

如何区分一个缺牙患者的种植难易程度，有文献描述了三种类型：简单、中等、复杂。①简单是指可预计的外科手术程序简单易操作，风险很小；无邻近重要解剖结构破坏风险，种植术后无明显并发症。如果术区是前牙区，由于存在涉及前牙区的美学风险，所以不管其骨质骨量如何，都不属于简单病例。②中等是指外科手术过程较为复杂，多涉及 GBR 等植骨技术的联合应用，并且由于受种植区骨量的限制，涉及保护邻近重要解剖结构的考虑，因此增加了手术操作的难度，同时也增加了术后并发症的风险。③复杂是指预计整个外科手术过程复杂，骨量明显缺损，需要复杂植骨，包括水平骨缺损和垂直骨缺损等，预后难以预料。并发症风险较大者、涉及前牙美学恢复困难者，均属于复杂病例。常见的临床术式，例如侧壁开窗上颌窦底提升术、上置法、外置法植骨术等，均属于这类复杂病例。除了这些基本的分类原则，我们在临床中还可能会遇到很多特殊复杂的情况，例如颌骨严重萎缩、全身健康状况不允许等，也给常规种植带来很多困难。

二、种植前口腔检查的综合评估要素

种植修复前，对患者进行全身检查和口腔检查后，由于不同的患者缺牙部位、数目、条件均不同，为了更好地体现种植义齿的优点，种植医师还应对患者进行有序全面的综合评估(evaluation factors)，主要有上颌前牙位置、现有的咬合垂直高度、下颌切牙切缘位置、上颌咬合平面和下颌咬合平面。

（一）上颌前牙位置

剩余的上颌前牙位置应该首先进行评估，因为大多数情况下这些天然牙的位置和切缘位置是相对稳定的(图 8-1-7)。我们所讲的种植术前的评估，并不是指对牙的颜色和形态方面的评估，而是对牙的位置进行彻底检查。因为上颌前牙切缘在水平或垂直向发生变化，口颌系统的其他四个要素也需要进行相应的改变。

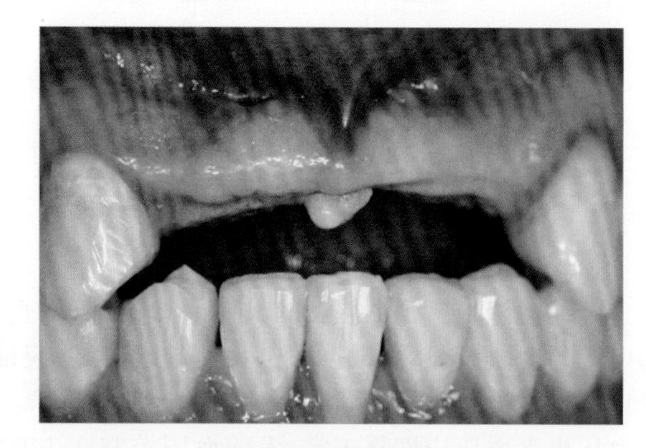

图 8-1-7　上颌前牙突度位置和高低位置的评估

上颌前牙的唇侧位置(突度位置)，首先是由下颌姿势位时的唇位置决定的。最初，通过上唇的支持和与面部的关系来评价，特别是与鼻的关系及人中的凸现程度。当牙过于唇倾时，唇的垂直位置会被抬高；同样的，如果上颌前牙过于腭倾时，那会导致唇的位置过低过长。如果要改变唇侧或水平向位置，可以考虑正畸治疗，有时可能需要通过修复或整形外科方式完成。

评估过程的下一步是关于上颌切牙的垂直向位置与唇的关系(高低位置)，上颌前牙是这个位置的关键因素。Misch 表示，无论年龄、性别，尖牙的尖端都常位于唇下 1mm，两侧尖牙尖的连线应该与水平线平行，中切牙应位于尖牙水平面下 1~2mm。如果患者佩戴了上颌全口义齿，上颌前牙的位置常常不准确，由于上颌骨的吸收使上颌牙弓变得越来越小，所以在修复口腔的其他区域之前，首先应该纠正这个区域。对上颌切牙水平向和垂直向的评估应该先于牙弓内的任何部分，包括咬合垂直距离(occlusal vertical distance，OVD)。当上颌前牙的位置调整好后，进行对 OVD 的评价。

（二）现有的咬合垂直高度

根据 Kois 和 Phillips 的研究，有三个因素会促成 OVD 的改变：美学、功能、义齿结构的需要。OVD 会影响美学中的切缘位置、面部测量和咬合平面；功能则与尖牙的位置、切导斜度、和种植体的负载角度有关；在维持生物学宽度时，结构需求与牙的直径相关。自然情况下，OVD 一般来讲不会过大，除非有一些人为干扰因素，一般它都会在临床可接受范围内。因此，修复医师常常需要决定是否增加 OVD，换句话说，应该对现在的 OVD 情况进行评估，而不是必须维持这个状态。为了确定冠的高度空间(crown height space，CHS)，所有有关 OVD 的问题都必须被记录下来。在种植修复计划早期，就应该对患者现有的 OVD 情况进行评估，因为任何的变化都会对整个治疗计划产生影响。OVD 的改变会影响到 CHS 的变化，从而影响种植体的数量、大小、位置及角度的选择(图 8-1-8)。同时，没有疼痛或功能紊乱情况下的 OVD 可能会永久地改变，然而这并不是说对 OVD 的改变是没有意义的，OVD 的改变会影响 CHS，这样会影响到修复体支持系统的生物机械特性。另外，OVD 的任何改变都会改变上下颌骨的水平位置关系，会改变前牙的切导、功能范围和美学。因此，在确定了 OVD 距离后，再最终确定种植治疗方案。

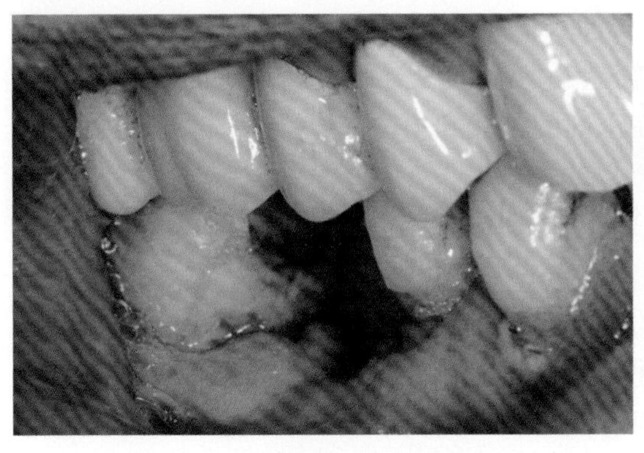

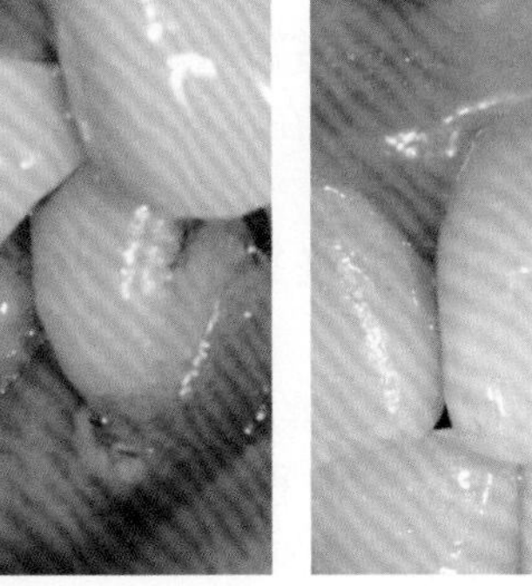

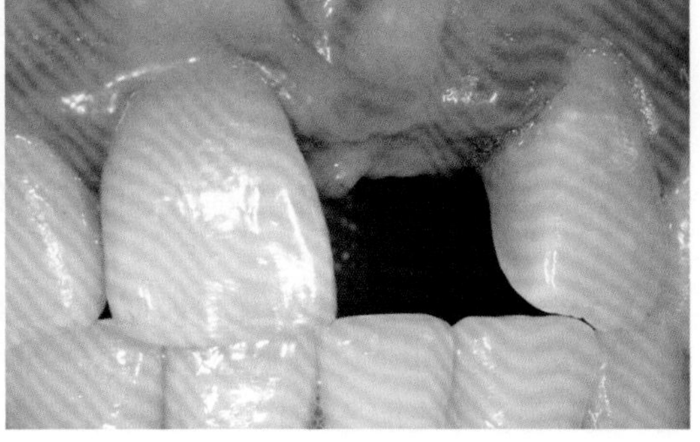

图 8-1-8　现有的咬合垂直距离　　　　图 8-1-9　下颌切牙切缘位置

（三）下颌切牙切缘位置

在确定上颌切缘和 OVD 能够被临床接受后，应该对下颌前牙的位置进行评估。当天然牙还在或准备在前牙区设计固定修复体时，在理想的 OVD 位置，下颌前牙应该与上颌前牙舌侧有接触，上颌前牙的覆𬌗应该在 3~5mm（图 8-1-9），切导斜度由上下颌前牙的接触面积和下颌的运动来决定。切导角度是在牙尖交错位时，由咬合平面线和上下颌中切牙的矢状平面决定的，这使得后牙在下颌前伸运动中脱离接触，这应该比髁突的关节盘部分更陡峭（Christensen 现象），因此任何设计好的修复体和相关的补偿曲线应该在这个范围内变化。如果不这样的话，上下颌弓的位置关系可能会处在不正常的范围内，下颌在偏斜运动时可能后牙会更偏颊侧；在这些条件下，运动过程中咬肌和颞肌不会减小其收缩力，强大的咀嚼肌不断收缩，会加大整个口颌系统的受力。

（四）现有的咬合平面（上颌和下颌咬合平面）

在上颌前牙位置、OVD、下颌前牙位置可接受后，应该对口腔后部的咬合平面进行评估。它们的位置与 Wilson 曲线和 Spee 曲线相关，他们之间的和谐能保证最大的咬合接触，以及尖牙保护𬌗或组牙功能𬌗的实现。理想情况下，上颌后牙咬合平面应该与 Camper 平面平行。对于部分无牙颌患者，应该注意对现有咬合平面的评估，因为这会影响到最终的种植修复体；可以通过口腔正畸、根管治疗或冠修复的方法，纠正前伸或反𬌗的牙。在种植修复前，通过诊断蜡型评估预后是很重要的，良好的 Spee 曲线和 Wilson 曲线对美学是很重要的，在全口义齿中补偿曲线也得到了重建。

在对患者的评估中，咬合平面是很重要的一步。然而，对三单位固定修复体的评估中，许多较大的牙科技工中心透露，大部分修复医师在预备单冠和三单位固定桥时，没有纠正对颌的咬合平面，表现为现有的咬合平面在修复体未完成之前没有得到评估，或是患者和医师决定妥协于最终的结果，在原本较差的基础上修复缺失牙。相反，修复医师应该向患者强调邻牙的倾斜和脱落，这些常常在全口牙位曲面体层片和诊断模型上表现得很明显。对患者来讲，修复缺失牙应该越早越好，因为伴随着颌骨的萎缩，牙的位置会不断地变化。如果患者不能负担修复缺失牙的全部方案，那应该先对咬合平面不佳的对颌牙进行治疗，而不应该是缺失牙所在的牙弓。这样的话，对侧最终会在一个正确的位置得到修复；当然，缺失牙应该在咬合平面变化之前进行修复。同时，应该对天然牙所对应的部分无牙颌牙槽嵴进行认真检查，而且在种植外科手术前进行必要的调整，特别是口腔的后牙区，对颌牙常常会因为不良的咬合关系或丧失咬合接触而出现移位和伸长。由于后牙的前倾或脱落,无牙区的CHS可能会变小,种植钻和种植体的植入常常需要后牙冠的咬合高度从理想的咬合平面起要超过8mm,这样手机、钻针和种植体才能放在正确的位置和角度。

三、术前检查与种植修复方案制订的相关要素

在对口腔现有牙的要素进行评估和必要的调整后,还有一些要素应加以考虑。如果这些要素被忽略,会影响或妨碍整个种植治疗过程,尤其是前牙缺失和无牙颌患者。这些要素应该在种植治疗之前进行考虑并且与患者交流。其中,一部分内容可以通过诊断模型和患者直接沟通和交流;另一部分内容可以利用下列清单项目来进行系统的数据收集和分析。这将直接影响到种植治疗计划的制订。

(一)唇线

1. 下颌姿势位唇线　对唇的位置进行评估,应包括下颌姿势位唇线、笑线、speech line与牙的垂直位置关系。当进行前牙修复时,需要对唇线位置特别关注,下颌姿势位时唇的位置是高度变化的,这一般与患者的年龄有关。年龄较大的患者在休息和微笑时,上颌前牙暴露得较少(图8-1-10),再发“s”音时下颌牙暴露得更多,所以切缘的修复位置应建立在美学、语音学和咬合的基础上。无论患者的年龄如何,常规的活动修复体切缘都应该在下颌姿势位时,位于唇下1~2mm。然而,目标应该是尽可能将修复体放于患者天然牙的位置。相同年龄的男性比女性暴露的牙要少些,例如50岁的男性,上颌的切缘平面常与下颌姿势位的上唇平行,这与60岁的女性的情况相同。女性上唇的平均长度是20~22mm,男性是22~26mm,上颌牙切缘平均位于鼻底下22~24mm,支撑着唇长和轮廓。对于较短的上唇,上颌中切牙标准切缘位置就不能接受了,因为这会降低上颌牙弓的高度。上颌切牙与上唇位置和患者年龄的关系比与尖牙的关系更易变化,只有少数女性在上唇中部的唇弓处有数毫米的升高,而在绝大多数人身上很少见,无论年龄多大,唇弓越高,中切牙暴露得越多。男性很少有比较夸张的唇弓,因此切缘与唇的位置关系比较协调,位于唇角的尖牙位置,不会受到唇弓形态的影响。这样它与下颌姿势位时的唇长关系在30~60岁的男性和女性中是相对稳定的。在天然牙中,65岁以上的患者上唇长度常常要长于切缘长度,由于大多数患者要求上颌前牙至少要暴露一些,因此修复医师常常会妥协于这个情况。但是通过增加牙冠长度来使人显得年轻,没有考虑到不良受力会造成的后果,如果是烤瓷桥修复而不是种植修复,就会将不良的生物机械条件放大。为了增加前牙长度,应该增加牙槽嵴宽度,使额外的支撑凸起上唇,这样牙不再显得很长,但是唇的边缘会更高;另外,如果用自体骨增加牙槽嵴宽度,用种植体修复缺失牙,远期效果要好于固定桥修复。饱满的上唇使人看起来更年轻。

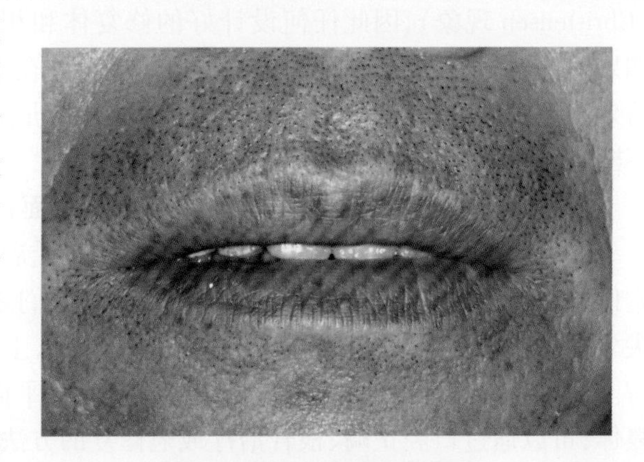

图8-1-10　下颌姿势位唇线

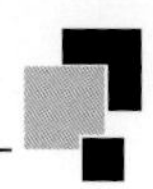

2. 笑线 当患者自然地大笑时，上唇所处的位置称为笑线，分为三种笑线类型：低位、中位、高位（图 8-1-11～图 8-1-13）。在大笑时，低位笑线人群看不到龈乳头和牙龈；而高位笑线人群在大笑时，会暴露牙颈部以上 2～3mm 的牙龈组织和龈乳头。临床中理想的美学笑线应该是暴露牙冠的全长，正常的牙位置和排列，正常的牙形态、龈乳头、牙颈部以上较少的牙龈（唇位于中切牙和尖牙颈部的游离龈边缘）。接近 70%成年人的笑线都会在游离龈上数毫米之内。在全口固定修复治疗计划之前，患者现有义齿的唇侧缘可以磨除，还要对唇的位置进行评估；当唇需要修复体的唇侧支持并进行固定修复时，要进行结缔组织、自体骨或异体骨的外置式移植，以增加唇侧丰满度来对唇提供支持。据国外文献报道，在年轻的女性患者中，高位笑线的发生率有 14%，年轻男性有 7%，正常的临床牙冠宽高比中切牙是 0.86，侧切牙是 0.76 到 0.79，尖牙是 0.77 到 0.81。如果患者牙颈部有牙龈暴露，应该对临床冠高度进行评估，美学冠长度在中切牙少于 10mm（宽度>8mm）是比较理想的，冠长的改变常常会带来质的变化，而且可以在种植手术同期实现。前牙缺失而且笑线较高的患者，可以通过延长冠的长度来减少牙龈暴露，以提高美学效果。因此，上颌前牙的高度，首先是由唇在下颌姿势位时，切缘的位置决定的；其次，高位笑线决定了牙的高度；最后，前牙的宽度是由高宽比例决定的。上颌前磨牙颈 1/3 在笑线较高时也会暴露，高位笑线时前磨牙颈 1/3 和牙龈同时暴露的情况比较少见，这些牙不应该在高度上显得过长而有不自然的感觉。牙槽嵴的吸收会使种植体的植入偏向腭侧，冠的位置也会偏向腭侧，会影响美学效果；采用骨移植的方法是消除盖嵴和使用牙龈瓷的基本方法，也可以用来减小冠高度。

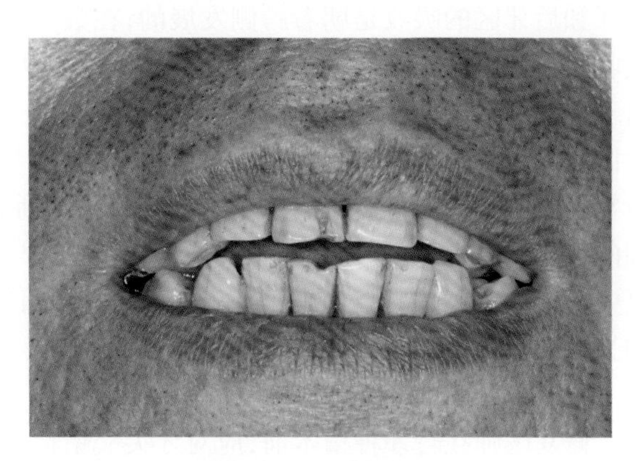

图 8-1-11 低位笑线

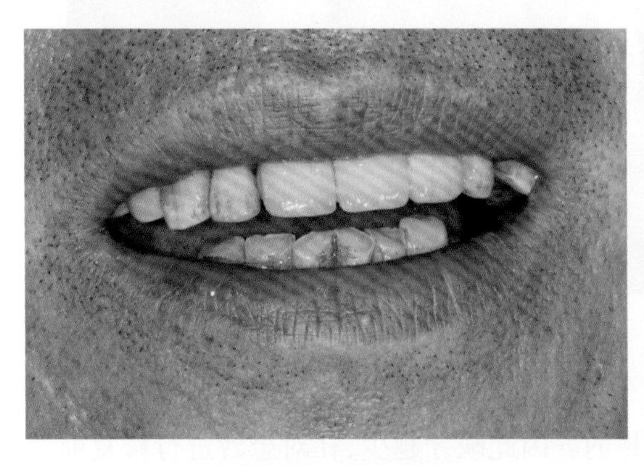

图 8-1-12 中位笑线

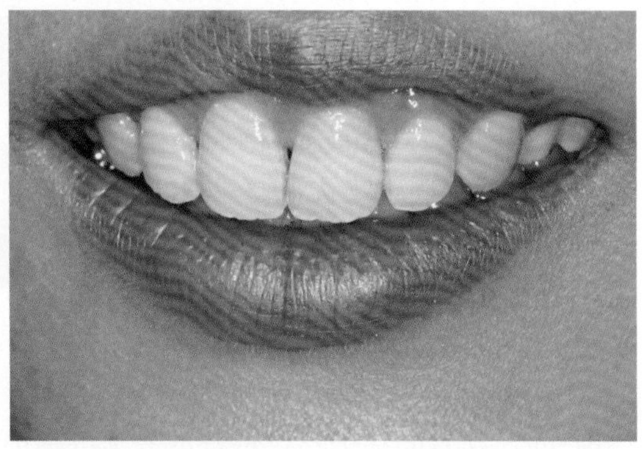

图 8-1-13 高位笑线

3. 下唇线 下唇线的位置常常被忽视，常导致不良的美学效果。中年和老年患者在讲话时，下颌前牙比上颌前牙有更多的暴露；另外，在大笑时，较低的中切牙会暴露大约 2/3。医师不但要对微笑时的上颌笑线进行评估，也应该对讲话时的下唇线进行评估。在发“s”音时，一些患者会暴露整个下颌切牙和龈边缘，患者常常没有意识到原有的唇位置，而责怪最终修复体暴露了下颌牙龈或者抱怨牙太长，因此建议在治疗计划开始之前，就让患者认识到现在的唇线位置，并且强调这些唇线位置在治疗后会在相同的位置。

（二）上下颌牙弓的位置关系

在对上颌前牙位置、OVD、下颌前牙位置进行评估后，应该对上下颌骨位置关系在垂直向、水平向和侧向进行评估。不理想的颌骨关系可以通过正畸或外科方法来改变，最好在种植开始之前与患者讨论这些问题，因为一旦种植体植入后，颌骨位置关系发生变化，那么种植体只能妥协于最后的修复体了。对于颌骨关系不良且拒绝正畸-正颌治疗的患者，应该事先与患者讨论妥协的最终修复结果。颌弓的关系常常受到牙槽嵴的影响，在牙缺失后，上颌前牙和后牙区的吸收是朝着腭侧发展的，在数年之内牙槽嵴的宽度就可以减少40%，最初的吸收是在唇侧板。这样种植体常常被植入于原天然牙位置的舌侧，最终修复体的唇侧就会由于美学的效果而做得过厚，给种植体带来杠杆力；上颌比下颌更易受到影响，因为位于美学区域的切缘不能够改变，而且是由美学、讲话、唇位置和咬合决定的。上颌前牙的悬臂桥冠常需要额外的种植体联冠修复来增加最前方种植体和最后方种植体之间的距离，对抗增加的侧向和力矩，特别是在下颌前伸的时候。颌弓的横向关系包括后牙的反𬌗，这在种植修复中是常见情况；如果对颌是全口义齿，后牙区可以排成反𬌗来减小上颌后牙区的瞬间受力和义齿的不稳定性。

（三）现有的咬合情况

修复医师在行牙种植术前，应对牙尖交错𬌗和正中𬌗的关系给予更多关注（图8-1-14）。因为潜在的咬合调整需求，会使最终种植修复体将就原有牙存在的咬合风险。因此，在种植治疗计划开始之前，应先对咬合问题进行纠正，通常采用的方法有选择性正畸治疗、牙冠修复或拔除对颌牙。是否有必要将咬合调整至理想状态是存在争议的，因为在临床上患者没有表现出临床症状，所以重要的是评估现有口腔的咬合情况，有意识地下颌前伸可以帮助确定是否需要调整现有的咬合或维持现状，换句话说，口腔医师应该决定是忽略还是控制患者的咬合情况。按一般的规律讲，要修复的牙越多，越需要将患者恢复至CR咬合，例如如果下颌无牙颌用种植固定义齿修复，CR咬合位在𬌗架和口内是相对稳定的，OVD仅有很小的变化，前牙基台可以在𬌗架上置于较佳的位置，而不需要重新记录患者的垂直位置关系。换句话讲，当修复1颗前牙时，现有的牙尖交错𬌗对患者来讲是理想的。因此缺牙越少，在对患者进行修复前的咬合改动也越少。在确定治疗计划前，一定不能忽视现有的咬合情况。

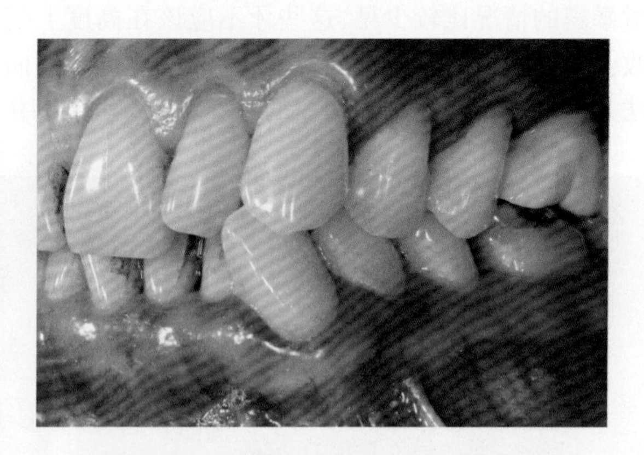

图8-1-14　检查咬合情况，可见22反𬌗

（四）冠的高度空间

颌间距离定义为在特定条件下，上下颌有牙或无牙牙弓间的垂直距离。对单颌的距离来讲，没有一个专有名词来描述修复体，所以Misch就提出了冠的高度空间（crown height-

space,CHS)这个名词。对种植修复来讲,后牙区的 CHS 是从牙槽嵴顶到咬合平面的距离,在前牙区是到切缘的距离。对种植固定修复体来讲,理想的 CHS 应该为 8~12mm,这个距离包括了生物学宽度、基台的粘接高度、修复体固定螺丝和咬合材料的力学、美学,以及冠周的自洁效果。可摘修复体常常需要 12mm 的 CHS,义齿才能具有足够的抗力、固位和清洁。有文献报道,种植修复体的并发症中,绝大部分都是机械并发症,这常常是由种植修复系统的过度受力导致的;种植体或者某组件的损坏,常常是由过载造成的,这会导致修复体失败和种植体周骨的吸收;颈部的骨吸收,常常是由过度的𬌗力造成的,而且先于种植体折断出现。CHS 的生物机械与杠杆力学相关,种植体和悬臂梁的内容在下颌无牙颌特别是那些后牙区悬臂梁长度与修复体并发症直接相关的情况中得到了证实,不是指后牙悬臂梁,而是说 CHS 是垂直悬臂梁,因此它也是一个𬌗力放大器。当𬌗力沿着种植体长轴传导时,至骨组织的力没有因为 CHS 而被放大;然而,当𬌗力作用于桥体部分或施加于冠的颊侧向,𬌗力就会因为冠高度而放大。Bidez 和 Misch 研究种植体桥体与冠高度的关系发现,当冠高度从 10mm 增加至 20mm 时,1/3 的力矩就会增加 200%,当可用骨高度减少时,CHS 就增加了(图 8-1-15)。施加于冠上的角度负荷会放大种植体的受力,对种植体 12°的作用力会增加 20%的受力。随着冠高度的增加受力会被放大得更加明显,例如 12°的角度加上 15mm 的冠高度,会把 100N 的力量放大至 315N。上颌前牙与咬合平面常常有 12°或更大的夹角,因此如果将种植体植入理想的位置,就会长期承受角度负荷。另外,上颌前牙冠的长度常常要大于颌弓内的其他牙,所以常常会因为冠高度的原因而增加风险。当下颌前伸时,种植体就会受到成角度的𬌗力,因为切导斜度一般是 20°或更大,所以下颌前伸时前牙种植冠的受力应该控制在一个合理的范围内。施加于已形成骨结合种植体上的力,绝大部分集中于颈部 7~9mm 的范围内,这与种植体设计和骨密度无关,因此种植体长度不是对抗冠高度作用的有效方法。种植前中度的骨吸收,会使冠高度与种植体骨内段的长度比大于 1,这样颈部会比骨量充足时受到的侧向力更大,外部受力和内部应力之间会呈现线性关系,因此负荷越大传导至骨界面和修复部件上的拉应力和压应力也会更大。

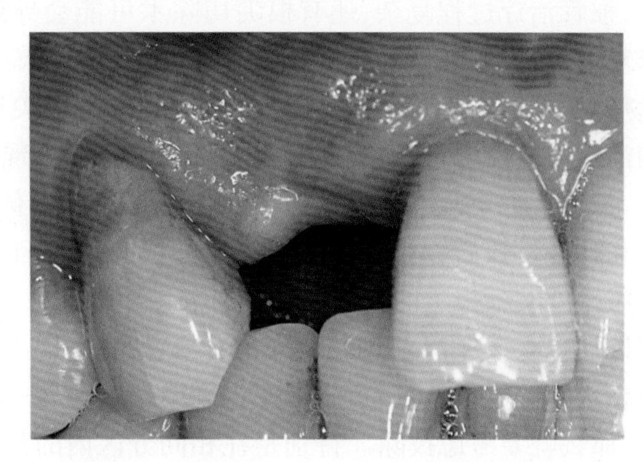

图 8-1-15　骨量减少,导致较高的冠的高度空间

(五) 颞下颌关节

颞下颌关节(temporomandibular joint,TMJ)可能会有功能紊乱的表现和症状,包括疼痛和肌肉触痛、开口时的关节杂音和弹响、开口运动时的下颌偏斜和下颌运动受限等。这些都是潜在功能紊乱的表现,在治疗过程中患者常常抱怨出现的这些情况,因此需要在种植修复计划开始之前进行谨慎评估。关节、咬肌、翼内肌、翼外肌的触诊,是颞下颌关节检查的一部分。功能紊乱会导致颞下颌关节功能运动障碍,也是肌肉触痛的主要原因;在这样的条件下,肌肉会因为过度的咬合力而出现肥大,此时咬肌和颞肌触诊相对容易。开口时的单侧偏斜,反映出肌肉的不平衡,有可能会导致关节疾病,患者应该被调整至无限制的下颌前伸,在检查中应该注意最大开口位。通常来讲安氏Ⅰ类的情况下，上颌切缘到下颌切缘的距离应该大于40mm；如果存在深覆殆或深覆盖，应将其从40mm最小开口距离中减去；不考虑深覆殆、深覆盖的开口范围，男性是38~65mm，女性是36~60mm。检查的目的是在种植体植入时不影响操作，也为后期的修复奠定基础。

（六）残根残冠牙的拔除及综合考虑

1. 牙的拔除　残根残冠（图8-1-16）的保留冠修复，应该考虑牙冠的咬合力、固位力和抗脱位力。由于龋坏、根管治疗的结果会发展至桩核或功能性冠延长，因此保存牙的费用是很可观且不可预测的。如果患者患龋率较高，在冠的下方可能会出现新的龋坏，通常在修复前进行根管治疗和桩核修复，但是这时选择拔除患牙、行种植修复可能更好，可以消除继发龋。当龋坏发展至根管，天然牙外侧的组织壁可能对未来的桩核修复就显得薄弱，选择拔除后行种植修复，相对来讲就会有更好的预后。对于解剖变异无法进行根管治疗的病例，从根管治疗的方面来考虑，更推荐种植而不是传统的治疗方式，通常是考虑拔除后种植修复。另外，根管治疗过程复杂，还有根尖切除术可能会导致中度的感觉异常，而在拔牙后进行种植修复的侵害性和出现感觉异常的风险也会比较低。同时，对于存在根裂的患牙，在进行根管治疗后，行使功能时仍然可能会出现疼痛；与根尖切除术相比，拔牙后种植修复是一个永久的治疗方案，在行使功能中可以大量减少可能出现的疼痛。

2. 综合考虑　口腔医师在评估了天然牙的健康情况，包括广泛使用的修复体、牙周情况和牙髓指数后，对其长久性有了一定的评估并且决定拔除还是保留患牙。具体执行可以按照国外文献报道的“0-5-10”原则来参考。如果天然牙有较好的预后且能超过10年，在治疗计划中应该保留。如果天然牙的预后在5~10年范围内，推荐种植体单独支持修复体。如果患者的卫生条件较差，患龋率较高或是磨牙Ⅱ~Ⅲ度的根分叉病变，且患牙只能保持0~5年，那么就要考虑拔除。特别是在相同分区内的其他牙也有缺失的风险时，或是从牙颈部到标记点的距离在8~10mm的范围内。对于无牙颌的天然牙牙根预后短于5年的病例，尽管进行了修复和牙周治疗，也需要拔除患牙。使在最初制订治疗计划时，就通过植入更多的种植体来提供支持，采用这样的治疗方案会更快、更简单。

（七）现有的修复体

在种植修复前，应该对口腔中现有的修复体（图8-1-16）进行全面的评估，以使其达到与临床种植修复体的和谐美观。最好拆除美学效果欠佳，但咬合尚可的修复体，而替换为美学效果尚可，但位置欠佳的修复体；现有修复体的桥体区域，常常需要另外移植结缔组织来改善。一个能够接受的现存上颌活动修复体，可以用种植固定修复体来替代。当制作种植体支持的固定或活动修复体时，可以利用导板来进行重建。应对现有义齿的唇侧基板进行评估，然后去除唇侧基板，对唇的位置和支持程度进行再评估。在正确植入种植体后，如果是在去除唇侧基板后仍然需要对唇侧提供额外支持的，临床上常常会使用

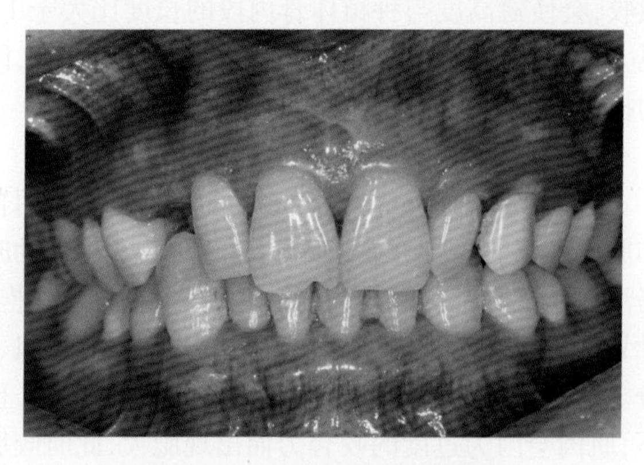

图8-1-16　牙残冠及现有修复体

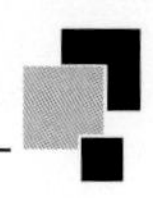

羟基磷灰石、结缔组织和脱细胞植骨块。这个植骨块的作用不是为种植体提供支持,而是增加唇侧的牙槽骨和黏膜突度。

(八) 颌弓形态

对于上颌无牙颌并准备行种植修复的患者,牙弓形态呈方圆形的较多见,这是因为尖牙前的切牙较早缺失后,唇侧骨板吸收。对于不同患者的不同牙弓形态,在种植修复设计时应该有不同的固位形式,口腔医师应该给予充分考虑,因为剩余牙槽骨的形态决定种植体支持附着体的修复类型;同时,也要关注排牙的位置、口腔本部的大小、舌体的活动等因素。例如在临床中前牙区的种植体,常常因为上颌唇侧骨板的吸收和骨宽度的不足,不能植入到理想位置,种植体的植入位置往往会在原天然牙的腭侧部位。因此,对于上颌骨吸收较为严重的病例,就需要利用尖牙区域来植入种植体,最终的修复体前牙区可能需要桥体来恢复原有的牙弓形态。在这样的条件下,当其他条件相同时,尖圆形牙弓就会比方圆形牙弓造成更大的𬌗力。当对颌是尖圆形牙弓、上颌前牙是桥体修复时,就需要更多数量的种植体或更大直径的种植体来对抗增加的唇向𬌗力。此时不仅需要尖牙区植入种植体,而且建议在前牙区额外增加 2 颗种植体,即使在种植前需要进行骨移植;另外,还需要在第一或第二磨牙区域植入种植体,然后与前牙区的种植体进行联冠修复。

(九) 与种植体相邻的天然牙

一般的修复原则是在任何情况下,只要有可能,就要为牙列缺损患者提供一个固定修复体。为了达到这个目标,口腔医师用种植体来独立支持修复体,很少与天然牙联合使用支持同一个修复体。另一种情况是,治疗计划受到无牙区周围天然牙健康情况的影响,在进行最终修复之前,天然牙需要额外的治疗。所以在进行外科手术之前,最好与患者交流一下重建过程中需要的所有治疗。是否需要基牙支持,对临近无牙区的天然牙要进行不同方面的全面的评估,临近缺牙区的天然牙与健康天然牙相比,常常存在牙槽骨的吸收。另外,可用牙槽骨的特点也在很大程度上受到了周围现有牙的影响,这是决定采用独立的种植修复体、传统部分固定修复体,还是活动修复体的重要的决定因素。当多颗牙缺失时,需要很多额外的修复而使整个过程比较复杂,例如是否选择种植体和天然牙同时作为一个修复体的基牙。对无牙区旁潜在基牙的评估包括基牙大小、冠根比例、牙位置、平行度、龋坏情况、牙根结构、牙根表面积、牙髓状态、牙周状况。

同时,大量文献和临床研究证实,应对种植区相邻牙的牙周及根管治疗彻底情况和根尖炎症的控制情况,给予足够注意(图 8-1-17),它将直接关系到种植体植入后骨结合的成功率和骨结合后种植体逆行性根尖炎的发生及出现。

(十) 软组织评估

从种植体骨结合来讲,口腔医师对口腔中的骨质结构评估会给予充分的重视,同时,也应对软组织支持的评估给予足够的重视。软组织的支持来自种植体和牙槽嵴,我们应从以下因素进行评估:牙槽嵴形态、大小、平行度、腭侧形态(图 8-1-18)。吸收较少的大颌骨比小颌骨能提供更好的支持,上下颌骨都是如此;软组织不能通过影像学检查来评估,因为它高度依赖于肌肉附着,骨量适中或丰富时肌肉附着较高,可以在种植时进行前庭成形术。上颌穹隆修复体的支持,要依赖于牙槽嵴的形态,方圆形牙弓有利于抗力和稳定,尽管支持足够,但相对平坦者,固位和抗力稍差;尖圆形牙弓的稳定性较差;牙槽嵴的平行度也需要评估,无牙区牙槽嵴与咬合面平行时,有利于软组织的支持。同时,应关注种植区附着龈宽度、局部黏膜、龈乳头、牙龈生物型,以及系带等软组织的情况。

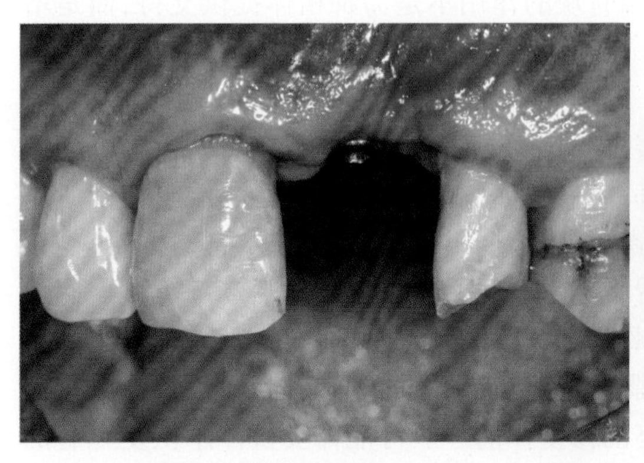

图 8-1-17 11 缺牙区邻牙 12 冠折，需要关注其是否有牙髓炎或根尖周炎

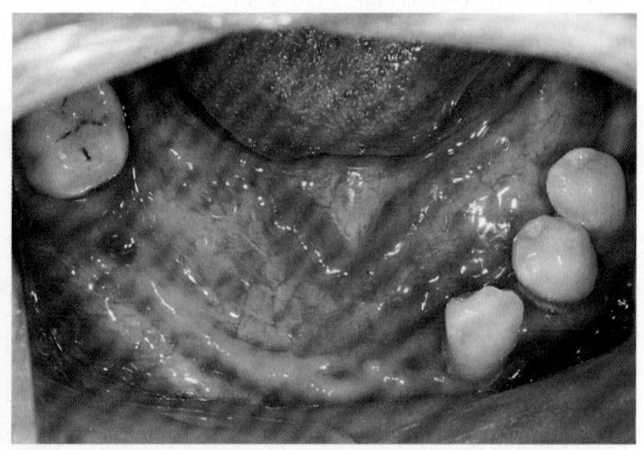

图 8-1-18 下颌缺牙区软组织情况

第二节 种植病例术前的风险因素评估

一、种植适应证与禁忌证的沿革

在第一节中，我们主要讲述了缺牙患者的口腔检查和种植医师为患者提供最佳种植义齿设计方案时需要考虑的各种影响因素。本节主要讲述影响种植义齿成功的各种因素，目的是通过询问病史和临床检查，选择种植适应证（indication of implantation），排除全身及局部种植禁忌证（contraindication of implantation），最终充分体现种植义齿修复的优点。

（一）缺牙局部适应证、禁忌证及变迁

随着时间的推移和各种种植新技术的日臻完善，种植义齿修复已经越来越多地被医师和患者所接受，缺牙的局部适应证和禁忌证也由以前的对缺牙区骨质、骨量要求过于严格，逐渐地变成现在的在一般情况下，只要患者自愿并能定期复查，全身状态条件许可，缺牙区软硬组织无严重病变和不良咬合习惯时，或者通过特殊外科手术解决了骨量不足的问题后，都可以考虑进行种植义齿修复。但不是说缺牙区种植就没有禁忌证，这是相对的。例如下颌神经的剥离，由于风险性比较大，还需要慎重。同时，也应进一步了解患者对种植修复体美学的要求、期望值及心理因素。一般来讲，患者对美学方面的期望值常常是不切实际的。我们可以将患者在种植治疗前制作的义齿作为参考，来评估患者对美学的要求，例如牙形态、表面特性、大小、位置、颜色，以及唇和软组织轮廓、牙龈颜色、龈乳头的支持。如果挑剔的患者对前期修复体不满意，则最好在种植治疗前再制作一修复体。同时，由于重新制作的种植修复体与原来修复体有可能不同，且种植固位形式也可能改变，所以就更需要与患者沟通。因为固定修复体设计时，必须考虑种植义齿及牙周能进行良好的清洁，而这可能与唇部美学相冲突。因此，前期修复体可以帮助确定，是否只有通过种植活动修复体而不是固定修复体修复，才能满足患者的美学要求。固定部分义齿常常需要离开软组织的前牙区桥体在水平和垂直向上提供支持，前期修复体可以提供需要的信息，帮助确定固定修复体是否能满足美学、支持和这个区域的清洁要求。

另外，在最终的种植治疗计划确定之前，应注意对患者的心理和精神状态进行评估。如

果种植修复医师不确定最终的修复方案能不能得到患者的认同,或者患者的期望值难以现实,就应该考虑再进一步评估。并且在进行不可逆的治疗之前,患者能从容地处理经济问题,也有利于明确治疗费用和整个治疗过程。因为很少有前期或过渡修复体可以佩戴多年,而不出现折断、脱位。通过对患者前期义齿使用的咨询,可以了解患者对行种植义齿设计计划费用的认同感。

(二)缺牙患者全身生理状态与分级

系统性疾病对种植患者有很大程度的影响,具体视疾病严重程度而定。种植外科和修复中几乎没有完全意义上的禁忌证,但是对一些代谢紊乱失控或较严重的情况进行种植,是有争议的。1962 年,美国麻醉医师协会(American Society of Anesthesiologists,ASA)采用了一种疾病严重程度分级系统,并被广泛应用。该分级系统是用来评估对需要外科操作的患者进行全身麻醉可能导致的风险。无论采用何种麻醉方法或外科操作,这种分级系统对于确定医学操作风险都是有意义的。我们在临床中可以参考借鉴(表 8-2-1)。

表 8-2-1　系统性疾病的风险分级

风险	ASA 分类	1 型	2 型	3 型	4 型
正常	Ⅰ Ⅱ	+ +	服用镇静剂,头皮记录电位	静脉注射镇静剂	头皮记录电位
轻度	Ⅱ	+	服用镇静剂,头皮记录电位	静脉注射镇静剂	头皮记录电位
中度	Ⅱ	+	静脉注射镇静剂,服用镇静剂,头皮记录电位,内科医师咨询	入院治疗	入院治疗
重度	Ⅲ	+	推迟所有选择性操作	推迟所有选择性操作	推迟所有选择性操作

本节讲述的系统性情况都是在种植病例中最常见的,但没包括全部情况。讨论的病例分为轻度、中度、严重。疾病单元不同程度地影响宿主。所以轻度糖尿病可能是种植的适应证,但同种疾病如果程度较重,则不适于进行种植治疗。所以,轻度糖尿病的患者应与重症糖尿病患者区别开来。医师将通过大部分系统性疾病的临床表现,综合考虑种植治疗的方案。除了根据患者疾病的临床表现,Misch 还提出许多针对患者的种植治疗方案和分级(Misch classification of implantation treatment)(表 8-2-2),我们可以参考。

表 8-2-2　牙科治疗分级

分级	治疗
1 型	检查,X 线片,研究模,口腔卫生指导,单纯摘除术,单颗牙种植,反映最少量组织的 2 期揭开手术,单纯修复术
2 型	复杂的单纯摘除术,反映最少量组织的复杂种植
3 型	复杂摘除术,多根,桥扩大,单侧上颌窦底提升术,反映 1/4 骨膜的单侧骨膜下种植体
4 型	全口牙弓种植(完整的骨膜下种植体,支架种植体,全口牙弓骨内种植体),正颌外科,自身阻断性骨增加,双侧上颌窦底提升术

建立了四个等级的外科和修复的牙科治疗后，系统性情况也许与一个治疗等级相悖，但仍可能执行另一种更简单的种植程序。四个等级治疗的范围，从牙龈出血很少或不出血的非侵袭性程序到复杂的侵袭性程序。1 型操作可以对任何患者进行，无论其系统性疾病情况如何；2 型操作更容易引起牙龈出血或骨性结构的细菌侵袭；3 型操作是更费时和技术要求更高的外科操作；4 型操作是出血较多，且术后感染及并发症风险较大的高等外科操作。疾病的严重程度（从轻微到严重）及口腔种植操作的最大介入范围的关系已经建立（表 8-2-2）。对于更广泛的操作，患者需更健康；对于相对较严重的患者，应该进行侵袭性低的外科手术。

二、影响种植成功术前风险因素的分析

（一）口腔种植术前风险因素

1. 风险因素（risk factors）和高风险因素（high risk factors）的提出　全身疾病对种植骨结合的影响，主要体现在伤口的愈合、种植后骨改建的能力及长期种植骨结合能力的保持，并减少并发症的出现。全身疾病对种植骨结合的影响的风险因素是在 1990 年的第二次 ITI 研讨大会上提出的。2000 年，Buser 和 Consensus 对全身疾病的风险因素分类为风险因素和高风险因素。

（1）风险因素：下列疾病是种植的风险因素。

1）放射治疗（radiotherapy）。

2）严重糖尿病，特别是青少年糖尿病（juvenile diabetes）。

3）出凝血机制障碍，例如出血性素和药物导致的抗凝机制下降。

（2）高风险因素：下列疾病和状态是种植的高风险因素。

1）严重的骨紊乱，例如成骨不全和溶骨症。这些疾病在临床上不常见。

2）由于病毒感染（HIV）免疫缺陷，或者药物治疗口服皮质类固醇和口服肿瘤化疗药物。

3）患者有长期服药习惯和心理生理精神疾患，不能正常沟通交流。

这些风险因素在过去的 10 年里并没有改变或下降（Mombelli and Cionca，2006 年），也没有因为种植技术的发展而降低，文献也未见报道。但最近几年，又发现并确定了一个新的种植的风险因素，就是有规律地服用双膦酸盐化合物药物（Marx and coworkers，2005 年）。该药物主要用在肿瘤骨转移患者或骨质疏松患者身上，抑制骨吸收和破坏骨的能力。目前，只有静脉应用双膦酸盐化合物药物被认为能影响种植骨结合（Scully and coworkers，2006 年）；而口服应用此药，目前短期研究显示对种植骨结合并没有较大的风险（Fugazzotto and coworkers，2007 年）。

2. 种植术前（preoperative of dental implantation）风险因素的认识　随着种植技术的发展及各项操作技术的规范培训和应用，新材料、新技术的应用完善，种植技术应用越来越广泛，也使得种植医师对患者全身的身体状况给予更多关注。风险因素和高风险因素的界限也在变动，有些以前认为患者全身健康条件不能行种植手术的，例如患者血压在 180mmHg，现在也可在心电监护术中给药降压下顺利完成种植手术。相信，随着临床和基础研究的逐步深入，会给有全身疾病且想种植的患者带来好消息。当然，作为口腔种植医师，拥有并掌握各

种全身系统性疾病风险因素对口腔种植影响的知识也是必需的。

（二）口腔种植与全身系统性疾病（systemic disease）的风险因素

种植患者术前的全身检查和其他外科手术没有什么区别。全身的健康状态、手术的范围、麻醉的选择等都是术前评价的内容。由于种植牙本身具有良好的预后和长期成功率，种植技术又得到逐步推广，越来越多的患者主动选择这种方法来恢复缺牙。但是，任何一项医学技术都有其相应的风险。随着人口老龄化的出现，有相当一部分患者的全身情况比较复杂，自身患有各种各样的全身性疾病，因此临床医师首先要确定患者的健康状态是否会影响预计的手术，患者能承受多大的手术风险，哪些情况会影响手术和术后的愈合，可能的并发症有哪些，以及相应的处理方法等。临床工作中，我们经常发现许多患者并不清楚自己的全身情况，即使知道也认为这些问题和种植手术无关。另外，有些患者迫切希望接受这种先进的治疗，又担心种植手术不能如愿进行，甚至会隐瞒病情。这就需要我们临床医师来把关，根据不同的患者选择不同的术前医学评估，初诊时了解其全面的身体情况。认识全身系统性疾病对口腔种植的影响，对口腔种植医师给患者制订治疗计划和实施种植治疗有重要作用。一些特殊的系统性疾病，毫无疑问，可以影响骨代谢、伤口愈合、种植体骨结合及最终种植治疗的成功。口腔种植医师有责任熟悉系统性疾病与口腔种植的相互关系。下面进行全面讲述。

1. 心血管疾病（cardiovascular diseases）

（1）高血压：由于高血压有很高的发病率，种植医师组和护理组必须熟悉高血压的测量及其治疗。首先要精确测量血压，同时对患者药物治疗的情况要给予仔细询问（包括中草药和非处方药），这将构成患者缺牙种植会诊和检查的完整程序（表 8-2-3）。

表 8-2-3　血压评估后的建议

初始血压	建议	种植治疗
正常	每年复查一次	非禁忌证
高血压前期	每 6 个月复查一次	非禁忌证
一级高血压	下次就诊时复查	如果血压仍然高，患者正在接受降压药治疗或已经有了早期的器官损害，则需要进行专科会诊协商治疗计划；压力缓解方案
二级高血压	下次就诊时复查，如果没有改善，需要专科会诊协商	专科会诊协商治疗计划；压力缓解方案

血压升高在口腔诊疗处置中也很常见。治疗带来的应激导致儿茶酚胺水平升高，从而引起血压升高和心率加快。牙科中两个重要的降压程序，包括有效的减低压力手段和对疼痛及不适的恰当处理。减压手段包括在预约手术前 1 天夜里进行药物前疗法，同时预约时间尽量早，缩短等待就诊的时间，保证治疗的耐受不超过患者承受的极限。足够的疼痛控制也很重要，包括预先止痛、术中深度的麻醉。足够的术后疼痛控制包括长时间有效的麻醉剂。一个静止状态的心脏收缩期压力>180mmHg 或舒张期压力>110mmHg，预示所有可选择手术程序都必须停止，直到血压降到一个较安全的水平。我们可以参考以下国外对高血压患者种植的处置方式（表 8-2-4）。

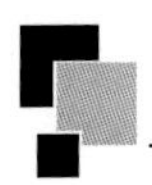

表 8-2-4　高血压患者的牙种植处置

风险度	收缩压/mmHg	舒张压/mmHg	1 型	2 型	3 型	4 型
正常	<120	<80	+	+	镇静	镇静
高血压前期	120~139	80~89	+	+	镇静	镇静
一级高血压	140~159	90~99	+	镇静	镇静	镇静
二级高血压	≥160	≥100	+	内科医师会诊协商治疗后镇静	推迟所有选定的治疗计划	推迟所有选定的治疗计划
	>180	>110	解释病情并推迟所有选定的治疗计划			

注：+代表可以在内科医师会诊协商后，行常规牙种植术。

（2）心绞痛：心绞痛是指劳累后产生的胸痛，休息后可以缓解。轻度心绞痛患者每月发病一次或更少；中度心绞痛患者有很少发生的可以预测的痛苦，有时感觉不到过度的压力和劳累；重度不稳定的心绞痛患者，几乎每天发病而且日趋严重。近期发病少于 60 天，被定义为不稳定型心绞痛（ASA Ⅳ）。口腔种植医师主要考虑的应是急性心绞痛的发生和治疗。发病因素有劳累、冷热刺激、饱食、潮湿、心理压力及与牙科有关的压力。牙科急救箱应当包括硝酸甘油片剂（0.3~0.4g）或舌下硝酸甘油喷雾，因其适用药效时间较短，每 6 小时更换一次。心绞痛发病时，所有牙科治疗应迅速停止，硝酸甘油舌下给药，100%氧气每分钟给予 6L，患者半仰卧位或 45°体位。硝酸甘油给药后要监视生命指征，因为可能发生暂时性的低血压；如果收缩压低于 100mmHg，应当将患者双脚抬起；如果每隔 5 分钟给予硝酸甘油一次，但患者疼痛在 8~10min 后仍然未缓解，应采取紧急医学抢救措施。有不稳定型心绞痛的患者（每日发作）应限制常规记录下的检查操作，任何额外的治疗都需要进行会诊。这种心绞痛被认为是选择性外科技术的绝对禁忌证（ASA Ⅳ）。了解硝酸甘油的副作用是很重要的，因为预防性给药是针对中度和重度的心绞痛患者的。他们血压降低，导致流向脑部的血流量减少，可能发生晕厥。所以当硝酸甘油给药时，患者应取坐位或卧位。

（3）心肌梗死：心肌梗死（myocardial infarction，M1）是冠状动脉供血不足导致心肌受损引起的长期局部缺血或缺氧。最终结果是心肌细胞的死亡和坏死。如果大致的麻醉和外科手术在心肌梗死发生的 3 个月内操作，则心肌梗死的危险性为 30%；如果在心肌梗死发生的 3~6 个月内，则再次发生心肌梗死的危险性为 15%；如果在 12 个月后，则心肌梗死复发率稳定在 5%。牙科评估应当包括所有心肌梗死突发的日期，尤其是最近一次，以及任何并发症。之前 6 个月内有心肌梗死的患者，可以进行没有任何特殊协议的牙科检查。如果患者可能进行任何外科治疗，都应推迟到 6 个月后。会诊 6~12 个月前经历心肌梗死的患者可以进行检查、外科手术、非外科操作及会诊商议后的简单的急诊外科操作。减压程序表明，如果医师可能长期操作，应尽量分成数个短期的就诊。选择性种植外科操作，应尽量推迟至心肌梗死发生 12 个月后，而且需要在内科医师会诊后操作。

（4）充血性心力衰竭：充血性心力衰竭是一种病理生理状态，此时心脏有充足的血量来满足代谢组织的需要，但泵血功能障碍，从而引起心功能异常。对所有充血性心衰患者进行综合减压操作，表明这种必要性。术中、术后控制疼痛和焦虑很重要，因为增加的压力会在

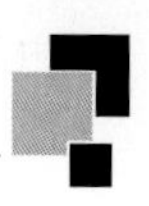

增加心肌负荷同时，增加心衰的程度。体位放置方面，可能需要患者改变标准的仰卧位。充血性心衰的患者可能表现出端坐呼吸，这使其不得不改变仰卧位。种植手术前请内科医师会诊，术中最好给予吸氧，以减少低氧的发生。

（5）亚急性细菌性心内膜炎和心瓣膜疾病：细菌性心内膜炎是心脏瓣膜或心脏内皮表面的感染，是细菌在破坏或改变了心脏表面增长的结果。口腔种植医师必须熟悉需要预防心脏情况发生的抗生素用法，相似的用法也适于任何在抗生素作用范围之内的患者。处于心内膜炎高发病危险一类的患者，选择性种植手术是禁忌的。用种植体修复的无牙颌患者必须减少咀嚼、刷牙机械性摩擦或种植体周疾病带来的暂时性菌血症。种植可能对于口腔卫生较差且有潜在限制的患者及有心内膜炎频发的患者，是禁忌的。而且，黏膜下植入物对于许多这类患者是禁忌的，因为按照惯例在愈合初期微量渗血即持续数周。种植外科手术对于主动脉狭窄的患者是禁忌的，除非行主动脉瓣置换术之后。行主动脉瓣置换术的患者，最好将任何选择性种植外科手术推迟到外科手术完成后的15~18个月。因为这类患者患细菌性心内膜炎的风险高，而且大量应用抗凝剂。行瓣膜置换术的患者应当被特别警惕，因为他们治疗性出血时期往往很长。

2. 内分泌疾病

（1）糖尿病(diabetes mellitus，DM)：种植义齿修复已经成为牙缺失患者最理想的缺牙修复方式，其前提是植入的种植体要与颌骨形成骨结合。但在临床工作中，许多全身系统性疾病能影响种植体骨结合的发生，这些疾病极大地限制了种植技术的应用，特别是糖尿病。Fiorellini的临床研究发现，2型糖尿病患者的种植成功率约85%。而在Thomas Beikler对各年龄组正常人种植成功率的研究中，种植体的长期存活率平均已超过95%。由此可见，糖尿病牙缺失患者的种植失败率，显著高于普通的牙缺失患者。我国糖尿病患者的发病率在1980年仅为1%，约1 300万人；而目前糖尿病患病人数已超过5 000万，已跃居世界糖尿病人数的第二位，其中，2型糖尿病最为常见，约占总患病人数的90%。目前2型糖尿病对种植体骨结合的影响机制尚不清楚，影响的因素诸多且复杂，尽管有学者从全身治疗方面拟解决糖尿病患者种植体失败率的问题，但治疗效果并不理想。Kotsovilis系统性地回顾了近10年来糖尿病该领域的所有相关研究，指出影响2型糖尿病种植体骨结合的机制：①糖尿病所引起的骨愈合能力的损伤；②微血管疾病所致的血运障碍；③免疫防御能力的下降；④糖基化终产物的产生；⑤胶原纤维形成的减少及胶原酶活性的增加。宋应亮课题组已经成功建立了GK大鼠2型糖尿病种植体骨结合研究模型，并在此基础上研究完成了微球局部持续释放rrIGF-1及胰岛素促进种植体骨结合的研究。

（2）甲状腺疾病：甲状腺功能亢进的患者在局部麻醉和有牙龈退缩时，对儿茶酚胺类如肾上腺素特别敏感。当施加儿茶酚胺类药物，且患者有心理压力(通常与牙科操作有关)及组织损伤(口腔种植外科)时，甲状腺功能亢进症状将加剧。所以有甲状腺疾病史的患者应当问诊其温度敏感性、最近体重增加还是丧失、震颤及食欲改变，并且密切注意脉搏及呼吸音。口腔种植医师最常见到的甲状腺功能障碍的患者，是那些患有普及的可以治疗的甲状腺疾病的患者。任何在6个月内有甲状腺功能障碍、体检报告示甲状腺功能正常且没有此疾病症状的人，发病风险均很低(表8-2-5)。

表 8-2-5 甲状腺疾病患者的牙种植处理

风险度		1 型	2 型	3 型	4 型
轻度	持续半年以上功能正常，半年之内医学检查正常	+	+	+	+
中度	持续半年以上功能正常，无症状，没有接受过医学检查，未接受功能测试	+	减少肾上腺素，应用类固醇药物、中枢神经系统镇静剂	内科医师会诊	内科医师会诊
重度	有症状	+	推迟所有原定治疗计划	推迟所有原定治疗计划	推迟所有原定治疗计划

研究表明，医学上可控的甲状腺疾病患者的种植体失败率没有增高，而且对种植治疗并非禁忌。甲状腺疾病但没有相应症状的患者，近期没有做过生理上或甲状腺功能的体检，被列为中度风险的一类，可进行正常的 1 型操作。施加或未施加镇静剂的减压手段，最好用于简单到复杂的手术诊治或简单的外科操作（2 型），肾上腺素及硫氰酸盐抑制剂的应用例如麻醉性镇痛药、巴比妥及安定应当被限制。对于中到高等种植手术或外科手术（3 型和 4 型），患者常常需要重新做医学检查。如果实现了甲状腺控制，这些患者便列入低风险一类，且可采用正常操作。有症状的患者处于高风险期，而且无论何时进行最后一次医学测验通常都被划分为 ASA Ⅲ类风险。对于这种患者，应当只进行检查操作（1 型），其他一切治疗都要推迟到医学和实验室评价确保疾病状况得到控制以后。

（3）肾上腺疾病（adrenal gland diseases）：有肾上腺疾病病史的人，无论功能亢进还是功能减退，都同样面临关于牙科和压力的问题。在压力状态下机体不能产生相应高度水平的类固醇，可能发生心血管虚脱。所以，额外的类固醇需要在患者处于压力状态之前给药，药量在 3 日内停止。身体健康的患者将产生比正常量多 3～5 倍的类固醇，来应对外科或牙科操作的压力。所以，对于知名肾脏疾病的患者，内科医师应对其进行会诊，以评价疾病的性质，给出治疗手段（表 8-2-6）。

表 8-2-6 肾上腺疾病患者的牙种植处理

风险度		1 型	2 型	3 型和 4 型
轻度	隔日替代治疗或停用泼尼松超过 1 年	+	手术当天使用激素	应用镇静药和抗生素，第 1 天应用类固醇药物泼尼松<60mg，第 2 天减半，第 3 天维持
中度	在过去的 1 年里应用泼尼松大于 20mg 或连续 7 天以上	+	镇静和抗生素：第 1 天 20～40mg，第 2 天减半，第 3 天再减半	镇静和抗生素：第 1 天 60mg，第 2 天减半，第 3 天再减半
重度	每天应用泼尼松 5mg 以上	+	是原定治疗计划禁忌证	是原定治疗计划禁忌证

注：+代表可以在内科医师会诊协商后，行常规牙种植术。

类固醇效应从三个不同方面影响种植体外科手术，可以减小炎症，而且在减小肿胀和相关疼痛方面也发挥重要作用。但是，类固醇同时也减少蛋白质合成，从而减缓愈合；减少粒

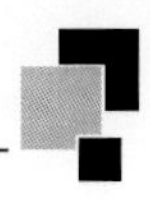

细胞,从而降低患者抗感染的能力。因此,无论手术任何时候给予类固醇,都应施加抗生素。

3. 妊娠 种植外科手术操作对妊娠期妇女是禁忌的。此时口腔医师不仅要对母亲负责,同时也要对胎儿负责。种植手术需要的 X 线片、药物疗法及增加的心理压力,都导致选择性的种植外科手术应推迟到婴儿出生后进行。所有选择性的牙科护理、牙病预防,应当推迟到婴儿出生之后,除非是龋病控制或紧急的牙科操作。

4. 血液病(hematopathy)

(1) 红细胞疾病:健康人每毫升血液中有 400 万~600 万个红细胞,红细胞是血液中的最大组成部分,红细胞疾病主要分两大类:红细胞增多症(红细胞计数增多)和贫血(血红蛋白减少)。

1) 红细胞增多症:红细胞增多症是一种罕见的慢性疾病,通常伴有脾增大、出血及周围静脉血栓形成。此病通常在发病后 6~10 年内致死,复杂的种植或重建操作通常是禁忌的。

2) 贫血:贫血是最常见的血液病。但是贫血并不是一种单独存在的疾病,而是由红细胞生成减少、破坏增加或缺铁引起的复杂症状。女性月经或妊娠期贫血是正常的。种植患者的并发症可能影响短期及长期预后。长期贫血患者的骨形成及发育受损,一块脆弱、巨大的骨小梁型的骨可能在 X 线检查上不可见,其在骨小梁型上有 25%~40% 丧失。所以支持种植体所需要的骨组织的最初特性,可能大受到影响。减小的骨密度影响种植体初期稳定性,而且可能影响形成种植体骨结合界面的成熟板层骨的数量。低密度骨需要达到合适的界面形成时间相对较长,但是,一旦种植体成功负载,界面局部应力过度将提高骨的密度。种植对镰刀型细胞贫血症的患者是禁忌的。对于大部分贫血患者,种植操作不是禁忌的,但术前、术后应给予抗生素。

(2) 白细胞疾病:大多数口腔种植操作对急慢性白血病的患者是禁忌的。急性白血病是一种不可避免的致命性疾病,这些患者有严重的口腔问题,容易出现次级感染过程或化疗后有并发症。慢性白血病的患者会出现贫血及血小板减少症,虽然感染与急性白血病相比稍轻,但放射性颌骨坏死、咽疮风、牙龈增生、出血性并发症等仍可发生。处理白细胞疾病时,治疗计划应随着保护性途径的需要变更,相对红细胞疾病来讲,白细胞疾病的并发症更为普遍。如果状况是短期的,例如急性感染,外科操作应当推迟到感染得到控制、患者恢复至正常状态以后进行。

5. 慢性阻塞性肺疾病 慢性阻塞性肺疾病(chronic obstructive pulmonary disease, COPD)患者的牙科治疗,需要从仰卧位调整为其他体位,依据病情的严重程度,端坐呼吸体位很可能是最终选择。患者可以最大限度地采取斜卧位,以便于舒适地呼吸;在整个牙科治疗过程中要补充给氧(2~3L)。患者的牙科治疗是依据 COPD 的严重程度分阶段进行的。如果患者正因为呼吸困难在住院,举行专家会诊是很有必要的。口腔医师问诊需要涉及患者的二氧化碳潴留程度等问题;有二氧化碳潴留的患者在给予镇静药、氧气,或者一氧化氮、氧疗镇痛时,易发生呼吸衰竭而处于危险的处境。检查过程可按常规进行,选择适度的诊治程序;而先进的假体操作,通常是这类患者的禁忌。如果进行种植体二期手术或者种植义齿修复的操作,必须在医院内进行,并应该限制肾上腺素的应用。

6. 肝脏疾病 肝脏疾病主要是指肝硬化(hepatic cirrhosis)。实验室检查 CMP、CBC、PTT 和 PT 没有异常值的患者,很少有风险。一个正常的治疗规划,可以指导整个程序。凝血时间延长但不超过正常上限的 1.5 倍或胆红素轻微受影响的患者,处于中度风险,这类患者治疗时，需要参考他们内科医师的意见。非手术或简单的手术操作，可以遵照常规程序，但是要非常重视术中止血；中等到复杂的手术，则需要在医院进行；高难度的手术，是要在密切的监护指导下进行。活跃酗酒的患者是选择种植治疗的相对禁忌证。凝血时间超过正常值上限 1.5 倍、中到重度的血小板减少症（低于 140 000/mL）、肝脏相关性的酶活化学物质（胆红素、白蛋白、碱性磷酸酶、血清谷草转氨酶、血清谷丙转氨酶）严重受影响的患者，处于高风险状态，此时选择牙科手术如牙种植术，通常是禁忌证；如果必须在已存在的种植体上做二期手术，则推荐住院治疗。

7. 骨疾病（bone diseases）

（1）骨质疏松症（osteoporosis，OP）：骨质疏松症患者给口腔种植医师带来了很多挑战。尽管骨质疏松症不是禁忌证，但由于松质骨量的减少，种植体的初期稳定性通常需要给予更多的关注。患者的骨密度的确会影响种植治疗计划、外科手术操作、种植体与骨的愈合时间，而且需要渐进性的负载。种植体应该设计宽径，表面设计应该增加与骨接触面积和密度。同时，随着咬合力对种植体骨愈合界面的刺激会增加骨的密度，即使在已经发生重度骨质疏松变化的骨内。因此，在种植修复设计时，应考虑牙种植体与骨之间的骨结合问题，在选用种植体种类时应考虑种植体表面结构、处理及形貌特征与骨质的关系。种植体植入骨组织后，在愈合过程中如果动度过大，则会导致种植体周纤维膜的形成，从而阻碍种植体与骨组织形成骨结合。种植体的初期稳定性依赖于外科技术、种植体设计及种植区骨质的生物机械特性等因素。

对存在颌骨骨量改变和微结构破坏的骨质疏松症患者进行种植治疗时，种植体的初期稳定性要低于在正常颌骨组织中的稳定性，因此这可能是影响骨质疏松症患者种植长期成功率的因素之一。Becker 等通过研究发现，骨质疏松症患者种植体失败与骨皮质厚度有关，认为种植体在薄的骨皮质区失败率高。这提示骨质疏松症患者种植体与骨结合因骨量减少及骨组织微结构的改变而受影响。Motohashi 等通过动物实验的研究发现，骨质疏松症鼠组早期种植体周新骨形成及分布与正常鼠组相同，只是形成速度较慢，数量较少，而后期新骨的吸收速度较快。然而部分学者认为，骨质疏松症对种植体骨结合虽有影响，但仅表现为时间上的延迟。Mori 等及 Fujimoto 等通过动物实验研究后认为，骨质疏松状态下种植体周新骨形成晚于健康对照组，说明骨质疏松影响种植体周的骨愈合期，但从长远观察并不影响种植体和骨的结合。Shibili 等对 21 位患者进行了种植体骨结合的形态学研究，其中 7 颗种植体来自 7 位绝经后患有骨质疏松症的妇女，15 颗来自 14 名未患骨质疏松症和代谢性疾病的患者并作为对照组。对两组种植体与周围骨结合进行的组织学分析结果显示，骨质疏松症患者和对照组的平均骨结合率没有统计学差异。Shibili 认为，骨质疏松症并非牙种植修复的禁忌证，至少对于骨结合已经建立的患者来说，并不是禁忌证，但其长期成功率有待进一步的实验研究和临床观察。

（2）维生素 D 紊乱（骨软化症）：骨软化症经治疗数月后，X 线检查显示的变化通常是治疗的成功。目前还没有关于骨软化症患者做牙种植发生相关并发症的报道，只要疾病不活跃并被很好地控制，就不是禁忌证。

（3）甲状旁腺功能亢进症：该病依其严重程度在临床表现上变化很大，轻度的可能表现为无症状，中度甲状旁腺功能亢进症（简称甲旁亢）常发生肾功能紊乱，严重的甲旁亢可以导致骨、肾脏、胃的功能障碍。在骨损害的活跃区进行牙种植是禁忌的，但是当受影响区域接

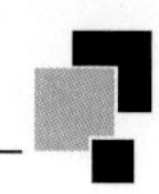

受治疗并愈合后,可以植入牙种植体。

(4) 骨纤维结构不良:骨纤维结构不良是一种无结构排列的纤维组织替代正常骨组织区域的疾病。这种疾病侵犯的区域是口腔种植的禁忌,因为骨量的减少和纤维组织的增生,降低了种植体的稳定性,同时也增加了局部感染的易感性,局部感染可能在骨内扩散并导致更严重的并发症。切除骨纤维结构不良区域通常是该病的治疗选择,病变区得到长期的纠正后,可以在该区域植入种植体。

(5) 佩吉特病(又称畸形性骨炎):佩吉特病(Paget disease)是一种通常以慢性进行性不可控制的骨吸收和骨沉积为特征的代谢性疾病。患者常表现出典型的"狮面脸"畸形,可伴发牙间隙增大、牙移位和骨头疼痛等症状。X线检查示局部有较大的低密度阴影,伴有斑片状的硬化骨(棉絮状),而且可见髓腔被纤维组织取代。在疾病的活跃期,可能动静脉瘘使骨内血流量增大,这有可能会导致出血性并发症。佩吉特病的特点是血清碱性磷酸酶升高,血清钙正常或升高,血清磷酸盐正常或升高。对佩吉特病没有特异的治疗方法,患者有患骨肉瘤的易感性,而且很可能会发生骨髓炎。该病侵犯区域是牙种植的禁忌证。

(6) 多发性骨髓瘤:多发性骨髓瘤是以B细胞的异常增殖为特征的来源于骨髓的浆细胞赘生。其引起广泛的骨质破坏,可导致严重的高钙血症、免疫抑制、贫血和血小板减少。该病好发于40~70岁的患者,通常影响体内多块骨,引起骨骼疼痛、病理性骨折等症状。X线检查示凿除状骨破坏,通常有口腔表现(80%),可影响上下颌骨,可发生感觉异常、骨质膨隆、牙移位和松动,也常出现牙龈增生。实验室检查发现,浆细胞恶性肿瘤、尿液中出现凝溶蛋白、贫血与此病有关。目前尚无有效治疗方法,患者多在发病2~3年后死亡。由于病情程度不同,因此多发性骨髓瘤是牙种植的禁忌证,不过已有1例此病患者接受牙种植成功的临床报道。

(7) 颌骨骨髓炎:颌骨骨髓炎是一种由自然界的细菌引起的骨的急性或慢性炎症性疾病。X线表现为伴有剥脱孤立存在骨片(死骨片)或包绕死骨鞘膜的透射影。该病可由牙髓或牙周感染、创伤、牙种植术、免疫力低下、骨血运差等引起。颌骨骨髓炎通常是牙种植的禁忌证,除非引发疾病的病因已经消除,并且受影响区域的血运已恢复。

(8) 成骨不全症:成骨不全症是最为常见的遗传性骨疾病,病征是骨质不良、易碎,由于愈合不良,也常伴随骨折和骨骼畸形。组织学检查显示,成骨细胞的缺陷导致骨基质的减少和胶原的异常。骨的质量很差,仅有很薄的皮质骨包绕纤细的骨小梁。成骨不全症并不是牙种植的禁忌证,但是对于很差的骨质和有问题的骨愈合,还是要谨慎对待。

(9) 牙骨质-骨发育异常:该病是最为常见的纤维-骨病变,好发于下颌前区。该病分三种类型(局灶型、根尖周牙骨质瘤型、典型病变型),X线检查可表现为透射影、不可透射影或二者兼有。病变常累及下颌前牙。该病并不是口腔种植的禁忌证,除非植入区在受影响的血供减少的硬化骨区域。由于愈合不良,病变骨很容易发生感染,尤其需要特别关注勿让该病向骨髓炎发展。

(10) 人工关节:有其他假体植入物的患者也可能会行牙种植术。所有关节移植物植入后早期以至长期都会发生血液播散的菌血症,最为危险的时期是移植后的2年。美国关节矫形外科委员会建议有较高菌血症发生率的牙科治疗放在全关节植入手术后2年再进行操作。拔牙、种植外科、牙周手术、牙和种植体周的预防性洁治等,都是有菌血症发生的高风险的牙科治疗。

8. 外胚层发育不良症　外胚层发育不良症的患者进行牙种植并非禁忌，种植体在青春前期植入，可以发挥行使功能、美学和心理治疗方面的优势。虽然成功率不太理想，因为种植体植入后牙槽骨还会继续生长。牙槽嵴的横向和矢状方向的生长都没有限制，但是垂直方向的生长有可能使种植体潜没在骨内，迫使上部修复体进行调整，或者换用高基台。

9. 系统性自身免疫病（systemic autoimmune diseases）

（1）舍格伦综合征：舍格伦综合征是一种免疫细胞攻击破坏产生唾液和泪液的腺体的自身免疫病。舍格伦综合征的典型症状是口干和眼干。由于口干，患者更易发生龋病，口腔黏膜萎缩、易裂。由于唾液分泌的减少，利用组织负载修复体的并发症会增多。舍格伦综合征患者体内种植体的愈合反应和骨结合，已有报道是成功的。这种种植体支持的修复体，减少了软组织负载修复体带来的黏膜溃疡和不适。有舍格伦综合征病史的患者接受牙种植并没有禁忌，不利用软组织直接支持修复体从而减少由口干引起的并发症是种植牙的优势。

（2）系统性红斑狼疮：系统性红斑狼疮是一种慢性可致命的自身免疫病，免疫系统攻击几乎全身所有的细胞和组织，好发于女性。大多数系统性红斑狼疮患者有皮肤病损，可表现面颊疹（蝶形皮疹）和皮肤、口腔、鼻的损害，附加效应包括血液、心脏、肺和肾脏并发症。目前还不能治愈系统性红斑狼疮，大多数患者都是采用皮质激素和免疫抑制剂进行治疗。系统性红斑狼疮不是牙种植治疗的直接禁忌证，但是对该病可能引起的器官损害和皮质激素和免疫抑制剂的大剂量使用必须谨慎对待，这可能对个别患者来说是牙种植的禁忌证。

（3）硬皮病：硬皮病是一种罕见的慢性疾病，特征是胶原的过度沉积导致肌肉、骨骼、肺和胃肠受累。最常见的症状是皮肤变硬，被瘢痕组织替代。硬皮病目前还不可治愈，只能在疾病的各个阶段使用非甾体抗炎药和免疫抑制剂进行治疗。大量的报道讨论了硬皮病患者接受牙种植治疗，并获得了成功。由于患者存在灵活性较差的可能，不能取戴可摘义齿，推荐应用固定义齿。但是大多数患者服用大量免疫抑制剂，这可能是种植的禁忌，在治疗前应特别注意。

（4）类风湿性关节炎：类风湿性关节炎是一种慢性炎症性自身免疫病，导致患者的免疫系统攻击全身的肌肉和关节。该病特征是疼痛和可以致残的炎症反应，导致机体可动性和灵活性的大量丧失。类风湿性关节炎的治疗方法很多，包括疾病修饰的抗风湿药、抗炎药和止痛药物治疗等。类风湿性关节炎并不是牙种植的直接禁忌证。由于患者活动性和灵活性的减弱，固定种植修复是推荐的，但对该病的治疗药物要特别关注，因为免疫抑制剂和糖皮质激素治疗是种植手术的禁忌证。

10. 获得性免疫缺陷综合征　获得性免疫缺陷综合征（acquired immunodeficiency syndrome，AIDS）是由人类免疫缺陷病毒（human immunodeficiency virus，HIV）感染所致的继发性免疫缺陷病。大量报道显示，AIDS 患者接受牙种植治疗取得了成功。但仍有很多不利的因素决定着 HIV 感染和成功牙种植的关系。所以，必须认真地评估特定的治疗对患者免疫系统现状的影响和患者所用药物带来的潜在毒性反应。

11. 与口腔种植学相关的药物治疗

（1）双膦酸盐（bisphosphonates，BPs）：在选定的治疗方案实行之前，全面了解患者的医疗史是十分必要的。任何潜在的风险因素都需要列出，例如以前做过的放射治疗、化学治疗、女性、凝血功能紊乱、外生骨疣、血管病症、酗酒和吸烟。在牙科处理中，口腔种植医师关注的最为常见的双膦酸盐类是口腔用的含氮双膦酸盐，例如利塞膦酸盐、伊班膦酸盐和阿伦

膦酸盐。最近的研究发现,口腔用的双膦酸盐导致骨坏死的可能性非常小,例如溃疡性结肠炎的风险可能和抗生素有关,但口腔医师称患者存在风险,并在需要时开抗生素的处方。同样,口腔用双膦酸盐类的风险和双膦酸盐性颌骨坏死也就一样,或者至少应该认为有较低的风险而谨慎地告知患者。但是,由于这种药物较长的半衰期和相关的研究报道只有3年,将来远期的并发症可能还不明显。基于这种考虑,口腔种植医师应该谨慎地对待发生骨坏死副作用的可能性,必须跟患者详细介绍该药物可能给患者带来的风险和对牙科治疗好处。如果患者已经接受该药物疗法超过3年,建议进行全面的医学检查,必要时请专科医师会诊。

(2)免疫抑制剂药物治疗:在过去,化学治疗药物被认为是恶性肿瘤疾病患者做种植的绝对禁忌证。随着该疗法的不断进步,患者可以成功地进行牙种植治疗,提高生活质量,但是必须谨慎地评估化疗的时机。研究发现,患者应用细胞毒素药物治疗时,牙种植的失败率较高,因此正在活跃进行任何类型的化学治疗的患者,进行牙种植治疗都是禁忌证。

(3)抗凝治疗:华法林是一种在多种状况下广泛应用的抗凝血药,可以用于缺血性心脏病、深部静脉血栓形成、肺栓子和人工心脏瓣膜等。华法林的半衰期是40小时,由于个体差异,这个数字会在20~60小时的范围内变动。华法林的作用方式是干扰维生素K的合成,一种在很多凝血连锁反应中起辅助作用的因子。直到现在仍有大量医学从业者认为,应该在牙种植治疗外科手术前停止这种药物治疗,以阻止可能发生的出血问题。但是,也有很多由于停用华法林而发生栓塞并发症和已溶解血栓发生反弹的病例报道。另外,研究发现只要接受抗凝药物治疗的患者的INR值在有效浓度范围之内,牙科手术就可以安全地实行。牙科医师应该和患者的内科医师协商以明确手术前最近的INR值。如果INR值在治疗学的范围之内(2.0~3.5),就没有必要中止应用抗凝药物;如果INR值高于治疗学范围(尤其是高于4.0)时,内科医师应该采取适当的手段把INR值降低到一个较为安全的水准,或者停止应用华法林,而选用肝素或维生素D进行治疗。但是,对于所有接受抗凝治疗的患者,应该在好的外科技术和利用适当的措施控制出血方面,给予特别关注。

(4)阿司匹林:阿司匹林(乙酰水杨酸)一直被作为一种解热镇痛抗炎药使用。但是在20世纪80年代,有学者发现阿司匹林在很低剂量(0.5~1.0mg/kg)时也有抗凝血作用,而发挥解热作用时需要较高的剂量(5~10mg/kg),发挥抗炎药作用时需要的剂量更高(30mg/kg)。这个发现使低剂量地应用阿司匹林,成为那些心血管疾病和外周血管疾病的患者的二级预防措施。阿司匹林是通过抑制血小板内的前列腺素血栓素 A_2 的形成而起作用,从而不可逆地减少血小板的聚集而影响血栓的形成。大量的研究文献提倡,在选择手术前7~10天停用阿司匹林治疗;然而,也有一些文献建议说阿司匹林治疗应该坚持,除非在外科治疗过程中。在一项应用低剂量阿司匹林患者预期拔牙的研究中发现,在手术前低剂量的阿司匹林治疗可以不用停药,局部的止血措施就已经足够。由于没有关于支持停用低剂量阿司匹林的双盲研究,尤其在口腔外科治疗过程中,在常规牙种植手术没有理由停药。阿司匹林治疗的中断可能会使患者处于形成血栓栓塞、心肌梗死或脑血管意外的危险中。但是,对于接受较高剂量(>100mg)阿司匹林,或合并使用其他抗凝药(氯吡格雷、双嘧达莫/阿司匹林),应该通过内科会诊获得出血时间。

(5)中草药:中草药和饮食食补正在被缺牙患者和非缺牙患者所接受,主要用于改善健康状况和慢性病的治疗。目前已知的中草药也有一些副作用,可能会导致药物间的相互作用，而且这些都伴发于手术并发症。很多的中草药补剂中含有很强生物学效应的活性成分，其剂量是未经调节而可变的。中草药由于我国中医的发展及普及，应用很广。现在服用中草药和食补的人越来越多，作为种植牙科医师应予以关注和考虑。

12. 生活方式相关因素

（1）吸烟（smoking）：烟草的使用牵涉到很多不良的系统性问题，包括牙松动和种植失败。最近的一个研究得到了相似的结论，吸烟和牙周附着丧失有关。另外，烟草会增加骨的吸收，被认为是牙周疾病的一个合并影响因素。事实上，整个口颌系统都受到烟草类副产品的影响。吸烟降低了多形核白细胞的活性，导致其较低的活动性和趋化运动率，同时也降低了吞噬细胞的活力。这些状况降低了机体对炎症、感染抵抗的潜能，也会使得机体创伤愈合恢复能力降低。吸烟也和钙吸收减少有关，一项附加的研究结果指出，多年烟龄的患者体内骨矿物质含量降低，绝经后吸烟妇女其降低程度更为明显。文献报道表明，吸烟者骨内种植体的成功率较低，上颌的失败率比下颌要高，而且一般是成群出现。但是学者也发现，对吸烟者提供足够的骨愈合时间、渐进性的骨负载、实施一些预防措施后，上颌种植体也可得到相似的成功率。鉴于吸烟可能会对种植体起到不良的影响，建议详细告知患者吸烟对牙种植的风险和可能出现的后果。推荐在种植外科手术之前戒烟的治疗方案，种植手术后再停止吸烟也显示可以提高种植成功率。理想的情况是患者按要求在术前 2 周戒烟，以逆转已经升高的血液黏稠度和血小板黏附性。种植术后 8 周持续戒烟，以配合成骨细胞的骨愈合。这样已经证实可以提高创伤愈合能力，逆转龈下微生物系统。当手术切口线被切开后，继续吸烟会延缓二期愈合，污染植入骨，初期愈合过程中加速骨吸收。因此在计划块状植骨的种植外科时，应该强调戒烟的必要。种植治疗组应该对准备接受牙种植的患者忠告吸烟对他们的口腔和全身健康都有负面影响。在患者的知情同意书上必须谈及并重点突出可能的并发症，应该鼓励患者在种植治疗前开始戒烟。吸烟不是种植的绝对禁忌证，但是治疗过程中必须评估其风险和各个治疗过程中可能的并发症发病率。

（2）心理疾病（mental illness）：面对有心理疾病如焦虑和抑郁的患者，种植牙的成功率会打折。抑郁症是一种具有导致早产儿死亡和残疾特征的常见心理疾病类型。据估计，今后抑郁症将成为仅次于缺血性心脏病的致死病因。抑郁症常见于有抑郁症、慢性系统性疾病家族史的患者和老年人。该病的牙科表现包括抗抑郁药物治疗引起的副反应、龋病、牙周病、抽烟量的增加、口干症、慢性面部疼痛和颞下颌关节功能紊乱。处于抑郁症活动期的患者会面临处理上的一些问题，尤其是在种植治疗过程中伴随有焦虑情绪的患者。尽管这种疾病是间断性发作，但在治疗和监护这些患者的时候必须进行特殊的护理。要了解其完整的病史，对于一些特定的病例，需要请医学会诊。

（3）饮酒（alcohol drinking）：乙醇（俗称酒精）是一种世界上广泛使用的改变情绪的药物，超过 95%的吸烟者也饮酒。很多疾病和酒精中毒有关，例如肝脏和代谢性功能障碍、骨髓抑制导致的出血性并发症、易发感染和软组织愈合迟缓。乙醇对骨的直接影响包括骨形态缩小、骨质吸收增加、成骨细胞功能降低、伤口愈合能力降低和甲状旁腺激素的增加；甲状旁腺激素会导致骨密度的减低。但是已经有文献报道，停止饮酒后，在数天内就可以逆转对成骨细胞功能的不利影响。

（4）辐射（radiation）：由于在被辐射的骨内进行牙种植有较高的失败率，因此必须特别关注接受过放疗的患者。必须在种植治疗前明确评估包括患者放疗的部位、类型、全部累积

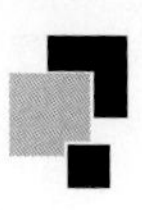

剂量在内的完整医疗史。高压氧疗的使用，可以降低放射性骨坏死的发病率和牙种植体的失败率。由于放疗对口腔的影响，推荐种植体支持的修复体好于软组织支持的修复体，以减少放疗后患者戴用常规可摘式修复体下沉而可能引起的软组织刺激。

（宋应亮）

参 考 文 献

1. MISCH C E. Contemporary implant dentistry. 3rd ed. St. Louis: Mosby, 2008.
2. WANG F, SONG Y L, LI D H, et al. Type 2 diabetes mellitus impairs bone healing of dental implants in GK rats. Diabetes Res Clin Pract, 2010, 88(1): e7-e9.
3. JEFFCOAT M. The association between osteoporosis and oral bone loss. J Periodontol, 2005, 76(11 Suppl): 2125-2132.
4. WANG F, SONG Y L, LI C X, et al. Sustained release of insulin-like growth factor-1 from poly(lactide-co-glycolide) microspheres improves osseointegration of dental implants in type 2 diabetic rats. Eur J Pharmacol, 2010, 640(1/2/3): 226-232.
5. AUGUST M, CHUNG K, CHANG Y, et al. Influence of estrogen status on endosseous implant integration. J Oral Maxillofac Surg, 2001, 59: 1285-1289.
6. MOMBELLI A, CIONCA N. Systemic diseases affecting osseointegration therapy. Clin Oral Implant Res, 2006, 17: 97-103.
7. BUSER D, VON ARX T, TEN BRUGGENKATE C, et al. Basic surgical principles with ITI implants. Clin Oral Implant Res, 2000, 11(suppl 1): 59-68.
8. 王峰，宋应亮. 2 型糖尿病影响种植体周骨结合因素的研究进展. 牙体牙髓牙周病学杂志, 2009, 19(8): 483-488.
9. CHEN S, BUSER D. Implant placement in post-extraction site-treatment options. Berlin: Quintessence Publishing, 2008.
10. MORTON D, GANELES J. Loading protocols in implant dentistry: partially dentate patients. Berlin: Quintessence Publishing, 2008.
11. BELSER U, MARTIN W, JUNG R, et al. Implant therapy in the esthetic zone-single tooth replancements. Berlin: Quintessence Publishing, 2007.
12. ZHOU W, HAN C, LI D, et al. Endodontic treatment of teeth induces retrograde peri-implantitis. Clin Oral Implants Res, 2009, 20(12): 1326-1332.

第九章　牙种植体植入术

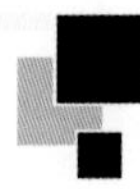

第一节　术 前 准 备

随着外科技术的发展和种植材料的广泛使用,牙种植技术得到了很大程度的拓展。种植适应证的扩大,使以往被视为疑难病例的患者现已成为常规治疗的对象。应用种植体进行缺牙修复,成为现代口腔医师所能采用的最先进技术。牙种植修复不仅适用于牙列缺损,也适用于牙列缺失。除部分复杂病例外,患者通常仅需要接受一个比较小的牙槽外科手术,即将种植体植入牙槽骨。因此,种植修复对患者而言,也是一个容易接受的治疗手段。在临床上,种植义齿的成功与否,除与种植医师的操作水平相关外,也与患者的术前准备有关。术前准备直接影响着长期成功率,其主要内容如下。

一、确定患者的难易程度

首先是明确适应证和禁忌证(见第八章)。这是原则问题,即明确哪些情况可以进行种植,哪些情况不能采用种植治疗。在这一点上,初学者和经验丰富的医师是一样的。

(一)难易程度分类的发展与演变

在适合种植治疗的患者中,又应该区别其难易程度,分析涉及的风险因素,以及可能出现的美学和功能并发症。这对初学者尤其重要,可以最大限度地降低治疗失败率。有些并发症可以预防,有些则难以估量、难以解决,甚至导致种植失败,给患者带来新的痛苦。术前如何区分每一个患者的种植难易程度,文献中所列的分类方法众多,且较复杂,总结下来无非是三种情况:简单、中等、复杂。只有分类方法简洁明了,才能在临床实践中得到广泛应用。

(二)SAC 分类简介

目前,在国际口腔种植领域受到广泛认可的患者难易程度分类方法,是国际口腔种植学会(International Team for Implantology,ITI)提出的 SAC 分类。所谓 SAC 分类就是,S 指简单(simple),A 指中等复杂(advanced),C 指高度复杂(complex)。

SAC 分类最早由 Sailer 和 Pajarola 在 1999 年首次提出,起初应用于口腔颌面外科手术领域,后来经过多次国际学术大会改进。2003 年,国际口腔种植学会在瑞士召开研讨会,首次将该分类引入口腔种植领域。为了帮助临床医师获得成功的种植治疗,尽可能避免并发症的产生,国际口腔种植学会于 2007 年 3 月在西班牙召开的研讨会上,着力推荐了牙种植学的 SAC 分类。该方法试图将种植病例依照难易程度进行分类，形成一个鉴别临床病例困难程度的原则，同时客观上也能够分析各类种植治疗的风险程度。该分类既可以应用于种植外科，也能够在种植修复中得到使用。

SAC 分类应用的前提是临床医师接受过正规培训，并拥有相应的种植资质，同时患者满足种植适应证。在此基础上，国际口腔种植学会提出了 SAC 分类的相关基本因素，包括是否涉及美学区域、治疗过程的复杂性、治疗产生并发症的风险程度。

1. SAC 外科的分类原则

（1）简单病例：可预计的外科手术程序简单易操作，风险很小；无邻近重要解剖结构破坏风险，种植术后无明显并发症。如果术区是前牙区，由于涉及前牙区的美学风险，不管其骨质骨量如何，都不属于简单病例。

临床上常见的简单病例，包括骨量充足的上下颌磨牙、下颌前磨牙种植等（图 9-1-1～图 9-1-6）。

（2）中等复杂病例：外科手术过程较为复杂，多涉及 GBR 等技术的联合应用。并且由于骨量的限制，涉及保护邻近重要解剖结构，因此增加了手术操作的难度，同时也增加了出现术后并发症的风险（图 9-1-7～图 9-1-24）。

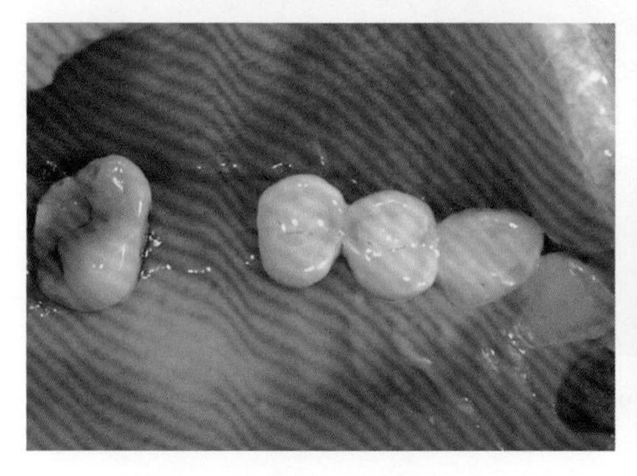

图 9-1-1　26 缺失，牙槽骨宽度充足

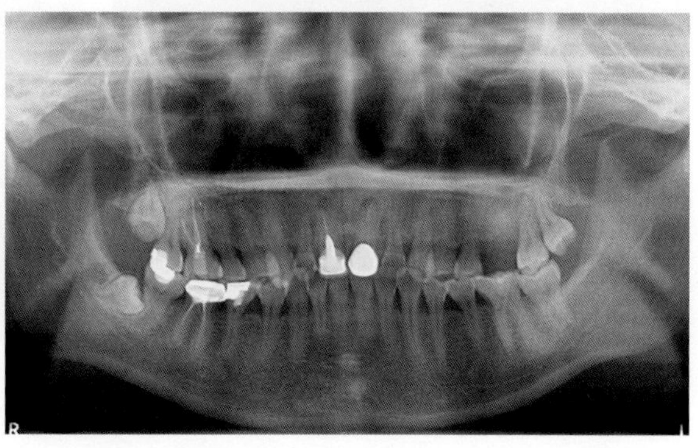

图 9-1-2　术前全口牙位曲面体层片示 26 缺失，剩余垂直骨量充足

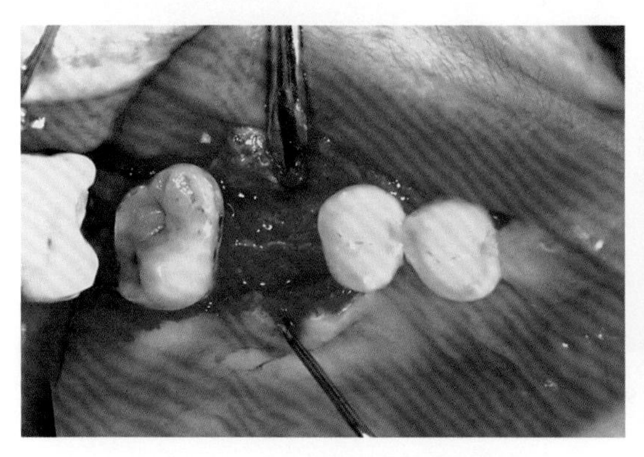

图 9-1-3　术中翻瓣暴露牙槽嵴

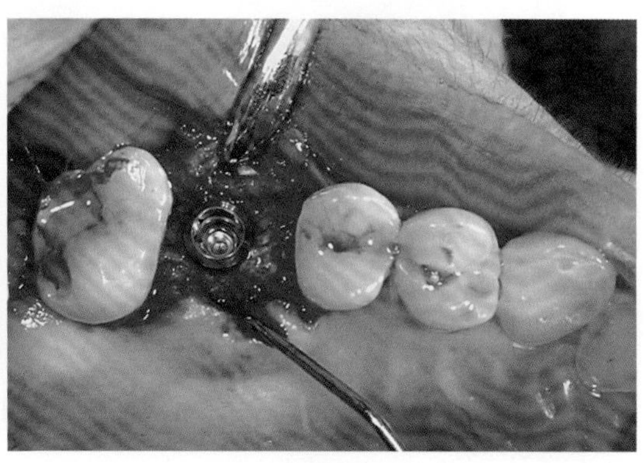

图 9-1-4　种植体植入后

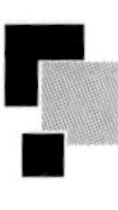

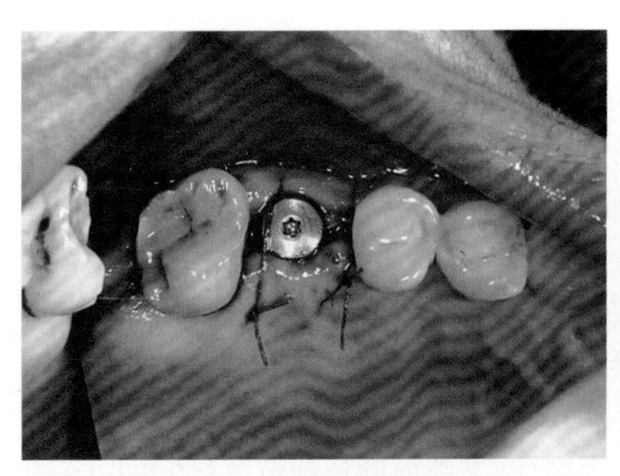

图 9-1-5 缝合创口

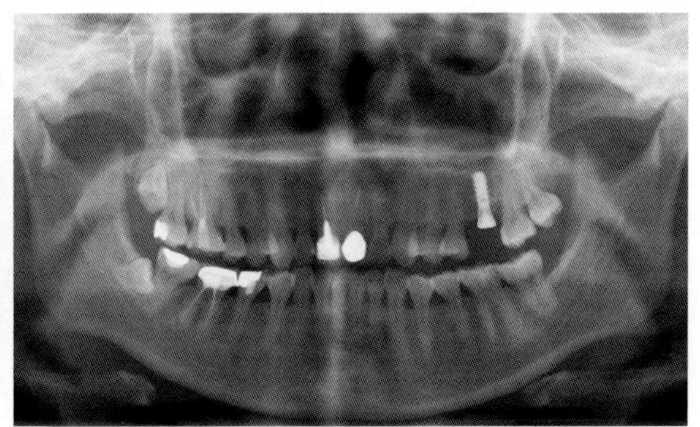

图 9-1-6 术后全口牙位曲面体层片示种植体植入方向、位置良好

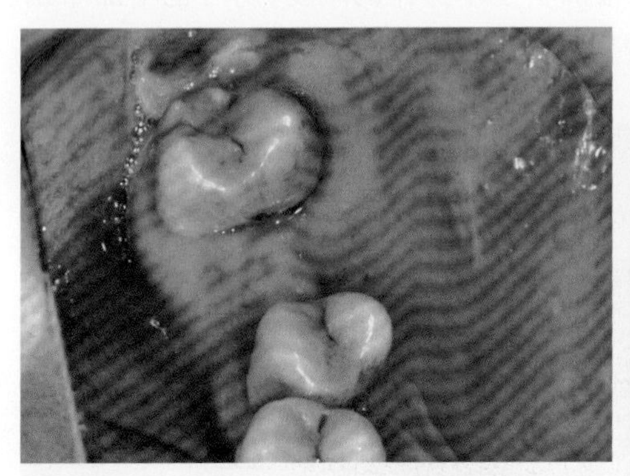

图 9-1-7 16 缺失，有充足的附着龈

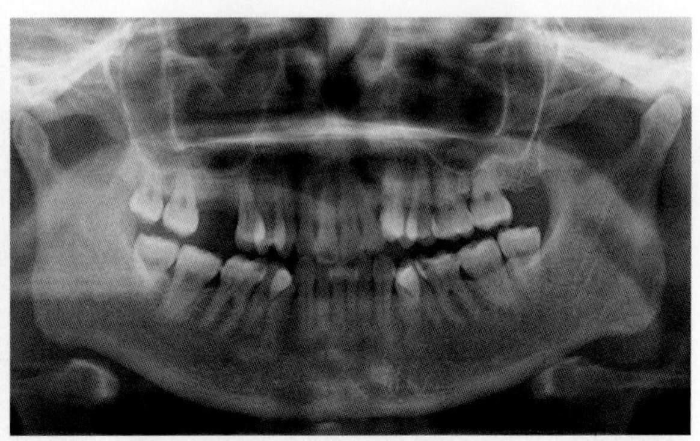

图 9-1-8 术前全口牙位曲面体层片示 16 缺失

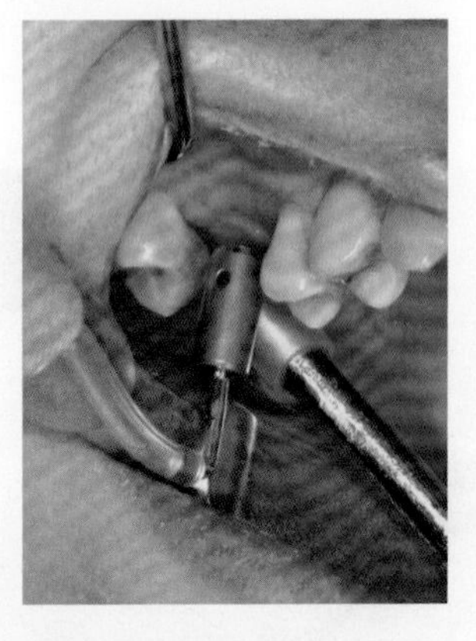

图 9-1-9 术中使用 punch 进行软组织环切

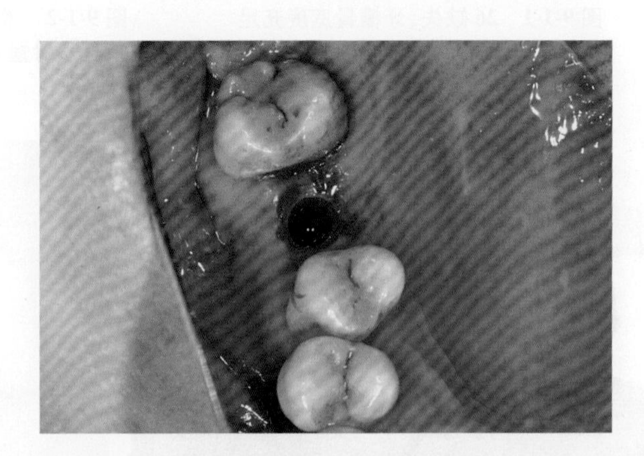

图 9-1-10 备洞、上颌窦底提升术后的种植窝

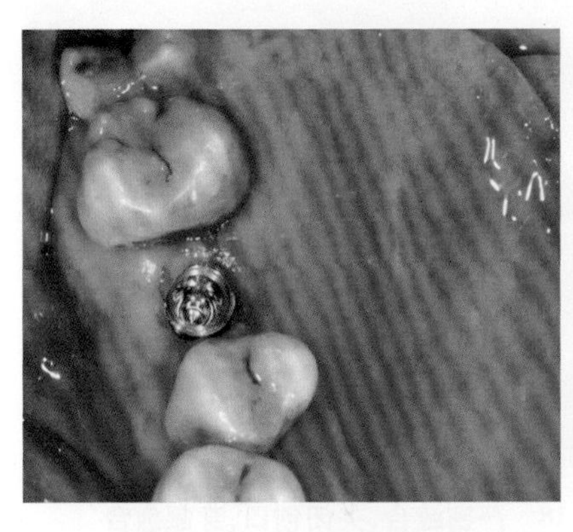

图 9-1-11　植入种植体后

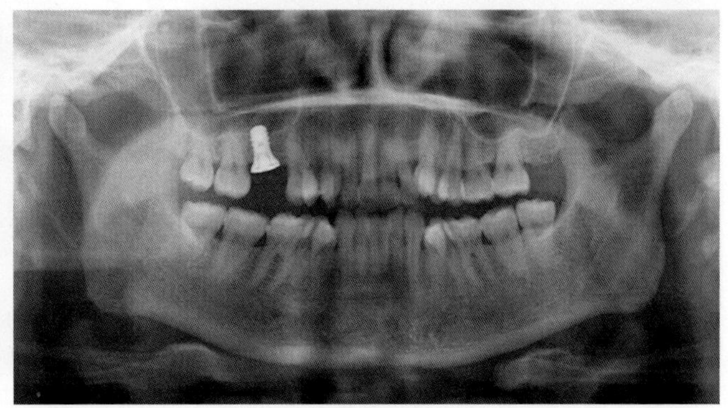

图 9-1-12　术后全口牙位曲面体层片示种植体植入方向、位置良好

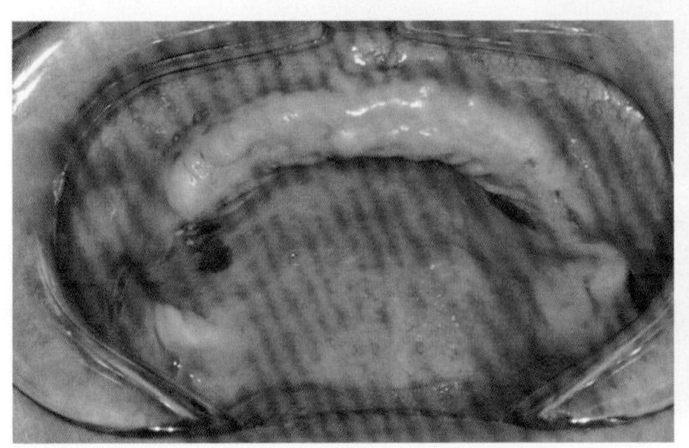

图 9-1-13　上颌无牙颌殆面观

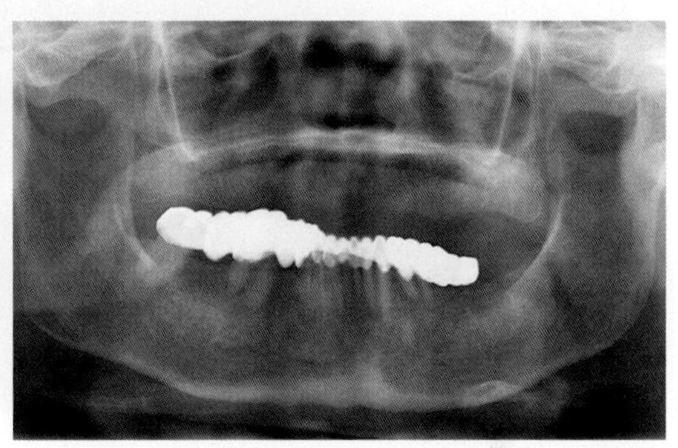

图 9-1-14　种植术前全口牙位曲面体层片

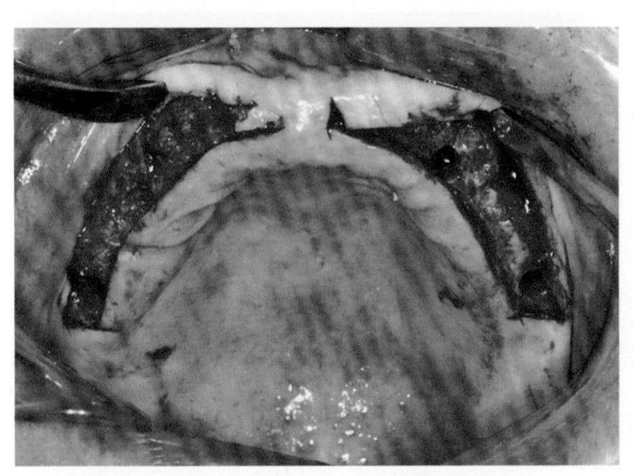

图 9-1-15　翻瓣、备洞后暴露牙槽骨

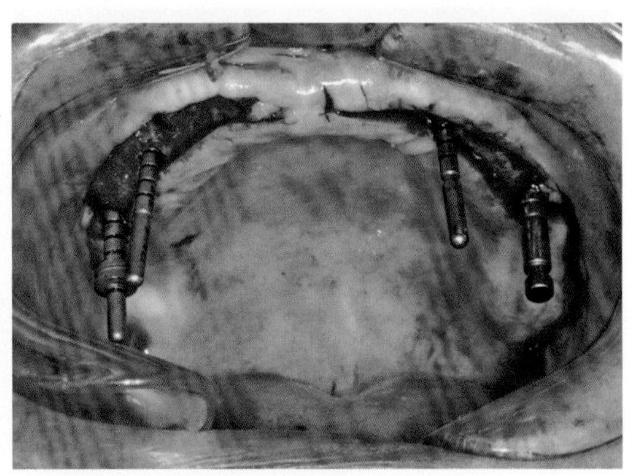

图 9-1-16　术中使用指示杆明确方向

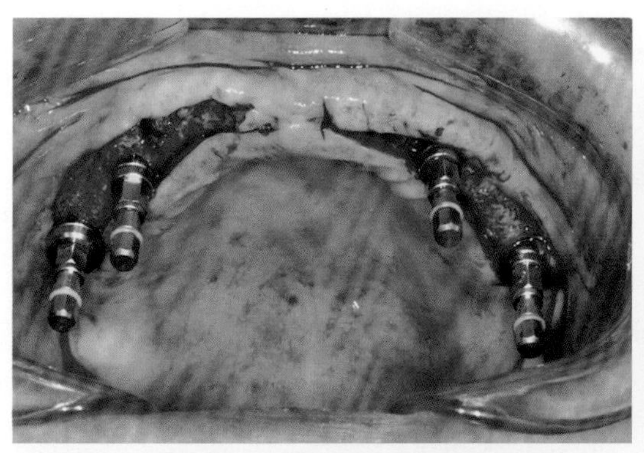

图 9-1-17　术中植入 4 颗种植体

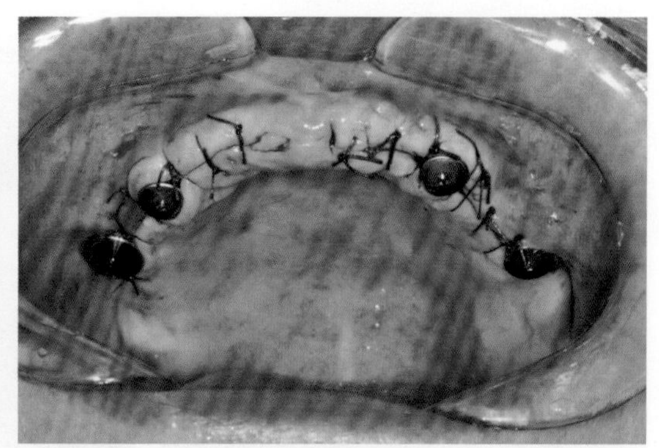

图 9-1-18　严密缝合，关闭创口，穿龈愈合

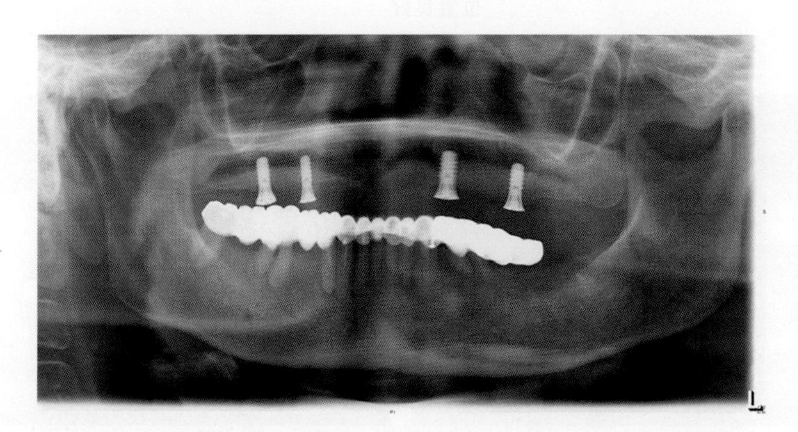

图 9-1-19　种植术后全口牙位曲面体层片

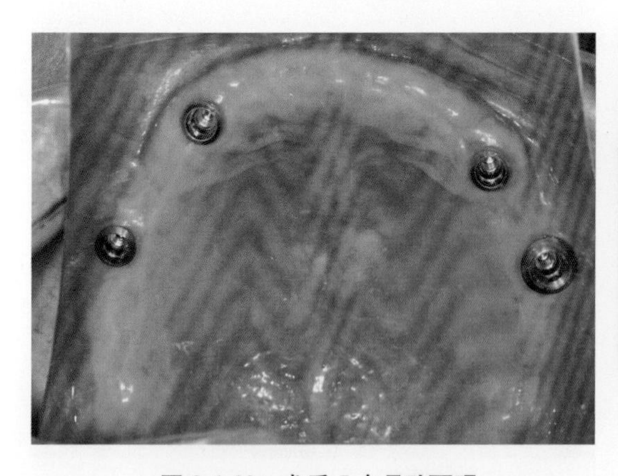

图 9-1-20　术后 5 个月𬌗面观

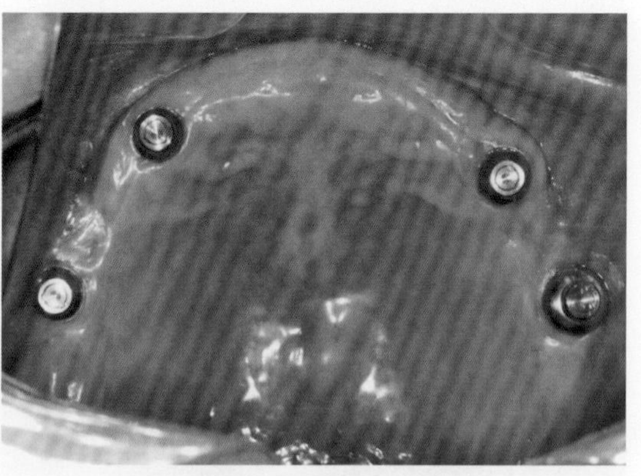

图 9-1-21　戴入基台后𬌗面观

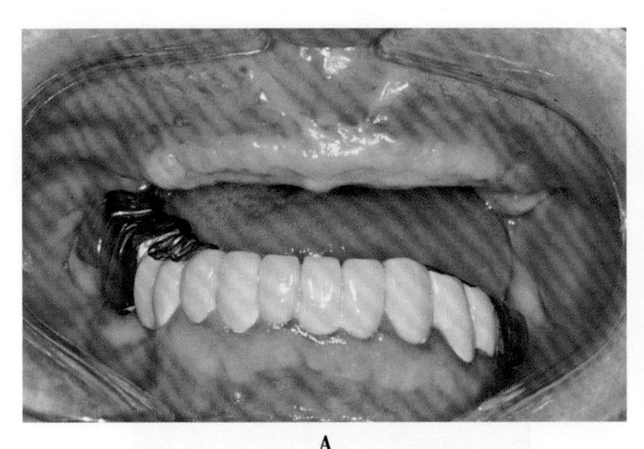

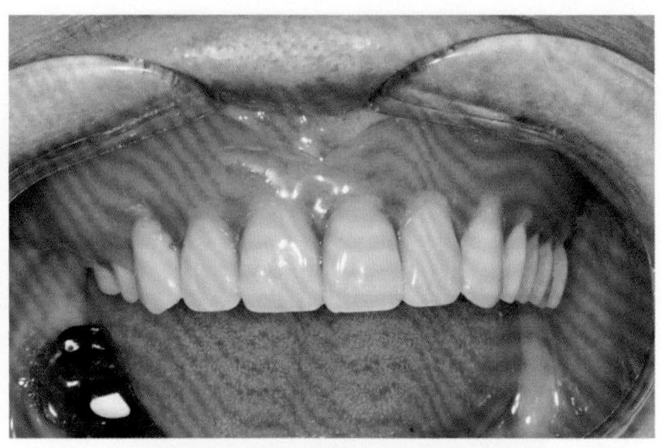

A　　　　B

图 9-1-22　上颌全口义齿戴入前后对比
A. 术前上颌牙列缺失；B. 戴入上颌全口义齿后。

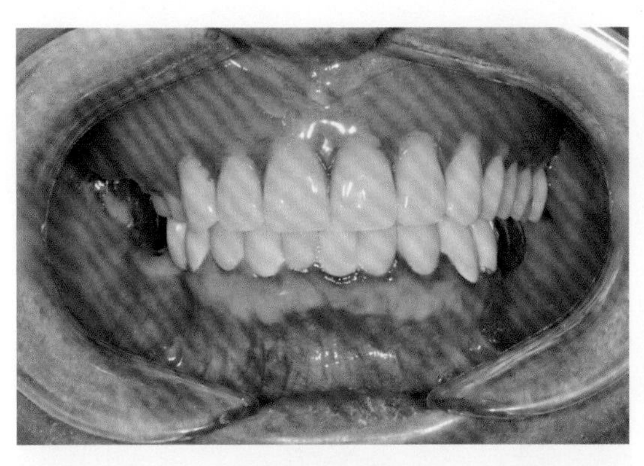

图 9-1-23　上颌全口义齿戴入后咬合正面观

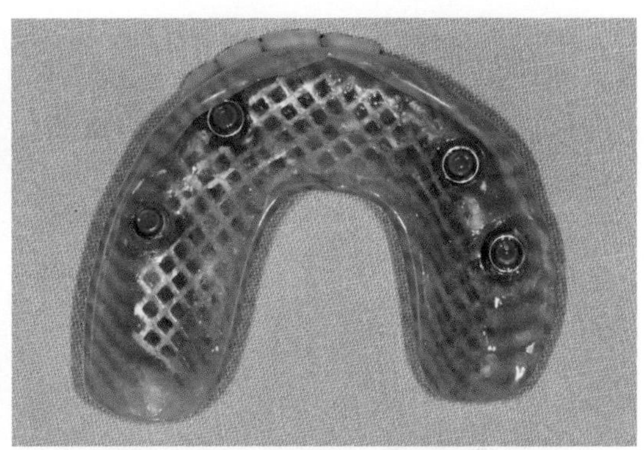

图 9-1-24　上颌全口义齿组织面观

（3）高度复杂病例：预计整个外科手术过程复杂。患者骨量明显缺损，需要复杂植骨，包括水平骨缺损和垂直骨缺损等；预后难以预料，并发症风险较大；涉及前牙美学恢复困难者，此类患者均属于高度复杂病例。常见的临床术式，例如侧壁开窗上颌窦底提升术、上置法植骨术等，均属于这类复杂病例（图 9-1-25～图 9-1-51）。

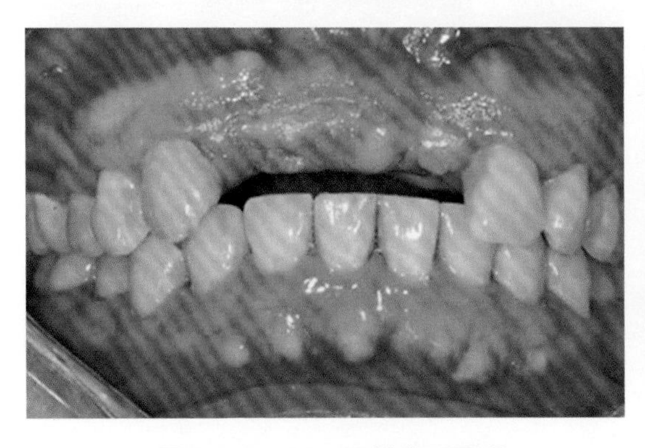

图 9-1-25　12—22 缺失正面观

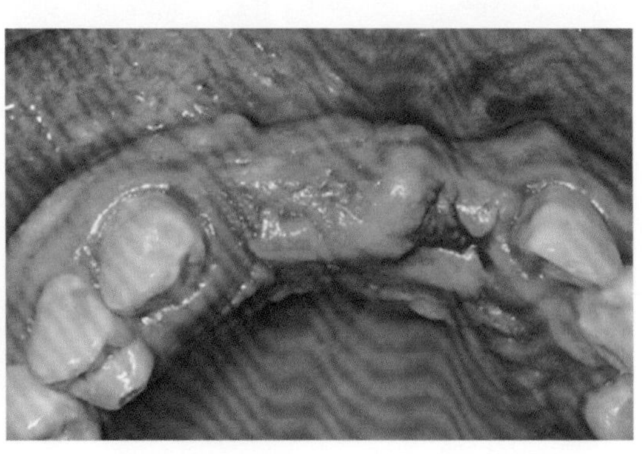

图 9-1-26　12—22 缺失骀面观

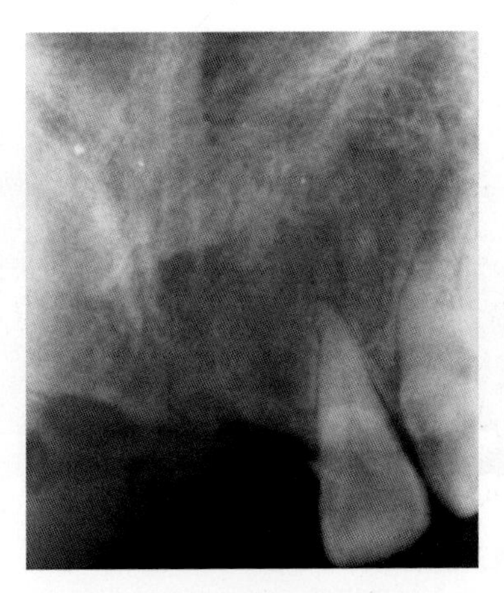

图 9-1-27 术前根尖片(1)

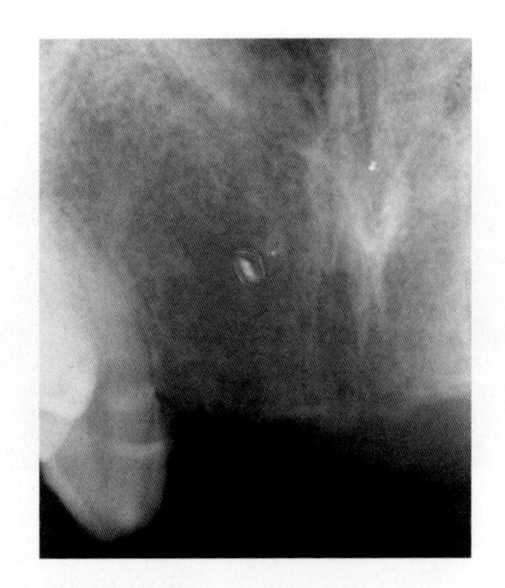

图 9-1-28 术前根尖片(2)

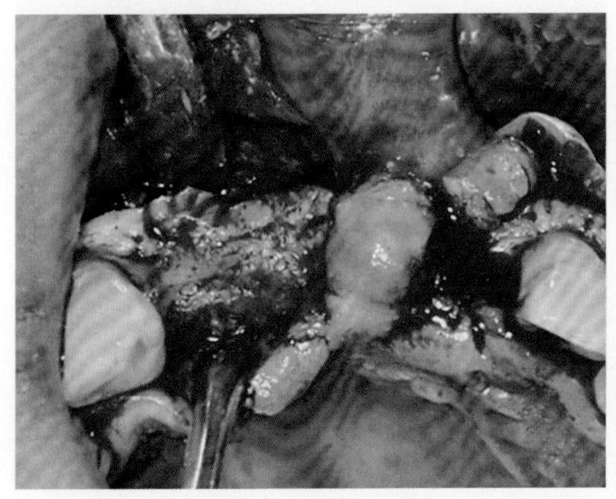

图 9-1-29 术中可见牙槽嵴唇侧和水平向存在部分骨缺损

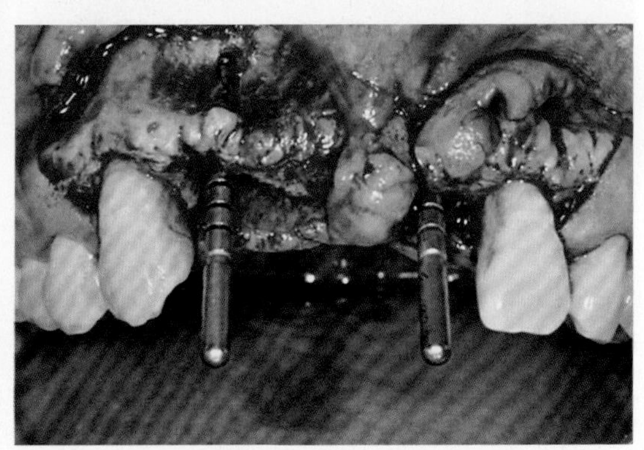

图 9-1-30 术中采用指示杆确定种植体植入的精确方向和位置

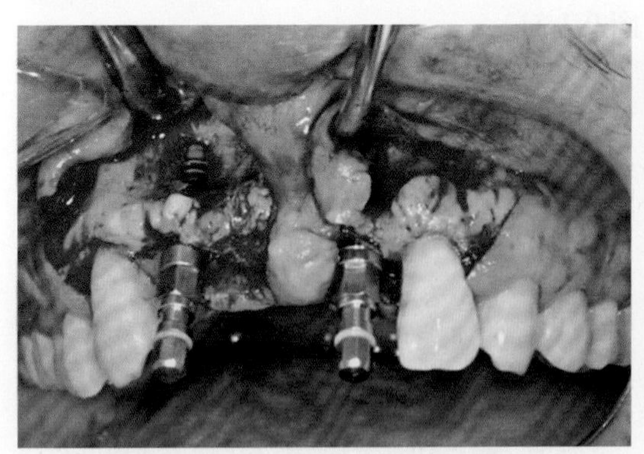

图 9-1-31 植入种植体的唇侧骨壁部分穿孔，牙槽嵴顶处骨桥完整

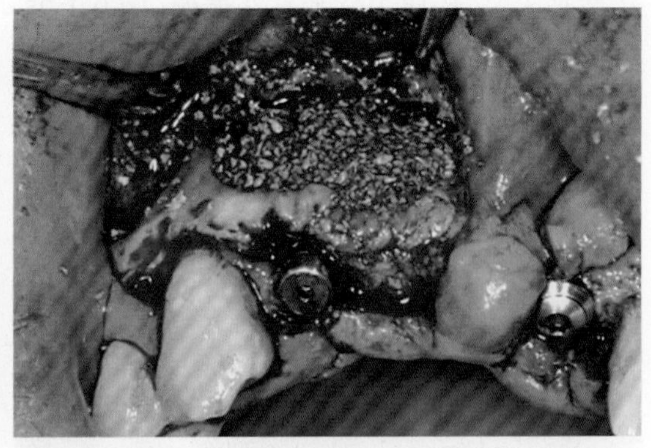

图 9-1-32 骨增量后

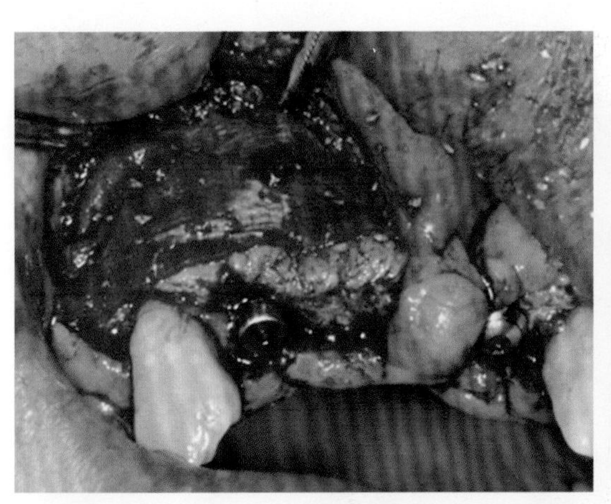

图 **9-1-33**　植骨材料用可吸收胶原膜覆盖，并做松弛切口

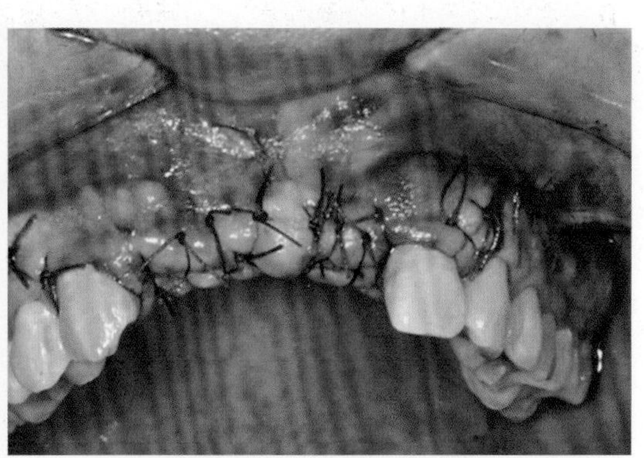

图 **9-1-34**　严密缝合，关闭创口

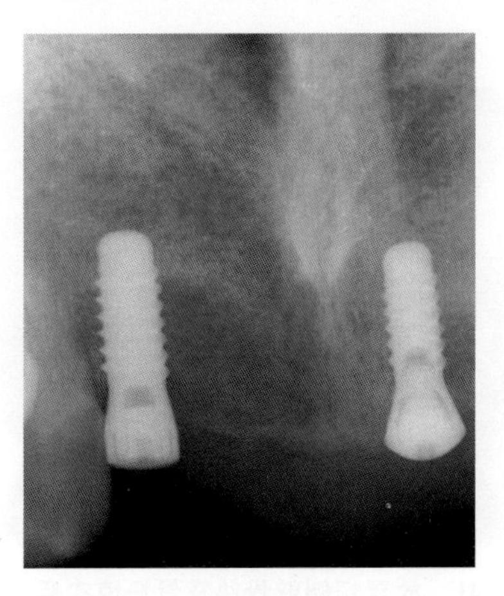

图 **9-1-35**　术后半年，根尖片示种植体骨结合良好

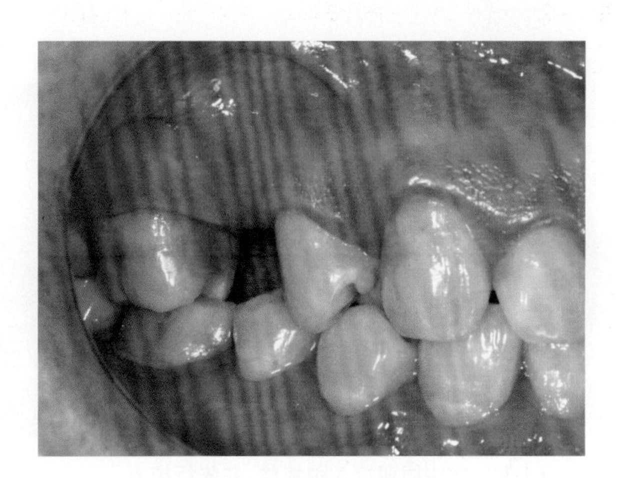

图 **9-1-36**　患者 **15** 缺失

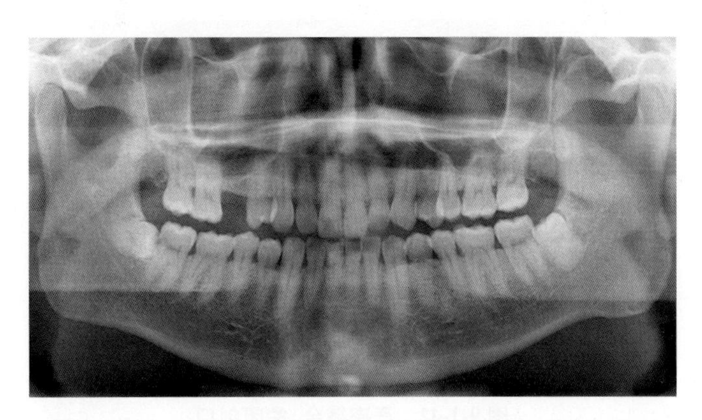

图 **9-1-37**　术前全口牙位曲面体层片示 **15** 缺失，骨高度明显不足

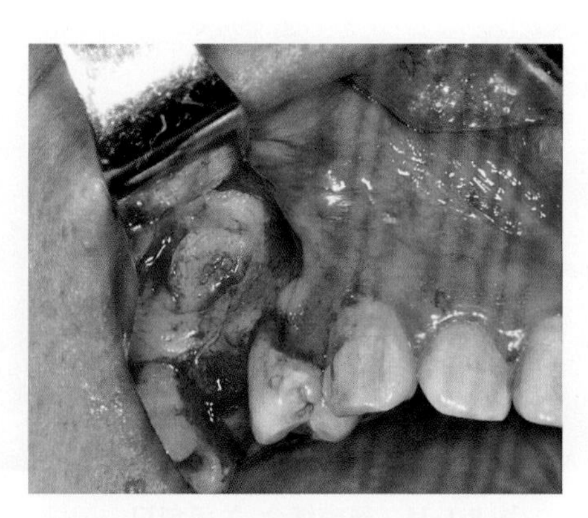

图 9-1-38　15 牙槽骨及侧壁上颌窦开窗轮廓

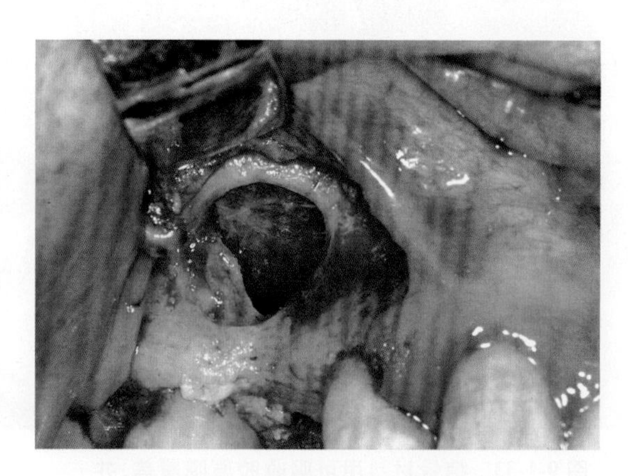

图 9-1-39　开窗后剥离上颌窦黏膜

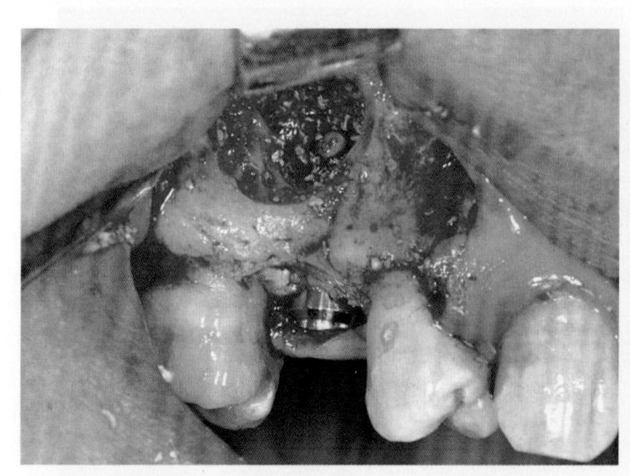

图 9-1-40　术中同期植入种植体，并先行植入部分异种骨（Bio-0ss）

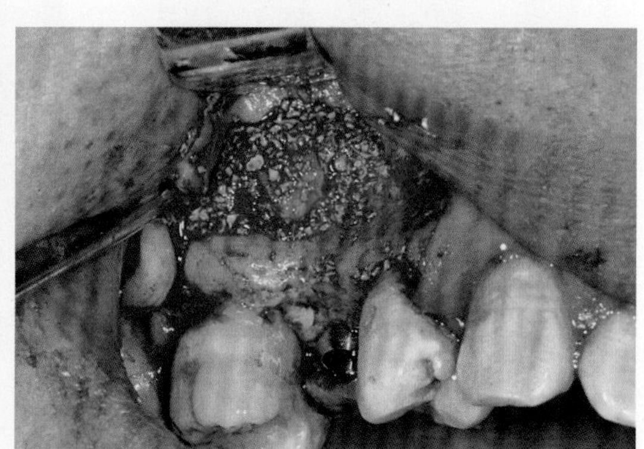

图 9-1-41　放置颊侧壁骨块及骨粉填实后

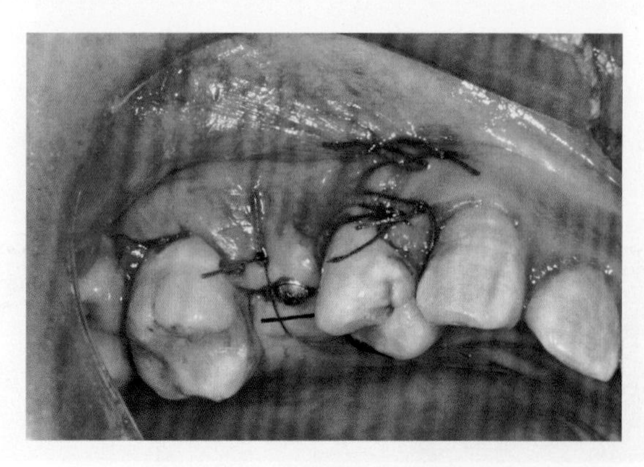

图 9-1-42　严密缝合，关闭创口

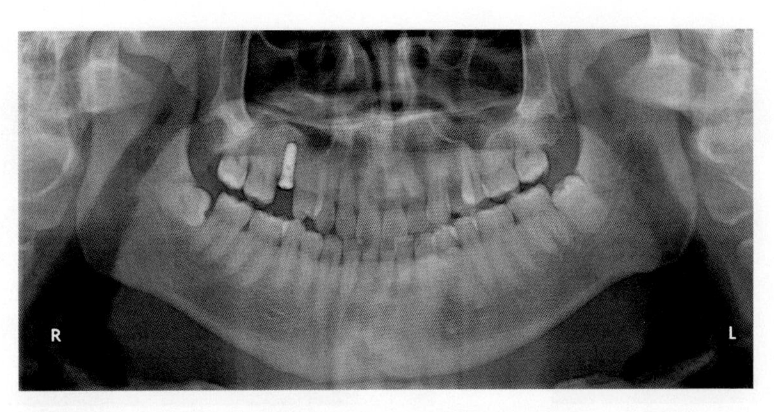

图 9-1-43　术后全口牙位曲面体层片示种植体植入方向良好,周围植入骨量充足

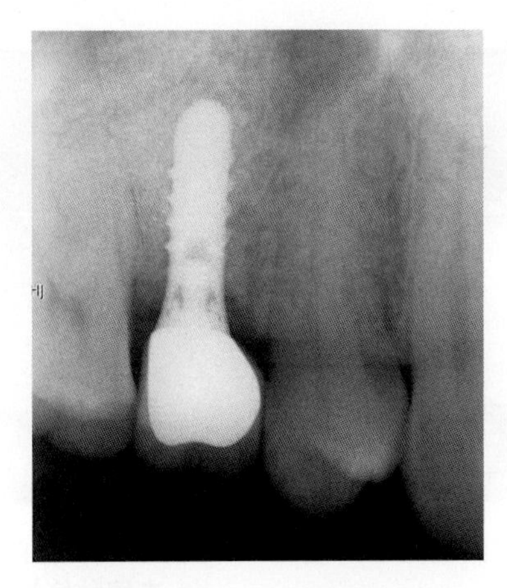

图 9-1-44　植入后根尖片
病例完成后,根尖片示牙槽骨高度稳定

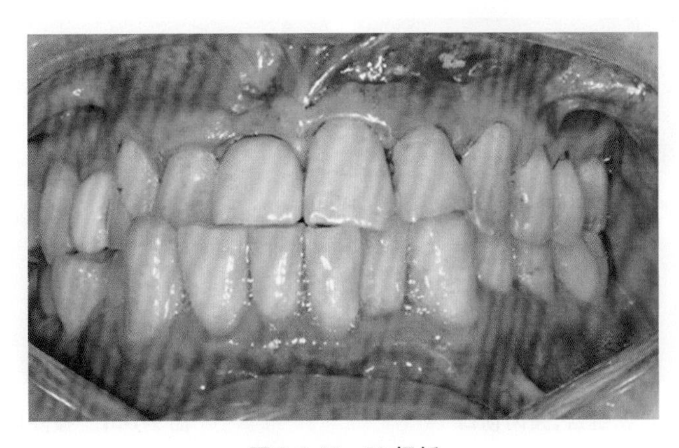

图 9-1-45　22 根折

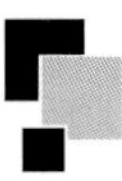

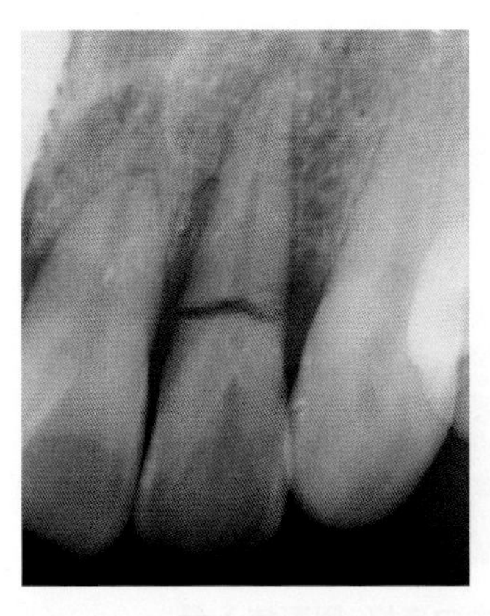

图 9-1-46 治疗前根尖片示 22 根折线位于冠方

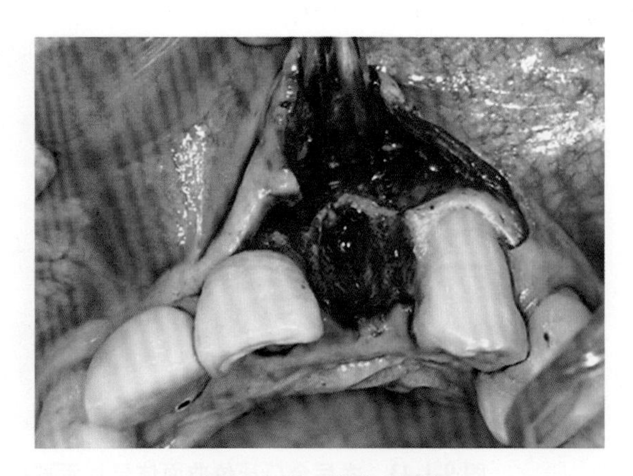

图 9-1-47 拔除 22 后

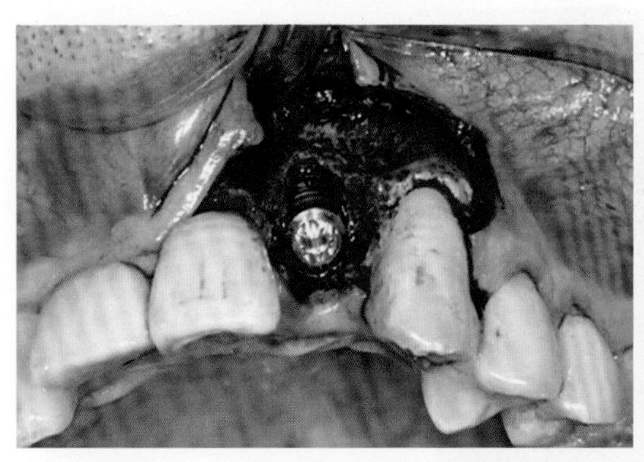

图 9-1-48 种植体殆面观，在骨结合期采用埋入式愈合

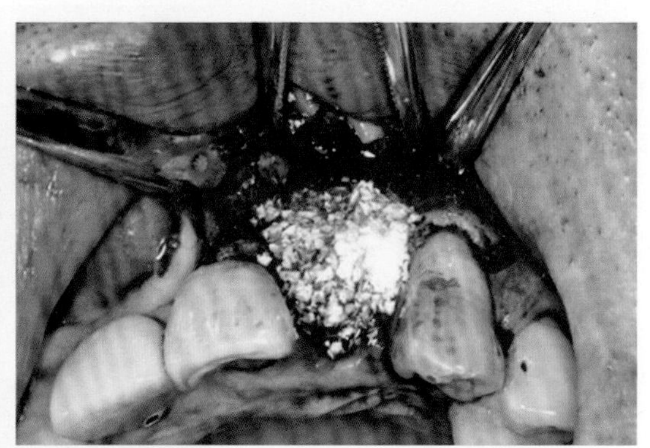

图 9-1-49 将自体骨屑与异种骨（Bio-oss）混合，充填种植体周骨壁缺损区域，并在其上覆盖可吸收胶原膜

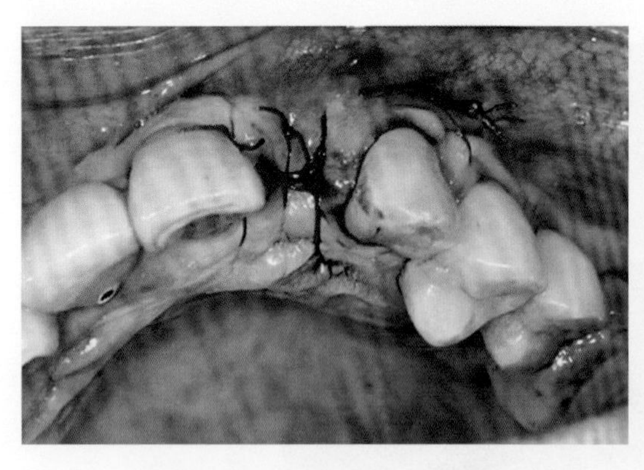

图 9-1-50 严密缝合，关闭创口

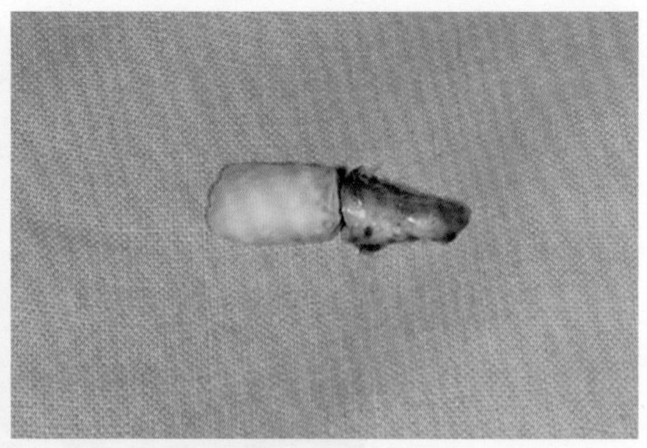

图 9-1-51 拔除后的 22

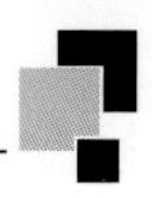

除了这些基本的分类原则，我们在临床中还可能遇到很多不标准的情况，例如颌骨严重萎缩、全身健康情况复杂等，也给常规种植带来很多困难。

2. SAC 种植修复的分类原则

（1）简单病例：非美学区域，美学风险最小。修复过程简单，操作步骤少；能够预期的修复结果；比较低的并发症风险（图 9-1-1～图 9-1-6）。

（2）中等复杂病例：具有一定的美学风险，修复步骤可能增加，但能够准确预期修复效果，低度到中度并发症风险（图 9-1-7～图 9-1-24）。

（3）复杂病例：中度到高度美学风险，修复步骤繁多。治疗计划可能需要根据一个或多个步骤的效果进行，治疗之前难以预期修复效果。高并发症风险，必须有处理这些问题的多种应急计划。这些并发症可能使修复的长期效果受到影响。修复医师、外科医师、技师之间密切配合，相互交流，安排好治疗先后顺序，这是成功的基础。患者必须理解并接受可能的不理想修复效果（图 9-1-25～图 9-1-51）。

（三）SAC 分类的临床应用

SAC 分类试图为不同水平的医师提供帮助，但初学者很难完全理解该分类的精髓。因此，医师首先必须学习理解分类原则，有意识地在临床实践中主动进行分类，才能逐步掌握该方法，并选择与其能力相当的病例。SAC 分类提供了记录病例难度和风险级别的原则，医师可利用这些具体原则与患者沟通，分析每个患者的难易程度。对于经验丰富的医师，SAC 分类可作为检查表管控风险，并预估治疗过程中所需的额外支持。

二、确定拟种植区域的颌骨质量

（一）颌骨质量对种植骨结合的影响

Lekholm 和 Zarb 将颌骨骨质分为四个级别，这已经受到业内广泛认可。

1 级：颌骨几乎完全由均质的密质骨构成。

2 级：厚层的密质骨包绕骨小梁密集排列的松质骨。

3 级：薄层的密质骨包绕骨小梁密集排列的松质骨。

4 级：薄层的密质骨包绕骨小梁疏松排列的松质骨。

学者 Misch 根据皮质骨、松质骨含量的不同，并依据 CT 值（Hu）所测得的值，将颌骨骨质分为四类。由于目前 CT 的广泛应用，这一方法对临床种植手术显得更有指导意义。以下是 Misch 分类四类骨的具体描述。

1. D1 类骨　D1 类骨非常致密，几乎全部由致密皮质骨组成。在实际临床中，约 2%的下颌后牙区和 4%的下颌前牙区存在此类骨，上颌骨几乎不存在 D1 类骨。D1 类骨在萎缩的下颌前牙区多见，在 CT 上可测得其 Hu 值高于 1 250（图 9-1-52）。

2. D2 类骨　D2 类骨由多孔的皮质骨和粗糙的松质骨组成，在 CT 上反映的 Hu 值为 750～1 250。在这类型骨上备洞的手感，与在云杉木或白松上备洞类似。D2 松质骨较 D3 类松质骨硬 40%～60%。这种类型的骨最多出现在上颌前牙区，其次是下颌后牙区（图 9-1-53）。

3. D3 类骨　D3 类骨由牙槽嵴顶区细小多孔的皮质骨和边缘良好的松质骨组成。这一类型的骨往往出现在上颌前牙区和上下颌后牙区。一般而言，下颌的多孔皮质骨多于上颌，

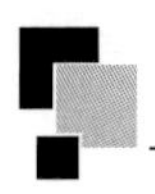

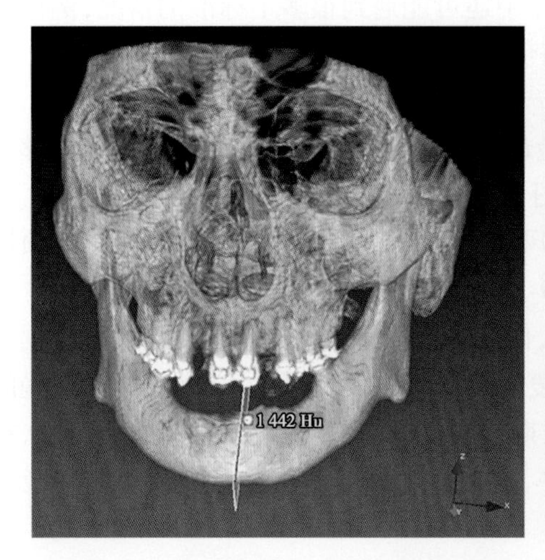

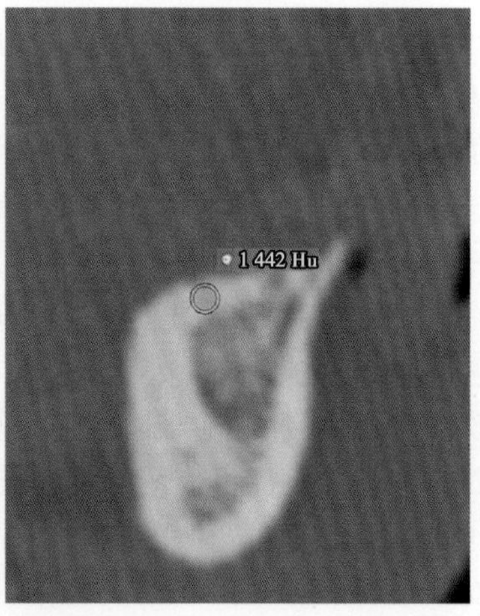

图 9-1-52　D1 类骨常位于下颌前牙区，CT 值>1 250Hu

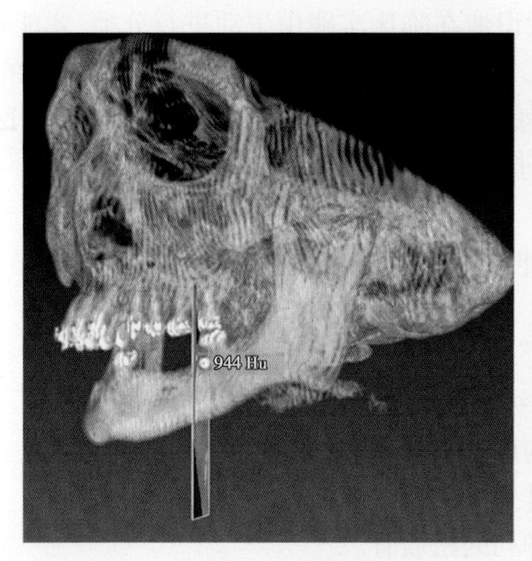

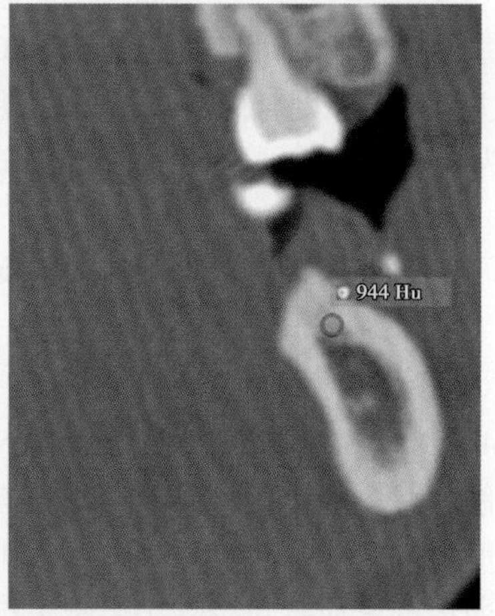

图 9-1-53　D2 类骨常位于上颌前牙区和下颌后牙区

其 CT 值一般为 375~750Hu(图 9-1-54)。

4. D4 类　D4 类骨的骨密度很低，往往只有极少甚至没有皮质骨，与致密的皮质骨(D1 类骨)正好相反。在 CT 上可测得 Hu 值低于 375(图 9-1-55)。这一类型的骨质常常在长期缺牙的上颌后牙区出现，或是在垂直向、水平向骨增量的部位，或是上颌窦底提升术的植骨部位。这类骨质几乎不会出现在下颌，但不排除极端情况。由于部分 D3 类骨的牙槽嵴过窄，在经过骨修整，即去除牙槽嵴顶薄层皮质骨后，也会出现 D4 类骨。了解患者的骨质分类对种植手术，尤其是采用何种扩孔备洞方法的判断，有着重要影响。

(二) 不同颌骨分类方法的临床实用性

Misch 分类法区分了四类骨密度区域，包括：①上颌前牙区(双侧上颌第二前磨牙间)；②上颌后牙区(上颌磨牙区域)；③下颌前牙区(双侧下颌第一前磨牙之间)；④下颌后牙区(双侧下颌第二前磨牙和磨牙区)。相同区域的颌骨，骨密度相似。

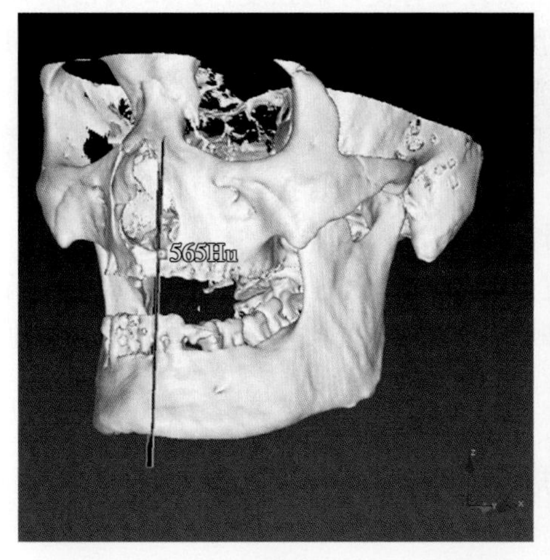

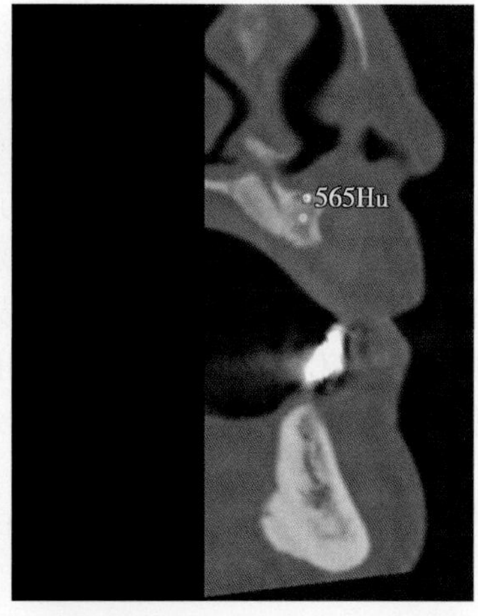

图 9-1-54　D3 类骨往往位于上颌前部和上下颌后部，CT 值为 375～750Hu

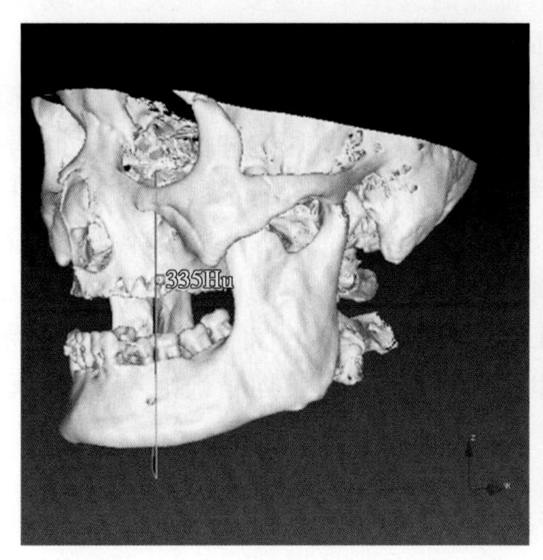

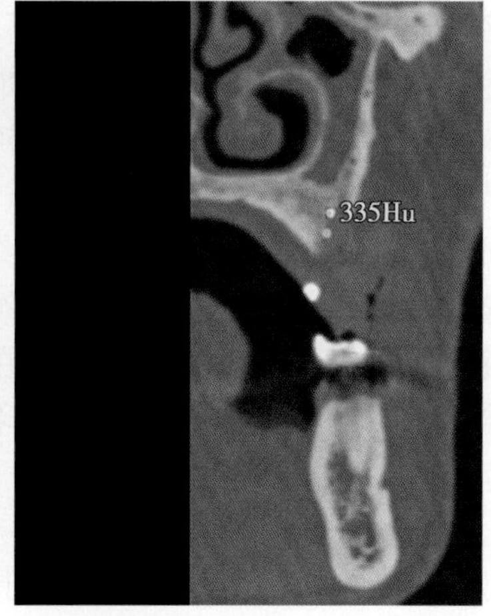

图 9-1-55　D4 类骨往往骨密度很低，常常在长期缺牙的上颌后牙区出现

根据 Misch 的分类法，下颌前牙区的骨质类型为 D2，下颌后牙区为 D3，上颌前牙区为 D3，上颌后牙区为 D4。这个结论对于治疗计划是一个初步参考。然而，大约 25%男性患者的下颌前牙区有骨吸收，可达到 D1 类骨；上颌后牙区植骨半年后，可达到 D3 类骨。骨密度可通过术前 CT 检测 Hu 值进行评估。传统的根尖片、曲面体层片、X 线头影测量侧位片不具有此诊断作用。目前临床上多使用 CBCT 进行术前骨量、骨质的评估。由于 CBCT 和 CT 的投照原理不同，过去认为 CBCT 显示 CT 值大小不能反映牙槽骨的实际密度，但近年来的临床试验证实其与牙槽骨的实际密度有相关性。另一种评估骨质的方法是在手术中进行。皮质骨和松质骨的厚度在手术中可进行评估，其骨密度可在先锋钻制备窝洞直至种植窝制备完毕的整个过程中，进行判断。

（三）根据颌骨不同质量选择对应种植方法

Misch 的骨质分类（D1～D4）与 Lekholm 和 Zarb 的分类（Q1～Q4）略有不同。Misch 等指出，D3 类骨有良好的松质骨，较 D2 类骨的松质骨弱 47%～68%，较 D4 类骨的松质骨强

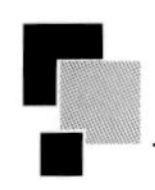

20%。而 Lekholm 和 Zarb 所提出的 Q3 的松质骨也有良好的强度，与 Q2 的松质骨接近。换言之，撇开适宜种植体的皮质骨，每一种密度的松质骨的强度都不同。另外，Lekholm 和 Zarb 的骨质分类仅仅评价了上下颌前牙区的骨质。而 Misch 的骨质分类还评估了颌骨后牙区域的骨质，因此 D3 类骨和 D4 类骨的不同在于，D3 类骨内含有皮质骨，增加了其强度和弹性模量。Lekholm 和 Zarb 分类里的第四类骨与 Misch 的 D3 类骨接近，而 D4 类骨由于几乎没有皮质骨、基本由松质骨构成，强度较 Q4 更弱。

总之，Misch 分类法将颌骨骨质按照皮质骨和松质骨的组成成分分为四类，涵盖颌骨几乎所有区域，并通过 CT 精确测定 CT 值判断骨密度高低，具体评估骨质类型，对种植术前准备及手术操作具有重要的指导意义。

三、常规种植前准备

（一）受植部位的选择

对于多牙连续缺失或无牙颌病例，种植位点的选择非常重要。缺失牙区域骨的结构与质量因患者不同、部位不同、缺损的大小不同，或是否接受放射治疗，而存在差异。从修复学观点来考虑，一侧下颌磨牙区游离端缺失时，可植入种植体在余留牙远端提供支持；如果缺牙间隙过长，则用种植体在缺隙两端提供桥基；在无牙颌时，通过种植体支持分段、一段式固定总义齿或覆盖总义齿修复。由于受骨质和骨量的影响与限制，术前应有种植外科医师、种植修复医师密切配合，结合模型研究及 X 线检查，综合解剖条件及修复体支持的需要，选择骨质和骨量比较好而又能避开上颌窦、下颌管等薄弱解剖部位的区域进行种植位点的设计。目前数字化技术的应用，使临床医师能够在术前根据修复体的位置，遵循“修复引导外科”的原则设计合理的种植体位置和轴向，并打印外科导板辅助种植体精确植入，以期获得最佳的功能和美学效果。

（二）种植体数量的确定

种植体数量的确定主要考虑两方面因素：一是支持修复体的需要；二是局部解剖条件和移植骨的质量。从理论上说，种植体数量越多，越能提供较稳定的支持，而且由于应力分散，减少了单颗种植体所承受的负荷，可望获得长期稳定的骨结合。一般认为，1 颗种植体完全可以支持恢复 1 个牙冠；2 颗种植体可支持 3~4 个单位的固定桥。

然而，临床实际应用时则受如下几个因素限制：一是需要根据支持牙修复体的数目而定。无牙颌覆盖义齿最少 2~4 颗种植体；固定修复 4~8 颗种植体。二是需要根据局部解剖条件而定。三是根据种植体植入部位的负荷功能而定。后牙区是咀嚼功能区，需要适当增加种植体的数量，分散殆力。四是需要根据种植体植入术的操作原则而定。骨内种植体之间必须保持 3mm 间隔，过密不仅会使手术操作不便，而且不利于后期维护，影响前牙区美学效果。

要强调的是，在手术前需要综合考虑各种因素，例如牙弓大小、牙齿排列、咬合关系、美学、解剖条件、全身状况等，并在此基础上制订出合理的治疗计划。良好的修复必须建立在术前综合判断的基础上，这对手术和修复都很重要。不能本末倒置，在没有综合考虑多种因素的情况下仓促手术。这不仅会给修复带来困难，也易导致种植失败。

（三）种植系统及种植体的选择

目前，国际上最常用的牙种植材料为纯钛。钛是一种具有高度化学活性的金属，表面极

易氧化形成高度稳定的纯化膜，以 TiO_2 分子结构为主，能与骨组织、牙龈组织形成良好的骨性结合和半桥粒附着关系。其优点为机械性能良好，能保证种植体的精度和强度。缺点为与骨组织在弹性模量方面有一定差异，易在界面上形成应力集中。具体种植系统和种植体的选择，一般根据以下几点来确定。

1. 种植系统的可靠性　目前国际上种植系统层出不穷，通常每一种商品化的种植系统，都有其自身的种植应用适应范围和具体要求。因此，临床上应选择已长期在大量病例中使用，并取得相当高成功率的种植系统。只有选择经过实践检验证实具有可靠性的种植系统，才能取得长期良好的种植效果。同时，临床上要根据缺牙部位及修复具体要求，来决定使用哪一种适宜的种植系统。

2. 种植系统的熟悉程度　所选择的种植系统除上述可靠性外，还需要种植外科医师、种植修复科医师和技师都对其比较熟悉，接受过该系统的专门培训，有一定的临床经验。只有这样，才能充分发挥种植技术在牙缺失修复中的最佳作用。

（四）外科导板的制作

外科导板的制作是牙种植外科术前的重要步骤。尤其是多颗种植体同时植入时，要求植入的种植体处于良好的位置，各种植体之间相互平行，以利于获得良好的功能和美学修复。同时，手术导板的制作可以对修复效果进行预测。外科导板技术的应用，可提高手术实施的准确性和修复效果预测的可靠性。这对初涉种植领域的医师尤为重要，可以避免由于手术植入的位置和方向不准确所导致的修复效果不佳。

牙种植手术外科导板通常分为两大类，即基于模型基础分析的传统外科导板和基于影像学数据分析的定位导向外科导板。

1. 传统外科导板技术　传统外科导板的设计根据拟植入区的解剖条件、拟修复的部位和美学情况而定。尽管拟植入区缺牙部位和数量不同，但外科导板制作的方法和步骤基本类似。

首先，用藻酸盐印模材料制取患者口内印模及转移关系，并在工作模上根据咬合关系及美学要求排牙，恢复正常的牙列与𬌗关系。然后，在空气压模机模型平台上，选用透明热塑片在硬石膏模型上压制导板。导板至少应包括种植术区两侧各 2 颗牙的范围。修整手术区及颊舌侧过多的材料，将修整后的导板戴入模型，根据模型上的𬌗关系及牙槽嵴的位置，用小球钻在导板上定点钻孔，初步确定种植手术时种植体植入的方向及位置，这样就完成了导板的制作。最后，将导板浸泡消毒，手术备用。传统导板技术制作简便，费用较低，缺点是无法结合骨量数据进行种植体的设计，在临床实际操作时准确性不高、精度不够、操作难度大，有一定可变性。

2. CAD/CAM 定位导向外科导板技术　计算机辅助设计（computer aided design，CAD）和计算机辅助制造（computer aided manufacturing，CAM）技术，是近年来发展迅速的一项新的系统工程。在牙种植外科计划中，CAD/CAM 导板技术是利用影像学（CT 或 CBCT）扫描技术获取拟种植颌骨结构的体层图像和重组图像，在计算机辅助下对该区域进行多方位骨量图像分析、骨密度测量、种植模拟手术等三维模型重建，并将图像分析结果，个体设计方案，以及缺牙区拟植入种植体的部位、数量、植入方向、角度和深度等信息作为参数，通过数控机床最终完成个体化设计的导板制作。外科导板作为最终信息的载体，将种植医师的设计思路通过术中导板的精确定位与引导赋予实现；同时，避免了种植手术中常见的侧壁穿孔，种植体位置、方向、植入深度欠佳，上颌窦、鼻腔穿孔，以及神经或邻牙损伤等并发症。

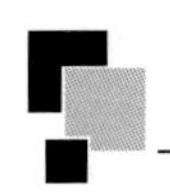

四、计算机辅助规划软件的应用与计算机实时导航系统简介

对于临床医师来说，在口腔种植手术（尤其是复杂病例）过程中，如何确保在理想的位置植入种植体，最大限度地利用骨量，并保证邻近重要组织解剖结构的安全，是一个巨大的挑战。

随着新一代计算机智能化辅助系统的设计与研制，医学放射影像学（CT、MRI 等）、计算机图形图像学、定位跟踪技术等的发展，应用于临床的计算机辅助手术（computer aided surgery，CAS）系统应运而生，给口腔种植手术带来了新的发展机遇。

（一）影像资料的获得

计算机辅助手术是计算机科学、医学、机械学、图形图像学等多学科交叉的一个新的研究领域，旨在帮助医师合理地利用 CT、MRI 等多模图像数据，空间导航系统和医用机器人系统进行手术模拟，制订手术计划，实现计算机辅助医学干预。基于图像的导航系统，是计算机辅助手术的重要组成部分，指以 CT、MRI 等医学图像信息为基础，通过建立人体三维几何或物理模型模拟患者位置信息，在手术前利用计算机模拟或规划，在手术进行过程中利用高精度定位跟踪系统实时跟踪患者和手术器械的位置关系，引导医师操作，从而确保术前规划方案顺利实施的一种方法。手术导航系统于 20 世纪 80 年代末首先应用于神经外科手术，随后逐渐推广应用于其他手术领域，包括整形外科、骨科、耳鼻喉科、脊柱外科等。它延伸了外科医师有限的视觉范围，更好地发挥了外科医师的主动性和灵活性，突破了传统外科手术的界限，更新了外科手术和外科手术器械的概念。它通过提高手术定位精度、减少手术创伤、优化手术路径、引导手术进行等手段，极大地提高了手术成功率。

近年来，基于 CT 图像的计算机辅助口腔种植外科定位导向导板，已经在国内外大量应用于临床，并显示出良好的引导精度。该方法通过口腔种植辅助设计专用软件，进行基于 CT 图像的术前规划，将拟植入种植体的位置、数量、角度和深度等数据信息作为控制参数，转化为 STL 文件格式，输入数控机床或用快速原型方法加工，制成导板。该方法自动化程度高、定位与导向较为精确，对常规、复杂种植手术均有效。

（二）计算机设计并模拟种植手术

计算机辅助手术规划是数字化种植外科的重要部分，涉及种植体的合理设计与放置，种植体与上颌窦、下颌管之间的距离检测，颌骨缺损骨量评估等。手术的成功很大程度上取决于术前所规划的方案。常规颌骨曲面体层片虽然能给临床医师提供一定的指导作用，但由于 X 线片是结构重叠的二维影像，密度分辨率低，受拍摄角度等影响，组织结构会有不同程度的变形和失真。因此，根据普通 X 线片检查所做的术前规划设计，常常不能对颌骨密度和骨缺损的程度作出准确的判断，使临床医师在口腔种植手术中陷入十分被动的局面。而基于 CT 的三维计算机辅助手术规划，则可以最大限度地获取颌骨影像数字信息。通过三维重建与可视化处理，可清楚显示拟种植部位的牙槽骨高度、宽度、形状、骨缺损的准确位置、骨质密度、颏孔的位置、下颌管的走向、鼻腔底和上颌窦底的位置与形态等，从而使手术规划更为精确、科学。另外，对于颌骨缺损种植修复病例，采用基于 CT 的计算机辅助手术规划，还具有以下优越性：①医师可以设计不同的手术方案，比较几种手术方法的优劣，然后进行仿真手术模拟，放置所需种植体，观察其植入方向、未来义齿修复空间及与对颌牙和邻牙的关

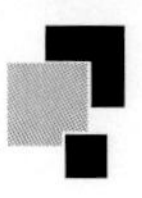

系，以达到对患者个性化的最佳修复效果。②治疗小组的每位医师都可以共同分享信息，清楚地了解不同协作科室的设计思路，以协调手术设计方案。颌面缺损患者的修复是一种复合修复或重建，必须设法满足多学科的目的，使所有的功能性修复步骤和过程为一个共同目标紧密进行，而不会发生脱节甚至互相干扰，从而综合利用各学科的技术获得理想的功能性修复结果。③手术方案思路可以通过规划系统向患者及其家属展示，辅助建立与患者的良好沟通，获得最大的理解和配合。

（三）计算机辅助种植外科分类

目前，计算机辅助种植外科主要分为两类：一类是静态引导。术前拍摄 CT，在计算机软件内进行规划，制作导板，术中依据导板引导外科手术；此时，不允许在术中改变种植体设计和位置。目前，国际上商业化的 Simplant 和 Nobelguide 都属于此类。一类则是原理完全不同的动态导航。术前拍摄 CT，同样在计算机软件内进行术前规划，但不制作导板，需要特殊导航设备在术中进行配准，然后进行实时引导外科手术；允许术者在手术中根据实际情况调整种植体的位置。

（四）几种商业计算机设计软件制作和临床应用

目前一些专业公司生产了口腔种植规划软件，具备术前规划功能，如 Simplant 系统和三维规划软件 implant 3D 等。在使用这些软件完成种植规划后，可利用 CAM 技术制作手术导板。

1. 计算机辅助导板的制作

（1）Simplant 系统：Simplant 系统主要分为三种类型，包括牙支持式导板、骨支持式导板、黏膜支持式导板。每种类型有相应的 CT 放射导板制作要求。

（2）Nobel guide 系统：Nobel guide 系统是种植体公司主导研发的导板系统。其特点是需要 2 个 CT 文件，即患者戴入术前排牙拍摄 CT 得到一次数据，然后单独拍摄一次排牙。

2. 临床应用　单牙或连续少数缺牙时，软件可根据“镜像翻转”原则进行虚拟排牙后设计种植体的位置，当出现连续多颗牙缺失或无牙颌时，要先制作术前排牙，并在排牙基托上标记分散的阻射点，患者戴入后拍摄 CT。同时通过口外扫描技术扫描排牙信息或再次拍摄排牙的 CT，然后将两组数据导入专用软件，然后医师在电脑端进行详细规划设计，设计完成后将数据保存，传递给制造商。因此，导板的精确性受到多个因素的影响，术前排牙基托和牙龈黏膜的贴合程度、CT 的扫描精度、数据转换的损失、设计的误差、CAD 制作误差、导板的固位形式等，均可能影响最终导板的精度。计算机辅助模板属于静态导航一类，另一类就是计算机辅助术中动态导航。

（五）计算机实时导航系统介绍

计算机辅助实时导航是近些年来发展起来的一种新方法。该技术是计算机科学、医学、机械学和图形图像学等多学科交叉的新型研究领域。现代导航和定位技术开始于 20 世纪 80 年代。1986 年，美国的 Roberts 教授首次将手术导航技术应用于临床实践。计算机技术和精确医学图像技术的飞速发展，使手术导航系统在医学的各个领域得到了迅速的成长，体现在诊断、制订治疗计划和术中手术导航等多个重要环节。术中导航技术由神经外科开始，发展为在骨科、耳鼻咽喉科、整形外科、口腔颌面外科乃至全身的广泛应用。

对于受植区骨结构复杂，或由于各种原因造成骨缺损的复杂病例，导板的稳定性将受到很多因素的影响，其精度与准确性仍很难得以保证。

口腔种植手术导航是骨组织手术导航系统的一种类型。一般采用基于 CT 体层图像的导航模式，利用解剖组织结构的三维信息进行手术规划。

1. 图像处理　首先，对患者颅颌面骨组织解剖结构数据进行图像预处理，实现几何建模与三维可视化功能。然后，在此基础上进行计算机辅助手术规划，制订手术方案（包括对颌骨模型进行三维几何测量，根据临床种植要求分配种植体数目和位置；确定最佳植入路径；选择种植体的长度与直径、种植体间的共同就位道；显示钻孔的位置、方位、深度及对周围组织的保护等）。在手术进行过程中，系统将利用术中定位跟踪系统，完成自动配准功能，并对手术器械及患者运动进行实时跟踪，指导临床医师在 2D 和 3D 交互实时导航环境下，按照预先设置的手术路径植入种植体。

2. 配准方法　在基于序列体层医学图像的计算机辅助手术实时导航系统中，配准（registration）是关键技术之一。配准方法及配准精度，决定了实时导航系统的可行性及可靠性。医学图像的术中配准（又称空间配准）是指通过定位跟踪系统，在手术中确定手术器械与患者相对于医学图像之间的空间转换关系，并反映在计算机屏幕上。这样医学图像才能被有效地用来实时引导手术按预先规划方案进行。

影响配准精度的因素，包括定位装置本身的误差、标记点类型与性质、皮肤标记点放置位置、探针指定基准点中心的偏差等。因为配准方法、测量和统计方法不同，所以很难进行比较。理论上讲，配准精度由高至低排列顺序依次为带标记的骨性螺钉植入法、皮肤粘贴标记法、基于表面的配准、解剖标志点配准。但是，并不能机械地将此应用于实践，还要考虑到手术的部位、时间、配准方法的创伤、实现的难易程度等多种因素。

3. 定位跟踪技术　在实时导航软件模块的集成与开发部分，主要涉及以下研究：定位跟踪技术的应用与二次开发、手术器械的标定与可视化、不同跟踪算法的研究、比较与选择等。

定位跟踪技术早在航天、航空、交通、工程测绘等领域得到了广泛应用，在手术导航系统中利用定位跟踪技术，目的是在术中对常规手术器械、刚性解剖结构、植入物和医学成像设备（例如 X 线扫描仪、超声波扫描仪等），进行实时精确地空间位置测量和定位，达到实时导航效果。

术中目标的空间定位方法可分为接触式和非接触式两种。早期主要是接触式的定位方法，即采用精密的机械结构来达到测量和定位的目的。从 1906 年 Horsley 和 Clarke 研制的世界上首台三维立体定位仪，到 20 世纪 70 年代初期 Kwoh 等开发的 CT 引导的立体定位装置都是采用这种技术。20 世纪 80 年代中期，人们认识到传统的立体定位方法需要人工调整，既烦琐费时又容易出错，且需要在患者颅骨上来钻孔、打钉、安装固定装置，给患者造成了痛苦。随着计算机技术、机器人技术、CT/MRI 图像技术及光学等技术的发展，光学定位法、超声波定位法和电磁定位法等应运而生，并取得了一定进展。

4. 计算机实时导航的流程（图 9-1-56）

5. 计算机实时导航的临床应用注意事项及优缺点　计算机辅助实时导航需要一定的专用设备，即导航仪及其配套导航工具；需要有经验的种植医师在经过适当的培训、熟悉计算机术前规划操作设计后，方可使用。在许多复杂的解剖条件下进行种植，计算机实时导航均显示了良好的辅助功能：降低了风险，提高了精确度，减少了外科创伤，优化了治疗程序和结果。

计算机辅助实时导航在不翻瓣手术、前牙美学区种植、即刻种植，以及颌骨缺损、复杂的

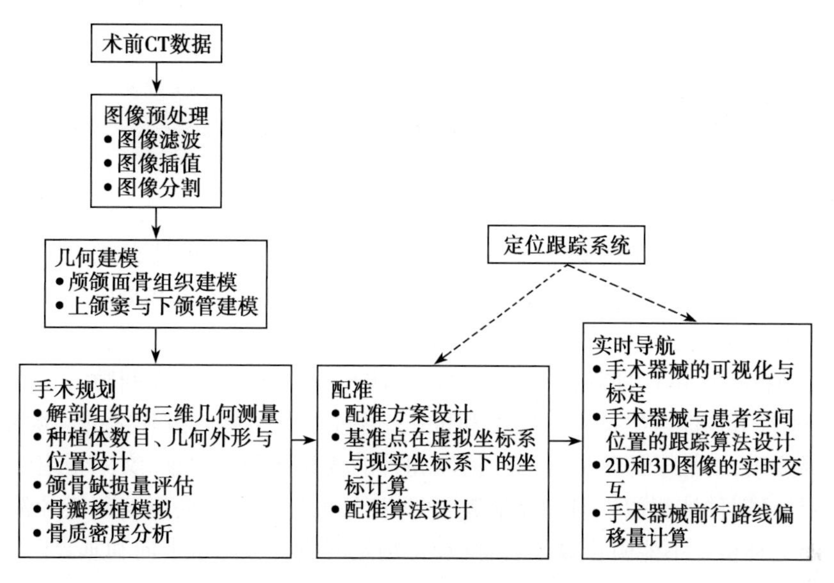

图 9-1-56　计算机实时导航的流程

解剖条件下种植，都有其优越性。缺点是前期投入大、治疗成本较高，部分误差仍需要控制。

第二节　种植体植入时机的选择

各类患者接受种植手术时机是不同的。传统观点认为，通常是在拔牙、牙槽骨手术或轻型外伤后 3 个月以上考虑种植手术，此时缺损处骨量已恢复，骨质也较致密；如果外伤伴有颌骨骨折，接受种植手术的时间应适当推后，待骨折愈合、骨痂吸收稳定后才能进行，一般为 4~6 个月；对于游离移植骨后需要行种植体修复者，必须在植骨后 4~6 个月左右，大部分移植骨被新骨代替、新的骨单位（又称哈弗斯系统）形成后才能进行；带血管的骨移植因为能及时建立移植骨的血液供应，骨的愈合与骨折愈合相似，可以在植骨同时植入种植体，在接骨端愈合的同时，完成种植体的骨结合；恶性肿瘤术后患者，应在完成放射治疗后 1 年，经复查无肿瘤复发迹象后，慎重接受种植修复。

2004 年第三届、2008 年第四届国际口腔种植学会（ITI）在共识研讨会上，提出了根据牙拔除后种植体植入时机进行分类的方案。这个分类方案是参照种植体植入时拔牙窝组织学愈合过程、牙槽骨吸收的不同状态来区分的，分为四型：① Ⅰ 型种植——即刻种植（immediate implant placement）是指在拔牙后即刻植入种植体；② Ⅱ 型种植——软组织愈合的早期种植（early implant placement）是指在软组织愈合之后、牙槽窝内具有临床意义的骨充填之前植入种植体，通常为拔牙后 4~8 周；③ Ⅲ 型种植——部分骨愈合的早期种植（early-delayed implant placement）是指在牙槽窝内具有临床意义和/或 X 线片上的骨充填后植入种植体，通常为拔牙后 12~16 周；④ Ⅳ 型种植——延期种植（delayed implant placement）是指在牙槽窝完全骨愈合后植入种植体，通常为拔牙后 6 个月或更长。

合理地选择种植时机，可以在临床上最大可能地缩短治疗时间，减少外科手术的次数，降低种植治疗的失败率，获得长期稳定的美学和功能的种植修复。因此在种植治疗开始阶

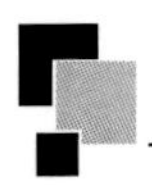

段，即种植外科手术前，就应对影响种植体植入时机的各因素详细分析，确定种植体植入的最佳时机。

一、即刻种植

（一）定义

即刻种植是指在牙拔除的同时将种植体植入牙槽窝的一种种植方式。1976 年，Schulte 首次提出了此技术，在拔除患牙的同时，将种植体即刻植入新鲜的拔牙窝。1983 年，Brånemark 等人在组织学上证实了即刻种植与常规种植的骨结合过程是相同的。之后，通过动物实验及临床病例发现，即刻种植后虽然种植体与拔牙窝之间存在间隙，但仍然会有骨结合的发生。随着引导性再生技术的发明和推广，通过在种植体与拔牙窝的间隙填充人工骨材料，覆盖屏障膜，增加了即刻种植的种植体和骨的接触面积。目前，文献报道显示，即刻种植的成功率与延期种植相似。但组织学表明，种植体的植入并不会影响到拔牙窝的骨改建，也就是说，即刻种植并不能阻止拔牙后骨板，特别是唇侧骨板的水平向和垂直向吸收。

（二）适应证

种植区局部无急性炎症；种植区周围软组织健康，无缺损；植入的种植体能获得良好的初期稳定性；不伴有牙槽嵴明显缺损，可通过采用 GBR 技术获得良好的骨组织重建者，可考虑即刻种植。

过去对美学区单颗牙即刻种植适应证的选择较为宽泛，使得种植修复完成后软组织的美学效果不稳定，特别是唇侧边缘龈退缩的比例很高，可达到 9%~41%。因此，为获得可预期的长期的美学效果，2013 年国际口腔种植学会在共识研讨会上对于美学区单颗牙即刻种植提出了更为严格的纳入标准，要求拔牙后唇侧骨板完整，唇侧骨板厚度>1mm，厚龈生物型，种植区无急性炎症，拔牙窝根方和腭侧有充足的骨量确保初期稳定性。然而，流行病学的统计显示，在上颌前牙区，唇侧骨板的平均厚度为 0. 8mm，前磨牙区为 1. 1mm。87%上颌前牙区的唇侧骨板厚度≤1mm，只有 3%的区域唇侧骨板的厚度>2mm，因此能符合上述条件的病例在临床上是很少见的。唇侧骨板的完整性、厚度与患者牙龈生物学类型、患牙拔除的病理性因素、拔牙时的创伤相关。

近年来，各国学者对美学区即刻种植的适应证进行了深入的探索，发现唇侧骨板完整、厚度小于 1mm 的位点，术中结合跳跃间隙内低替代率骨充填、同期结缔组织移植及即刻修复，亦能获得长期稳定的美学效果。对于唇侧骨板少量缺损的位点是否是美学区即刻种植的适应证，各国学者还在不断展开临床研究进行探索。

即刻种植缩短了治疗周期，最大限度地利用留存的骨量植入种植体。种植体植入后周围骨缺损的形态通常为两壁或三壁，有利于获得良好的骨增量效果。但已有的牙槽窝形态可能影响种植体的初期稳定性；软组织的缺乏使得无张力关闭创口变得困难，且软组织瓣松弛滑行后会改变膜龈联合的位置。因此，即刻种植应由经验丰富、手术技巧娴熟的医师，在条件好的病例中开展进行，这与种植修复后的最终美学效果密切相关。在病例选择前应进行风险评估，并与患者进行充分沟通。

（三）术前准备

术前准备除常规的临床检查和影像学检查，对不能保留的患牙及周围牙槽骨、软组织、

咬合情况、邻近组织结构做一个全面的评估外，还应包括术前 CBCT 检查。通过 CBCT 数据分析，可以有效确认种植区域的骨组织信息，特别是美学区唇侧骨板是否完整，是否发生了垂直性的牙槽骨吸收，这对于判断是否应采用即刻种植技术，预见即刻种植修复后美学效果具有重要的意义。

（四）基本步骤

1. 局部麻醉起效后，应根据术前检查结果设计黏骨膜瓣的切口，决定是否翻开黏骨膜瓣。对于通过 CBCT 评估确认患牙唇侧骨板完整，牙根完整，根尖周无病变，牙根方无骨开窗开裂，术中无须进行大量引导性再生的病例，可进行不翻瓣手术。

无论是否翻开黏骨膜瓣，即刻种植的拔牙都应遵守微创原则，即拔牙时应尽可能减少对牙槽骨的损伤。特别是对已行根管治疗的患牙，由于牙体组织变脆或与周围牙槽骨粘连，临床医师在操作时更应仔细轻柔，避免过度扩大牙槽窝，减少骨损伤；也可以使用高速手机将牙齿纵向磨为几片，然后将每一片取出，这样就不易损伤牙根周围的牙槽骨。拔牙时使用微创拔牙器械或超声骨刀，也有利于减少拔牙窝周围牙槽骨的损伤。此外，还可采用无创拔牙技术，即在根管内拧入一固定装置，通过专用的器械将牙根牵拉出牙槽窝。多根牙在拔除时，必须将牙根分开后逐一取出。

2. 拔牙后应认真检查牙槽窝骨板是否完整，清除所有病变软组织。如果发现根尖周骨组织的破坏、骨开窗、骨开裂，或需要进行 GBR 手术的，应翻开黏骨膜瓣，充分暴露缺损区。黏骨膜瓣的切口设计要尽可能减少创伤，给予良好的血供，保证软组织瓣复位后，能在无张力的情况下关闭创口；尽可能保留种植区两侧龈乳头；如有必要，可以用腭侧组织瓣转移来辅助创口的关闭。

3. 拔牙后在牙槽窝唇侧可见一薄层致密的皮质骨。在种植窝预备时，应尽量避免对这层皮质骨施加压力，造成骨量的损失。通常在上颌美学区，腭侧的牙槽骨壁厚于唇、颊侧，在扩孔时腭侧骨板的阻力大于唇、颊侧。术中操作不当，腭侧的致密骨壁能使得制备种植窝的钻头向唇、颊侧偏斜，这样种植体植入时，唇、颊侧的骨壁承受的压力就会增大。由过度的压力所致的挤压作用，可引起局部骨吸收、坏死，甚至种植失败。同时，由于扩孔时方向不正确，使得植入种植体的最终轴向和唇腭向位置不佳。因此，在种植窝制备时，钻头的方向应紧贴着腭侧的骨壁，防止钻头向阻力较小的牙槽窝移位。在植入螺纹种植体时，应适当使用攻丝钻预备螺纹，以避免最终种植体植入后发生唇向倾斜。

4. 在即刻种植中，种植体不仅利用天然牙根方的骨量进行固位，而且在扩大种植窝的过程中，也利用了原有牙槽窝根尖区的侧壁和腭侧骨量获得初期稳定性。种植体植入后，无论是否进行骨移植，都应确保其具有良好的初期稳定性。在美学区，不能根据牙槽窝的大小判断选择种植体的直径。选用大直径的种植体，一方面会造成唇侧骨板的压迫吸收，另一方面难以将大直径种植体放入符合美学要求的理想的颊舌向位置。因此，临床上常规选用直径<4mm 的种植体，通常情况下此时种植体唇侧颈部平台至唇侧骨板跳跃间隙的距离应在 2mm 以上。

5. 目前动物学实验和临床研究均表明，唇侧骨板的存留与否，与唇侧边缘牙龈的退缩直接相关，并且唇侧骨板缺损越严重，种植区发生牙龈退缩的比例越高。同时，唇侧骨板越薄，拔牙后越容易发生垂直向骨吸收。

通过在种植体与唇侧骨板间隙内植骨的方法，能够减少唇侧骨板的吸收。可以选择单

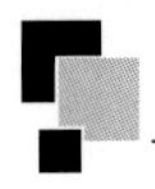

独植入自体骨或骨移植材料，同时覆盖引导组织再生膜。研究表明，使用低吸收率的人工骨移植较单纯使用自体骨，能更有效地减少唇侧骨的吸收。

对于厚龈生物型患者，如果拔牙创唇侧的骨壁完整且厚度>1mm，近远中邻面骨的高度也没有丧失，可不翻瓣，在植入种植体后，间隙内放入人工骨材料。如果不能满足以上条件，应翻开黏骨膜瓣，在种植体与唇侧骨板间隙内充填低吸收率的人工骨材料；同时，在唇侧骨表面放置可吸收屏障膜，减少唇侧骨板的吸收。这一类型的患者，发生唇侧边缘龈退缩的可能性较小。

对于薄龈生物型患者，即刻种植的美学风险较高。牙槽嵴顶薄层的唇侧骨板主要为束状骨组成，会随着骨改建完全吸收。因此，在美观区即使唇侧牙槽骨壁完整，近远中邻面骨的高度也没有降低，也应翻开黏骨膜瓣；然后再植入种植体，行人工骨移植，表面覆盖生物膜，同时结合结缔组织瓣移植。这样做可以有效地避免唇、颊侧牙槽骨壁的吸收和随之发生的软组织退缩。对于伴有唇侧骨板缺损、垂直向骨高度丧失、软组织缺损者，Ⅱ型或Ⅲ型种植是比较可靠的方案。

6. 植入种植体颈部肩台的颊舌向位置和深度　临床观察表明，无论是软组织水平或骨组织水平的种植体，颈部偏唇倾的种植体发生唇侧边缘龈退缩的概率，都远高于颈部位于偏腭侧的种植体。一方面是种植体植入偏唇倾，在手术扩孔和种植体植入过程中发生了对唇侧骨板的压迫导致其吸收；另一方面，种植体植入颈部偏向唇倾，无法充分利用种植体与唇侧骨板间的间隙进行骨增量，致使种植体的唇侧没有能保证其支撑软组织长期稳定性的2mm骨板厚度。在种植体植入的深度上，要使种植体颈部边缘位于对侧同名牙唇侧边缘龈下3~4mm，为获得长期稳定的美学效果，必须确保种植体颈部平台放置在正确的三维位置上。

7. 美学区即刻种植即刻修复在维持龈乳头高度上有优势，同时临时修复体可直接封闭龈袖口。对于进行了大量引导骨再生的位点，应关闭软组织创口。术中通过垂直松弛切口、水平切开黏骨膜瓣下的骨膜或联合使用上述两种方法，确保局部软组织瓣有足够的松弛度，能在无张力情况下缝合创口，但此种方法会改变膜龈联合的位置。

二、早期种植

（一）定义

早期种植主要包括Ⅱ型种植和Ⅲ型种植。Ⅱ型种植（软组织愈合的早期种植）是指在软组织愈合之后、牙槽窝内具有临床意义的骨充填之前植入种植体，通常为拔牙后4~8周。此时牙槽嵴表面的软组织包括角化上皮已经愈合，牙槽窝内形成了不规则的编织骨，有新生成的不规则的骨小梁正逐渐钙化，拔牙窝骨组织的外形与Ⅰ类相似。Ⅲ型种植（部分骨愈合的早期种植）是指在牙槽窝内具有临床意义和/或X线片上的骨充填后植入种植体，通常为拔牙后12~16周。此时拔牙窝内有成熟的骨小梁结构，成熟致密的骨组织中可见典型的骨单位。

（二）适应证

1. Ⅱ型种植　这一时期种植最大的优点是增加了种植区的软组织，消除了病理性的组

织。拔牙创软组织自然愈合可以增加3~5mm的角化龈。角化龈量的增加，有利于种植手术时创口的无张力愈合，减少了黏骨膜翻瓣后，为达到无张力缝合，将黏骨膜瓣冠向滑行来关闭创口。软组织的愈合时间通常为4~8周，这主要和拔牙创的大小及角化牙龈形成所需的时间有关。上颌侧切牙和前磨牙一般需要4周，上颌中切牙和尖牙需要6~8周。4~8周的愈合期不仅可以获得愈合了的软组织，而且避免了骨吸收重建造成牙槽嵴宽度的减少。因此在这个时期，如果在前牙及前磨牙区植入的种植体能够获得良好的初期稳定性，应采用早期种植。磨牙区和根尖周有广泛骨缺损的区域，一般不选择早期种植，因为难以获得良好的初期稳定性。

如上所述，为获得可预期美学效果，能纳入Ⅰ型种植适应证的临床病例是非常有限的，因此，对大多数患者而言，Ⅱ型种植是更为可靠的方法。在美学区，对于中等或高美学风险的患者，建议采用Ⅱ型种植。

2. Ⅲ型种植　主要适用于在Ⅱ型种植植入时难以获得良好的初期稳定性的病例，多发生在因根尖周病或牙周病造成的中到大型骨缺损的拔牙窝。磨牙区适合于这一时期种植。磨牙区牙槽骨的宽度超过8mm且牙槽骨壁存在，经12~16周的愈合期，新骨几乎填满整个牙槽窝，同时骨宽度也没有明显减少。翻瓣后在牙槽窝的中央尚有残余的软组织，在种植窝制备过程中这些组织都能够被去除。如果植入的种植体周仍有少量的骨缺损，只要牙槽骨壁完整，可以使用在附近收集的自体骨屑填充，而不需要使用骨替代品和屏障膜。此外，使用此种方法可使种植体的愈合期缩短至6~8周。早期负载使得整个治疗周期并没有明显延长。如果下颌后牙区因感染等原因造成颊侧骨壁缺损，建议在拔牙后8周，即软组织愈合后行种植手术，同期行GBR，而不必等到12~16周，以免造成牙槽骨宽度的丧失。

（三）术前准备

种植区软组织愈合良好，局部无急性炎症。常规行影像学检查。由于早期种植时拔牙窝尚未愈合，拔牙窝的形状、大小与植入种植体可能不完全匹配，因此术前应做好GBR准备。

（四）基本步骤

按照常规种植的方法，局部浸润麻醉后，切开黏骨膜，通常在美学区牙槽嵴顶处的切口应该略偏向腭侧。翻开黏骨膜瓣后，将牙槽窝内的肉芽组织彻底清除干净。Ⅱ型种植的种植体植入过程与即刻种植相似，植入的种植体应该可以有2~3个骨壁接触，暴露的种植体表面骨缺损区大多在唇侧，但唇侧有牙槽骨壁支持。如果唇侧骨壁和暴露的种植体之间骨缺损区域较大或种植体植入时损伤唇侧骨壁，需要进行植骨。早期种植相对于即刻种植，可以获得更好的软组织无张力愈合，不需要施行唇侧软组织滑行瓣来关闭创口。

Ⅲ型种植的手术过程相对简单，基本步骤与延期种植相似。但由于水平向骨吸收增加，加大了种植体植入后形成一壁骨缺损的可能性，术中进行水平性骨增量或分期种植的可能性加大。

三、延期种植

（一）定义

延期种植即常规种植，是指在牙槽窝完全愈合后植入种植体，通常为拔牙后6个月或更长。此时骨组织完全成熟,充满整个拔牙窝,但牙槽窝的骨板吸收也最为严重。

(二)适应证

一种情况是,处在生长发育期的青少年患者,由于牙颌系统的发育还未完成,种植体与邻近骨组织发生骨结合后,不会随生长发育而改变其在颌骨内的位置,难以获得良好的美学效果。因此,在美学区,种植体植入的年龄在18~20岁;非美学区可以考虑适当提前,但应以生长发育基本完成为前提。这类患者由于他们的年龄对种植体植入来说太早,所以必须选择延期种植。

另一种情况是,牙拔除后根尖周区有大的骨缺损例,如根尖周囊肿,这就要求至少有6个月的骨愈合期,以保证种植体植入时有良好的初期稳定性。此外,患者的因素也是延期种植的原因之一。

(三)术前准备

延期种植通常在拔牙6个月后施行,在这等待中的6个月或更长的时间内,牙槽窝处骨组织重建。由于美学区唇颊侧的骨壁薄,缺牙区唇颊侧塌陷明显,增加了形成种植体周一壁骨缺损的可能性,这种状况在前牙和前磨牙区比磨牙区更明显。当牙槽骨宽度明显不足,不能达到种植体植入的骨条件,难以获得良好的美学效果时,需要在种植体植入前施行GBR来扩增牙槽嵴宽度。需要施行延期种植的病例,可以通过运用牙槽嵴保存技术来避免牙槽骨宽度的减少,即在牙拔除的同时或几周后在牙槽窝内植入吸收时间长的骨替代品,以减少未来牙槽骨宽度不足的可能。

(四)基本步骤

延期种植的基本步骤见本章第四节。

上述四型种植体植入时机都有各自的适应证和优缺点,90%以上的患者都是在前三型完成的。好的预期和低风险是选择种植时机的重要因素。临床上早期种植是应用最为广泛的,多在上颌前牙和上下前磨牙实施。从拔牙到种植到修复完成需要10~14周,患者较容易接受,故更受欢迎。但如果患者由于较大骨缺损,不能达到理想的初期稳定性,则以Ⅲ型种植较好。延期种植治疗时间更长,患者接受程度差,需要通过牙槽嵴保存技术来防止牙槽骨宽度的退缩,例如在牙槽窝内植入吸收时间长的骨替代品,这使得时间和金钱的花费都明显增加。

第三节　种植体植入后负载时机的选择

一、概述和定义

根据2008年第四届国际口腔种植学会(ITI)在共识研讨会上提出的种植体负载时机,确定了以下分类。

1. 即刻负载　种植体植入1周之内,戴入上部修复体。
2. 早期负载　种植体植入1周至2个月之间,戴入上部修复体。
3. 常规负载　种植体植入2个月后,戴入上部修复体。

过去的分类中强调即刻修复/早期修复与即刻负载/早期负载的区别,即前者与对颌牙无咬合接触。但在2008年分类中,并不刻意突出接触的存在与否,弱化了“修复”这一概念。

在临床上常规负载是一项成熟可靠的技术，特别适用于种植体植入时未获得良好的初期稳定性，行骨增量手术，种植体直径长度偏小偏短，宿主愈合能力较差的病例。

二、即刻负载的生物学基础

早期的骨结合理论认为，种植体在骨内愈合过程中，如果受到外部力量的干扰，例如咬合力，容易形成纤维结缔组织界面，影响种植体的骨结合。但随着种植体外形设计的改良和表面处理技术的不断改进，越来越多的基础实验支持在种植体骨愈合过程中，只要将种植体控制在合理的微动范围内，不但不会影响骨结合的形成，反而有促进种植体周骨组织的成骨作用。

即刻负载技术最初应用于无牙颌患者。临床医师通过跨牙弓设计，将所有的种植体连接在一起，应用树脂类材料制作上部临时义齿，通过咬合调整合理均匀地分布咬合力，减少应力的集中，这种方法可以有效地限制种植体愈合过程中的微动，提高即刻负载种植体的成功率。

三、影响即刻负载的相关因素

在所有的负荷方案中，种植体植入时良好的初期稳定性是决定骨结合和种植成功的重要条件之一。临床上可通过植入扭矩值和 RFA 测定的 ISQ 来判定种植体的初期稳定性。良好的初期稳定性目前尚无明确的标准，较常见的为植入扭矩在 30N · cm 以上，ISQ 值≥65。

四、单颗牙缺失即刻负载

目前，真正意义上单颗牙即刻负载的文献报道较少。绝大多数的文献在行单颗牙即刻负载时都采用与对颌无咬合接触的方法，即即刻修复。但在日常行为和咀嚼过程中，种植体仍然受到生理性力量的作用，例如表情肌、咀嚼肌的作用和通过食物传递的咬合力量。

区别于全口牙弓能将所有的种植体连接在一起承受咀嚼压力，在单颗牙即刻负载时更强调种植体需要具有良好的初期稳定性。即刻负载的成功，不仅需要考虑种植体早期和长期成功率，还应包括种植体边缘骨吸收的量，美学区美学效果及其稳定性，患者主观对疗程、治疗效果的评价。

目前的研究表明，美学区单颗牙即刻种植即刻负载种植体成功率和边缘性骨吸收与常规负载没有差异。但在美学区考量美学指标时，即刻负载是否比常规负载更有优势仍缺乏明确证据。对于后牙区单颗牙即刻负载，特别是上颌后牙区的病例，应根据患者实际情况评估效益和风险，推荐使用早期负载方案。

五、牙列缺损即刻负载

连续多牙缺失行即刻负载，目前文献报道较少。基于有限的科学证据，连续多牙缺失的患者经过严格的适应证把控,即刻负载的种植体与早期或常规负载相比具有相似的种植体存活率。对于后牙区连续多牙缺失的患者,即刻负载的结果比较理想,但临床益处有限。而对于前牙区连续多牙缺失,即刻负载目前缺乏文献支持。

对于连续多牙缺失的病例,应由经验丰富的临床医师谨慎处理,在判断种植体是否能够即刻负载时,应考虑以下标准:种植体初期稳定性、种植体设计和尺寸、咬合因素、植入扭矩、ISQ值、种植体长度、骨增量手术的需要、种植体植入的时机、吸烟和有无副功能咬合等。多颗后牙缺失早期负载是一种可行和可靠的方案。当植入的种植体能获得良好的初期稳定性,未进行大量的骨增量手术和上颌窦底提升术,宿主愈合功能正常,无磨牙症等咬合习惯时,可选用早期负载方案。

六、牙列缺失即刻负载

(一) 牙列缺失固定修复即刻负载

根据SAC分类,无牙颌种植固定修复属于高难度临床病例。严格筛选临床适应证、认真制订术前计划、临床医师的经验和手术技巧,都是确保种植外科和修复方案实施,获得治疗成功的关键。

上颌或下颌的全口固定修复设计,即将植入的种植体以一段式跨牙弓的方式连接,无论进行即刻、早期或常规负载,都是可靠的方案。但牙列缺失患者行即刻负载时,需要有一定数目的种植体,种植体的数目和分布应根据患者的骨量、牙弓形态、对颌牙状况、上部结构的设计决定;在临时义齿的设计制作上,避免悬臂结构,使咀嚼应力合理分布。

而目前对无牙颌分段式修复即刻负载的文献报道较少。

(二) 牙列缺失覆盖义齿即刻负载

上下颌覆盖义齿的早期和常规修复都是可靠的方案,而即刻负载却有明显不同。现有的文献支持下颌覆盖义齿的夹板式或非夹板式设计的即刻负载。但在施行过程中应控制切口的范围,减少术中创伤和术后水肿反应,以利于患者在术后短时间内能戴入上部修复体。同时覆盖义齿即刻负载还存在着多次重衬、随访频繁的问题,且这类患者的总体平均年龄较大。因此,在临床上实施此项方案,应充分考虑到其复杂性和患者收益比。

关于上颌覆盖义齿的即刻负载,目前的研究和报道都不充分。

第四节 牙种植体植入术的基本原则和操作步骤

一、概　述

自20世纪60年代Brånemark教授植入第一颗种植体后,牙种植已经历了半个多世纪,牙列缺失缺损后的种植修复已获成功。在现代口腔种植学的发展初期,病例选择局限于牙槽骨高度>10mm、宽度>5mm,种植手术的适应证须经过临床医师的严格选择。20世纪90年代以来,种植外科新技术的不断发展,使种植修复的适应证大大发展。种植技术的标准化和规范化使得种植成功率有了很大提高,现代口腔种植技术已逐步发展成一门新兴的学科。

在发达国家，种植修复已成为牙缺失的常规修复方法。有人将它称为口腔医学领域的一场"革命"。因为它不仅仅是修复牙列缺失、缺损的理想手段，更重要的是全面推动了口腔医学的整体发展；同时，也是口腔医学与生物学、化学、材料学等学科之间的相互渗透与融合的结晶。口腔种植学是一门现代应用医学，其成功与发展象征着人们对功能与美学的追求。

综上所述，牙种植技术的标准化和规范化是取得种植成功的关键之一，尤其是对初涉种植领域的学生与医师，尤为重要。

二、牙种植体植入术的基本原则

经过 40 余年的发展，牙种植技术已经趋于成熟与规范。尽管种植系统繁多，手术方法与步骤略有不同，但是牙种植术的基本原则是类似的，是必须遵循的，即确保种植体植入后与口腔软硬组织形成良好的生物性结合，提高牙种植术的成功率，使种植牙能在口腔内长期行使咀嚼功能。

（一）外科无菌原则

牙种植术属于口腔颌面外科手术范畴。受呼吸道与消化道的影响，口腔手术在一个有菌的特殊环境中进行；植入的材料均系纯钛制作，种植体植入过程即为人体内异物植入过程。因此，手术的无菌原则是预防植入后的种植体受感染排斥的一个重要因素。在防止感染方面应做到以下四点：①牙种植术必须在与外科手术消毒隔离相同要求的牙种植手术室内进行，手术器械与种植器械常规高温高压消毒；②术者必须按外科手术的要求更换手术衣，戴口罩、帽子，常规消毒洗手，戴消毒手套，患者常规消毒铺巾等；③术者必须遵循无菌手术原则，严禁触摸与手术无关的未消毒物体；④为了使种植体更紧密地与骨组织产生结合，并缩短种植体与骨结合的时间，种植体植入部分表面都经过特殊处理，有 HA 涂层技术、磷酸三钙处理技术，以及种植体表面的酸蚀、喷砂技术等。因此，术中要避免各类物质如器械、手套等直接接触种植体表面而造成污染，影响骨结合。

（二）防止副损伤原则

牙种植术主要在颌骨范围内进行，术者要熟悉颌面部组织解剖，尤其是上下颌骨的组织解剖，例如鼻腔、上颌窦、颏孔、下颌管等组织结构，避免将钻头或种植体穿入上述组织。此外，应对颌骨骨量不足或骨凹有充分估计，避免骨侧壁穿孔。再者，术中要注意钻的长轴方向，避免邻牙牙根的损伤。

（三）微创原则

种植手术操作不当致种植体脱落，大部分发生在术后 1 个月内，其原因包括诸多方面，例如窝洞制备不良、种植体与种植窝不匹配等。但手术创伤过大或骨组织热损伤是一个重要的，但同时又常常被人们所忽略的原因。根据研究结果显示，骨热损伤的临界温度为 47℃，即 47℃ 1 分钟便可造成骨细胞坏死；而 60℃ 1 分钟骨坏死将不可逆。坏死的骨组织通常被纤维组织所替代，即在种植体与受植床之间形成纤维组织愈合，而非骨性愈合。这种界面情况无力承受负荷，容易引起局部感染，最终导致种植体松动、脱落。因此，术中应遵循四个原则：①各系统种植工具中钻的材料、形状与切割方式不同，转速有所差别，但最高转速控制在 2 000r/min 以内。②术中用低温盐水配合，反复冲洗术区与钻。同时，术者应采用提拉式备孔，使低温盐水能进入种植窝，达到冷却降温的目的。③各种植系统钻材料的切割锋利程度不同，应根据厂家推荐或临床经验在使用一定次数后及时更换，保持钻的锐利性。④要求术者有一定的外科操作技术，经过种植专业培训，严格遵循微创原则，把手术创伤减小到最低程度。

（四）初期稳定性原则

种植体的初期稳定性是未来骨结合形成的基础，是种植成功的关键因素，因此在种植体植入时保持初期稳定性是必须的。术中应做到：①外科种植器械必须与种植体配套，不同的种植系统应采用各自的种植工具，以确保形成的种植窝的大小、直径与种植体相吻合，种植体植入后即有初期稳定性。②牙槽嵴表面良好的皮质骨是种植体初期稳定性的基础。因此，常规种植术最好在牙槽嵴皮质形成后进行。在术中修整牙槽嵴时，也应尽量保护皮质骨，避免由于皮质骨的丧失而导致初期稳定性不佳。③种植窝制备中应保持精确度。术中应采用级差备孔，使种植窝逐级扩大，保持其精度。另外，在窝洞制备中要避免由反复提拉导致的孔直径变大。④对骨质疏松患者可采用骨挤压技术，以提高骨质密度，达到种植体的初期稳定性要求。

三、牙种植体植入术的基本步骤

（一）手术前准备

1. 种植手术知情同意书　手术知情同意书是一项术前必须履行的手续，是医师的义务和责任，也是患者的一项权益和选择。因此，在手术知情同意书上，应详细告知种植手术使用的材料、方法和过程；术中、术后可能发生的各类并发症；各种不良生活习惯对种植牙的影响等。手术知情同意书主要内容归纳如下。

（1）种植治疗过程：首先植入种植体，经过 3 个月后达到骨结合。根据患者条件和手术情况，愈合时间可能不同，种植体骨结合后连接上部修复体，必要时还需要对周围牙龈和骨组织作进一步处理。因此，完成种植治疗过程需 3 个月以上或更长。

（2）有关种植治疗的过程及修复方法患者已有充分了解，并接受拟施行的治疗方案。在治疗过程中由于客观条件限制，医师可根据实际条件改变手术方案，甚至终止种植手术。

（3）种植手术的成功与植入区骨组织的质量密切相关，骨量不足可能造成牙槽骨侧壁穿孔或损伤邻近组织，或进入鼻腔、上颌窦、下颌管等。若出现上述情况，可能出现下唇麻木或鼻旁窦炎等并发症，有手术失败、种植体脱落的可能。

（4）骨量不足行植骨（自体骨或人工骨）治疗时，可能因局部感染、排斥反应等，造成植骨失败，甚至种植体脱落。植骨后可能因局部受压、移植骨的重建等原因，引起移植骨的吸收、植骨效果不佳或行再次植骨的可能。

（5）术后可能因口腔卫生不良，例如龈炎、牙周炎；不良生活习惯，例如吸烟、酗酒；全身性疾病，例如糖尿病等其他原因，引起种植体松动脱落。当种植体在骨内愈合不良或失败时，医师可根据情况，决定取出种植体及采取必要的治疗措施。

（6）患者应如实告知本人所患的系统性、器质性疾病，以免术中、术后发生与该疾病相关的并发症。患者在治疗中应与医师完全合作，不合作或隐瞒病情引起的不良后果，由患者自己负担。

（7）医师在手术前后保留有摄影、积累医学资料及在专业杂志发表的权利，以利于医学

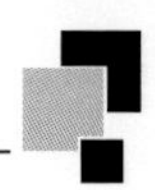

科学的发展。

（8）医师已经向我详细讲解了上述各种情况，本人已权衡了各种修复方式，自愿签名，决定接受种植牙修复方式。

2. 研究模型分析　在制订和完善治疗计划时，研究模型是种植术前极有价值的研究分析工具。将口内情况准确地复制到模型上是制订治疗计划的必要手段。医师可以借助术前研究模型，在㪇架上进行仔细地研究和分析，根据患者的实际条件设计治疗方案，以达到种植修复最佳的功能和美学效果。用藻酸盐制取全口印模后，用石膏灌注模型，通常翻制两副石膏模型。一副作为工作模型，另一副则用于制作种植手术模板，也有翻制第三副作为记录保存模型的情况。通过研究模型的分析可获得大量信息，研究模型的作用主要包括以下三点。

（1）咬合关系的记录：把患者的咬合关系准确地转移到㪇架上，是种植修复的关键步骤之一。通过咬合关系记录的观察和测量可以检测：①种植床和对颌天然牙之间的颌间距离，如低于 6mm 时应采用调磨对颌牙、上压伸长对颌牙、调磨种植床降低牙槽嵴高度等方法；②㪇架上显示㪇关系为对刃㪇或反㪇时，必须调整种植的位置和角度，使最终完成的修复体能处于良好的功能位。

（2）模型测量：结合影像学检查，在研究模型上能完成以下检测。①确定缺牙区的近远中距离、颌间距离、颌弓关系和前庭沟深度。这些测量对计算未来的冠/种植体比率、选择种植体类型和规格、最终修复体的大小和范围等相当重要。②根据缺失牙和对颌牙的位置关系，确定种植体在牙弓中颊舌向的位置，能基本明确修复时选择的基台类型。③根据牙槽突唇颊侧凹陷程度，分析有效的骨组织量，判断可能存在的骨缺损的位置、大小和形态，术前规划具体植骨方案和所需的植骨量，为骨移植手术做充分准备。④在研究模型的牙槽嵴特定部位采用牙槽嵴地图法（ridge mapping），可以准确地测量牙槽骨宽度，从而精确地选择种植体尺寸。

（3）确定所需种植体的数目、长度、直径：对于恢复咀嚼功能为主的缺牙部位，例如上下颌磨牙区，应尽可能植入多颗种植体，以取得较大面积的支持。这样修复体才能有效抵抗较大的应力，获得良好的预后。有条件者以 1 颗种植体支持 1 颗牙为佳。在美学效果重要而承受㪇力相对较小的非咀嚼功能区，为达到较佳的美学效果可适当减少种植体数目，避免种植体植入过近造成牙龈组织缺损。当然，此时应选用表面经过处理、较长或较粗的种植体，以保证种植修复的远期效果。

3. 种植外科的器械与设备　种植外科器械与设备是种植修复工程必备的基本条件。优良的设备、精密的器械是确保外科种植成功的主要因素之一。任何种植体厂家在提供种植系统的同时，都配套有专用的动力钻孔设备与操作器械。牙种植系统的专用手术设备和器械，主要由种植机和用于种植窝洞制备、种植体植入的手术器械几部分组成。此外，还包括种植手术专用器械，例如上颌窦底提升、骨劈开、骨挤压等器械，以及必需的种植手术辅助外科器械等。

（1）种植机：种植机为种植手术的主要设备，分主机和手机两部分。临床上常用的种植机基本功能相似，但在形状、功率、体积、有无附加功能上有所差异。

1）主机：提供可控的动力电源，可通过液晶图标或面板图标控制按钮，进行高速钻削与低速运转的切换，扭力大小、水压大小的调节，以及正、反转的切换功能等。上述调节大部分可在机器面板进行，部分可在脚踏开关操作。

2）手机：有些种植机的手机分高速与低速两种，操作时分别使用；而有些种植机仅提供一种两用手机，可直接通过主机上的按钮进行速度切换，使用更加方便。

手控或脚控按钮可切换到相应的速度标志。手机处于高速状态时，速度通常为1 500～2 000r/min，反转速度为200r/min；手机处于低速状态时，速度约为20r/min。不同种类的种植机，扭矩可依次递增为20N·cm、25N·cm、30N·cm、35N·cm、40N·cm、45N·cm和50N·cm，反转速度为50r/min。

（2）手术器械：种植系统的手术器械分别配置一期和二期专用器械。

1）一期专用器械：第一期种植手术时，合理化设计的专用器械按种植手术过程中的先后使用次序分为六种。①小、中、大球形钻；②一级裂钻；③定向扩大裂钻；④二级裂钻、三级裂钻；⑤肩台钻；⑥攻丝钻。此外，在种植手术中需要应用的辅助工具还包括：①定向杆；②骨窝深度测量尺；③种植体固定装置连接器；④棘轮手动扳手；⑤螺丝刀等。

2）二期专用器械：第二期种植手术的专用器械主要包括四种。①牙龈环切刀；②螺丝刀；③龈厚测量尺；④基台钳等。

（3）种植手术常用辅助外科器械：用于第一、二期种植手术的常用辅助外科器械，包括口镜、口腔镊、注射器、拉钩、压舌板、手术刀、骨膜剥离器、蚊式血管钳、组织剪、线剪、牙周刮治器、持针器、缝合针线等。

（二）基本手术步骤

目前国内外生产和应用的种植系统繁多。由于各类种植体的形态和结构略不同，其植入方法也有差别，但形态结构类似的种植体，植入方法具有共性。因此，根据种植体形态结构特性分为埋入式种植系统和非埋入式种植系统，并将两种植入方法分别介绍如下。

1. 埋入式种植系统　首次手术将种植体埋入颌骨后缝合黏膜切口，使种植体完全在一个封闭的环境中完成骨结合。骨结合完成后再施行第二次手术，暴露种植体，安装基台进行修复。

（1）麻醉：种植手术一般采用局麻，可选择神经阻滞麻醉和浸润麻醉。最常用的是浸润麻醉，尤其是上颌骨质疏松浸润，麻醉效果良好；下颌采用神经阻滞麻醉效果佳。但也有学者主张下颌采用浸润麻醉，操作中一旦接近下颌管，患者有神经痛觉反应，可避免神经损伤。麻药可选用含有肾上腺素的1%～2%利多卡因5～10mL或阿替卡因肾上腺素注射液1.7～3.4mL，后者效果更佳。

（2）切口、翻瓣：在牙槽嵴顶或偏离牙槽嵴顶腭侧做一横切口，如末端游离或无牙颌种植可增加附加切口，全层切开黏骨膜，翻开黏骨膜瓣，暴露手术区及颊舌侧骨缘，用刮匙去除骨面上软组织并做必要的骨修整。

（3）种植窝制备：按术前设计，准备尺寸适宜的种植体数颗、相配套的系列钻头和工具以及外科模板。

1）戴入术前制作的外科导板或按CT数据制作的CAD/CAM导向外科导板，在大量生理盐水冲洗降温下，将球钻放在种植位置中心处的骨面上定位，转速为800～1 500r/min，仅钻穿皮质骨。

2）用有刻度的2mm先锋钻制备种植窝，达到预定深度后退出。将测量杆插入种植窝，检测钻孔的深度，观察2mm直径种植窝外延伸展的方向与对颌牙的咬合关系，若有不理想，

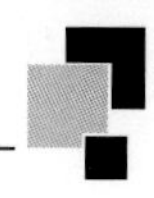

应做相应的调整。

3）继用导向钻扩大种植窝上段至 3mm，称为同轴扩大（counterbore）；利用导向钻下段无刃口部分，插入先锋钻制备成的骨孔内，起导向作用，仅使其上段有刃部分扩大种植窝，为 3mm 钻扩孔定向。

4）用 3mm 裂钻全程扩大种植窝，再一次用测量杆检测种植窝的深度和方向及多颗种植体之间是否平行（如为硬骨质进一步用裂钻扩大至 3.3mm）。

5）用肩台钻扩大上口，形成肩台，以便种植体颈部就位，称为下沉制备（countersink）。以上操作都应将钻速调节在 800~1 500r/min 的速度下进行，钻削过程始终维持着生理盐水局部冲洗降温。

6）改用慢速钻（15~25r/min）用丝锥缓缓攻入制备螺纹至预定深度，然后反转退出，在种植窝内形成与种植体相匹配的螺纹构造。

7）用慢速钻将 3.75mm 直径种植体缓缓植入已制备好的种植窝，并加至 40~45N·cm 扭矩，使种植体颈部与骨面齐平。需要注意的是，种植体顺其就位进入 2~3 个螺纹后，方可开始冲洗冷却，拧入覆盖螺帽。

8）冲洗并严密缝合创口。

（4）二期手术：骨结合完成后即可接受第二期穿龈基台连接术。其手术方法与步骤介绍如下。

1）术前准备与麻醉：首先根据第一期手术记录、术后根尖片、全口牙位曲面体层片，初步判定种植体位置。由于第二期手术仅涉及种植体冠部及周围少许骨和软组织区域，因此多选用局部黏膜下浸润麻醉。

2）切口设计与翻瓣：先用探针触及种植体的位置，以保存种植体周至少 2mm 宽度角化龈为原则，再使用软组织环切刀在其覆盖螺帽上方做环形切口。若有多颗相距较近的种植体时，除采用环切方法外，可采用单一连续切口，用骨膜剥离器贴骨面剥离，翻开黏骨膜瓣，充分暴露覆盖螺帽及外延 2mm 周缘区。

3）基台连接：先用一专用环形骨刀在覆盖螺帽上方中点垂直定位并多次旋转，环形切除其上方及周围的软硬组织。卸下覆盖螺帽，仔细清除种植体冠部肩台表面的薄层纤维组织或可能的骨组织，冲洗后根据局部黏骨膜的厚度选择适宜长度的愈合基台，旋入就位。

4）伤口缝合：用生理盐水冲洗术区，黏骨膜瓣复位，可在与基台接触的黏骨膜瓣区做一半月形切口，切除部分软组织以利于基台周缘龈袖口的形成，最后做褥式或间断缝合。

5）术后注意事项：①手术创伤较大者，术后 3 天口服广谱抗生素，使用口腔消毒含漱液；②术后 7~10 天拆线；③术后 2 周更换永久基台，即可进行上部结构的制作，包括安置取模柱、取制印模及模型、制备金属桥架、试戴及完成种植义齿等。

2. 非埋入式种植系统　非埋入式种植体是一种穿龈型种植系统，即首次手术将种植体埋入颌骨后其颈部穿出牙龈，完成骨结合后直接安装基台进行修复，无须二次手术。手术操作步骤如下。

（1）麻醉：麻醉方法同埋入式种植系统。

（2）切口、翻瓣：由于是非埋入式穿龈型种植体，常规使用平行牙槽嵴顶切口或“L”形切口，切透骨膜后剥离两侧组织瓣，完全暴露术区牙槽骨面，必要时暴露唇（颊）舌（腭）侧骨

面，检测有无骨缺损与凹陷，避免术中意外骨穿孔。

（3）种植窝制备

1）戴入术前制作的外科模板或根据 CT 数据制作的 CAD/CAM 导向外科导板，用球钻对拟植入部位定位，钻开皮质骨即可。

2）先用 2.2mm 直径先锋钻在大量冰生理盐水冲洗降温下制备种植窝至预定深度，转速为 800~1 500r/min，根据拟植入深度进行种植窝洞预备，插入测量杆检查钻孔深度与长轴方向，并做适当调整。

3）继用直径 2.8mm 成形钻备孔（用于植入直径 3.3mm 的种植体），再用直径 3.5mm 成形钻备孔（用于植入直径 4.1mm 的种植体），后牙区骨量宽大，进一步用直径 4.1mm 成形钻备孔（用于植入直径 4.8mm 的种植体），在植入种植体前最后一道成形钻应改用 300~500r/min 慢速进行，以避免骨损伤。

4）如果植入 2 颗以上种植体，应尽可能保持植入的种植体互相之间的平行，可以将测量杆留于第一个种植窝，作为第二个种植窝制备参照物。

5）在下颌皮质骨很厚的情况下，可使用肩台钻制备种植窝。

6）将棘轮扳手置于手动螺纹成形器上，为种植窝攻丝。上颌因骨质疏松常规免去使用此步骤，下颌攻丝一般至种植窝深度的 2/3 即可，剩余部分依靠种植体的自攻作用。对非埋入式种植体来说，该方式能更好保持植入种植体的初期稳定性。

7）用手动方式旋入种植体至一定深度遇阻力时，改用手动棘轮扳手以 15r/min 的速度将种植体旋入就位；也可用手机低速旋入种植体，拧入愈合帽，冲洗缝合创口。

（三）术后处理

1. 术毕即刻在术区给予冰袋安抚冷敷，尤其是一次植入种植体数量较多，手术创伤较大者，更应使用冰袋冷敷，以避免术后肿胀。

2. 术后 3 天内，常规使用口服广谱抗生素、口腔消毒含漱液。

3. 术后 7~10 天拆线；临时义齿需要磨改组织面、加软衬后，方可使用。

4. 种植体骨结合完成后，更换永久基台即可进行上部结构的制作，包括安置取模柱、取制印模及模型、制备金属桥架、试戴及完成种植义齿等。

（四）常见手术并发症及处理

1. 骨穿孔

（1）原因：①上下颌前牙区域常因骨宽度不足，制备种植窝时发生唇、舌侧骨板穿孔；②种植窝制备中，钻头长轴的方向未控制好；③术前检查与准备不足。

（2）处理：种植手术中若发生唇、舌侧小的骨穿孔，可取些自体骨覆盖穿孔处；若发生较大的骨穿孔，可采用自体骨加骨粉充填，覆盖生物膜；若缺损影响到种植体初期稳定性时，应立即终止种植体植入术，局部植骨延期种植。

（3）预防：骨穿孔在牙种植术中较常见，因此在种植手术中应予以高度重视。①术中测量骨的厚度，其厚度应大于拟植入种植体直径 3mm 以上；②种植窝制备中，应掌握好钻头的方向，钻头由细到粗逐级扩孔；③骨宽度明显不足时，应考虑一期植骨二期种植。

2. 无初期稳定性

（1）原因：①骨质疏松；②未逐级扩孔或种植窝制备时反复提拉过多。

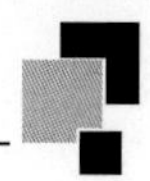

（2）处理：骨质疏松处理不当，会造成植入种植体初期稳定性不佳。一旦发生，应先退出种植体，在种植窝内植入部位自体松质骨或人工骨粉，充实后再植入种植体；或直接植入大于原先直径的种植体。

（3）预防：对于骨质较为疏松者，为确保植入的种植体具有良好的初期稳定性，重点在于预防。①术前设计要充分考虑骨的解剖结构与特征，术中应用骨挤压技术增加种植体初期稳定性；②种植窝制备时减少钻头反复提拉；③无须制备螺纹。

3. 副损伤

（1）原因：①使用全口牙位曲面体层片检查时，忽视了影像的放大率；②外科手术时备孔过深，超过了术前所确定的植入深度或偏离了正常的方向，导致神经损伤或上颌窦穿孔；③术前准备不足或病例选择不当。

（2）处理：①当手术设计与操作不当造成神经损伤时，应及时取出种植体或将种植体退出一定深度。②上颌窦穿孔较小时可以不做特殊处理，术后观察或做预防性的抗感染治疗；对于穿孔比较严重的，可手术同期关闭瘘口，术后进行抗感染治疗。

（3）预防：尽管副损伤在种植手术中较易发生，但大多数可以预防。①熟悉颌面部组织与牙的解剖；②加强术前检查，精心设计，确定下颌管、上颌窦区域可用骨高度；③疑难患者应组织讨论，共同设计手术方案，制作外科模板；④种植手术操作要规范，逐级扩孔，用指示器随时测量方向与深度。

四、无瓣种植（不翻瓣）

（一）概念

无瓣种植是指不需要传统的切开和翻开黏骨膜瓣的步骤，而是通过不翻瓣手术（flapless surgery）将种植体植入到牙槽骨内的种植方法。

（二）适应证

即刻种植时，牙槽骨各骨壁完整，种植体能获得良好的初期稳定性，唇侧骨板厚度>1mm，厚龈生物型；植入种植体后，种植体与牙槽骨壁的间隙无须行大量 GBR 者，可以考虑不翻瓣手术。

对于牙列缺损或缺失的患者，牙槽窝愈合后缺牙区近远中间隙及颌间距离正常，经牙槽嵴地图法/CBCT 分析牙槽嵴及基底骨厚度>7mm，牙槽窝愈合良好，牙槽嵴顶距离上颌窦底或下颌管等重要解剖结构距离>10mm 以上，也可以考虑不翻瓣手术。

但值得注意的是，传统使用牙龈环切刀的不翻瓣手术会损失部分角化牙龈，因此需要种植区的角化龈有足够的宽度，以确保采用此技术后，种植修复体周仍有>2mm 宽度的角化龈。由于不翻瓣手术的入路较为有限，无法进行大范围的牙槽嵴顶平整，因此也要避免在牙槽嵴顶唇/舌侧骨板吸收呈斜面的病例采用此方法。

（三）术前准备

不翻瓣手术不等于无须切开黏骨膜瓣，只是不暴露和翻开牙槽骨颊舌侧的黏骨膜。可通过使用牙龈环切刀去除种植体植入处顶部的黏骨膜或直接使用扩孔钻入路，植入种植体。

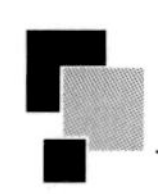

在延期种植时过厚软组织常造成牙槽骨丰满的假象，使得种植体植入后不能保证周围有1mm以上的牙槽骨包围，甚至发生侧壁穿孔，影响种植体的长期成功。可采用局麻下牙槽嵴地图法，即对牙槽骨周围的黏膜厚度进行测量，在模型上标志出牙槽骨的形态，依据此牙槽骨形态及正确的种植体植入位置，制作手术导板，确保种植体植入在正确的位置。由于此方法需要在局麻下进行，且为有创检查，患者不易接受，并且局部浸润麻醉也会对测量的准确度产生影响，目前临床上很少采用。

应用CBCT技术，能精确地测量出局部牙槽骨的宽度和与重要解剖结构的距离；同时，使用软件可以在三维重建的牙槽骨影像中，精确植入种植体，并据此制作出手术导板。这种方法精确度高，多应用在牙列缺失和连续多颗牙缺失的病例。

另外一种方法是通过手术过程中的实时导航技术来实现无瓣种植。

（四）基本步骤

不翻瓣手术在局部麻醉后，在需要植入种植体的部位用牙龈环切刀切透黏骨膜，并将该组织去除，暴露牙槽嵴顶，在牙槽骨上再行定点；或直接采用扩孔钻，穿透软组织到达牙槽嵴顶。此时，需要测量牙槽嵴顶到黏膜表面的高度，即黏骨膜的厚度。不翻瓣手术容易造成植入深度不足，而测量黏骨膜厚度，可以使我们避免钻孔深度不足，此时的钻孔深度等于植入深度加上黏骨膜的厚度，植入的种植体应完全位于黏膜下，这在美学区尤为重要。确定好扩孔深度后再使用扩孔钻逐级扩孔，植入种植体。使用导板定位时更应注意植入的深度，必要时去除导板用深度测量器测量。导板上的定位器应与钻头的直径相匹配。由于导板的戴入，增加了扩口路径的长度，必须增加钻头的长度，这使得冷却水不易到达牙槽嵴顶。在钻孔时要快速进入，如骨质较硬，要将钻头完全提拉出来，以利于冷却水能从钻孔中进入，也可以采用内外双冲水的钻头，或另外增加一个外冲水装置来获得有效的降温。后牙区采用导板种植时需要足够的张口度。

无瓣种植的最大优势在于减轻了翻开黏骨膜瓣造成的患者较大的术后反应和疼痛，这在许多文献和研究中都得到了证实。同时，也有学者认为，无瓣种植技术维持了种植窝周围的血供，可以减少种植体愈合过程，即早期骨改建中边缘骨吸收，这对于减少后期种植体周炎的发生率有一定的意义。

（吴轶群　张志勇）

参考文献

1. MISCH C E. Bone character：second vital implant criterion. Dent Today，1988，7：39-40.
2. MISCH C E. Density of bone：effect on treatment plans surgical approach，healing and progressive bone loading. Int J Oral Implantol，1990，6：23-31.
3. ADELL R，LEKHOLM U，ROCKLER B，et al. A 15-year study of osseointegrated implants in the treatment of the edentulous jaw. Int J Oral Surg，1981，10(6)：387-416.
4. DAWSON A，CHEN S. The SAC classification in implant dentistry. Berlin：Quintessence，2009.
5. CHANAVAZ M. Anatomy and histophysiology of the periosteum：classification of the periosteal blood supply to the adjacent bone with 85Sr and gamma spectrometry. J Oral Implantol，1995，21：214-219.
6. MEYER U，WIESMANN H P，RUNTE C，et al. Evaluation of accuracy of insertion of dental implants and pros-

thetic treatment by computer-aided navigation in minipigs. Br J Oral MaxillofacSurg,2003,41(2):102-108.

7. ENGQUIST B,BERGENDAL T,KALLUS T,et al. A retrospective multicenter evaluation of osseointegrated implants supporting overdentures. Int J Oral Maxillofac Implants,1988,3(2):129-134.
8. MISCH C E. Contemporary implant dentistry. 3rd ed. St. Louis:Mosby,2007.
9. HERRMANN I,LEKHOLM U,HOLM S,et al. Evaluation of patient and implant characteristic as potential prognostic factors for oral implant failure. Int J Oral Maxillofac Implants,2005,20:220-230.
10. 宿玉成. 现代口腔种植学. 北京:人民卫生出版社,2004.
11. 张志勇. 口腔颌面种植修复学. 上海:世界图书出版公司,2009.
12. 周磊. 口腔种植学临床实践. 西安:世界图书出版公司,2003.
13. BECKER W,SENNERBY L,BEDROSSIAN E,et al. Implant stability measurements for implants placed at the time of extraction:a cohort,prospective clinical trial. J Periodontol,2005,76(3):391-397.
14. CHEN S,BUSER D. ITI treatment guide volume 3 implant placement in post-extraction sites:treatment options. Oxford:Quintessence,2008.
15. GRUNERT P,DARABI K,ESPINOSA J,et al. Computer-aided navigation in neurosurgery. Neurosurg Rev,2003,26:73-99.
16. KAROUSSIS I K,KOTSOVILIS S,FOURMOUSIS I. A comprehensive and critical review of dental implant prognosis in periodontally compromised partially edentulous patients. Clin Oral Implants Res,2007,18(6):669-679.
17. FUGAZZOTTO P A. Implant and regenerative therapy in dentistry:a guide to decision making. Iowa:Quintessence,2009.
18. LINDHE J,LANG N P,KARRING T. Clinical periodontology and implant dentistry. 5th ed. Oxford:Quintessence,2008.
19. MOY P K,MEDINA D,SHETTY V,et al. Dental implant failure rates and associated risk factors. Int J Oral Maxillofac Implants,2005,20(4):569-577.
20. MENGEL R,SCHRÖDER T,FLORES-DE-JACOBY L. Osseointegrated implants in patients treated for generalized chronic periodontitis and generalized aggressive periodontitis:3-and 5-year results of a prospective long-term study. J Periodontol,2001,72(8):977-989.
21. NEUKAM F W,FLEMMIG T F. Local and systemic conditions potentially compromising osseointegration. Consensus report of Working Group 3. Clin Oral Implants Res,2006,17(Suppl 2):160-162.
22. SAADOUN A P,LE GALL M G,TOUATI B. Current trends in implantology:Part 1 Biological response,implant stability,and implant design. Pract Proced Aesthet Dent,2004,16(7):529-535.
23. STOPPIE N,PATTIJN V,VAN CLEYNENBREUGEL T,et al. Structural and radiological parameters for the characterization of jawbone. Clin Oral Implants Res,2006,17(2):124-133.
24. TROULIS M J,EVERETT P,SELDIN E B,et al. Development of a three-dimensional treatment planning system based on computed tomographic data. Int J Oral Maxillofac Surg,2002,31(4):349-357.
25. WAGNER A,WANSCHITZ F,BIRKFELLNER W,et al. Computer-aided placement of endosseous oral implants in patients after ablative tumour surgery:assessment of accuracy. Clin oral Implants Res,2003,14(3):340-348.
26. WANSCHITZ F,BIRKFELLNER W,WATZINGER F,et al. Evaluation of accuracy of computer-aided intraoperative positioning of endosseous oral implants in the edentulous mandible. Clinoral Implants Res,2002,13(1):59-64.

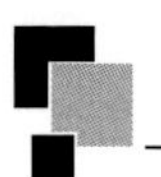

27. GALLUCCI G O, BENIC G I, ECKERT S E, et al. Consensus statements and clinical recommendations for implant loading protocols. Int J Oral Maxillofac Implants, 2014, 29(Suppl): 287-290.
28. SCHROTT A, RIGGI-HEINIGER M, MARUO K, et al. Implant loading protocols for partially edentulous patients with extended edentulous sites: a Systematic review and meta-analysis. Int J Oral Maxillofac Implants, 2014, 29(Suppl): 239-255.

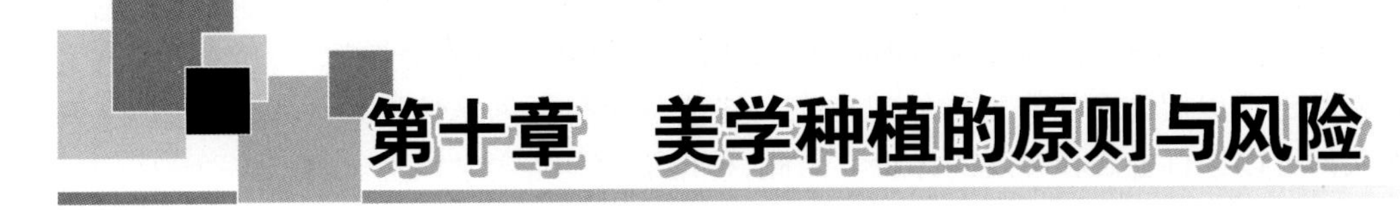

第十章　美学种植的原则与风险

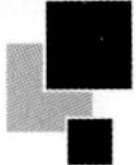

第一节　概　　述

直到20世纪末,牙种植的主要目标还是致力于获得骨结合,并以此作为判定种植体成功的主要标准。随着种植技术的逐渐成熟,无论是骨质量良好的种植位点,还是同期或分阶段进行组织增量的种植位点,获得长期稳定的骨结合都已经成为现实。随着时间的推移,医患双方对种植治疗效果的要求明显提高;同时,循证医学的研究发现,种植治疗存在大量或严重的美学并发症。因此,目前种植体成功的概念不仅包括成功获得长期稳定的骨结合,还必须包括稳定的美学效果,即自然、协调和稳定的种植体周软组织,以及逼真的修复体。

一、美学区的概念

客观而言,美学区(esthetic zone)包括微笑时暴露的牙、修复体及其周围结构。主观而言,患者认为具有美学重要性的牙、修复体及其支持组织,均为美学区。美学区种植治疗需要达到满意的美学修复效果。

解剖学上,将上颌骨分为上颌前部(anterior maxilla)和上颌后部(posterior maxilla),上颌前部包含了上颌切牙和尖牙,上颌后部包含了上颌前磨牙和上颌磨牙。由于上颌前部的解剖学位置比较突出,在口腔颌面部的功能活动,尤其是言语、笑时,会有不同程度的牙、牙龈,甚至牙槽黏膜的自然暴露,自然地展现美。高位笑线者,同时具备薄龈生物型、高弧线形龈缘时,更加引人注目。所以美学区种植,需要利用特殊的种植技术和技巧,达到以假乱真的美学修复效果,而任何的瑕疵都无法进行有效掩饰。

基于美学区的定义,美学区包括了所有能够暴露的位点,包括切牙、尖牙和前磨牙,甚至磨牙。但是,在讨论美学种植的特点时,通常以上颌前牙位点为例。

二、美学种植的概念

美学种植的概念包括四个方面:①以修复为导向的种植治疗理念;②获得长期稳定的骨结合;③种植体周软组织外观与天然牙的牙周组织接近或一致,并长期稳定和健康;④修复体外观与天然牙的牙冠接近或一致。

不同个体的牙与牙列、牙龈与牙龈曲线等解剖学特征存在差别,无法用数值进行度量和统一。因此,目前要求美学种植的临床效果与患者的口腔及面部结构相协调。长期稳定的骨结合是种植体周软组织长期稳定的先决条件。种植体周软组织的美学效果,也称“红色美学”,目标是形成健康自然的龈乳头、龈缘和附着龈。种植修复体的美学效果,也称“白色美学”,目标是形成以假乱真的修复体外观形态。红色美学和白色美学效果均具备暴露性,患者或他人都可以进行主观和客观的评价。因此,种植治疗具备美学风险。

三、美学种植的评价标准和并发症

1. 美学种植的评价标准　迄今为止,种植治疗效果的评价标准并未统一,始终在不断完善,评价标准也在不断提高。尽管目前已经存在许多关于种植成功的评价标准,但这些评价标准多数只是评价种植体的骨结合,很少涉及种植治疗的美学效果,将其称为“种植成功”的评价标准并不严谨。只评价种植体骨结合(或功能效果),不考虑美学效果的种植治疗,只能称为种植体的存留(survival)/存留率,不能称为种植治疗的成功(success)/成功率,尤其是在美学区的种植治疗。

依据牙缺失后牙槽窝愈合的生理和病理学特点、牙周/种植体周软组织的生物学特点及其对口腔环境中多种因素的易感性,在目前的技术条件下获得与健康状态下牙周组织完全同样的恢复,尤其对存在硬组织和软组织缺陷的病例,仍然充满挑战。

对种植治疗美学效果的评价,并非只是评价刚刚戴入修复体之后的即刻美学效果,也包括长期或影响长期美学效果的诸多方面。

(1) 骨结合:评价种植治疗的美学效果,首先是依据原有的成功标准评价是否获得了长期稳定的骨结合。

(2) 种植体的三维位置和组织支持:种植体植入的三维位置及是否获得了充足的种植体周骨组织和软组织的支持,不但影响种植体周软组织的即刻美学效果,而且是种植体周软组织长期健康与稳定的重要因素,影响长期美学效果。

(3) 龈缘位置:种植修复体唇侧正中的黏膜边缘相对于切缘和/或种植体平台之间的位置。

(4) 龈乳头的位置:龈乳头的顶点与邻面接触点之间的距离。

(5) 附着龈:唇侧角化黏膜的宽度。

(6) 种植体周软组织的健康状态:与牙周健康的评价标准相同,包括改良牙龈指数、探诊出血等。

(7) 对称与协调:视觉效果的主观评价,如种植体周龈缘,龈乳头,龈曲线与周围牙列的对称与协调性,修复体形态、大小、质地和光泽等。

(8) 骨弓形态:牙槽骨骨弓轮廓形态。

Furhauser 等于 2005 年提出了美学区单颗牙缺失的“红色美学评分(pink esthetic score, PES)”,包括近中龈乳头高度、远中龈乳头高度、唇侧黏膜高度、软组织轮廓、牙槽嵴缺损状态、软组织颜色和软组织质地 7 项指标,每项评分为“2-1-0”,最高分为 14 分。

Meijer 等于 2005 年提出了美学区单颗牙缺失种植修复体的美学评价指数(implant crown aesthetic index),包括修复体的近远中向维度、修复体的切缘位置、修复体的唇侧突度、修复体的颜色和透明度、修复体的表面特征、种植体唇侧黏膜高度、龈乳头的高度、唇侧黏膜的轮廓和唇侧黏膜色泽与表面特征 9 项指标。每项评分为“5-4-3-2-1-0”:0 为优,1/2 为良,3/4 为中,5 为差。

2009 年 Belser 等提出了美学区单颗牙缺失种植修复体的美学评分，即红白色美学评分（pink and white esthetic scores），是目前文献中常用的评价方法。其中，红色美学评分（pink esthetic scores，PES）包括近中龈乳头高度、远中龈乳头高度、唇侧黏膜曲度、唇侧黏膜高度、唇侧根面突度/软组织颜色以及质地 5 项指标，每项评分为“2-1-0”，最高分为 10 分；白色美学评分（white esthetic score，WES）包括修复体形态、临床冠的轮廓和大小、颜色（色调和明度）、表面质地以及半透明性和特征 5 项指标，每项评分为“2-1-0”，最高分为 10。红色美学评分与白色美学评分合并计算，最高分为 20。

2. 美学种植的并发症　尽管目前有多种技术可以用于美学种植并发症的处理，但是很多并发症的治疗效果难以预期。因此，在治疗过程中，掌握美学种植的概念、技术、评价标准和风险因素，对避免发生美学种植并发症十分重要。美学并发症主要包括四个方面。

（1）修复体：没有或不能达到理想的穿龈轮廓。

（2）软组织：龈缘、龈乳头和龈缘曲线不对称；龈缘退缩，颈部金属暴露；龈乳头降低，出现邻间隙“黑三角”。

1）通常按照 Miller 关于天然牙龈缘退缩的分类，表述种植体周龈缘退缩。

Ⅰ类，龈缘退缩未达到膜龈联合，无牙间骨和软组织丧失，预期能获得 100%的牙根覆盖。

Ⅱ类，龈缘退缩达到或超过膜龈联合，无牙间骨和软组织丧失，预期能获得 100%的牙根覆盖。

Ⅲ类，龈缘退缩达到或超过膜龈联合，伴有牙间骨和软组织丧失，或牙错位，预期无法获得 100%的牙根覆盖，只能获得部分牙根覆盖。

Ⅳ类，龈缘退缩达到或超过膜龈联合，伴有严重的牙间骨和软组织丧失，或牙错位，无法尝试牙根覆盖。

应当意识到，与天然牙相比，种植体周龈缘退缩的恢复更加困难。

2）通常按照 Jemt 提出的龈乳头指数，评价种植体与天然牙间的龈乳头高度。测量时做邻牙和种植修复体的牙龈顶点连线，然后测量龈乳头和邻面接触点至连线之间的垂直距离。

指数 0：没有龈乳头，也没有龈曲线形态。

指数 1：龈乳头高度不足 1/2，软组织呈曲线。

指数 2：龈乳头高度≥1/2，但不完整，与邻龈乳头不完全协调。

指数 3：龈乳头完全充满邻间隙，和邻龈乳头协调一致，外形理想。

指数 4：龈乳头增生，过度覆盖邻间隙，软组织外形不规律。

（3）种植体周边缘骨丧失：种植体唇侧骨壁吸收，不但出现软组织并发症，而且会危及种植体骨结合。

（4）骨弓轮廓：种植位点的骨弓凹陷没有矫正，或种植体唇侧骨板吸收，发生骨弓凹陷。

总体而言，影响种植美学的因素包括医师、患者、材料和种植方案。这些因素综合在一起，会产生各种类型的变数。但是，最重要的因素是医师，因为是医师选择了种植材料（种植体系统和骨增量材料等）、判断美学种植的指征、制订和实施了治疗方案。

第二节　美学种植的解剖生理学基础

美学区种植的系统评估，包括种植治疗的常规评估和美学评估。显然，常规评估是决定能否进行种植治疗的基础,而美学评估是预期种植治疗的美学效果、美学风险、美学并发症和用于达到如上目的的额外治疗程序。进行美学种植治疗之前,必须了解与之相关的解剖生理学要点,才能正确地评估美学效果和风险因素,科学制订治疗方案,有效地选择治疗程序与技术。

一、笑线高度

口唇本身就是面部美学表达的组成部分。但更为重要的是,微笑时将牙、牙支持组织和前庭不同程度地暴露出来,形成愉悦笑容的同时,展现牙齿之美。

唇线与笑线分别描述静态和动态状态下的上唇下缘位置。唇线(lip line)为口唇静止或唇肌收紧时上唇下缘的轮廓线,在修复治疗的功能和美学设计时,作为剩余牙槽嵴与𬌗平面走行的参考标志。下唇线(lower lip line)则为口唇静止或收紧时下唇上缘的轮廓线。笑线(smile line)为微笑时上唇下缘的假想线。笑时下唇线通常与上颌前牙的切缘曲线相平行,排上颌牙时切𬌗平面与之平行,将增强愉悦的观感。

上唇形态与其下方的牙和牙周组织的相对位置关系,是评价缺失牙美学修复的重要因素。按照程度将笑分类为微笑和大笑。根据患者放松状态下微笑时牙和牙周组织的暴露程度,笑线分类为高位、中位和低位笑线。

1. 高位笑线　暴露上颌前牙位点的牙冠、龈缘、龈乳头、大部分附着龈,甚至牙槽黏膜,暴露范围可达前磨牙或磨牙位点。

2. 中位笑线　主要暴露出上颌前牙位点的大部分牙冠,或部分龈缘、龈乳头和很少的附着龈。

3. 低位笑线　上颌前牙主要暴露切1/2,下颌牙暴露得比较明显,或上下颌牙所显示的比例相似。

二、牙与牙列

牙齿的形态具有重要的美学意义,不仅是唇侧的二维轮廓,更重要且复杂的是,也是牙齿的三维特点,包括大小、形态、质地、排列、轴向倾斜度、比例、邻面接触及唇面观时在牙列内的渐变等(图10-2-1,图10-2-2)。

1. 牙冠

(1) 牙冠大小:牙冠的大小不仅与牙齿美学相关,也与面部美学相关。牙冠的大小必须

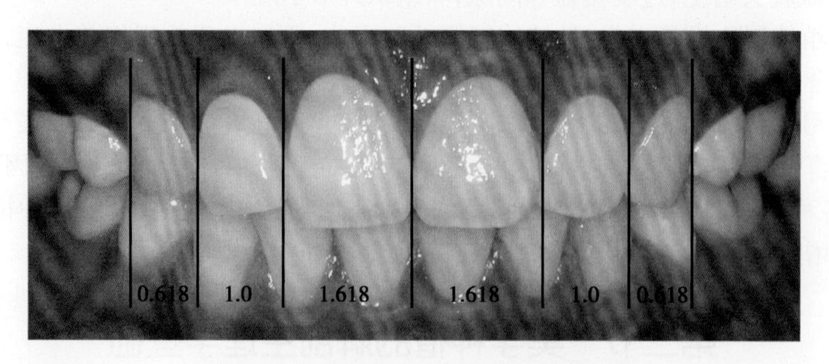

图10-2-1　牙冠在牙列中的视觉黄金比例

假设侧切牙宽度为1,则中切牙为侧切牙的1.618倍,而尖牙为侧切牙的0.618倍。

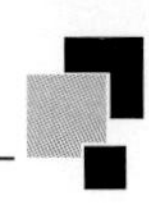

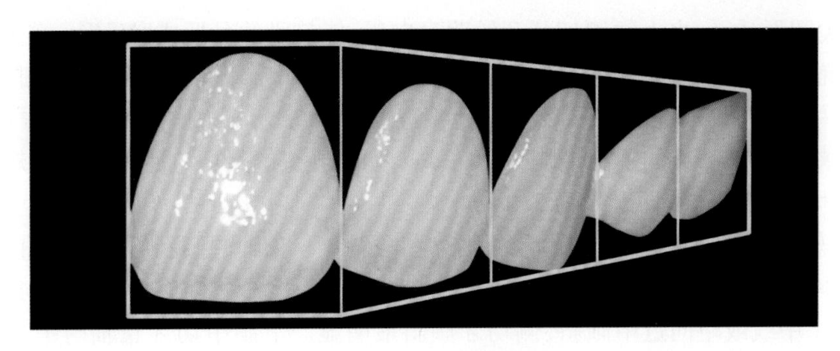

图 10-2-2　牙弓的视觉渐变

与面部参数协调，才能获得理想的美学效果。牙冠大小规律性强，平均宽度为上颌中切牙 9.0mm，侧切牙 6.0mm，尖牙 7.5mm，第一前磨牙 7.2mm，第二前磨牙 6.8mm；下颌中切牙 5.0mm，侧切牙 5.5mm，尖牙 6.9mm，第一前磨牙和第二前磨牙均为 7.0mm。上颌中切牙宽度/长度比例为 75%~80%时，在美学上是令人愉悦的。缺牙时间过长，会导致邻牙向缺隙移位、对颌牙伸长，从而影响缺隙的近远中向距离和垂直向距离，影响种植修复体的大小。如果修复空间受限，会影响种植修复的美学效果，可以进行术前正畸。如果种植体植入过浅，修复体外形趋向于平坦，且龈缘处会透出金属色。

（2）牙冠形态：通常上颌中切牙的牙冠形态分为三类，即方圆形、卵圆形和尖圆形，有专家分别称为矩形（rectangular）、三角形（triangular）和卵圆形（ovoid）。方圆形（矩形）牙冠垂直嵴显著，边缘嵴和中央嵴将唇面三等分。尖圆形（三角形）牙冠边缘嵴发育良好，中央嵴不明显。卵圆形牙冠中央嵴厚且发育良好，边缘嵴不明显，切端观示边缘嵴直接朝向舌侧。牙冠的形态有性别、年龄及个体差异，卵圆形牙冠以女性为多，方圆形（矩形）牙冠以男性为多，尖圆形（三角形）牙冠无性别差异。个别牙缺失时，应参考缺失牙的对侧同名牙、邻牙及旧照片，恰当设计牙冠的形态与特征；多数牙缺失和牙列缺失时，还要结合患者的性别、面形等设计修复体的形态。如果天然牙形态为尖圆形（三角形）或卵圆形，所选择种植体的平台直径应相应减小，形成正确的穿龈轮廓，获得美学修复效果。

（3）牙冠质地：牙冠的质地对美学种植有重要意义。牙冠表面有解剖性的釉面横纹、沟、嵴等，也有非解剖性的点蚀。这些解剖学特点与光线散射和反射的光学作用产生混合效果，形成牙冠的美学基础，修复体也同样如此。所以，修复体的质地要根据邻牙和对侧同名牙、患者的性别及年龄等因素设计。技师应在修复体上恰当地制作解剖性和非解剖性特征，同时选择接近天然牙牙釉质光学特征的修复体表面材料，从宏观和微观两方面都尽量接近天然牙。

2. 牙的位置与排列

（1）中线：中线为双侧上颌中切牙之间的一条假想垂直分割线。此直线与面部正中矢状面一致，通过两眼内眦之间、鼻尖和 2 颗中切牙的接触区，将牙弓与颌面部分成左右两部分。中线两侧的牙弓对称是获得美学的重要因素之一。尽管牙列不齐将严重影响到整体美学效果，但是个别病例虽然牙列并不完全整齐，在对称条件下轻度牙列不齐，却也能展现动人的笑容。

（2）牙弓形态：根据牙排列形态，可将牙弓分为方圆形、尖圆形和椭圆形。

1）方圆形牙弓：上颌切牙与尖牙的位置基本在一条直线上，4 颗切牙平齐排列。这种排列方式使得牙面反射光效果良好，此类牙弓显得较宽，色泽较亮。

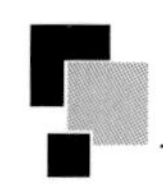

2）尖圆形牙弓：自上颌侧切牙开始明显向后，使前段的弓形成“V”形。

3）椭圆形牙弓：形态介于方圆形和尖圆形之间，自上颌侧切牙的远中逐渐弯曲向后，使前段的牙弓较圆。92%的上颌双侧尖牙牙尖连线（CPC 线）通过切牙乳头的中点，此线距上颌中切牙颊侧外形高点的距离平均为 10.2mm，切牙乳头的最后方距上颌切牙颊侧外形高点的距离平均为 12.5mm，标准差为 3.8mm。

（3）轴向倾斜度：通常上颌前牙牙轴存在倾斜。牙长轴的倾斜必须在垂直平面上，从近远中向和唇舌向进行分析。从近远中向观，上颌中切牙长轴平行于中线或略向近中倾斜，尖牙亦平行于中线或略向近中倾斜，侧切牙倾斜最明显。下颌中切牙长轴与中线平行或略向远中倾斜，尖牙倾斜的角度比侧切牙更大。从唇舌向观，前牙区牙根长轴与牙冠长轴不在同一直线上，牙根长轴与牙槽嵴长轴一致，牙冠长轴则略向舌侧倾斜。种植体的长轴应与缺失牙的长轴尽量一致，上颌前牙区种植体平台位置应略偏腭侧。若种植体的长轴过度唇向倾斜，会导致穿龈轮廓比邻牙更向根方，出现牙龈退缩；若种植体长轴斜向舌侧，会导致修复体补偿过大，进而影响发音、卫生维护，以及产生异物感。

（4）接触区：相邻两牙的邻面接触区（或称为接触点）的位置影响到牙冠长宽比例和楔状隙轮廓，形成了牙冠形态的个性化特征。上颌中切牙之间的切楔状隙，约为龈乳头到切缘距离的 1/4，其余 3/4 是邻面接触区。中切牙与侧切牙之间的楔状隙分别为 1/3 和 2/3。侧切牙与尖牙之间的切楔状隙较宽，约为龈乳头到切缘距离的一半。尖牙与第一前磨牙间的切楔状隙，和侧切牙与尖牙之间的楔状隙相当。后牙区无切楔状隙标准，因为尖牙是牙弓的拐点。通常随着时间和牙齿外形的变化，切楔状隙也在变化。

中切牙之间的接触点比中切牙和侧切牙之间的接触点更接近切缘，而中切牙和侧切牙之间的接触点又比侧切牙和尖牙之间的接触点更近切缘。这一渐变，使微笑时的弧形下唇线与龈乳头形成相对平行的美学特征。Morley 提出理想的上颌前牙邻面接触区从侧面观应具备如下条件：中切牙之间的邻面接触区为中切牙牙冠长度的 50%，中切牙和侧切牙之间的邻面接触区为中切牙长度的 40%，侧切牙和尖牙之间的邻面接触区为中切牙长度的 30%。邻面接触区之间的互相关系，也强调了在上颌前牙获得美学比例的整体概念，就是使牙列看起来从中线向两侧逐渐变小。由于邻面牙槽嵴顶距接触区的距离会影响龈乳头的形态，所以在制作修复体时要依据牙槽嵴顶的位置适当调整邻面接触区的位置，塑造美学龈乳头。

（5）牙弓渐变与视觉黄金比例：近大远小是一种自然视觉现象，当两个同样的物体放在距观察者不同距离的地方时，近处的物体会显得比远处者大。通常，在微笑时，前牙距观察者较后牙距观察者更近，会呈现出前牙较大后牙较小的效果（图 10-2-2）。颊齿间隙是指微笑时，上颌第一前磨牙与口角之间的阴影空间。颊齿间隙或侧方阴影区可以通过改变不同牙位牙齿的光影效果，达到渐变的效果，最重要的是尖牙与第一前磨牙的位置。

符合黄金分割比例的牙列排列，在笑时最赏心悦目。对牙与牙列的视觉黄金比例的界定，以笑时的正面观为评价视角。从美学角度观察，前牙列占整个笑容长度（口角之间的距离）的 0.618 时最美，颊齿间隙占其余的 0.382；如果双侧尖牙之间长度为 1，则单侧尖牙至口角距离为 0.309，双侧距离之和为 0.618；如果单侧中切牙至尖牙为 1.618，则尖牙至口角为 1。牙冠在牙列中的视觉黄金比例，是指假设侧切牙宽度为 1，则中切牙为侧切牙的 1.618 倍，而尖牙为侧切牙的 0.618 倍。美学种植，无论是单颗、多颗牙缺失，还是牙列缺损，都应符合视觉黄金比例。

三、硬 组 织

通常将支持牙的硬组织称为牙槽骨(alveolar bone)或牙槽突(alveolar process),牙缺失之后则称为牙槽嵴(alveolar ridge)或剩余牙槽嵴(residual alveolar ridge),牙槽嵴的游离端称为牙槽嵴顶(alveolar crest)。牙槽嵴的质量和形态,将影响到骨弓及其表面软组织的形态、种植体的稳定和种植治疗的美学效果。

从殆面观,牙槽突或剩余牙槽嵴的唇侧骨性弧线统称为牙槽骨弓(alveolar arch)或骨弓(bone arch)。骨弓的变化,一种为个别缺牙位点的牙槽嵴唇侧水平向骨吸收导致的骨弓凹陷,另一种情况为牙列缺失后牙槽嵴失用或不正确使用义齿导致的牙槽骨萎缩(alveolar atrophy)。以上两种情况均可伴有骨密度的改变。

(一) 上颌前部牙槽突轴向

生理情况下,上颌前部与后部的牙槽突轴向存在差异,并导致牙长轴的不同。前牙区牙槽突唇向倾斜。上颌前牙牙根和牙冠并非在同一长轴上,牙根长轴与牙槽突的长轴基本一致,牙冠长轴呈舌向内收,补偿了牙根和牙槽突的唇向倾斜。美学种植修复时,多数情况下必须补偿牙槽嵴的唇向倾斜。补偿方法是将种植体的植入位置贴近腭侧骨壁,使种植体平台位置偏向天然牙的腭侧,避免种植体长轴过度唇倾。种植体位于此位置时,可以保证种植体颈部唇侧有一定厚度的骨壁,避免因骨壁过薄引起的骨吸收和软组织退缩;同时可以灵活地选择基台,包括预成基台、可铸造基台和解剖式基台等,并能够依据具体的临床状态进行螺丝固位或粘接固位。

上颌前部牙槽突唇侧根方存在生理性凹陷,例如切牙凹和尖牙凹。在种植体植入时,为了植入适当长度的种植体,同时避免牙槽嵴唇侧根方穿孔,往往造成种植体长轴过度唇倾,引发种植修复的美学并发症。因此,为确保在理想的位置和轴向上植入种植体,这种临床条件下常常需要在种植体根方进行骨增量。

(二) 牙槽骨弓凹陷

上颌前牙的唇侧骨板菲薄,主要由皮质骨构成,呈根样突出。个别牙缺失后,唇侧骨壁完整的牙槽窝生理性愈合,尽管唇侧骨板会发生水平向和垂直向骨吸收与改建,但骨弓轮廓通常不会发生显著的变化。但是某些情况可以导致牙根唇侧骨板的部分或完全缺失,导致骨弓凹陷,例如:①外伤对牙槽突的直接撞击可造成唇侧骨板的骨折,或对牙冠的撞击形成的杠杆力,可造成唇侧骨壁的间接骨折,骨折将引起骨吸收;②根尖周脓肿通常首先破坏唇侧骨板,形成排脓通道;③根端囊肿和肿瘤通常首先侵蚀和破坏唇侧骨板;④牙周病或正畸施力不当时,唇侧骨板吸收;⑤在传统的拔牙程序中,拔牙后进行拔牙窝的唇舌向指压“复位”,造成牙槽窝唇侧骨板的骨折,会增加唇侧骨板水平向和垂直向的骨吸收。因此,从美学种植的角度,应当摒弃这一错误的操作步骤,以微创拔牙方法保护牙槽窝骨板。

牙槽嵴唇侧骨板凹陷严重者,必须进行骨增量才能植入种植体。轻微的凹陷,虽然不会造成种植体周骨缺损,但避开骨缺损将造成种植体长轴过度唇倾,并因缺乏骨支撑使唇侧黏膜内陷,影响种植治疗的美学效果,所以也必须进行骨或软组织增量。

(三) 邻面牙槽嵴降低

牙槽突垂直高度的变化,通常指牙槽突垂直高度的降低。理想状态下,牙槽嵴与牙齿釉

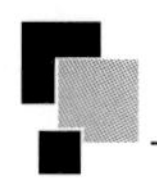

牙骨质界的轮廓一致。釉牙骨质界和牙槽嵴轮廓因牙位不同而异，在上颌前牙呈抛物线形，在后牙则较为平缓，在下颌前牙则介于前两者之间。同样，牙槽嵴的厚度也不相同，前牙的唇侧骨板菲薄、牙槽嵴呈刃状，后牙的颊侧和舌侧牙槽嵴厚度相似、较为圆钝。基于以上特点，上颌前部牙槽嵴垂直高度降低的程度显著高于其他部位。

两个参数界定牙槽嵴的垂直向高度：唇侧中点的牙槽嵴高度和邻面牙槽嵴高度。一般状态下，邻面牙槽嵴高于唇舌侧牙槽嵴。有文献报道，唇面和邻面牙槽嵴高度差在1.01~3.10mm。因此，牙槽嵴垂直高度的降低可分为：唇侧牙槽嵴高度降低、单侧或双侧邻面牙槽嵴高度降低，以及唇侧和邻面牙槽嵴都降低。牙槽嵴垂直高度降低的原因为生理性或病理性因素。

（1）生理性牙槽嵴高度降低：在牙齿萌出过程中，牙槽嵴高度曾与釉牙骨质界处于同一水平。之后，釉牙骨质界将殆向“提高”，牙槽嵴根向“降低”。生理性牙槽嵴高度降低的另一个因素，是拔牙窝愈合过程中骨改建的结果。通常，非拔牙导致的生理性牙槽嵴高度降低，属于全口牙列的生理性变化，整体外观仍然协调、自然，并不出现明显的或个别的龈缘退缩现象，在种植体植入时可以参照牙槽嵴高度设计平台的垂直位置及选择种植体类型。而拔牙后牙槽窝愈合导致的牙槽嵴高度降低，在种植体植入时需要参考牙槽嵴高度和种植位点处将来龈缘的位置，来决定种植体平台的垂直位置和选择种植体的类型。

（2）病理性牙槽嵴高度降低：牙周病是病理性牙槽嵴高度降低的主要因素，通常唇侧和邻面牙槽嵴均降低。由不良修复体导致的牙槽嵴吸收，牙槽嵴高度降低为不规则的表现，即唇侧和/或邻面（单侧或双侧）牙槽嵴高度降低。病理性牙槽嵴高度降低将导致牙龈退缩，并发生质量的变化。

唇侧牙槽嵴垂直高度的变化，具有重要的临床意义：①牙槽嵴高度关乎种植体平台位置，为是否进行骨增量的重要指征；②与修复体边缘和龈缘位置密切相关；③牙槽嵴高度降低则导致最终的龈缘曲线不协调。

修复单颗缺失牙时，龈乳头能否得到支撑，与邻牙牙槽嵴高度有关。因此，龈乳头是否存在、修复的美学效果，甚至修复体的外形（尤其接触点的位置和范围）都依赖于种植位点的邻面牙槽嵴高度。如果邻面牙槽嵴大量丧失，龈乳头高度难以维持，外形正确的修复体和邻牙之间出现缺隙（“黑三角”）的可能性也将增大。当邻面接触点到牙槽嵴顶距离小于5mm时，龈乳头可以100%存在；大于5mm时，则会低于50%。

四、软　组　织

（一）牙龈生物型和龈缘形态

牙龈生物型分为薄龈生物型（thin-gingiva biotype）、中厚龈生物型（medium-gingiva biotype）和厚龈生物型（thick-gingiva biotype）。薄龈生物型的特点是牙龈具备菲薄的附着龈、细长的龈乳头；厚龈生物型的特点是附着龈厚而宽，龈乳头低而圆钝；中厚龈生物型则介于两者之间。不同的牙龈生物型具有不同的组织学和生物学特征，对口腔环境中各种刺激的生理和病理反应不同。

龈缘的形态分为高、中和低弧线形龈缘。通常，龈缘形态与牙龈生物型、牙冠形态存在相关性。薄龈生物型者具备高弧线形龈缘，邻面接触点靠近冠方，牙冠形态呈尖圆形。厚龈

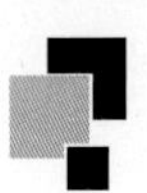

生物型者具备低弧线形龈缘，邻面接触点靠近根方（甚至为邻面接触线），牙冠形态呈方圆形。

（二）牙龈轮廓

不同的牙龈高度和龈乳头的高度，形成了规律性的波浪状龈缘轮廓，表现了牙列的天然美，也是评价传统或种植固定修复的重要方面。

1. 龈乳头　龈乳头的形态因牙位、牙龈生物型、牙冠形态、牙齿排列而不同，同时受到牙周健康状态、种植体植入的三维位置、牙或种植体支持的修复体等多种因素的影响。唇侧观，因颈楔状隙的轮廓不同，龈乳头细长或圆钝，但健康的牙周组织状态下，牙龈组织从颊侧到舌侧完全充满颈楔状隙。龈乳头充满颈楔状隙是天然牙美学和种植美学的重要标志，当龈退缩时暴露颈楔状隙，出现邻牙间“黑三角”（black interdental triangle），将严重损害美学效果。

龈乳头形态学支持为下方的牙槽嵴形态。牙槽嵴顶的走行与釉牙骨质界一致，呈抛物线形，在后牙区，呈山谷状，颊舌侧相对扁平；而前牙区的邻间骨则呈金字塔状，与龈乳头或龈谷的形态相匹配。对龈乳头高度起关键作用的因素，还包括邻牙附着和颈楔状隙的大小。

生理状态下，邻面牙槽嵴顶点至邻面接触点之间的距离、颈楔状隙的轮廓是影响龈乳头形态的两个基本因素。前牙区颈楔状隙狭窄，邻面牙槽嵴顶点至邻面接触点之间的距离较大，龈乳头可以呈现细长、动人的美学形态。通常龈乳头充满并超出颈楔状隙的范围，龈乳头 100%充盈楔状隙时，邻面接触点距牙槽嵴顶之间的最大距离在天然牙之间为 4.5～5.0mm，种植修复体与天然牙之间为 4.5mm，种植修复体之间为 3.5mm，种植修复体和桥体之间为 5.5mm，天然牙和桥体之间为 6.5mm，桥体和桥体之间为 6.0mm。邻面接触点从中切牙到后牙区逐渐接近唇侧龈缘水平，远离切端，龈乳头高度也随之降低。Tarnow 检查了人类的邻间龈乳头，发现当接触点到牙槽骨的距离≤5mm 时，98%的情况下都可存在龈乳头充盈；若为 6mm，则降为 56%；7mm 时，只有 27%（表 10-2-1）。

表 10-2-1　影响邻间/种植体间龈乳头形态的因素

影响因素	结论	
牙槽骨嵴顶高度	垂直高度	1.0～3.0mm
		2.1～4.1mm
	水平宽度	3.0mm
邻间大小（从接触点到牙槽嵴的距离）	天然牙	<5.0mm
	单颗种植体	<5.0mm
	2 颗种植体之间	<3.5mm
软组织生物型（例如弧线形、厚或薄生物型）	扁平形好于高弧线形	
	厚龈生物型好于薄龈生物型	
颊侧骨板最薄厚度	前牙区种植体>1.8mm	
接触区（例如三角形和矩形对比）	矩形好于三角形	

资料来源：ZETU L, WANG H L. Management of inter-dental/inter-implant papilla. J Clin Periodontol, 2005, 32(7): 831-839。

龈谷无角化，连接唇侧和舌侧龈乳头。天然牙龈谷的唇舌向剖面形态，因邻面接触区而存在三种类型：①Ⅰ型，邻面接触区的唇舌向距离较大，龈谷较宽、呈马鞍状，通常表现在后牙区；②Ⅱ型，接触区的唇舌向距离较小，龈谷较窄、呈马鞍状，通常表现在前牙区；③Ⅲ型，邻面接触区呈点状接触，或相邻的两牙之间无接触，甚至存在缝隙，唇侧龈乳头与舌侧龈乳头之间融为峰状结构，无龈谷。

种植体周龈谷参与种植体过渡带的构成，对龈乳头的长期稳定起重要作用。但是，与天然牙龈谷相比具有明显的特征：①拔牙窝愈合过程中，龈谷发生了角化。在多数病例，只是形成了Ⅰ型和Ⅱ型龈谷的马鞍状外形轮廓，起连接唇侧和舌侧龈乳头的桥梁作用，更恰当的称谓应当是龈桥（gingival bridge），而不是无角化的龈谷；只有在少数病例，例如即刻种植同期修复中，才能继续保留无角化的龈谷。②龈桥较龈谷宽而坚实，增强了对龈乳头的稳定作用，尤其在上颌前牙区种植体周过渡带的近远中面较深时，有利于种植体周软组织的长期稳定和健康。

2. 牙龈顶点　龈缘呈弧线形，龈缘最根方的点称为牙龈顶点（gingival zenith）。上颌中切牙和尖牙的牙龈顶点位于牙冠长轴略偏远中位置，侧切牙的牙龈顶点位于长轴上。高位笑线者，微笑时将暴露牙龈，要求中线两侧牙龈的对称性时，牙龈顶点的对称显得十分重要。

3. 牙龈平面　牙龈平面（gingival plane）为通过上颌中切牙和尖牙牙龈顶点的连线，应平行于瞳孔间水平连线和切平面，或垂直于中线。牙龈平面的严重倾斜将显著影响美学感观，需要用牙周手术，甚至正颌手术进行矫正。

4. 牙龈高度　Chiche 和 Pinault 确立了两种美观的牙龈高度。第一种，牙龈顶点不在同一水平，侧切牙牙龈顶点低于牙龈平面，通常位于牙龈平面冠方 1~2mm 处。第二种，中切牙、侧切牙及尖牙的牙龈顶点都处于同一水平。这两种牙龈外形的任何一种都可以在中线两侧对称存在。中线两侧牙龈高度不对称，或侧切牙牙龈顶点位于牙龈平面根方，都会造成视觉上的美学障碍，应进行相应治疗。

第三节　种植治疗的美学风险因素

近年来，研究种植治疗的美学风险因素的文献不断增多，尤其在 2003 年国际口腔种植学会（ITI）第三届共识研讨会上，专门成立了“牙种植学中的美学”的专题工作组（共识性论述发表于 2004 年 IJOMI 特刊），逐渐形成了牙种植美学风险评估（ERA）表（表 10-3-1），并出版了专著《国际口腔种植学会（ITI）口腔种植临床指南：第十卷 美学区种植治疗》。该书的出版，标志着美学种植原则的确立和美学种植修复技术的成熟，口腔种植进入一个新的历史阶段。

牙槽骨是全身骨骼系统中骨代谢最为活跃的骨组织，牙缺失后会发生牙槽嵴的水平向和垂直向骨吸收。龈缘和龈乳头的位置取决于牙槽嵴的位置，术前对牙槽嵴位置的评价尤其重要。

术前分析和评估美学区种植治疗的美学风险，有助于评估种植治疗的预期效果、甄别美学种植的高风险患者、规避美学并发症、确定种植治疗难度和设计治疗程序。影响种植治疗美学效果的因素是极其复杂的，包括局部和全身因素。

在确定种植治疗美学成功可能性的时候，应当考虑到继发于局部和全身因素的潜在并发症。

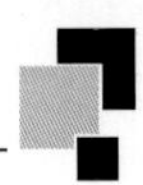

表 10-3-1　美学风险评估(ERA)表

美学风险因素	风险水平		
	低	中	高
全身状态	健康,不影响愈合		影响愈合
吸烟习惯	不吸烟	少量吸烟(<10 支/d)	大量吸烟(>10 支/d)
大笑时牙龈暴露	低位	中位	高位
缺牙间隙的宽度	单颗牙(≥7mm)[1] 单颗牙(≥6mm)[2]	单颗牙(<7mm)[1] 单颗牙(<6mm)[2]	两颗牙及两颗牙以上
牙冠形态	方圆形		尖圆形
邻牙修复状态	无修复体		有修复体
牙龈生物型	低弧线形,厚龈	中弧线形,中厚龈	高弧线形,薄龈
种植位点感染	无	慢性	急性
软组织解剖	软组织完整		软组织缺损
邻牙骨水平	距邻面接触点≤5mm	距邻面接触点 5.5~6.5mm	距邻面接触点≥7mm
唇侧骨壁表型*	厚壁表型,厚度≥1mm		薄壁表型,厚度<1mm
牙槽嵴顶骨解剖	无骨缺损	水平向骨缺损	垂直向骨缺损
患者的美学期望	现实的期望		不现实的期望

资料来源:CHAPPUIS V,MARTIN W. 国际口腔种植学会(ITI)口腔种植临床指南:第十卷 美学区种植治疗:单颗牙种植的最新治疗方法与材料. 宿玉成,译. 沈阳:辽宁科学技术出版社,2018。

注:如果可以获得牙存在时的三维影像,此项可用。

1. 标准直径种植体,常规连接。
2. 窄直径种植体,窄连接。

一、常规性风险因素

1. 全身因素　通常影响种植的全身因素是指影响创口愈合和骨重建能力,以及对已发生骨结合的种植体长期维护产生负面影响的所有疾病和状态。Buser 等将全身风险因素分为高风险因素和低风险因素,并且有大量的文献讨论对种植体骨结合的影响,但少有专门讨论这些因素对美学效果影响的文献。原因十分简单,不是因为这些因素不会影响软组织美学效果,而是已经知道凡是能够引起天然牙牙周变化的因素都会影响种植体周的软组织。并且,由于某些严重疾病的存在,或是放弃种植治疗,或是种植治疗已经不再考量美学效果,只能注重种植体骨结合。对高美学要求的患者,如果患有牙周病的易感因素,如糖尿病、服用皮质类固醇和化疗药物等,就具有高度美学风险。

2. 吸烟　吸烟会导致种植体周感染,危及种植体骨结合和美学效果。对高美学风险的患者,应当劝患者戒烟,或放弃种植治疗。大量吸烟者(>10 支/d)应该被视为“高度美学风险”。

3. 患者的美学期望值　目前,患者很容易获得牙种植能够替代缺失牙的信息。患者不只是从医师处得到种植治疗建议,甚至从网络等媒体获取大部分信息。网络上大量的种植信息有利于促进患者对种植的了解,有助于患者做好接受种植的心理准备(包括种植治疗过程和治疗费用)。但遗憾的是这种知识传播方式只注重于宣传种植治疗的优越性,很少提及种植治疗的并发症和风险;即使偶尔提到,也只是关于种植体的存留率。这会导致患者不切合实际的期望值,这种期望是医师难以达到的。因此,在与患者讨论和确定种植治疗计划时,必须知道患者对功能和美学治疗效果的期望值。

当局部条件较差时,高美学期望值的患者具有高度美学风险。医师应该与患者一起详细讨论所存在的各种风险因素,使患者了解可能出现的治疗效果,避免在治疗后患者产生失望的心理。对于高美学要求的患者,医师必须更加谨慎地评估所有的美学相关因素,当局部解剖条件超出目前的技术能力时,应当选择放弃种植治疗。

二、局部风险因素

1. 笑线高度　在进行口腔功能活动,尤其是笑时,种植修复体及其周围黏膜的暴露程度、种植修复体与牙列的协调程度,是界定美学风险的重要因素。如果看不到种植体周龈缘,种植位点一般被认为美学风险很小或没有风险。这个区域暴露得越多,美学风险越大,反之亦然。

(1) 高位笑线患者美学风险显著增加,主要与牙龈暴露有关,因为种植治疗的任何瑕疵都显而易见。因此,无论何种牙缺失类型(单颗牙缺失、连续多颗牙缺失或牙列缺失)的种植治疗,都存在巨大的美学风险,必须获得健康、协调与自然的龈缘、龈乳头、修复体和牙槽嵴骨弓轮廓。尤其合并高弧线形、薄龈生物型牙龈时,必须审慎应对。

(2) 中位笑线患者美学风险加大,风险因素与暴露的修复体有关,例如:修复体的大小、形状、色泽和视觉效果,与邻牙的相对比例与形状,龈楔状隙和切楔状隙的形状与外观,以及其在牙弓和周围组织中的突度等。

(3) 低位笑线患者因口唇可以有效遮掩未达到最佳效果的牙龈、牙冠比例和修复体的龈方部分,从而降低美学风险。

2. 牙龈生物型

(1) 薄龈生物型:如果邻牙的牙周健康,并且具有足够的邻面牙槽嵴高度,薄龈生物型能够获得完美的单颗牙种植的美学修复效果(图 10-3-1)。

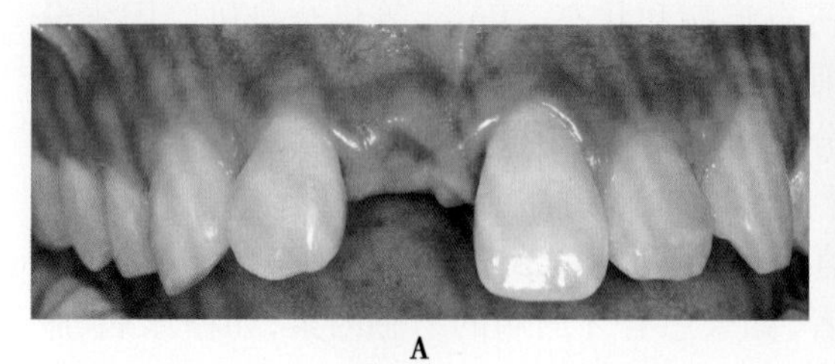
A

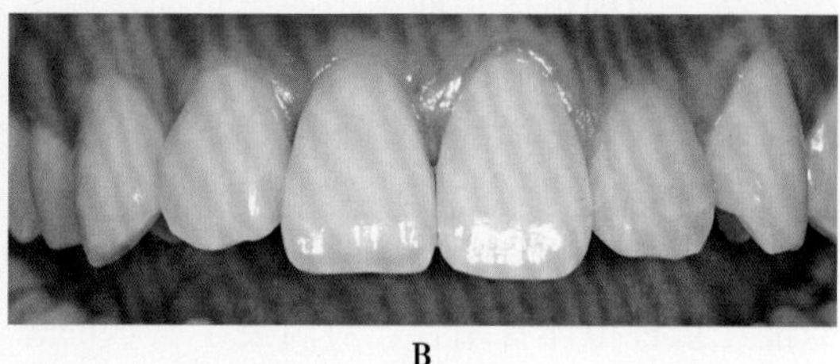
B

图 10-3-1　薄龈生物型邻面牙槽嵴高度充足病例的美学修复效果

A. 薄龈生物型,高弧线形龈缘,尖圆形牙冠;B. 戴入种植体支持式修复体后呈现典型薄龈生物型的解剖特征:细长的龈乳头,高弧线形龈缘,尖圆形牙冠。

牙龈薄而脆弱的特性有助于形成并维持自然、可预期的龈乳头,但是也增加了出现龈缘退缩的美学风险。为了实现长期稳定的美学效果,要求充分注意各个方面的细节,包括正确的种植体植入位置、足够的支持骨量、修复体的穿龈轮廓和合适的临床技术等。因为种植修复体要穿出结缔组织和上皮,所以这些结构对再造和维持龈乳头十分重要。

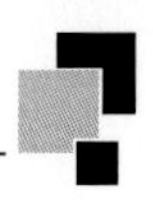

作为破坏令人满意的美学修复效果的重大风险，不能忽视这些组织对刺激产生退缩的倾向。连续性牙缺失并且是薄龈生物型的患者，需要在种植治疗之前或同期进行牙周手术改变其组织特点。此类患者，龈退缩和组织变色的危险进一步增加，因此，更加要求种植体的位置和修复体的形状。

为此类患者制订外科计划时，要求种植体更接近于腭侧（但仍位于唇舌向安全带内），从而使硬组织和软组织最大限度地覆盖于种植体表面。此时种植体长轴从修复体舌侧隆突穿出，有利于修复体的螺丝固位。

（2）厚龈生物型：在修复前上颌单颗牙缺失时，厚龈生物型风险较低。较厚的附着龈能有效地遮掩种植体和龈下金属构件的颜色，降低美学效果不佳的风险。此种生物学类型显然有利于保持种植体周软组织美学的长期稳定性。由于厚龈生物型患者更易于在增量手术后继发软组织瘢痕，因此从外科角度应当特别注意。

对于多颗前牙连续性缺失患者，厚龈生物型利弊兼之。较厚的牙龈在保持其位置、形态和抵御退缩等方面是可预期的，但是，此种类型的组织限制了多颗牙缺失区龈乳头的成形能力。

（3）中厚龈生物型：兼备薄龈和厚龈生物型的优点和缺点，其远期种植修复的美学效果仍然面临巨大的挑战。

3. 牙冠形态　如前文所述，缺失牙和天然牙的牙冠形态与牙龈生物型相关。在美学区，缺失牙和邻牙的形状显著影响种植修复的风险程度。鉴于美学效果主要受到修复后牙龈结构和形态的影响，方圆形牙冠（常常是厚龈生物型）可降低美学风险。在这样的环境中，虽然种植修复难以获得细长、完美的龈乳头，但通常与患者的天然状态协调一致。在牙周健康状态良好时，尖圆形牙通常具有一个菲薄、高弧线形的牙龈生物型。牙槽嵴垂直高度降低、龈乳头退缩时，尖圆形牙冠的患者会产生较大的邻面间隙（“黑三角”）。如果为了掩饰或消除“黑三角”，将牙冠制作为方圆形和加大的接触区来弥补龈乳头的丧失，改变了龈缘和牙冠的自然形态，反而潜在性地损害了最终的美学形态，将导致严重的美学风险。这种临床状态伴有高位笑线时，可达到最高的美学风险。

4. 邻面牙槽嵴高度　修复单颗牙缺失，种植修复体龈乳头的高度与稳定，主要取决于邻面牙槽嵴高度与稳定，与种植体周的碟形骨吸收无关。因此，龈乳头的观感、美学效果，甚至修复体的外形（尤其接触点的位置和范围），都依赖种植位点的邻牙牙槽嵴高度。在局部感染导致邻牙周围牙槽嵴垂直丧失的位点，损害美学效果的风险明显增加。由于邻牙根面大量的牙槽嵴丧失，外形正确的修复体和邻牙之间出现缺隙（“黑三角”）的可能性增大。而且，沿着感染过的牙根表面进行牙槽嵴骨再生是不可预期的，目前的治疗方法获得成功的可能性不大。

不正确的种植体植入位置和修复方式，也可以导致邻面牙槽嵴的吸收，如种植体侵入近远中向危险带、粘接固位时难以去除的粘接剂等因素。

多颗牙连续性缺失的大范围缺牙间隙，通常存在水平和/或垂直向的骨量不足，影响美学效果的风险较高。在美学区连续使用多颗种植体时，因为种植体之间的邻面牙槽嵴已经丧失，或种植体植入后种植体之间邻面牙槽嵴的稳定性缺乏可预期性，降低了种植体之间龈乳头的长期稳定性，具有高美学风险性。合并高位笑线和/或薄龈生物型，通常存在最大的美学风险。此类患者，必须在种植体植入之前或同期进行位点改进（site development）。位

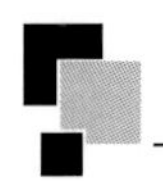

点改进的效果也不尽相同,水平向骨量扩增优于垂直向骨量扩增的效果。

5. 种植位点的局部感染　种植位点的局部感染是一个广泛的概念。种植位点或种植位点周围存在感染或有感染病史,是术前评价种植治疗美学风险的重要考量。牙周病、牙髓病、创伤(根折、根吸收和/或根粘连)或异物(汞合金残留物、感染性牙根残留物)等局部感染,能够直接降低种植位点和其周围的硬组织和软组织的质量。此外,局部感染的有效治疗,尽管已治愈,可能因为美学重要组织的丧失(尤其是邻牙牙槽嵴高度)和软组织的萎缩而导致牙龈退缩。局部感染的性质,例如慢性或急性炎症,决定了在感染有效控制之后的美学风险严重程度。总之,就局部感染来说,表现为化脓和肿胀的急性感染是美学效果的最高风险。慢性感染,尤其是牙齿的慢性根尖周病,如果在种植体植入之前没有治愈,其美学并发症具有中度风险。

鉴于牙周的易感性、进展性或难治性牙周病的美学风险因素增大,医师应该特别审慎。此类患者具有生物学并发症的潜在风险,必须在种植治疗开始之前治愈牙周病。白介素-1(IL-1)阳性的患者,同时又大量吸烟时,生物学并发症的发生频率较高。应确诊此类患者,并在种植治疗之前告知潜在的美学并发症,在种植修复后的维护期应认真复诊。

6. 邻牙修复状态　如果缺牙区的邻牙健康、没有修复体,对预期的美学效果不会有额外的风险。但是,如果邻牙存在进入龈沟内的修复体,会发生种植体植入后的龈缘退缩,危及美学效果。尤其当修复体边缘与基牙肩台连接不正确或存在周围感染性肉芽组织时,美学风险显著增加。美学并发症通常是龈缘退缩导致的修复体边缘暴露或牙龈结构的改变。对于此类患者,慎微细致的治疗计划极其重要。必要时,要更换正确的修复体,或改变种植体植入和二期手术的黏膜切口设计,尽量避免因此而引起的种植体周龈缘退缩,降低美学风险。

7. 缺牙间隙的近远中向宽度　缺牙间隙的近远中向宽度是影响种植美学效果的重要因素。目前,从种植美学效果的角度,将牙缺失间隙分类为单颗牙缺失间隙、连续多颗牙缺失间隙和牙列缺失。

(1) 单颗牙缺失:邻牙和支持组织处于良好的健康状态时,龈乳头可以获得邻面牙槽嵴的支持,牙槽嵴到修复体邻面接触点的距离较小,获得美学治疗效果的可能性较高,美学风险较低。但是,对种植医师的技术要求高,因为周围的天然牙为种植修复体的龈缘、龈乳头和修复体本身提供了参照。缺牙位点的牙周状态较差或修复间隙不足时,将影响美学效果。

(2) 连续多颗牙缺失和牙列缺失具有显著的美学挑战性,原因如下:①种植体间的硬组织和软组织变化难以预测;②牙槽嵴水平向和垂直向骨吸收,将导致缺失牙之间的龈乳头退缩,由于重建邻面牙槽嵴的垂直高度缺乏可预期性,龈乳头重建的远期效果难以预期;③缺乏相邻种植体之间牙槽嵴长期稳定性的临床证据;④广泛的唇侧骨壁的水平向吸收,导致牙槽嵴骨弓形态的变化,必须进行骨弓的轮廓重建才能获得自然、协调的美学修复效果;⑤为获得种植修复体从软组织中"长出来"的感觉和接近自然的根样隆起,对种植体的三维位置要求严格;⑥必须正确选择种植体的直径,过粗的种植体可能加重骨吸收,引起唇侧骨板及种植体之间的骨量丧失。

种植体和修复体的连接,以最大限度地获得种植体间的组织支持为首要目标,因为即使是很小的错误也将对支持组织造成损害。因此,制订连续多颗牙种植的治疗计划,应该考虑到风险性增加,应对美学风险因素。

评估连续性牙缺失种植修复的美学风险性,缺失牙的位置是重要因素。2 颗中切牙缺失,因为在鼻腭区存在"充足"的组织量,为获得美学效果提供了最佳机遇,愈合后能够获得对称的牙龈形态。修复中切牙和侧切牙的连续性缺失时,因为要再现解剖学上龈乳头的高

度，增加了美学挑战。此外，要想使龈乳头得到支撑，使相邻的修复体呈现出从结缔组织中长出来的感觉，越来越依赖于选择直径和形状合适的种植体。侧切牙和尖牙的修复难度相同。此类病例，应认真选择治疗方案，尽可能避免相邻的种植体植入。通常，侧切牙缺失伴有中切牙或尖牙缺失时，应该考虑用悬臂修复侧切牙位点，即在侧切牙位点用一个卵圆形桥体修复，只使用一个种植体的位置，最大限度地获得组织支持。连续性牙缺失，只要包含一个侧切牙连续的种植体植入时，就视为美学并发症的最高风险。

8. 硬组织和软组织缺损　硬组织增量的目的，不单纯是为了扩大种植治疗的适应证和保证长期骨结合，而是因为龈缘和龈乳头的位置是依靠其下方的硬组织维持的，要获得长期的美学软组织稳定性，必须有充足的水平和垂直骨量。在拔牙时，如果牙周组织健康，骨和周围软组织创伤较小，牙槽窝愈合过程的水平向和垂直向硬组织的变化较小，不具备美学上的临床意义，种植治疗的美学风险较低。如果存在具有临床意义的骨量不足，则需要进行适当的硬组织和/或软组织增量治疗。目前的水平向骨增量技术，包括自体骨(块状骨/颗粒状骨)移植和/或引导骨再生，均可获得预期的临床效果。但如何解决垂直骨量不足是一个挑战，仍然难以完全恢复理想的牙槽嵴轮廓，常常导致美学缺陷。在前上颌区，为了最有效地利用软组织量，建议潜入式或半潜入式种植。在局部条件允许的情况下，可以考虑非潜入式种植。

(1) 水平向硬组织和软组织宽度：水平向骨量不足可以增加美学治疗风险。如果水平向缺损有限，其他条件良好(例如健康的邻牙牙周和修复状态)，可以达到预期的位点改善和美学修复效果。严重的水平向骨缺损和不健康的位点，损害美学效果的风险增大。此类患者，较深的植入种植体回避牙槽嵴宽度不足，将危及骨和软组织的高度，并造成修复体的比例和轮廓失调，而不利于美学效果，产生负面影响。这种情况，常常通过水平骨增量和/或软组织移植改善位点的方法得到有效治疗。近年来，此类技术得到极大的改进，为水平向缺损的位点提供了理想的预期效果。

(2) 缺牙间隙的硬组织和软组织高度：即使是垂直骨高度的轻度不足，也难以预期增量的效果，不能获得美学效果的风险明显增加。多数情况下，引导骨再生技术能够增加种植位点的宽度，但是不能重新获得充足的高度，这将影响牙龈和修复体的形态。缺牙间隙垂直骨量丧失的美学风险也因合并许多其他因素而加大，尤其是邻牙的牙周健康因素。在邻牙牙周病没有解决之前，垂直向骨量不足的位点不能进行增量治疗。可以考虑使用某些移植辅助材料(如釉基质蛋白)和外置法骨移植恢复牙周支持，并考虑拔除因牙周病不能保留并影响将来种植位点的牙齿。连续性缺牙区域的垂直向缺损，最具美学风险性，应该认真考虑其相应的移植技术，如牵张成骨、外置法骨移植和游离牙龈移植等。

9. 唇侧骨壁表型　就美学区即刻种植而言，当唇侧骨壁薄(<1mm)或缺损的情况下进行即刻种植时，有唇侧骨壁吸收和龈缘退缩的风险。此类情况，应当认真权衡牙槽窝软组织愈合完成后进行常规或同期骨增量的早期种植(Ⅱ型或Ⅲ型种植)，在维持唇侧骨壁轮廓和黏膜稳定方面所具备的优势。

第四节　美学种植的临床原则

牙种植相关的基本治疗程序已经确定。为达到美学种植的目标，应当建立正确的种植治疗理念、严格进行术前风险评估、合理制订治疗方案、恰当运用操作技巧，避免一切可能出现的并发症。

一、以修复为导向的种植治疗理念

种植治疗属于器官重建的医学范畴，在种植学发展的早期，研究的重点是如何获得骨结合。在成功获得骨结合的基础上，也就是在现阶段，将种植治疗的最终目标确定为获得缺失牙的长期、稳定的功能和美学修复。从这个角度出发，要求修复体实现长期稳定的骨结合、获得模拟天然牙牙冠的修复体、维持健康稳定的种植体周软组织，其中修复体的三维位置起到重要作用，因此提出以修复为导向的种植治疗理念（restoration-driven treatment concept）。

1. 以修复为导向的种植体植入　基于种植治疗的最终目标，修复体应当准确地模拟天然牙牙冠的位置，才能符合人体的生理适用过程，否则将产生负面效应，危及骨结合与软组织结合的长期稳定。实现这一目标取决于种植体的三维位置，换言之，修复体的位置决定了种植体植入的三维位置，称为以修复为导向的种植体植入（restoration-driven placement）。修复体准确地模拟天然牙牙冠的位置有多种要求，但主要因素是修复体的穿龈轮廓和固位方式（螺丝固位或粘接固位）。

2. 从三维空间判断修复体的位置

（1）修复空间：修复空间限制了修复体的外形。因此，必须在术前评估修复空间对修复体形态的限制，必要时要采取辅助性正畸治疗，创造合理的缺牙间隙和邻牙牙根之间的距离。

（2）计算机引导的种植体植入：种植体周骨和软组织会对种植体和修复体作出反应。在复杂的解剖条件下，完全依据二维的 X 线检查（例如根尖片和曲面体层片）、模型分析和术中的直观判断，难以准确确定种植体的位置和修复体的形态，无法预期对种植治疗美学效果的负面影响。因此，在美学区植入种植体，可以依靠 3D X 线诊断技术确定牙槽嵴的状态，在计算机引导下制作外科模板，实现计算机引导下的种植体植入。

（3）辅助性增量程序：按修复体所要求的理想位置植入种植体时，判断硬组织和软组织是否充足或是否需要增量治疗，不但取决于对种植体骨结合的影响，还取决于是否影响修复后的美学效果。换言之，可能剩余骨量和软组织量并不影响种植体骨结合，但只要影响修复的美学效果，就必须进行硬组织和软组织增量的治疗程序。

3. 美学修复体　目前的美学种植修复还限制在美学区种植体支持的固定修复范畴之内。迄今，主流的观点认为美学种植修复体等同于美学天然牙修复体。这种观点并不全面，甚至存在误区。天然牙的固定修复体是以天然牙作为基牙，基牙保存了龈沟和龈沟根方的所有结构，尤其是牙周附着的结构、方式和位置，而种植修复体则在与下方的支持方式、界面位置、与软组织的结合方式及修复体的饰瓷空间等方面存在差异，各有利弊。

4. 𬌗与𬌗型　前导𬌗，尤其在连续多颗前牙缺失时，会对骨-种植体界面的应力分布产生不利的影响，会影响骨结合的稳定，进而影响种植体周的软组织稳定。因此，应当调整𬌗型，并考虑到调整𬌗型对修复体形态的影响。

5. 软组织健康与稳定　软组织健康与稳定，是戴入种植修复体之后对美学效果的主要影响因素。以上阐述了与种植体周软组织健康与稳定的多种相关因素。就软组织本身而言，其影响因素包括种植体周牙列的牙周健康和种植体周软组织健康两个方面。因此，种植

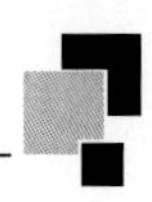

治疗之前的牙周处理、种植治疗过程中的软组织处理和戴入修复体之后的软组织维护，都是与种植体周软组织健康和长期稳定不可分割的重要相关因素。

二、种植治疗方案

完整的种植治疗过程是由不同的治疗程序所组成，因种植治疗的美学目标不同，其诊断与设计程序、外科程序、修复程序、技工工艺程序和种植体（或种植修复体）维护等治疗程序中采用的治疗技术存在显著不同。每一种治疗程序又涉及不同的治疗技术。所有的治疗程序都存在必然的内在联系。每一个治疗程序的临床结果，都将影响到下一个临床程序所选择的临床技术和产生的临床结果。

因此，医师应当基于患者的临床条件、所选择的生物材料、临床经验和病例的 SAC 分类，完整规划整个治疗过程，控制美学并发症，实现美学区种植的功能和美学修复。

三、种植体的三维位置

准确的种植体三维位置，是获得美学种植效果的绝对必要条件。以修复为导向的种植体植入，是种植修复体决定了种植体的三维位置与轴向。在概念上，以种植体平台位置表述种植体植入的三维位置，包括位于缺牙间隙的近远中向位置、冠根向位置、唇舌向位置和种植体之间的距离。可以用安全带（comfort zone）和危险带（danger zone）界定种植体平台在每个维度上所处的位置。种植体平台应当位于安全带内，当侵犯危险带时将导致种植体周骨吸收和软组织退缩，发生美学并发症（图 10-4-1）。

1. 近远中向位置　在近远中向，危险带为接近邻牙根面 1.5mm 的区域。

种植体平台与邻牙牙根之间的距离应该超过 2.0mm，最低也不能小于 1.5mm。因为种植体周的碟形骨吸收在水平向通常为 1.0~1.5mm，两者之间距离低于 1.5mm 可引起邻面牙槽嵴吸收。一旦发生邻面牙槽嵴吸收，目前的治疗技术难以恢复其高度。

邻面牙槽嵴吸收，其高度可以降低到种植体平台水平，引起龈乳头高度的降低，出现“黑三角”。如果通过向根方延长邻面接触区的方式消除“黑三角”，将发生另一种美学并发症：临床冠过长、龈缘轮廓不对称，同样损害美学效果。

2. 唇舌向位置　在唇舌向，种植体平台的唇侧边缘应该位于安全带内。安全带位于理想外形高点的腭侧，宽度为 1.5~2.0mm，其唇侧和腭侧均为危险带（图 10-4-2）。基于碟形骨吸收同样的考量，种植体平台边缘的唇侧应该保持 2mm 以上的骨壁厚度。这样的种植体平台位置，为修复体形成与天然牙相似的穿龈轮廓和牙冠形态创造了空间。

唇侧骨板厚度低于 2mm、种植体平台超出了邻牙外形高点之间的假想线，侵犯唇侧危险带，唇侧牙槽嵴吸收，将导致龈缘退缩和种植体颈部金属暴露的风险。如果同时并发种植体长轴唇倾，将发生种植体的修复困难，并且难以形成合理的穿龈轮廓，导致龈缘退缩的潜在并发症。

种植体平台向腭侧偏离假想线超过 2mm 时，则侵犯腭侧危险带，通常需要把修复体设计成盖嵴式，可引起发音、舒适和卫生维护等问题。

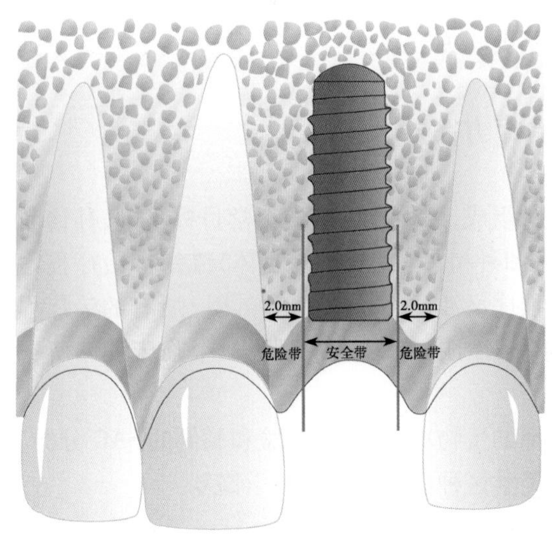

图 10-4-1 种植体的近远中向位置

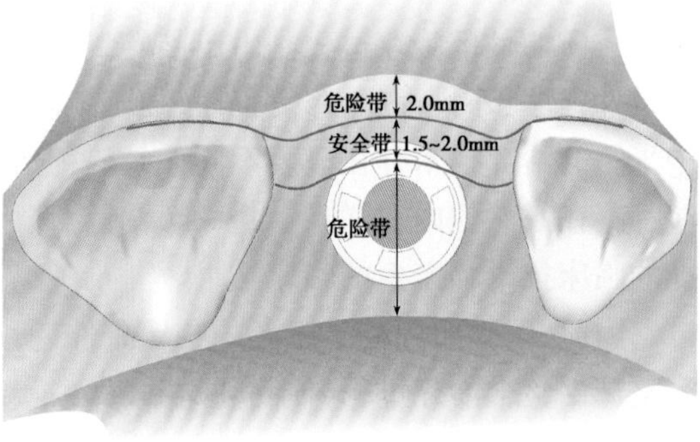

图 10-4-2 种植体的唇舌向位置

在美学区,必须考量种植体平台直径对美学效果的影响。种植体平台直径应当模拟天然牙颈部的直径,直径过大可能难以避免种植体平台侵犯唇侧危险带,引起种植体周边缘性骨吸收。

3. 冠根向位置 种植体平台的冠根向位置的界定受三个关键因素的影响:釉牙骨质界、牙槽嵴高度和修复体龈缘。

(1) 釉牙骨质界:种植体平台应该位于对侧同名牙釉牙骨质界根方 1mm 处。这是关于种植体平台位置的传统描述,但其前提是假设牙槽嵴高度没有降低,仅适用于没有牙周组织丧失的缺牙位点。

(2) 牙槽嵴高度:种植体平台应该与牙槽嵴顶平齐。这同样是假设牙槽嵴高度没有降低。

(3) 修复体龈缘:种植体平台应该位于修复体唇侧龈缘中点的根方 2~3mm 处。

因此,种植体平台的冠根向安全带应当位于未来修复体唇侧龈缘中点的 2~3mm 处,即 1mm 宽的窄带。在安全带的冠方和根方区域均为危险带(图 10-4-3)。当小于 2mm,种植体平台侵犯冠方危险带时,存在颈部金属暴露、修复体难以形成接近自然的穿龈轮廓的风险。超过 3mm,存在唇侧骨吸收和继发性龈缘退缩的风险。

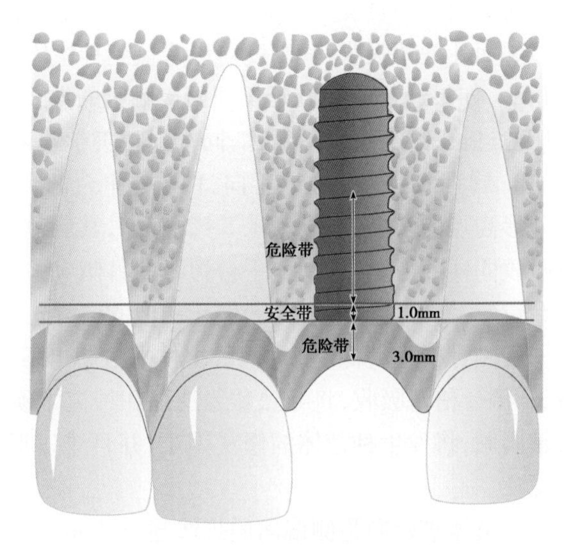

图 10-4-3 种植体的冠根向位置

综上所述,种植体平台理想的冠向位置应当是位于对侧同名牙根方 1mm 和唇

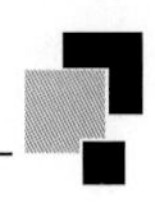

侧黏膜中点根方2mm处,并且恰好与牙槽嵴顶平齐。这样的平台位置为修复体完美模拟天然牙从黏膜中自然长出的感觉创造了空间。在术中,可以用术前确定了修复体龈缘位置的外科模板确定种植平台的位置。

当牙槽嵴吸收严重时,需要进行骨增量为种植体平台获得正确的冠根向位置。

在美学区,种植体平台垂直位置大于龈缘根方2mm时,将位于龈乳头根方5mm以上。这样的平台位置,导致修复体就位和去除粘接剂都非常困难。因此,建议选择螺丝固位修复体或解剖式基台避开这个难题。

4. 种植体的轴向　必须依照种植修复体的位置形成正确的种植体轴向。理想的状态是种植体的长轴与修复体的长轴一致。由于剩余牙槽嵴厚度和根方凹陷的限制,可能产生种植体植入方向的唇向倾斜,限制了选择螺丝固位的修复体进行修复,并且难以形成理想的穿龈轮廓;近远中向倾斜是严重的操作失误,必须加以避免。

5. 种植体之间的距离　通常,2颗种植体之间的距离应该在3mm以上。否则种植体周的碟形骨吸收将导致龈乳头的丧失,发生种植体之间邻间隙的"黑三角",或形成过长的邻面接触区。

四、拔牙位点保存

天然牙牙槽嵴和牙龈解剖形态的保存或重建,是成功获得美学治疗效果的先决条件。拔牙之后,在拔牙窝愈合过程中所发生的,或在拔牙之前已经存在的不同程度的牙槽嵴吸收和牙龈退缩,是美学种植治疗的主要影响因素。有多种外科技术可以进行硬组织和软组织增量,但问题在于难以重新恢复牙槽嵴高度。为此,有学者提出了一个新的治疗理念和临床技术:拔牙位点保存(extraction site preservation)。拔牙位点保存是在拔牙同期进行拔牙窝内生物材料移植,阻断或减缓拔牙后牙槽嵴吸收和龈乳头萎缩,实现保存尚未吸收的牙槽嵴和弧线形的龈缘形态,维持牙槽嵴的高度,为龈缘和龈乳头提供支持的目标。简而言之,保存位点处的硬组织和软组织解剖学天然形态。这是一项新的治疗理念和临床技术。

2004年,Sclar在拔牙窝内植入Bio-Oss,表面覆盖可吸收性胶原膜,用过渡义齿进行固位和稳定,并称为Bio-Col技术。同年,Jung在拔牙窝内植入Bio-Oss Collagen,表面覆盖腭黏膜,并称为牙槽嵴保存(alveolar preservation)。宿玉成等描述了该技术的要点和临床指征,称为拔牙位点保存或种植位点保存(implant site preservation),强调在保存牙槽嵴的同时,改善新形成的附着龈质量(图10-4-4)。拔牙位点保存技术的临床程序为微创拔牙,清创,在种植窝根方植入Bio-Oss、冠方植入Bio-Collagen,表面移植腭黏膜并缝合固定,覆盖生物材料与口腔环境隔离,过渡义齿修复、延期种植体植入。该技术适用于正常的拔牙窝、慢性感染的拔牙窝和有利型骨缺损的拔牙窝。腭黏膜移植同时起到改善角化黏膜宽度和厚度的作用。

在美学区种植治疗时,拔牙位点保存非常重要,通常可以减少或避免在拔牙窝愈合之后再使用额外的重建程序。

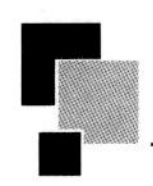

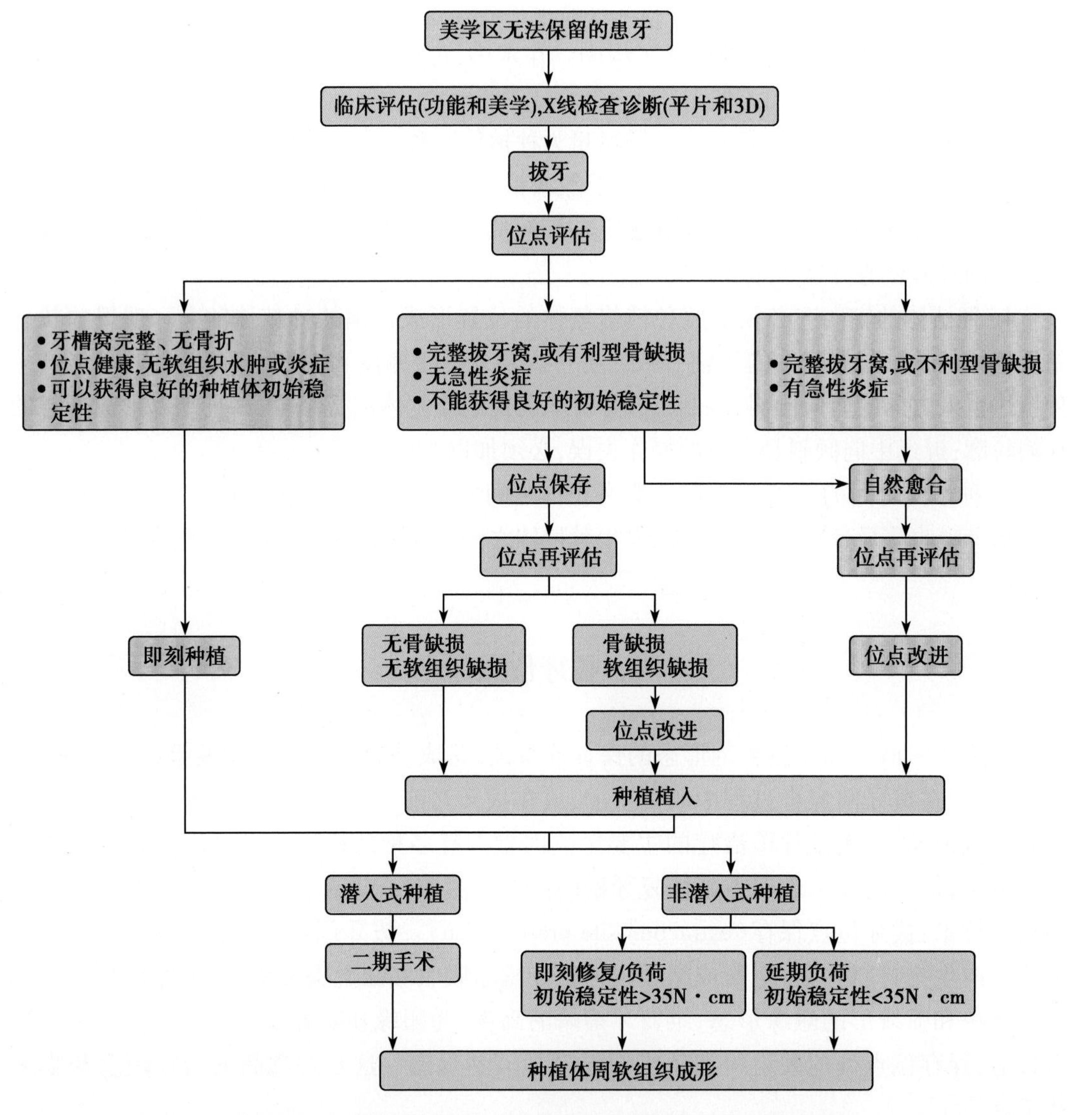

图 10-4-4 美学区种植无法保留的患牙的种植外科治疗程序

五、种植位点改进

骨和软组织缺损依据程度和类型不同,将影响种植体植入的三维位置和骨结合,甚至不能进行种植体植入。为此,必须进行与种植体同期或分阶段的骨和软组织增量,即种植位点改进(implant site development)。美学区的种植治疗,所存在的软组织和/或硬组织不足尽管不会影响种植体植入和骨结合,但只要是不利于获得种植治疗的美学效果,就应当进行种植位点改进,恢复或重建位点的解剖学结构和形态(图 10-4-5)。

目前,已经获得临床证实的种植位点改进技术较多,硬组织改进技术包括引导骨再生(GBR)和/或自体骨移植等,软组织改进技术包括游离或带蒂的黏膜移植等。各种技术相关原则与临床程序将在其他章节进行阐述。

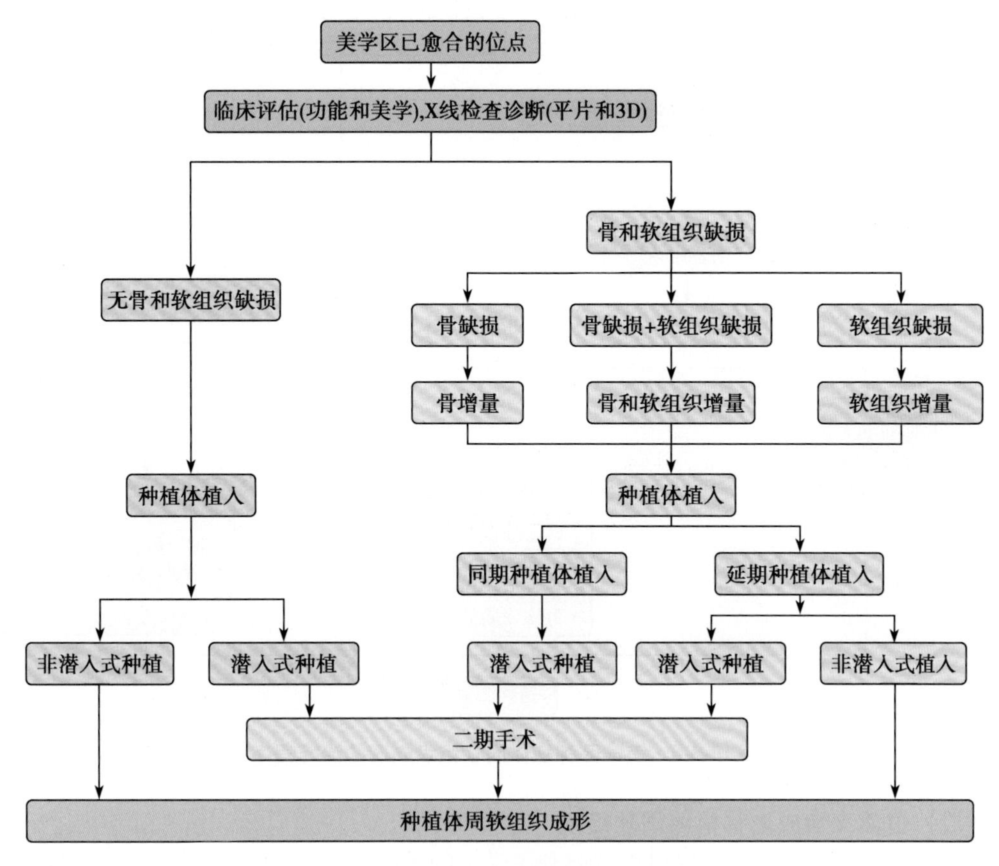

图 10-4-5　美学区已愈合位点的种植外科治疗程序

六、种植体周软组织成形

在非潜入式种植、潜入式种植的二期手术的同期,无论是否应用软组织改进程序,均可进行种植体周软组织成形,引导和塑形种植体周软组织,使龈缘和龈乳头形成理想的美学形态,并有利于过渡带的长期稳定(图 10-4-6)。

过渡带(transition zone)是种植体平台至黏膜边缘所创造出的种植体周软组织轮廓,对最终修复体的外形轮廓起决定作用,并影响到种植体周的软组织支持效果。强调过渡带概念具有多种含义:①在美学区应当通过临时修复体等临床技术诱导和成形种植体周软组织,形成健康和美学的种植体周过渡带;②和过渡带相接触的修复体材料应当具备良好的牙周软组织生物相容性和亲和力,对过渡带的长期稳定发挥重要作用;③过渡带的形态,是选择固位类型和基台种类的重要依据;④制取印模时,应当将过渡带的轮廓形态准确地转移至石膏模型上,便于医师和技师的交流,以及确定种植修复体的穿龈轮廓。

种植体周软组织成形技术分为两类:愈合帽成形和过渡义齿成形。

(一) 愈合帽成形种植体周软组织

愈合帽成形种植体周软组织的优点是临床操作简便。成形的方法包括预成愈合帽(例如唇侧带有斜面的美学愈合帽和解剖式愈合帽等)和个性化愈合帽。

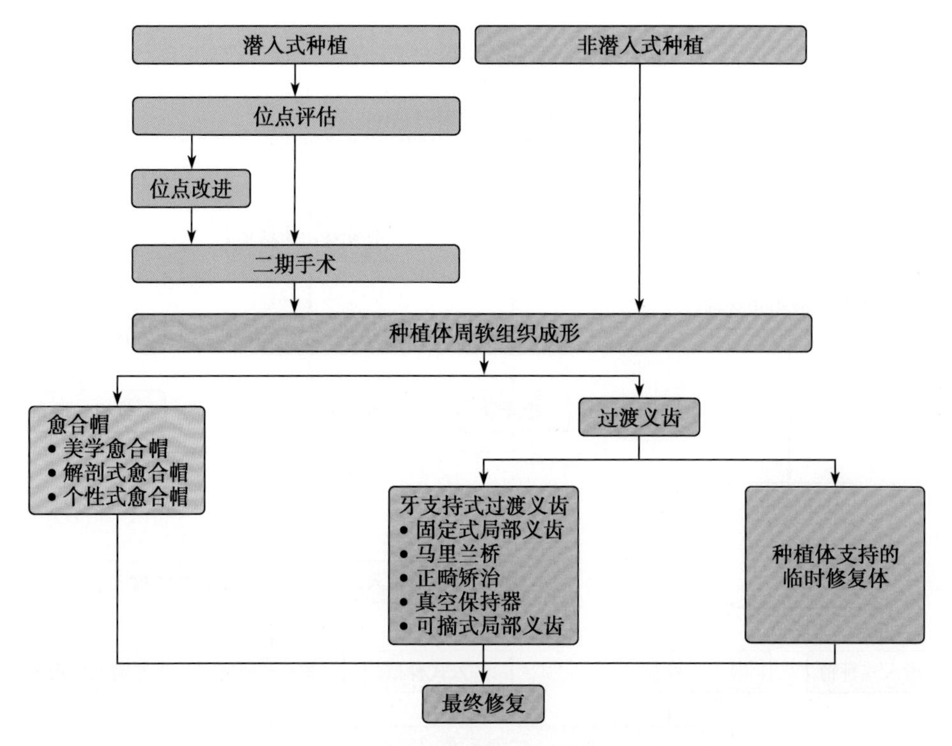

图 10-4-6　美学区种植体周软组织成形的治疗程序

（二）过渡义齿成形种植体周软组织

设计良好的过渡义齿，不但对患者起到美学上的缓解作用，还能在愈合期的组织生长起到保护作用，有利于软组织成形和愈合。使用固定式或可摘式均可，但应达到如下要求：满足患者的美学要求、容易制作和调改、无间歇性垂直向压力、耐用和具有诊断价值等。过渡义齿分为两类：牙支持的过渡义齿和种植体支持的临时修复体。

1. 牙支持的过渡义齿

（1）固定式局部义齿：如果缺牙位点的邻牙计划进行冠修复，这种临时修复体可以为位点成熟期提供良好的美学和功能。

（2）粘接固定义齿：如果颌间距离受限，将带有纤维丝侧翼的义齿固定到邻牙的腭侧面，提供美学的临时固定修复。修复方法是在邻牙邻接面进行非常小的固位预备（仅限于牙釉质），然后用复合树脂粘接以固定义齿。

（3）正畸矫治器：如果患者正在正畸治疗，或患者能够接受使用托槽固定方丝和临时义齿。对患者的优点是可以低位保持临时修复体，并且易于调整固定修复体的位置。

（4）压膜保持器：如果颌间距离受限，也不能采用正畸矫治器的方法时，可以使用带有卵圆形义齿的压膜保持器作为临时修复体，其对移植位点的压力是可调节的。建议不要广泛使用压膜保持器，因为会发生𬌗干扰和过度义齿磨耗。

（5）可摘式局部义齿（RPD）：如果没有垂直向的骨量不足，患者使用可摘式局部义齿是有益的。丙烯酸树脂可摘式局部义齿可以获得腭侧组织固位，义齿可以设计成适应软组织形态的卵圆形。

2. 种植体支持的临时修复体　为了最大限度地获得美学治疗效果，获得良好的穿龈轮

廓和过渡带形态，在戴入最终修复体之前，使用临时修复体（provisional restoration），引导和成形种植体周软组织。通过1~3次调整临时修复体的穿龈轮廓，一次或逐步建立理想的修复体形态，建立所期望的穿龈轮廓和黏膜质量。戴入临时修复体后3~12个月内，种植体周黏膜将趋于成熟和稳定。因此，建议临时修复体至少要戴3个月。同时，临时修复体对未来种植体周软组织的美学效果和最终理想的修复体外形具有诊断价值。用临时修复体制作个性化印模帽，通过临床印模程序，准确地将最终定型的临时修复体的穿龈轮廓和获得的种植体周过渡带的形态转移至石膏模型上。这样，就把已获得的临床效果准确地转移到牙科技师手中，制作最终修复体。为了尽可能精确地获取和转移穿龈轮廓，采用二次印模法为最终修复体制作石膏模型。

七、美学修复体

无疑，修复体是美学种植治疗的重要组成部分。美学修复体包括两个概念：正确的穿龈轮廓和自然、协调的修复体。

1. 穿龈轮廓　穿龈轮廓（emergence profile）是指牙或修复体的唇面或颊面轴向轮廓，范围从上皮性龈沟底向软组织边缘延伸，至外形高点。种植修复体的美学效果，除牙冠要近似于天然牙的解剖学特征之外，还要具备类似于天然牙从颌骨内自然长出的感觉，简言之，具备接近自然的穿龈轮廓。起初，穿龈轮廓是用于描述天然牙和修复体的术语，但在种植学中具备双重含义：①修复体自身的穿龈轮廓；②修复体穿龈轮廓对龈缘和龈乳头的成形和稳定作用。换言之，良好的修复体穿龈轮廓有助于形成和维持种植修复体的龈缘和龈乳头位置及形态。

获得正确的穿龈轮廓，取决于种植体植入的正确三维位置、选择恰当的种植体平台直径、具备良好软组织亲和性的基台或修复体材料（如瓷基台和瓷修复体）和正确的软组织引导技术。

2. 修复体　制作修复体的材料和工艺技术不断进步，也提高了种植美学修复的质量。首先，种植修复体的形态是基础/关键因素，尤其是多颗种植修复体的设计，已经没有传统固定修复的基牙作为参照，要特别注重修复体的解剖学特点：牙冠大小、形态、质地、位置与排列、轴向倾斜度、黄金比例、邻面接触和唇侧观牙弓的渐变等。而满足这些要求，必须按照以修复为导向的种植理念植入种植体。其次，为了实现美学种植治疗，修复体应在各种光学条件下与天然牙的光学特性没有区别。目前，瓷是优于其他材料的，尤其是金属类材料，因而目前瓷基台全瓷冠在种植治疗，特别是美学区的种植治疗中的应用越来越广泛，而且趋于成熟。结合CAD/CAM技术，可以达到逼真的修复效果。但在强度、费用等方面，仍需要进一步改进。

八、种植体植入时机

种植体植入时机的新分类由依据拔牙后时间转变到依据拔牙窝的愈合概念，即种植体植入时的牙槽窝愈合状态。

Ⅰ型，即刻种植。拔牙位点没有任何骨和软组织愈合。

Ⅱ型，软组织愈合后的早期种植。在拔牙后1~2个月，拔牙位点软组织愈合，但没有显著的骨愈合。

Ⅲ型，部分骨愈合后的早期种植。在拔牙后 3~4 个月，拔牙位点软组织愈合，并有显著的骨愈合。

Ⅳ型，延期种植。拔牙后 6 个月，或更长的时间，拔牙位点完全愈合。

拔牙后前 12 个月的愈合期中，牙槽嵴宽度约降低 50%，其中 2/3 的变化发生于前 3 个月。黏膜的外径变化反映了牙槽窝骨壁的改建，通常造成垂直向 0.7~1.8mm 和水平向 2.6~4.6mm 的降低。因此，基于牙槽窝愈合过程中牙槽嵴的变化，早期和即刻种植有利于防止牙槽嵴的进一步吸收。一项回顾性临床研究显示，经过 4 个月的潜入式愈合之后，在种植体植入时大部分可达 3mm 水平向边缘骨缺损间隙已经骨性愈合、缺损消失，这些研究结论支持即刻和早期种植体植入。尽管即刻/早期种植的成功率和常规种植没有显著性差异，但这与严格筛选适应证有关，可以缩短缺牙时间，但研究的主要焦点还是在于技术本身对牙槽嵴和龈乳头的保存作用。因此，在美学区，拔牙窝愈合不同阶段的临床状态对美学效果可能产生的影响，是选择种植时机的重要考量。

（宿玉成）

参 考 文 献

1. BUSER D, HALBRITTER S, HART C, et al. Early implant placement with simultaneous guided bone regeneration following single-tooth extraction in the esthetic zone: 12-month results of a prospective study with 20 consecutive patients. J Periodontol, 2009, 80(1): 152-162.
2. 崔宏燕，李健慧，邸萍，等. 如何修复口腔种植美学区域中种植体与天然牙间的“黑三角”. 中国口腔种植学杂志，2009，14(2)：8-9.
3. SETHI A, KAUS T. 实用口腔种植学：治疗程序与临床技巧. 耿威，译. 北京：人民军医出版社，2009.
4. SCLAR A G. 口腔种植的软组织美学. 戈怡，陈德平，译. 北京：人民军医出版社，2009.
5. 宿玉成，戈怡，耿威. 牙种植的美学风险因素与对策. 中国实用口腔科杂志，2009，2(11)：650-653.
6. CHEN S, BUSER D. 国际口腔种植学会(ITI)口腔种植临床指南：第三卷 拔牙位点种植：各种治疗方案. 宿玉成，译. 北京：人民军医出版社，2009.
7. DAWSON A, CHEN S. 牙种植学的 SAC 分类. 宿玉成，译. 北京：人民军医出版社，2009.
8. CHAPPUIS V, MARTIN W. 国际口腔种植学会(ITI)口腔种植临床指南：第十卷 美学区种植治疗：单颗牙种植的最新治疗方法与材料. 宿玉成，译. 沈阳：辽宁科学技术出版社，2018.
9. 邱立新. 种植美学修复的现状与问题. 中国实用口腔科杂志，2008，1(6)：337-339.
10. GEHRKE P, LOBERT M, DHOM G. Reproducibility of the pink esthetic score: rating soft tissue esthetics around single-implant restorations with regard to dental observer specialization. J Esthet Restor Dent, 2008, 20(6): 375-384.
11. 宿玉成. 美学区种植修复的评价和临床程序. 口腔医学研究，2008，24(3)：241-244.
12. 张雪净，宿玉成，沙月琴. 影响上颌中切牙单个种植修复体龈乳头高度的因素分析. 中华口腔医学杂志，2007，42(6)：361-364.
13. 宿玉成. 种植外科中的软组织处理及其美学效果. 中华口腔医学杂志，2006，41(3)：148-150.
14. FÜRHAUSER R, FLORESCU D, BENESCH T, et al. Evaluation of soft tissue around single-tooth implant crowns: the pink esthetic score. Clin Oral Implants Res, 2005, 16(6): 639-644.
15. MEIJER H J, STELLINGSMA K, MEIJNDERT L, et al. A new index for rating aesthetics of implant-supported single crowns and adjacent soft tissues: the implant crown aesthetic index. Clin Oral Implants Res, 2005, 16

(6):645-649.

16. ZETU L, WANG H L. Management of inter-dental/inter-implant papilla. J Clin Periodontol, 2005, 32(7): 831-839.
17. 宿玉成. 口腔种植学. 2 版. 北京:人民卫生出版社,2014.
18. 冯波,施斌. 上前牙区种植义齿美学的影响因素. 临床口腔医学杂志,2003,19(10):632-633.
19. KAN J Y, RUNGCHARASSAENG K, UMEZU K, et al. Dimensions of peri-implant mucosa: an evaluation of maxillary anterior single implants in humans. J Periodontol, 2003, 74(4):557-562.
20. JEMT T. Regeneration of gingival papillae after single-implant treatment. Int J Periodontics Restorative Dent, 1997, 17(4):326-333.

第十一章 牙槽嵴骨增量技术

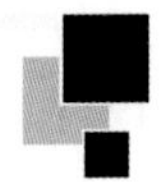

第一节 引导骨再生理论与技术

一、概　　述

牙种植体骨结合理论奠定了口腔种植技术的理论基础，确保了远期临床效果，临床研究资料显示牙种植体的10年累计成功率达到了95%以上。然而，缺牙后牙槽突骨量不足一度成为限制牙种植技术应用的一个主要障碍。虽然有学者曾采用外科植骨技术解决骨量不足的问题，但是传统植骨方法应用于种植体周骨缺损区，存在着成骨不良的严重问题。

早在20世纪80年代初，人们在研究如何重建因牙周病丧失的牙周组织时，就发现在常规牙周翻瓣手术中，通过植入微孔生物屏障膜，阻挡牙龈成纤维细胞和上皮细胞的下移，能够重建丧失的牙周附丽及牙根表面的牙骨质和周围的牙槽骨，遂将该项技术命名为“引导性组织再生术(guided tissue regeneration，GTR)”。20世纪80年代末至90年代初，引导性组织再生术被用来重建缺损的骨组织，取得了突破性进展。大量的动物实验和临床研究证实，采用生物屏障膜封闭稳定的植骨区，能够获得良好的骨组织再生；新生的骨组织与同期植入的牙种植体之间能够形成良好的骨结合，这一系列的研究成果为引导性组织再生术在口腔种植领域中的应用，奠定了重要的理论基础。以重建骨组织为目的的引导性组织再生术被正式更名为“引导性骨再生术(guided bone regeneration，GBR)”。

引导骨再生理论的提出与技术的成熟，为解决种植骨量不足提供了可靠的技术保障。该项技术的成功应用，极大地推动了口腔种植技术的发展：①扩大了种植适应证；②由于从技术上解决了骨量不足对种植的限制，因此确保了牙种植体的植入位置与方向；③推动和保障了种植美学的发展；④推动了种植设计原则的一个重大转变，由以往的颌骨解剖决定种植向修复设计决定种植的转变，这一转变确保了口腔种植的效果和远期成功率，标志着口腔种植技术进一步走向成熟。

二、引导骨再生概念、技术原理和要点

(一) 定义

在骨缺损处，利用生物屏障膜(barrier membrane)维持手术建立的空间，并借此阻挡增殖

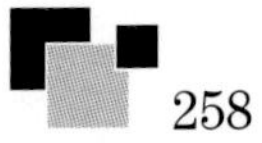

快速的上皮细胞和成纤维细胞长入,保证增殖速度较慢的成骨细胞和血管的生长。手术中,生物屏障膜往往需要与植骨材料联合应用,以防止发生塌陷。此外,植骨材料还将为新骨生长提供支架。

(二)技术要点

引导性骨再生术的核心,是生物屏障膜对软组织中成纤维细胞的阻挡。在整个成骨过程中,生物屏障膜的存在决定成骨的质量,早期取出生物屏障膜或因过快吸收导致屏障结构过早丧失,均将造成成骨不良。此外,生物屏障膜的稳定性也是影响成骨的一个关键因素,研究发现超过 100μm 的微动将使成骨向成纤维方向转化,最终导致成骨失败。基于上述分析,成功的引导性骨再生术应至少具备四个方面:①生物屏障膜完全封闭缺损区;②生物屏障膜下维持足够的成骨空间;③植骨区应保持良好的稳定性;④植骨床应具有良好的成骨能力。

三、引导骨再生成骨的组织学过程

新生骨的成骨过程类似于颌骨发育,呈现膜内成骨的形式,大体上分为三个阶段。

1. 编织骨形成阶段　成骨细胞伴随再生的毛细血管由骨床长入生物屏障膜封闭的植骨区,增殖、分化,形成编织骨,快速充满植骨区,为进一步成骨建立良好的支架。

2. 板层骨沉积阶段　在编织骨周围沉积板层骨,增强新生骨的强度。

3. 新生骨改建阶段　新生骨进入改建期,形成骨单位,最终改建为成熟骨组织。

四、生物屏障膜与植骨材料

(一)生物屏障膜的基本要求

生物屏障膜是引导性骨再生术中的一个关键部分,除满足材料的生物相容性这一最基本的要求以外,生物屏障膜应具备阻挡成纤维细胞通透的作用,并且具有一定的机械强度与良好的组织亲和性。对于可吸收生物屏障膜,吸收速度、降解产物是重要的评价指标,降解产物应不引起机体免疫反应和炎症反应,不改变周围组织的 pH,对成骨无任何不良影响,此外膜结构的完整性应至少维持 2~3 个月,以保证成骨顺利完成。

(二)生物屏障膜的种类与特点

1. 不可吸收膜(non-resorbable membrane)　膨体聚四氟乙烯(expanded polytetrafluoroethylene,e-PTFE)膜是不可吸收膜的代表,是引导性骨再生术最早采用的一种生物膜。作为一种高分子聚合物,e-PTFE 膜在体内环境下不可降解,不引起任何炎症反应和免疫反应。大量的动物实验与临床研究证实,e-PTFE 膜能够保证理想的成骨效果,被视为评价生物屏障膜的标准对照。钛加强的 e-PTFE 膜在 e-PTFE 膜良好的生物学特性和屏障膜特性的基础上,增加了生物膜的机械强度,是目前支撑性能最好的一种生物屏障膜,在牙槽突增宽和增高手术中表现出卓越的骨增量性能。然而,由于不可吸收的特性,e-PTFE 生物屏障膜在临床应用中存在较高比例的并发症,如黏膜裂开、膜暴露、感染等,这类并发症的出现易导致成骨失败,因此 e-PTFE 膜在临床中的应用逐渐减少,越来越多地被可吸收膜所取代。

2. 可吸收膜(resorbable membrane)　与不可吸收膜相比,可吸收生物膜无须二次翻瓣取出,减少了手术创伤;以胶原生物膜为例,组织亲和性好,大大降低了膜暴露和发生感染的概率;另外,临床操作相对简便。然而,降解产物的组织反应、降解速率、屏障膜结构稳定性等是可吸收膜需要关注的问题。此外,在临床技术方面,屏障膜塌陷导致成骨不良,是可吸收生物膜的常见并发症。

(三) 植骨材料的基本要求

在引导性骨再生术中,应用植骨材料目前主要有两方面的目的:①支撑作用,支撑生物屏障膜,防止生物屏障膜塌陷,维持稳定的成骨空间;②支架作用,在成骨过程中,作为成骨细胞的贴附及成骨支架,有利于新生骨的长入。以植骨材料为支架引导或诱导形成的新生骨,不仅仅是在形态上修复骨缺损,更主要的是在结构与功能上重建骨组织,使新生骨呈现与天然骨类似的组织结构和力学特征,并且与牙种植体实现完全的骨结合。基于以上目的,植骨材料应满足下列要求。

1. 良好的生物相容性。

2. 能够与新生骨组织完全融合。

3. 不影响新生骨与牙种植体之间的骨结合。

4. 具有骨引导或骨诱导作用。

5. 植骨材料的吸收速率与新生骨的成骨速率相协调。

6. 降解或溶解产物不应引起炎症或免疫源性反应,不应改变局部组织的 pH,确保正常成骨不受影响。

7. 异体或异种骨不应引起交叉感染。

(四) 植骨材料的种类与特点

植骨材料在临床中的应用由来已久,种类较多,大体上可分为自体骨、同种异体骨、异种骨和异质骨四类。

1. 自体骨(autogenous bone)　通常取自颏外板、下颌磨牙后区、上颌结节、前鼻棘、颅骨外板、髂骨等部位,根据手术需要可采用颗粒状或块状形式。大量实验证实,自体骨与生物屏障膜联合应用成骨效果可靠,被作为评价植骨材料的金标准。往往需要第二术区,增加了手术创伤和可能的并发症,并且取量有限,是自体骨存在的主要缺点。此外,在成骨过程中自体骨移植材料伴有比例不等的骨吸收,不同取骨来源的自体骨吸收程度不同,髂骨来源要明显大于膜内成骨区如颏部、下颌骨外斜嵴及颅骨外板,手术中应予以充分关注。

2. 同种异体骨(allogeneic bone)　取材于同一种群、其他个体的骨组织。抗原问题是该类植骨材料处理的一个重点,通常采用冻干或脱钙冻干等方法,由此制备出的植骨材料分别称为冻干同种异体骨(freeze-dried bone allograft,FDBA)和脱钙冻干同种异体骨(demineralized freeze-dried bone allograft,DFDBA)。这是一类应用时间较长的植骨材料,由于保留了骨基质蛋白,被认为具有一定的骨诱导作用。然而,有关它在牙种植治疗中的应用效果,还缺乏长期、高质量的临床研究证据,尤其该类材料存在的交叉感染风险在一定程度上限制了它在种植中的应用。

3. 异种骨(heterogenous bone)　取材于其他种群,代表性的材料有脱蛋白牛骨矿物质(deproteinized bovine bone mineral,DBBM)。由于具有良好的多孔性、较大的表面积及与天然

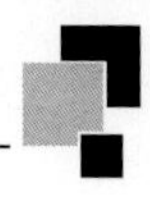

骨类似的无机矿物质组成,该类植骨材料表现出良好的骨引导性。大量文献证实,异种骨在植骨牙种植治疗中作用可靠,是目前得到实验室及临床研究充分证明的一类植骨代用品。

4. 异质骨(alloplastic bone)　是一类人工合成或自然界存在的无机、惰性材料,代表性的有羟基磷灰石(hydroxyapatite,HA)、磷酸三钙(tricalcium phosphate,TCP)、生物玻璃等。尽管异质骨材料具有来源广泛、无交叉感染风险等优点,但是目前尚缺乏大样本、长期的临床研究证据。

五、骨缺损的分类与外科技术要求

牙种植体周植骨区的稳定性,受三方面因素的影响:①骨缺损区的自身固位形;②植骨区受外力影响的大小;③植骨方案。骨缺损的类型从两个方面影响植骨区的稳定性:一方面是种植体周骨缺损的位置,另一方面是骨缺损的形态。不同的骨缺损类型决定着植骨方案的不同选择,同时预测着手术的不同难易程度。

1. 根据缺损的位置,种植体周骨缺损可分为四种。

(1) 旁穿型骨缺损(fenestrative bone defect):主要发生在牙槽突唇颊侧种植体的根尖方,远离牙槽嵴顶,受咀嚼运动影响相对较小,同时与手术切口保持一定距离,出现植骨手术并发症的概率相对较低。

(2) 裂开型骨缺损(dehiscent bone defect):发生在种植体颈部、靠近牙槽嵴顶,植骨区易受外力的影响,而且通常位于手术切口区域,对植骨稳定性及手术技巧要求相对较高。

(3) 环型骨缺损(circular bone defect):位于种植体颈部周围,表现为牙槽突内非开放式缺损,植骨区自身稳定性高,受外力影响小。

(4) 垂直型骨缺损(vertical bone defect):暴露于牙槽嵴顶,植骨区受外力大,自身缺乏稳定性结构支撑。

2. 根据缺损的骨壁支撑形态,种植体周骨缺损可分为四种。

(1) 一壁支撑型骨缺损(1-wall bone defect):缺损区仅存在1个骨壁支撑植骨材料,结构稳定性差。

(2) 二壁支撑型骨缺损(2-wall bone defect):缺损区存在2个骨壁支撑植骨材料,结构稳定性相对较好。

(3) 三壁支撑型骨缺损(3-wall bone defect):缺损区存在3个骨壁支撑植骨材料,结构稳定性较好。

(4) 四壁支撑型骨缺损(4-wall bone defect):缺损区存在4个骨壁支撑植骨材料,结构稳定性好。

六、引导性骨再生术的手术方法

(一) 术前准备

常规术前准备同第九章第一节。

（二）基本步骤（以牙种植体周裂开型骨缺损为例）

1. 患者体位和麻醉　患者取半卧或平卧体位，根据手术部位头放正或略偏。局部麻醉采用常规术区浸润麻醉或阻滞麻醉的方法。

2. 切开黏膜　牙槽嵴顶（下颌）或偏腭侧（上颌）切口（图 11-1-1），近中和/或远中附加垂直切口（图 11-1-2）。

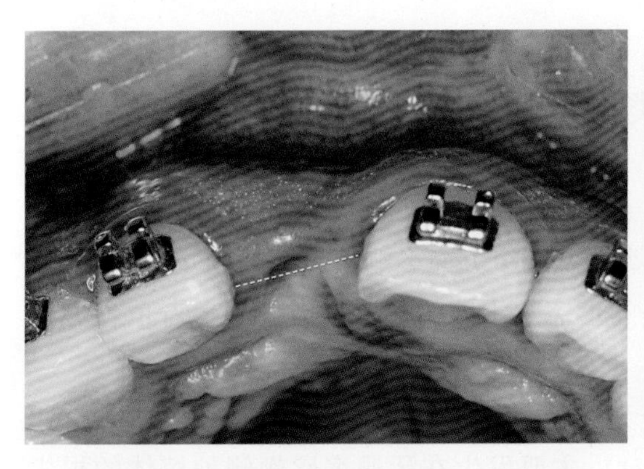

图 11-1-1　牙槽嵴顶切口设计——偏腭侧

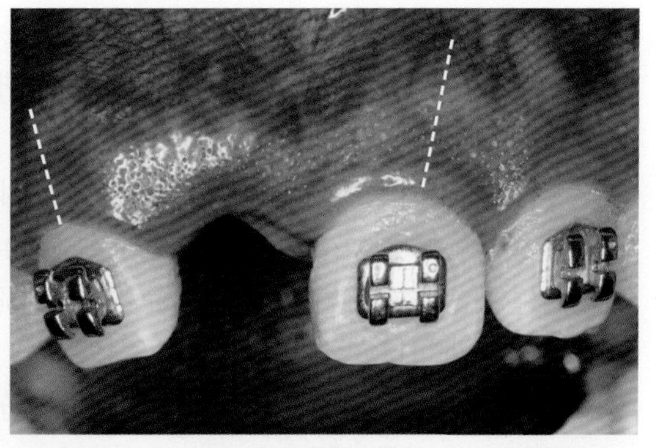

图 11-1-2　近远中松弛切口设计——梯形切口

3. 翻瓣暴露术区　沿骨面向唇颊侧翻起黏骨膜瓣，彻底清除牙槽嵴顶和唇颊侧骨面的软组织（图 11-1-3）。

4. 制备种植窝　参照常规种植窝制备方法，逐级扩大种植窝。由于骨缺损的存在，在制备种植窝时，应格外注意种植窝的方向与直径。

5. 植入种植体　种植体获得良好的初期稳定性，是植入种植体的先决条件。为保证良好的初期稳定性，通常情况下种植体应至少有 1/3 部分位于骨床内。如骨缺损过大或操作过程中种植窝制备过大，则应放弃同期植入种植体（图 11-1-4）。

6. 制备受植床　在彻底清除软组织的前提下，在植骨床表面用小球钻钻孔，穿破皮层骨，使骨髓腔开放，有利于成骨过程中血管再生及骨源细胞的长入（图 11-1-4）。

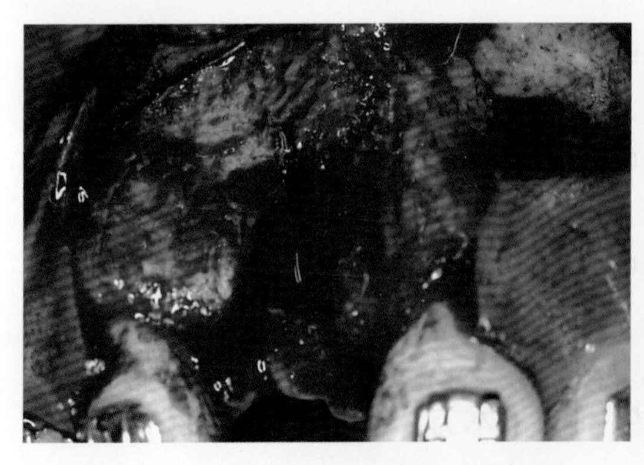

图 11-1-3　暴露骨缺损区并清除纤维组织

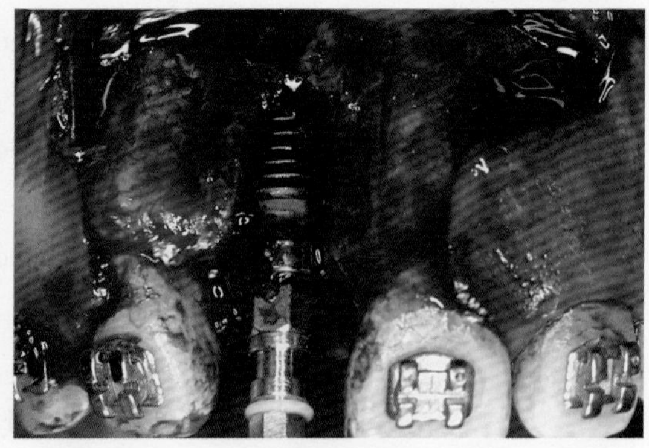

图 11-1-4　牙种植体唇侧暴露，周围植骨床钻孔预备

7. 填入植骨材料　临床上牙种植体周局限性骨缺损有多种植骨方案,并与不同种类生物屏障膜配合应用,具体包括:仅以血凝块充填,以螺钉支撑,选用钛加强不可吸收膜的帐篷法;颗粒状自体骨单独或联合生物屏障膜,骨代用品单独或与自体骨混合联合生物屏障膜;等等。临床研究文献证实,采用各方案增加骨量植入的牙种植体远期存留率与植入自然牙槽骨内无明显不同,种植体周骨缺损区将被新骨充填,但目前尚无一种方案能够做到100%实现暴露的种植体表面完全被新骨覆盖。基于文献的系统回顾,临床上普遍认同并加以推荐的方案是骨代用品如 DBBM 单独或混合自体骨联合可吸收生物屏障膜。植骨量应适当大于骨缺损量,以弥补愈合过程中出现的骨吸收(图 11-1-5)。

8. 覆盖生物屏障膜　根据植骨区的面积大小与形状,选取尺寸适当的生物屏障膜,并加以仔细修剪,确保生物屏障膜能够完全覆盖植骨区;同时,为防止影响软组织伤口愈合,屏障膜应与切口和邻牙保持 1~2mm 的距离(图 11-1-6)。

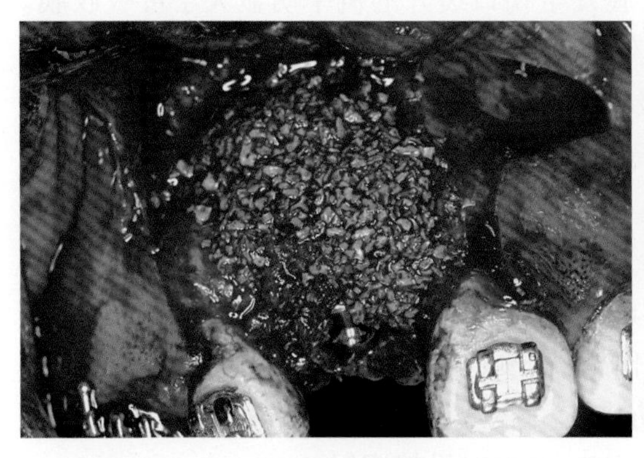

图 11-1-5　植入自体骨与骨代用品混合材料

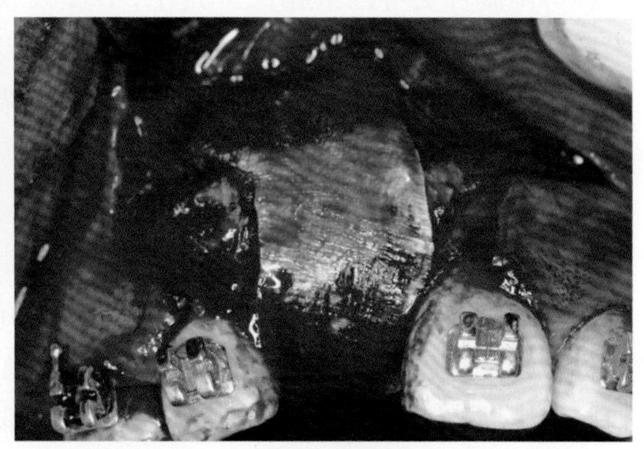

图 11-1-6　覆盖可吸收生物屏障膜

9. 关闭伤口　软组织瓣基部切开骨膜减张,严密对位缝合伤口,确保伤口无张力(图 11-1-7)。

(三) 术后处理

1. 抗感染治疗 1 周,抗炎治疗 2~3 天。

2. 术区适当加压,压迫止血;术后 24 小时内,局部冷敷,控制肿胀。

3. 术后 1~2 天复诊,重点检查术区是否有积血。如有明显积血或积液存在,应及时加以处理,通常方法是穿刺抽吸,并辅助以局部加压。

4. 术后注意口腔清洁,加强口腔护理。

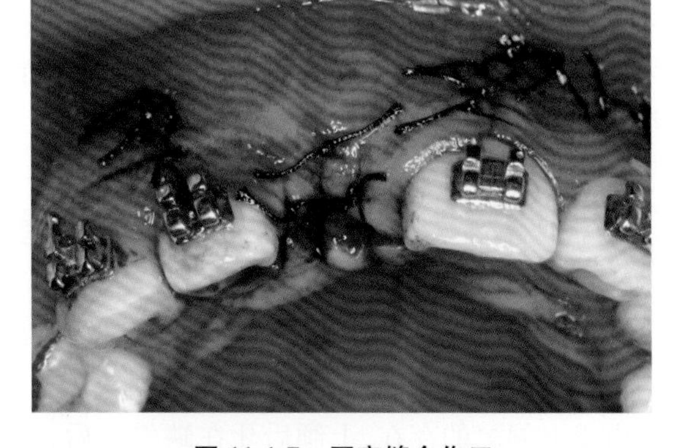

图 11-1-7　严密缝合伤口

5. 术后 7~12 天拆线。

6. 愈合期佩戴的临时活动义齿组织面应充分缓冲,严防义齿压迫植骨区。

（四）术中及术后注意事项

1. 切口应在植骨区外 5mm。

2. 骨面无软组织。

3. 骨皮层应钻孔。

4. 生物屏障膜应完全覆盖植骨区，并超出 2mm。

5. 生物屏障膜应离开切口 2mm。

6. 软组织瓣骨膜减张，保证切口无张力缝合。

7. 牙种植体初期稳定性是同期种植的先决条件。

8. 在植骨量上应适当“矫枉过正”，以弥补成骨过程中可能出现的骨吸收。

（五）常见并发症与防治

1. 伤口裂开　伤口裂开并发症的发生与伤口缝合张力、黏膜厚度和质地、缝合技术及生物屏障膜种类等因素相关。其中，不可吸收膜发生伤口裂开的概率明显大于可吸收膜。术后伤口一旦裂开，短期内重新缝合往往很难奏效，可行的方法是加强口腔和局部伤口的护理，保持清洁，预防感染。如术中选用的是可吸收膜，经过上述处理有自愈可能；如植入的是不可吸收膜，裂开伤口通常不能自行愈合，待局部黏膜恢复健康后，可采用组织滑行或转瓣的方法重新关闭伤口，必要时需要取出生物膜。取出生物膜的时机直接影响到成骨的效果，一般应在手术 2~3 个月以后，过早易导致植骨失败。

2. 植骨区感染　重点在预防，一旦出现伤口感染，轻者影响成骨效果，重者往往意味着植骨失败。除患者自身因素以外，术中无菌操作、术后预防性抗生素用药、保持伤口清洁和口腔卫生、防止黏膜下积血等，都是必要的预防措施。当发生术区感染并发症时，应给予全身抗感染治疗，伤口局部护理，局部穿刺或切开引流，必要时局部清创。

3. 术区黏骨膜下积血　黏骨膜下积血是造成伤口感染、影响成骨效果的一个重要原因，因此在术后 1~2 天应重点加以检查。如有积血发生，局部穿刺抽吸并辅助适当的局部压迫是一种行之有效的处理方法，通常 1 天后需要再次复诊检查。

4. 植骨区成骨不良　造成植骨区成骨不良的原因很多，具体包括患者全身因素、局部骨床健康情况、植骨方案与技术、植骨区稳定性、临时义齿的压迫、伤口裂开和/或感染等。如果二期手术发现成骨不良，可再次采用引导性骨再生术加以处理，前提是术区应有健康的软组织条件。

第二节　上颌窦底提升术

一、概　　述

由于上颌窦的存在，上颌后牙在缺失以后，常常伴随牙槽突高度不足。除病原性、失用性等因素导致牙槽突萎缩以外，长期后牙缺失导致上颌窦腔逐渐扩大（pneumatization）也是造成剩余牙槽突骨量不足的一个重要原因。因此，上颌后牙区曾一度被视为牙种植的禁区。

美国医师 Boyne 和 James 于 1980 年在 *J Oral Surgery* 杂志上首次介绍了以牙种植体应

用为目的的一种上颌窦底植骨术。该文章成为上颌窦底提升(sinus floor elevation)术的首篇文献。然而在此之前,另一位美国学者 Tatum 医师业已正式在会议公开报道了类似术式。具体的技术方法是采用上颌窦根治术手术入路(Caldwell-Luc 方法),在保护上颌窦黏膜的前提下行上颌窦外侧壁(前外侧壁)开窗,剥离并抬起上颌窦底黏膜,同时植入自体骨,增加上颌窦区牙槽骨高度;该方法初步奠定了上颌窦底提升开窗技术的技术雏形。在随后的数年间,上颌窦底提升术得到广泛应用,与此同时,技术上也得到了进一步的完善和提高。1996 年由骨结合学会(Academy of Osseointegration,AO)发起并组织了一次重要的专家讨论会(Sinus Consensus Conference)。会议基于对过去 10 年临床文献的系统回顾性分析,重点讨论了上颌窦底提升术的技术基础和技术要点等议题,肯定了它的可行性及可靠性,认为该项技术是一种有效的治疗方法,具有较高的种植临床成功率。基于循证医学研究手段,近年的一些文献回顾分析进一步证实了它的安全和有效性,得出了以下结论:①牙种植体在上颌窦底植骨区的存留率与自然骨床相类似;②粗糙表面种植体的存留率明显高于光滑表面种植体;③不同植骨材料对粗糙表面种植体的存留率,未表现出不同的影响。

1994 年 Summers 报道了上颌窦底提升的另外一种经牙槽突入路的微创新技术。具体方法是采用特制骨凿(osteotome),在初步制备种植窝的基础上,敲击冲起上颌窦底骨壁,逐步充填植骨材料并推至上颌窦底,在液压原理的作用下,上颌窦底黏膜被完整抬起,同期植入种植体。Summers 将其命名为充填植骨的骨凿上颌窦底提升术(bone-added osteotome sinus floor elevation,BAOSFE),而目前通常引用冲顶技术(osteotome technique)或经牙槽突冲顶技术(transalveolar osteotome technique)这一名词,亦有人简单将其称为 Summers 技术。伴随技术方法的不断完善,上颌窦底提升经牙槽突冲顶技术已被证实是一项有效、可靠的外科技术,能够确保种植体获得理想的存留率。该技术是利用特制骨凿向上颌窦充填植骨材料的同时,产生液压力,均匀作用到上颌窦底黏膜上,而将其抬起。在上述技术原理的基础上,近年出现了一种新型球囊技术(balloon technique)。区别于经典的上颌窦底冲顶技术,该方法利用插于上颌窦底的球囊经注水逐渐扩张,进而均匀抬起上颌窦底黏膜,然后在抬起区黏膜下充填植骨材料。由于技术原理的差异,与传统冲顶技术相比,球囊技术能够获得更高和范围更大的黏膜提升。然而,该技术才刚刚起步,目前还缺乏足够的临床资料证实它的可靠性。

二、上颌窦底提升术的术式分类

按照手术路径不同,上颌窦底提升术可分为侧壁开窗上颌窦底提升术(lateral maxillary sinus floor elevation)和经牙槽嵴顶上颌窦底提升术(transalveolar maxillary sinus floor elevation)。两种方法技术上各有特点,适应证方面各有侧重。侧壁开窗上颌窦底提升术的优点是在直视下操作,可靠性高,提升范围和高度充分且准确、可控性好,缺点是创伤大,因此主要适用于上颌窦底严重骨萎缩及复杂上颌窦底解剖形态等情况;经牙槽嵴顶上颌窦底提升术的优点是创伤小,手术耗时短,缺点是盲探下操作,提升范围和幅度有限,上颌窦黏膜穿孔不易预防和发现,因此主要适用于轻度骨高度不足、上颌窦底较为平坦等情况。采用经牙槽嵴顶上颌窦底提升术进行上颌窦底提升时,一旦发生上颌窦黏膜破损,解决这一并发症可靠而有效的手段是即刻改用侧壁开窗上颌窦底提升术抬起上颌窦底黏膜，并对破损处加以修补。因此，在开展经牙槽嵴顶上颌窦底提升术之前建议熟练掌握侧壁开窗上颌窦底提升术，以防止可能出现的黏膜穿孔并发症，做到从技术上予以充分准备。

三、上颌窦底剩余骨量与种植时机选择

牙种植体实现骨结合的一个重要前提，是种植体保持理想的初期稳定性。根据牙种植体植入时机，上颌窦底提升术分为同期牙种植和延期牙种植。其中，种植体能否获得足够的初期稳定性是选择种植时机的一个决定因素，它由上颌窦底剩余牙槽突高度和骨质所决定。大量临床文献证实，剩余骨高度在4~5mm以上是同期种植的适应证，如果低于4~5mm则应采用延期种植法，即上颌窦底提升术5~6个月后再进行种植体的植入，这是目前国际学术界普遍遵循的一个基本原则。然而，近年有个别学者报道了剩余牙槽突高度<4mm同期种植成功的临床研究，但是最后结论还需要进一步的大样本、多中心、严格试验设计的临床研究加以证实。

四、侧壁开窗上颌窦底提升术

（一）适应证与禁忌证

上颌窦区剩余牙槽突的高度（即窦嵴距）低于拟植入种植体的最低长度或伴有牙槽突宽度不足，即可视为侧壁开窗上颌窦底提升术的适应证。由于短种植体的成功应用，上颌窦底提升术的牙槽突窦嵴距从早期的10mm以下，降低至现在的6~7mm以下。除高度以外，牙槽突骨质、宽度、缺牙区𬌗龈距离、种植部位及数量，也是适应证的重要参考指标。这些因素综合起来，就成为选择手术方案及判断种植体功能和远期成功率的主要依据。当𬌗龈距离过大时，为避免严重的冠根比倒置，在选择侧壁开窗上颌窦底提升术的同时，往往联合或单独采用Onlay技术𬌗向增加牙槽嵴高度；当窦嵴距不足伴有宽度不足导致𬌗关系严重失调时，为恢复良好的后牙咬合关系，在提升上颌窦底高度的同时，往往需要联合颊侧植骨，增加牙槽嵴宽度，以矫正𬌗关系。

在禁忌证方面，除种植一般禁忌证（参考第八章第一节）以外，以下情况应视为该技术的手术禁忌。

1. 急慢性上颌窦炎（sinusitis）　急性上颌窦炎是上颌窦底提升术的绝对禁忌证，须待感染控制后再行考虑；慢性上颌窦炎则应视为相对禁忌证，在一定条件下（无症状，无急性发作）可作为上颌窦底提升术的适应证。

2. 上颌窦根治术后　经典上颌窦根治术的核心内容是彻底刮除上颌窦黏膜，术后代之以瘢痕组织修复，因此经过传统上颌窦根治术治疗的患者是上颌窦底提升术的绝对禁忌证。

3. 上颌窦囊肿（sinus cyst）　具体可分为黏液囊肿（mucocele）和黏液潴留型囊肿（mucous retention cyst）。前者为真性囊肿，呈球形，衬以大量杯状细胞化生的呼吸上皮细胞层，具有扩张和破坏性，可侵蚀上颌窦骨壁，X线检查常常表现为上颌窦内弥散的不透光影，严

重时可以突破上颌窦骨壁，该真性囊肿是上颌窦底提升术的相对禁忌证，应于术前首先完整摘除囊肿，再行上颌窦底提升术；后者为假性囊肿，良性，X线检查多呈局限型、边界清晰的不透光区，一般情况下不是上颌窦底提升术的禁忌证。

4. 严重过敏性鼻炎　此类患者上颌窦黏膜多增厚、结构疏松，质地脆，剥离时易发生穿孔，术中出现并发症的风险增大，是手术的相对禁忌证。

5. 严重吸烟　长期吸烟患者上颌窦黏膜将发生不同程度萎缩、变薄，如伴有慢性炎症时则可出现增厚现象，二者均表现为黏膜缺乏弹性和强度，是手术的相对禁忌证。

（二）术前准备

1. 常规术前准备　同第九章第一节。

2. 上颌窦底提升术术前检查的重点内容　除常规术前检查外，三维CT是一项重要的检查手段，它不仅能够提供准确的上颌窦底牙槽突宽度和高度，而且还能够提供详细的上颌窦解剖和病理信息。针对初学者，术前了解上述信息显得尤为必要。通过周密的术前检查，以下几方面应重点加以明确或排除。

（1）上颌窦底牙槽突的骨量与骨质。

（2）上颌窦囊肿：局限型囊肿通过全口牙位曲面体层片较易诊断，但是当囊肿充满上颌窦时则容易被忽视。CT检查不仅能够准确诊断囊肿的存在，而且还可以准确判断囊肿的位置（图11-2-1）。

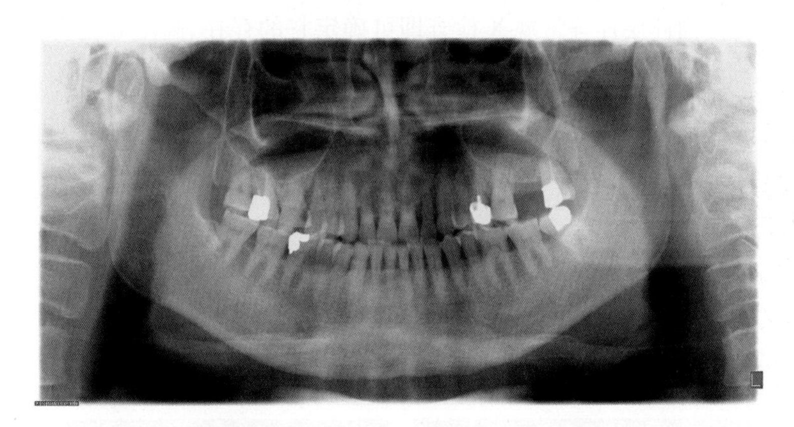

图11-2-1　左侧上颌窦囊肿的X线影像

（3）上颌窦黏膜厚度：上颌窦黏膜的正常厚度在1mm左右，富有弹性，呈灰蓝色。X线片中，如上颌窦黏膜影像增厚，则提示有上颌窦炎的存在。因此，术前判断上颌窦黏膜的厚度，有利于正确选择种植手术的术式。

（4）上颌窦底骨壁形态：上颌窦底骨壁形态预示手术的难易程度。通常情况下骨壁完整且光滑，表面由密质骨构成，X线检查可见上颌窦底影像清晰，边缘呈现一条明显的骨白线，手术抬起上颌窦黏膜较为容易。当X线片示上颌窦底影像模糊或边缘不清晰，结合病史，可提示上颌窦底骨壁密质骨不完整或者形态不规则，可能存在牙源性炎症所致瘢痕、牙根轮廓在上颌窦底的遗留痕迹等情况（图11-2-2），预示在剥离上颌窦底黏膜时难度将会增大，并且有较大的黏膜穿孔风险。

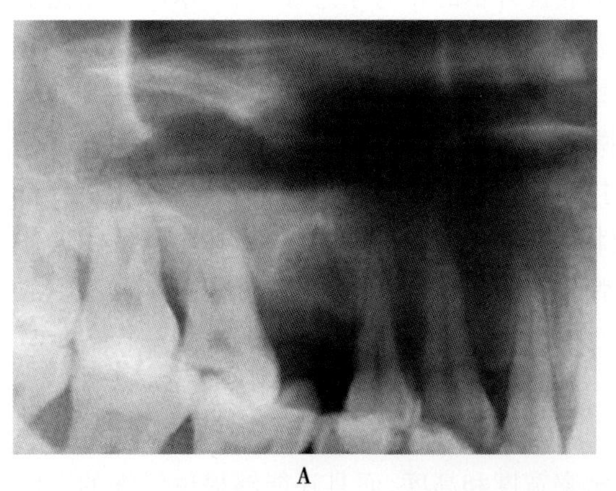
A

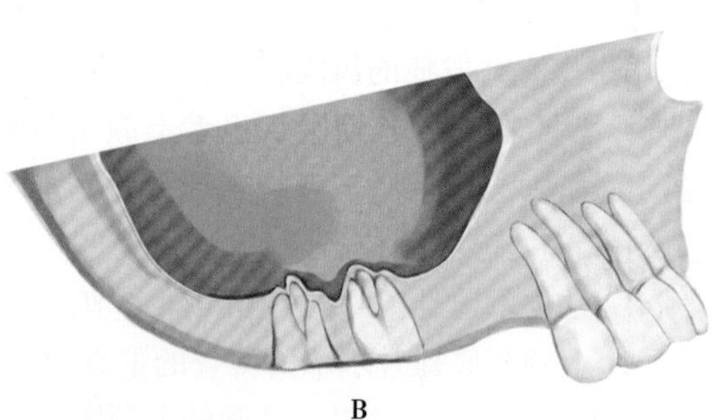
B

图 11-2-2　牙根突入上颌窦遗留骨轮廓
A. X 线影像；B. 示意图。

（5）上颌窦分隔(maxillary sinus septa)：位于上颌窦底的骨性分隔，根据分隔高度的不同，可分为不完全性和完全性上颌窦分隔。前者使上颌窦底呈现两个或多个陷窝样形态（图 11-2-3），后者则将上颌窦分成两个或多房结构（图 11-2-4）。有文献报道，上颌窦分隔的发生率为 16%~58%，位置主要集中在上颌第二前磨牙和第一磨牙区，以颊腭向分隔为主要走行方向，全口牙位曲面体层片等常规 X 检查即可确定它的存在、高度和位置。除此之外，上颌窦分隔也有呈近远中走行的个别报道，上颌窦 CT 检查是目前明确诊断该类分隔的唯一手段。

3. 特殊器械与生物材料准备　主要包括五个方面。

（1）上颌窦底黏膜剥离器。

（2）外科球钻和金刚砂钻等系列钻头。

（3）超声骨刀（可选）。

（4）骨替代材料及可吸收生物屏障膜。

（5）生物胶（备用、可选）。

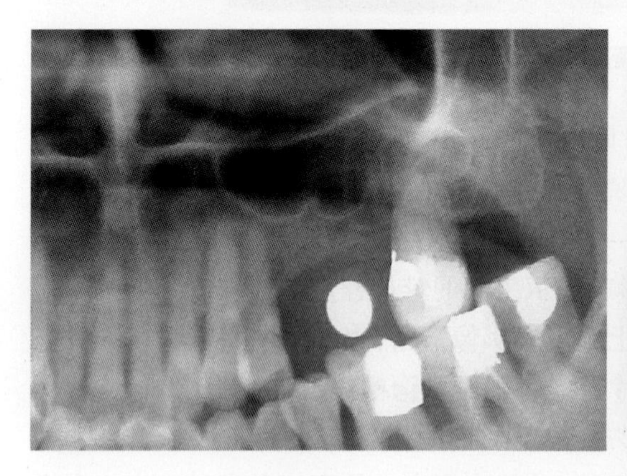

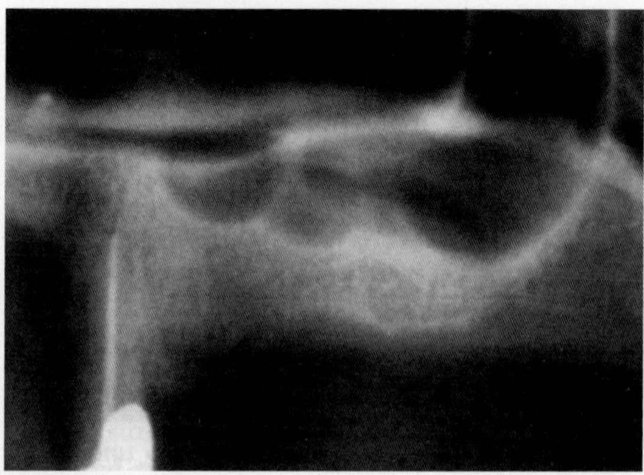

图 11-2-3　不完全性上颌窦分隔

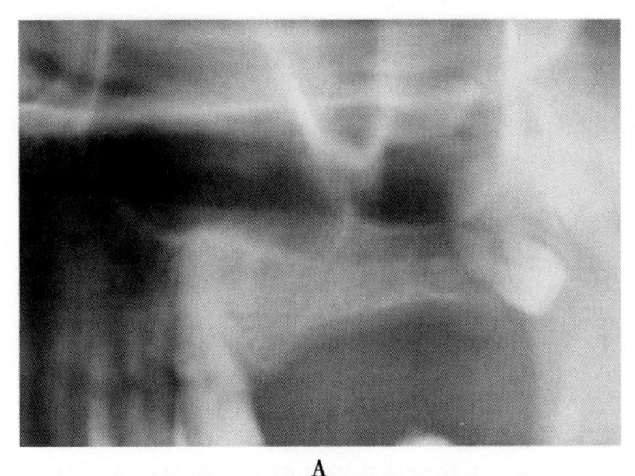

A

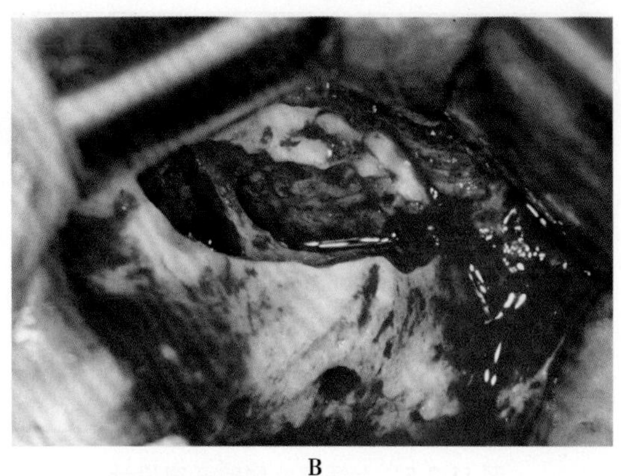

B

图 11-2-4　完全性上颌窦分隔

A. X 线影像示左侧上颌窦有骨性分隔；B. 术中见术区上颌窦底部被骨性分隔分成两个独立窦腔。

（三）基本步骤

1. 患者体位和麻醉　患者取半卧或平卧体位，头略右偏。局部麻醉采用常规术区浸润麻醉和阻滞麻醉的方法。

2. 切开黏膜　牙槽嵴顶中央或偏腭侧切口，近远中邻牙颊侧垂直呈倒梯形附加切口。

3. 翻瓣暴露上颌窦外侧壁　沿骨面向颊侧全层翻起黏骨膜瓣，充分暴露上颌窦前外侧骨壁。

4. 上颌窦外侧壁开窗　开窗的位置、形状和大小由上颌窦底和外侧骨壁的解剖条件所决定，通常设计为类似倒梯形，下缘位于上颌窦底向𬌗方 3~5mm 处，顶边高度应参考拟提升高度。用球钻在上颌窦外侧壁勾画出开窗的边缘，进一步以球钻磨除边缘处的骨壁，当接近上颌窦黏膜局部呈现灰蓝色时，更换金刚砂球钻或超声骨刀，最后完全磨除剩余骨壁，暴露上颌窦黏膜。窗体上缘通常只磨除半层骨壁，当其他三个边缘的骨壁磨除后，敲击窗体骨板，使其在上缘发生骨折并保持部分连接；接下来抬起上颌窦底黏膜的同时，开窗区骨板以此为铰链，向上颌窦内、上旋转形成新的上颌窦底的位置。此方法就是侧壁开窗上颌窦底提升术经典的反折法（trap door approach）（图 11-2-5，图 11-2-6）。当有上颌窦底分隔存在时，如果分隔高度阻挡开窗区骨板向内旋转，窗体的设计可采用“W”形（图 11-2-7）或设计成两个窗（图 11-2-8），目的是让开分隔骨壁。反折法的优点是旋转的骨壁具有支撑上颌窦黏膜的作用，可防止操作中对黏膜的损伤。如果开窗范围小、上颌窦外侧骨壁厚、开窗区骨壁呈凸面形态等，则该方法操作困难，且并发症发生率高。在这类情况下，可选择磨除骨板法，即上颌窦造口法（antrostomy approach），具体方法是完整磨除开窗区的骨板，完全暴露上颌窦外侧壁黏膜。该方法可为剥离上颌窦底黏膜提供足够的操作空间，有利于防止对黏膜的损伤（图 11-2-9）。

5. 抬起上颌窦底黏膜　采用特制的上颌窦黏膜剥离器，沿上颌窦底骨面完整剥离上颌窦黏膜，剥离范围应充分，抬起后黏膜应无张力。

6. 检查上颌窦黏膜完整性　采用鼻腔鼓气试验（nose-blowing test），检查上颌窦黏膜的完整性。

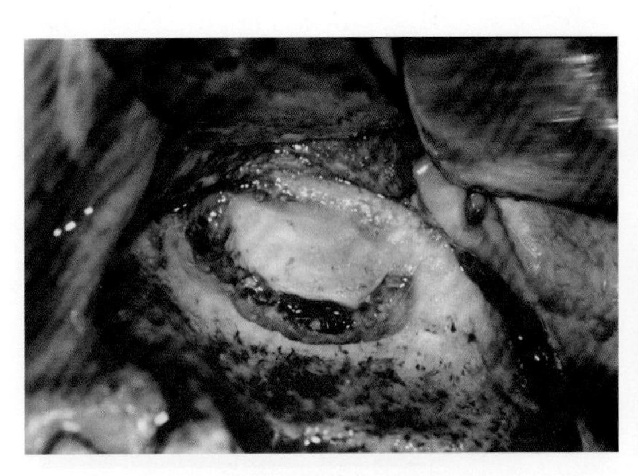

图 11-2-5　上颌窦外侧壁开窗设计

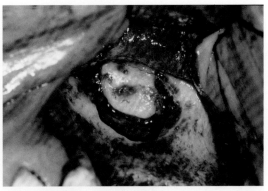

图 11-2-6　上颌窦外侧壁开窗区骨板向内上旋转，支撑抬起的上颌窦黏膜

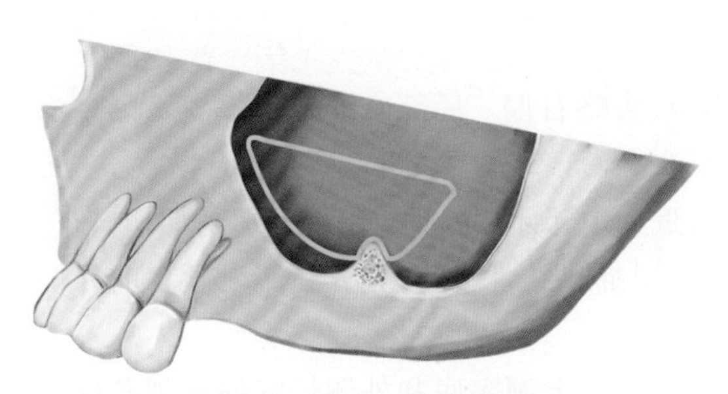

图 11-2-7　上颌窦分隔“W”形开窗设计

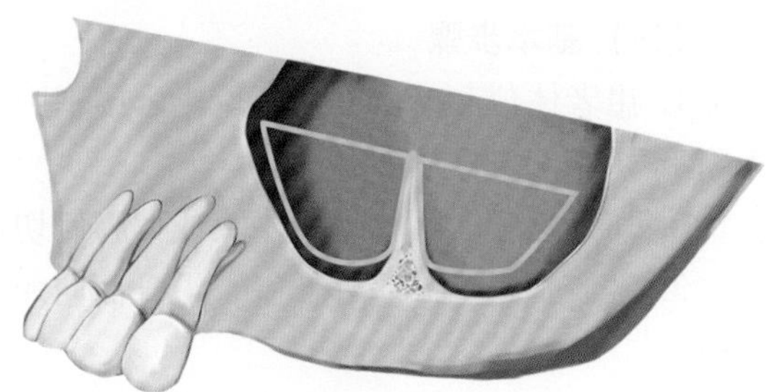

图 11-2-8　完全性上颌窦分隔双窗设计

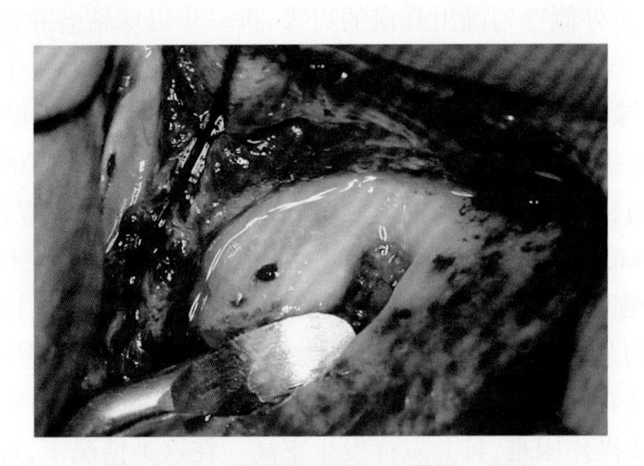

图 11-2-9　磨除骨壁造口法暴露上颌窦

7. 制备种植窝(同期种植法)　当上颌窦底剩余骨量和骨质能够保证牙种植体的初期稳定性时,即可同期植入种植体。参照常规种植窝制备方法,逐级扩大种植窝。为保证和提高种植体的初期稳定性,必要时可联合骨挤压技术。

8. 上颌窦底充填植骨材料　将植骨材料充填于抬起的上颌窦底区黏膜下,通常采用的植骨材料为骨替代材料与自体骨的混合物。

9. 植入牙种植体(同期种植法)　常规方法植入牙种植体。

10. 开窗区处理　选取生物屏障膜完全覆盖开窗区，为避免二次手术取出屏障膜，多采用可吸收生物膜。除此之外，曾经存在另一种观点和做法，认为无须覆盖屏障膜。但是目前已有的临床资料证实，覆盖屏障膜牙种植体的存留率要高于无屏障膜方法。

11. 关闭伤口　对位严密缝合伤口，必要时软组织瓣须做充分减张处理，确保关闭伤口无张力。

（四）术后处理

1. 伤口局部压迫止血　嘱患者咬住无菌纱布团1.0~1.5小时。

2. 抗感染和抗炎治疗　针对需氧菌和厌氧菌联合抗生素用药，采用静脉给药，时间1周。此外，术后前2~3天，以地塞米松控制水肿。

3. 加强口腔护理　保持良好的口腔卫生，尤其注意术区伤口卫生。

4. 术后24小时局部冷敷，控制水肿。

5. 保持鼻腔通畅　可采用呋喃西林麻黄碱滴鼻液滴鼻，防止鼻腔和上颌窦黏膜水肿，以及由此造成的上颌窦潴留。

6. 术后第2天复查　询问并检查鼻腔是否有血性分泌物，以判断上颌窦黏膜的完整性；口腔检查重点判断术区积血情况，如果软组织瓣下有积血，应针对加以处理，防止因积血引起伤口感染。

7. 术后7~10天拆线。

（五）术中及术后注意事项

1. 切口设计应在开窗区以外5mm。

2. 开窗下缘应位于上颌窦底上3~5mm，不应过低，亦不宜过高。

3. 剥离上颌窦黏膜时，上颌窦黏膜剥离器应紧贴骨面。

4. 上颌窦底黏膜剥离范围应适中，范围过大，则需要大量植骨材料，造成浪费，且增加手术创伤；范围过小，则骨高度增加不足，影响植骨和种植效果，甚至易造成上颌窦黏膜破裂。

5. 充填植骨材料时，不宜过量充填，以防止上颌窦黏膜张力过大，影响血运，甚至造成黏膜破损或撕裂，导致植骨失败。

6. 术后应禁止擤鼻，以防止因产生的窦腔内压力影响到窦底植骨区。

（六）常见并发症及处理

1. 上颌窦黏膜穿孔　在上颌窦底提升过程中，出现上颌窦黏膜破损是一种常见的术中并发症。当穿孔发生时，应仔细剥离周围黏膜，防止破损处进一步扩大。如果黏膜穿孔较小，黏膜抬起后穿孔周围黏膜会自然搭在一起，无须做特殊处理；如果穿孔较大，则需要衬以胶原膜或用生物胶封闭。通过上述处理，上颌窦黏膜穿孔一般不会影响术后种植体的成功率，但前提是上颌窦底黏膜能够完整抬起。

2. 上颌窦黏膜撕裂　上颌窦黏膜剥离时，一旦发生撕裂就很难完整抬起，应立即停止继续剥离上颌窦黏膜，并使其复位，关闭伤口，待愈合2~3个月后再行上颌窦底提升术。当然，在上颌窦黏膜发生撕裂时，也有学者曾尝试采用自体块状骨移植、生物胶原膜包裹植骨材料等方法加以处理，但是目前尚无证据证实其可靠性。

3. 术区出血　上颌窦血供主要是上牙槽前动脉、上牙槽后动脉和腭大动脉来源，三者于上颌窦外侧壁形成吻合血管网，有部分血管走行于上颌窦开窗区骨壁内（图 11-2-10），这是造成术中出血的主要原因。开窗过程中一旦血管破裂，出血不止，将影响手术视野，如果盲目操作，易导致黏膜穿孔或撕裂并发症的发生。多数情况下，上述出血通过局部压迫和钳夹，即可达到止血的目的，一般不会影响手术的进行。医师应慎用电凝止血，以免损伤黏膜，尤其靠近上颌窦黏膜侧。

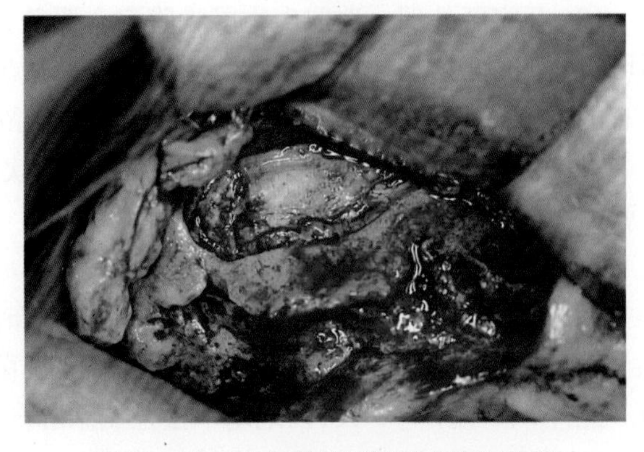

图 11-2-10　上颌窦外侧骨壁内穿行血管

4. 上颌窦感染　发生概率很低，文献少有报道，却是上颌窦底提升术不可完全避免的一个术后并发症。感染的发生与上颌窦黏膜破损导致植骨材料外露、上颌窦鼻腔开口区黏膜水肿导致上颌窦积液等因素有关；此外，术前患者急慢性上颌窦炎的存在，也是一个重要的诱因，不可忽视。术后一旦发生上颌窦炎，应立即采取全身抗感染治疗、鼻腔滴入呋喃西林麻黄碱滴鼻液等措施，如无法控制则需要手术清除植入物。

五、经牙槽嵴顶上颌窦底提升术

（一）适应证与禁忌证

同本节中“侧壁开窗上颌窦底提升术”部分。

（二）术前准备

同本节中“侧壁开窗上颌窦底提升术”部分。

（三）基本步骤（以冲顶法为例）

1. 患者体位和麻醉　患者取半卧或平卧体位，头略右偏。局部麻醉采用常规术区浸润麻醉和阻滞麻醉的方法。

2. 切开黏膜、暴露牙槽突　牙槽嵴顶中央切口，沿骨面向颊腭侧翻瓣，暴露牙槽嵴顶，彻底刮除软组织，以大球钻平整牙槽嵴顶。

3. 制备种植窝　按照常规方法制备种植窝，深度为术前测量窦嵴距高度减 1mm，即深度至上颌窦底以下 1mm，种植窝直径通常为最终制备直径或小一级直径。

4. 冲顶上颌窦底骨壁　采用配套上颌窦底提升骨凿，冲击上颌窦底剩余 1mm 骨壁，使其形成盘形骨折并抬起。

5. 检查上颌窦黏膜的完整性　采用鼻腔鼓气试验，检查上颌窦黏膜的完整性。

6. 充填植骨材料提升上颌窦底黏膜　将植骨材料分次充填种植窝内，用配套的上颌窦底提升骨凿推送至上颌窦底，同时提升上颌窦底黏膜，在每次充填提升过程中采用鼻腔鼓气试验检查上颌窦黏膜的完整性。根据计划提升的高度选择充填植骨材料的量（图 11-2-11）。

7. 扩大种植窝　必要时采用麻花钻或骨挤压器扩大种植窝至最终直径。

8. 植入牙种植体　常规方法植入牙种植体（图 11-2-12）。

9. 关闭伤口　对位缝合伤口。

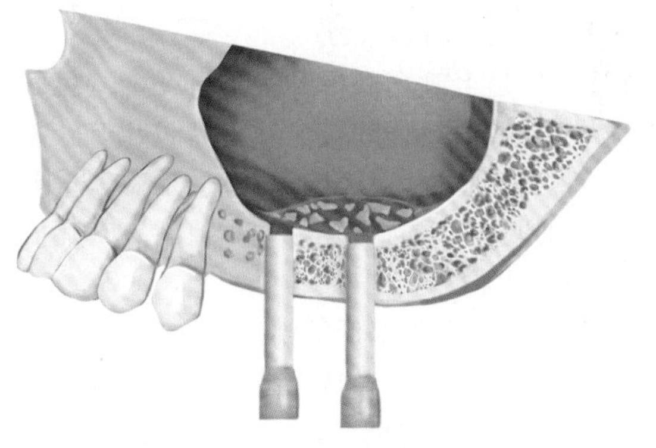

图 11-2-11　经牙槽突充填植骨材料提升上颌窦底黏膜

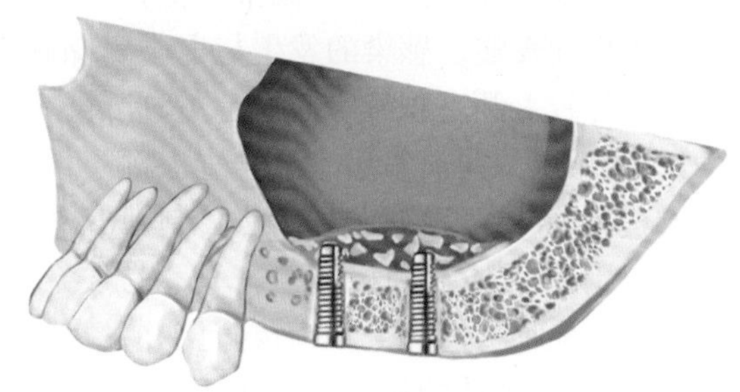

图 11-2-12　植入牙种植体

（四）术后处理

1. 伤口局部压迫止血　嘱患者咬住无菌纱布团 1.0~1.5 小时。

2. 抗感染和抗炎治疗　针对需氧菌和厌氧菌联合抗生素用药，采用静脉给药，时间 1 周。此外，术后以地塞米松抗炎治疗，2~3 天。

3. 加强口腔护理　保持良好的口腔卫生，尤其注意术区伤口卫生。

4. 保持鼻腔通畅　可采用呋喃西林麻黄碱滴鼻液滴鼻，控制鼻腔和上颌窦黏膜水肿，以及由此造成的上颌窦潴留。

5. 复查　术后第 2 天复查，询问并检查鼻腔是否有血性分泌物，以判断上颌窦黏膜的完整性。

6. 拆线　术后 7~10 天拆线。

（五）术中及术后注意事项

1. 精确制备种植窝深度　术前精确测量种植区上颌窦底至牙槽嵴顶之间的距离，术中准确制备种植窝深度至上颌窦底以下 1mm 处。深度过深，易造成上颌窦黏膜穿孔；深度过浅，上颌窦底余留骨壁过厚，骨凿敲击时不易形成余留骨壁骨折，无法抬起上颌窦底黏膜。

2. 防止冲顶骨凿突入上颌窦底　经牙槽突冲顶法上颌窦底提升术并非以冲顶骨凿抬起上颌窦底黏膜，在冲顶上颌窦底骨壁和充填植骨材料过程中，严防骨凿尖端突入上颌窦腔内，避免可能造成的上颌窦黏膜穿孔。

3. 防止意外扩大种植窝　在以冲顶骨凿充填植骨材料并提升上颌窦底黏膜过程中，严格保持骨凿方向与种植窝长轴一致，防止种植窝被意外扩大，从而导致种植体初期稳定性丧失。

4. 避免超限提升上颌窦底　经牙槽突冲顶上颌窦底提升高度有一定的限制，一般不宜超过 5mm，过大范围提升易造成上颌窦黏膜穿孔，而导致手术失败。

（六）常见并发症及处理

1. 上颌窦黏膜穿孔　在上颌窦底提升过程中，出现上颌窦黏膜破损是一种常见的术中并发症。当穿孔发生时，应改用侧壁开窗上颌窦底提升术，仔细剥离上颌窦底黏膜，防止破损处进一步扩大。如果黏膜穿孔较小，黏膜抬起后穿孔周围黏膜会自然搭在一起，衬以胶原膜或用生物胶封闭。通过上述处理，上颌窦黏膜穿孔一般不会影响术后种植体的成功率，但

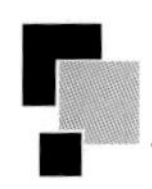

前提是上颌窦底黏膜能够完整抬起。如果穿孔加大或在侧壁开窗上颌窦底提升术提升过程中无法完整抬起上颌窦底黏膜，则应放弃手术，待2~3个月后再行治疗。

2. 上颌窦感染　发生概率很低，文献少有报道，却是上颌窦底提升术不可完全避免的一个术后并发症。感染的发生与上颌窦黏膜破损导致植骨材料外露、上颌窦鼻腔开口区黏膜水肿导致上颌窦积液等因素有关；此外，术前患者急慢性上颌窦炎的存在，也是一个重要的诱因，不可忽视。术后一旦发生上颌窦炎，应立即采取全身抗感染治疗、鼻腔滴入呋喃西林麻黄碱滴鼻液等措施，如无法控制则需要手术清除植入物。

3. 牙种植体初期稳定性丧失　易发生在骨质疏松、窦嵴距偏低等情况下，主要与操作中意外扩大种植窝有关。为预防该并发症的发生，必要时可配合骨挤压技术以增加骨质的密度，提高种植体的初期稳定性。如果种植体无法获得良好的初期稳定性，应采用延期法进行种植。

第三节　骨劈开/牙槽嵴扩张技术

一、概　　述

骨劈开(bone splitting)/牙槽嵴扩张(ridge expansion)技术是针对宽度不足的牙槽嵴采取的一种水平向增加牙槽突骨量的微创手术方法，具体是沿牙槽嵴中央纵向劈开，逐步扩张，增加牙槽突宽度，通常情况下在劈开、扩张的骨床间隙内同时植入牙种植体，种植体周骨间隙可充填植骨材料(图11-3-1)。该手术方法早在20世纪90年代初已开始有文献报道，但至今尚未形成统一的手术定式，文献中存在着在手术方法上的较大差异，加之病例数量不足、临床研究质量不高，且各研究之间变量的多相性，导致关于牙槽嵴劈开/扩张技术在口腔种植中的应用目前无法得出最后的结论。不过，根据有限的临床文献，有关植入扩张后牙槽嵴的种植体存留率已基本达成统一认识，即与自然牙槽嵴内无明显区别。该技术是解决牙槽嵴中等宽度不足的一种可选且可行的手术方法。

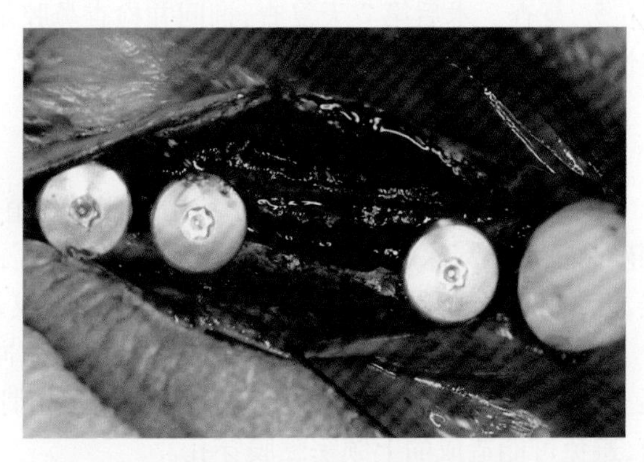
图11-3-1　左侧下颌后牙区牙槽嵴宽度不足扩张后种植

二、适应证选择的相关问题

骨劈开/牙槽嵴扩张技术的成功应用在一定范围内取代了植骨技术，避免了由此带来的手术创伤。然而，技术特点决定它在选择病例时对局部条件有较高的要求，在适应证方面存在着一定的局限性。

1. 适用于牙槽嵴宽度轻度或中度骨量不足　该技术方法在单独应用时增加牙槽嵴宽

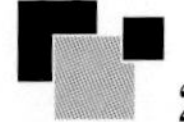

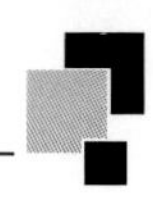

度有一定限度，一般仅适用于牙槽嵴宽度在4mm以上的情况。对于过薄的牙槽嵴，如果采用骨劈开/牙槽嵴扩张技术，往往需要同时联合引导性骨再生术植骨，保护并增加唇颊侧骨板的厚度。

2. 牙槽突中央应存在较丰富的松质骨　牙槽嵴扩张的技术基础是骨组织的黏弹性特征，松质骨的形变能力明显大于密质骨，因此增宽的幅度往往与牙槽突内松质骨量相关。如果牙槽突两侧密质骨板中间无明显松质骨存在，如一类骨质，则应视为该手术的禁忌证。

3. 牙槽突形态避免较大的唇颊向角度　牙槽突唇颊向角度过大是造成种植体唇颊向倾斜并发症的根本原因。如果角度过大或唇颊侧根方牙槽突有明显凹陷，则应视为该手术的禁忌证。

4. 上颌骨优于下颌骨　从解剖特点上讲，上颌骨骨质较下颌骨疏松，下颌骨外层密质骨板明显较上颌骨厚，因此与下颌骨相比，上颌骨具有较强的扩张能力，有利于扩张技术的应用。由于下颌骨外侧密质骨板较厚，骨板骨折是常见的术中并发症。

三、技术的关键问题和注意事项

虽然文献证实，骨劈开/牙槽嵴扩张技术能够保证与在自然牙槽突种植相一致的种植体存留率，但是除此之外，种植体周软组织健康、种植美学效果亦不能忽视，它们是评价种植成功的重要指标。为确保良好的种植功能、美观及远期效果，防止唇颊侧骨板吸收是该技术的关键问题。在具体技术方法上，应重点注意以下几点。

1. 保持唇颊侧骨板的血供　骨膜是牙槽骨血供的一个重要来源，有研究证实黏骨膜从骨面翻起后，牙槽突外侧骨板将发生明显骨吸收。为确保扩张后种植体唇颊侧骨板的厚度和高度，应避免骨膜与骨板的剥离。

2. 控制对唇颊侧骨板的创伤　创伤是造成骨吸收、改建的一个重要原因，在牙槽嵴劈开扩张手术中，应尽量避免对种植体唇颊侧骨板造成青枝骨折等创伤，防止由此导致的严重骨吸收。骨板的近远中两侧做垂直型骨切开，是释放扩张时产生的张力的有效手段。

3. 骨间隙的处理　如果牙槽嵴扩张后骨间隙大于2mm，则应在骨间隙内充填植骨材料，以利于新骨的生长和防止可能出现的骨吸收；如小于2mm，骨间隙可不做植骨处理。

第四节　外置法植骨术

一、外置法植骨术发展简史

外置法植骨术是口腔颌面外科中涉及颌骨外科常用的手术，广泛应用于修复各种原因造成的骨缺损、骨折不愈合及牙颌面畸形的矫治；根据植骨材料的不同，可分为自体骨移植、同种异体骨移植、异种骨移植，以及各种人工合成骨代用品。临床上根据手术目的不同和需要移植骨量的多少，可以选择不同的植骨材料进行移植。通常植骨材料应具备很好的生物相容性，能促进新骨生长，可以作为新骨生长的支架，具有足够的机械强度。目前自体骨仍然是最佳的植骨材料,被认为是植骨材料的金标准。早在 1901 年,Von Eiselsberg 就报道了应用自体的小手指骨修复牙槽嵴裂患者的骨缺损。1912 年,Macewen 应用自体肋骨移植修复下颌骨缺损获得成功。之后,学者们对自体骨移植进行了大量的基础和临床研究,探索不同取骨部位包括下颌骨、颅骨、髂骨、胫骨的骨移植技术,为现代颌骨外科的临床应用奠定了基础。

经过过去 20 多年的发展,已有多种植骨技术和植骨材料被用于种植前重建缺牙区骨量,常用的技术包括引导性骨再生术(guided bone regeneration)、外置法植骨术(onlay graft)、上颌窦底提升植骨术(sinus elevation graft)、垂直骨牵引术(vertical distraction osteogenesis)。外置法植骨术已被证实能有效重建缺牙区水平向与垂直向骨缺损,种植修复长期临床效果可靠。而相比其他植骨材料,自体骨是最佳的植骨材料,被认为是选择植骨材料的金标准。1980 年,Beine 最早报道应用外置法植骨术增加种植区域骨量的试验及临床研究。之后,1996 年 Gilbert 较为系统地报道了应用外置法植骨术增加缺牙区骨量的技术要点。2000 年,林野首先在国内报道了种植前外置法植骨术的适应证选择、技术特点及临床效果。目前,已有大量研究报道外置法植骨术的技术特点及临床应用效果,甚至有研究报道在植骨的同时植入种植体,但该技术因其风险较高、技术难度较大,且更为重要的是植骨块的吸收改建导致植入种植体的位置与轴向很难达到理想的修复要求,影响种植修复后的美学及功能效果,故国际上仅有少数病例研究报告。目前,临床上最常采用的技术是先行外置法植骨术修复骨缺损,植骨愈合后二期植入种植体。

二、种植区域骨缺损的分类及植骨技术选择

1982 年,Brånemark 课题组首先报道了骨结合种植体修复牙列缺失的长期成功临床应用结果。之后,种植修复被广泛应用于牙列缺损及缺失的修复,具有常规修复无法比拟的优点,成为口腔科学领域最令人瞩目的技术进展,被称为“人类的第三副牙齿”。但最初的种植修复,由于受到缺牙区局部解剖条件和剩余牙槽骨骨量的限制,种植体经常不能植入理想的位置与轴向,导致最终修复的美学效果不佳与修复后的功能受限。随着口腔种植技术的不断发展,患者对种植修复美学与功能效果要求的不断提高,种植体植入前或同期的多种植骨技术与软组织处理技术,使种植体植入位点的选择以理想的修复效果为最终目标,使种植体的位置与轴向能够达到理想的修复要求,保证了种植修复的美学效果与长期成功。骨量不足患者约占种植修复患者的 50%~70%,可根据骨缺损量分为轻度骨缺损和重度骨缺损;根据骨缺损三维方向分为水平向骨缺损、垂直向骨缺损及复合型骨缺损。轻度的水平向骨量不足可以采用引导性骨再生术;轻度的垂直向骨缺损可采用上颌窦底提升术重建缺失骨量或选择短种植体。重度骨量不足患者约占缺牙患者 30%~50%,重度水平向骨量不足需要采用外置法植骨术(onlay graft)或血管化腓骨瓣移植重建;重度垂直向骨量不足可采用垂直牵张成骨术、血管化腓骨瓣移植术、上颌窦底提升植骨术等重建缺失骨量,或者采用特殊设计的种植体及修复技术如颧骨种植体、斜行植入种植体、大角度基台、螺钉固位修复设计、牙龈瓷的应用等。复合型骨缺损需要联合使用多种植骨技术重建缺失骨量(图 11-4-1)。

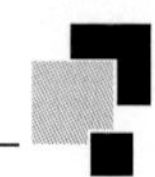

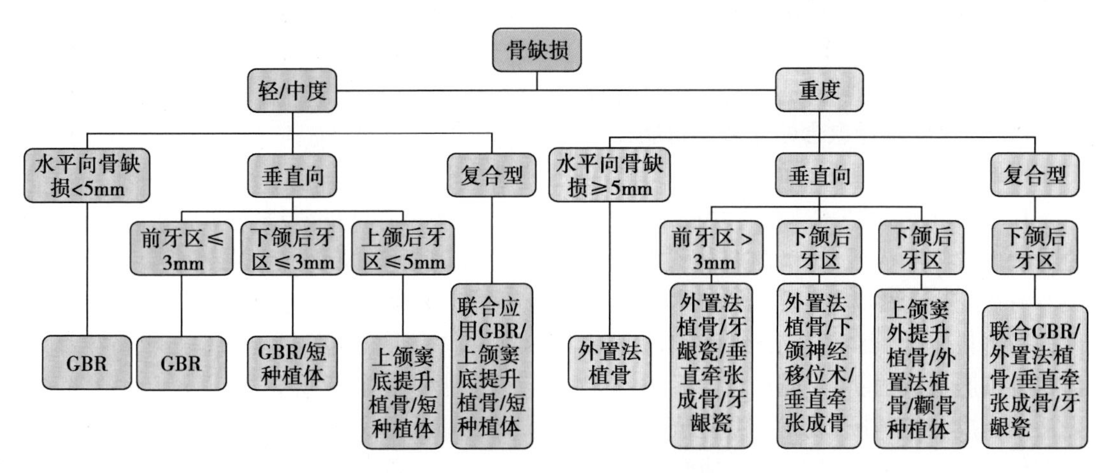

图 11-4-1　骨缺损的种植方案

根据种植区域骨缺损程度，选择不同的种植外科技术及种植修复方案。

三、游离块状自体骨移植骨愈合的生理过程

（一）骨修复愈合的生物学机制

牙槽骨与四肢骨、躯干骨和颅颌面骨的愈合特点不同，牙槽骨在修复愈合过程中总会有一部分骨量吸收，而躯干骨和颅颌面骨的一些小的骨缺损，只要未超过临界骨缺损（critical-size bone defect），可以自动完全修复愈合。骨愈合过程涉及一系列生物学反应，不同胚胎来源的成骨愈合不同。骨愈合通常分为五个阶段：组织对创伤的即刻反应、软骨成骨、软骨内骨化、骨生成、骨改建。其中，软骨成骨和软骨内骨化只在躯干骨和四肢骨愈合中可以见到，在颅颌面骨和牙槽骨的愈合过程中不会发生，而是直接分为三个阶段：组织对创伤的即刻反应，包括血凝块的形成、生长因子及细胞因子的释放；成骨细胞分化形成编织样骨；骨改建以形成适应局部应力和张力负荷的骨结构。

软骨成骨阶段的发生，主要是为了连接和固定活动的骨折断端，形成软骨骨痂，局部的血管生成差及细胞缺氧导致无法直接生成骨细胞，而是先生成软骨细胞，之后随着血管长入软骨骨痂，在软骨内骨化。牙槽骨的愈合则截然不同，由于血运丰富，且骨缺损处骨壁稳定不移动，或即使存在活动骨块，也会被机体当作死骨清除，骨细胞直接在骨缺损处成骨，而不会经过软骨成骨和骨化的过程。但当机体在进行皮质骨块移植修复骨缺损时，如果在下颌外斜线部位取得皮质骨块进行移植，植骨块与受植床之间的界面由于血运差及局部细胞缺氧，会先形成软骨细胞，之后骨化。

游离块状自体骨移植，根据取骨部位的不同，分为软骨成骨来源（如髂骨、胫骨）和膜内成骨来源（如下颌骨、颅骨）；根据移植手术方法的不同，分为非血管化块状骨移植和血管化骨块移植；根据移植骨块的成分，可以仅为皮质骨，或富含血管和细胞成分的松质骨，或既有皮质骨又有松质骨。目前研究证实，游离块状自体骨移植因其具备骨组织的显微结构支架及血管和细胞成分，而具有直接成骨能力及骨诱导与骨传导的能力。随着组织工程学技术的应用，研究开发新型生物材料，使其三维结构能模仿骨组织和其内的血管组织；应用计算

机模拟加工技术，根据骨缺损形状及缺损大小，个性化制作三维支架；并复合具有成骨能力的干细胞和生长因子，制作类似自体骨块的移植物来代替自体骨块，促进骨缺损的愈合重建，缩短疗程，减少创伤，是未来研究的方向。

（二）块状植骨愈合的生物学机制

影响植骨块成骨愈合的主要因素有微创的外科技术、稳定的固定与功能性刺激。

1. 微创的外科技术　植骨块的成骨能力与移植骨块内存活的骨细胞密切相关，而保证植骨块内骨细胞成活，与精细的外科技术、尽可能短的离体时间及植骨块的来源和特性有关。有研究报告称，微创的外科技术、最短的离体时间、生理盐水浸泡保存植骨块等方法处理的新鲜自体骨，表面的成骨细胞和骨细胞能存活，并具有形成新骨的能力。早期有生命的移植骨细胞形成的新骨，通常对术后4~8周内的骨痂形成是非常重要的；若植入时移植骨无活细胞成分，新骨形成完全由受植区细胞衍生，则新骨形成将延迟。富含松质骨的植骨块具有较多有活性的细胞成分，故成骨能力强。

2. 稳定的固定　影响植骨块成活的另外一个重要因素，是稳定固定移植骨块。如骨块不能稳定固位，将直接影响骨块的再血管化，进而导致组织细胞缺氧、软骨形成或骨块坏死。随着骨块的再血管化，植骨块内的成骨细胞被激活，新生的血管组织在移植骨块表面形成小孔，新生的成骨细胞长入；移植骨块内的骨细胞和基质具备骨诱导能力，诱导随着新生血管长入的成骨细胞的分化，同时植骨块表面对新分化的细胞具有骨传导作用。即使骨块的血管化速度再快，移植骨块内的大多数骨细胞还是会死亡，植骨块表面的细胞及手术中暴露的细胞会发生坏死；与成骨过程并存且同样重要的是破骨过程，可以清除坏死的组织，同时破骨细胞形成的骨陷窝有利于新骨的沉积，重建更适应机械负荷的组织结构。

3. 功能性刺激　对移植骨块的功能性刺激，有利于植骨块根据移植区域的机械负荷进行重塑与改建，减少移植骨块因缺乏机械刺激引起的吸收。有研究证实，植骨块的重塑改建全部完成通常需要2~3年的时间，而种植体通常在植骨后6个月内植入，能给予植骨块功能性刺激，促进植骨块的重塑与改建，减少植骨块的吸收。甚至也有研究报道称，在块状植骨的同时植入种植体，以能尽早给植骨块功能刺激，减少植骨块的吸收。但由于植骨块吸收的量不能确定，导致植入种植体的位置与轴向很难达到理想修复要求，影响种植修复的美学与功能效果，且手术风险较高，因此，目前临床较少应用。骨块的吸收与植骨块的组织成分（皮质骨、松质骨、皮质骨与松质骨共存）及植骨块的来源有关。有文献报道称，来源于髂骨的移植骨块多为松质骨，移植骨块吸收较多，且吸收的量不能预期；下颌骨外斜线处骨质多为皮质骨，移植后吸收少；因此，膜内成骨来源的移植骨块术后吸收的量，较软骨内成骨来源的植骨块少。

另外，移植骨块的胚胎发育时组织来源不同，细胞的信号转导机制不同，分化过程及骨组织生理过程也不相同，也影响了移植骨块的成活与改建。骨来源于胚胎时期的间充质，其成骨过程有两种方式，即膜内成骨和软骨内成骨。膜内成骨是在间充质分化成的原始结缔组织膜内发生的。软骨内成骨是由间充质先分化成软骨，再把软骨逐渐吸收，然后形成骨组织。颅面骨来源于外胚叶间充质细胞，为膜内成骨，由非同源盒基因（non-Hox genes）编码成一组特殊的转录因子及信号转导分子调控；而躯干骨来源于中胚叶间充质细胞，为软骨内成骨，由同源盒基因（Hox genes）调控。颅颌面骨与躯干骨完全不同的信号转导与基因调控机制，使得二者的成骨过程完全不同，被认为是可能影响移植骨块成活与吸收改建的因素之一。

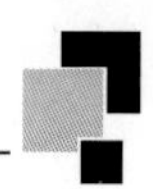

目前的研究认为,移植骨块内的松质骨由于存在丰富的血管与细胞成分,有利于植骨块的血管化与新骨生长;而其外层的皮质骨较为致密,且移植后较少吸收,比松质骨能更好地维持种植体的机械稳定性,更有利于维持种植体周骨组织的长期稳定。因此,从生物学角度来讲,如果可能,同时包括富含血管与细胞成分的松质骨与致密的皮质骨共同组成的移植骨块是最佳的植骨材料,而且相同胚胎组织来源的植骨块更容易成活,吸收少,可能更有利于种植体骨结合的形成与稳定。

四、植骨术前的临床检查及影像学检查

植骨术前应进行必要的检查,包括口腔临床检查、影像学检查、血液检查,以排除手术禁忌证。

(一) 临床检查

临床检查应评估缺牙区骨缺损的量及骨缺损形态,并据此判断需要移植的骨量,确定取骨部位,同时检查供骨区解剖结构及骨质、骨量。如果考虑下颌骨取骨,则应检查外斜线厚度及大小、颏结节大小等(图 11-4-2)。

(二) 影像学检查

影像学检查是对临床检查的必要补充。通过影像学检查,可以评估缺牙区三维方向骨缺损情况、邻牙情况、重要解剖结构的分布及供骨区解剖形态、可提供的骨量、重要解剖结构的位置及骨密度。常用的影像学检查为曲面体层片,通常曲面体层片上可以提示下颌神经管的走行位置和方向、颏孔的位置;如果曲面体层片不能提供足够的信息量,则应加拍颌骨 CT,以明确诊断(图 11-4-3)。如考虑颏部取骨,通常需要拍摄 X 线头影测量侧位片,以确定颏部的骨量及取骨区周围牙齿的解剖特点,保证取骨时截骨线与天然牙根之间留出安全距离,避免损伤天然牙。如考虑其他部位取骨,则根据需要拍摄相应的 X 线片。

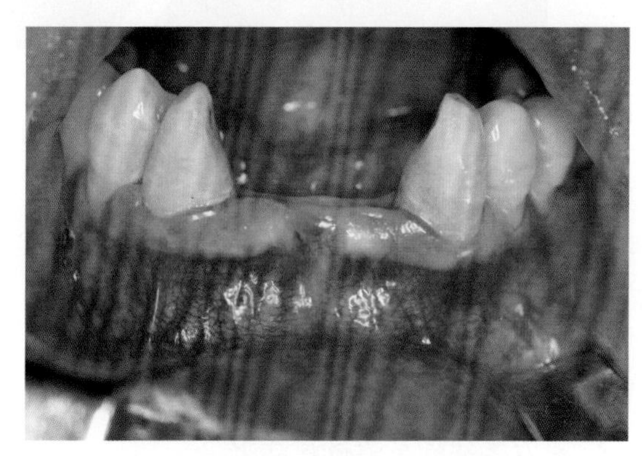

图 11-4-2 下颌前牙区骨缺损
临床检查发现下颌前牙缺失处,存在中重度牙槽骨缺损。

(三) 血液检查

血液检查包括血常规、血生化及传染病筛查,必要时进行全身检查,以确定手术适应证及禁忌证。

五、适应证与禁忌证

(一) 适应证

1. 牙列缺失或缺损要求种植修复。
2. 种植体植入区域剩余牙槽骨厚度≤3mm,高度≤7mm。

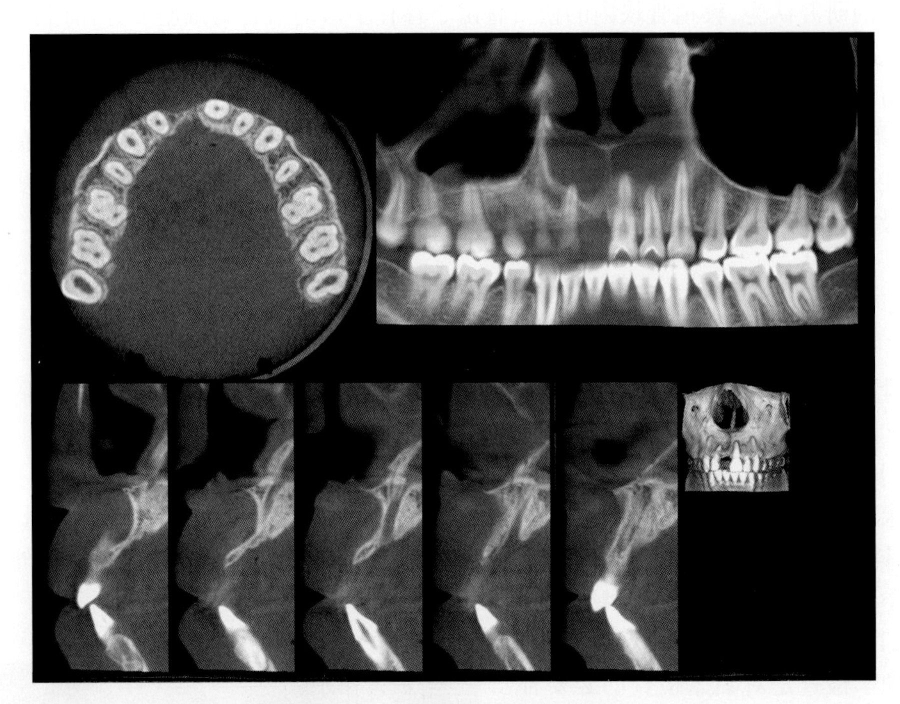

图 11-4-3　上颌前牙区骨缺损 X 线影像

CBCT 示不同平面缺牙区骨缺损情况及相邻解剖结构情况。

（二）全身禁忌证

1. 全身状况及营养状况差的患者。
2. 患有内分泌代谢性疾病未控制者。
3. 患有血液系统疾病未控制者。
4. 骨性疾病，如骨结核、骨炎等。
5. 患有系统性免疫性疾病者。
6. 长期服用特殊药物者如激素、抗凝药等。
7. 妊娠或哺乳期女性。
8. 神经系统疾病，如癫痫患者。
9. 精神病患者或有心理障碍者。
10. 头颈部放疗后。
11. 舍格伦综合征患者。

（三）手术局部禁忌证

1. 尚未控制的牙周病患者或口腔卫生极差者。

2. 颌骨病理性改变　缺牙区域颌骨内的囊肿、异物、感染性病灶，如邻牙根尖周病变、根尖周囊肿、骨炎、骨结核等，都不宜在颌骨病理性病变治疗之前行种植手术。

3. 病理性黏膜病变　种植区域内的黏膜白斑、红斑、口腔扁平苔藓等均应先治疗后，方可施行种植修复。

六、术前准备、外科操作步骤、术后护理及随访

外置法植骨种植术是非常精细且较为复杂的外科技术，直接影响种植修复的美学与功能效果。植骨之前必须系统检查并评估患者的全身状况及局部条件，进行准确诊断，制订详细的治疗计划，评估预期的修复效果、疗程及可能发生的并发症，以及其他可行的治疗方法，征得患者同意后方可开始治疗。

（一）术前准备

1. 至少术前 3 天行牙周治疗。
2. 术前 30 分钟使用抗生素（注意过敏史）。
3. 0.2%氯己定漱口液含漱 3 次。
4. 局麻患者常规进行心电监护。
5. 术前必要时给予全身用药（抗生素、止血药、心血管用药、抗过敏药）。
6. 全麻手术开放静脉，保障静脉通道。

（二）外科操作步骤

1. 麻醉显效后，常规消毒、铺巾。

2. 外科切口　种植外科手术切口设计与植入颌骨的部位、数量及缺牙数量等因素相关，分为牙槽嵴顶偏舌/腭切口和前庭沟切口。牙槽嵴顶偏舌/腭侧切口适用于单纯水平向的骨移植或水平向加少许垂直向骨移植。其牙槽嵴顶的切口应偏舌/腭侧，两边的斜向附加切口应距离植骨区至少 2mm，以减少植骨术后伤口裂开。该切口的优点是手术视野好，在移植骨块固定时，可以用骨钳稳住骨块，在备洞和拧入螺钉时，骨块不会产生滑动。其缺点是软组织张力较大，需要做较多的张力释放切口。前庭沟切口适用于水平向的骨移植或范围较大的垂直方向骨移植。前庭沟切口不要太靠近膜龈联合处，否则会导致伤口关闭困难，且术后产生的瘢痕也比较明显；切口如太靠近附着牙龈，软组织较薄，缝合时容易造成皮瓣撕裂；靠近后方的切口不可超过第一磨牙，以免颊脂垫露出，干扰手术视野。前庭沟切口优点是软组织张力较小，伤口关闭较容易；缺点是视野较差，骨块固定时操作较困难。上颌前牙区切口需要考虑到后期的软组织成形的美学效果，故上颌前牙区的斜向手术切口应尽可能隐蔽，一般在附着牙龈部分稍垂直之后向远中邻牙的根方行延长松弛切口，向上翻起黏骨膜瓣后充分暴露受植床，同时减少缝合后附着牙龈处瘢痕，切口不能过小，否则植骨会受限（图 11-4-4）。

3. 取骨　常用的供骨区为下颌骨支外斜线、颏部及髂骨，外科技术将在下一小节详细介绍。

4. 植骨　移植骨块的稳定固定及与植骨床密切贴合，是保证移植骨块愈合的基本条件。因此，外置法植骨必须使用钛螺钉坚固内固定技术，保证其稳定固定并与植骨床密切贴合（图 11-4-5，图 11-4-6）。

5. 植入种植体　植骨愈合 3~6 个月后植入种植体。种植体备洞技术为逐级备洞，一般根据不同种植系统提供的专用备洞工具进行预备；种植体的植入部位需要根据最终修复方式进行确定，必要时制作手术导板，以保证种植体植入准确的位置与轴向。种植体就位后应该在各个方向上没有任何动度，有良好的初期稳定性（图 11-4-7~图 11-4-9）。

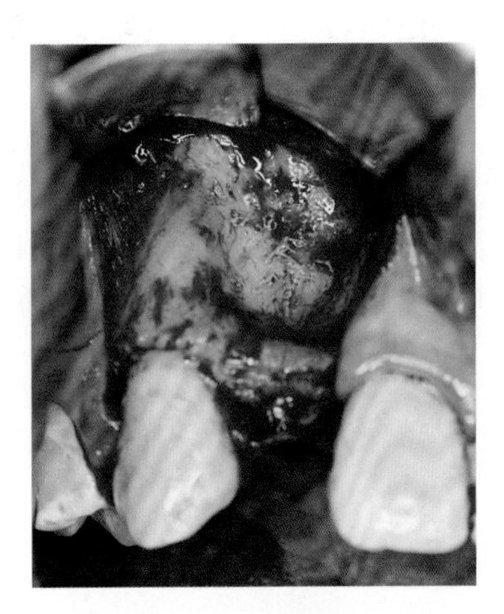

图 11-4-4　上颌前牙区植骨
口内像示上颌前牙区外置法植骨术切口。

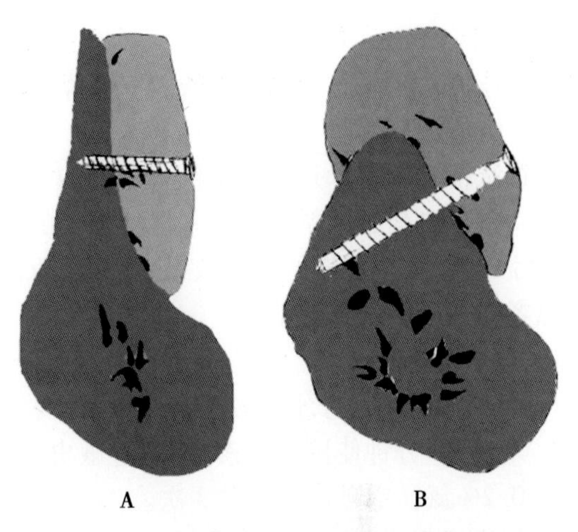

图 11-4-5　外置法植骨的骨块固定及增量位置示意图
A. 增加水平骨量；B. 增加水平与垂直向骨量。

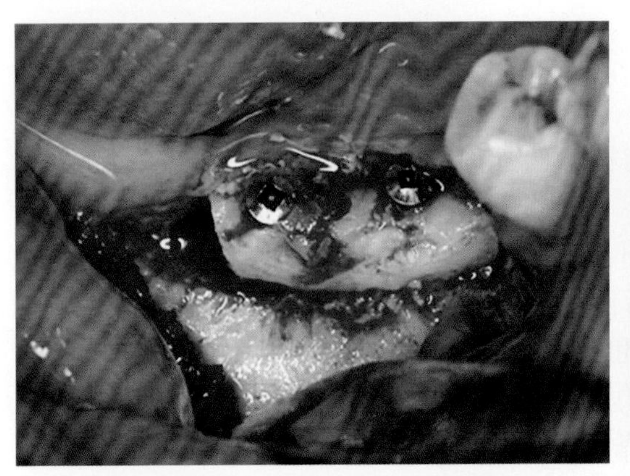

图 11-4-6　下颌后牙区外置法植骨
口内像示植骨切口、骨块固定，以增加垂直骨量。

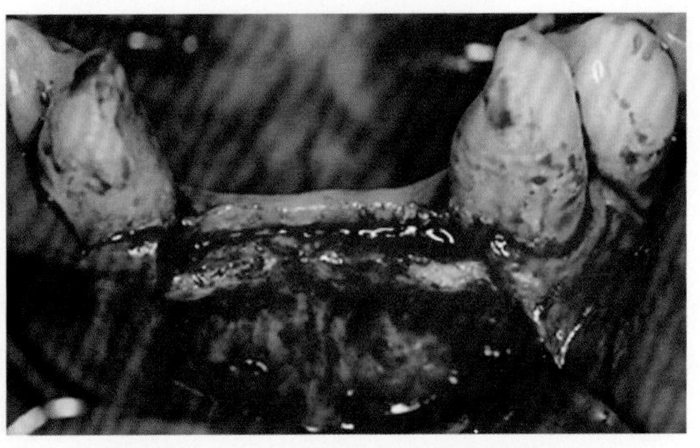

图 11-4-7　下颌前牙区外置法植骨
口内像示植骨前切开翻瓣，见种植体区域凹陷骨缺损，牙槽嵴顶骨缺损。

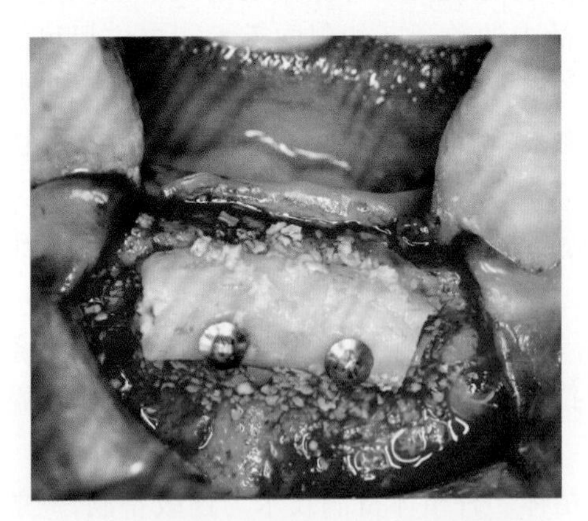

图 11-4-8　下颌前牙区外置法植骨
口内像示下颌外斜线取块状骨，螺钉固定，周围用人工骨 Bio-Oss 充填植骨块与植骨床之间的间隙。

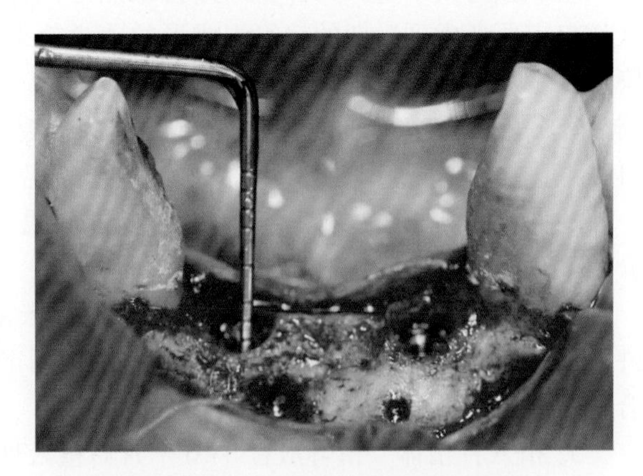

图 11-4-9　下颌前牙区外置法植骨
口内像示愈合 4 个月后，植骨块愈合良好，移植骨块有少量吸收，将种植体按照理想的三维位置轴向植入。

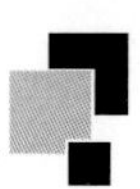

6. 关闭伤口　通常采用褥式加间断缝合的方法，严密关闭伤口。必要时在软组织瓣的蒂方切断骨膜，去除张力，以利严密关闭伤口（图 11-4-10，图 11-4-11）。

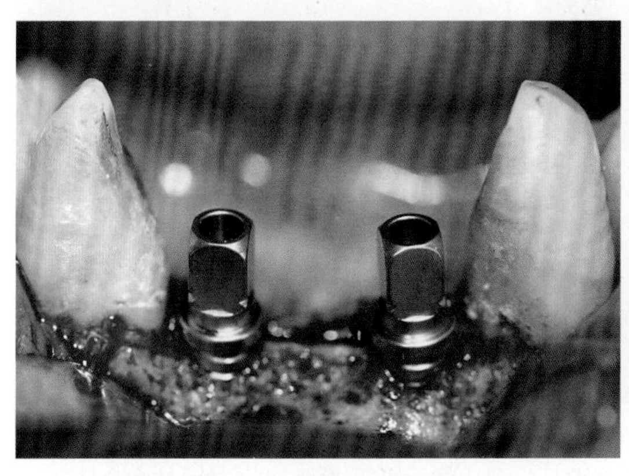

图 11-4-10　下颌前牙区外置法植骨
口内像示种植体周骨量充足，初期稳定性及位置轴向理想。

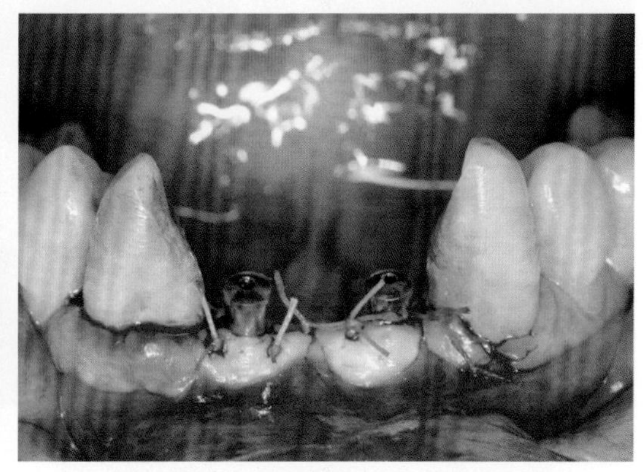

图 11-4-11　下颌前牙区外置法植骨
口内像示直接连接愈合基台，种植体同期暴露，褥式加间断缝合关闭伤口。

7. 种植二期手术　一般情况下，种植体植入后 3～6 个月行二期手术，暴露种植体，连接愈合基台。在二期手术时要保留软组织和附着龈，必要时通过自体组织移植术重建种植体周软组织结构。如果种植体初期稳定性好，可同期直接连接愈合基台。

8. 种植修复　治疗前即根据患者咬合关系、对颌牙情况、患者的笑线、外貌轮廓等设计种植修复方式。牙列缺损种植修复一般为种植固定修复（图 11-4-12～图 11-4-27），无牙颌种植修复一般分为固定式种植义齿修复和覆盖式种植义齿修复。

（三）术后常规护理

1. 术后给予口服抗生素 7～10 天。

2. 术后给予口服镇痛药。

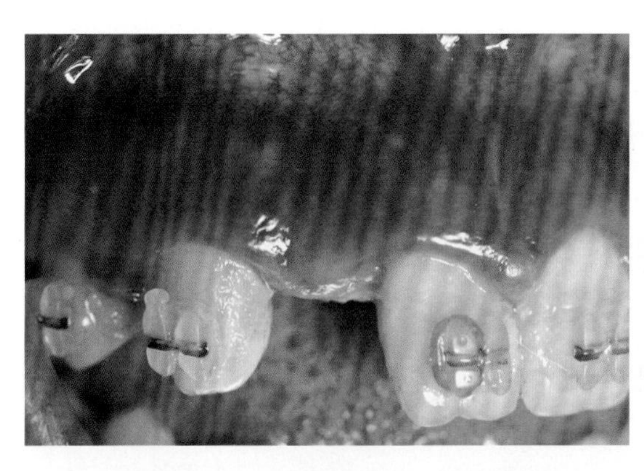

图 11-4-12　上颌前牙区外置法植骨
口内像示患者 12 先天缺失，正畸纠正错𬌗畸形完成后，开始种植治疗。

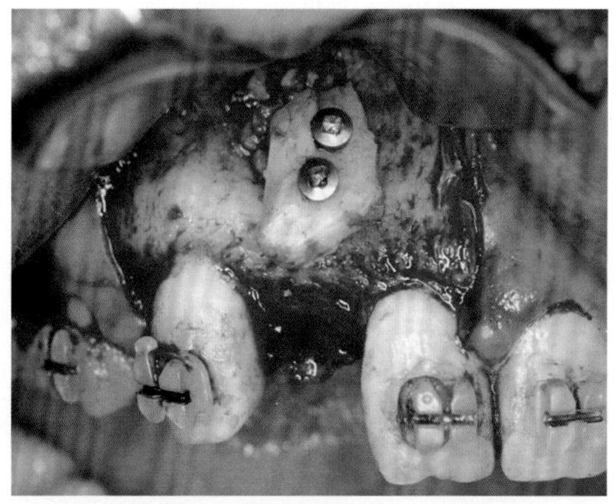

图 11-4-13　上颌前牙区外置法植骨
口内像示下颌外斜线取骨，螺钉固定植骨块，周围间隙植入自体骨和 Bio-Oss 人工骨。

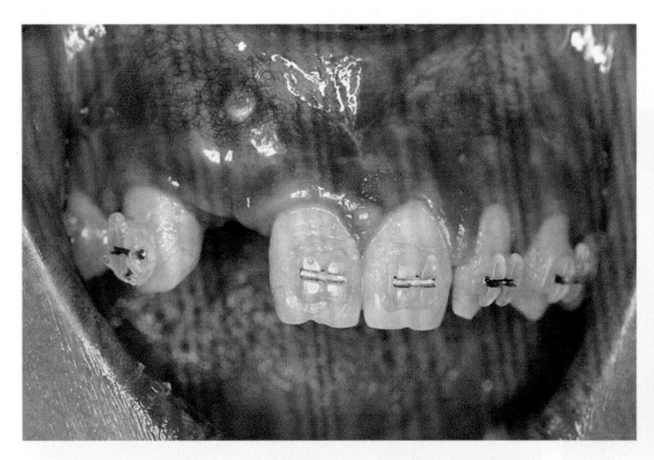

图 11-4-14 上颌前牙区外置法植骨
口内像示 4 个月后，植骨区愈合良好，开始种植体植入手术。

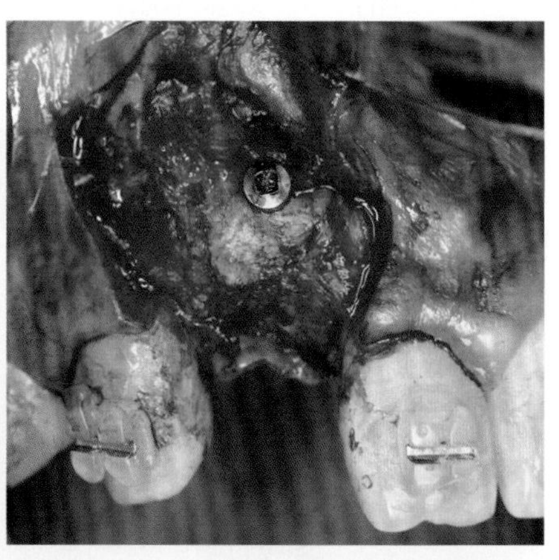

图 11-4-15 上颌前牙区外置法植骨
口内像示切开、翻瓣，可见植骨块愈合良好。

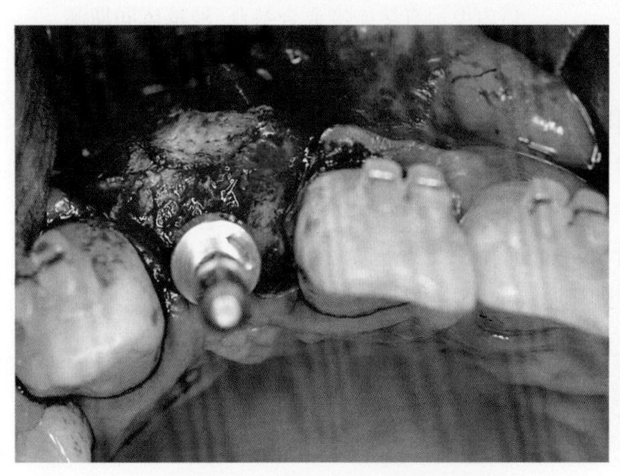

图 11-4-16 上颌前牙区外置法植骨
指示杆示种植体三维位置理想。

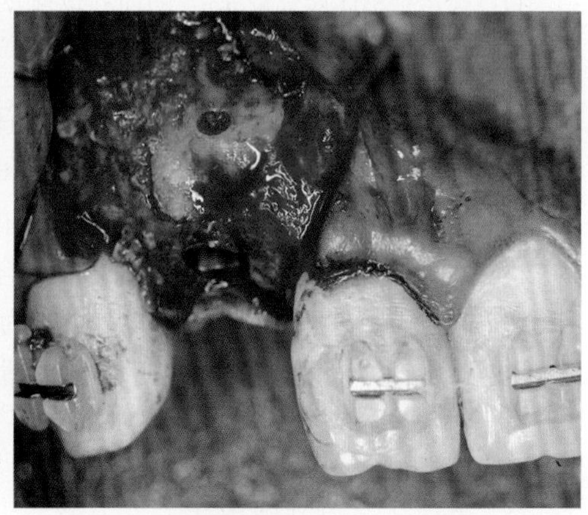

图 11-4-17 上颌前牙区外置法植骨
口内像示种植体周骨质充足。

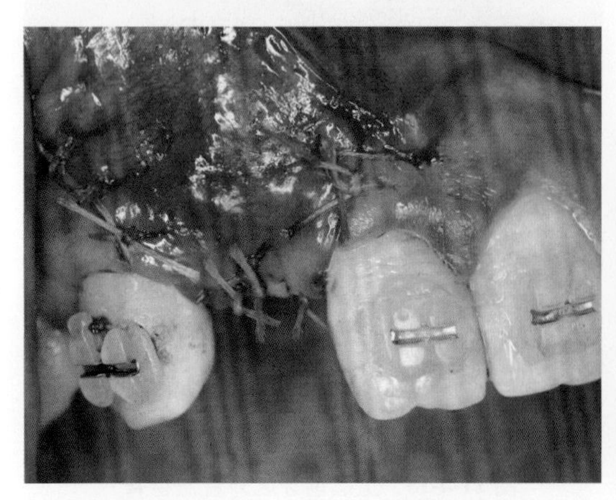

图 11-4-18 上颌前牙区外置法植骨
口内像示褥式和间断缝合严密关闭伤口。

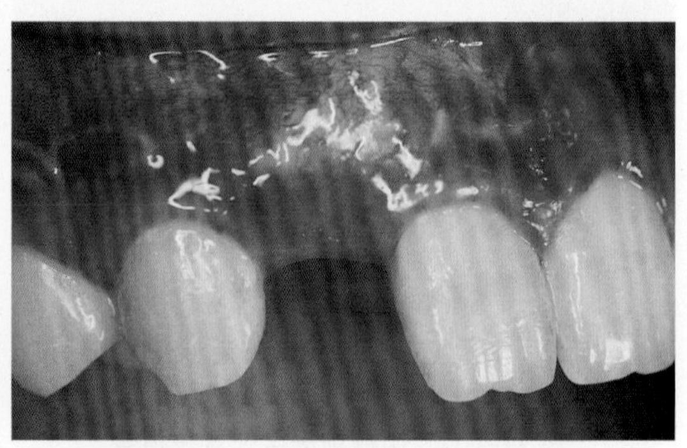

图 11-4-19 上颌前牙区外置法植骨
口内像示种植术后 4 个月，伤口愈合良好，开始二期手术。

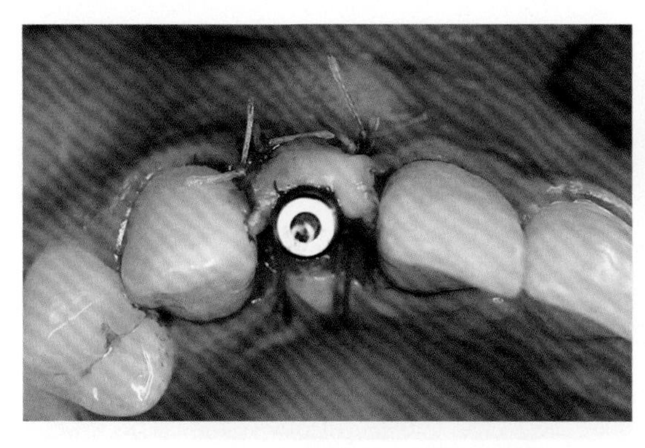

图 11-4-20　上颌前牙区外置法植骨
口内像示二期手术时腭侧转移软组织，以增加种植体唇侧牙龈丰满度。

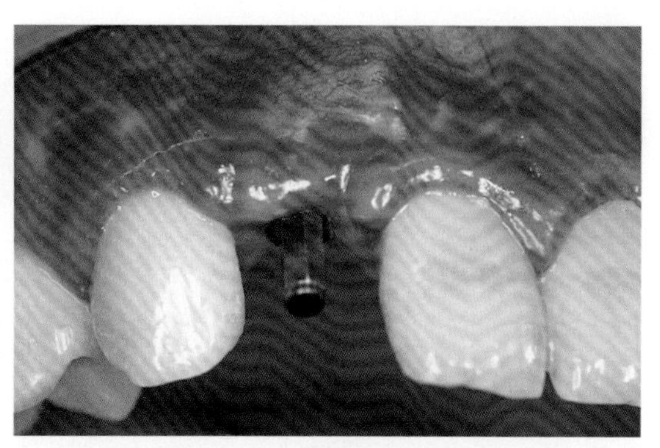

图 11-4-21　上颌前牙区外置法植骨
口内像示连接暂时修复基台，制作种植暂时冠，行牙龈塑形。

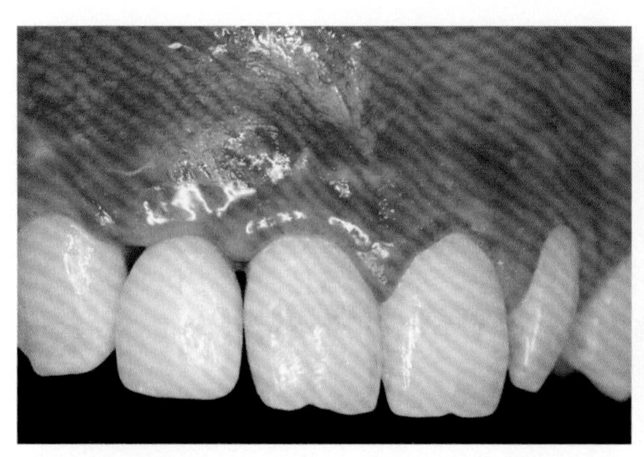

图 11-4-22　上颌前牙区外置法植骨
口内像示初戴暂时冠，可见牙龈形态尚未成形，龈乳头未充满邻间隙。

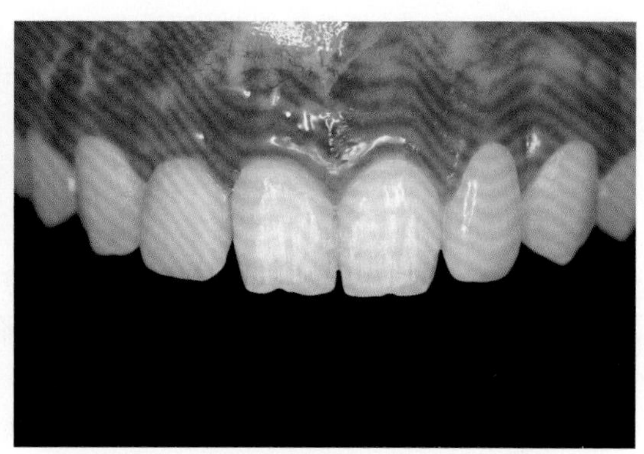

图 11-4-23　上颌前牙区外置法植骨
口内像示 3 个月后，牙龈塑形良好，与邻牙协调，22 过小牙制作全瓷贴面，以改善美学效果。

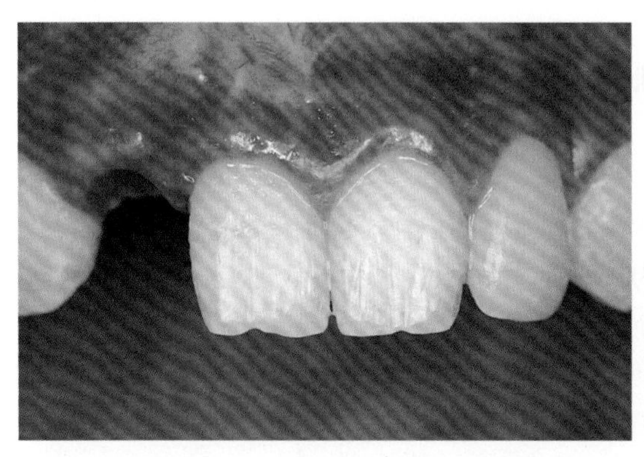

图 11-4-24　上颌前牙区外置法植骨
口内像示永久修复前可见牙龈塑形良好，组织健康。

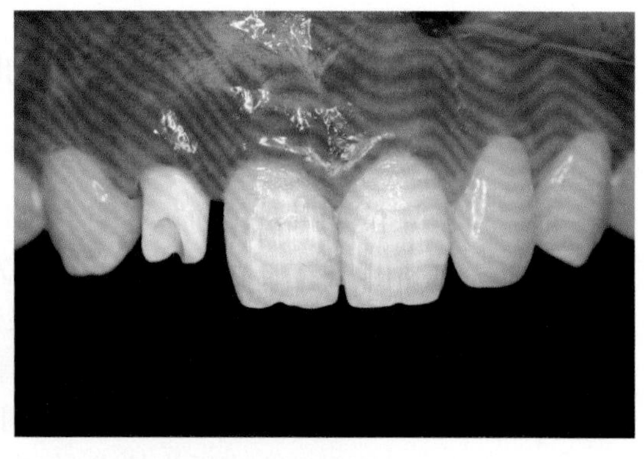

图 11-4-25　上颌前牙区外置法植骨
口内像示个性化全瓷基台就位。

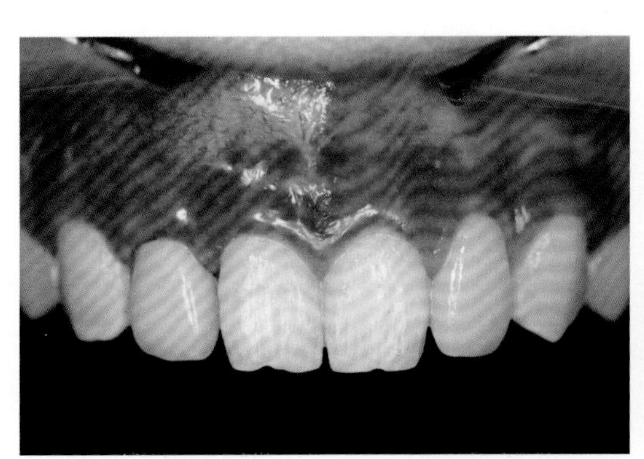

图 11-4-26　上颌前牙区外置法植骨
正面观示永久修复完成情况。

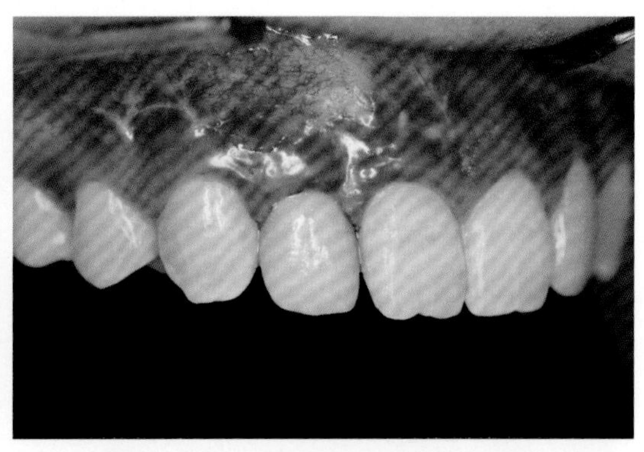

图 11-4-27　上颌前牙区外置法植骨
侧面观示永久修复完成情况。

3. 术后 3 天、7 天、14 天复查，观察伤口愈合情况。

4. 术后 10 天，拆除取骨区缝线。

5. 术后 10~14 天，拆除口内缝线。如用可吸收线，可选择 2~3 周吸收的可吸收线，不用拆线。

6. 术后 1 周软食，避免术区受外伤。

（四）定期随访

1. 术后 3 天、7 天、14 天复查，观察伤口愈合情况。术后 3 个月，拍摄 X 线片（曲面体层片或根尖片），观察植骨及种植体愈合情况并临床检查愈合情况。根据植骨及种植体愈合情况进行下一步治疗。

2. 种植修复完成后 1 个月、3 个月、半年复查一次，以后每年复查一次，并拍摄 X 线片，检查种植体周骨吸收情况。

3. 修复完成后指导患者正确使用种植义齿，一般需要逐级负重，从软到硬慢慢过渡到正常饮食。

4. 指导患者保持良好的口腔卫生，定期进行口腔卫生维护。

七、不同取骨部位的临床应用及外科技术

（一）下颌骨外斜线骨移植术

下颌骨外斜线是目前种植前最常用的取骨部位，具有创伤小，术后并发症少，对患者的外形及功能不造成影响等优点；同时，下颌骨为膜内成骨，植骨成活率高，吸收少，且多为皮质骨，有利于维持种植体周骨组织的稳定及保证长期成功。

由于供骨量有限，单侧下颌骨外斜线取骨适用于缺牙间隙≤3 个牙位，水平向骨缺损≤5mm，垂直向骨缺损≤3mm，根据临床情况可采用双侧下颌骨外斜线取骨。

下颌骨外斜线取骨的临床操作技术，与正颌外科中的下颌支矢状骨劈开术矫正下颌角良性肥大手术的方法类似。局麻下，沿外斜线行前庭沟切口，暴露取骨部位，裂钻定点确定取骨块的大小，之后用微型锯或超声骨刀截骨，深度控制在仅截断皮质骨，截骨完成后用弯骨凿将骨块分离取下。注意不要损伤下牙槽神经，修整截骨区锐利的边缘，避免术后局部压

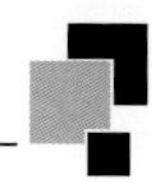

痛、不适感及对软组织瓣的刺激；取骨区应充分止血，如有松质骨活动出血，可用骨蜡止血，但骨蜡不宜过多，以免发生异物排斥反应，止血后将多余的骨蜡刮除，可填塞明胶海绵以稳定血凝块(图 11-4-28)。

植骨区手术切口设计与缺牙部位、数量等因素相关。多数学者认为，种植植骨手术切口应考虑下列因素：①软组织瓣有足够的血供，避免发生术后坏死或伤口裂开；②能提供足够的手术视野；③不损伤或破坏相邻的重要解剖结构；④软组织瓣能提供较为良好的软组织封闭；⑤有利于形成或经二期手术形成种植体周的附着龈结构及后期的软组织美学处理。手术切口一般均行牙槽嵴顶的延长切口，向远中邻牙的根方行延长松弛切口，向上翻起黏骨膜瓣，暴露受植床，去除植骨区表面的软组织(图 11-4-29)。如果植骨床表面血运不丰富，可用细裂钻在植骨床表面打孔，使血液及深部的成骨细胞游出。将植骨块修整，使其与受植床最大限度紧密贴合，用螺钉稳定固定，周围缝隙填塞碎骨块或人工骨，必要时覆盖引导骨再生屏障膜，之后松解软组织瓣，无张力条件下严密关闭伤口。

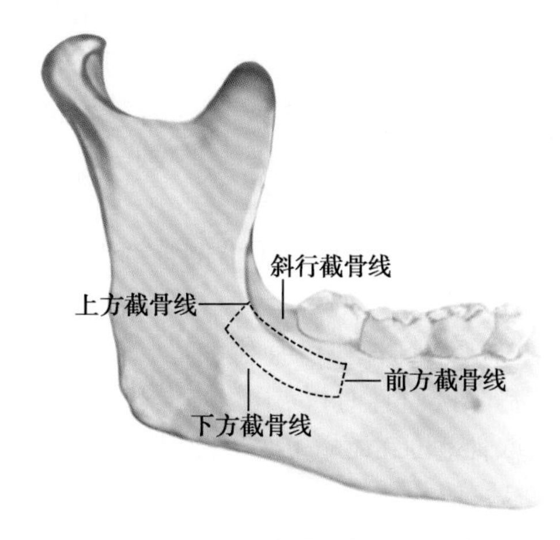

图 11-4-28　下颌骨外斜线取骨部位及截骨线(虚线示)示意图

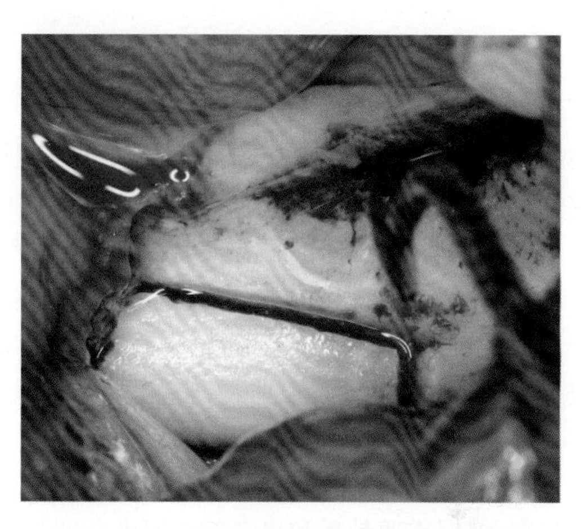

图 11-4-29　下颌骨外斜线取骨部位及截骨线
口内像示下颌骨外斜线取骨部位、切口及截骨线。

(二) 颏部骨移植术

与外斜线相比，颏部可取得较大量皮质骨与松质骨，而对外形不发生明显影响。因为颏部骨质相对疏松，植骨块吸收相对较高，且多数患者术后并发暂时性颏部皮肤、下唇、下颌前牙麻木或感觉异常。切口是与颏成形手术相同的黏骨膜切口。首先暴露颏部骨质，根据所需植骨量以细裂钻定点，骨钻或超声骨刀截骨，深度达松质骨，可取得外板与深部松质骨，不要损伤内侧皮质骨，以免引起口底肌肉附着改变和口底血肿。为保证颏部外形不变，应保持颏部正中嵴连续性，于中线两侧对称取骨，颏部取骨量可用于完成单颌骨缺损种植前的重建(图 11-4-30)。遗留的取骨区骨缺损创面应植入人工骨后，覆盖引导骨再生屏障膜，以免取骨区内大量瘢痕结缔组织长入，给患者造成长久的颏部不适。

(三) 颅骨外板骨移植术

1982 年，Tessier 系统描述了应用颅骨外板修复颅颌面部骨缺损的不同手术方法。近年来，文献中可见应用颅骨外板修复颌骨缺损后，植入种植体进行种植修复的病例报告。其优点主要是颅骨为膜内成骨，移植后抗感染力强，易于成活；多为皮质骨，移植后骨吸收少；供

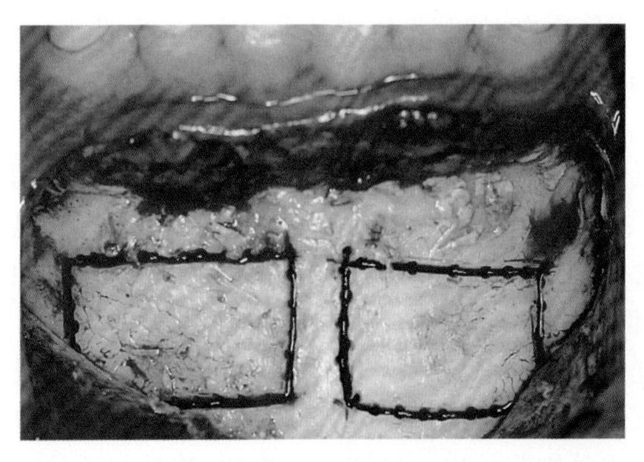

图 11-4-30　下颌颏部取骨

口内像示下颌颏部取骨部位及截骨线,保留正中联合处骨嵴,以免影响患者颏部外貌形态。

骨量大,可根据需要的取骨量获取足够骨量;供骨区手术切口相对隐蔽。

颅骨取骨部位为向内距离颅中缝至少 2cm,避免损伤矢状窦,向外侧止于颞肌附丽处,前方止于冠状缝后方,后界可根据需要取骨量一直延伸到枕骨。颅骨取骨有损伤颅骨内板的可能,发生率约为 10%,且 5%病例可能发生硬脑膜损伤。由于这些潜在的风险,种植患者一般很难接受颅骨取骨方法。

(四) 髂骨移植术

髂骨移植被广泛应用于口腔颌面外科临床,包括颌骨重建、牙槽突裂植骨及种植修复前牙槽突骨增量。髂骨由皮质骨和含量丰富的松质骨组成,可提供较大的移植骨量,用于上下颌骨全牙槽突骨缺损的骨增量。优点是位置表浅,易于制取,继发骨缺损部位隐蔽,远期并发症少;缺点是髂骨为软骨内成骨,且多为松质骨,移植骨块远期吸收多,且吸收量不可预测,对维持种植体周骨组织与软组织长期稳定可能会造成不利影响。

髂骨取骨的术前准备包括常规备皮,患者取仰卧位,用沙袋将患者手术侧臀部垫高,使髂嵴更为突出,便于操作。常规消毒、铺巾,暴露髂前上棘和髂嵴的前半部。髂骨取骨切口一般有两种:一种是切口与髂嵴平行,长度依据取骨量而定,这种切口有利于制取较大髂骨块;另一种是切口与髂嵴垂直,适用于少量取骨或仅制取松质骨时,位于髂前上棘后方 2~3cm,与腹部皮纹平行,优点是瘢痕不明显。手术时,按取骨范围在髂嵴上画出标记,切开皮肤、皮下组织及覆盖在髂嵴上的肌层。牵开创缘,暴露髂嵴后,切开髂嵴上的骨膜和髂嵴两侧的肌肉附着,根据需要骨量和患者髂嵴厚度所能提供的骨量决定剥离范围。避免剥离髂骨外板,以免影响臀肌、阔筋膜张肌的功能,造成术后严重的疼痛和延长跛行时间。充分暴露后,根据所需植骨块的大小以裂钻定点,确定取骨范围,之后用骨锯截骨,再用弯凿将骨块分离取下。植骨块制取完成后,应充分止血,必要时用骨蜡止血,但骨蜡不宜过多,以免诱发异物排斥反应,导致创口愈合不良。全厚髂嵴切除后,可将髂肌和臀肌拉拢缝合,消除无效腔。如果未切断肌肉和韧带,可直接分层缝合深筋膜、皮下组织和皮肤;凡暴露时切断的肌肉和韧带,必须严密对位缝合,防止术后并发症发生。植骨块固定技术与下颌外斜线取骨固定技术相同(图 11-4-31)。

髂骨取骨术后常见的并发症是疼痛和跛行,预防方法包括术中避免不必要的创伤和过于广泛的剥离,切断的肌肉和韧带应严密对位缝合,术后给予镇痛药;早期活动会缩短疼痛和不适时间,一般术后 5 天,应鼓励患者下床活动。

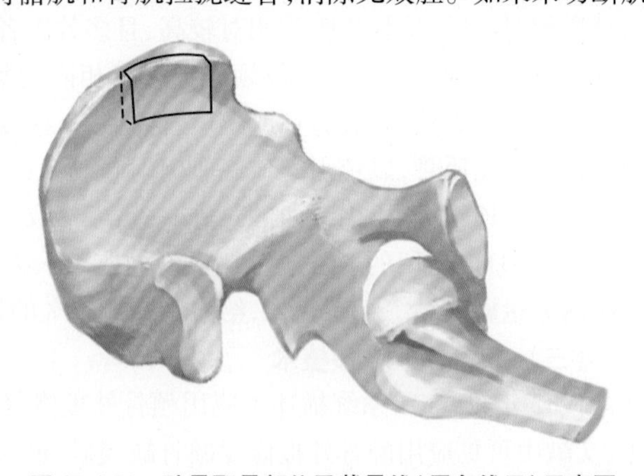

图 11-4-31　髂骨取骨部位及截骨线(黑色线示)示意图

（五）胫骨移植术

胫骨取骨因较髂骨取骨创伤小，可在局麻下进行，术后并发症少，被认为是替代髂骨取骨的方法之一。胫骨近心端是适宜取骨区域，尤其是松质骨移植，松质骨取骨量与髂骨相当。胫骨近心端获取的块状骨，一般为皮质骨与松质骨混合骨块，供骨量有限，适宜较小颌骨缺损的重建。胫骨取骨的并发症是骨折，预防的方法为避免取骨区存在锐利的边缘，可用环形钻取骨或截骨线转角处为圆弧形，避免锐角。

八、并发症及处理

植骨并发症分为供骨区并发症和植骨区并发症，供骨区并发症一般不会影响植骨的愈合，但植骨区的并发症可能导致植骨失败，故本部分主要讨论植骨区并发症。

（一）供骨区并发症

1. 外斜线取骨　与其他取骨部位相比，下颌骨外斜线取骨相对更安全，并发症少，术后不适感最少，不需要住院，局部麻醉，没有口外取骨遗留瘢痕的缺点。文献报道外斜线取骨量通常在 1.7～3.5cm^3，平均厚度为 5～7mm，一般为皮质骨，稍方有时有松质骨，骨质多为Ⅰ类骨。下颌骨外斜线取骨的并发症及术后反应，与拔除埋伏阻生牙的并发症及术后反应相当。取骨后松质骨暴露，术后可能发生出血及血肿；预防的方法为可用骨蜡止血并在取骨区填塞明胶海绵稳定血凝块，并术后给予冷敷 48 小时以减轻水肿及血肿。在过度取骨时，可能发生下颌骨骨折；一般术前仔细评估供骨区骨量及局部解剖结构，避免创伤过大，必要时行小钛板固定。

2. 颏部取骨　主要并发症为患者术后常出现取骨区局部黏膜、皮肤、唇部感觉异常，下颌前牙感觉迟钝、麻木，文献报道发生率高达 29%，多数患者症状在术后 6 个月缓解；另外，术中可能会造成下颌前牙牙根、颏神经的损伤。术前仔细评估颏孔和邻牙牙根在三维方向上的位置，术中取骨时截骨线距离天然牙根和颏孔至少 5mm。颏部取骨时应保留颏隆突，以免影响患者的颏唇沟，改变患者侧貌轮廓。

3. 其他取骨部位　临床上可能发生的并发症，包括出血、血肿、感染、邻近重要解剖结构损伤、功能障碍、术后遗留皮肤瘢痕。与口内取骨相比，常需要全麻手术，风险相对较高，术后并发症发生率高，患者需要住院，费用增加。

（二）植骨区并发症

1. 术中并发症　包括骨块固定不良和软组织关闭困难。移植的骨块需要经过修整使其与受植床紧密贴合，以钛螺钉稳定固定，周围间隙填塞人工骨或自体骨碎屑。植骨区软组织常存在着软组织缺损或瘢痕组织，当植骨量大时，软组织关闭困难，应在保证软组织瓣血供的条件下，对软组织瓣进行减张处理，保证无张力条件下严密缝合关闭伤口。

2. 植骨术后早期并发症　包括术后疼痛、出血、血肿、肿胀、皮肤表面瘀斑、伤口裂开及软组织瓣坏死。疼痛的预防方法为在植骨术前给予口服止痛药，并在术后继续服用 1～3 天，绝大多数患者在术后 3 天症状明显缓解。预防术后出血、血肿，除术中充分止血外，术后局部进行纱卷压迫止血，并给予冷敷 48 小时；同时，给予口服地塞米松 0.75mg，每日 2 次，连续服用 3 天，以减轻肿胀。术后皮肤表面瘀斑会暂时影响患者的容貌，主要为毛细血管脆弱导致皮下组织出血，多发生于皮肤白皙或年老的患者，术后 72 小时给予热敷可以促进吸收，一般术后1~2周即可完全吸收。术后早期软组织瓣裂开或坏死，常为软组织瓣血运差、手术创伤过大、过渡义齿压迫等所致，早期软组织瓣裂开常导致植骨失败，目前尚无有效方法治疗此类并发症，一般给予氯己定含漱液含漱，局部冲洗换药，等待软组织愈合期过后（至少术后4周），可考虑再次缝合关闭伤口，但植骨块成活的可能性非常小。

3. 植骨术后晚期并发症　包括螺钉暴露和植骨块部分暴露。螺钉暴露多见黏膜菲薄者，因此时植骨块已经稳定，可局部麻醉下直接将螺钉取出，一般不会影响植骨块的愈合。晚期植骨块部分暴露，多由植骨块边缘锐利刺激局部软组织或患者佩戴过渡义齿压迫所致，暴露于口腔部分的植骨块应予以去除，局部冲洗换药，一般小的黏膜裂开会自行愈合；如仍不愈合，可考虑取出整块暴露的植骨块，关闭伤口。

4. 种植手术时并发症　①植骨块松动：一般植骨术后3~6个月，即可行种植体植入手术，但由于植骨块完全重塑改建完成需要2~3年，故在种植体植入时有时会发生植骨块松动，此时需要重新用螺钉将植骨块固定，再愈合3~4个月。②移植骨块慢性感染：下颌骨外斜线处获得的骨块因是全皮质骨，血运差，在种植术后愈合过程中仍可发生骨块暴露，有时合并慢性感染。如单纯为植骨块暴露，骨块和种植体不松动，则用球钻调磨暴露的骨块，直到有血液渗出，促进软组织愈合。如合并慢性感染，则搔刮干净种植体和植骨块处的肉芽组织，缝合关闭伤口。如种植体螺纹暴露，可行引导性骨再生术（图11-4-32~图11-4-35）。③软组织长入植骨块：多由于植骨时植骨块与受植床贴合不紧密，周围缝隙未用碎骨屑或人工骨填塞或用引导骨组织再生屏障膜隔离软组织，或受植区表面软组织未去除干净所致。种植体植入时需将软组织去除干净，必要时再次植骨，修复种植体周骨缺损。④植骨块吸收：文献报道块状植骨后植骨块吸收高达25%，故植骨后早期种植体植入有利于植骨块接受功能刺激，减少吸收；也有研究报道在植骨同时将种植体植入以减少植骨吸收，但因其风险较高，种植体的位置与轴向很难位于理想的修复位置，临床上较少应用。⑤附着牙龈缺失：外置法植骨术后常伴随局部附着牙龈缺失，而种植体周需要存在至少3mm的附着牙龈以利于保证种植体的长期稳定，故在种植修复前重建种植体周附着软组织至关重要，一般采用游离硬腭黏膜移植或游离硬腭结缔组织移植，目前已有大量研究报道临床效果满意。

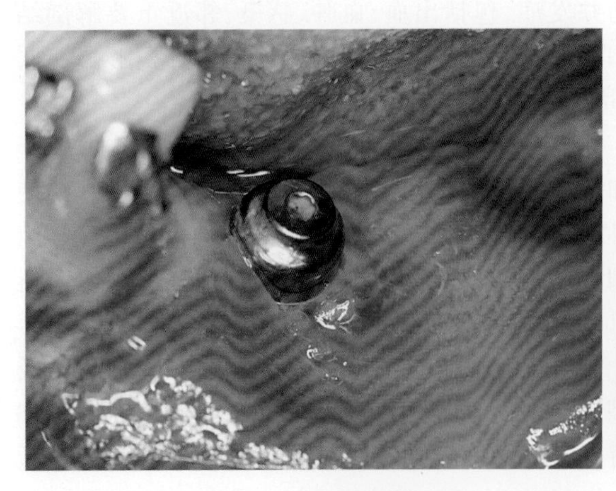

图11-4-32　外置法植骨并发症

口内像示36外斜线取骨，植骨种植术后1.5个月发生慢性感染，可见远中颊侧牙龈红肿。

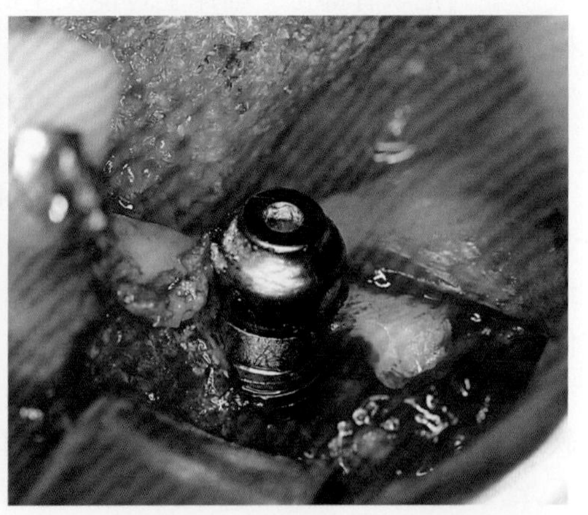

图11-4-33　外置法植骨并发症

口内像示切开翻瓣，可见种植体螺纹暴露和肉芽组织，植骨块吸收。

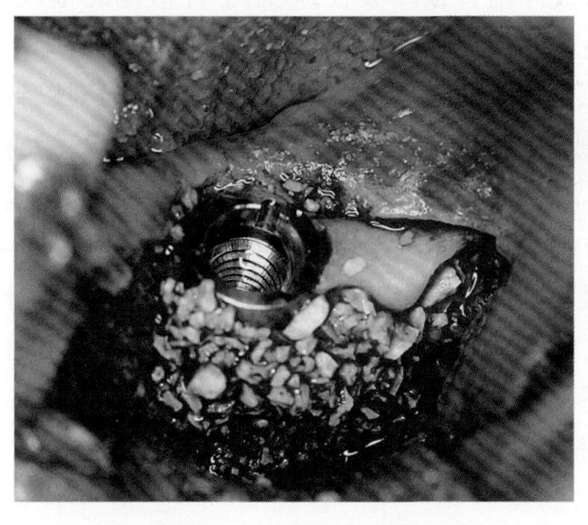

图 11-4-34　外置法植骨并发症
口内像示清除肉芽组织，修整植骨块，植入人工骨 Bio-Oss。

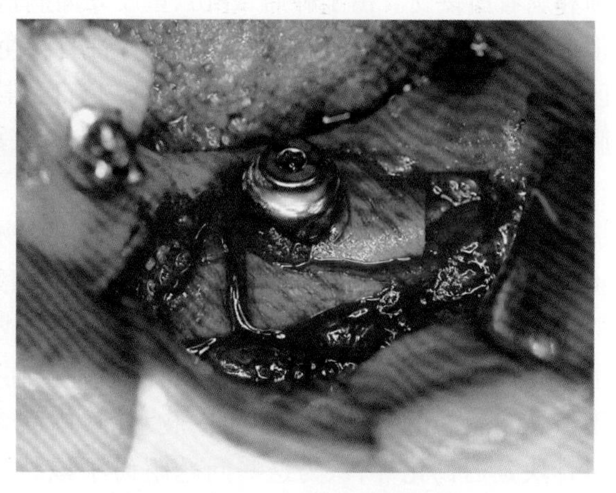

图 11-4-35　外置法植骨并发症
口内像示覆盖可吸收胶原膜 Bio-Gide，行引导性骨再生术。

第五节　牙槽突垂直牵张成骨术

口腔种植修复因其具有常规修复无法比拟的优点被广大的医师和患者所接受，成为目前修复牙列缺损及缺失的首选治疗方法。近十年来，多种植骨技术不断发展，以重建种植区域骨缺损，为种植体植入创造足够的骨量。常规植骨技术包括外置法植骨术、夹层法植骨技术、引导性骨再生术，能有效重建种植区域水平骨缺损，临床效果肯定，但对于重建垂直向骨缺损则临床效果有限。

随着牵张成骨术在口腔颌面外科的应用，为长期以来使用常规技术所难以矫治的诸多临床疑难病例提供了全新的治疗思路和手段，成为国际上研究热点，它被称为 20 世纪颌面外科与整形外科的三大进展之一。目前，牵张成骨术已广泛地应用于矫治各类颌骨发育畸形，以及在修复下颌骨缺损及牙槽骨垂直骨缺损方面显示了独特的优势。牵张成骨术不同于传统手术的优势在于，它可激发机体自身的生长潜能生成新骨，不需要植骨，缩小了手术范围和手术风险，使常规手术无法达到的极限得以突破。

牙槽突垂直牵张成骨术的术前准备与治疗计划的制订是保证牵引成功及最终种植修复成功的重要前提，它包括患者的术前评估，需要重建的三维方向上的骨量，牵引设计，牵引器的选择，种植体预期置入的位置、数目，修复设计方案等。

本章将从牵张成骨的历史背景，生物学基础及机制，牙槽突垂直牵张成骨术的准备与治疗设计，在颌骨不同区域的应用，并发症及问题进行介绍。

一、简要历史背景

口腔种植学经过四十多年的基础研究与临床实践已经被科学界所接受，成为口腔临床治疗学中一个不可替代的分支学科。口腔种植技术成为口腔临床常规治疗方法，被广大医

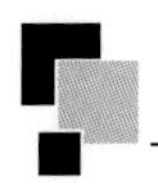

师和患者所接受。由于肿瘤、外伤、重度牙周病造成牙槽骨重度吸收，限制了种植体的植入。常规植骨技术包括外置法植骨术与引导性骨再生术等，在重建垂直向骨缺损时，常常由于术区软组织量有限，无张力情况下关闭伤口有困难，常导致术后伤口裂开，植骨材料感染以致脱落，限制了此类患者接受种植修复。垂直牵张成骨术是近年来国际上出现的新技术，为重建重度垂直骨量不足提供了一个新的途径。

什么是牵张成骨？牵张成骨是指利用生物组织的张力-应力效应（the law of tension-stress），对部分或完全离断但仍保留血供的骨段，施加以特定频率和方向的牵引力，使骨段逐渐分开，间隙由新骨生成取代，从而延长或增宽骨骼。1869 年 Langenbeck 最早报道了牵张成骨并在长骨上应用牵张成骨术矫正临床上长骨不对称畸形。Compere 报道了应用该技术引起的各种并发症如患肢水肿，皮肤坏死，骨髓炎，骨不愈合，牵引角度偏斜，牵引骨块延迟钙化等，认为这些问题阻碍了该技术的发展和应用。直到 20 世纪 50 年代俄国生理学家，创伤骨科医师 Ilizarov 在西伯利亚进行的一系列关于牵张成骨的试验及临床研究，使其并发症明显降低，成功率大大提高，并逐步从理论和技术上发展成熟起来，成为了矫治各类肢体长骨畸形的有效手段，推动牵张成骨术再次迅速发展，并广泛应用于临床矫形外科中。

在 Ilizarov 的工作基础之上，学者们开始探讨将牵张成骨术应用于颌面骨的牵引。1991 年 McCarthy 首先采用外置式牵引器进行颌骨牵引，发现在牵引膜内成骨的颌骨时可以生长出骨质量与原来骨组织相同的新生骨组织，且成骨时间短，新骨吸收少，覆盖在其上的软组织也同时因牵引而再生，这与 Ilizarov 牵引软骨成骨的长管骨结果相似。之后，其他的学者也相继报道应用外置式牵引器对颌面骨进行不同方向的牵张成骨。但是口外牵引器存在遗留明显的面部皮肤瘢痕、易感染、易受外力影响发生松动、易损伤面神经分支等缺陷，而且在整个牵引治疗过程中，患者颜面存在有牵引装置，影响了患者的心理健康和社交，阻碍了其推广应用。1995 年 McCarthy 及 Wangerin 等人相继报道了应用内置式牵引器牵引延长颌骨的技术，之后其他学者也相继报道应用螺钉或骨结合种植体或牙齿固定牵引器行口内法骨牵引技术。内置式牵引器可防止对神经及发育中的牙胚的损伤，避免了增生的面部瘢痕，患者较易接受，从而满足了不同患者治疗的需要。国内最早由王兴、林野等在 1997 年开始临床应用研究并于 2000 年首先报道应用内置式骨牵引器纠正颌骨重度畸形。

在这些研究工作基础之上，学者们开始探讨在种植修复前应用骨牵引技术重建牙槽骨垂直向骨缺损。1999 年 Block 首先报道在狗的颌骨上进行垂直骨牵张成骨的动物实验研究。之后 Chin 和 Toth 首先报道了牙槽骨垂直牵张成骨的临床应用结果，他们采用水平截骨后将骨膜内牵引螺钉固定并进行牵引。Hidding 和 Lazar 等人报道了应用微型钛板固定的牵引器进行牙槽突垂直牵张成骨。其他作者也报道了应用钛种植体牵引器进行牙槽突垂直牵张成骨。在 1997 年国内由林野、王兴等首先应用微型钛板固定的内置式牵引器进行牙槽突垂直骨牵引，以纠正种植前牙槽突垂直骨量不足并于 2002 年报道了临床效果评估。目前研究结果证实牙槽骨垂直牵张成骨术是纠正颌骨垂直向骨缺损有效的方法，内置的牵引器为骨段提供了稳固的支持，牵引区新骨在稳定期逐渐变为成熟的层板骨，为牵张成骨间隙提供了良好的支持，并对前移骨块形成物理性障碍，从而大大降低了复发率；在牵张成骨的同时可使与骨伴随的血管、神经、肌肉及软组织同步增生延长，大大减少了术后并发症；而且新生

的骨组织质量好，成骨后吸收少，长期临床研究证明种植体长期成功率与常规种植结果相似。

二、牵张成骨的生物学基础和机制

根据 Ilizarov 提出的牵张（牵引）成骨的两个基本原则：①张力压力法则；②适当的机械负荷及充足的血供；牵张成骨术已在世界范围内被广泛应用于整形外科。近年来，学者们探讨研究在颅颌面部应用牵张成骨术，治疗颅颌面畸形及颌骨缺损。牙槽骨垂直牵张成骨术主要用于矫正牙槽骨垂直向骨缺损，纠正种植手术前的垂直向骨量不足。目前研究结果证明，垂直牵张成骨术能有效恢复垂直向骨缺损，且在牵引同时使软组织同期再生，避免了常规植骨技术的缺点，明显降低了手术风险及术后并发症，成为目前种植前重建垂直向骨缺损的有效方法。但牵张成骨的作用机制，到目前为止还不是很清楚。

学者们对牵张成骨的机制做了大量的研究，目前清楚的是牵张成骨的骨愈合过程与骨折的基本愈合过程相似。骨组织作为一个功能性组织，不仅具有足够的强度以支持生理性负荷避免骨折及疼痛，而且具有特殊的对环境的适应能力，即当骨组织受到机械力学作用时会发生改建与重建，调整其强度及形态以适应新的环境条件。骨牵引愈合中的四个基本阶段：①骨痂的形成；②基本多细胞单位的改建（basic multicellular units remodeling）；③交替改建；④局部加速现象。这四个阶段中任何一个环节出现问题，都将会影响愈合过程，导致延迟愈合或愈合不良。在牵张成骨时，最初截骨间隙被一种各向同性的初级骨痂连接。这种骨痂很脆弱，包含编织骨、新生血管、结缔组织及游走细胞，但不是透明软骨。随着这种初级骨痂逐渐矿化，基本多细胞单位开始改建并替换它，形成各向异性的成熟板层骨团块。随后，交替改建开始对骨痂重新塑形，并恢复重建区域骨的正常强度。超过骨塑性阈值的应变可能会协助控制这一过程，同期开始的局部加速现象会加速这一过程。牵张成骨愈合的这四个阶段所需的时间，在成年人及长骨要比儿童及膜内成骨的小块骨所需时间长；膜内成骨的牙槽骨比软骨内成骨的长管骨的成骨速度相对较快。

牵张成骨成功的关键在于对截骨间隙施以适当的机械张力，利用生物组织的张力-应力效应，刺激被牵张的机体组织再生和活跃生长。牵引区新骨形成的质量取决于骨断端间固定的坚固程度、骨髓及骨周围软组织和血供受损伤的程度、牵引的速度和频率、新骨负重前适当的钙化改建期等。截骨线的位置、角度及牵引力的方向，则决定了新骨形成的方向和形态。年龄亦是影响因素之一，通常儿童较成人骨愈合速度更快，且更容易受到外界因素如营养、血运、放射治疗等的影响。另外，骨髓基质干细胞的聚集也受年龄及相关因素的影响，干细胞的数目可随患者年龄的增加而减少。在牵引过程中，牵引间隙的组织与所受的张应力之间存在一定关系，如组织所受的张应力值<正常骨组织所能承受的应变值（20 000με），则间隙内再生的为骨组织；如超过骨组织的耐受应力值，则会导致纤维组织生长或骨不愈合。而牵引次数及频率，则会影响新生成骨的质与量。

Ilizarov 强调，保证两个骨断端间牵引后新骨形成的重要条件之一，是保存骨髓血供的完整。因此，他提出应仅做皮质骨切开，保留髓质骨的连续性。但后来的研究表明，骨断端血供在全层骨切开后 1 周即可重建，甚至在牵引过程中，牵引间隙的血供可达到正常的 4～10

倍；而且形成新骨的成骨细胞主要来自骨膜，仅保留骨膜的完整性，就可保证骨再生所需要的成骨能力。因此，多数学者认为骨膜血供远较骨髓血供重要，术中应尽量减少骨膜剥离的范围。

王晓霞、王兴等的研究发现，牵引后早期，骨小梁的排列与牵引力的方向一致，部分骨小梁表面上排列着高度极化的柱状成骨细胞，显示它们活跃地参与了类骨质的分泌及骨的形成。同时，在新骨活跃形成区域，可见明显的多核破骨细胞活动，并持续于整个稳定期，直至牵引完成后12周时，破骨细胞活动才明显减弱。牵引区新骨骨化过程中，成骨细胞与多核破骨细胞伴随出现，提示牵引后骨质再生过程为改建与新生交替进行。从牵引区新骨形成的组织学表现可推测出，牵引区成骨细胞可能主要来源于骨外膜的未分化间充质细胞，其形成的骨痂可对牵引力发生反应，成骨细胞合成分泌基质，并沉积钙盐形成新骨。但同时，从截骨断端皮质骨内侧的骨髓腔中，可见大量纤细的骨小梁呈指状突起伸入牵引间隙中，并平行于牵引方向排列，说明骨内膜及骨髓基质干细胞来源的成骨细胞，也在新骨的形成中发挥了重要的作用。

三、牙槽突垂直牵张成骨术的基本流程及治疗设计

（一）基本流程

1. 牵张成骨治疗　通常分为四个阶段。

（1）截骨术：目前认为骨膜血供远较骨髓血供重要，术中应尽量减少骨膜剥离的范围。

（2）间歇期：即借助牵引器的固定作用，使骨断端保持接触的时间，一般为4~10天，可根据患者的年龄、截骨部位和截骨方式决定时间的长短。但也有研究报道，颅颌面骨骼血运较丰富，截骨术后可直接进行牵引，没有必要保留间歇期。Martin Chin甚至提出，在上颌骨牵引延长时，术中将骨断端即刻牵开5~10mm，术后第一天即开始进行快速牵引，牵引区亦有良好的新骨生成，但这尚需要进一步研究证实。

（3）牵引期：即按照一定的牵引速度、牵引频率，将截开的骨段牵引延长所需要的时间。牵引速度是指每天使骨断端分开的距离，速度过快易致骨断端间非骨性愈合，过慢则易过早出现骨性愈合，使牵引不能进行。牵张成骨公认的成功条件之一是将截开的骨断端以一较低、有规律的速度分开。通常认为最理想的速率是1mm/d。牵引频率是指每天启动牵引器的次数。在一定的牵引速度下，牵引频率越高，成骨效果越好，一般为每天2~4次。

（4）稳定期：即牵引结束至拆除牵引器的时间。具体的最佳时间文献尚无统一认识，一般认为至少应为牵引期的2倍，通常为6~8周，最长可达4个月左右。此期可使骨段在新的位置上保持固定，有利于牵引间隙内钙盐的沉积及新骨的形成、改建，以防止骨折、骨形态改变或复发。王晓霞、王兴等人的动物实验研究结果表明，牵引后截骨断端间的恒定距离应至少保持6周的时间，以对抗周围软组织及肌肉的回缩力，保证牵引区新骨的良好生成。牵引完成后3个月左右，牵引区新骨完全钙化，是拆除牵引器并进行种植手术的最佳时机。

2. 牵张成骨分类　根据牵引方式的不同，可将牵张成骨术分为以下三种。

（1）单端式牵张成骨：指在骨质连续性存在条件下，人为施行骨截断术，在断端间行牵

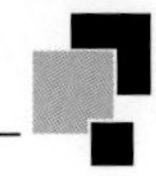

引的方式。这是应用最为广泛的方式,可用于长骨及颅颌面骨骼的延长或增宽。

（2）双端式牵张成骨:在骨缺损的一端截取一骨块作为“传送盘”,用牵引器将这三段骨连接固定,经间歇期后将“传送盘”以 1mm/d 的速率,自近中向远中逐渐牵引,直至“传送盘”与远中骨断端接触,形成“压迫式骨结合(compression osteosynthesis)”,常用于骨缺损的修复。

（3）三段式牵张成骨:在缺损近中骨段和远中骨段各形成一个“传送盘”,施力将两个“传送盘”做相对牵引,以逐渐向缺损的中间靠拢,直至两个“传送盘”间形成“压迫式骨结合”。此方法常用于修复较大范围的骨缺损。临床上在种植前纠正牙槽骨垂直向骨缺损所选用的牵引方式,通常为单端式牵张成骨。

（二）治疗计划

牙槽突牵张成骨术治疗周期较长,有一定创伤,治疗前与患者的充分交流是必要的。

患者由于外伤、肿瘤、先天畸形、重度牙周病导致牙槽骨重度缺损。

传统方法在修复此类患者缺失牙时,只能采用活动义齿修复,缺损的牙槽骨通过树脂基托得以恢复。此种修复方法对重度骨缺损患者修复的效果差,因为重度骨缺损患者口腔解剖条件,包括软硬组织及𬌗关系,都发生了较大变化。另一种修复方法是天然牙作为基牙的固定桥修复。重度骨缺损患者一般不具备该方法的适应证。

种植修复由于其能最大限度地恢复患者口腔功能及理想的美学修复效果,不会对天然牙造成损伤,且长期效果好,成为目前修复牙列缺损缺失首选的治疗方法。故当患者伴有较大的牙槽骨缺损时,可以通过骨增量技术重建缺牙区骨缺损,植入骨内种植体,进行种植修复,以提高患者的生活质量。所以,做好治疗前的各项准备,认真地检查筛选具有适应证的患者,全面评估患者的全身及局部条件,制订详细的治疗计划至关重要。种植体植入前,选择合适的骨增量技术重建牙槽骨缺损,是保证成功的重要前提。临床上根据牙槽骨缺损的局部解剖情况,决定采用合适的植骨技术。

1. 根据牙槽骨缺损类型确定植骨方式　①牙槽骨垂直骨缺损≥5mm,剩余牙槽骨宽度≥5mm,直接行垂直牵张成骨术;②牙槽骨垂直骨缺损≥5mm,同时存在水平骨缺损,则需要先行垂直牵张成骨术,二期行引导性骨再生术或外置法植骨术修复水平骨缺损;③牙槽骨垂直骨缺损≥5mm,但下颌骨剩余骨量≤5mm,则需要先移植骨瓣重建基本骨量,之后行垂直牵张成骨术,以避免牵引时发生骨折。

2. 术前检查与诊断　全面细致的术前检查诊断,是保证治疗方案正确设计和顺利实施的前提,也是保证种植长期成功的前提。垂直骨牵引的手术禁忌证同种植的禁忌证。

3. 影像学检查　进行术前 X 线检查,对了解牵引区域的解剖条件及防止并发症是必需的。常规为 X 线曲面体层检查诊断,必要时可辅助 CT 检查等。

（1）术前常规做上下颌骨曲面体层检查:目的是判断缺牙区域牙槽突高度、牙槽突骨质状态,有无缺损、炎症;判断重要解剖结构的位置,如上颌窦底、鼻底、下颌管的位置;判断近远中邻牙状态,是否倾斜,有无根尖周病变。

（2）特殊 X 线检查:对于错𬌗畸形、无牙颌、发育性畸形及颌骨重建患者等,为判断颌骨的位置关系、牙槽突准确位置、植骨块的愈合状态,有时还需要加拍 X 线头影测量侧位片,以便帮助诊断,确定种植修复的方式及种植体的轴向。有条件时,对于无牙颌、上颌窦底提

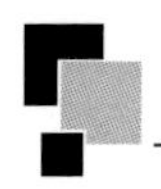

升、植骨患者可行CT检查，可准确判断牙槽突厚度、上颌窦底位置、下牙槽神经位置。

4. 研究模型　对于存在牙槽骨大范围缺损的患者，在术前均需要对预期的种植修复方式进行仔细设计，并制作外科模板。故一般先取研究模型，转移面弓，将该模型在正中关系位固定到半可调式𬌗架上，重点检查分析上下颌位置关系、上下颌间距离、缺牙区域的𬌗龈距离、三维方向上的牙槽骨缺损量、近远中间隙及种植体的位置、近远中的邻牙状态及有无倾斜。之后，制作蜡型，进行试排牙，确定缺失的骨量，并在患者口内进行试戴，评估预期的美学效果及最后的功能恢复情况。然后，确定植骨方法、预期增加的骨量、牵引器类型、预期的种植体位置及轴向、暂时及永久修复的方式，最后制作外科引导𬌗板，完成治疗设计。

四、颌骨不同区域的牙槽突垂直牵张成骨术

（一）下颌骨牙槽突垂直牵张成骨术

种植义齿修复要求有正常的牙槽嵴高度，否则无法支持种植体或造成冠与种植体比例失调，使种植体受力不良，长期效果不佳。重建重度萎缩下颌无牙颌或下颌前部牙槽骨重度骨缺损时，垂直牵张成骨术比常规植骨手术更具有优越性。

传统方法主要有外置法植骨术或引导性骨再生术。外置法植骨术成功率高，是有效解决颌骨垂直向缺损的方法。但外置法植骨术可增加的垂直向高度一般≤5mm，否则，软组织覆盖困难，并发症发生率极高。一旦软组织有张力，术后常裂开造成感染，植骨失败。且外置法植骨需要专门的供骨区，增加了创伤。引导性骨再生术多用于牙槽嵴厚度不足时，增加牙种植区域骨床唇颊侧厚度，效果满意，但增加牙槽嵴垂直向高度的效果有限，一般认为不大于3mm。

应用垂直牵张成骨术避免了常规方法的缺点，创伤小，手术并发症低，风险小，缩短了治疗时间及费用，更为重要的是随着新骨的生长，软组织尤其是角化牙龈也随之再生，保证了种植修复的长期效果。林野、王兴等人的研究结果证实，牙槽骨垂直牵张成骨术能有效重建垂直向骨缺损，为种植体植入准备较好的骨质与骨量，临床效果肯定。应用此技术较常规方法简单、有效，风险大大减少，符合当今外科发展的大趋势，即微创与再生外科技术将越来越多地替代常规手术。下颌骨牙槽突垂直牵张成骨术多用于外伤造成的重度骨缺损或颌骨重建后的垂直向骨量重度不足，多从口内入路，应特别注意下颌骨在截骨线下方的剩余骨量要≥5mm，否则应采用小钛板预防性固定下颌骨下缘，防止骨折；应选择调整牵引器轴的长度与位置，防止干扰患者的正常咬合与语言功能；还要注意牵引的方向与对颌的解剖生理位置，以保证种植修复的可行性。

（二）上颌骨牙槽突垂直牵张成骨术

上颌骨完全不同于下颌骨，由于上颌窦的存在、上颌骨结构的特点，以及上颌前牙区为美学区域，因此上颌垂直牵引技术适应证受限。王兴、林野等研究结果提示，在上颌骨牵张成骨过程中，由于血运丰富，保留与不保留间歇期对成骨过程及成骨质量无明显影响，均可在牵引间隙内生成新骨，且新骨质量无明显差异。这就为在临床上试用不保留间歇期牵张成骨治疗以进一步缩短疗程，提供了依据。上颌骨牙槽突垂直牵张成骨术一般多用于上颌

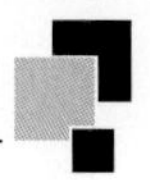

前部的重度骨缺损，也可用于上颌后牙区的重度骨缺损，多为口内牙槽嵴顶入路。由于国人上颌骨解剖特点，一般均存在水平骨量不足，所以在上颌牙槽突垂直牵张成骨后，需要行水平骨增量术，满足种植体植入三维方向的骨量需求，多为外置法植骨术。

（三）颌骨移植骨瓣的垂直牵张成骨术

肿瘤、外伤导致颌骨缺损及缺失，需要移植骨瓣如髂骨瓣、腓骨瓣等恢复颌骨的基本的连续性，重建颌骨的基本功能，但仅重建颌骨的连续性，并不能恢复颌骨的基本功能，传统义齿常常无法固位，无法承担𬌗力，进而无法恢复患者的口颌功能，导致此类患者生存质量严重降低。种植修复为功能性颌骨重建提供了可能性，也成为国际上重建外科、头颈外科研究的热点与重点。但肿瘤切除、外伤导致口颌正常的解剖生理结构受到破坏，重建的颌骨往往受骨源本身限制，无法直接恢复缺损区的解剖生理状态，例如髂骨瓣长度有限，难以重建较大范围和骨缺损；腓骨瓣长度好，但高度有限，难以满足种植体植入和修复的需求（图 11-5-1）。颌骨牵张成骨术，特别是垂直骨牵引技术的发展，为在植入的腓骨瓣上重建颌骨的高度提供了可能性。经过对移植骨瓣的垂直牵引，重建了缺牙区颌骨高度，恢复了正常的颌间距离，使种植体植入成为可能，患者的口腔功能得以修复，极大地提高了患者的生存质量（图 11-5-2～图 11-5-8）。

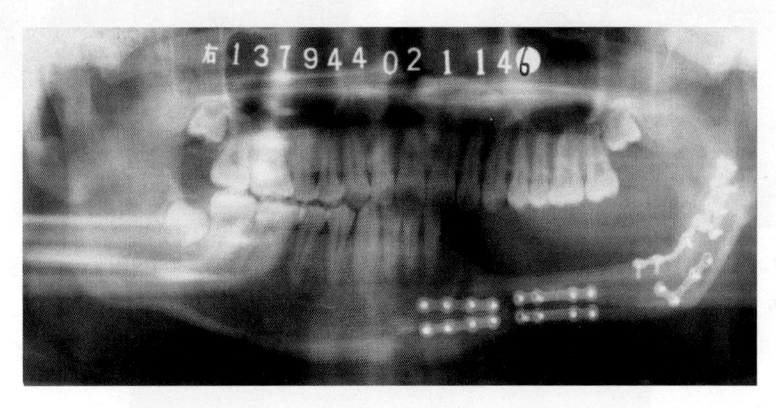

图 11-5-1　肿瘤切除术后腓骨瓣重建，但是颌骨高度不足

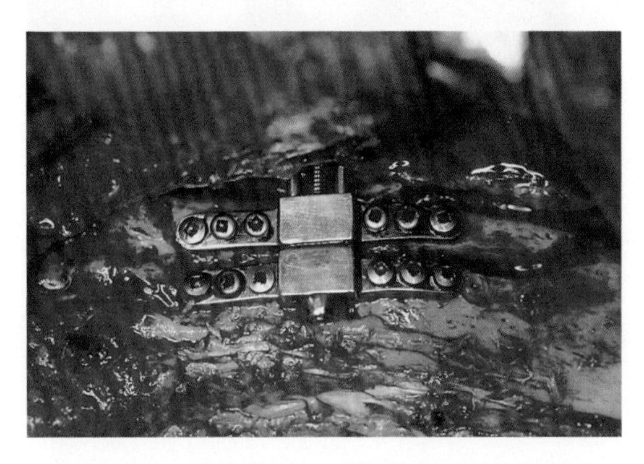

图 11-5-2　放置牵引器，垂直骨牵引增加骨高度

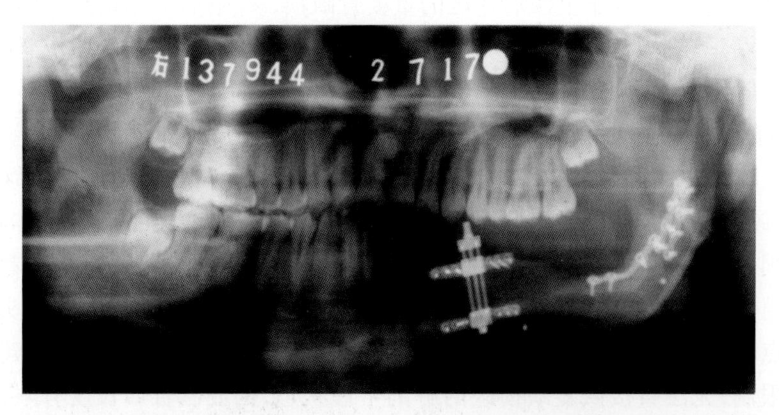

图 11-5-3　牵张成骨术后 3 个月，X 线片示牵引区新骨形成

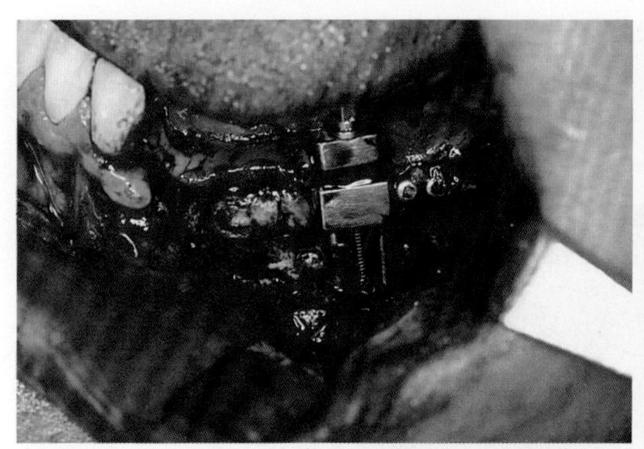

图 11-5-4　牵引区可见新骨生成良好

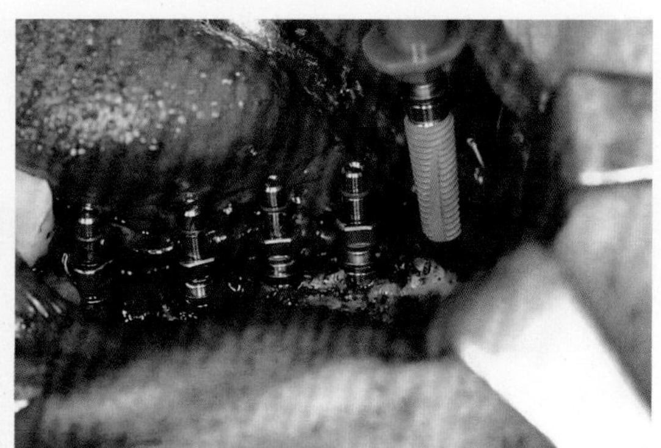

图 11-5-5　于牵引后的腓骨瓣上植入种植体

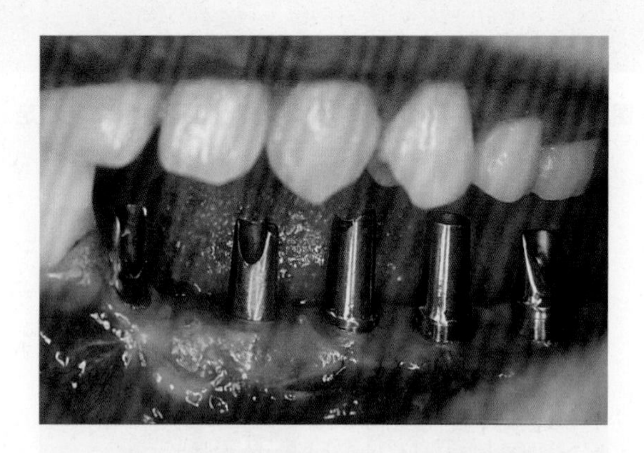

图 11-5-6　种植修复基台在口内就位

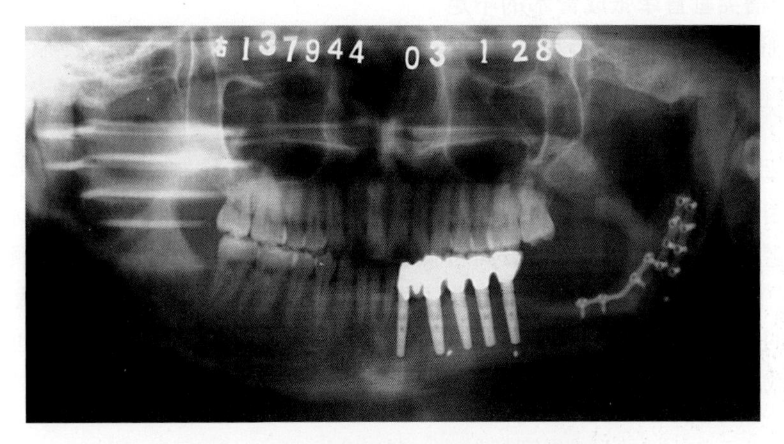

图 11-5-7　修复完成后，复查时的 X 线片

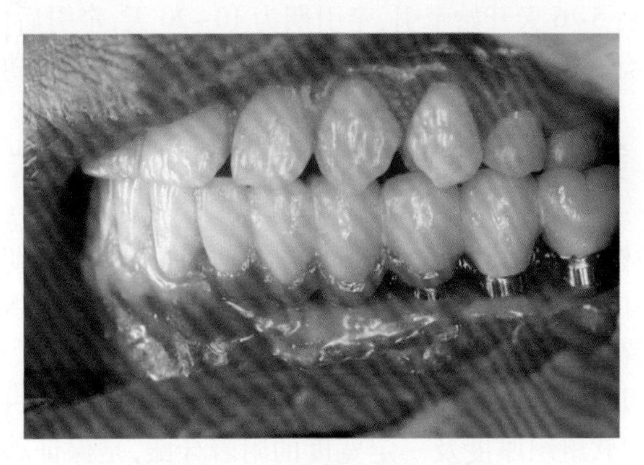

图 11-5-8　修复完成后的口内像

五、牙槽突垂直牵张成骨术的并发症及不足

（一）牙槽突垂直牵张成骨术的并发症

1. 意外骨折及处理　①当骨缺损较大、剩余骨量较少、行骨牵引器放置时，应同时在垂直截骨线下方的下颌体下缘外侧，行小钛板坚固内固定，预防骨牵引过程中的意外骨折。②骨牵引区附近用于其他矫治的截骨线，只要行可靠的内固定后，就不会影响牵引区的新骨形成。在放置牵引器的同时，可行不同类型的截骨术，以消除各类错殆畸形对种植修复的干扰。

2. 牵引区术后感染及处理　口内垂直骨牵引器的柄通常留置于口腔内，以定期旋转牵引器，故患者必须不吸烟、口腔卫生保持良好。若不能保持良好的口腔卫生清洁，则易发生感染。

牵引患者术后，除常规给予抗生素治疗外，还应特别叮嘱患者每日多次漱口刷牙；若发生感染，则需要取出牵引器让伤口愈合，此时新骨生成量受到影响，可见牵引器周围有少量纤维组织包绕，致使生成新骨的颊舌向厚度减少。

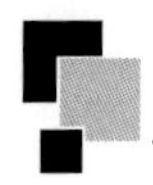

（二）牙槽突垂直牵张成骨术的不足

1. 无法解决牙槽突厚度不足的问题　上颌前牙区牙槽骨缺损患者，尽管垂直向新骨形成良好，但因牙槽突厚度不足未能行种植修复。垂直骨牵引尚不能同时解决牙槽突厚度不足的问题。

2. 垂直骨牵引的方向尚不能完全按术前设计方向精确控制　造成骨牵引方向偏离设计的主要原因：①下颌体部颊侧骨面并非与地面垂直，而是斜向舌侧，初期手术时平行下颌颊侧骨面固定牵引器，造成牵引骨段向舌侧偏斜；②由于牵引骨段保留了舌侧或腭侧组织蒂，牵引过程中软组织牵拉易使骨段向舌/腭侧偏斜。通过调整牵引器固定钛板的角度，保证牵引骨段的方向，但观察提示，其移动方向受软组织牵拉仍有少量偏移。我们认为这一问题只有通过改进目前牵引器的设计，使牵引骨段能够在多维方向移动时，才能得到彻底解决。

3. 牵引器引起的不适　牙槽突垂直牵张成骨术的步骤参考了其矫治上下颌骨畸形的应用原则，即放置牵引器术后5~6天开始牵引，牵引期为10~20天，牵引后稳定2~3个月，牵引器的头始终暴露于口内，有一定程度的不适。若在前牙区，牵引器对美观亦有一定的影响。

第六节　种植体周软组织处理技术

大量研究证实，种植体周稳定的软组织附着是影响种植修复长期效果的重要因素。虽然有少数学者认为，种植体周附着软组织并不是保证种植修复成功的必要条件，但是大多数学者认为，种植体周保存一定宽度的附着软组织，有利于维持种植体周软组织的健康，易于口腔卫生维护及抵抗因咀嚼等机械外力造成的创伤，患者满意度高，并发症发生率低。故种植修复前重建种植体周软组织厚度及一定宽度的附着牙龈，是保证种植修复长期成功的关键。本节将重点讨论种植体周软组织处理技术种类及其临床应用。

一、概　　述

种植体周的软组织处理技术，主要分为功能性组织结构重建术与美学结构成形术。功能性组织结构重建术主要用于无牙颌患者及后牙区域种植后为重建种植体周的附着龈宽度及形态所进行的软组织手术。而种植体周软组织美学结构成形术多用于上颌前牙区种植术后，为取得修复区域的美学效果进行的软组织手术。

在可能的条件下，种植体周软组织应与天然牙周组织的形态学特点相同，包括其在牙槽嵴表面的凹凸移行、龈边缘与龈乳头的自然移行和形态、外形与色泽足够宽度的附着龈，以及与邻牙相似的龈边缘。而影响上述组织学形态的主要因素为种植术前或术后的瘢痕、骨及软组织的缺损，以及牙槽嵴吸收的形态改变。

二、种植体周软组织处理的时机

（一）延迟种植的软组织结构重建术及美学结构成形术

牙齿缺失后，由于牙槽突的生理性吸收，常常造成缺牙区软硬组织形态与邻近区域牙槽

突的不协调。常见附着龈宽度降低甚至丧失,牙龈厚度降低等,在种植修复前必须重建缺失的附着软组织。

1. 无牙颌患者和颌骨重建患者的种植体周软组织结构重建术　对于无牙颌患者与颌骨重建患者,种植体周软组织处理的目的是重建类似天然牙周的软组织结构,即恢复附着龈的宽度与厚度,以利于种植体周的清洁维持,保证种植体的长期稳定。采用的方法多为自体组织移植,多见皮肤或黏膜移植。移植的时机多为种植体植入后 3~4 个月或种植体二期暴露时。

2. 上颌前牙区的软组织美学结构成形术　上颌前牙区种植修复常见影响软组织美学效果的问题为唇侧软组织量不足,使种植区域出现软组织凹陷,与周围不协调;或软组织垂直高度不足,使修复体显得过长,龈乳头缺如。常用的软组织处理方法为局部滑行组织瓣、局部旋转组织瓣、结缔组织游离移植。

(二) 即刻种植的软组织美学处理

即刻种植本身就有软组织关闭困难的问题,传统的方法是滑行组织瓣关闭伤口,二期手术时再暴露种植体,牙龈成形。软组织量不足,成形效果不理想,是滑行组织瓣二期成形常遇到的问题。即刻种植时,使用特殊方法行软组织特殊处理,有助于取得上颌前牙区种植体周的软组织美学效果。

1. 结缔组织游离移植　从上颌腭部取结缔组织瓣(图 11-6-1),游离移植于即刻种植区域牙槽嵴顶部,重建该区域的牙龈丰满度,二期成形,则因有足够的组织可用而取得较好的美学效果。

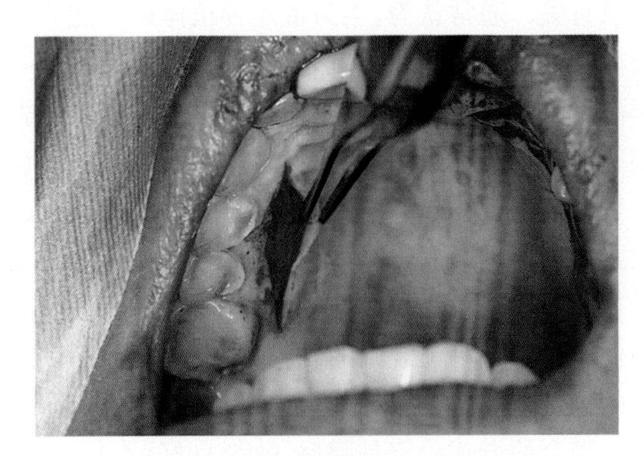

图 11-6-1　硬腭获取游离结缔组织

2. 种植体支持的暂时修复体进行牙龈诱导成形的应用　当口腔种植修复被医师和患者广泛接受和肯定以后,越来越多的决定接受种植修复的患者不仅要求恢复功能,而且要求在美观上达到最佳效果。应用种植体支持的暂时修复体诱导种植体周软组织,使其与周围天然牙周组织在形态结构上协调一致,并能保持稳定,是保证前牙美学修复的关键。

三、种植体周软组织处理技术

(一) 硬腭游离黏膜移植在种植体周软组织结构重建中的应用

外伤、肿瘤手术及长期缺牙状态,均会造成牙槽嵴软硬组织的吸收、缺损或改建,造成种植体植入时软硬组织量不足,种植修复困难,而当硬组织重建之后,软组织的形态结构则成为影响种植修复或种植修复长期效果的关键因素,也成为国际上种植学界研究的热点。

国内林野等人的研究结果提示,当种植体区域附着软组织宽度<2mm 时,则常规应用硬腭游离黏膜移植,能有效重建种植体周软组织结构,恢复其形态,长期效果可靠。有研究认

为，牙周组织正常时，牙齿周围至少应有2mm的附着牙龈，而种植体周的牙龈组织应类似于天然牙周组织。种植体周软组织结构重建的目的，就是重建一个稳定的种植体周软组织环境，以提供一个相对种植体其牙龈结构不活动的附着性的稳定区域。因为一个稳定的种植体周软组织，可以提供一个防止细菌侵入的封闭和减少机械性创伤的组织结构，提高长期成功率。愈来愈多的研究证实，种植体周附着性软组织能够改善种植体周健康状况，增加患者满意度，降低并发症。而且对医师而言，修复过程中可以精确操作，明显提高修复的精度；对于患者而言，容易维持种植体周的清洁卫生，这是保证种植修复长期效果的重要因素。同时，良好的种植体周软组织不仅能够帮助维持口腔卫生，而且也有助于抵抗种植修复过程本身的机械创伤。例如基台的连接、临时基台的连接与更换、种植体水平取模时转移杆的连接及卸除、试戴时的刺激、位于龈下的修复体边缘的机械性刺激等，均可引起种植体周上皮袖口的破坏，造成细菌侵入，颈部骨吸收。

有研究报道称，可以在种植术前、种植二期术同时或种植体二期术后行软组织结构成形，但林野等人的研究结果提示在种植体植入前或二期暴露种植体前，行游离牙龈移植术重建种植体周软组织结构的优点：①较易形成规则的受植床，成活率高；②手术区域无干扰，黏膜瓣固定容易；③手术时间短；④黏膜瓣与受植床贴合面积大，成活率高。

Sullivan 和 Buser 等相继报告了游离腭部黏膜瓣技术的外科及生物学原则。游离腭部黏膜瓣按其厚度一般分为全厚黏膜瓣和断层黏膜瓣。黏膜瓣的厚度与其愈合及成活后的组织特点有关。通常认为，当为重建种植体周一定宽度附着龈组织时，多用0.7~1.2mm厚的断层黏膜瓣。牙周专业为覆盖暴露牙根，多用1.2~1.5mm的全厚黏膜瓣。断层黏膜瓣的成活率高，但成活后抵抗机械创伤，抗收缩能力较全厚黏膜瓣差，故断层黏膜瓣移植区域要大于期望形成附着软组织的区域。林野等研究中病例全部采用全厚或断层黏膜瓣。

一般来说，黏膜瓣与受植床的大小形态一致和稳定固定，是游离黏膜瓣成活的关键因素，尤其是全厚黏膜瓣移植，大小形态适合，有利于受植床的黏膜瓣立即从受植床得到营养。最初的营养来自受植床上的纤维渗出物，最后，黏膜瓣会通过毛细血管长入，稳定地黏膜瓣再血管化。一个不规则的黏膜瓣或受植床，不利于营养的供应及毛细血管的形成，所以黏膜瓣的稳定至关重要。有人报道用加压包扎或牙周塞治剂加压固定黏膜瓣，林野等报告采用上述缝合的方式稳定黏膜瓣，效果良好，不仅可防止传统方法可能发生的过度压迫黏膜瓣，而且可观察黏膜瓣的生长状况（图11-6-2~图11-6-9）。

林野等研究结果提示，游离移植黏膜瓣在1年后复查时，移植黏膜均有不同程度的收缩，其范围从37%~70%不等。游离移植黏膜收缩的相关因素因本样本含量尚不够大，无法分析其相关关系，但有以下提示。

1. 游离黏膜瓣移植后的收缩似乎肯定是要发生的，所以移植手术时的冠根向宽度及黏膜瓣边缘距种植体近远中向的距离均应>6mm，以保证在黏膜瓣收缩以后仍有一定的附着龈存在。

2. 本研究病例观察结果提示，黏膜瓣收缩率大小依次为下颌后牙区、上颌后牙区、下颌前牙区、上颌前牙区。上颌前牙区黏膜移植后收缩率最小，机制尚不清楚。

3. 牙槽突硬组织缺损愈严重，骨吸收程度愈严重，黏膜移植后收缩率似乎愈大。

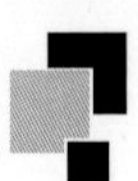

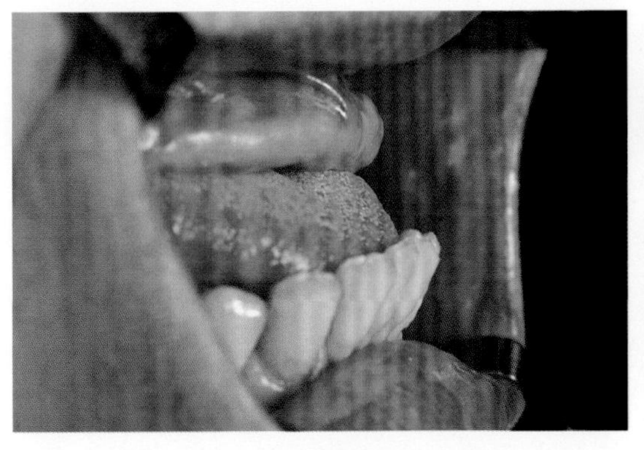

图 11-6-2　上颌重度骨吸收，重度反殆

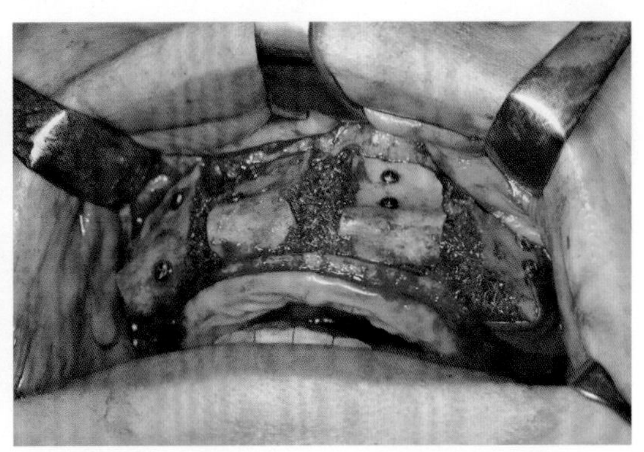

图 11-6-3　髂骨取骨，上颌外置法植骨，重建上颌牙槽嵴骨量

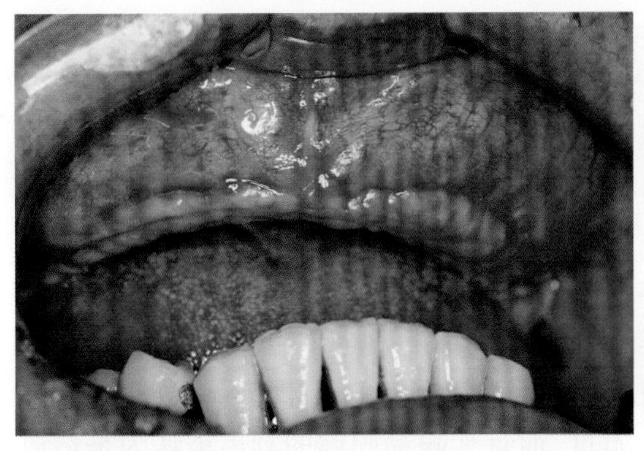

图 11-6-4　植骨块愈合后，可见上下颌牙弓位置协调，上颌丰满，但附着龈缺失

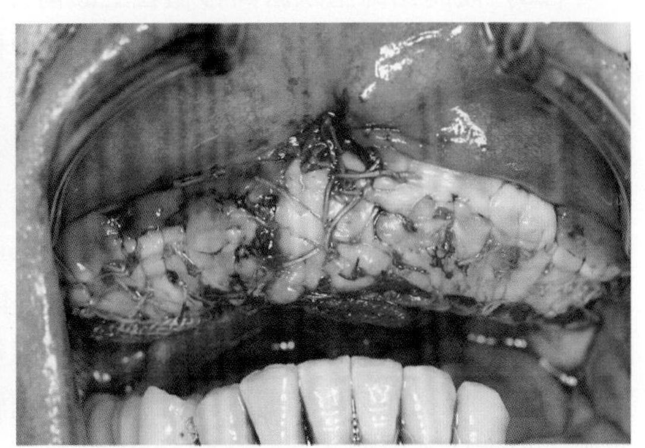

图 11-6-5　腭部黏膜移植重建上颌的角化龈

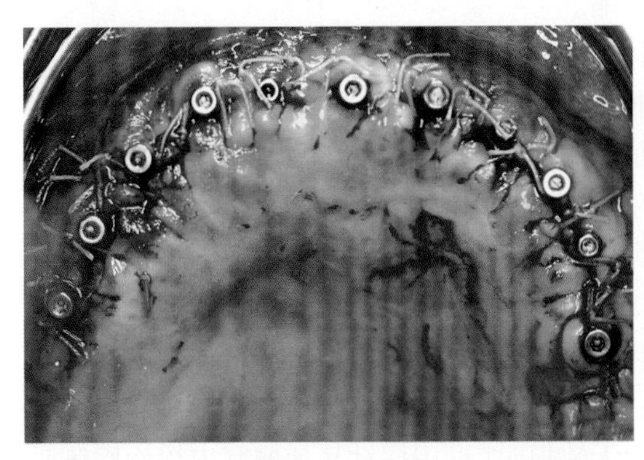

图 11-6-6　移植黏膜愈合后 3 个月，植入种植体

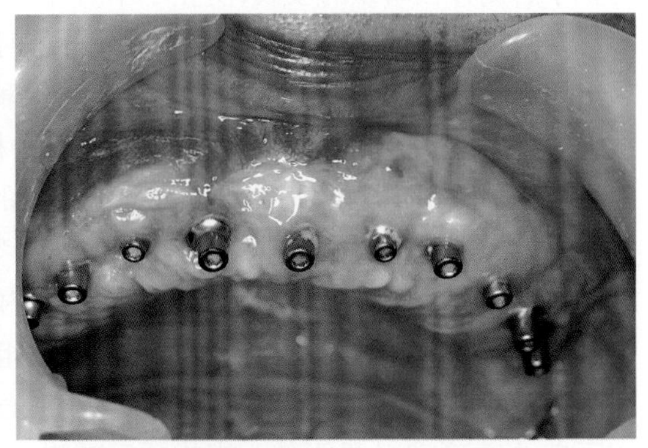

图 11-6-7　种植体周可见重建后 3mm 以上的附着牙龈组织，直接安装愈合基台

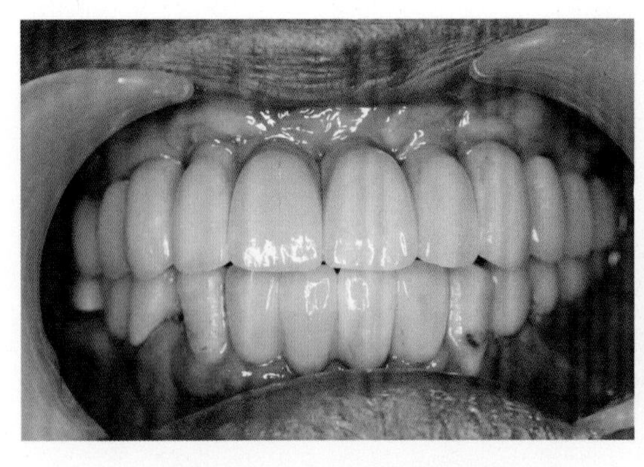

图 11-6-8 修复后口内正面观

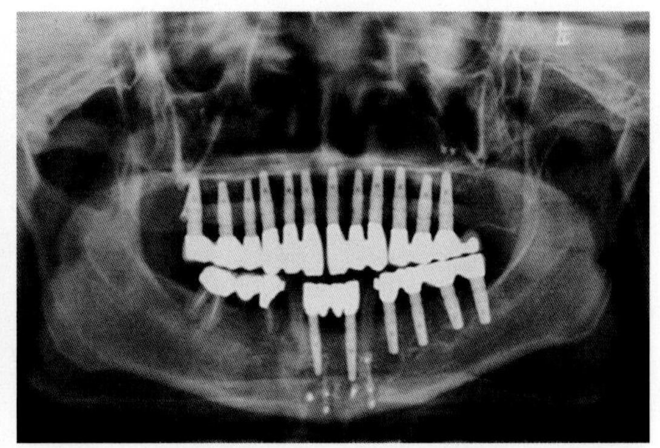

图 11-6-9 修复后 X 线检查

（二）硬腭结缔组织游离移植在上颌前牙区种植中的应用

应用硬腭结缔组织游离移植，关闭即刻种植时的牙槽嵴顶创口，以保存软组织形态或增加种植体唇侧软组织丰满度，是国际上近年来为取得上颌前牙区种植美学效果而应用的新技术和研究热点。国内林野等人首先报告了该技术的临床应用效果。

有研究已证实，即刻种植是上颌美学区域一个有效的保存组织的修复方式，但常规即刻种植修复 1 年后，唇侧牙龈组织平均退缩 1mm 的现象，一直是困扰上颌前牙美学区域种植修复，特别是即刻种植修复的难题。当患者本身牙龈厚度较薄时，修复后退缩更为明显。Langer 等在 1985 年介绍了应用腭部结缔组织瓣游离移植，纠正天然牙龈退缩的研究，认为效果满意。传统即刻种植时，一般需要做唇侧软组织滑行瓣，方能关闭牙槽嵴顶伤口。这一步骤不但破坏了天然牙列时牙龈的质地、形态、宽度，而且牙龈黏膜瓣的剥离被认为是造成唇侧骨板嵴顶吸收的主要原因。1995 年，Reikie 报告了应用游离结缔组织瓣于即刻种植时的伤口关闭，认为能够有效地防止术后牙龈的退缩，进而避免了唇侧软组织滑行瓣，减少或防止了唇侧骨板嵴顶的吸收，防止了术后牙龈退缩。

在进行上颌前牙区单颗牙或多颗牙种植时，一些病例即使不存在硬组织缺损，但也常有软组织丰满度不够。随着患者对上颌前牙区种植美学效果要求的增加，恢复上颌前牙区软组织形态、外形突度的要求日益增加。尽管种植体周引导性骨再生术得到迅速发展和肯定，但种植体周软组织的再生至今没有行之有效的方法。因此，游离结缔组织移植就被认为是一种有效的重建种植区域软组织外形、轮廓及突度的临床方法。

在即刻种植时拔除患牙，即刻在牙槽窝内植入种植体后，通常用软组织滑行瓣关闭伤口，即在种植区域两侧做松弛切口，将唇侧软组织瓣向嵴顶滑行关闭伤口。这样就完全破坏了龈乳头的形态，破坏附着龈、膜龈联合线形态，容易形成修复后龈乳头缺如，唇侧软组织形态不良，修复美学效果不佳。当拔牙后唇侧骨板无缺损时（可用探针从牙槽窝内探诊唇侧骨板有无穿孔或缺如），则可考虑用游离结缔组织瓣关闭牙槽嵴顶拔牙创，从而避免唇侧软组织滑行瓣所造成的龈乳头及软组织形态的破坏，取得较好的美学修复效果。

在单颗牙或多颗牙种植时，即使无明显的唇侧骨缺损，也往往存在唇侧软组织丰满度不够，导致修复后美学效果欠佳。国际上有报道称，采用骨替代品及骨再生引导膜，增加唇侧硬组织丰满度，可以纠正软组织丰满度不足，取得较好的效果。但问题是当种植区域唇侧软

组织本身较薄时，骨替代品移植即使纠正了凹陷性形态问题，但软组织质地、颜色、形态仍会明显不同于邻牙区域，影响其美学效果。游离结缔组织移植被认为可以增加种植体唇侧软组织丰满度，且可以恢复唇侧组织形态、质地、颜色，使其较接近相邻组织的有效方法。林野等的研究结果提示，移植游离结缔组织覆盖即刻种植嵴顶创面和恢复种植体唇侧软组织丰满度，效果满意。

在应用游离结缔组织瓣关闭即刻种植的拔牙创面时，应注意游离结缔组织瓣的大小基本与创面大小一致，不必修整结缔组织瓣上的脂肪组织，并使其原附着于骨组织的创面朝向牙槽嵴的骨面上，而原靠近黏膜层的面朝向口腔。应注意结缔组织瓣在颊腭向、近、远中四个方向的固定，即首先将结缔组织瓣在四个方向用褥式缝合拉平固定，然后将唇侧的黏骨膜瓣覆盖于结缔组织瓣之上，严密缝合，然后通过唇腭侧软组织的缝合压迫结缔组织瓣紧贴于嵴顶上，以保证正常愈合（图 11-6-10～图 11-6-17）。

在应用游离结缔组织瓣于种植体唇侧骨面与黏膜瓣之间，以增加其软组织丰满度时，应注意首先将结缔组织瓣固定于唇侧的黏骨膜瓣骨膜一侧，然后复位缝合翻起的黏膜瓣。结缔组织瓣的稳定是保证其成活的关键因素。

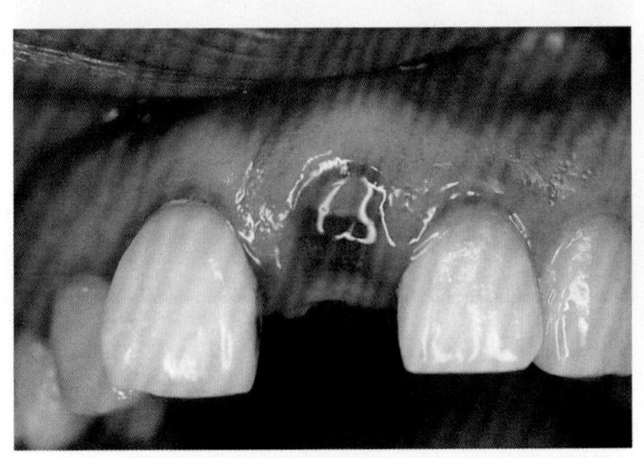

图 11-6-10　21 牙根无法保留

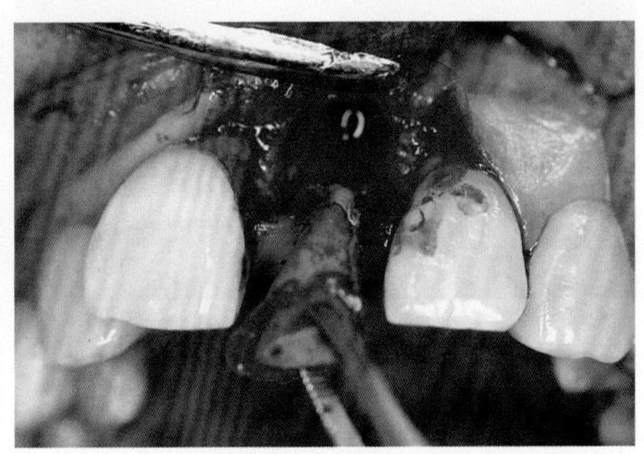

图 11-6-11　无创拔除牙根，保留唇侧骨板

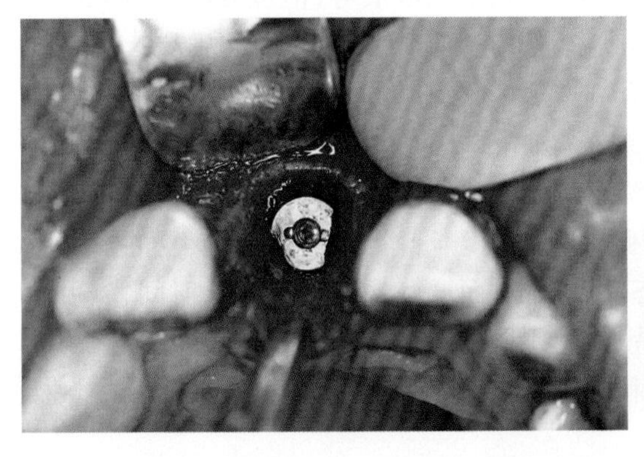

图 11-6-12　拔牙窝内植入种植体及骨替代品

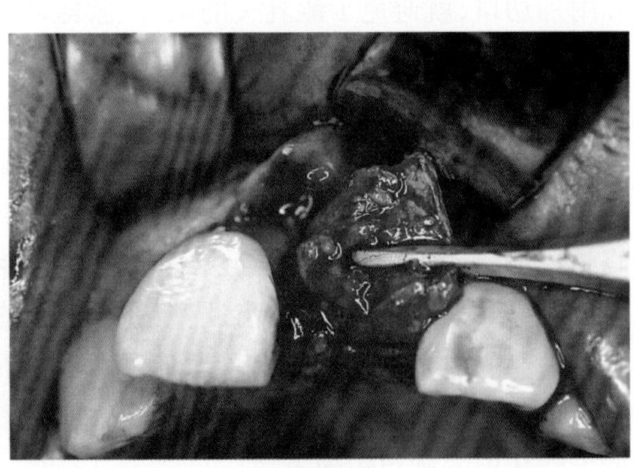

图 11-6-13　将游离结缔组织植于牙槽嵴顶

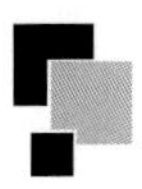

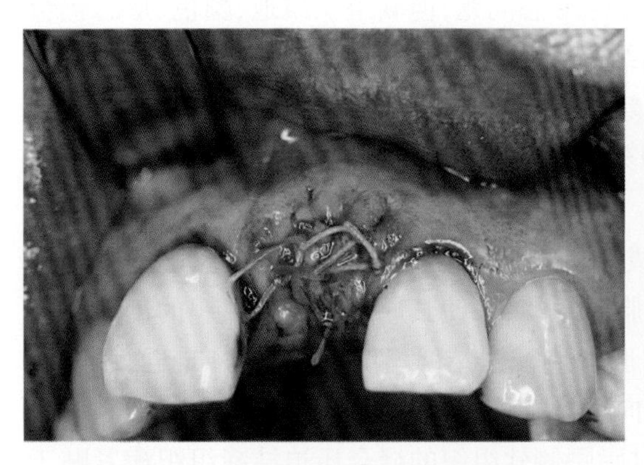

图 11-6-14　关闭创口，可见部分结缔组织暴露于口腔

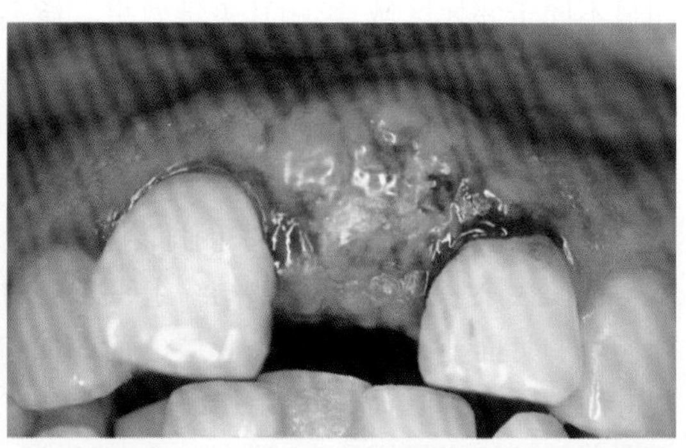

图 11-6-15　术后 20 天，可见移植结缔组织完全愈合

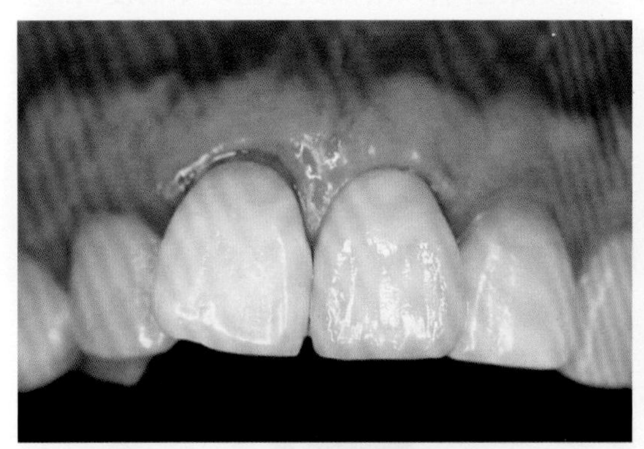

图 11-6-16　修复后 1 年复查，种植体周软组织与天然牙周组织形态、质地协调一致

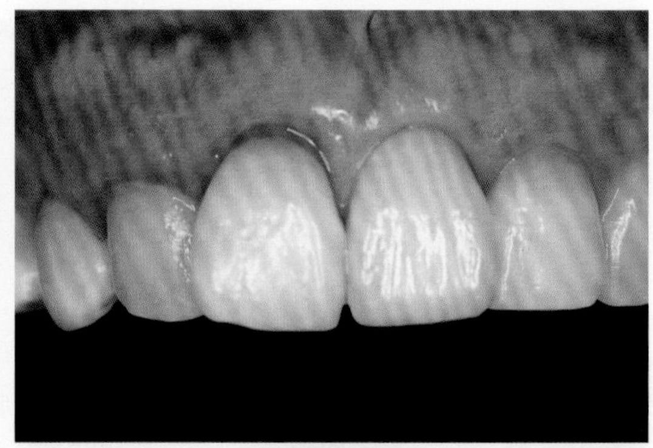

图 11-6-17　修复后 8 年复查，种植体周软组织丰满

林野等的研究证实，应用腭部结缔组织瓣进行即刻种植伤口关闭和增加种植体唇侧软组织丰满度是有效的，但有一些不足。首先，在即刻种植时由于避免了传统的软组织滑行瓣和附加切口，就避免了龈乳头的破坏、膜龈联合的破坏、软组织瘢痕等，但该方法本身无法避免拔牙后牙槽间隔及唇侧骨板边缘的生理性吸收。所以一般来说，该方法的主要作用是在一定程度上，保存了前牙种植区域的软组织形态和增加了软组织的量。其次，为了重建或恢复天然牙列的软组织形态，需要过量移植结缔组织。原因一是移植的结缔组织必然会发生吸收改建，二是使其在牙槽嵴生理性改建与结缔组织瓣改建稳定后，仍有足够的量可供美学修整。最后，在应用游离结缔组织瓣于种植唇侧，以增加其丰满度时，往往其恢复的形态丰满但不逼真，需要用过渡义齿调整，诱导其形态接近自然，而这一过程需要较长时间，方可达到较理想的效果。特别是植骨术后的种植体周软组织形态，已经完全不同于天然牙周的软组织形态。当结缔组织游离移植后，牙槽嵴顶和唇侧软组织才有可能进行修整，使其尽量接近天然牙周的软组织形态。

前牙种植修复的美学效果受到多因素的影响，游离结缔组织瓣移植改善前牙种植修复的美学效果是有一定前提的。首先，种植体在三维方向的理想位置，若种植体太靠近唇侧嵴顶，则骨组织的吸收与牙龈的退缩是必然的，用结缔组织瓣移植是无法解决的；其次，种植体

唇侧应无骨缺损,若存在唇侧骨板缺损,则应先植骨,保证种植体有足够面积的骨结合,再考虑软组织重建,而不能用软组织瓣代替硬组织重建,否则种植体的长期稳定性会受到影响。

用腭部游离结缔组织瓣关闭即刻种植的创口及重建种植体唇侧软组织丰满度的效果,从结果上看较满意,并发症少;但软组织形态不能精确控制,是其不足。

(三)种植体周局部软组织转移瓣的应用

种植二期手术或种植体植入同期连接愈合基台时,为了保证种植体周软组织能够有至少3mm附着软组织,并保证软组织瓣对位良好,或者为了重建龈乳头,可以考虑采用局部滑行瓣或旋转瓣,进行种植体周软组织重建。

1. 局部滑行黏膜瓣　是指将种植体植入区周围一侧的附着软组织转移滑行至种植体的唇颊侧,以保证种植体周有足够宽度的附着龈。通过于缺损的一侧或两侧做附加切口,分离黏膜下组织,将一侧的附着牙龈转移至缺损处。

2. 局部旋转黏膜瓣　是利用种植体周附近的附着软组织制备黏膜瓣,转移修复种植体周软组织缺损。设计旋转皮瓣时必须注意黏膜瓣的旋转点,使之有足够长度修复缺损。

(李德华　胡秀莲　林　野)

参考文献

1. STELLINGSMA C,VISSINK A,MEIJER H J,et al. Implantology and the severely resorbed edentulous mandible. Crit Rev Oral Biol Med,2004,15(4):240-248.
2. CHO G C. Evidence-based approach for treatment planning options for the extensively damaged dentition. J Calif Dent Assoc,2004,32(12):983-990.
3. DOUNDOULAKIS J H,ECKERT S E,LINDQUIST C C,et al. The implant-supported overdenture as an alternative to the complete mandibular denture. J Am Dent Assoc,2003,134(11):1455-1458.
4. ECKERT S E,KOKA S,WOLFINGER G,et al. Survey of implant experience by prosthodontists in the United States. J Prosthodont,2002,11(3):194-201.
5. KAROUSSIS I K,SALVI G E,HEITZ-MAYFIELD L J,et al. Long-term implant prognosis in patients with and without a history of chronic periodontitis:a 10-year prospective cohort study of the ITI Dental Implant System. Clin Oral Implants Res,2003,14(3):329-339.
6. SULLIVAN D Y. Anterior single-tooth dental implant restorations:now is the perfect time to recall significant contributions. J Esthet Restor Dent,2003,15(5):305-312.
7. 林野,王兴,毛驰,等. 功能性颌骨重建61例临床分析. 中国口腔颌面外科杂志,2006,4(1):14-19.
8. FOSTER R D,ANTHONY J P,SHARMA A,et al. Vascularized bone flaps versus nonvascularized bone grafts for mandibular reconstruction:an outcome analysis of primary bony union and endosseous implant success. Head Neck,1999,21(1):66-71.
9. MISCH C E. Contemporary implant dentistry. St. Louis:Mosby,1999:3-12.
10. 林野,李健慧,邱立新,等. 口腔种植修复临床效果十年回顾研究. 中华口腔医学杂志,2006,41(3):131-135.
11. 林野,王兴,李健慧,等. 牙槽骨垂直牵引成骨种植术的临床研究. 中华口腔医学杂志,2002,37(4):253-256.
12. 林野,邱立新,李健慧,等. 上置法植骨技术与种植修复. 中国口腔种植学杂志,2000,5(3):117-118.
13. 王兴,张震康,张熙恩. 正颌外科手术学. 济南:山东科学技术出版社,1999:330-344.
14. 张震康,张熙恩,傅民魁. 正颌外科学. 北京:人民卫生出版社,1994:371-375.

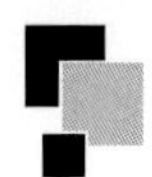

15. 王大章. 口腔颌面外科手术学,北京:人民卫生出版社,2003:427-440.
16. RAWASHDEH M A,TELFAH H. Secondary alveolar bone grafting: the dilemma of donor site selection and morbidity. Br J Oral Maxillofac Surg,2008,46(8):665-670.
17. MARCHENA J M,BLOCK M S,STOVER J D. Tibial bone harvesting under intravenous sedation: Morbidity and patient experiences. J Oral Maxillofac Surg,2002,60(10):1151-1154.
18. 林野,邱立新,胡秀莲,等. 硬腭游离黏膜移植在种植体周软组织结构重建中的应用. 北京大学学报(医学版),2007,39(1):21-25.
19. 林野,邱立新,胡秀莲,等. 硬腭结缔组织游离移植在上颌前牙区种植中的应用. 北京大学学报(医学版),2008,40(1):52-56.
20. ESPOSITO M,GRUSOVIN M G,FELICE P,et al. The efficacy of horizontal and vertical bone augmentation procedures for dental implants: a Cochrane systematic review. Eur J Oral Implantol,2009,2(3):167-184.
21. NAZIRKAR G,SINGH S,DOLE V,et al. Effortless effort in bone regeneration: a review. J Int Oral Health,2014,6(3):120-124.
22. The proceedings of A Consensus Conference on the Sinus Graft. International Journal of Oral & Maxillofacial Implants. 1998,13(suppl).
23. JENSEN O T. The sinus bone graft. Chicago: Quintessence,1999.
24. LANEY W T. Glossary of oral and maxillofacial implants. Berlin: Quintessence,2007.
25. PJETURSSON B E,TAN W C,ZWAHLEN M,et al. A systematic review of the success of sinus floor elevation and survival of implants inserted in combination with sinus floor elevation. J Clin Periodontol,2008,35(8 Suppl):216-240.
26. VAN DEN BERGH J P,TEN BRUGGENKATE C M,DISCH F J,et al. Anatomical aspects of sinus floor elevations. Clin Oral Implants Res,2000,11(3):256-265.
27. SCHENK R K,BUSER D,HARDWICK W R,et al. Healing pattern of bone regeneration in membrane-protected defects: a histologic study in the canine mandible. Int J Oral Maxillofac Implants,1994,9(1):13-29.
28. VON LANGENBECK B. About the pathologic length growth of long bones and its employment in surgical praxis. Berl Klin Wochenschr,1869,26:265.
29. CODIVILLA A. On the means of lengthening,in the lower limbs,the muscles and tissues which are shortened through deformity. Am J Orthop Surg,1905,2:353-369.
30. COMPERE E L. Indications for and against the leg-lengthening operation. Use of the tibial bone graft as a factor in preventing delayed union,non-union,or late fracture. J Bone Joint Surg,1936,18:692-705.
31. ILIZAROV G A. The tension-stress effect on the genesis and growth of tissues. Part Ⅰ. The influence of stability of fixation and soft-tissue preservation. Clin Orthop Relat Res,1989,238:249-281.
32. ILIZAROV G A. The tension-stress effect on the genesis and growth of tissues. Part Ⅱ. The influence of the rate and frequency of distraction. Clin Orthop Relat Res,1989,239:263-285.
33. CHIN M,TOTH B A. Distraction osteogenesis in maxillofacial surgery using internal devices: review of five cases. J Oral Maxillofac Surg,1996,54(1):45-53.
34. GUERRERO C. Rapid mandibular expansion. Rev Venez Ortod,1990,48:1-2.
35. MCCARTHY J G,SCHREIBER J,KARP N,et al. Lengthening the human mandible by gradual distraction. Plast Reconstr Surg,1992,89(1):1-8.
36. RAGHOEBAR G M,HEYDENRIJK K,VISSINK A. Vertical distraction of the severely resorbed mandible. The Groningen distraction device. Int J Oral Maxillofac Surg,2000,29(6):416-420.
37. JENSEN O T,COCKRELL R,KUHIKE L,et al. Anterior maxillary alveolar distraction osteogenesis: a prospective 5-year clinical study. Int J Oral Maxillofac Implants,2002,17(1):52-68.

38. CHIAPASCO M,CONSOLO U,BIANCHI A,et al. Alveolar distraction osteogenesis for the correction of vertically deficient edentulous ridges:a multicenter prospective study on humans. Int J Oral Maxillofac Implants, 2004,19(3):399-407.

39. CHIN M. Distraction osteogenesis for dental implants. Atlas Oral Maxillofac Surg Clin North Am,1999,7(1): 41-63.

40. CHIN M,TOTH B A. Distraction osteogenesis in maxillofacial surgery using internal devices:review of five cases. J Oral Maxillofac Surg,1996,54(1):45-53.

41. 王兴,林野,伊彪,等. 内置式颌骨牵引成骨的系列临床和实验研究. 北京大学学报(医学版),2002,34(5):590-593.

42. 王晓霞,王兴,李自力. 下颌骨牵引成骨术对下牙槽神经的影响. 中华病理学杂志,2002,31(1):62-63.

43. 王兴,伊彪,梁成,等. 内置式颌骨牵引器的研制及临床研究. 中华口腔医学杂志,2002,37(2):145-149.

44. 王晓霞,王兴,李自力. 下颌骨牵引成骨过程及机理的实验研究. 现代口腔医学杂志,2002,16(2): 114-117.

45. 王兴,林野,周彦恒,等. 口内入路的颌骨牵引成骨技术. 中华口腔医学杂志,2000,35(3):170-173.

46. 王兴,林野,伊彪,等. 牵引成骨技术在肿瘤术后下颌骨重建中的应用. 中华口腔医学杂志,2000,35(6): 409-412.

47. LANG N P,LÖE H. The relationship between the width of keratinized gingiva and gingival health. J Periodontol,1972,43(10):623-627.

48. GOLDBERG P V,HIGGINBOTTOM F L,WILSON T G. Periodontal considerations in restorative and implant therapy. Periodontol 2000,2001,25:100-109.

49. BAUMAN G R,RAPLEY J W,HALLMON W W,et al. The peri-implant sulcus. Int J Oral Maxillofac Implants, 1993,8(3):273-280.

50. EVIAN C I,AL-MASEEH J,SYMEONIDES E. Soft tissue augmentation for implant dentistry. Compend Contin Educ Dent,2003,24(3):195-198,200-202,204-206,208.

51. ROCCUZZO M,BUNINO M,NEEDLEMAN I,et al. Periodontal plastic surgery for treatment of localized gingival recessions: a systematic review. J Clin Periodontol,2002,29(Suppl 3):178-194.

52. GORDON H P,SULLIVAN H C,ATKINS J H. Free autogenous gingival grafts. Ⅱ. Supplemental findings--histology of the graft site. Periodontics,1968,6(3):130-133.

53. SULLIVAN H C,ATKINS J H. Free autogenous gingival grafts. 3. Utilization of grafts in the treatment of gingival recession. Periodontics,1968,6(4):152-160.

54. SULLIVAN H C,ATKINS J H. Free autogenous gingival grafts. Ⅰ. Principles of successful grafting. Periodontics,1968,6(3):121-129.

55. BUSER D,MARTIN W,BELSER U C. Optimizing esthetics for implant restorations in the anterior maxilla: anatomic and surgical considerations. Int J Oral Maxillofac Implants,2004,19 Suppl:43-61.

56. JEMT T. Regeneration of gingival papillae after single-implant treatment. Int J Periodontics Restorative Dent, 1997,17(4):326-333.

57. GOMEZ-ROMAN G,KRUPPENBACHER M,WEBER H,et al. Immediate postextraction implant placement with root-analog stepped implants: surgical procedure and statistical outcome after 6 years. Int J Oral Maxillofac Implants,2001,16(4):503-513.

58. BELSER U C,BUSER D,HESS D,et al. Aesthetic implant restoration in partial edentulous patients-a critical appraisal. Periodontal 2000,1998,17:132-150.

59. LANGER B,LANGER L. Subepithelial connective tissue graft technique for root coverage. J Periodontol,1985, 56(12):715-720.

60. REIKIE D F. Restoring gingival harmony around single tooth implants. J Prosthet Dent, 1995, 74(1): 47-50.
61. ORSINI M, ORSINI G, BENLLOCH D, et al. Esthetic and dimensional evaluation of free connective tissue grafts in prosthetically treated patients: a 1-year clinical study. J Periodontol, 2004, 75(3): 470-477.
62. KHOURY F. Soft tissue management in oral implantology. Quintessence Int, 1998, 49: 969-977.
63. DAHLIN C H, SCHENK R. Guided bone regeneration in implant dentistry. Chicago: Quintessence, 1994: 189-233.
64. TARNOW D P, CHO S C, WALLACE S S. The effect of inter-implant distance on the height of inter-implant bone graft. J Periodontal, 2000, 71(4): 546-549.

第十二章　特殊条件的种植外科

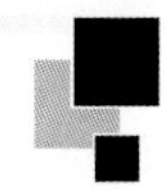

第一节　颧种植体植入技术

一、概　　述

各种原因所致上颌骨后牙区严重萎缩的患者，是临床上非常棘手的种植病例。尽管有许多方法试图克服这一困难，如上颌窦开窗植骨、大块自体骨移植、牵张成骨术等，但治疗周期均较长，从治疗开始到结束常常要1年以上。另外，进行大型植骨手术，需要从身体其他部位取骨，相关并发症的产生和远期效果的不确定性，使此类患者承受了更大的痛苦。近年来，Brånemark教授及其研究小组研制了专门用于颧骨区植入的种植体，称为颧骨种植体（zygomatic implant），亦称颧种植体。颧种植体是指植入颧骨内的种植体，用于严重萎缩的上颌骨，能部分或全部避免骨增量治疗程序。主要优点：一是避免大量植骨手术，二是治疗周期缩短，一般3个月内就能恢复咀嚼功能，条件适合的患者甚至可以即刻负载，术后马上恢复咀嚼功能，大大减少了患者的手术次数和痛苦。颧种植体从牙槽嵴腭侧植入，沿着颧牙槽嵴一直进入颧骨。颧种植体的最终目的是获得双重骨固位，即颧骨与上颌骨。该方法利用颌面部致密的颧骨来辅助固位，并合理分散殆力。Brånemark教授报道，在12年间28名患者共52颗颧种植体的总成功率为94.2%，其中包括严重吸收的上颌无牙颌患者和上颌骨缺损患者。

近年来，国内外许多学者对颧骨进行了细致的研究，发现大多数人的颧骨是种植体的良好植入床。与此同时，不少学者在临床实践中已经发现，颧骨具有良好的骨密度。于是，颧骨在颌面部骨折治疗中，经常被用来固定小钛板；在正颌治疗中作为支抗点，缩小牙弓；在颌骨切除后的颌面修复中，常被植入种植体，为颌面部赝复体提供固位。上颌骨缺损后，颧骨作为缺损部位残留的最佳骨量区，逐渐为外科和修复医师所重视。

颧种植体最初是一种有着良好机械表面处理，具有自攻螺纹的纯钛种植体。近年来，其表面处理已经更新为TiUnite表面，比起机械表面可以获得更快的骨结合。颧种植体每2.5mm一种规格，从30.0～52.5mm共8种不同的长度。种植体的头部呈45°角，用来补偿颧骨到上颌骨连线之间的倾斜角度。种植体前后具有不同的直径，近尖端2/3植入颧骨的部分直径为4.0mm，穿过上颌牙槽嵴的部分即后1/3直径为4.5mm。颧种植体有一系列专用器械和钻头。在牙槽嵴平面，种植体呈角度的头部可以和该系统的各种上部结构相连接。

二、颧种植体植入的相关解剖

（一）眶下神经血管束

上颌骨的前面有眶下孔，眶下神经、血管从此孔穿出，眶下孔距眶下缘中点下方约5~7mm，眶下神经走行于眶下管内。眶下管与颧骨毗邻，颧种植体植入前向上剥离看到眶下神经血管束即可停止，这是颧种植体植入术的第一个标志点。

（二）上颌窦

上颌骨呈中空和立方形，中空部由一层上颌窦黏膜覆盖，上颌窦就位于上颌骨内，这是上颌骨重要结构特点之一。上颌窦黏膜非常薄，文献报道其厚度约为0.3~0.8mm，但弹性较好，术中剥离要仔细，尽可能保持其完整性。由于缺牙后长期缺乏牙齿的功能刺激，再加上正常呼吸时产生的负压，上颌窦不断向牙槽嵴扩展变大，因此此类患者的上颌窦底常常只有一薄层剩余牙槽嵴。上颌骨严重吸收的患者，上颌窦底甚至与鼻底经常位于同一水平。熟悉上颌窦在上颌骨内的情况和上颌窦与颧骨的特殊关系，对颧种植体植入具有重要意义。事实上，颧种植体必须穿过上颌窦腔再进入颧骨。

（三）颧骨

颧骨呈四边形，位于面中部两侧，左右对称，是颌面部最坚硬的骨之一，具有三面、五缘和四突起。三面即颊面、颞面和眶面，四突起包括额突、颞突、眶突和上颌突。颧骨与上颌骨连接部最为宽大，为种植体植入提供了良好的解剖条件。颧骨是决定面中1/3轮廓最重要的骨骼之一。颧骨的组织学分析表明，颧骨区为规则的骨小梁，骨质致密，骨密度达到98%。颧骨骨块粗大，体部坚实，根据文献报道，大多数人颧骨的长度、厚度能为颧种植体提供良好固位。颧种植体应尽可能在颧骨最宽大处植入并穿出，以获得最大固位力。

（四）切牙孔和鼻底

在正常解剖情况下，上颌中切牙的腭侧约5mm处有切牙孔，切牙管与鼻中隔相邻，鼻腭神经、血管从此孔通过。上颌骨的吸收总是从垂直和水平两个方向上进行。上颌骨前部的吸收，使切牙孔距离牙槽嵴很近，有时甚至位于牙槽嵴顶。颧种植体必须有前牙区常规种植体的辅助支持。由于切牙孔内存在软组织，种植体进入切牙孔后会与上皮组织接触，造成骨与种植体的不完全骨结合，影响长期稳定性和使用寿命。因此，当在吸收的上颌骨前牙区植入种植体时，必须考虑到切牙孔和鼻底的解剖，计划种植的位置与切牙孔的三维关系。

三、颧种植体植入术式

（一）颧种植体植入术的适应证和禁忌证

1. 适应证　颧种植体主要用于两类患者：一类是上颌骨严重萎缩患者，另一类是由外伤、肿瘤切除等因素导致的上颌骨缺损患者。

上颌牙槽嵴严重萎缩患者的具体指征：①无牙颌患者上颌前牙区有足够的骨量，允许2~4颗标准种植体的植入；上颌后牙区骨吸收严重，不接受上置法植骨（onlay graft）或内置法植骨（inlay graft）就无法行常规种植体的植入，可以应用颧种植体。②整个上颌骨前后牙区均严重萎缩，上颌前牙区骨量不足，必须接受植骨手术才能进行常规种植体植入，后牙区

可应用颧种植体，避免其他植骨手术。③上颌牙列缺损患者，前牙存在，单侧或双侧前磨牙和磨牙缺失合并严重的骨吸收。在这种情况下，颧种植体联合至少2颗常规种植体，可以为固定修复提供足够的支持。

2. 禁忌证

（1）颌间距离过小：这是最常见也是最容易被忽视的问题。颌间距离较小的原因很多，颞下颌关节紊乱病、软组织瘢痕严重的外伤都可能使张口度减小。对颌为天然牙或固定修复体也常常是造成困难的原因之一。无论任何原因的颌间距离受限，都是该技术应用的禁忌证。有限的颌间距离限制了长钻头植入的正确角度，尤其在后牙区，医师无法按照计划制备种植床，更谈不上植入相当长度的颧种植体了。

（2）患者有急性或进行性的上颌窦炎症：应该首先对上颌窦进行彻底的治疗，然后进行颧种植体的植入。

（3）患者的全身情况或心理因素不支持该手术。

（二）颧种植体植入术的术前准备

由于颧种植体的长度是常规种植体的3~4倍，所以意味着起始点很小角度的误差就可能导致末端的重大偏差。由于颧种植手术相对比较复杂，因此要求把术前计划做得尽可能详细，保证手术的安全性和精确性。

1. 术前设计　无牙颌患者在相当于上颌第二前磨牙的腭侧区域，左右各设计1颗颧种植体，前牙区设计植入2~4颗常规种植体，然后将所有种植体用一段式固定桥或杆式结构连接，义齿恢复到第一磨牙即可。

2. 术前检查　包括全身医学检查和局部口腔检查，同口腔常规手术术前检查。另外，临床上需要排除上颌窦的任何症状和软硬组织病理状况，结束其他必要的口腔治疗。

3. 术前影像学检查　全口牙位曲面体层片是一般常规检查。但要准确了解上颌骨前牙区、后牙区具体的骨量及颧骨的情况，CT检查是必需的术前检查。颧骨的个体差异比较大，同一患者左右可能也有不同。CT检查可以对骨量作出准确的判断，也可用于排除上颌窦的炎症。

（三）颧种植体植入术的常规术式

1. 麻醉与体位　常规手术在深静脉镇静或全麻下进行。体位为牙椅或手术床上平卧，头部略抬高后仰。

2. 切口与翻瓣　颧种植体植入一般使用Le Fort Ⅰ型前庭区切口或改良牙槽嵴切口，一般在双侧第一磨牙之间，采用牙槽嵴顶部切口和颧牙槽嵴区附加松弛切口。在颧骨周围进行广泛剥离，从上颌前庭到眶下缘，以及围绕颧突附近区域，向上暴露眶下孔，向外暴露上颌窦前外侧壁，向后暴露颧牙槽嵴，暴露上颌骨和颧骨，保护腮腺导管及附近血管神经。

3. 上颌窦外侧壁开窗　由于术中可视程度有限，需要预备上颌窦外侧壁窗，来控制相对周围解剖结构的种植体轴向，看清种植体的角度和终点的位置。在上颌窦外侧壁靠近颧牙槽嵴处，开5mm×10mm大小的骨窗。矩形窗口容易形成锐利的尖角，有时会导致上颌窦黏膜撕破，因此采用椭圆形的窗口相对安全。将上颌窦黏膜向上向内推，尽可能保持上颌窦黏膜的完整性。该窗口不但可以观测种植体植入颧骨的位置、方向及种植体通过时的状态，而且可以从窗口进行冲洗降温，保证植入手术中钻头的冷却，避免在颧骨植入区域产生过热。

4. 制备种植窝与植入种植体　定点并开始制备种植窝。植入定点应尽量靠近牙槽嵴，以减少杠杆力，并尽可能向后，即磨牙方向。钻头穿过上颌窦，沿着颧牙槽嵴穿透颧骨，到达颧骨外侧壁。手术时由于钻头较长，应注意保护周围组织，使用钻头保护器能够有效避免术中旋转的钻头伤及软组织。保持好方向，防止钻头方向的偏斜，避免伤及眶底和深部颞下凹。同时控制深度，在突破颧骨表面后及时停止，以防穿透面部皮肤。在整个植入过程中，需要不断测量植入深度，同常规种植类似，裂钻逐级扩孔制备种植窝。

每一级扩孔结束后，使用专用测量尺测量备孔的长度，与术前测量的长度对照。逐级制备结束后，确定需要的种植体长度，以低速或手动植入颧种植体（图 12-1-1），直到颧种植体的尖端到达颧骨表面，并且其颈部最宽的部分固位于牙槽嵴。由于种植床周围软组织较多，植入过程中要防止将软组织卷入，影响骨结合。

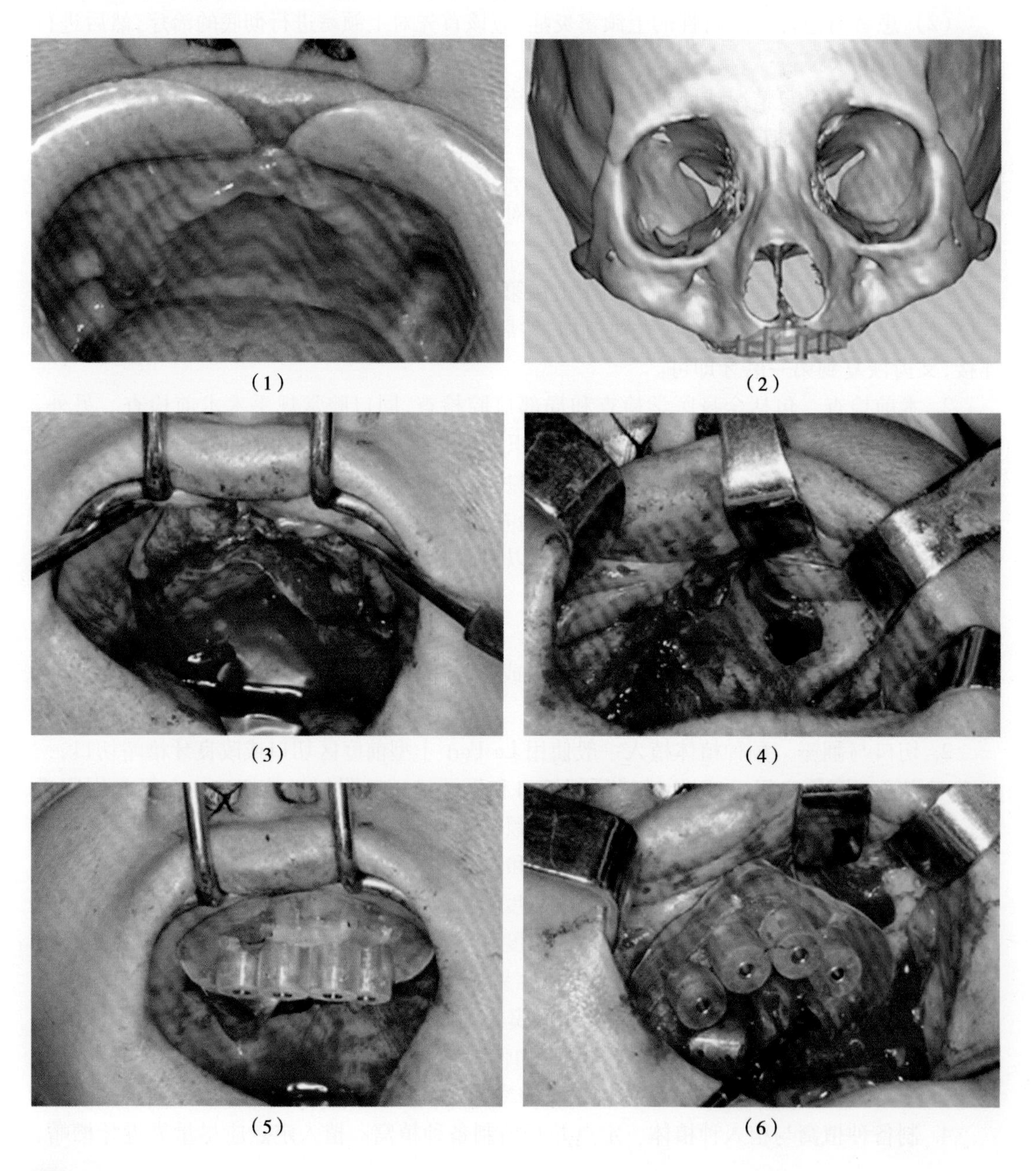
(1) (2) (3) (4) (5) (6)

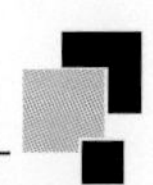

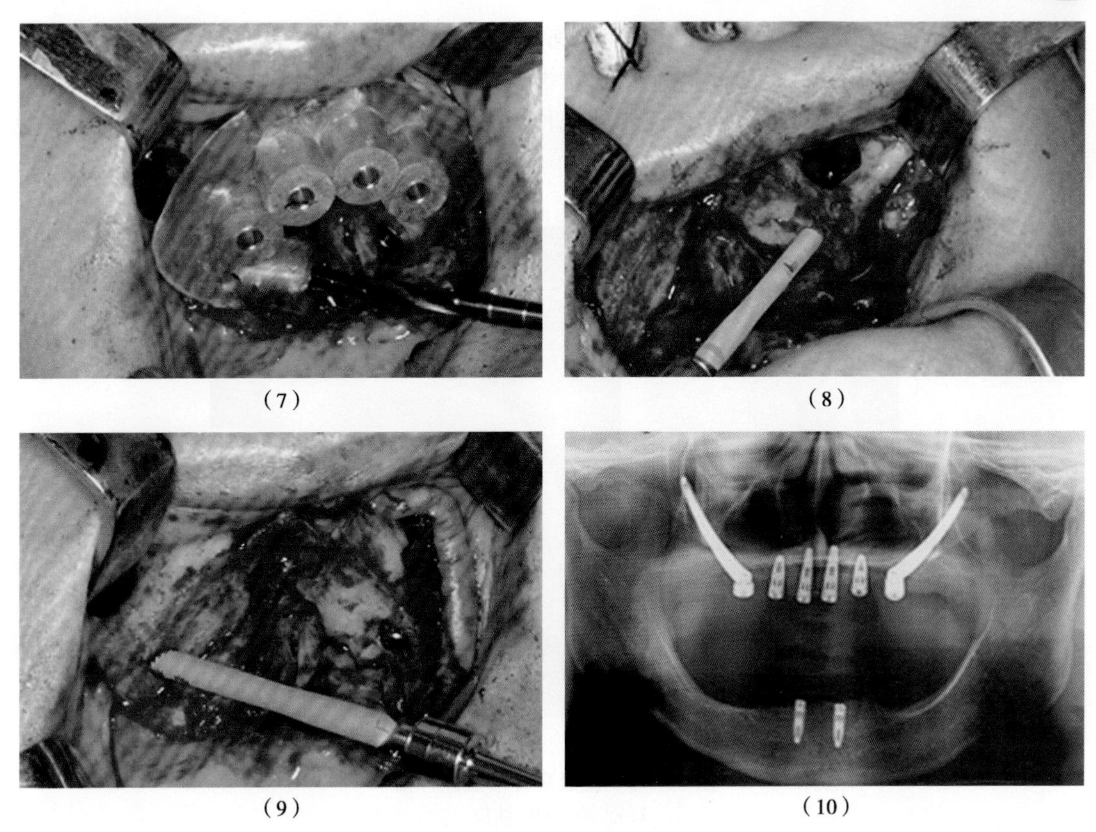

（7）　（8）

（9）　（10）

图 12-1-1　颧种植体植入过程

颧种植体头部呈 45°角，植入完成后，须将种植体头部旋转至修复所需的理想位置，使其与其他种植体植入方向相互协调，获得共同就位道。扩孔时，种植机的最高转速控制在 2 000r/min 以内，并随扩孔逐级减速，种植体最高植入速度为 45r/min，最大扭矩为 50N · cm。

（四）各种改良颧种植体植入手术方法

经过多年的应用和发展，有学者提出了一些颧种植体植入的改进方法，例如上颌窦开槽法颧种植，可以简化植入程序，提高颧种植体的植入效率。以下详细介绍各类改良手术方法。

1. 上颌窦开槽法颧种植（sinus slot technique of zygomatic implant）　该法是第一个试图改进经典术式的方法，最先由 Stella 和 Warner 于 2000 年提出，并被一些学者应用于临床试验中。

（1）手术步骤：首先从一侧上颌结节顶部切开，延伸至另一侧上颌结节，双侧后部附加垂直松弛切口。此时暴露出一个 Le Fort Ⅰ型视野，延伸至梨状骨边缘底部，上至眶下神经下缘和双侧颧骨体部下半部。翻开腭部黏膜，暴露牙槽嵴顶。用裂钻在上颌骨颧突前部钻孔，进入上颌窦内。将深度测量尺置于窝洞内，模拟扩孔钻进入路径的角度。在模拟路径上距离牙槽嵴顶 5mm 处，预备第二个钻洞。连接两点预备沟槽。沟槽前部延伸至颧骨底，后部接近上颌窦底。沟槽直接开在上颌骨颧突侧壁，不用考虑上颌窦黏膜的损伤。沟槽用于确定扩孔钻预备时的方向，较经典法开窗更小。用圆钻在上颌骨牙槽嵴顶最佳位置做一个标记点，即沟槽连线上，种植体肩台位于第一磨牙区。扩孔钻（Ø2. 9mm）从标记点穿通牙槽嵴顶进入上颌窦内。通过沟槽可在直视下引导钻头的方向,钻头进一步钻入眶缘侧壁与颧弓联合处。同样的方法用 3.5mm 导航钻和 3.5mm 扩孔钻预备窝洞。用深度测量尺检查预备深度,并选择合适长度的颧种植体。当植入种植体后,可从上颌窦开槽处看到种植体的螺纹(图 12-1-2)。

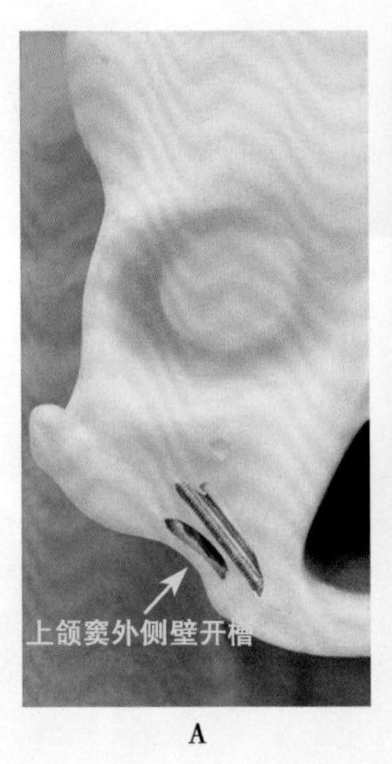

A

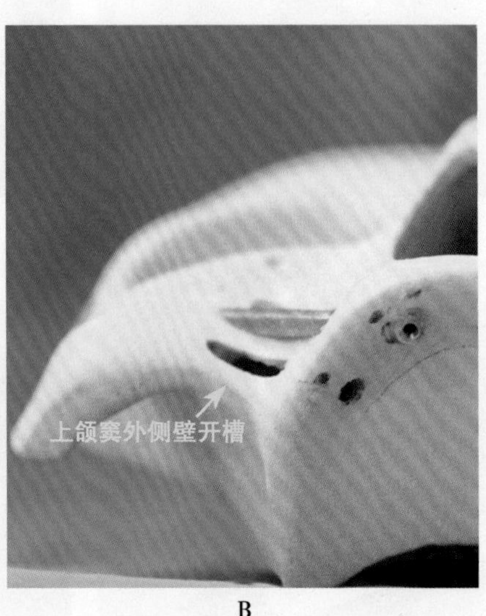

B

图 12-1-2　上颌窦开槽法颧种植
A. 冠状位;B. 轴位。

(2) 特点:该法于上颌骨颧突骨壁开一引导窗口,指导颧种植体从上颌骨植入颧骨。虽然上颌窦开槽法在侧壁的开窗较经典法更小,但是足以在直视下看清颧骨底部,帮助控制种植体植入位置,获得更好的骨-种植体结合界面,避免了上颌窦开窗及上颌窦黏膜的剥离。文献报道中,使用上颌窦开槽法植入颧种植体的数量接近经典法的一半,且上颌窦开槽法种植体与骨结合界面较经典法更佳。上颌窦开槽法腭侧黏膜的分离只是为了暴露牙槽嵴,较原始的 Brånemark 法切口暴露范围更小,因此减轻了患者术后肿胀程度,缩短愈合时间。上颌窦开槽法颧种植适用于牙槽骨保存良好的患者,颧种植体位置更靠颊侧,种植体平台直接在第一磨牙牙槽嵴顶区域穿出,从而使颧种植体能更好地融入最终修复体的排列中。当然,也有学者持有异议。Boyes-Varley 等学者批评上颌窦开槽法颧种植,认为为了防止并发症,种植体植入颧骨时清晰的视野非常重要,而上颌窦开槽法无法充分暴露颧骨底部。

2. 上颌窦外置法颧种植　该法(图 12-1-3)由 Migliorança 等学者首次于 2006 年推出,又称"上颌骨外种植"或"上颌窦外颧种植体植入法"。

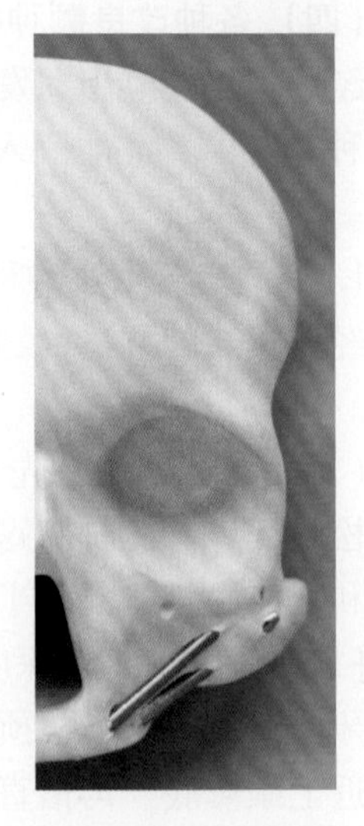

图 12-1-3　上颌窦外置法颧种植

(1) 手术步骤:首先沿牙槽嵴顶做一切口,连接双侧上颌结节,并于两侧上颌骨颧突区域附加垂直松弛切口。掀开黏骨膜瓣,暴露解剖结构。颧种植体置于上颌窦外,与上颌窦外侧

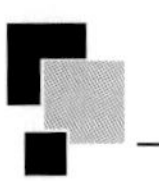

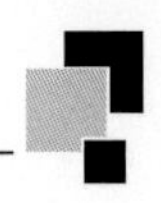

骨壁接触，植入点尽可能靠向远中，第二磨牙或第一磨牙区域最佳。无须上颌窦开窗，用球钻从腭侧剩余牙槽嵴顶钻入，从颊侧牙槽骨即上颌窦外侧穿出。继续沿上颌窦外侧壁钻孔直至到达颧骨外侧部的松质骨层。用深度测量器确定颧种植体长度，即测量值减去2mm。依次用2.9mm螺纹钻、2.9/3.5mm先锋钻、3.5mm螺纹钻逐级备洞。手动完成植入后，能够获得40N·cm初始扭矩。种植体肩台超过或接近剩余牙槽嵴顶上。

（2）主要优点：第一，颧种植体穿过上颌窦黏膜的位置较经典法更高、更后；第二，外置法不需要上颌窦开窗或预备沟槽，改善了手术的可视性；第三，外置法使颧种植体口内穿出部位位于牙槽嵴顶旁或正中，有利于修复设计和生物力学。当上颌骨吸收，上颌窦侧壁、牙槽嵴凹陷明显的患者无法经上颌窦内路径植入种植体，此时外置法就是一个很好的选择。种植体位于上颌骨外侧并被软组织覆盖，仅依靠颧骨提供固位。上颌窦外置法较经典术式和上颌窦开槽法步骤少、创伤小、缩短手术时间。种植体从第一磨牙区牙槽嵴顶穿出，远中悬臂更短。

上颌窦外置法颧种植中颧种植体从第一磨牙区穿出，种植体进入颧骨内更多，为颧种植体提供更好的初始机械稳定性。此外，对于上颌骨萎缩的患者，经典法中的上颌窦开窗将进一步损害剩余牙槽骨的骨支持能力。而且，颧种植体从腭侧植入的最终位置会影响修复体的结构外形。

3. 定制导板微创法　在微创法中，定制钻孔导板与影像学技术相结合，将术前设计转移至术中。将每个患者的影像学数据输入计算机中的设计软件，手术医师即可在3D模型上模拟种植体的植入，调节种植体尺寸及角度，以获得最佳位置的植入。利用计算机辅助设计和制造技术（CAD/CAM），将最终设计方案转化为颌骨模型和个性化的手术导板。CAD/CAM程序根据患者颌骨形态及设计好的钻孔路径制作导板，然后进行激光立体打印。导板主体为树脂支架，配合圆柱形不锈钢管道开口，圆柱的位置与方向都与设计好的种植体的位置方向一致。术中将手术导板置于上颌骨上，并用钛钉固定，随后即可用合适钻头进行钻孔。

定制钻孔导板的应用，使无瓣植入颧种植体成为可能。但是，该方法仅适用于颧种植体植入经验丰富的医师，而且建议直视下预备进入颧骨的点，防止颧种植体太接近或穿入眼眶。由于颧种植体的长度可观，在起始点很小的角度误差，将导致器械在轨迹尾部明显的位置差错，所以有必要强调应用定制导板时，种植体植入角度的精确控制。因此，临床上推荐上颌窦开槽法颧种植与钻孔导板联合应用，提高最终治疗效果。定制导板对保证种植体良好的植入位置起到显而易见的作用，但无法精确控制进入颧骨的位置，仍需要临床医师的良好把握。

改良外科导板的主要目的是更好地控制术中钻针的角度和方向，提升植入精度和安全性。基本思路是通过在传统导板上附加伸缩的钻针套管，延长钻针的引导长度；或通过在颧骨上固定引导装置，为钻针提供导向。现有的临床病例应用显示，在改良外科导板引导下，颧种植体植入入点、出点和角度偏差均远小于自由手，能够实现精确植入。改良外科导板均为个性化定制，需要术前设计和预先制作。

4. 计算机辅助导航系统法　计算机辅助导航追踪技术利用特殊传感器，对手术部位和手术器械实时跟踪定位，将手术部位和计算机生成信息联系在一起，并反映到电脑屏幕上。Schramm等首次报道将计算机辅助导航技术应用于颧种植体植入手术。基于CT数据，导航

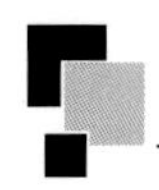

系统首先应用于术前规划设计，随后将术前规划实施到术中，实时指导种植体植入控制。和3D导板制作前期相似，解剖区域3D可视化和种植体虚拟定位技术帮助完成手术前设计。术前将LED发射阵列置于头盖骨或直接置于患者上颌骨，可实现影像学坐标与患者间的数字化配准。所有手术器械的位置数据都是相对发射阵列而言的，计算机屏幕上可显示钻头的运动轨迹，并实时显示是否与术前设计发生偏差，对钻头方向进行导航，帮助提高种植体植入手术的精度。

和导板微创法不同，计算机辅助导航技术可以实时反映术中钻头的具体位置，帮助手术医师精确控制种植体轴向，充分利用骨量并反馈种植体位置相对于解剖结构的精确性。Schramm等首次将实时导航系统应用于3位患者的术前设计和术中的植入控制，植入5颗颧种植体。1年后，Watzinger等学者试图评价计算机辅助导航技术应用于颌面部种植体植入时的精确程度。试验在5具行上颌骨部分切除术的尸体上进行。种植体的确切位置较设计位置误差为外置法1.3mm±0.8mm，内置法1.7mm±1.3mm。其结果较导板法更为精确。

上海交通大学医学院附属第九人民医院使用的影像导航口腔种植系统，包含3D医疗建模、术前手术设计、配准和术中追踪。在该系统的帮助下，设计时期的精确度可以转移到手术过程中，从而使解剖上复杂区域的种植手术变得可行和可靠，并有效降低术中并发症。此外，计算机辅助导航技术从理论角度看，可以获得精确的植入和最佳的骨利用，但现场导航费用高，延长手术时间，仪器设备要求高。

四、颧种植体在上颌骨缺损重建中的应用

（一）上颌骨缺损修复方法

上颌骨缺损重建的方法很多，包括常规赝复体修复、种植支持的赝复、外科骨瓣修复、骨瓣移植结合常规牙种植体修复、钛网修复等等。上颌骨缺损重建的最终目标是关闭颌骨切除后的缺损，分割口鼻腔，尽可能恢复正常生理功能。一个成功的修复设计必须充分利用残余的腭部颌骨和余留牙，最大限度地使修复体获得支持、稳定和固位。对患者来说，就是以最小的代价获得最大的功能和美观。

显微外科的发展，使上颌骨缺损修复有了新的选择。血管化骨肌皮瓣不仅分隔了口鼻腔，而且成为骨结合牙种植体植入的基础。它能够重建骨性牙弓，恢复牙列功能，使得咀嚼力穿过完整上颌骨得到分布，因此重建了上颌骨适宜的生物机械状态。骨性腭部的修复提供了一个稳定的基底，得以对抗下颌牙弓。眶底和颧骨对人的功能和美观起着举足轻重的作用。广泛的腭上颌骨缺损常常涉及上颌骨垂直部分的缺损。上颌骨垂直部分的切除，常常导致面中部和眶的严重畸形，并且对功能产生深远影响。血管化骨瓣不仅重建了垂直的支柱系统，修复了眶下缘和颧突，而且分割了口鼻腔。血管化骨瓣重建的眶下缘允许种植体的植入，解决了眶赝复体的固位。总之，所有的努力都是为了修复体稳定地行使咀嚼功能时，能够重新建立一种适宜的力的分布。

20世纪90年代，牙种植技术广泛应用于口腔临床，无论是使用赝复还是自体骨瓣移植修复上颌骨的效果，都获得了极大提高。种植体植入缺损区支撑赝复体或种植体与移植骨的良好结合和稳定支持，都使患者的咀嚼功得以恢复。很多学者采用种植体固位，制作形态逼真、色泽如常的赝复体，静态时几乎可以达到以假乱真的程度。颅颌面种植技术的发展，使上颌骨缺损修复特别是对咬合功能的恢复产生了深刻的变革，最大限度地扩展了颌面修

复的范围,成为颌面部缺损修复中最重要的进展之一。

目前为止,上颌骨缺损采用赝复体修复和自体组织修复哪个更好,尚存有争议,国内外学者未达成共识。较为普遍的观点认为,应根据上颌骨缺损的不同分类进行不同的选择。有学者主张,当上颌骨缺损超过牙弓的 2/3 时,应该进行外科骨重建,来恢复其牙弓形态,支持牙种植体。上颌骨缺损重建的最终目标是关闭颌骨切除后的缺损,分隔口鼻腔,尽可能恢复正常的形态和生理功能。赝复体修复特别是种植赝复在上颌骨的修复中仍占有重要地位,对于手术耐受力差和恶性程度高的患者,理应首选赝复治疗。游离骨肌皮瓣有充足的软组织和骨量,能够恢复牙弓的形态和面中 1/3 的美观,使种植体有充分的植入位置和良好的初期稳定性。植入的种植体能够提供良好的固位力来支持稳定的功能性牙列。

不管哪种修复方法,其共同的修复目标都包括获得一期愈合的伤口、分隔开口鼻腔、恢复面部轮廓,重建功能性的生理功能包括咀嚼、吞咽、言语等。到目前为止,尚没有一种修复技术可以完全达到理想目标。

(二) 双侧上颌骨缺损修复

上颌骨存在三对支柱,即鼻上颌支柱、颧上颌支柱和翼突上颌支柱。咀嚼力及外力通过这三对支柱传导,使应力得到分散。这些结构的完整性为上颌骨提供了一个稳定的咬合平面。上颌骨缺损后,三对支柱遭到了不同程度的破坏。如何恰当地恢复这些解剖支柱,是上颌骨缺损功能性修复的难点。上海交通大学医学院附属第九人民医院在国际上首次提出并应用颧种植体穿过血管化骨瓣和颧骨,修复单侧或双侧上颌骨缺损,重建颧上颌支柱。该方法重建了面中 1/3 的形态,并使咀嚼力能够相对合理地传导和分布。颧种植体穿过移植骨瓣进入颧骨,通过种植体与两者之间的骨结合来获得稳定的双重固位,颧骨内的固位力量分担了移植骨瓣的受力。从生物机械角度来看,如果颧种植体与前牙区种植体相连,咀嚼力作用到固定义齿上,会直接转移给颧骨,得到及时的分散。颧骨是上颌骨缺损区附近最适合种植的骨,有令人满意的骨质和骨量。使用特殊长度的颧种植体,既利用了颧骨的骨量,又大大增加了种植体与骨组织结合的面积,同时避免了腓骨高度不足的缺陷,使修复后的种植义齿能较好承受咀嚼压力,发挥最佳咀嚼功能。

双侧上颌骨次全切除患者,采用血管化腓骨瓣进行修复,同期两侧各植入 1 颗颧种植体,穿过腓骨和颧骨,前牙区植入 2~4 颗常规牙种植体(图 12-1-4)。颧种植体在骨瓣和颧骨上获得双重固位。

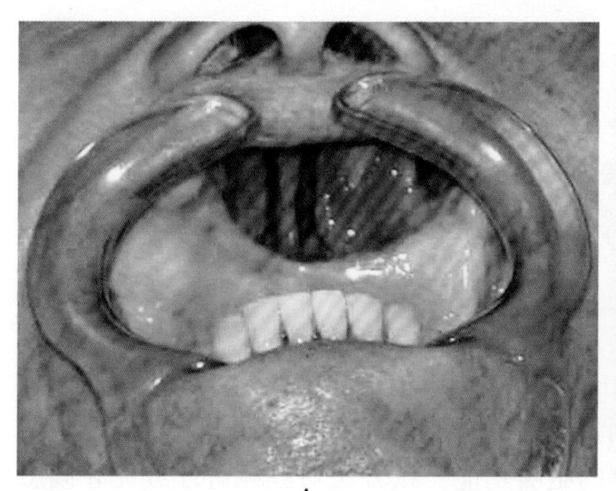

A

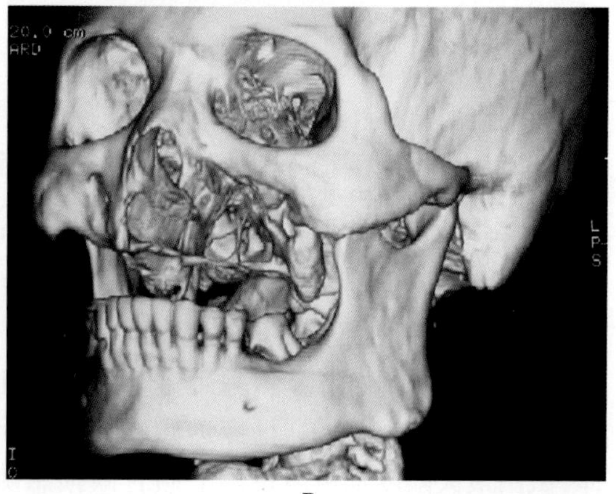

B

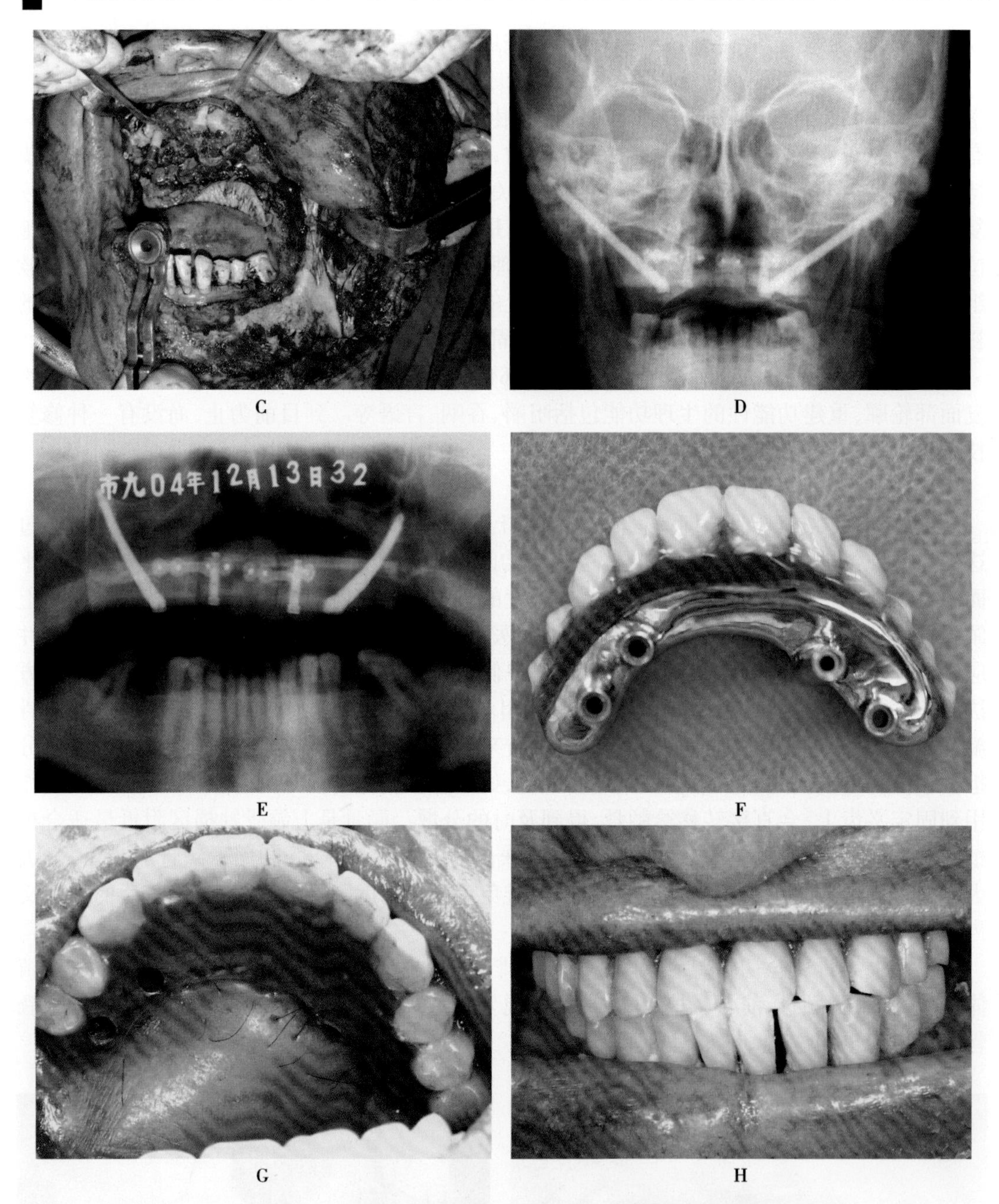

图 12-1-4 颧种植体结合血管化腓骨修复双侧上颌骨缺损

A. 上颌骨缺损口内观；B. 三维 CT 图像；C. 双侧上颌骨缺损血管化腓骨修复，种植体植入；D. 术后 X 线头影测量正位片；E. 术后全口牙位曲面体层片；F. 最终修复体，4 枚螺丝固位；G. 义齿修复后口内观；H. 咬合情况。

（三）单侧上颌骨缺损修复

单侧上颌骨缺损患者，采用血管化髂骨肌皮瓣修复，同时借助导板植入牙种植体和颧种植体。颧种植体穿过髂骨，穿透颧骨，直达颧骨外侧面。同时需要植入 2～3 颗常规牙种植体，试图最大限度地恢复单侧上颌骨缺损患侧的咀嚼功能。该方法对健侧有牙或无牙颌患者均适用（图 12-1-5）。

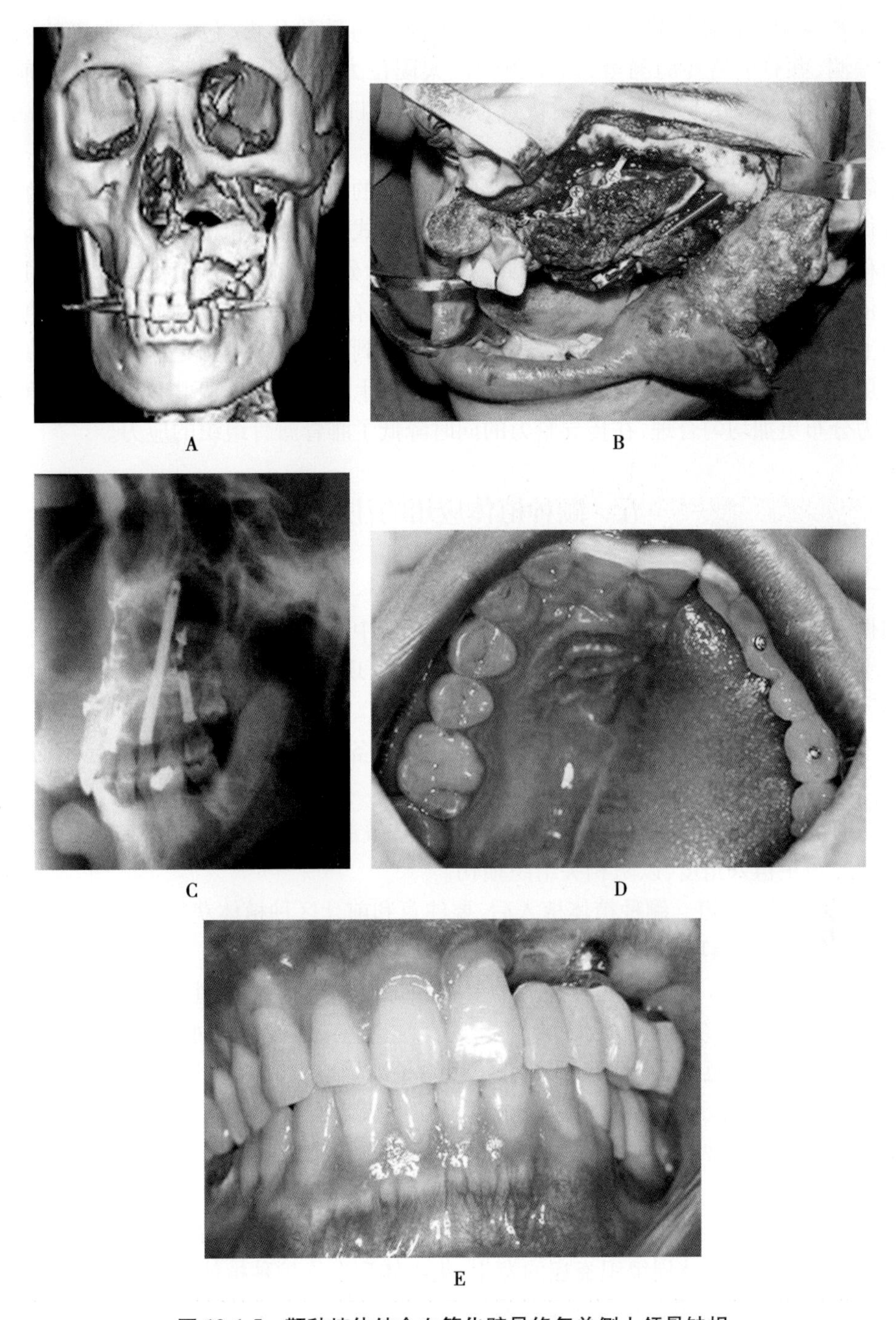

图 12-1-5　颧种植体结合血管化髂骨修复单侧上颌骨缺损

A. 上颌骨缺损 CT 三维重建；B. 颧种植体植入；C. 术后 3 个月，X 线检查示种植体与骨瓣结合良好；D. 义齿修复后口内观；E. 咬合状况。

颧种植体应用于上颌骨缺损修复中的常规程序。术前应用螺旋 CT 对上颌骨缺损患者的颧上颌复合体进行扫描；将三维 CT 数据输入 CAD/CAM 系统和颅颌面种植导航系统，制作 1∶1快速原模型，并建立三维实体模型。确定重要标志点：A 点、B 点和 C 点。在

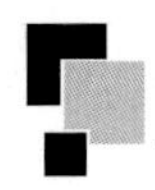

计算机虚拟模型和快速原模型上，进行相关数据的测量和分析，包括 AB 距离的测定、植入角度预测、颧骨前后径的测量，以及颧骨最大固位力的获得。对每一位患者术前取模，面弓转移牙船关系，并上船架。利用快速原模型和口内制取的石膏模型进行外科手术模板制作。

上颌骨重建后，颌骨的应力状态直接影响到重建的成功率，以及进一步接受种植功能重建的可行性。功能重建后，种植体对咀嚼力的传导方式也关系到修复的长期成功率。因此，对不同移植重建方案骨重建和不同种植修复术式进行分析、比较，为临床上颌骨缺损修复提供理论依据，对重建的颅颌骨的生物力学效果评价具有重要意义。双侧植入颧种植体在船力分布上起到了良好的分散作用，使应力通过颧骨得到及时分散，对移植骨瓣和种植体均有保护作用，在理论上保证了修复的长期成功。和单侧上颌骨缺损修复相比较，双侧植入颧种植体应力分布更加均匀合理，在传导船力的同时降低了腓骨瓣骨组织的应力。

五、颧种植体应用的注意事项

（一）术中注意事项

根据近年来颧种植体的文献报道和临床经验，术中需注意以下几点。

1. 保护上颌窦黏膜　如在上颌窦黏膜剥离时出现破裂，应及时采用可吸收生物膜修复，术后予以密切观察。

2. 保护眼眶、颞下凹等重要解剖结构　防止制备时钻头穿透皮肤，引起不必要的后遗症。

3. 预防植入路径错误，防止误伤颧骨附近正常解剖结构　多由术前准备不充分引起，术中须及时纠正植入角度，以防相关组织损伤。

4. 获得共同就位道　颧种植体植入后，要注意和前牙区种植体获得共同就位道。

（二）术后注意事项

1. 预防术后水肿　由于种植体植入需要在颧骨周围广泛剥离，组织剥离范围从上颌前庭沟到眶下孔，以及围绕颧突附近区域，不可避免地会造成患者术后水肿、面部瘀斑。因此，术中应尽量减小翻瓣范围，缩短手术时间；术后给予冰块冷敷，面颊部加压，有效减少水肿的发生。如果术前准备充分，患者条件许可，可以在导板或实时导航下使用微创手术，这样无疑彻底解决了术后水肿的问题。使用 3~5 天抗生素预防感染，术后 2 周内一般不戴用临时活动义齿。

2. 种植体周组织炎症　颧种植体植入点在牙槽嵴腭侧的腭部黏膜上，部分患者会出现种植体周炎。预防种植体周组织炎症的发生，集中体现在维护种植体周软组织健康上。

3. 密切随访　术后第一年每 3 个月复查一次，以后每年复查一次。

（三）颧种植体修复原则

1. 术前修复指导原则　从口腔修复角度确定种植体位置，已经成为口腔种植医师认可的常规原则。应该考虑患者的面型、轮廓、不良习惯、上下颌骨间水平和垂直关系，对颌牙的状态等。在术前就应确定修复完成后牙的位置，在此范围内选择每一颗种植体适宜的位置和角度。使用外科模板是比较好地贯彻这一修复指导原则的方法之一。应尽可能减少弯曲部件，得到坚固、精确的修复体，同时要对功能、美观、发音和卫生进行综合考虑与平衡，要有

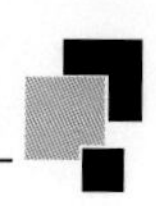

利于长期维护,否则容易发生种植体脱落、修复体螺丝松动等并发症。

2. 生物机械考虑　生物机械的稳定性决定所需种植体的数目。对比常规种植体,颧种植体在承受水平负载时有一个逐渐增加的弯曲倾向。一方面是由于颧种植体本身都比较长,另一方面是很多情况下,上颌骨牙槽嵴仅仅残留有限的骨支持。因此,种植体必须和前牙区稳定的常规种植体进行刚性坚固连接。根据临床经验和生物机械理论计算,2 颗颧种植体至少应该在前牙区有另外 2 颗稳定的常规种植体辅助支持。从修复体的长期寿命来看,引起种植修复部件弯曲的力无疑是种危害。由于种植体受力不理想,因此力的分布应该进行合理化分配。采取的方法包括:上颌跨牙弓的交叉稳定性、义齿修复后的平衡𬌗、减少颊侧悬臂、减少杠杆力如近远中和前后方向。

六、颧种植体的留存率及并发症

(一) 留存率

2012 年,Bruno 等人发表的综述(多中心研究 14 个国家 42 篇文献)描述了应用不同外科技术植入颧种植体及其种植体的成功率(表 12-1-1),包括了 1 145 个患者及 2 402 颗颧种植体,其中 56 颗颧种植体失败。大部分(32 例)颧种植体失败是在连接基台时(植入后 6 个月)或之前被发现,因此植入后 6 个月的留存率最低,为 98. 4%,超过 12 年的累计留存率为 96. 7%。

Landes 认为影响肿瘤术后上颌骨切除/半切除患者颧种植体失败的因素有以下四点:①上颌骨广泛切除术区超负荷的杠杆力;②局部软组织增生妨碍基台连接;③反复发生的感染;④肿瘤复发。较厚的软组织覆盖种植体颈部,给修复造成困难。若种植体穿过软组织瓣时形成较深的种植体周袋,则常常有感染的倾向。除此之外,放射治疗对颧种植体的成功率和骨修复能力都有明显影响,放疗区域种植体的成功率下降。Parel 和 Tjellström 报道,在经过放射治疗的颅面骨内植入种植体,成功率为 61. 1%。肿瘤切除术后颧种植体植入的成功率为 78. 6%~91. 7%不等。

通常情况下,咬合力与常规种植体长轴平行,但颧种植体与咬合力形成 30°~60°的角度,可能造成颧种植体的失败。然而 Schmidt 等研究发现,所有颧种植体的失败发生在二期手术时,即负重前。这否定了用生物力学解释颧种植体失败的说法。

表 12-1-1　不同外科技术植入颧种植体的成功率

外科技术	颧种植体		
	植入/颗	失败/颗	成功率/%
经典术式/Brånemark 法	1 672	31	98. 1
上颌窦开槽法	90	1	98. 9
上颌窦外置法	290	3	99. 0
定制导板微创法	75	6	92. 0
计算机辅助导航系统法	5	—	—

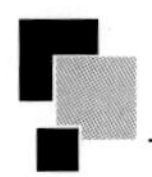

（二）颧种植体的并发症

颧种植体的相关并发症，包括：颧种植体植入后感染、上颌窦感染、口内软组织问题、由于上颌窦反复感染取出颧种植体、口腔上颌窦瘘、眶周血肿、眼眶受损、暂时性感觉神经丧失、1~3天的鼻出血及颧种植体意外穿入颅内。然而，大部分文献并未提及并发症，所以真实情况可能超过这些。基台水平软组织的并发症及上颌窦炎应被重视，术前我们应将可能发生的并发症告知患者。

有学者推测，口腔上颌窦瘘及感染的形成是由颧种植体颈部骨结合不良造成。种植体与剩余牙槽骨间缺乏良好接触，造成口腔与上颌窦相通。所以在植入颧种植体时，应避免过度预备，并防止薄弱牙槽嵴的断裂。由于颧种植体一部分暴露于上颌窦内，所以保持上颌窦健康应视为颧种植体维护的内容之一。进入上颌窦部分的颧种植体应为相对光滑的机械表面，有利于减少细菌的繁殖。手术当日连接基台，有利于软组织屏障形成，减小口腔上颌窦相通风险。

文献报道有多种原因可造成上颌窦炎症。颧种植体植入术后一段时间内，上颌窦内被血充填，影像学检查显示不透明，上颌窦黏膜纤毛发生一过性或持续性反应。研究表明，颧种植体穿过上颌窦后，可造成种植体周上颌窦黏膜增厚，但无炎症表现。钛种植体植入后无移动性，对黏膜不造成刺激，故在穿过上颌窦后并未像异物一样引起上颌窦慢性炎症。Bruno等在2012年综述的2 402颗颧种植体中，仅70例发生上颌窦炎，表明种植体并未对上颌窦造成机械干扰。然而，由于碎片残留，上颌窦堵塞仍将造成术后上颌窦感染。此外，上颌窦炎可能在颧种植体植入后数年才发生。

上颌窦黏膜穿孔、口腔内细菌通过颧种植体预备空隙迁移至上颌窦内等原因，可造成上颌窦炎。换句话说，口腔上颌窦的交通更有可能造成上颌窦炎，而非种植体穿过本身。Becktor等的研究中共植入31颗颧种植体，其中3颗种植体临床表现稳定，但因上颌窦反复发炎，不得不取出。可能的原因有颧种植体内部基台螺丝孔造成口腔与上颌窦相通；重度萎缩患者牙槽骨区域剩余骨高度严重不足，种植体颈部骨少量吸收即可导致口腔与上颌窦相通。因此，建议在扩孔预备过程中避免牙槽骨端过度备洞，尽量保存剩余骨量。可在术中同期进行上颌窦底植骨，增加种植体颈部骨接触面积，减少口腔上颌窦瘘发生的风险。

颧种植体与上颌窦结构的关系一直存在争议。文献鲜有报道术前上颌窦临床及影像学表现，所以不能确定种植体与上颌窦感染是否有明确联系。近期一研究称，对上颌窦进行术前及术后的CT扫描，发现26名接受颧种植体植入手术的患者中，12名患者有种植体周上颌窦黏膜增厚表现，其中8名患者在术前就发现有上颌窦黏膜增厚。

Petruson运用内窥镜技术，观察颧种植体在穿过上颌窦时上颌窦黏膜的反应。黏膜覆盖或部分覆盖于种植体上。观察所见，种植体周黏膜正常，未见渗出及感染。然而Aparicio等强调，任何上颌窦病理状态都应在植入颧种植体前先行治疗。

治疗术后上颌窦炎的方法有服用抗生素和/或瘘口切开、软组织处理。如果服用抗生素1~2个疗程后炎症未控制，那么颧种植体可能作为异物引起上颌窦的反复发炎，此时种植体应被取出。抗生素及保守治疗失败后，应考虑上颌窦内窥镜手术，来建立一个利于引流的上颌骨、筛骨、蝶骨的空腔。

在颧种植体植入过程中有损伤面神经颧支和眶下神经的风险。有文献报道，颧种植体植入后，患者有颧部皮肤敏感性降低的症状。

一篇文献报道了1例颧种植体植入术后曲霉菌感染，这是在非免疫缺陷患者身上很少发生的机会真菌感染。种植体及霉菌团块之后被手术取出，没有再复发。作者认为可能是手术时上颌窦黏膜破损，真菌经空气传播造成上颌窦感染。Quoting Barone等同样认为上颌窦黏膜破损，易使细菌和真菌入侵，干扰黏膜纤毛反应，从而无法将细菌和分泌物从上颌窦清除。

Kahnberg等强调在上颌骨两侧分别植入2颗颧种植体时，前部的颧种植体可能损伤眼眶骨壁，所以应格外小心保护眼眶内容物。2篇临床研究和1篇尸体研究报道了颧种植体进入眼眶内的严重并发症。

有必要强调应用个性化定制导板时种植体植入角度的精确性。很小的角度误差将导致器械在轨迹尾部明显的位置差错。颧骨多变的解剖形态，颌面部骨不同程度的萎缩，钻孔路径接近上颌窦、鼻腔、眼等重要解剖结构，都给种植体植入颧骨造成困难。种植体尖端太靠近颧骨下缘将进入颞下窝，太靠近颧骨上缘可损伤眶及内容物，太接近颅部将进入翼腭窝，植入方向太水平将接触不到骨性结构。

1例病例报道了颧种植体穿入颅内。患者全麻下植入2颗颧种植体和2颗常规种植体后立刻发生持续性头痛，术后并未对该患者进行其他治疗或影像学检查。术后3个月，行固定义齿修复，患者立刻发生左侧上颌窦急性炎症，抗生素治疗后转为慢性炎症。经神经专科医师会诊，MRI检查显示种植体穿入颅内。本病例提示，医师在颧种植体植入手术后应常规进行影像学检查。若患者出现任何神经损害症状，应及时检查。

七、颧种植体技术在外胚层发育不全患者中的应用

外胚层发育不全（ectodermal dysplasia，ED）是一组外胚层发育缺损的先天性疾患，累及皮肤及其附属结构如牙、眼，间或波及中枢神经系统，有时可伴有其他异常。每10 000个婴儿中，就有7个患有外胚层发育不全。根据汗腺功能，外胚层发育不全主要分为两类：无汗性外胚层发育不全（anhidrotic ectodermal dysplasia）和有汗性外胚层发育不全。无汗性外胚层发育不全是最常见的外胚层发育不全情况。

外胚层发育不全患者的临床表现包括：多颗牙的异常（先天缺牙和牙发育异常），牙槽骨严重萎缩（图12-1-6），毛发稀少（头发、眉毛及睫毛稀少细弱），额头与颏部突出，泪腺与唾液腺缺陷，黏膜功能低下，厚唇，鞍状鼻，听力或视力缺陷，畏光，手指或脚趾缺少，唇腭裂，免疫

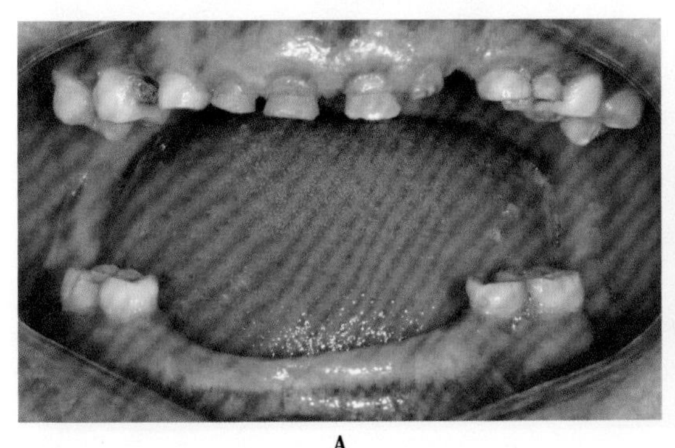

A

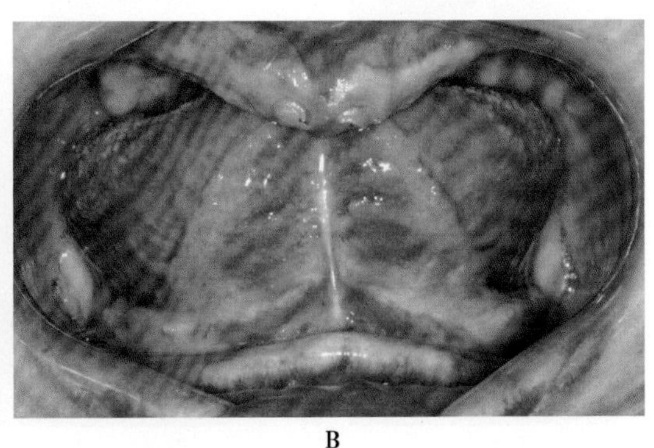

B

图12-1-6　外胚层发育不全患者口内观
A. 多颗牙的异常；B. 牙槽骨严重萎缩。

功能障碍，以及其他外胚层异常。先天缺牙的外胚层发育不全患者常常表现出牙槽骨严重萎缩，咀嚼、发音功能障碍和相貌缺陷。因此，外胚层发育不全的无牙颌患者的口腔功能重建，可以明显改善患者的生活状态，同时也是临床医师治疗的终极目标。然而，外胚层发育不全的无牙颌患者牙槽骨严重萎缩，重建口腔功能依然是一个较大挑战。

已有文献报道，应用颧种植体和常规种植体重建外胚层发育不全患者口腔功能。这常常需要口腔外科、种植、修复、正畸、牙周等多学科联合治疗来实现。近年来已逐步形成一套综合、标准化、可预期的治疗方案，包括心理学辅导、牙槽骨增量、种植体的选择及口腔健康教育（图 12-1-7）。

外胚层发育不全患者，尤其是那些先天缺牙的患者，常常表现为上颌骨发育不全、下颌前突、颌骨萎缩和/或面部凹陷。由于这些患者严重骨量不足，重建口腔功能困难重重，因此骨增量手术成为种植体植入前的先决步骤。运用牙槽骨牵张成骨、自体块状骨移植和人工骨材料等骨增量方法，可以为种植体植入提供充足的骨量。对于水平向或垂直向骨量轻度不足的病例，添加人工骨材料是有效增加骨量的方法。牵张成骨术不同于自体块状骨移植，它不损害健康组织，也不造成供骨区的损伤，但成功的牵张成骨术需要医师与患者的密切配合。当患者上下颌骨关系严重不协调时，常需要正颌手术得以纠正。充足的骨增量不仅改善面部轮廓，而且对之后种植体的植入和修复体功能的行使，提供足够的支持。然而，自体块状骨或人工骨材料在植骨区存在吸收，尤其是髂骨移植的病例，因此外胚层发育不全患者上颌前牙区骨增量依旧是个难点，等待临床医师寻找出一条有效的解决途径。

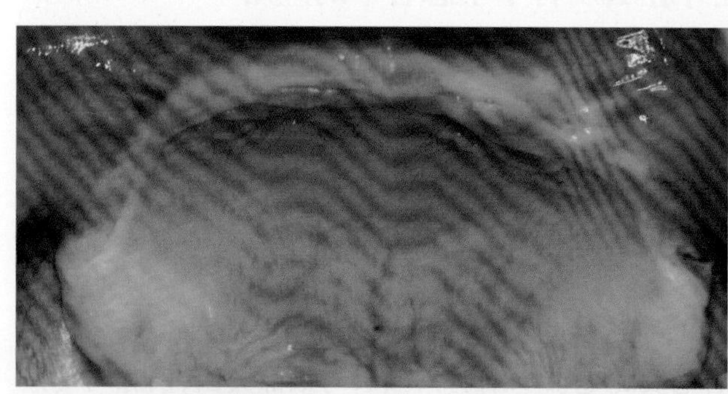
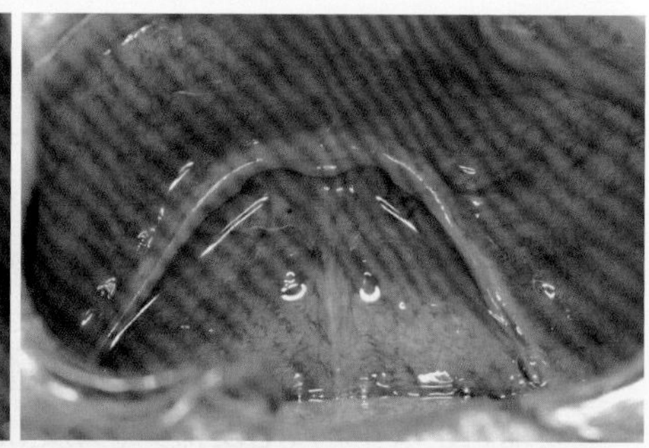
A

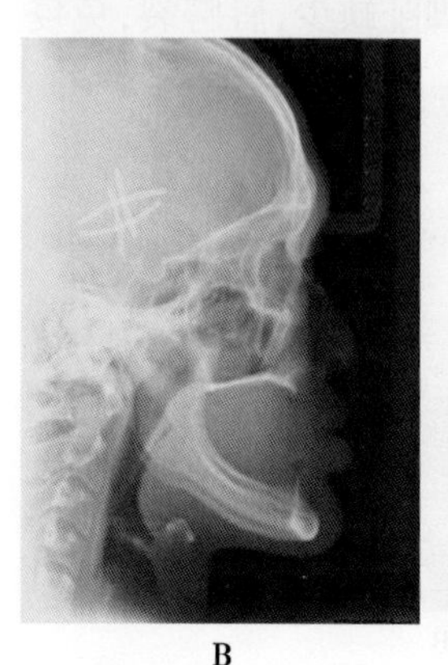
B

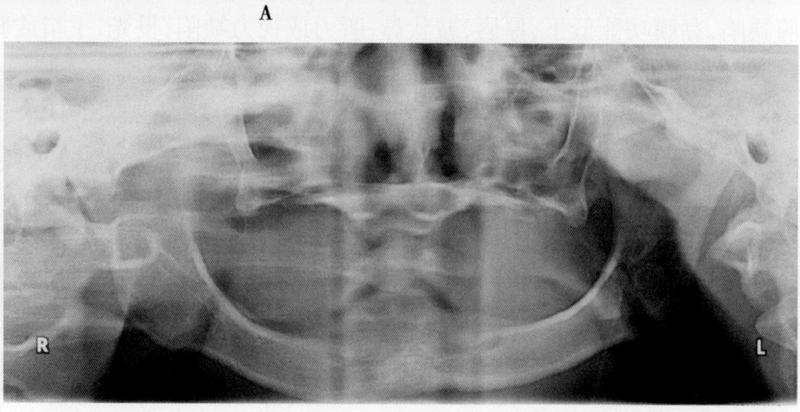

C

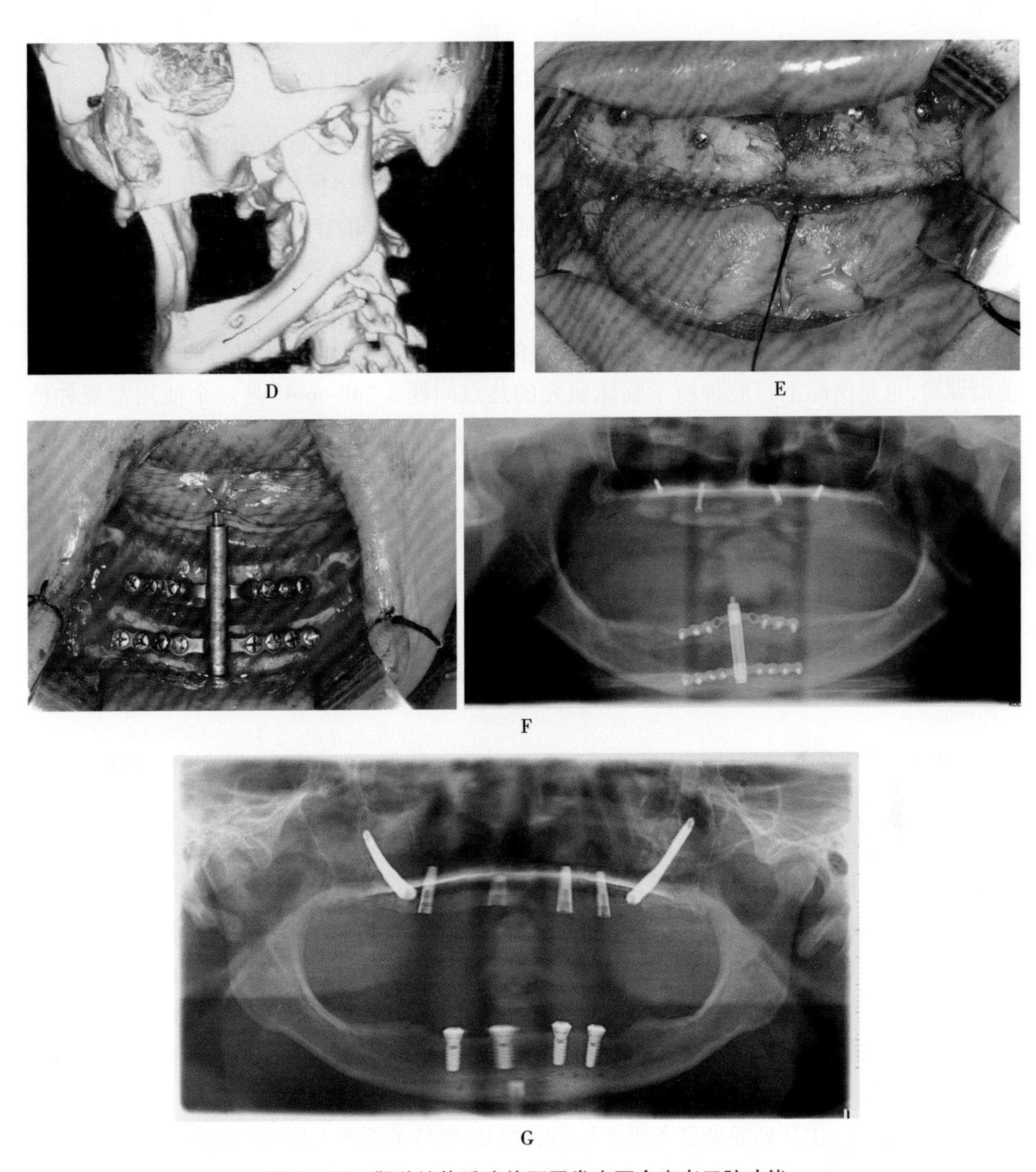

图 12-1-7　颧种植体重建外胚层发育不全患者口腔功能

A. 外胚层发育不全患者口内观；B. 术前 X 线头影测量侧位片；C. 术前全口牙位曲面体层片；D. 术前 CT 三维重建；E. 上颌腓骨骨瓣移植；F. 下颌骨牵张成骨；G. 术后全口牙位曲面体层片。

第二节 “all-on-4”无牙颌种植即刻固定修复技术

一、“all-on-4”无牙颌种植固定修复技术

40 多年的临床实践和研究表明,无牙颌种植修复具有咀嚼效率高、固位好、美观舒适的优势。但是,无牙颌患者多伴骨量不足,需要进行骨增量。植骨手术不仅增加了相应的并发症风险,而且由于植骨后无法进行即刻修复,延长了种植修复的疗程,给患者的生活、工作带来极大的不便。为避免植骨相应的不利因素,曾有学者研究仅在颌骨前部植入种植体,后牙区以悬臂梁的方式进行固定修复,但临床证实会导致远中种植体负荷增加,加剧骨吸收,长期临床效果不佳。因此,探讨无牙颌种植修复的更优化合理临床模式,成为种植修复领域的前沿课题,也是国际上口腔种植学临床研究的热点问题。“all-on-4”是一个使用常规种植体、无须植骨完成无牙颌种植即刻固定修复的临床理念。

在大量的对种植体宏观和微观设计的改进、倾斜植入种植体研究、种植即刻修复研究,以及最佳种植体数目研究的基础上,2003 年葡萄牙医师 Paulo Malo 提出了无牙颌种植即刻固定修复的“all-on-4”临床方案,仅利用 4 颗种植体支持,避开重要的解剖结构,不植骨,在种植当天完成无牙颌即刻固定修复。

二、“all-on-4”种植即刻固定修复的类型和实现方式

“all-on-4”无牙颌种植即刻固定修复方案 分为三种类型:标准型、混合型、穿颧型。其中,以标准型方案使用最为广泛。

1. 标准型 Malo 等分别在 2003 年和 2005 年提出了“all-on-4”理念的无牙颌临床解决方案。下颌无牙颌在双侧颏孔间区域,植入 4 颗种植体(Brånemark MK Ⅲ/Ⅳ),远中 2 颗种植体在颏孔前方倾斜植入。上颌无牙颌则在双侧上颌窦前壁,倾斜植入远中的 2 颗种植体,近中 2 颗种植体均垂直于咬合平面植入,远中 2 颗种植体与咬合平面成 30°角植入,种植体穿出点位于前磨牙区,植入扭矩需要大于 35N · cm,以达到初期稳定性。倾斜植入的种植体上方通过选用特殊的 17°或 30°的复合修复基台,调整修复体就位角度,使 4 颗种植体取得共同就位道,共同支持固定修复体。

(1) 适应证:①牙列缺失患者要求行固定修复,颌位关系和上唇丰满度符合牙列缺失固定修复的基本要求;②骨质骨量至少允许单颌植入 4 颗 10mm 长的种植体,并在植入时获得良好初期稳定性。上下牙槽嵴宽度大于 5mm。

(2) 种植手术:可以采用传统的翻瓣手术,即在牙槽嵴顶切开黏骨膜,暴露骨面后,在直视下植入种植体。一般前部垂直植入种植体的穿出点,为双侧侧切牙及尖牙之间;后部倾斜植入种植体的穿出点,为第二前磨牙的位置。也可术前采用 Nobel-Guide 导板进行术前设计,避开相关重要解剖结构,模拟手术,预测植入位置及倾斜角度,后在 CAD/CAM 技术完成的外科导板辅助下,不翻瓣进行手术,以减少手术创伤。

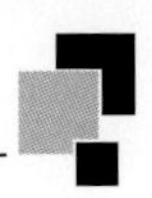

患者手术当天，即采用 open-tray 方式种植体水平取模，记录颌间关系后，戴用 4 颗种植体支持的纵向螺丝固位的即刻修复体。临时修复体远中一般修复到双侧的第二前磨牙，采用短牙弓修复。术后 4~6 个月，更换为永久修复体，最终修复体可有多种选择，包括内置金属支架的树脂修复或瓷修复，一般修复到双侧第一磨牙。

Malo 对上下颌“all-on-4”即刻种植修复的回顾性临床研究表明，该方案中，下颌修复的种植体累计存留率为 95.2%~98.2%，上颌修复的种植体累计存留率达到了 97.6%~98.9%。

2. 上颌混合型和穿颧型

（1）适应证：①牙列缺失患者要求行固定修复；②上颌骨垂直及水平骨量严重不足，上颌窦已气腔化。

（2）种植手术：在上颌骨量不足，难以植入 4 颗种植体时，除需要在颌骨前部植入 2 颗种植体外，还在颧骨植入种植体共同支持修复体，此为混合型。而穿颧型“all-on-4”的修复方式为在每侧颧骨植入 2 颗种植体，支持修复体。

Malo 报道了 67 颗穿颧种植体和 57 颗常规种植体的临床结果，术后 1 年种植体累计存留率为 98.5%。此外，Malo 还在 2007 年报道，在 Nobel Guide 导板引导下进行“all-on-4”种植手术，术后 1 年种植体累计存留率为 97.8%，边缘骨吸收平均值为 1.9mm±0.9mm。尽管近年来有学者报道，植入颧种植体也可在局麻条件下实施，但因植入颧种植体手术解剖范围较大，时间较长，通常是在全麻插管条件下完成颧种植体植入。

Malo 等认为“all-on-4”技术可使种植体植入在理想位置，避开重要的解剖结构，避免植骨，创伤小，减少悬臂梁长度。树脂材料制作的临时修复体也被证明具有良好的修复效果，患者满意度高。

三、“all-on-4”无牙颌种植固定修复技术的临床效果

2003 年以来，“all-on-4”技术的临床应用在多个国家得到迅速推广，也取得较为满意的效果。较多的研究从种植体存留率、种植体周骨吸收情况、并发症和失败等方面，对该技术进行评价。

1. 种植体存留率　种植体存留率如表 12-2-1 所示。

表 12-2-1　种植体存留率情况

作者	发表时间/年	上/下颌	病例数/例	种植体数目/个	种植体类型	植入扭矩/(N·cm)	种植体累计存留率/%	观察时间/个月
P. Malo	2003	下颌	44	176	Brånemark Mark Ⅲ/Ⅳ	>40	96.70/98.20	—
P. Malo	2005	上颌	32	128	Brånemark Mark Ⅲ/Ⅳ	>40	97.60	—
P. Malo	2007	下颌	5	20	Nobel speedy	—	100.00	13.0
		上颌	18	72			97.20	

续表

作者	发表时间/年	上/下颌	病例数/例	种植体数目/个	种植体类型	植入扭矩/(N·cm)	种植体累计存留率/%	观察时间/个月
P. Malo	2006	上颌+下颌	44+9	234	Brånemark Mark Ⅲ/Ⅳ Nobel speedy	>30	98.90	—
C. Pomare	2009	上颌	19	91	Nobel speedy	>35	96.70	24.0
		下颌	9	36			97.20	
C. Pomares	2010	上颌	25	128	Nobel speedy	>35	98.50	12.0
		下颌	17	67			97.00	
E. Agliardi	2009	下颌	24	96	Brånemark Mark Ⅲ/Ⅳ Nobel speedy	>50	100.00	32.7
E. Agliardi	2009	上颌	20	120	Branemark Mark Ⅲ/Ⅳ Nobel speedy	>30	100.00	27.2
E. Agliardi	2010	上颌	61	244	Brånemark Mark Ⅲ/Ⅳ	—	98.36	31.3
		下颌	93	372	Nobel speedy	—	99.73	26.9
L. Francetti	2008	下颌	62	248	Nobel speedy	40~50	100.00	22.4
P. Malo	2008	上颌	29	67+57	Nobel speedy 穿颧长种植体	—	98.50	12.0
邸萍等	2010	上颌+下颌	35	140	Brånemark Mark Ⅲ	>35	94.30	10.0
Weinstein	2010	下颌	20	80	Nobel speedy Brånemark Mark Ⅳ	>30	100.00	30.3
Graves	2011	上颌	276	1 110	—	—	97.48	—
Butura	2011	下颌	219	876	—	—	99.66	—

2. 种植体边缘骨吸收情况　Malo 等通过对术后 1 年种植体边缘骨吸收情况的观察，认为与同种种植体在早期负重无牙颌修复情况下 1 年后边缘骨吸收情况，并无明显差异（具体研究情况如表 12-2-2 所示）。Francetti、Agliardi、Weinstein 等人分别对种植 1 年后垂直种植体和倾斜植入的种植体的边缘骨吸收数值进行了统计分析，术后 1 年倾斜种植体与垂直种植体的边缘骨吸收情况无显著差异。以上结果符合了部分“all-on-4”种植体有限元分析的结论。而 Francetti 近期发表的对上下颌“all-on-4”修复后 5 年的种植体边缘吸收情况的研究表明，采用该修复方法倾斜植入及垂直植入的种植体，在边缘骨吸收量上的差异无统计学意义。种植体 1 年后的边缘骨吸收情况见表 12-2-2。

表 12-2-2　种植术后 12 个月种植体周骨吸收情况

作者	发表时间/年	上/下颌	病例数/例	12 个月时边缘骨吸收/mm
P. Malo	2003	下颌	44	1. 2±1. 2/0. 6±0. 6
P. Malo	2005	上颌	32	0. 9±1. 0
P. Malo	2007	下颌	5	1. 9±0. 9
		上颌	18	
P. Malo	2006	上颌+下颌	44+9	1. 2±0. 7
C. Pomares	2009	上颌	19	—
		下颌	9	—
C. Pomares	2010	上颌	25	—
		下颌	17	—
E. Agliardi	2009	下颌	24	垂直种植体 0. 9±0. 4 倾斜种植体 0. 8±0. 5
E. Agliardi	2009	上颌	20	垂直种植体 0. 8±0. 4 倾斜种植体 0. 9±0. 5
E. Agliardi	2010	上颌	61	0. 9±0. 7
		下颌	93	1. 2±0. 9
L. Francetti	2008	下颌	62	垂直种植体 0. 7±0. 4 倾斜种植体 0. 7±0. 5
Weinstein	2010	下颌	20	垂直种植体 0. 6±0. 3 倾斜种植体 0. 7±0. 4
邸萍等	2010	上颌+下颌	35	0. 8±0. 4(平均 10 个月)
Graves	2011	上颌	276	—
Butura	2011	下颌	219	—

3. 种植体和修复体失败情况　有研究表明,上颌种植体的失败率相对较下颌即刻修复种植体高,尤其在对上下颌都进行了即刻修复的临床研究中,该趋势更为明显。Fabbro 等对部分文献进行了 Meta 分析,通过森林图认为该差别并无显著统计学意义,仅能表示上颌失败率高的趋势,同时认为上下颌垂直种植体和倾斜种植体失败情况的差异,并无显著统计学意义。上颌即刻修复种植体失败率高,可能的原因:①上颌骨骨质较下颌骨差,获得理想的初期稳定性较困难;②上颌窦解剖形态差异较大,倾斜种植体植入需要一定的手术技巧;③患者张口度影响备洞的精确性。

由于绝大部分种植体失败发生于术后 0~6 个月,其中又以术后 3 个月内失败率最高,因此,种植体植入最初 1~3 个月是种植体的危险期,应强调患者注意进流食,并采用修复手段保护。

除邸萍(2010)报道1例因同侧2颗种植体失败而修复失败,修复体存留率未达到100%以外,其他学者报道中,修复体在1~2颗种植体发生脱落的情况下仍能存留,存留率均为100%。

2011年,Malo发表了"all-on-4"方案即刻修复下颌无牙颌10年追踪的回顾性研究报道。该研究认为,"all-on-4"即刻修复方案是下颌无牙颌患者理想的修复方案,该研究追踪10年的种植体累计存留率达到了94.8%,修复体累计存留率为99.2%。

4. 术后并发症　文献报道中的"all-on-4"技术的术后并发症,主要为临时修复体折裂,还有个别种植体周炎、临时修复体固位螺丝松动等(表12-2-3)。

表12-2-3　"all-on-4"技术的术后并发症情况

作者	发表时间/年	观察时间/个月	上/下颌	患者数目/例	种植体周炎/例	临时修复体固位螺丝松动/例	临时修复体折裂/例
P. Malo	2003	—	下颌	44	1	0	9(20.5%)
P. Malo	2005	—	上颌	32	0	0	4(12.5%)
P. Malo	2007	13.0	下颌	5	2	2	8(34.8%)
			上颌	18			
P. Malo	2006	—	上颌+下颌	46	2	6	—
C. Pomares	2009	24.0	上颌	20	0	0	8(40%)
			下颌				
C. Pomares	2010	12.0	上颌	30	3	0	8(26.7%)
			下颌				
E. Agliardi	2009	32.7	下颌	24	—	—	—
E. Agliardi	2009	27.2	上颌	20	—	—	—
E. Agliardi	2010	31.3	上颌	61	0	0	10(16.4%)
		26.9	下颌	93	0	0	14(15.1%)
L. Francetti	2008	22.4	下颌	62	0	0	7(11.3%)
邸萍	2010	10.0	上颌+下颌	35	—	—	4(11.1%)
Weinstein	2010	30.3	下颌	20	—	—	—
Graves	2011	—	上颌	276	—	—	—
Butura	2011	—	下颌	219	—	—	—

P. Malo和Pomares报道,个别患者术后发生种植体周炎,出现种植体周透射影、边缘骨吸收等现象,经治疗后种植体周骨组织稳定,观察期内无特殊变化。部分患者术后出现了临时修复体固位螺丝松动。在重新旋紧螺丝后,修复体获得了很好的稳定性。

多个研究均报道，部分患者术后出现临时修复体折裂现象。临时修复体折裂发生率为11.3%～40%（详见表12-2-3），折裂位置主要为近中种植体基台周围，以及修复体悬臂。报道中所有发生断裂的修复体，均得到了及时修理。

研究者发现，临时修复体折裂和固位螺丝松动多发生于磨牙症患者。Agliardi 和 Francetti 等发现，短面型患者出现修复体折裂的概率较大；临时修复体材料疲劳也是发生修复体折裂的原因之一。此外，患者未遵医嘱而进食过硬食物，也是上述并发症发生的重要原因。P. Malo 认为，患者使用夜间矫治器，严格遵医嘱术后一段时期内进食流食，可以缓解上述情况的发生。所有学者均未发现修复体折裂的发生与对颌牙列情况有关。

临时修复体折裂的解决办法，包括在临时修复体上采用钛支架或进行焊接支架或加入金属加固丝。

5. 清洁问题　Francetti、Agliardi 和 Weinstein 对患者术后长期的口腔卫生情况进行了分析和统计。对术后6个月和12个月的菌斑和出血指标进行了记录和比较，结果如表12-2-4所示。

表12-2-4　种植术后6个月和12个月患者口腔卫生情况

作者	发表时间/年	平均观察时间/个月	上/下颌	术后6个月探诊出血情况	术后12个月探诊出血情况	术后6个月菌斑情况	术后12个月菌斑情况
E. Agliardi 等	2009	27.2	上颌	6.5(4.6)	3.1(1.6)	13.5(6.0)	8.3(6.5)
		30.1	下颌	5.0(3.2)	1.3(1.9)	15.3(6.8)	6.1(3.2)
E. Agliardi 等	2010	31.3	上颌	7.4	2.6	29.1	20.7
		26.9	下颌	7.4	2.6	29.1	20.7
Weinstein	2010	30.1	下颌	3.8(4.1)	2.0(2.2)	11.8(4.9)	8.1(6.0)
L. Francetti	2008	22.4	下颌	3.39(4.82)	1.64(3.1)	13.28(5.99)	8.92(7.19)

Francetti 等认为，通过上述对术后6个月和12个月的患者口腔卫生情况的临床研究分析，表明“all-on-4”即刻负重种植修复后，患者通过口腔卫生保健可以有效减少菌斑和出血指数，且由于该技术的种植体数目少，种植体间距较大，种植体暴露面积小，故更易清洁，有利于患者维持良好的口腔卫生情况。

6. 结论　综上所述，“all-on-4”无牙颌种植即刻固定修复技术采用倾斜植入种植体的方式，避开了重要的解剖结构，避免植骨，免除了植骨手术的风险，将种植体植入适当位置，减小悬臂梁，仅用4颗种植体完成无牙颌种植即刻固定修复。现有的文献研究表明，“all-on-4”技术近期效果可靠。但由于倾斜植入种植体是近年来出现的技术，文献报道多为中短期报道，而种植体植入的倾斜度并未有一个相对统一的标准，因此不同倾斜度下植入种植体的影响尚无明确结论。同时，其上部修复体的加工制作方式也还在不断发展完善。关于该技术的远期效果和技术细节对效果的影响等，还需要更多大样本的临床随机对照研究和长期临床观察。另外，该项技术的外科操作、修复技术、加工工艺，与经典的种植技术相比具有不同的技术特点和难度，需要专门学习。

第三节　下牙槽神经移位种植术

由于下牙槽神经穿行于下颌管内，通常在下颌后牙区种植时，要求种植体植入的深度必须位于下颌管以上。但在失牙后牙槽骨吸收时，下颌管以上的牙槽嵴高度常不足以容纳足够长度的种植体，限制了下颌后牙区的牙种植。Jensen O 等（1987）首次报道了下牙槽神经移位（inferior alveolar nerve repositioning）种植手术。该术式是将下牙槽神经移动离开下颌管，从而允许种植体穿过下颌管，植入较长的种植体。当时的手术是采用一个大的球钻，在下颌体外侧、颏孔的后方钻开骨皮质，暴露下牙槽神经，施行移位及牙种植术。近年来，不断有采用该术式进行牙种植修复的报道。同时，手术方式有了一些改进和变化，根据是否涉及颏孔，分为两种术式。不涉及颏孔的术式，是在颏孔的后方采用骨钻或超声骨刀，在下颌体外侧制备一长方形骨窗，暴露下牙槽神经并将其牵向外侧，同期植入种植体。这种术式神经由于前后皆未游离，移动较为困难，对神经的牵拉损伤较大。涉及颏孔的术式，是将颏孔处的骨板也同时进行开窗，游离颏神经及下牙槽神经，将其整个向后外侧移位。这类术式神经松解较为充分，手术相对复杂，但能获得更理想的移位效果。

一、适　应　证

1. 下颌后牙区游离缺失，前牙区余留牙无拔除指征　由于下颌骨两侧颏孔之间的骨质通常为Ⅰ～Ⅱ类骨，因此在双侧颏孔之间植入 4 颗种植体，已足以承受全种植体支持式的修复。大量研究结果证实，在双侧颏孔之间植入种植体的修复方案，具有很高的成功率。所以如果前牙区也有失牙的话，应首选双侧颏孔之间种植修复。

2. 患者不愿意接受骨增量手术后种植或无骨增量手术适应证。

二、相对禁忌证

1. 下颌管以上骨高度不足　关于下牙槽神经移位术对下颌管以上骨高度的要求，文献中尚无统一的意见。Jensen 和 Nock（1987）提到，在下颌体侧面开窗部位应位于牙槽嵴顶以下几毫米。Jesen、Reiche-Fischel 等（1994）建议在下颌管以上应有 3～5mm 的牙槽嵴高度。Vasconcelos 等（2008）则认为，下颌管以上应有超过 5mm 的骨高度，才能在神经移位、种植体植入后，获得足够的初期稳定性。

根据我们的经验，由于下颌骨后牙区的结构通常是由一致密的骨皮质形成一个扁腔状结构，中心部位骨小梁纤细，排列稀疏，如果下颌管以上的牙槽嵴高度不足的话，在侧壁开窗后常会将下颌骨近牙槽嵴端的骨皮质去除，这样种植体的冠方将失去骨的包绕和支持。而种植体的中段是原下颌管所在部位，该部位原本就很稀疏的骨小梁，在游离神经时已经去除，类似于管状骨的中空部位，也缺少骨的包绕和支持。这时仅仅靠位于下颌体下缘的骨皮质来提供固位，初期稳定性很难获得。另外，在下颌后牙区，如果下颌管以上的牙槽嵴高度低于 3mm 的话，通常就没有附着龈。由于没有骨的支持，重建附着龈也较为困难甚至不可能，缺乏附着龈的种植体支持式修复容易并发种植体周炎，远期效果不佳。所以，根据术前

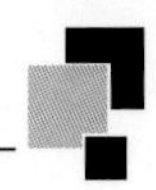

检查,如果缺乏附着龈,X线检查显示下颌管以上的牙槽嵴高度低于3mm的话,应先做骨移植手术,骨移植术后仍不足以植入足够高度的种植体时,再选择下牙槽神经移位术。

2. 患者对术后可能出现的感觉异常无足够的心理承受能力　由于手术是直接针对神经的操作,难免对神经有一定的牵拉和挤压,神经的损伤程度常难以预期。如果患者对术后可能出现的感觉异常无足够的心理准备,不应急于手术。

三、术前准备

该手术有一定技术难度,需要有一定外科手术经验的医师才能进行。

术前准备除常规的病史收集、术前检查外,应重点观察开口度、颌间距离、附着龈的情况(图12-3-1,图12-3-2)。除进行实验室检查如血常规、影像学检查如全口牙位曲面体层片等以外,最好进行CT扫描,以便对神经的走行有三维的概念(图12-3-3~图12-3-5)。

医师应将手术的风险告知患者。为了使患者对术后可能出现的神经功能障碍有一感性认识,必要时可施行下牙槽神经阻滞麻醉,让患者真实体会出现下牙槽神经麻痹后的感受。

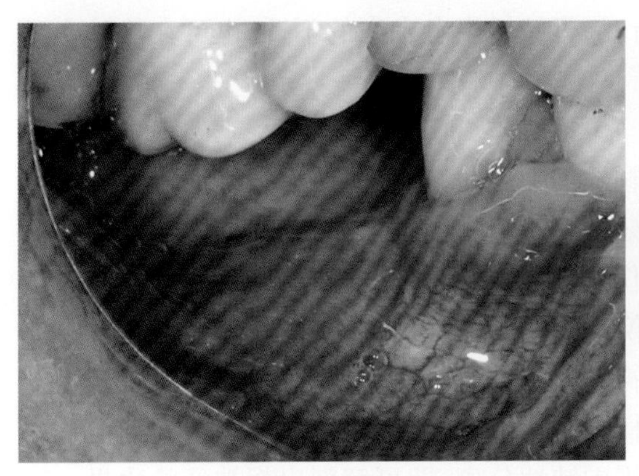

图12-3-1　术前检查示患者附着龈较差,但在45、46处尚有少许附着龈

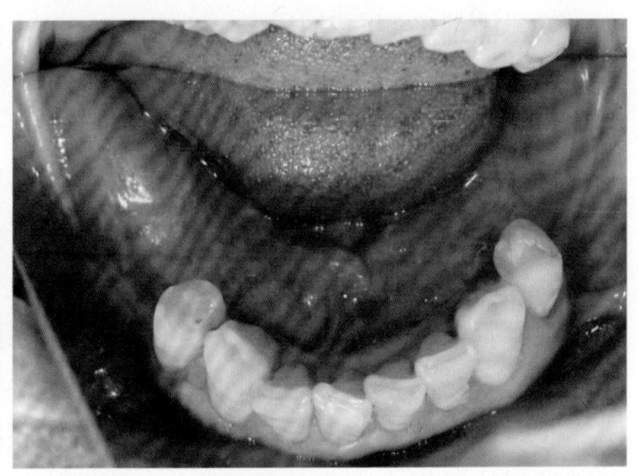

图12-3-2　𬌗面观示45、46处有少许附着龈

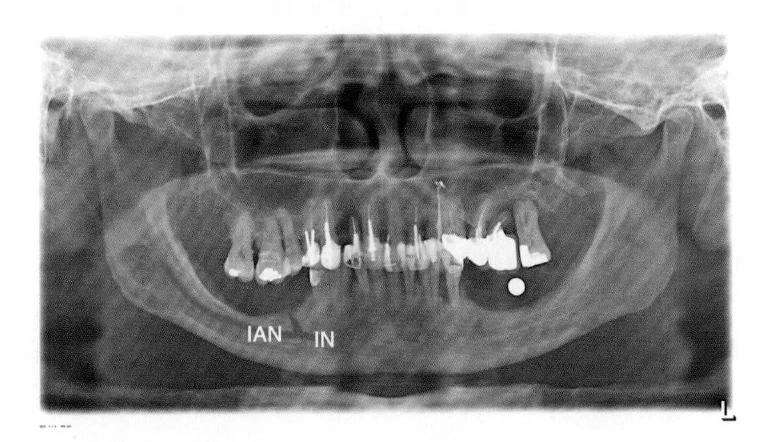

图12-3-3　全口牙位曲面体层片示下牙槽神经(IAN)及切牙神经(IN)走行,45、46处牙槽嵴高度超过3mm

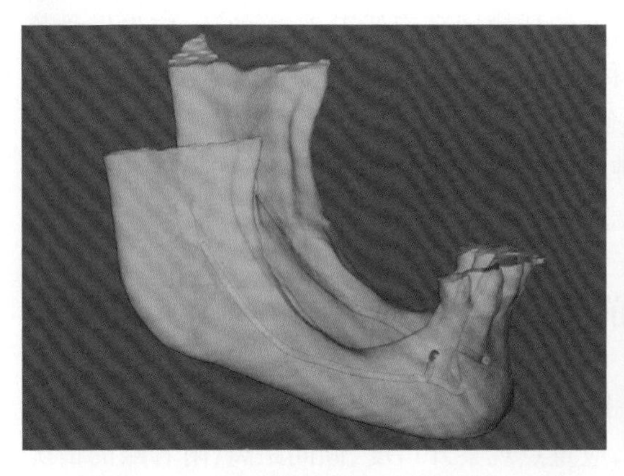

图 12-3-4 头颅 CT 扫描三维重建后,矢状位示下牙槽神经及切牙神经

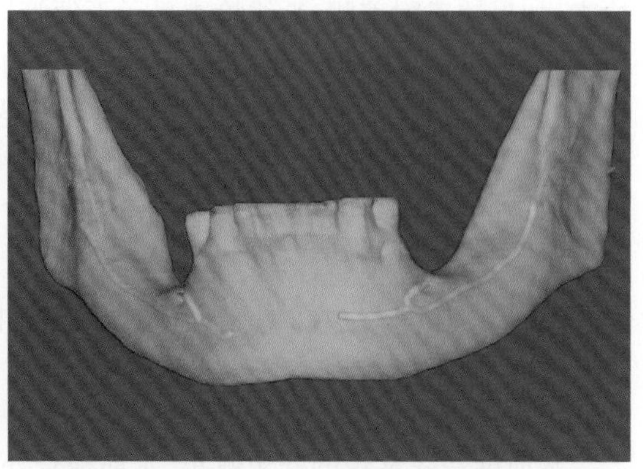

图 12-3-5 头颅 CT 扫描三维重建后,冠状位示下牙槽神经及切牙神经

四、手 术 步 骤

下牙槽神经侧向移位可在局部麻醉下进行;为了减轻患者术中的不适,也可在静脉麻醉或全麻下进行。

(一) 不涉及颏孔的术式

在牙槽嵴顶处,从磨牙后垫向前到最后一颗牙远中做切口,再向前沿龈缘切开至尖牙近中,在尖牙近中处做一垂直向松弛切口。由于颏神经一般从下颌第一、第二前磨牙之间的根尖下方穿出,所以从尖牙区做松弛切口可避免伤及神经。

从骨膜下翻起黏骨膜瓣,注意下颌第一、第二前磨牙之间的位置应最后翻开,通常由尖牙近中的垂直向松弛切口处向后翻开,到达颏神经穿出部位时,可感觉软组织内有束状物牵拉。此时再由后向前翻起后方的黏骨膜瓣,同样在到达下颌第一、第二前磨牙之间的位置时可感觉到软组织内有束状物,小心在此束状物周围钝性分离,即可解剖出颏神经的边界。用裂钻或球钻,在颏孔远中 2mm 开始,在下颌管表面的骨皮质上形成一个长方形骨切开区。此长方形骨切开区向后至少超过拟种植的最远中种植体 4~6cm,应用骨刀插入骨缝,将该长方形骨皮质撬起移开。做骨切开线时,骨钻钻入皮质骨时一般没有出血,突破骨皮质进入松质骨的瞬间,即可见到出血,由于神经通常位于松质骨内,与皮质骨有一定的距离,所以钻入的深度以刚突破骨皮质为限,可以避免伤及神经。目前还可选用超声骨刀进行骨切开。由于超声骨刀的特殊设计,仅对硬的骨质有切割能力,对软组织无切割能力,所以可避免损伤神经。在掀起皮质骨板后,换用手用器械如刮匙或小骨凿,小心挑开骨小梁暴露神经。刮匙操作应平行于下颌管方向,除去骨小梁及神经周围类似蛋壳状的薄骨板。逐渐暴露神经后,将其松解,用一橡皮条绕过神经束并将其向侧方牵开,这样将神经移开后,即可在其上种入较长的种植体。这种术式仅能移动下牙槽神经的中后段,由于神经的前端受颏孔周围骨质的限制,神经向外移动受到明显的制约,过度的牵拉有可能增加神经受损的风险。

(二) 涉及颏孔的术式

另外一种较复杂的方法是涉及颏孔的术式(图 12-3-6~图 12-3-13)。该术式将颏神经和

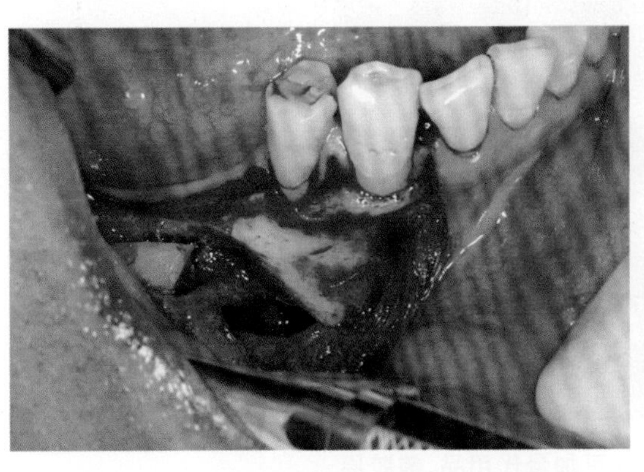

图 12-3-6　去除颏孔周围的骨皮质，暴露神经走行方向，然后在神经的上下方向后做矩形切口

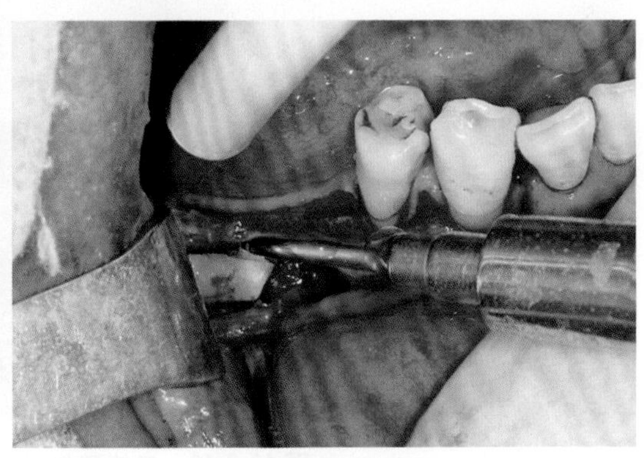

图 12-3-7　超声骨刀操作可减少神经损伤的风险

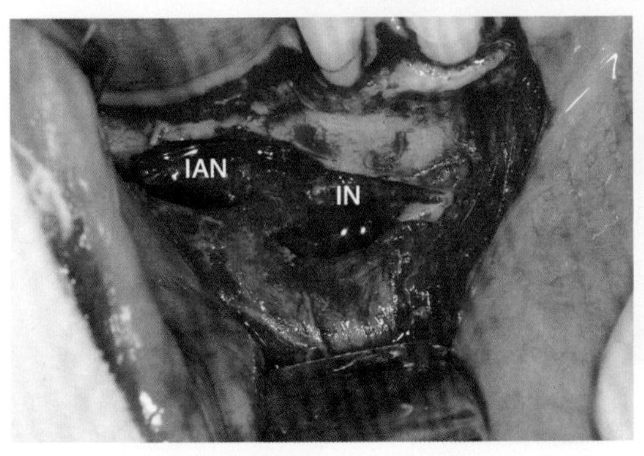

图 12-3-8　向后游离出下牙槽神经（IAN），向前游离出切牙神经（IN）

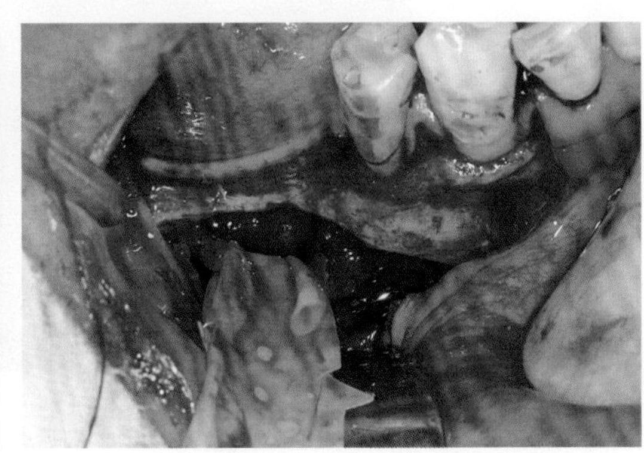

图 12-3-9　用橡皮条将神经牵向外，进行牙种植操作

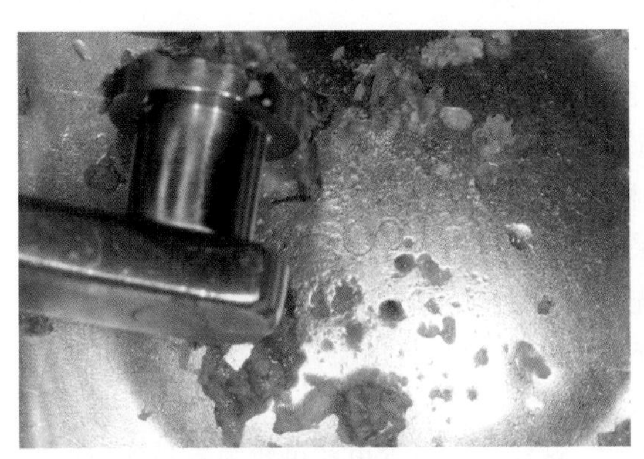

图 12-3-10　将开窗时取下的骨板磨碎

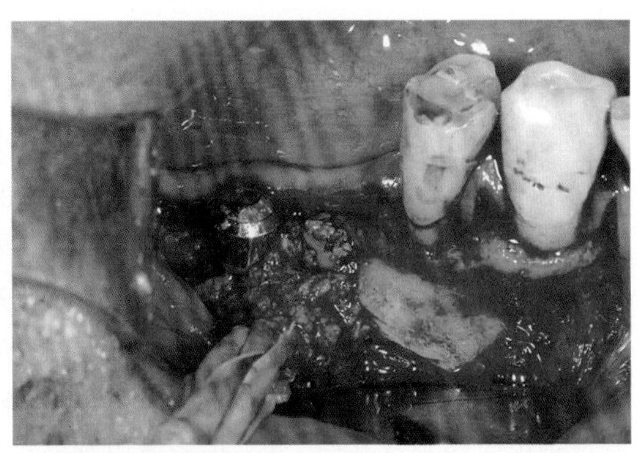

图 12-3-11　碎骨植入种植体与神经之间及神经表面

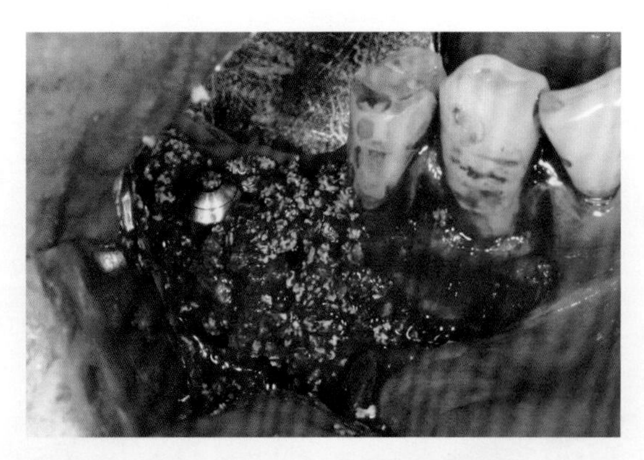

图 12-3-12　自体碎骨不够时可加骨代用品，盖胶原膜后，将皮瓣复位缝合

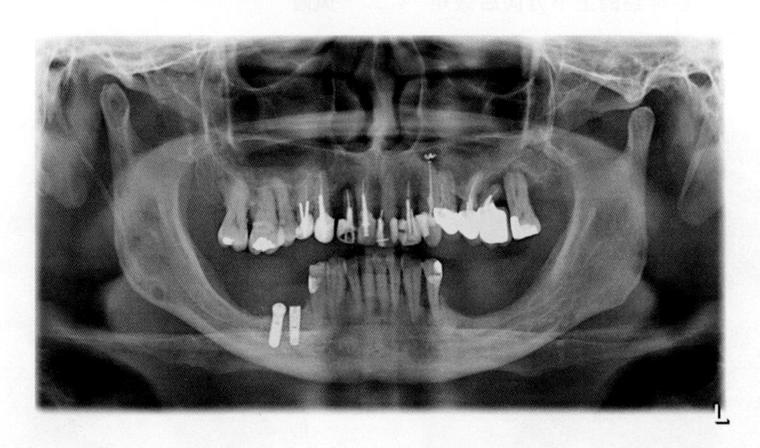

图 12-3-13　术后全口牙位曲面体层片

下颌神经作为一个整体移动，需要将颏孔周围的骨全去除，将下牙槽神经完全由骨内游离出来，这样神经就可较为容易地移离植牙区。由于颏神经血管束走行路线复杂曲折，要做到这一点比较难。但这样处理后，神经血管束牵开就更柔顺灵活。

切口及翻瓣同前，暴露颏孔区神经束后，同前做下颌管表面的骨皮质切开及下牙槽神经的暴露。暴露了下牙槽神经后，先用骨膜分离器或其他小拉钩保护颏孔处穿出的神经血管束，必要时可将软组织内的颏神经游离延长少许，以方便下一步的操作。用金刚石圆钻将颏孔远中骨质磨除，磨除直至该处骨质仅为蛋壳样厚，再用锐利的挖匙将此残留骨质挖除，即可用神经拉钩将神经血管束整体拉出。如果采用超声骨刀，由于超声骨刀对软组织无切割能力，操作较为安全，所以手术顺序上可改为先游离出颏神经，再向后游离下牙槽神经。先围绕颏神经血管束的四周用超声骨刀做一四方或三角形切口，将皮质骨掀起，逐渐游离松解出颏神经，即可见与颏神经相连的下牙槽神经，然后于后者的上下方向后做一矩形切口，同前将骨皮质撬起移开后，进一步游离出神经血管束，这样神经血管束就可较为容易地向远中及外侧移位，可较大限度地将血管神经束移离植牙区，给下一步的种植操作提供较大的操作空间。

颏神经的解剖松解通常较困难，因为常有一切牙神经分支向前走行，不将后者游离松解

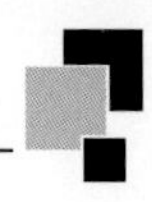

出来，颏神经向外后移动就很困难。所以操作时，应先游离神经孔的远中及上下方，游离后就可明确有无切牙神经分支。如有较粗大的切牙神经分支的话，应再进一步在其上下分别做骨皮质切开，向前至距颏孔约 3~6mm 掀起骨皮质，将切牙神经松解后颏神经才有可能向外移动。

神经移位后，种植体可植入到下颌体下缘部位。种植体植入后，将术中取下的皮质骨块磨碎后，覆盖于种植体表面，如果自体骨量不够的话可再加上骨代用品，小心将神经血管束放回，表面再放置人工合成骨代用材料达外侧骨皮质平面，盖胶原膜后，将皮瓣复位缝合。

五、常见并发症及处理

与传统的骨增量术式（如牵张成骨、自体骨移植等）相比，下牙槽神经移位种植手术由于不需要开辟第二术区，可在局部麻醉下手术，通常可同期植入种植体，所以缩短了整个治疗周期，但仍有可能出现一些并发症。

1. 神经功能障碍　神经功能障碍是该术式最常见的并发症，常见的原因与外科操作中对神经的解剖及牵拉、术后的炎症反应有关，这种术后的反应一般是短期的，患者会有间歇或持续性针刺感、麻刺感，与局麻后的感觉相似。较为严重的情况是，由于操作的难度较大，导致神经断伤及术后的神经功能障碍。一旦出现术后神经功能障碍，应进行定期评估，对功能障碍的情况进行客观的记录和对照，了解其恢复情况。

2. 下颌骨骨折　导致下颌骨骨折的因素，主要是施行该手术的患者皆有明显的颌骨萎缩，多数年龄较大，骨质弹性差；在进行神经移位手术中，需要在外侧开窗，进一步削弱了下颌骨的抗力性；植入的种植体通常需要部分进入到下颌体下缘的骨皮质，破坏了下颌体下缘骨皮质的连续性，也使下颌骨的抗力性下降；手术植入的种植体与颌骨的弹性模量不一样，在界面间存在应力集中，也是风险因素之一。

虽然存在下颌骨骨折的风险，但 Luna 等（2008）认为，总体来说骨折的发生率并不高，出现骨折后的处理也不困难，可通过口腔内切口方式，进行坚固内固定后获得愈合；术前对颌骨状况的认真评估和制订详细的手术方案，可有效减少发生骨折的可能。

3. 修复后种植体周炎　由于牙槽嵴的萎缩通常伴有附着龈的缺如，在不进行骨增量处理的情况下，重建附着龈通常较为困难，尤其是第一、第二磨牙区域，这种情况更为明显。缺少附着龈的种植体，在修复以后易并发种植体周炎。

4. 修复后牙冠较长　由于下颌后牙区牙槽嵴高度的吸收萎缩，颌间距离增大，而下牙槽神经移位术未做骨增量手术，所以虽然增加了牙根的长度，但是并不能修复颌骨本身的解剖外形，不能改善颌间距离，上部修复后可能会需要较长的牙冠。首先，美学效果较差，可通过增加牙龈瓷等方式改善美学效果；其次，增加了修复后出现机械并发症的风险，修复时在基台、饰面材料等的选择上应有所考虑。

第四节　挤压种植术

牙种植外科中达到种植体的初期稳定性，是成功的骨结合重要的先决条件。如果种植体无初期稳定性的话，在种植体骨结合进程中可能出现种植体的微动。Szmukler-Moncler 等（1998）提出，种植体的微动如果超过 150μm，将导致纤维包裹而非骨结合。

临床研究发现，牙种植在下颌有更高的成功率。在文献报道中，植入到上颌，尤其是上颌后牙区的种植成功率，则相对较低。由于上颌后牙区通常是Ⅳ类骨，临床上较难获得初期稳定性，所以这可能是该部位种植成功率相对较低的原因之一。

为了在骨质疏松时获得初期稳定性，有研究提出采用骨挤压的方式来增加初期稳定性。骨挤压的目的是通过挤压，使与种植体相邻的骨质更为致密，并且利用被挤压扩张的骨质弹性回复时的压力，使种植体稳定。Nkenke E 等（2002）采用骨凿挤压的方式，在兔股骨内植入种植体，并进行组织学观察发现，骨挤压的方式增加了松质骨内种植体的骨结合。但作者建议应进一步在更类似人类的大动物实验上证实。Kold S 等（2005）用狗的肱骨制备种植窝，观察骨挤压对存在间隙时的骨愈合方式的影响。试验分别用常规的骨钻方式或骨挤压方式，制备直径 8mm 的种植窝，植入 6mm 直径的种植体，这样种植体植入后周围有 1mm 的间隙。骨挤压制备方式是在骨钻制备至 5mm 直径时换成挤压制备至 8mm。测量种植窝的直径显示，常规的骨钻方式植入后，即刻种植窝直径保持原 8mm 无变化，骨挤压制备方式则缩小至原 8mm 直径的 83%，挤压移位的骨小梁有明显的反弹。研究结果显示，骨挤压明显增加了植入即刻、植入 2 周后的骨密度，以及 2 周和 4 周的种植体-骨结合率。

一、手 术 方 式

骨挤压可通过种植体的形状（长度，直径）及植入技术（小于种植体直径的钻孔，自攻丝）来实现。常用的骨挤压方式有三种。

1. 锥形/根形种植体挤压植入　García-Vives N 等（2009）研究证实，使用有一定锥度的种植系统，能够获得更高的初期稳定性。这种类型的种植体配套的骨钻，也是与植入的种植体相似的锥形设计，在种植窝制备后呈一上大下小的锥形，在种植体就位后，进一步旋转进入对种植窝产生挤压作用，从而获得初期稳定性（图 12-4-1）。

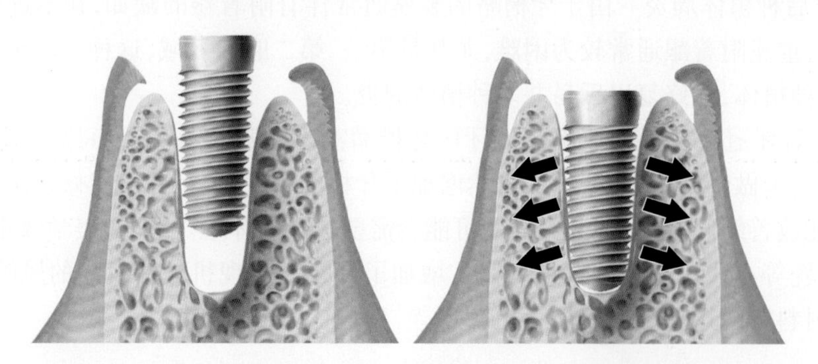

图 12-4-1　种植窝制备后呈一上大下小的锥形，在种植体就位后，进一步旋转进入，对种植窝产生挤压作用，增加初期稳定性

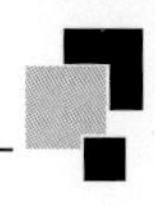

2. 种植窝直径应小于种植体直径　在常规的种植外科操作时，种植窝程序最后一个扩孔钻的直径一般小于种植体直径0.6mm左右时，植入种植体，这在大多数病例中能获得初期稳定性，但在骨质较疏松如上颌后牙区Ⅳ类骨时，较难获得初期稳定性。这种情况下有学者建议，可在预备到较常规程序小一号钻时，就直接旋入种植体，利用种植体本身大于种植窝直径在旋入时产生的挤压作用，获得初期稳定性。Turkyilmaz I(2008)发现在种植窝制备时，采用预备至小一号就植入种植体的方法，可增加种植体的初期稳定性。

3. 骨凿法挤压　在使用一较细的骨钻进行初步预备后，用略呈锥形的骨凿通过敲击楔入骨内对骨产生挤压作用，在使骨挤压致密的同时形成种植窝，在骨质极为疏松时甚至直接用略呈锥形的骨凿直接挤压进入。

二、骨挤压种植术式应用的相关问题

1. 骨挤压与血液循环的关系　虽然Kold S等(2005)的实验发现，挤压后种植体-骨之间的间隙由于骨的反弹可使种植体与骨之间接合更为紧密，并有助于骨结合的进程。但我们从其实验设计中可以看到，该设计在挤压后是植入一直径小于种植窝的种植体，在植入后即刻测量种植窝的直径缩小复位至挤压后直径的83%，种植窝直径仍大于种植体直径，也就是说，植入后骨组织已经没有压力。另外，挤压是在骨钻制备至小于最终直径的3mm时开始挤压，有可能这一挤压程度对骨的血供影响不大，并且其反弹复位又可进一步减小血供的影响，但在临床上要控制挤压到什么程度较为困难，实施骨凿挤压时又常是植入与骨凿直径相同甚至更大的种植体，这样就有可能影响骨的血供与骨愈合过程。

挤压必然导致骨的三维结构的改变，骨结构的改变可直接影响到种植体周骨壁的血液循环。Fanuscu MI等(2007)的研究采用人体类似上颌后牙区Ⅳ类骨的髂骨，采用骨凿挤压的方式植入种植体，观察发现挤压导致种植体周骨结构的明显改变，并且发现挤压植入的方式与常规骨钻方式相比，并没有明显增加初期稳定性。

由于在种植窝制备过程中，不可避免地造成骨的创伤，所以在植入后的骨结合进程中，骨的重建过程需要清除变性坏死组织。同时，在骨创及种植体表面纤维蛋白沉积，血小板、细胞因子、成骨细胞等进入进行重建，这些过程皆需要周边骨壁的良好血运。因此有理由认为，骨挤压可能导致种植体骨结合的延迟，甚至失败。Bashutski等(2009)结合临床病例，分析讨论了过度骨挤压与种植失败的关系，认为导致种植失败的原因之一，有可能是过度的骨挤压造成邻近骨的坏死。我们在临床上也发现，种植体植入旋入扭力过大时，即骨挤压的力度较大时，骨结合的时间延长，甚至失败。

2. 骨结合进程的研究进展　早期的种植体是单纯的机械光滑面，目前种植体的表面处理方式已经有了很大的进步，根据研究，植入体内时的骨结合进程也已经有了很大的不同，是否仍需要进行骨挤压来植入种植体值得商榷。

(1) 骨结合的成骨方式：牙种植体植入种植窝后，有两种不同的成骨方式，即接触成骨(contact osteogenesis)和距离成骨(distance osteogenesis)。接触成骨指成骨细胞直接在种植体表面沉积、增殖，形成新骨。Davies(2003)称之为新生骨方式(图12-4-2)。距离成骨指新生骨从原有的骨壁上向种植体方向生长，最后与种植体表面附着产生骨结合(图12-4-3)。接触成骨的骨形成速度较距离成骨的成骨速度快30%，并且经粗化表面处理的种植体有更为明显的接触成骨表现。

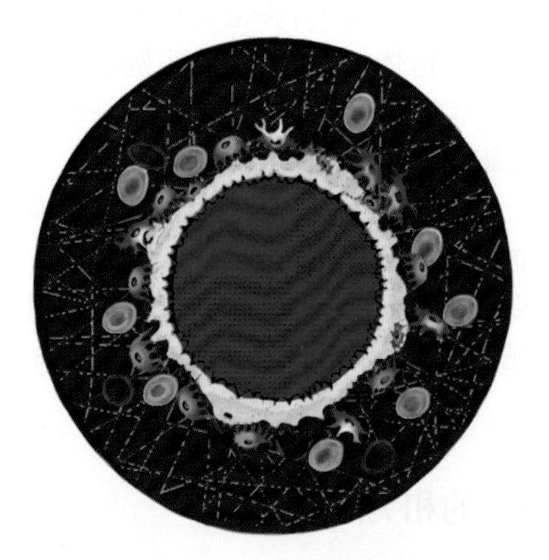

图 12-4-2 接触成骨示意图
成骨细胞直接在种植体表面沉积，生成骨样组织。

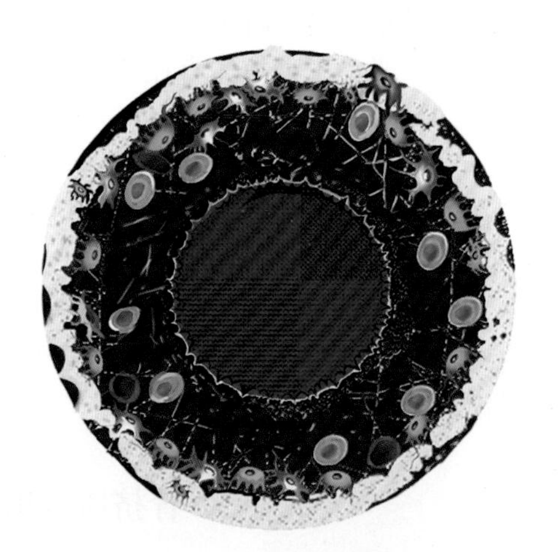

图 12-4-3 距离成骨示意图
新骨从受体骨面向种植体表面生长。

（2）初期稳定性与接触成骨：种植体的初期稳定性分为两类。在种植体植入种植窝时，种植体与牙槽骨之间通过机械性嵌合获得机械性稳定，这就是通常所说的初期稳定性；种植体植入后，随着骨结合进程，新生骨与种植体完成骨结合，种植体获得稳定，称之为生物稳定性或继发稳定性。初期稳定性与骨的受压坏死是一对矛盾的统一体，一方面，如果种植体不能获得足够的初期稳定性，就会在种植体与骨界面间形成微动，导致界面间形成纤维结缔组织；另一方面，如果过度强调初期稳定性，则可能导致骨过度受压，影响局部微循环及骨代谢，影响继发稳定性的建立。另外，在骨钻孔过程中，即便是最严格的外科手术操作，也会导致种植窝侧壁骨质不同程度的损伤，如果种植体与受到损伤的骨紧密相贴，则血浆及成骨细胞、细胞因子等无法在种植体表面沉积，不利于接触成骨。有研究观察到，在皮质骨紧贴骨面的螺纹部位，看不到早期骨形成。

通常情况下，在预备种植窝并植入种植体后，由于种植体邻近的骨壁实际上是刚刚受到损伤的骨组织，在愈合早期先是一个急性炎症反应，炎症细胞分泌进入骨创，清除受伤的骨组织；同时，骨组织的创伤激活了成骨过程，在各种细胞因子及成骨细胞的参与下，逐渐出现新骨的形成。早期的种植系统仅采用机械切削后的钛种植体即机械光滑面（turned surface）种植体，其生物学性能较差，接触成骨现象不明显，新骨主要由相邻骨壁向内生长，如果植入后种植体与相邻骨壁的距离过大，则易出现种植体一期愈合障碍，骨结合失败。目前，主流的种植系统通过不同的表面处理，生物学性能已有明显的改善，在植入骨内后，接触成骨的现象远较机械光滑表面的明显，新骨的形成是双向的，既有来自相邻骨壁向内生长的新骨，又有直接在种植体表面形成的新骨。而保证二者能够顺利进行的前提，就是要保护邻近骨壁的良好血运，所以目前的种植手术方式中，应注意避免过度的骨挤压。

根据以上的分析及我们临床应用的经验可知，挤压种植术主要应用于上颌后牙区Ⅳ类骨质时的种植。这是由于Ⅳ类骨质时骨小梁挤纤细疏松，挤压对血液循环的影响相对较小，产生副作用的概率较低，但是挤压手术本身是否有助于提高种植成功率及加快骨结合进程，目前尚缺少公认的客观可靠的实验依据。下颌骨皮质骨的顺应性较差，一般不易挤压成形，又由于其骨质通常较为致密，也不是挤压种植的适应证。另外，下颌骨与神经相邻部位是挤

压种植术的禁忌证，因为挤压有可能将骨小梁挤压进入下颌管，导致神经的损伤。

（吴轶群 张志勇 林 野 周 磊）

参考文献

1. 黄伟，张志勇，竺涵光，等. 应用腓骨肌瓣-种植体一期功能性修复下颌骨. 中华口腔医学杂志，1999(2)：15-17.
2. 孙坚，沈毅，李军，等. 上颌骨功能性修复中骨性支柱重建的生物力学分析. 中国口腔颌面外科杂志，2010，8(1)：34-39.
3. 沈毅，孙坚，李军，等. 上颌骨功能性重建中用钛植入体重建颧上颌支柱的生物力学研究. 中国口腔颌面外科杂志，2011，9(3)：198-203.
4. 吴轶群，张志勇，张志愿，等. ITI 种植体即刻植入血管化髂骨修复下颌骨缺损 12 例分析. 上海口腔医学，2005，14(2)：103-107.
5. 吴轶群，张志勇，张陈平等. 颧种植体植入及其辅助定位的探讨. 中华口腔医学杂志，2006，41(3)：140-143.
6. 吴轶群，张志愿，张志勇，等. 颧种植体在上颌骨缺损重建中的应用探讨. 上海口腔医学，2005，14(3)：210-214.
7. 吴轶群，张志愿，铁瑛，等. 颧种植体应用于双侧上颌骨缺损修复的生物力学分析. 中国口腔种植学杂志，2009，14(2)：125-126.
8. 吴轶群，张志愿，铁瑛，等. 颧种植体用于单侧上颌骨缺损修复的生物力学评价. 上海口腔医学，2008，17(3)：250-255.
9. 吴轶群，叶晨，张志愿，等. 双侧上颌骨缺损颧种植体修复的有限元分析. 中国口腔颌面外科杂志，2011，09(4)：271-275.
10. 张志勇. 中国种植外科学的回顾与进展. 口腔颌面外科杂志，2002，12(2)：98-100.
11. 张志勇. 种植与颌骨功能性重建. 中华口腔医学杂志，2006，41(3)：154-157.
12. 张志勇. 功能性颌骨重建与种植美学. 中国实用口腔科杂志，2008，1(6)：321-324.
13. 张志勇，邱蔚六，黄伟. 髂骨移植与种植体的临床研究. 中国口腔种植学杂志，1999(1)：34-36.
14. 张志勇，黄伟，孙坚，等. 血管化与非血管化移植骨同期种植的比较研究. 中国口腔种植学杂志，1997(03)：123-125.
15. BRÅNEMARK P I，GRÖNDAHL K，OHRNELL L O，et al. Zygoma fixture in the management of advanced atrophy of the maxilla：technique and long-term results. Scand J Plast Reconstr Surg Hand Surg，2004，38(2)：70-85.
16. BRUSCHI G B，SCIPIONI A，CALESINI G，et al. Localized management of sinus floor with simultaneous implant placement：a clinical report. Int J Oral Maxillofac Implants，1998，13(2)：219-226.
17. BUSER D，MERICSKE-STERN R，BERNARD J P，et al. Long-term evaluation of non-submerged ITI implants. Part 1：8-year life table analysis of a prospective multi-center study with 2359 implants. Clin Oral Implants Res，1997，8(3)：161-172.
18. CHANG Y M，COSKUNFIRAT O K，WEI F C，et al. Maxillary reconstruction with a fibula osteoseptocutaneous free flap and simultaneous insertion of osseointegrated dental implants. Plast Reconstr Surg，2004，113(4)：1140-1145.
19. CHEN X，WU Y，WANG C. Application of a surgical navigation system in the rehabilitation of maxillary defects using zygoma implants：report of one case. Int J Oral Maxillofac Implants，2011，26(5)：e29-e34.
20. CHRCANOVIC B R，PEDROSA A R，NETO CUSTÓDIO A L. Zygomatic implants：a critical review of the sur-

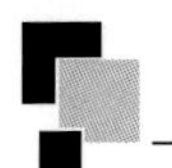

gical techniques. Oral Maxillofac Surg, 2013, 17(1): 1-9.

21. CHRCANOVIC B R, ABREU M H N G. Survival and complications of zygomaticimplants: a systematic review. Oral Maxillofac Surg, 2013, 17: 81-93.
22. FRODEL J L JR, FUNK G F, CAPPER D T, et al. Osseointegrated implants: a comparative study of bone thickness in four vascularized bone flaps. Plast Reconstr Surg, 1993, 92(3): 449-455.
23. FUGAZZOTTO P A, VLASSIS J. Long-term success of sinus augmentation using various surgical approaches and grafting materials. Int J Oral Maxillofac Implants, 1998, 13(1): 52-58.
24. KRAMER F J, DEMPF R, BREMER B. Efficacy of dental implants placed into fibula-free flaps for orofacial reconstruction. Clin Oral Implants Res, 2005, 16(1): 80-88.
25. SHIMIZU T, OHNO K, MATSUURA M, et al. An anatomical study of vascularized iliac bone grafts for dental implantation. J Craniomaxillofac Surg, 2002, 30(3): 184-188.
26. TIDEMAN H, SAMMAN N, CHEUNG L K. Immediate reconstruction following maxillectomy: a new method. Int J Oral Maxillofac Surg, 1993, 22(4): 221-225.
27. WANG F, MONJE A, LIN G H, et al. Reliability of four zygomatic implant-supported prostheses for the rehabilitation of the atrophic maxilla: a systematic review. Int J Oral Maxillofac Implants, 2015, 30(2): 293-298.
28. XIAOJUN C, MING Y, YANPING L, et al. Image guided oral implantology and its application in the placement of zygoma implants. Comput Methods Programs Biomed, 2009, 93(2): 162-173.
29. SZMUKLER-MONCLER S, SALAMA H, REINGEWIRTZ Y, et al. Timing of loading and effect of micromotion on bone-dental implant interface: review of experimental literature. J Biomed Mater Res, 1998, 43(2): 192-203.
30. NKENKE E, KLOSS F, WILTFANG J, et al. Histomorphometric and fluorescence microscopic analysis of bone remodelling after installation of implants using an osteotome technique. Clin Oral Implants Res, 2002, 13(6): 595-602.
31. KOLD S, RAHBEK O, TOFT M, et al. Bone compaction enhances implant fixation in a canine gap model. J Orthop Res, 2005, 23(4): 824-830.
32. GARCÍA-VIVES N, ANDRÉS-GARCÍA R, RIOS-SANTOS V, et al. In vitro evaluation of the type of implant bed preparation with osteotomes in bone type Ⅳ and its influence on the stability of two implant systems. Med Oral Patol Oral Cir Bucal, 2009, 14(9): e455-e460.
33. TURKYILMAZ I, AKSOY U, MCGLUMPHY E A. Two alternative surgical techniques for enhancing primary implant stability in the posterior maxilla: a clinical study including bone density, insertion torque, and resonance frequency analysis data. Clin Implant Dent Relat Res, 2008, 10(4): 231-237.
34. FANUSCU M I, CHANG T L, AKÇA K. Effect of surgical techniques on primary implant stability and peri-implant bone. J Oral Maxillofac Surg, 2007, 65(12): 2487-2491.
35. BASHUTSKI J D, D'SILVA N J, WANG H L. Implant compression necrosis: current understanding and case report. J Periodontol, 2009, 80(4): 700-704.
36. MARCO F, MILENA F, GIANLUCA G, et al. Peri-implant osteogenesis in health and osteoporosis. Micron, 2005, 36(7/8): 630-644.
37. DAVIES J E. Understanding peri-implant endosseous healing. J Dent Educ, 2003, 67(8): 932-949.
38. PULEO D A, NANCI A. Understanding and controlling the bone-implant interface. Biomaterials, 1999, 20(23/24): 2311-2321.
39. DAVIES J E. Bone bonding at natural and biomaterial surfaces. Biomaterials, 2007, 28(34): 5058-5067.
40. FRANCHI M, ORSINI E, TRIRE A, et al. Osteogenesis and morphology of the peri-implant bone facing dental implants. Scientific World Journal, 2004, 4: 1083-1095.

41. DEGIDI M, DAPRILE G, PIATTELLI A. Primary stability determination by means of insertion torque and RFA in a sample of 4135 implants. Clin Implant Dent Relat Res, 2012, 14(4): 501-507.
42. JIMBO R, TOVAR N, ANCHIETA R B, et al. The combined effects of undersized drilling and implant macrogeometry on bone healing around dental implants: an experimental study. Int J Oral Maxillofac Surg, 2014, 43(10): 1269-1275.
43. JENSEN O, NOCK D. Inferior alveolar nerve repositioning in conjunction with placement of osseointegrated implants: a case report. Oral Surg Oral Med Oral Pathol, 1987, 63(3): 263-268.
44. FERRIGNO N, LAURETI M, FANALI S. Inferior alveolar nerve transposition in conjunction with implant placement. Int J Oral Maxillofac Implants, 2005, 20(4): 610-620.
45. PELEG M, MAZOR Z, CHAUSHU G, et al. Lateralization of the inferior alveolar nerve with simultaneous implant placement: a modified technique. Int J Oral Maxillofac Implants, 2002, 17(1): 101-106.
46. JENSEN J, REICHE-FISCHEL O, SINDET-PEDERSEN S. Nerve transposition and implant placement in the atrophic posterior mandibular alveolar ridge. J Oral Maxillofac Surg, 1994, 52(7): 662-668.
47. VASCONCELOS JDE A, AVILA G B, RIBEIRO J C, et al. Inferior alveolar nerve transposition with involvement of the mental foramen for implant placement. Med Oral Patol Oral Cir Bucal, 2008, 13(11): e722-e725.
48. LUNA A H, PASSERI L A, DE MORAES M, et al. Endosseous implant placement in conjunction with inferior alveolar nerve transposition: a report of an unusual complication and surgical management. Int J Oral Maxillofac Implants, 2008, 23(1): 133-136.
49. VETROMILLA B M, MOURA L B, SONEGO C L, et al. Complications associated with inferior alveolar nerve repositioning for dental implant placement: a systematic review. Int J Oral Maxillofac Surg, 2014, 43(11): 1360-1366.
50. LOREAN A, KABLAN F, MAZOR Z, et al. Inferior alveolar nerve transposition and reposition for dental implant placement in edentulous or partially edentulous mandibles: a multicenter retrospective study. Int J Oral Maxillofac Surg, 2013, 42(5): 656-659.

第十三章 种植义齿修复

第一节 概 述

口腔种植学经历了漫长的发展历程，如今已进入了蓬勃发展的新时期。种植义齿(implant supported denture)是口腔种植学的主要内容之一，即采用人工种植体植入颌骨获取义齿固位支持的修复体，由手术植入颌骨内或黏骨膜下的种植体和暴露于口内的上部结构(superstructure)组成。这是口腔医学近代发展史上的一大创举，从根本上改变了传统义齿修复，翻开了口腔修复学的新篇章。种植义齿涉及多个学科和技术领域，是现代口腔修复学的重要组成部分，并成为发达国家口腔医学发展的标志。随着科学技术的进步，种植义齿逐渐被越来越多的人认识和接受。近年来，种植义齿的研究日益深入，应用范围逐渐扩大，临床应用越来越普及。同时，临床工作中的治疗原则显得尤为重要。

一、种植义齿的修复原则

种植体是种植义齿的基础，但不是目的。因此，种植体的植入设计方案(种植体的大小、尺寸、数目、部位、方向等)，应该根据种植义齿修复的要求和患者具备的相关条件拟定，在保护口腔组织健康的前提下，尽量延长种植义齿的健康及存留时间。种植义齿的修复原则包括以下三方面。

(一) 合理拟定修复治疗计划

在种植义齿修复治疗中，应该明确牙齿脱落的原因。严格把握种植适应证、禁忌证和相对禁忌证的原则。牙周病、咬合创伤或全身性疾病等引起的牙齿脱落，应该有系统性的治疗方案，并逐步实施，以保证种植义齿的修复建立在符合其个体特殊要求和生物力学原理的基础上，有效、稳定地恢复咀嚼功能。

(二) 达到形态自然、结构稳定、固位和功能良好

种植体与周围骨组织的骨结合程度，直接影响种植义齿的支持力。生理功能范围内的𬌗力，可保证种植体周的骨组织有良好的力学适应性。种植体在颌弓上的位置分布、植入方向和数目，是影响种植义齿修复效果的重要因素。颌弓(jaw arch)上种植体之间的连线形成种植义齿的支点线，固定式种植义齿的支点线可以呈直线、三角形或四边形支持面，后二者的稳定性较好。在相同的条件下，种植体的数目越多，支持力越大，每个种植体上承受的力量相对减小。呈圆柱或带一定锥度单根型的种植体与天然牙根结构有较大差别，

并因其缺乏牙周膜应力缓冲结构,故应适当减小种植义齿牙冠外形的颊舌径和牙尖斜度,以保证𬌗力方向尽量接近种植体的长轴,减小咬合力对种植体的侧向扭力,建立稳定协调的咬合关系。

全颌固定式种植义齿(complete fixed dentures supported by implants)的咬合设计应根据对颌牙情况而定。当对颌牙为全口义齿或 Kennedy(1925 年)第一类、第二类牙列缺损的可摘局部义齿修复时,应设计为平衡𬌗;而对颌牙为固定局部义齿、天然牙时,或 Kennedy 第三类、第四类牙列缺损修复时,应该设计为组牙功能𬌗。全颌覆盖式种植义齿(implant supported complete overdenture)应该按照单颌全口义齿的原则设计咬合。局部可摘式种植义齿的咬合设计为组牙功能𬌗。

(三) 有益于口腔软硬组织健康及种植体长期使用

口腔种植治疗应在不损伤口腔余留牙及口腔其他组织前提下,恢复缺失牙的功能及外形,重建口颌系统功能。种植义齿应恢复人工牙轴面的适当突度、外展隙、邻间隙,易自洁,固定式种植义齿的牙冠边缘密合,与相邻牙邻面触点接触良好,无咬合高点。

多个种植基台做联冠修复时,基台间必须拥有共同就位道,角度基台上的修复体功能尖应尽量位于或靠近种植体,减少非轴向力的影响。

总之,种植义齿修复设计中,应尽可能让𬌗力沿种植体长轴传导,并适当减小垂直向𬌗力,严格控制侧向力。实现个性化修复是种植义齿修复追求的最高目标。

二、种植义齿的分类

种植义齿一般根据固位方式进行分类,可分为固定式种植义齿和可摘式种植义齿。

(一) 固定式种植义齿

固定式种植义齿(implant supported fixed partial denture)的上部结构与基台间采用粘接剂粘固或通过固位螺丝连接固定,患者不能自行取戴,外形近似天然牙,配戴舒适,固位及支持力强,咀嚼功能恢复佳。该类义齿的上部结构分为单冠、联冠和固定桥三种方式。

(二) 可摘式种植义齿

可摘式种植义齿(implant supported removable denture)包括全颌(半颌)覆盖式种植义齿和局部可摘式种植义齿(implant supported removable partial denture)。

前者用于无牙颌患者,指在无牙颌上对称性地植入 2 或 4 颗种植体,或者在下颌正中植入 1 颗种植体。由于单纯使用种植体不足以支持固定全口义齿的固位和咀嚼功能,且骨组织吸收较多,单纯的牙冠修复不能恢复或改善颌面外形,需要采用树脂基托恢复缺失骨组织及面型的丰满度。全口覆盖式种植义齿的上部结构与种植体之间,依靠附着体连接,附着体包括杆卡、球帽、磁附着体和套筒冠固位体等。

局部可摘式种植义齿应用较少,常用于常规可摘局部义齿固位不良、种植体植入方向偏离原定位置、种植体数量不够等。

三、种植义齿与正畸联合治疗

牙列缺损伴有不同程度的错𬌗畸形,是口腔临床上常见的一类复杂病例。错𬌗畸形症状可能影响种植体的植入和上部结构修复，甚至限制种植方案的实施。反过来，要求正畸的错殆畸形患者常因缺牙过多而正畸治疗疗程长、疗效不理想或不能矫治。由于单纯采用传统的种植修复方式或正畸治疗，常不能获得满意的功能和美观治疗效果，因此针对此类临床难题，口腔多学科联合治疗已成为一种发展趋势，并日益受到重视。在修复前，对口内伴有错殆畸形的剩余牙列进行适当的正畸治疗，可恢复正常的牙弓形态及咬合关系，更好地发挥口腔功能，并能改善颌面部美观；对于缺牙过多的错殆畸形患者，可利用先期植入的种植体作为支抗，进行正畸矫治。

（一）错殆畸形对种植义齿修复的不良影响

临床上常见一部分牙列缺损患者伴有不同程度的错殆畸形症状。部分患者是缺牙前已经存在错殆畸形的情况；部分患者是牙齿缺失后，长期未修复，邻牙发生倾斜和移位，对颌牙伸长，牙弓内出现散在间隙，严重情况下还会出现咬合关系紊乱、垂直距离降低、颞下颌关节紊乱病等。错殆畸形对种植义齿修复的不良影响，主要体现在以下四个方面。

1. 无正常修复空间　由于邻牙倾斜移位和对颌牙的伸长，缺失间隙在近远中向和殆龈方向上的修复空间不够。这不仅影响修复体行使功能时的固位和稳定，而且影响种植体的植入，严重情况下还会限制种植义齿修复方案的实施。临床上，处理轻度修复间隙不足时，常采用调磨邻牙和对颌牙的方法，该方法的不足之处是可能产生继发龋和牙本质过敏的隐患；对于过度伸长的对颌牙，也采用将对颌牙根管治疗后磨除修复空间的方法。与这些传统的方法相比，正畸治疗在保存和保护健康牙体组织方面，具有其独特的优势。

2. 咬合关系紊乱对种植体稳定性的影响　由于种植体与骨的结合与天然牙有着本质的区别，因此在种植义齿的修复设计中，正确地恢复咬合关系，对种植体的功能和长期稳固十分重要。咬合关系影响着殆接触状态的稳定性和殆力的大小、方向，咬合因素对种植义齿的长期稳定性和修复体的成功率影响很大，咬合过载、非轴向力等因素可引起种植修复失败。

3. 对牙周健康和美观的影响　当邻牙向缺牙间隙内严重倾斜时，通过单纯调磨邻牙的近远中面进行种植义齿修复后，义齿冠部与倾斜牙之间的邻间隙过大，邻接不良，导致食物嵌塞和牙龈炎症。另外，种植体周龈乳头无法充满整个邻间隙，出现“黑三角”，若位于前牙区，则严重影响美观。

4. 对颞下颌关节的影响　部分错殆畸形患者，可能由于长期缺牙、偏侧咀嚼、垂直距离降低等原因，已经出现颞下颌关节紊乱病的症状。如果在修复缺失牙之前，不对牙列中的咬合关系进行综合调整和治疗，颞下颌关节的症状可能会更加严重，必然影响种植义齿修复后的咬合功能。

（二）正畸治疗优化种植修复条件

正畸治疗可开辟足够的种植义齿修复间隙，使种植方案的设计更灵活合理，确保修复后的咬合功能和美观效果，有利于种植体周组织的健康和种植体的长期稳定。这些方式包括：①竖直或复位牙齿；②改善缺牙间隙大小；③纠正反殆；④伸长或压低牙齿；⑤解除牙列拥挤；⑥调整牙根位置；⑦重建良好的垂直距离；⑧增大或减小覆盖、覆殆；⑨关闭牙间隙等。

值得强调的是，足够的种植修复间隙除包括上部结构所需的殆龈向和近远中向间隙外，还包括缺隙近远中邻牙牙根之间的种植体空间。临床常见近远中邻牙牙冠之间已开辟出足够间隙，但是影像学检查显示两邻牙牙根向缺隙侧汇聚，应当继续借助正畸力纠正两邻牙牙

根方向，使其相互平行或稍呈分散角度，才不会对种植体的植入造成阻碍。

（三）牙种植体在正畸治疗中的作用

对于缺牙较多、天然支抗牙不足的病例，牙种植体可以为正畸治疗提供稳定而可靠的支抗（图 13-1-1）。在种植体植入之前，口腔种植医师、修复医师和正畸医师会诊，通过诊断性模型排牙，根据日后人工牙的位置来确定牙种植体的植入位置。在牙种植体植入并达到骨性愈合后，将其作为正畸支抗移动牙齿，待正畸治疗完成后，进行种植义齿的永久修复。

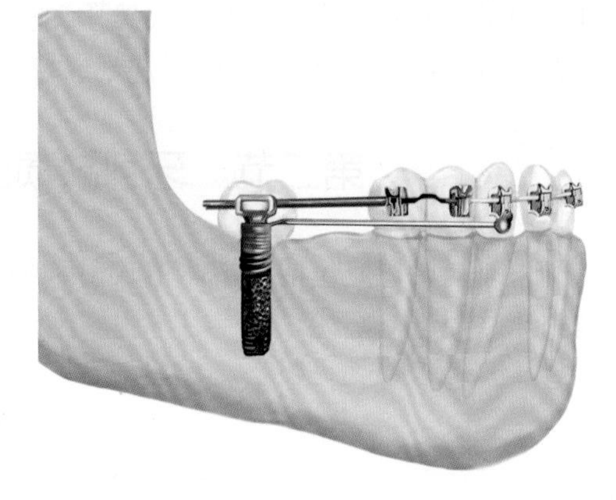

图 13-1-1　牙种植体支抗示意图

（四）正畸与种植义齿联合治疗方案的制订和实施

牙列缺损伴有错𬌗畸形的患者，在临床上属于较难处理的复杂病例，联合治疗计划的制订必须在口腔正畸医师、种植医师、修复医师、牙周医师等的共同参与下进行，综合考虑诸多因素，拟定个性化的联合治疗方案。首先，恢复牙弓的正常排列和咬合关系是首要考虑因素，这是与种植体长期稳定性关系最为密切的因素，也能最大程度地恢复咀嚼功能。其次，正畸治疗在配合种植义齿修复对牙的轴向、位置、间隙大小进行调整的过程中，必须在确定已恢复正常的咬合关系和开辟出足够的种植义齿上下部结构间隙前提下，才能去除正畸带环和托槽，结束正畸治疗。正畸科医师可以参考对侧同名牙、诊断性蜡型及影像学表现，决定合适的种植义齿所需间隙。实施联合治疗的步骤如下。

1. 治疗前准备　检查缺牙区软硬组织情况，余留牙牙体、牙周状况及有无倾斜、移位、伸长，磨牙关系，覆𬌗、覆盖，中线，牙弓形态等；拍摄全口牙位曲面体层片、X 线头影测量侧位片及 CT；制取研究模型等。根据口内检查情况、影像学检查和研究模型综合分析，制订个体化正畸种植联合治疗方案。

2. 正畸治疗和种植体植入　对先做正畸治疗，再进行种植义齿修复的患者，实施的步骤如下。首先，采用正畸矫治技术，排齐牙列，调整覆𬌗、覆盖、磨牙关系、中线，纠正各种不利种植的咬合关系，根据种植修复计划调整余留牙的位置和轴向，为种植义齿上下部结构开辟足够的近远中和𬌗龈向间隙。然后，在正畸治疗结束前或后，植入种植体。

对于以牙种植体为支抗进行正畸治疗的患者，先在缺牙区植入种植体，待种植体形成骨结合后，制作过渡性上部结构，在其上安置正畸治疗装置进行矫治，待正畸治疗完成后做永久上部结构修复。

3. 修复治疗及保持　根据患者情况，对缺牙区采用相应的单冠、联冠或桥修复。种植修复完成后定期复查，检查牙列情况，咬合关系，种植体、基台及修复体的稳定性，种植体周组织及清洁情况，同时根据影像学检查了解种植体周牙槽骨的吸收情况。

对于正畸与种植修复联合治疗的病例，保持方式的选择是因人而异的。一般情况下，在正畸结束后，即植入种植体，同时需要配戴带有人工牙的正畸保持器或直接利用带环和托槽弓丝固定保持，待种植体形成骨结合后，制作上部结构。修复完成后再次制作保持器，常规配戴 2 年以上。为了缩短疗程，在正畸治疗末期，一旦种植条件成熟，即可植入种植体，待种植体形成骨结合后，结束正畸治疗并立即开始修复治疗，修复后使用保持器 2 年以上。若植入的种植义齿能固定牙弓内所有天然牙,或牙弓内还存在其他形式的固定修复体,能起到类似永久保持器的作用,也可不使用常规保持器。

第二节　牙列缺损的种植固定修复设计

种植修复设计应包括种植体植入前和种植体完成骨结合后的修复,本节将根据种植治疗的临床路径进行阐述。

一、种植单冠修复设计

单颗牙缺失是牙缺失中最常见的病例,常见病因包括龋坏、外伤、先天性牙缺失。单颗牙缺失因缺牙原因、部位及功能的不同,在采用种植修复时须认真考虑,尤其是某些特殊的因素要特别重视,例如:牙纵折导致的牙缺失,应特别注意咬合设计,仔细分析局部种植体的骨结合情况、𬌗关系、咬合习惯,是否有非功能性咬合等。本节将分前牙区和后牙区分别论述。

(一) 前牙区单颗种植修复设计

牙缺失后采用单冠修复,是最符合生理性牙弓形态及功能的要求设计。由于前牙缺失将明显影响患者的美观、发音、切割功能,患者一般希望尽早修复,缩短缺牙时间。前牙区单颗种植牙冠修复主要用于植入区牙槽骨密度、高度及宽度能够保证种植体、基台的支持力和单冠修复的空间位置,如上颌切牙在水平向(唇向突度)、垂直向(𬌗龈向)能获得足够的空间恢复正常的牙弓外形。因此,前牙区的覆𬌗、覆盖关系也是十分重要的影响因素,如果缺牙区的骨量不够,需要先期或同期进行植骨,以保证种植体的位置和方向能够满足美观和健康的要求。在进行修复设计时应注意以下五个方面。

1. 前牙修复涉及牙冠形态和突度,应依据局部骨密度、形态及相邻牙的外形突度,确定种植体植入位点。尽量将种植体植入位点定位于缺牙区牙槽嵴的中部,保证唇腭侧骨壁厚度,一般要求 1.5mm 以上,否则会造成该区域因应力集中而容易引起骨吸收。由于前牙缺失后,龈乳头区下方呈峰状的骨嵴迅速吸收(有牙侧骨量丢失小于无牙侧),龈乳头逐渐消失,可采取外科组织整形或暂时修复体挤压塑形。同时,龈乳头区的美学效果,受邻牙牙冠形态的影响,方形牙冠龈乳头间隙美观影响最小,卵圆形牙冠次之,尖形牙冠影响最大,最难恢复。

2. 基台应注意选择抗旋转性能强的,如采用钛合金基台。完成牙冠固定之前,应将基台固位螺丝(中央螺丝)旋紧力达 25~30N · cm,或根据种植系统的要求力度进行。

3. 由于前牙的冠根呈一定的弧度,为保证牙冠形态及色泽的自然美观,前牙基台常采用角度基台。角度基台应控制在 30°以内,如大于 30°,则冠修复体的切割功能要尽量减小,以避免侧向力的不利影响。种植体基台的唇面应余留 1.5~2.0mm 间隙,基台切端余留 1.0~1.5mm 空间,保证冠修复体唇侧和切端的材料厚度、强度和自然色泽。

4. 咬合关系为深覆𬌗时,在保证与邻牙协调的前提下,单冠修复应尽量加大覆盖,减少或消除前伸运动的𬌗障碍,减轻侧向力的影响。

5. 为保证冠修复体唇侧龈缘的美观,可视龈缘组织厚薄,选择种植体的肩台呈平面状

或抛物线状，并位于龈缘下 1~2mm。但是不同年龄的患者外形修复有区别，未成年人的外形修复受邻牙影响大于成年人。

（二）磨牙区（后牙区）单颗种植修复设计

后牙区单颗牙缺失常见于龋病、牙纵折拔除等，常见于第一磨牙及前磨牙。由于该部位的牙缺失时间常常较长，牙槽嵴顶位置常位于原有天然牙的腭侧。上颌磨牙区的上颌窦及下颌的下牙槽神经等重要解剖结构，常常使种植体的植入位置、种植体长度、基台的高度等受到影响。一般在𬌗龈距和近远中距均≥5mm 时，建议采用单颗种植固定修复设计。

1. 修复中应注意依据牙弓及缺牙区牙槽嵴宽度定位种植体植入位点，保证种植体周骨壁厚度，有效传导、分散𬌗力。

2. 基台抗旋转性（antirotation）能强，如采用钛合金基台。基台中央螺丝旋紧力应达 30~35N · cm。基台角度≤15°。基台高度<4mm 时，应选用螺丝固位修复。

3. 单冠修复体的功能尖，应位于种植体上方或尽量靠近种植体。适当缩小牙冠颊舌径，降低牙尖斜面，尽量使𬌗力轴向传导。

牙冠龈边缘尽量位于龈上，以减少菌斑附着和牙石形成，便于清洁。

牙冠颊舌面外形与邻牙协调，适当减小突度，避免牙冠颈缘形成倒凹区，造成食物囤积。牙冠𬌗面咬合接触区呈面接触。邻面接触点恢复尽量位于𬌗 1/3，并适当加大外展隙。由于磨牙区𬌗力大，易发生崩瓷，尤其是第二磨牙区，该区域牙弓的挠曲性大于第一磨牙区，牙冠可设计为金属𬌗面修复。

二、种植联冠和固定桥修复设计

当牙列缺损，尤其是 Kennedy 第一类、第二类时，采用种植体固位修复，可从根本上解决游离端缺失修复义齿下沉压痛、固位差的问题。当种植体数量因种植区条件不良或患者经济条件限制，不一定能将每个缺牙位都植入种植体时，可采用固定桥的设计。种植联冠和固定桥修复设计可增加修复体强度，降低侧向力的不利影响，间接地减少基台固位螺丝的松动率和种植体机械结构的破损率。

1. 在种植联冠和固定桥修复设计中，应依据牙弓弧度、缺牙区牙槽嵴宽度及𬌗力分布平衡要求，定位种植体植入位点。

2. 应注意选择抗旋转性能较强的基台，如采用钛合金基台。基台中央螺丝旋紧力应达 25~35N · cm。角度基台应控制在 15°~20°以内。基台高度<4mm 时，应选用螺丝固位。基台与基台间须有共同就位道。应尽量避免将天然牙与种植体联合修复。尖牙区的联冠或固定桥修复应避免过大扭力。

3. 前牙区应呈浅覆𬌗、浅覆盖的关系。修复体的功能尖应位于种植体上方或尽量靠近种植体。减小桥体盖嵴部面积。适当缩小牙冠颊舌径，降低牙尖斜面，尽量使𬌗力轴向传导。牙冠龈边缘尽量位于龈上（除前牙区外），减少牙石附着，便于清洁。牙冠颊舌面外形与邻牙协调，适当减小突度，使食物自然溢出。咬合接触区呈面接触。邻面触点恢复尽量位于𬌗 1/3，适当加大外展隙。由于磨牙区易发生崩瓷，可设计为金属𬌗面修复。

三、种植修复的固位方式与选择

获取良好、持久的固位力,不妨碍咀嚼、美观,是选择固位方式的基本原则。目前种植体基台结构有两类:①实心基台(rigid abutment),只能采用粘接固位(cemented retention);②非实心基台(nonrigid abutment),可采用螺丝固位(screw retention)和粘接固位两种方式。

1. 粘接固位　用粘接剂将冠修复体与基台粘固,用于基台高度≥4mm 或开口度小、难以实施螺丝固位的患者。

2. 螺丝固位　由于临床牙冠偏短、缺牙区对颌牙伸长或牙龈厚度过厚,殆间间隙小,基台高度<4mm 时,应选择螺丝固位修复。由于牙受力是多方向的,所以固位螺丝的松动时有发生,应定期复查,尽量减轻咬合侧向力,紧固螺丝,降低异常骨吸收和崩瓷。固位螺丝孔应尽量避开功能尖位置和美学区域。钛合金基台和中央螺丝的抗旋转性能较强。

第三节　无牙颌的种植覆盖义齿修复

种植覆盖义齿(implant supported overdenture)是利用植入颌骨内的种植体提供固位和支持,修复缺失牙、缺损组织的解剖形态和功能,且患者可以自行摘戴的修复体。无牙颌的种植覆盖义齿修复,通常应用于牙槽骨严重萎缩吸收,采用传统全口义齿修复方法达不到理想固位、稳定效果的情况。这种修复方式需要借助于植入颌骨内并获得骨结合的种植体,以及附着于其上的附着体来为全口义齿提供固位、支持和稳定。经过几十年的发展和完善,利用种植体来辅助全口义齿固位,已经成为一种较为成熟的修复方法,并逐渐成为无牙颌修复的常规手段。

无牙颌的覆盖式种植义齿修复,有多种不同的义齿设计和修复方式。依据其支持方式的不同,既可以设计为黏膜支持式,也可以设计为种植体与黏膜组织混合支持式,还可以设计为完全由种植体支持的形式。依据所选用的附着体不同,既可以设计为球附着体固位的方式、也可以设计为杆附着体固位的方式,还可以设计为磁附着体固位、套筒冠附着体固位的方式。因此,了解无牙颌的分类和种植覆盖义齿的设计原则,合理选择修复体的支持方式,合理应用附着体,掌握临床基本操作步骤和常见的并发症的处理,是很有必要的。

一、无牙颌的分类

有很多学者都提出过无牙颌的分类方法。由于各自的出发点不同,分类的方法也不同。1979 年,Atwood D A 针对无牙颌剩余牙槽嵴吸收的程度,分六类描述了牙槽嵴吸收的特征。1982 年,Kent J N 也提出了一种无牙颌分类,针对无牙颌牙槽嵴的羟基磷灰石重建及传统义齿修复而设计。这一分类认为无牙颌上的所有区域的变化都是一样的,而没有强调骨吸收或缺损所导致的各区域之间的差异,对种植义齿的修复设计没有指导意义。1985 年,Lekholm 和 Zarb 针对上下颌骨萎缩程度,提出了以颌骨质量为主的分类方式,但该分类只针对上颌前部和下颌骨,而且是以固定式种植义齿修复设计为基础的分类。1987 年,Misch 和 Judy 提出了包含有不同部位的牙槽骨吸收或缺损亚类的全口无牙颌的分类。Misch 分类既

反映了无牙颌牙槽骨的体积大小也可以反映不同位置的骨量差异。这一分类使得在对全口无牙颌患者进行种植体支持的修复体设计时,更加系统化。

Misch 分类将上下全口无牙颌分为三个区段。在下颌,将两侧第一前磨牙到磨牙后垫的区域,分为左、右侧后牙区;将一侧的第一前磨牙到另外一侧的前磨牙,即双侧颏孔之间的区域,分为前牙区。在上颌,双侧的后牙区起于第二前磨牙近中,止于上颌结节的后缘,这一区域内上颌窦底位置的改变,会影响种植的可用骨高度;上颌前牙区是在双侧第一前磨牙之间的区域,通常位于上颌窦的前部(图 13-3-1)。然后,牙槽骨的亚类依据每个区段内牙槽嵴的骨量多少来决定。A 亚类牙槽嵴,表示牙槽骨高度和宽度均充足;B 亚类牙槽嵴,表示牙槽骨高度和宽度均适量;C 亚类牙槽嵴,表示牙槽骨的高度或宽度不足;D 亚类牙槽嵴,表示牙槽嵴已经完全吸收,上颌窦底区域的牙槽骨少于 2mm,下颌的下颌管上缘已经位于牙槽骨的表面。在这一分类方式中,牙弓的三个区段独立评价,因此出现包括 1 种、2 种或 3 种不同亚类的全口无牙颌类型。

1. Ⅰ型无牙颌　在牙弓的三个解剖区段内,牙槽骨的骨量是一样的。在Ⅰ型无牙颌中有四个不同的亚类。

(1)Ⅰ型 A 亚类牙槽嵴:在牙弓的三个区段内牙槽骨高度均充足(图 13-3-2),不需要进行任何骨增量手术,就可以完成种植体植入手术。该亚类可以满足种植体支持的固定修复体设计的要求。

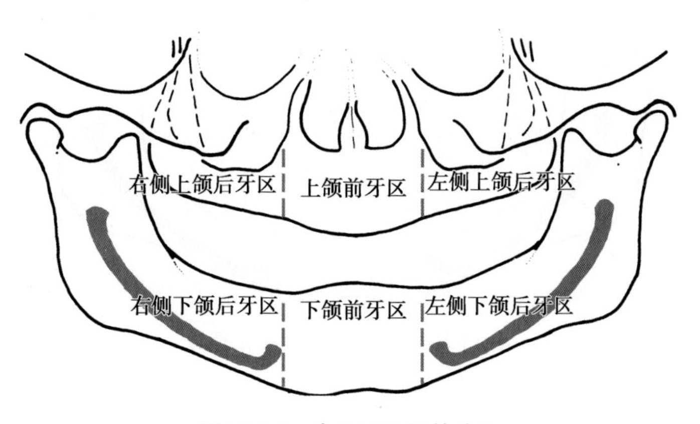

图 13-3-1　全口无牙颌的分区

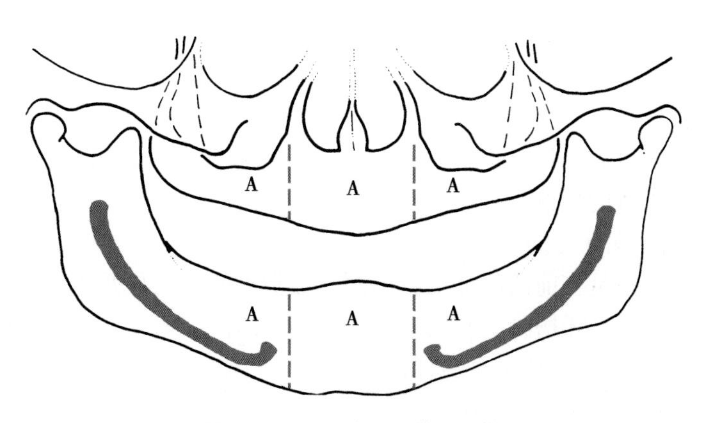

图 13-3-2　Ⅰ型 A 亚类无牙颌

（2）Ⅰ型 B 亚类牙槽嵴：牙弓的三个区段内的牙槽骨适量。对于这一亚类，在前牙区往往需要做骨增量手术，才能达到Ⅰ型 A 亚类牙槽嵴的标准，植入标准直径的种植体，并获得好的美学效果。在上下颌的后牙区可以植入窄直径的种植体。骨扩张的骨增量技术可能更适合于上颌，特别是那些希望做种植固定修复和对颌为天然牙的患者。如果应力因素很大，则还需要对后牙区的两侧进行骨增量，并增加后牙区种植体的直径。

（3）Ⅰ型 C 亚类微小宽度（minue width，C-w）牙槽嵴：无牙颌牙槽骨宽度不足。如果患者愿意接受种植体支持的覆盖义齿，可以通过骨增量手术增加牙槽嵴宽度。将 C-w 变为 C-h，随后的治疗计划按照 C-h 的治疗方案实施。如果患者要求做种植体支持的固定修复，则需要进行上置法骨块植骨手术，修复牙槽嵴到 A 亚类。

（4）Ⅰ型 C-h 亚类牙槽嵴：全牙弓的牙槽骨都严重吸收、骨高度不足（图 13-3-3）。由于后牙区没有合适的骨高度，会导致最终修复体的临床牙冠高度过大，不符合全口种植固定修复的要求。因此，采用种植覆盖义齿修复是最理想的修复方法，可以达到减少殆力的作用。适合在牙弓前段植入种植体，修复体的设计采用前端部分种植体支持，而牙弓后端为牙槽骨及软组织支持的混合支持形式。如果仍不能达到义齿所需的固位力和稳定性，则可以在上颌窦底提升术后植入种植体，或选用短种植体，合并使用附着体来改善。

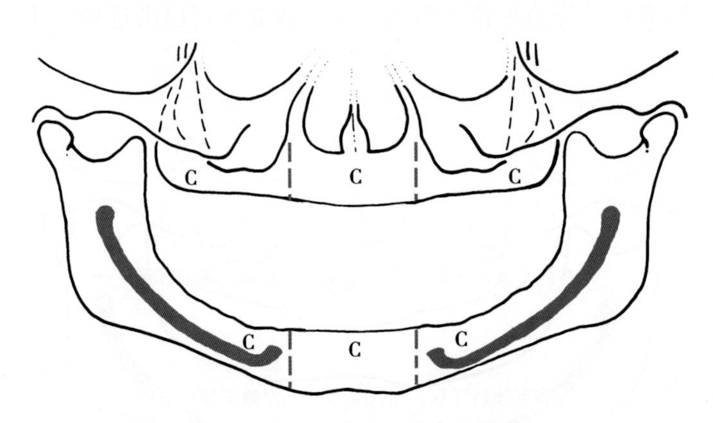

图 13-3-3　Ⅰ型 C-h 亚类无牙颌

（5）Ⅰ型 D 亚类牙槽嵴：牙槽骨已经完全吸收，上颌窦底区域的牙槽骨少于 2mm；在下颌，下颌管上缘已经位于牙槽骨的表面（图 13-3-4）。这类无牙颌的解剖条件，对传统全口义齿或种植修复都是一个极大的挑战。但是，这类患者往往有更强烈的愿望要求改善修复体的固位。医师应该对治疗结果和风险因素进行评估，并与患者进行充分交流。对于这一类的无牙颌，种植体将被植入到颌骨前部。但是，由于严重的颌骨吸收，颌间高度也随之增加，导致修复体的冠高度过大。另外，由于牙槽骨变薄，在种植体植入时和种植体失败脱落后，可能会导致下颌骨骨折的严重并发症。

2. Ⅱ型无牙颌　在牙弓的三个解剖区段内，牙槽骨的骨量不一样。两侧后端的牙槽骨高度、宽度基本相同，但是与前段的牙槽骨不同。最常见的情况是两侧后端的骨量较牙弓前段的牙槽骨量少。在Ⅱ型牙槽骨上有前牙区和后牙区的两个亚类。在记录时常将前牙区的亚类符号排在Ⅱ型的后面，然后记录后牙区的亚类。例如，在下颌前牙区为 A 亚类，后牙区为 C 亚类，被记为Ⅱ型 A，C 亚类牙弓。

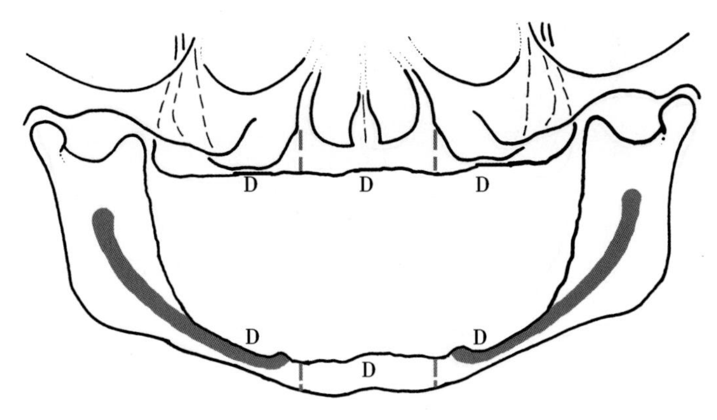

图 13-3-4　Ⅰ型 D 亚类无牙颌

（1）Ⅱ型 A，B 亚类：前牙区为 A 亚类，骨高度和骨宽度均充足；而后牙区为 B 亚类，骨量适量（图 13-3-5）。通常在前牙区适合植入大直径的根型种植体来支持修复体，而在双侧后牙区植入窄直径的种植体。如有可能，可通过骨增量手术将后牙区 B 亚型变为 A 亚型，例如采取上置法植骨的骨增量技术。

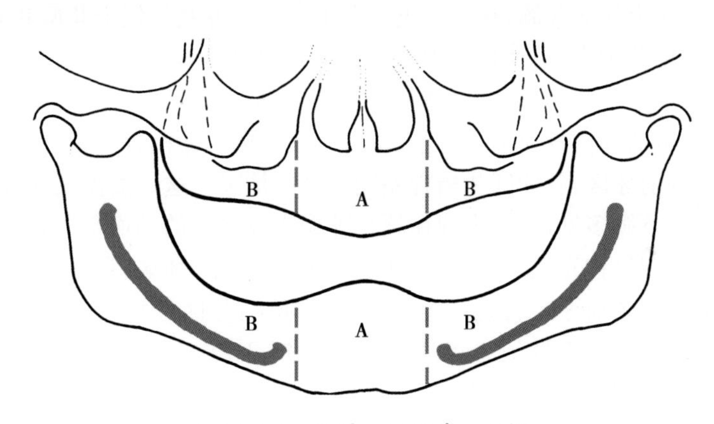

图 13-3-5　Ⅱ型 A，B 亚类无牙颌

（2）Ⅱ型 A，C 亚类：前牙区为 A 亚类，骨高度和骨宽度均充足；而后牙区为 C 亚类，牙槽骨有吸收。这一类无牙颌的治疗模式，是在牙弓前端植入种植体，设计混合支持式种植覆盖义齿。在上颌，如果修复体设计需要后端支持，可采取上颌窦底提升术和骨内种植体植入的联合治疗方案。下颌骨的骨密度要优于上颌骨，通常不需要后端种植体支持。但是，如果患者为方圆形牙弓或对颌为天然牙，后端种植体支持也是需要的。

（3）Ⅱ型 A，D 亚类：前牙区为 A 亚类，骨高度和骨宽度均充足；而后牙区为 D 亚类，牙槽骨有严重吸收。这一类型并不常见，偶发于上颌。其治疗方案与Ⅱ型 A，C 亚类相同。上颌进行上颌窦底提升术并植入种植体，下颌仅在前端植入种植体或合并后端的自体骨移植，是最常见的治疗选择。

（4）Ⅱ型 B，C 亚类：前牙区为 B 亚类，骨量适量；而后牙区为 C 亚类，牙槽骨有吸收（图 13-3-6）。有两个可能的治疗选择。如果解剖条件允许，先通过骨增量手术将前段的 B 亚类改变为 A 亚类；然后，按照Ⅱ型 A 亚类的治疗方案进行治疗。如果在牙弓前端进行骨增量

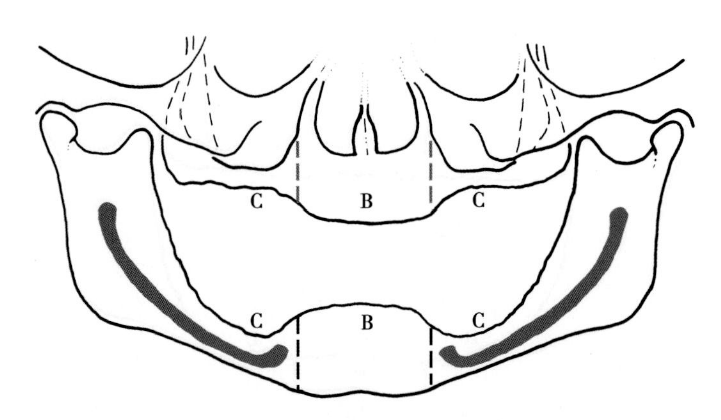

图 13-3-6　Ⅱ型 B,C 亚类无牙颌

手术后,仍不能获得足够的骨高度而达到升级的目的,可以通过后端的上颌窦底提升术来改进后端的亚类,而将整个牙弓按照Ⅰ型 B 亚类或Ⅱ型 B,A 亚类的方案治疗。上置法植骨手术较上颌窦底提升术少用。

(5)Ⅱ型 B,D 亚类:前牙区为 B 亚类,骨量适量;而后牙区为 D 亚类,牙槽骨有严重吸收。这种类型可见于上颌无牙颌,在下颌很少发生。治疗方案类似于Ⅱ型 B,C 亚类,不同之处是后牙区的骨移植范围更广,在种植体植入和修复重建之前,需要更长的时间来恢复。

3. Ⅲ型无牙颌　两侧后牙区的牙槽骨形态差别非常大,可以是一侧的牙槽骨形态正常、骨量充足,而一侧的牙槽骨缺损很严重;也可以是一侧的牙槽骨适量,而另一侧牙槽骨严重吸收;也可以出现前牙区、后牙区牙槽骨差别很大的情况。这一类型的无牙颌较前面的两型少见,且在上颌较下颌多见,常常出现在颌骨肿瘤术或严重的颌面部外伤以后。在记录这一类型的无牙颌形态时,首先记录前牙区,然后记录右侧的后牙区,最后记录左侧的后牙区。因此,当一个患者的上颌前牙区有充足的骨组织,右侧后牙区骨量适中,而左侧后牙区牙槽骨严重吸收时,记录的方式为Ⅲ型 A,B,D 亚类(图 13-3-7)。当前牙区有牙槽骨吸收,记录为 C 亚类,右侧有严重吸收,记录为 D 亚类,左侧有中度吸收,记录为 C 亚类时,这样的无牙颌记录为Ⅲ型 C,D,C(图 13-3-8)。

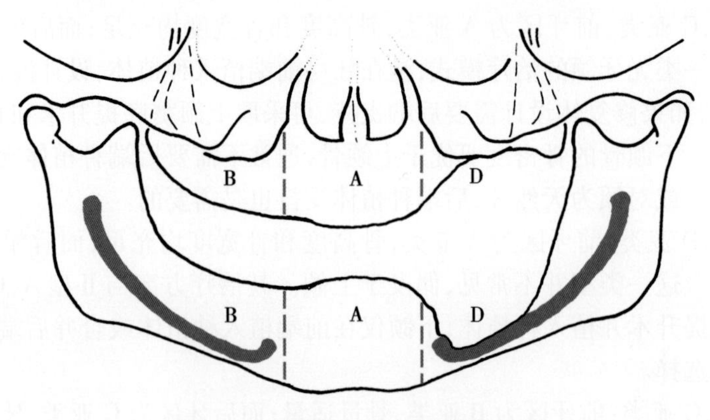

图 13-3-7　Ⅲ型 A,B,D 亚类无牙颌

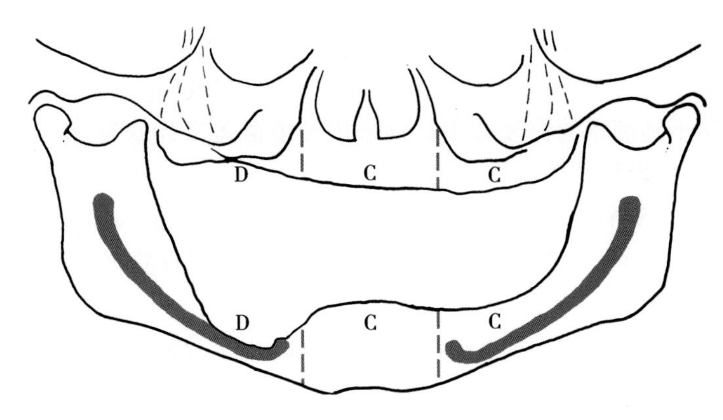

图 13-3-8　Ⅲ型 C，D，C 亚类无牙颌

Misch 的无牙颌的分类既记录了整个牙弓的外形特点，又较详细地记录了每个区域之间的骨量，以及与其他部位的差别。这一分类为无牙颌的种植义齿的设计、手术方案的制订，以及修复体的设计提供了参考。

二、无牙颌种植覆盖义齿的适应证及优缺点

（一）种植覆盖义齿的适应证

种植覆盖义齿是无牙颌患者修复时较常选择的一种修复方式，适用于绝大多数无牙颌患者，常见的适应证如下。

1. 无牙颌牙槽骨严重吸收，原来所配戴的全口义齿失去固位和稳定的患者。

2. 无牙颌牙槽嵴吸收较多，采用种植固定修复难以恢复美观及发音，需要通过覆盖义齿的基托来支撑组织的患者。

3. 无牙颌牙槽骨严重吸收，牙弓上适合种植体植入的部位较少，只能植入少量种植体的患者。

4. 无牙颌牙槽骨严重吸收，导致上下颌关系不协调，需要通过覆盖义齿来调整的患者。

5. 全身健康状况及经济条件不能耐受复杂的种植手术及高额手术费用的患者。

6. 不能自己完成固定义齿的清洁和维护的患者。

（二）种植覆盖义齿的优点

1. 与天然牙覆盖义齿比较，种植覆盖义齿种植体的位置和数量可以预先设计。此外，覆盖义齿的基台是金属部件，避免了天然牙牙根的继发龋问题，可以健康、稳固地提供良好的支持和固位。所以，其相关治疗效果和风险因素是可以预测的。

2. 种植体植入的部位，由于有种植体的存在，其周围剩余牙槽嵴的骨吸收会降低。

3. 种植覆盖义齿相对固定修复而言，义齿基托部分为唇、颊和颌面部软组织提供了良好的支撑，能获得良好的美学效果，而且使义齿的人工牙能够安放在最佳的美学位置。

4. 种植体覆盖义齿的附着体为义齿的固位提供了保证。

5. 种植体覆盖义齿的咀嚼效率比普通全口义齿高，大约提高 20%。

6. 覆盖义齿的稳定性相对传统的全口义齿得到极大的改善。如果提供足够的种植体

支持,修复体会获得完美的支持、稳定和固位。

7. 种植体覆盖义齿可以减小修复体基托面积和范围。

8. 肿瘤切除术和外伤造成的软硬组织缺损的患者,在戴用全口义齿时,由于不能获得足够的固位力而达不到满意的修复效果。而采用种植覆盖义齿修复,由于得到了附着体的辅助固位,因此修复效果得到极大提高。

9. 可以依据口腔的解剖条件,灵活地选择种植体的数量和植入部位。

10. 易摘下义齿进行清洁维护。防止患者在咀嚼时引起食物嵌塞,也便于对种植体周进行探诊。

11. 种植覆盖义齿可以在患者睡觉的时候取下,减少了夜间𬌗功能异常引起的损伤,减少了种植体的应力分布。

12. 价格相对较低。

(三)种植体覆盖义齿的缺点

1. 修复体要经常取戴,使用不便,且不能满足部分要求固定修复患者的要求。

2. 对无牙颌的𬌗间距离有一定的要求。在没有充足的𬌗间距离时,修复体制作困难。单颌覆盖义齿修复时,从牙槽嵴顶到𬌗平面之间留的距离应有 10~12mm,才能容纳修复体的上部结构、人工牙和充足体积的基托树脂;同时为制作义齿预留调改空间,还为附着体、软组织和口腔卫生维护提供空间。

3. 球附着体和杆附着体在使用一段时间以后,磨损会导致固位力下降,需要定期更换。

4. 当覆盖式种植义齿设计为黏膜支持或混合支持时,后牙区受到𬌗力的作用,存在持续性骨吸收的问题。

5. 食物嵌塞。覆盖义齿容易使食物碎屑滞留在种植体、杆附着体下,需要定期维护。

三、无牙颌种植覆盖义齿的设计原则

(一)种植覆盖义齿的运动

1. 运动方式　种植覆盖义齿在行使功能时,受到咀嚼运动的𬌗力,以及唇颊肌和舌运动时的侧向力,而出现运动。由于覆盖式种植义齿所使用的种植体数量不同、修复体的支持方式不同、选择的附着体不同,其运动的方向和运动的范围也大不相同。固定式种植义齿完全由种植体支持,稳定性很好,不会出现修复体的运动。传统的全口义齿是由黏膜和牙槽骨提供支持,受力时均匀下沉,运动方式是单一的垂直向和侧向运动。这两种修复方式中,修复体的运动相对简单。

种植覆盖义齿的运动方式则较为复杂,既有完全由种植体支持的设计,也有种植体和黏膜组织混合支持的设计,还有完全由黏膜组织支持的设计。其修复设计的多样性,导致运动方式的多样性。很多在种植覆盖义齿上出现的并发症,是因为对种植覆盖义齿的固位、支持和稳定缺乏了解。

2. 运动类别　Misch 对种植体支持的修复体进行了分类,其中,修复体的运动方向是主要的评价指标。如果覆盖义齿在行使功能时没有运动,就划分为 PM-0(prosthesis movement 0),这种种植覆盖义齿的支持方式和种植固定修复体是一样的。如果覆盖义齿有铰链运动,即有𬌗向和龈向运动,可以划分为 PM-2;有根向和铰链运动的定义为 PM-3;PM-4 则有 4 个方向的运动;PM-6的义齿则可以向近中向、远中向、唇颊向、舌腭向、殆向、根向等6个方向运动。

3. 运动方式与附着体　附着体作为种植覆盖义齿的固位装置,本身的结构设计决定了运动的方式。有些附着体没有任何方向的运动,多用于不需要运动的修复体上,例如切削杆附着体就多应用于种植体支持式的覆盖义齿。有些附着体可以有1~6个方向的运动,如殆向、龈向、唇颊向、舌向、近中向和远中向,常应用于有多个运动方式的覆盖义齿上。例如球附着体可以有多个方向的运动,多应用于附着体少、黏膜支持的覆盖义齿上;圆形杆卡可以做铰链运动,多应用于连接牙弓前段的种植体。由于覆盖义齿运动的原因主要是受到殆力和侧向力,而应用的附着体类型、部位和数量又可以辅助或限制覆盖义齿的运动。因此,修复体运动方式与附着体应用是相互影响的,需要分别评估,并合理应用。

在进行覆盖式种植义齿设计时,要依据患者无牙颌的解剖条件、种植体的数量、附着体的类型、对颌牙的情况来设计。在设计时,就要考虑义齿的运动方式,种植体和附着体是否能满足义齿支持、固位和稳定的要求。修复体安装完成以后,需要对它的运动方式进行评估。如果修复体在种植体上安装以后是稳定的,且在功能状态下没有动度,这种移动度就被认为是PM-0,而不管使用的是何种附着体。例如,球附着体可以向6个方向移位,但是如果4个球附着体安放在弓形的固定连接杆上,修复体在这样的球附着体上没有任何方向的运动,那么这种修复体就定义为PM-0。

在应用杆附着体时,所选用的杆为圆形杆或卵圆形,修复体可以以连接杆为铰链轴,做铰链式运动。这种铰链式修复体可以在殆向和龈向2个方向运动(图13-3-9)。Hader是圆形的杆附着体,其运动方式更加灵活。

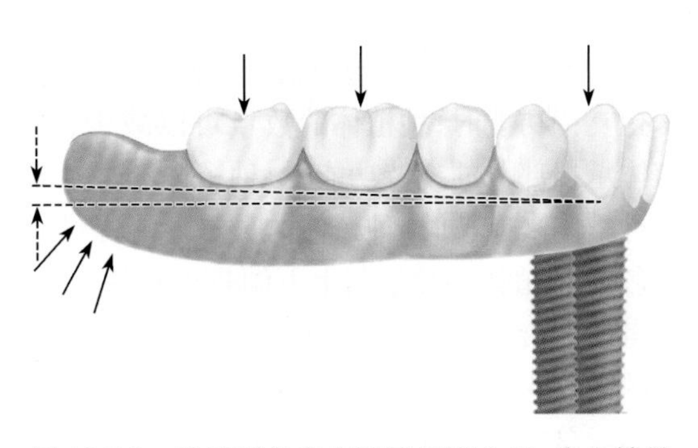

图13-3-9　种植覆盖义齿后牙区受力时,产生铰链运动,修复体远端下沉

磁附着体最常用于PM-4的修复体上,优点是它对种植体没有侧向的压力。但是在这种情况下,种植体常常是独立的,不能用连接杆将其连接在一起。如果它们被上部结构连在一起,修复体的运动范围就会减小。单独的磁附着体能给修复体提供良好的固位,但是对修复体的稳定性没有改善。磁附着体由于体积小和固位力强等特点,得到广泛的临床应用;但是磁附着体容易在口腔环境中被腐蚀,导致固位力下降,需要定期更换。

球附着体能够提供6个方向的运动,但是在临床应用时要独立使用才能达到这样的效果;当种植体被杆连接在一起时,会受到不同方向力的作用,从而使运动方向受到牵制。使用球附着体作为辅助固位的覆盖义齿,通常种植体数量较少,义齿设计为黏膜支持式。种植体上的附着体只是提供固位力,而不提供支持。

(二)种植覆盖义齿设计的要点

无牙颌种植覆盖义齿的设计应满足以下要求:符合生物学以及生物力学原则;符合义齿固位、支持和稳定的原则;良好的美学形态;理想咬合关系。

1. 覆盖义齿支持方式的选择

（1）黏膜支持式：这种设计的覆盖义齿所承受的𬌗力，完全由黏膜及黏膜下的牙槽骨承担，种植体及附着体只提供义齿的固位力，没有支持作用。在设计黏膜支持式种植覆盖义齿时，基托面积不能减小，与常规全口义齿相同。只是使用的种植体数量少，通常在上颌颌骨的前端植入 4 颗种植体，而在下颌只需要植入 2 颗种植体。附着体的选择可依据临床情况而定。上颌可以用杆附着体将种植体连接在一起。下颌可以使用杆附着体将 2 颗种植体连接在一起；当下颌为尖圆形牙弓或 2 颗种植体距离过大时，也可以独立使用球附着体、磁附着体。

（2）种植体与黏膜混合支持式：这种设计的覆盖义齿所承受的咬合力，由种植体、缺牙区的黏膜及牙槽骨共同支持。通常在颌弓前段均匀分布植入 4 颗左右种植体，用连接杆将种植体固定在一起，为修复体提供固位力。种植体也有支持作用，与牙弓后端牙槽骨和黏膜组织共同承担𬌗力。由于在这类设计中，使用的种植体数量相对较多，连接杆的距离长，且在连接杆上有 2 个或 2 个以上的固位夹，因此义齿的稳定性大为增加，很少出现义齿翘动、旋转现象，在设计时可以考虑减少义齿的基托面积。

（3）种植体支持式：这种设计的覆盖义齿所承受的咬合力，完全由植入的种植体来支持。通常植入 6~8 颗种植体，修复体远端可以设计悬臂。基托面积可以减少到普通总义齿的 1/2，或完全类似于全口固定式种植义齿。由于这类修复体的咬合力较大，需要采用铸造基托或金属加强网，增加基托的强度，以避免修复体折断发生。

2. 种植体数目的确定

（1）种植体的数量与覆盖义齿的支持方式有密切关系。当所设计的修复体不需要种植体承担支持功能时，种植体的数量可以减少，通常只需要 2~4 颗。当设计的修复体中需要种植体承担部分的支持功能时，种植体的数量要相应地增加到 4~6 颗。当设计的修复体完全由种植体来支持时，种植体的数量要能提供足够的支持，这时需要 4~8 颗种植体。

（2）种植体的数量与上下颌骨也有关。上颌牙槽骨骨质密度低，咀嚼运动时要承担咬合力量的冲击，所以种植体的数量要多于下颌。黏膜支持式义齿，下颌只需要 2 颗种植体，而上颌需要 4 颗种植体；而种植体支持式义齿，下颌需要 4~6 颗种植体，而上颌需要 6~8 颗种植体。总之，种植体的数量要能满足覆盖义齿固位、支持和稳定的要求。

3. 种植体位置的确定　种植体植入的位置应该尽可能分散在牙弓上，即前端和后端均有种植体，这样有利于𬌗力的均匀分布，也利于义齿的固位和稳定。如果能满足这些条件，则可以设计成种植体支持的覆盖义齿。但是当牙弓后端牙槽骨吸收严重，不能植入种植体时，可将种植体植于牙弓的前端，设计混合支持或黏膜支持的覆盖义齿。Misch 将下颌前牙区的可用骨平均分为五段，作为种植体植入的标准位置，从右侧算起分别标记为 A、B、C、D、E（图 13-3-10），并建议在进行种植义齿设计时，尽可能将种植体植入在这些标志点上。

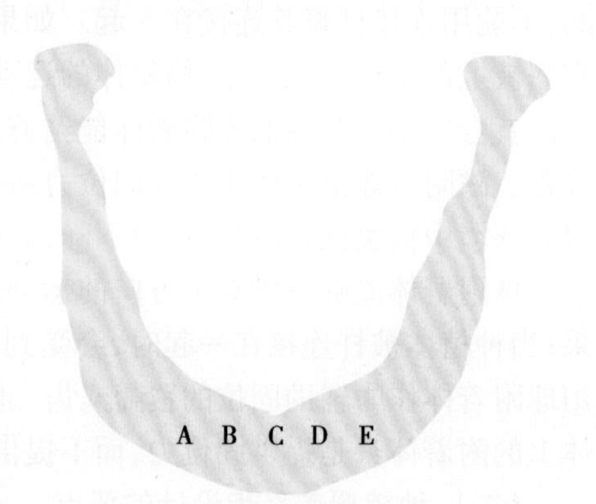

图 13-3-10　下颌无牙颌上的种植标志点

4. 附着体的选择

（1）种植体的数目少时，主要由牙槽骨和黏膜组织提供支持作用，必须选择有弹性的附着体，使义齿咀嚼时，能以附着体为中心运动、移动或旋转。有了这个活动度，义齿可以下沉，将𬌗力传递至支持组织上。可选择的附着体有球附着体、杆附着体和磁附着体等。

（2）种植体数目多，完全由种植体支持时，可选择非弹性的附着体。因为非弹性的附着体没有缓冲结构，义齿被卡在附着体上无法晃动，其活动度接近于零，咀嚼时可为修复体提供全方位的支持和稳定，咬合力完全传导至种植体上。附着体主要是套筒冠附着体和切削杆附着体。

四、无牙颌种植覆盖义齿的设计方案

由于上下无牙颌在解剖结构、形态，上下颌的运动方式，以及修复体的受力方式的不同，所以上下颌种植覆盖义齿的设计方案，也应该区别对待。

（一）上颌种植覆盖义齿的设计方案

上颌种植覆盖义齿与种植固定修复相比，最基本的优点是上颌唇颊侧可以得到义齿基托的支撑，并减少患者的费用。所以，在选择特定的修复方式之前，需要对唇颊侧的外形作出判断。可以将患者原有的全口义齿或在口内试戴的总义齿蜡型的唇侧基托去掉，对患者没有基托支撑的唇颊侧外形进行评价。如果患者的上颌需要额外的支撑，可以有两种选择：①在种植手术前或在种植体植入的同期，行上颌前部牙槽骨的骨增量手术；②使用带有唇侧基托的上颌种植覆盖义齿。

上颌种植覆盖义齿在生物力学方面的特性较下颌有明显缺陷。由于上颌骨质密度通常较下颌低，上颌修复体受到的𬌗力方向和大小也不稳定，且上颌修复体在咀嚼时受到来自下颌𬌗力的冲击。因此，上颌最好不要设计独立行使功能的种植体，而多采用连接杆，将种植体连接在一起。另外，上颌的悬臂杆设计也应该尽量避免。上颌种植覆盖义齿设计方案主要有以下两种。

1. 设计方案一　在牙弓的前端植入 4~6 颗种植体，牙弓的磨牙区没有种植体。这是依赖牙弓前端种植体固位，后端利用牙槽骨和软组织支持的一种设计形式，即 RP-5 设计（图 13-3-11）。在这种设计中，基于特殊的生物力学要求，以及这一部位骨质较差的原因，牙弓的

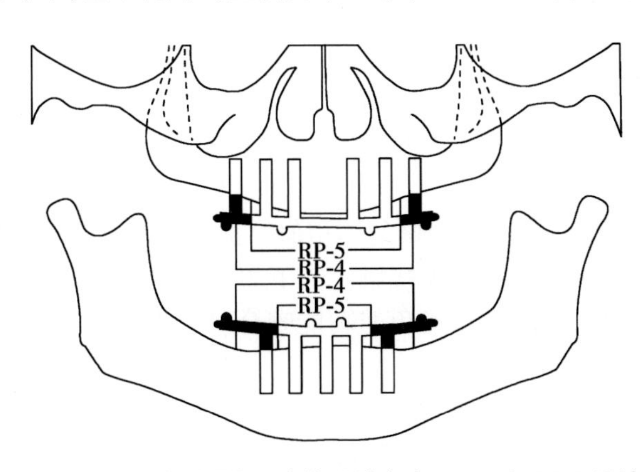

图 13-3-11　种植覆盖义齿的设计方案：RP-4 和 RP-5 设计

前区至少需要 3 颗种植体。种植体的位置和数量较种植体的大小更为重要。但是种植体的长度不能短于 9mm，直径不能小于 3.5mm。3 颗主要的种植体应该位于双侧尖牙的部位和上颌中切牙的部位，且至少在中切牙部位有 1 颗种植体。而其他的几颗种植体则分散植于双侧的前磨牙区，以增加种植体的离散度。当对颌为天然牙，𬌗力较大时，需要设计为植入 6 颗种植体的覆盖义齿。

通常情况下，多颗种植体需要一个具有一定强度的固定杆连接，杆的形态要与牙弓的形态相一致，但是杆的位置可以稍微偏向牙弓的舌侧，以利于上颌前牙的排牙。这一类修复体通常至少有 2 个方向的运动，具有多个方向的运动也是可能的。因此，杆附着体或球附着体比较适合于这类修复。在杆的上面与卡之间有一个空间，允许在义齿发生旋转运动之前有轻微的垂直运动。

上颌 RP-5 种植覆盖义齿的外形设计完全与全口义齿一样，具有完全伸展的腭板和唇颊侧基托，通常有良好的固位、支持和稳定。但是 RP-5 种植覆盖义齿可能出现翘动或更多的不稳定。这是因为在义齿下方，牙弓前端的种植体起到支点的作用。这类种植覆盖义齿设计的优点是从种植体上获得固位和稳定，并从后端的软组织上获得支持；维持了上颌前端牙槽骨不被吸收；相对种植支持的固定修复来说，因为不需要进行上颌窦底提升术，减少了修复的费用，也减少了上颌后牙区复杂的外科手术。

2. 设计方案二　RP-4 种植覆盖义齿的设计是在上颌植入 7~10 颗种植体，并采用切削杆附着体和套筒冠附着体固位，是全种植体支持式设计。这种设计的覆盖式种植义齿更加坚固。与普通全口义齿和 RP-5 种植覆盖义齿相比，RP-4 种植覆盖义齿的固位更好，患者所得到的信心也更大，是上颌种植覆盖义齿最好的一种设计。但是，由于要植入更多的种植体，因此费用与全口种植固定修复相差不多，而且在特定的部位还需要进行骨增量手术，治疗过程也相对较复杂。需要提醒的是，有人可能认为这是一种覆盖义齿设计，可以减少种植体数量或无须太多地关注种植体的生物力学的问题，这样的想法将是导致上颌覆盖义齿失败最直接的原因。

由于 RP-4 上颌覆盖义齿在功能状态时是非常稳定的，所以其治疗计划与固定修复的种植全口义齿相似。这种修复设计有两个关键的种植体植入部位，分别是双侧尖牙和第一磨牙的部位。而在磨牙的部位可能需要进行上颌窦底提升术。在双侧尖牙的种植体之间，最好再植入 1 颗种植体，而其他的后牙种植体则分别植入到双侧前磨牙区，最好是在第二前磨牙的部位。当修复体的𬌗力较大时，可以考虑在第二磨牙的部位植入种植体，以增加种植体的离散度，并改善整个修复体的生物力学状况。

用一个坚固的切削杆，沿牙弓的形态将所有的种植体连接成一个整体。在义齿上配以高度适合性的金沉积内冠，以提供义齿的固位、稳定；可保留义齿的腭侧基板，有利于改善义齿的发音和预防食物嵌塞。

RP-4 覆盖义齿的咬合形态与固定修复体相似。正中𬌗时所有的牙齿有接触，而在下颌前伸运动时，只有前牙有接触而后牙无接触。当下颌为全口义齿时，应该保有前伸𬌗平衡。上颌的覆盖义齿在睡觉时需要取下，避免非功能咬合对义齿的危害。如果上下颌均为覆盖义齿，则取下下颌义齿即可。

（二）下颌种植覆盖义齿的设计方案

下颌种植覆盖义齿的设计方案较上颌多，比较常用的有五种。其中，在前四种设计方案中，覆盖义齿的远中游离部分均为牙槽骨和软组织支持，即支持的部位以下颌的颊棚区为

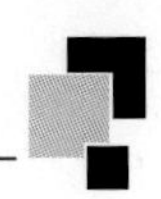

主,与传统下颌全口义齿的支持方式是一样的。最后一种设计方案是全种植体支持式的覆盖义齿设计。下面对常见的五类设计方案进行详细描述。

1. 设计方案一　下颌种植覆盖义齿的第一种设计方案是在下颌 B 和 D 的位置植入 2 颗种植体,种植体之间相互独立,只靠上部结构连接。最常用的附着体是球附着体和磁附着体。在种植体植入时,要求 2 颗种植体彼此平行,垂直于殆平面,而且具有相同的殆面高度,距离下颌中线的距离要相等。

从义齿的稳定性方面考虑,将种植体植入 B、D 部位,优于将种植体植入 A、E 部位。这是因为 A、E 位置的种植体位于牙弓的中份,在受到殆力作用时将形成修复体运动的支点线,使修复体沿支点线产生前后摆动。而将种植体植入的部位前移到 B、D 处,可以使前牙区颏孔之间的修复体的摆动减少,因此也减少了分布在种植体上的应力。修复体的固位和稳定主要依靠牙弓后端的牙槽骨和黏膜组织来承担,这一点与全口义齿相似,种植体不提供支持或提供的支持力很小(图 13-3-12)。

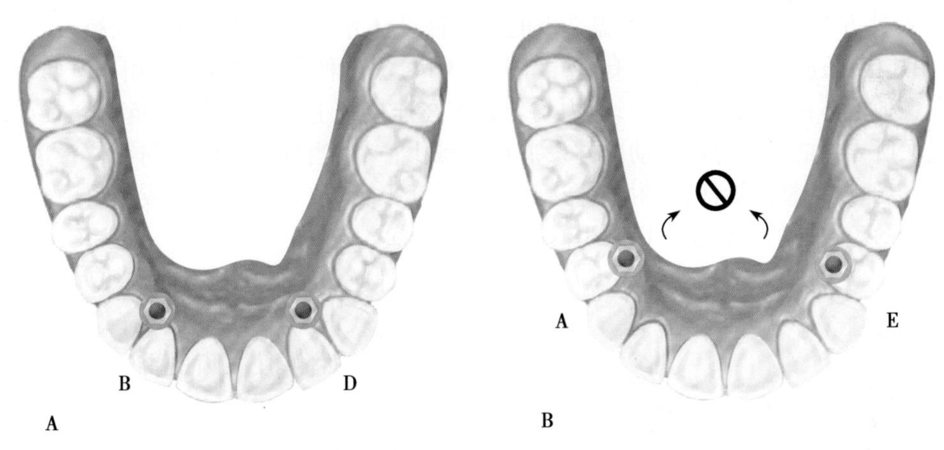

图 13-3-12　下颌种植覆盖义齿的设计方案一

A. 种植体位置适当;B. 种植体位置偏远中,义齿在牙弓中部形成支点。

如果 2 颗种植体没有达到彼此平行的要求,在修复体取戴时会导致附着体的磨损,甚至会导致修复体在一侧的附着体上不能完全就位。如果 2 颗种植体的方向没有与殆平面垂直,将会给种植体施加长期的侧向力。这是因为下颌在铰链运动时,切缘旋转道与殆平面成 90°角。如果种植体与殆平面之间不是垂直关系,则力的方向没有垂直施加在种植体长轴上,种植体受到的是侧向力作用。另外,覆盖义齿只有 2 颗种植体,当殆力垂直于殆平面并沿着种植体的长轴传导时,也会减少负荷对种植体及修复体各部件的影响。如果 2 颗种植体的殆平面高度不一致,一颗种植体的位置高于另一颗,修复体在功能运动时将会从低位种植体上脱位,加速低位种植体上的固位环和附着体的磨损。另外,由于高位种植体受到了主要的殆力作用,产生基台螺丝松动、牙槽骨吸收、种植体折断等并发症的可能性加大。如果 2 颗种植体距离中线的距离不相等,例如 1 颗种植体距离中线更远,更偏向于远中,那么在修复体后部咬合时,就会成为最初的旋转中心和支点;离中线较近的附着体就会更快地磨损,而偏远中的种植体就会承担更大的负荷。

使用 2 颗独立的种植体设计,主要考虑的是患者的经济承受能力。在这种情况下,医师经常利用患者原有的修复体来制作种植覆盖义齿。因此,需要对原有修复体的垂直距离和水平关系重新评价。这种设计方案中最常使用的附着体是球附着体或磁附着体(图 13-3-13)。

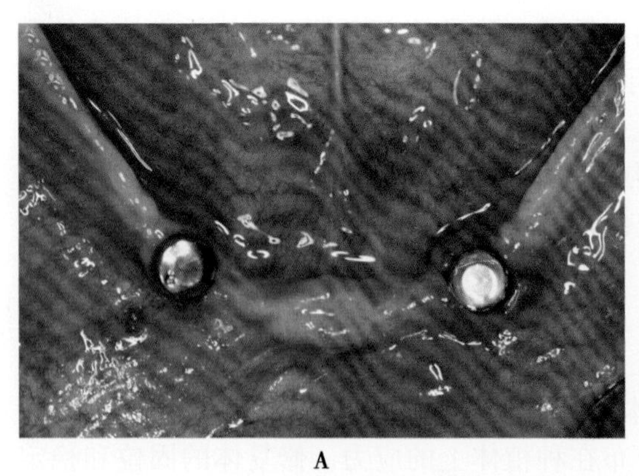
A

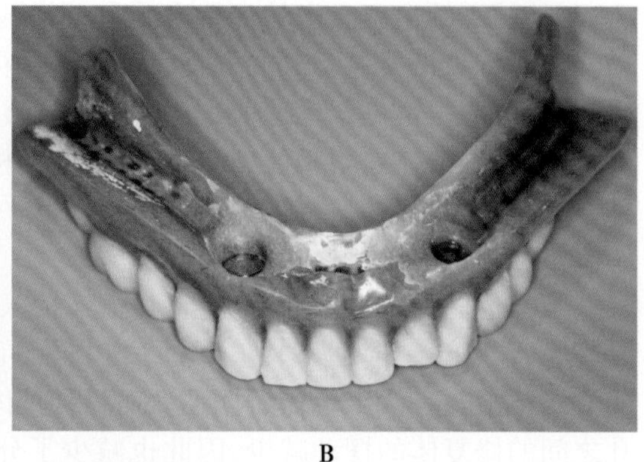
B

图 13-3-13 下颌种植覆盖磁附着体

A. 磁基台口内就位；B. 磁附着体覆盖义齿组织面磁性固位体。

2. 设计方案二 下颌种植覆盖义齿的第二种设计方案是在下颌 B、D 区植入 2 颗种植体，再用连接杆连接起来，远中没有悬臂（图 13-3-14）。这种设计与方案一相比有两个优点：一是 2 颗种植体被连接杆固定后，应力均匀分布在连接杆上，种植体上的负荷会减小，而由负荷过大所导致的固位螺丝松动的并发症也会减少；二是当种植体的方向和位置达不到要求时，可以通过调整连接杆，使附着体达到彼此相互平行、位于同一高度或距离中线的距离相等的目的。这样的调整也可以减少修复体的并发症。

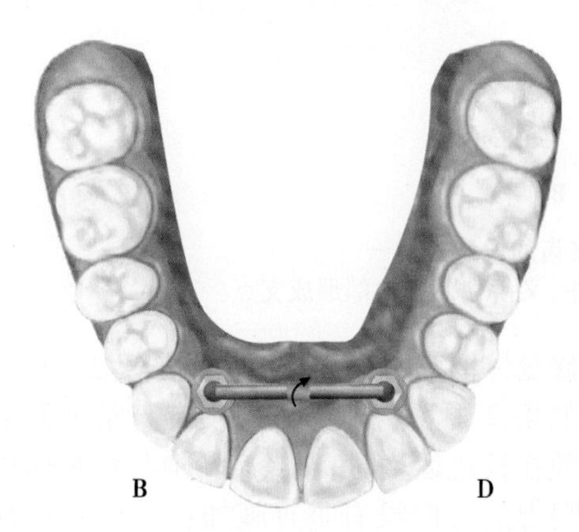

图 13-3-14 下颌种植覆盖义齿的设计方案二

连接杆应该平行于䝞平面，并且垂直于双侧牙弓后分连线的对角线。连接杆通常位于每颗种植体顶端的唇侧，使义齿的舌侧基托外形跟传统义齿的舌侧外形一样，不至于过分突出。修复体的连接杆要在覆盖义齿排牙，并确定最终的外形以后再制作，否则可能导致义齿排牙的空间不够或修复体外形过大。

如果种植体的位置过于偏远中，2 颗种植体之间的距离太远，使用连接杆的设计就会影响舌放入运动。这个问题可以通过以下方式解决：一是在牙弓前端加种 1 颗种植体，然后用分段的杆连接；二是将种植体单独应用，并使用球附着体，即改用方案一设计。

使用 2 颗种植体的方案一和方案二，不适合牙槽骨水平吸收和垂直吸收严重的无牙颌，也不适合对颌牙为天然牙的情况。过大的牙冠高度和较差的后牙牙槽嵴状态，都会增加种植体承受的咬合应力，增加并发症的发生。适当增加额外的种植体，可以减少修复并发症。

3. 设计方案三 下颌种植覆盖义齿的第三种设计方案是在下颌骨的 A、C 和 E 部位植入 3 颗种植体，用连接杆将种植体相互连接，种植体远中不使用悬臂，修复体设计为混合支持式。若选用杆附着体，则杆的位置要位于 A、E 种植体顶端的唇侧，C 种植体的舌侧，这样设计的直杆就能与下颌义齿旋转的方向垂直。若是在连接杆上设计球形附着体，杆的设计和位置要求就有比较大的余地（图 13-3-15）。

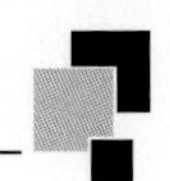

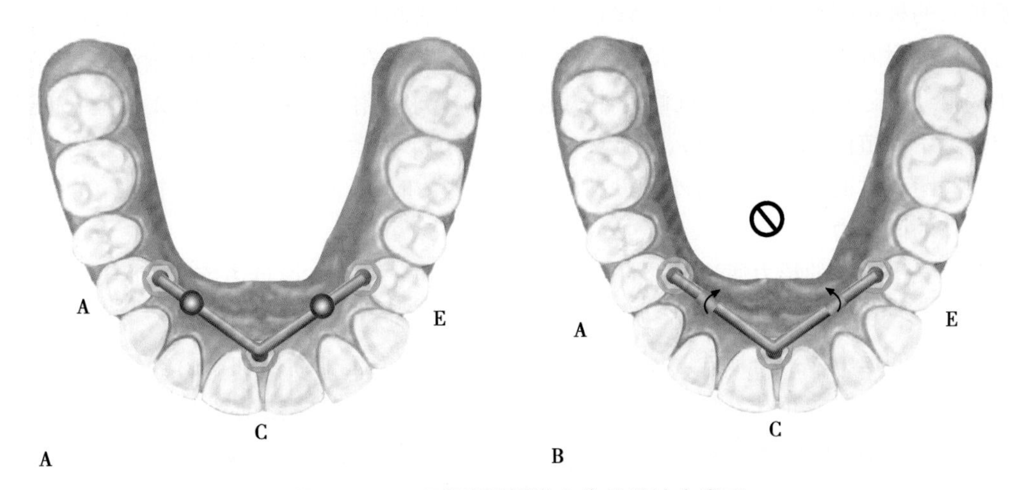

图 13-3-15　下颌种植覆盖义齿的设计方案三

A. 在 A、C、E 种植体之间的杆上设计球形附着体,杆的位置较自由;B. 在 A、C、E 种植体之间杆上设计杆卡附着体,卡的转动轴要与义齿转动轴相一致。

连接种植体的杆要与𬌗平面平行,附着体的高度也要在一个平面上。并且要求连接杆为非悬臂设计。这样的设计可以使修复体在功能状态时做有效运动,而不至于产生过大的扭力。当 3 颗种植体用于覆盖义齿时,对螺丝固位的上部结构的被动适合性会更难获得。因此,临床和技工室的每一步操作都应该非常严格。

这一设计方案的优点是增加的种植体使上部结构杆的弧度减少,𬌗力分布更加广泛,螺丝松动的概率大大减小,为上部结构提供良好的固位;种植体平均承受的应力减少;种植体与牙槽骨接触的面积增加,应力的分布更加均匀,减少了牙槽骨的吸收。

4. 设计方案四　下颌种植覆盖义齿的第四种设计方案是在下颌前部分 A、B、D、E 四个部位植入 4 颗种植体,种植体之间用金属杆连接。这一设计的优点是,在应力不大的情况下,可以将连接杆向远中延伸而形成悬臂设计(图 13-3-16),修复体为混合支持式。

覆盖义齿在行使功能时,为了减少或消除悬臂的影响,当负荷加载在修复体的磨牙区时,覆盖义齿必须下沉。因此,附着体类型和位置就极为重要。在设计杆附着体时,要使用在杆、卡之间有间隙,受力时可以使义齿下沉,具有𬌗力缓冲作用的杆附着体。而球附着体,由于其位置要求不是很严格,有比较大的自由度,因此常常铸造于连接杆上使用。通常情况下,球附着体的位置是在连接杆的远端、AB 中间、DE 中间。在方圆形牙弓上,由于种植体的位置偏牙弓的前端,尽量不要设计悬臂。

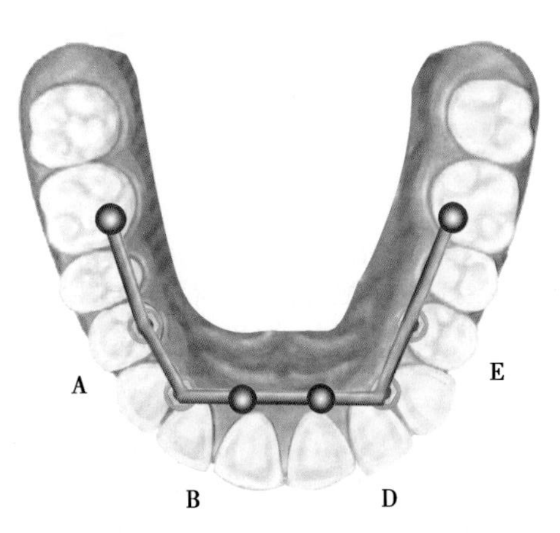

图 13-3-16　下颌种植覆盖义齿的设计方案四

5. 设计方案五　下颌种植覆盖义齿的第五种设计方案是植入 5 颗或 5 颗以上的种植体。

由于植入的种植体数量较多,修复体的支持形式为全种植体支持。在这一方案中,最常见的附着体是杆附着体、切削杆附着体或套筒冠附着体。如果在连接杆上使用球附着体,则需要有4~6个,以提供固位力以对抗修复体的运动。4个球形附着体平衡分布(2个位于前部,2个位于远中种植体的远中部位),在戴牙时,主要由球形附着体提供固位力。当球附着体破裂或颌间距离过低而不能使用外形过高的球形附着体时,下面的杆作为一个备用的系统来提供额外的固位力。

覆盖义齿承受的𬌗力通过连接杆传递至种植体上。在这一设计方案中,如果使用了悬臂设计,其结果是最远端的种植体所受到的𬌗力是其他种植体的2~3倍;应力最高的部位是远端种植体的远中牙槽嵴顶处。应力的大小随悬臂长度的增加而增加。由于不同的牙弓形态与种植体的位置分布和悬臂长度有直接关系,因此在设计悬臂之前要对应力因素进行仔细的评价和斟酌(图13-3-17)。

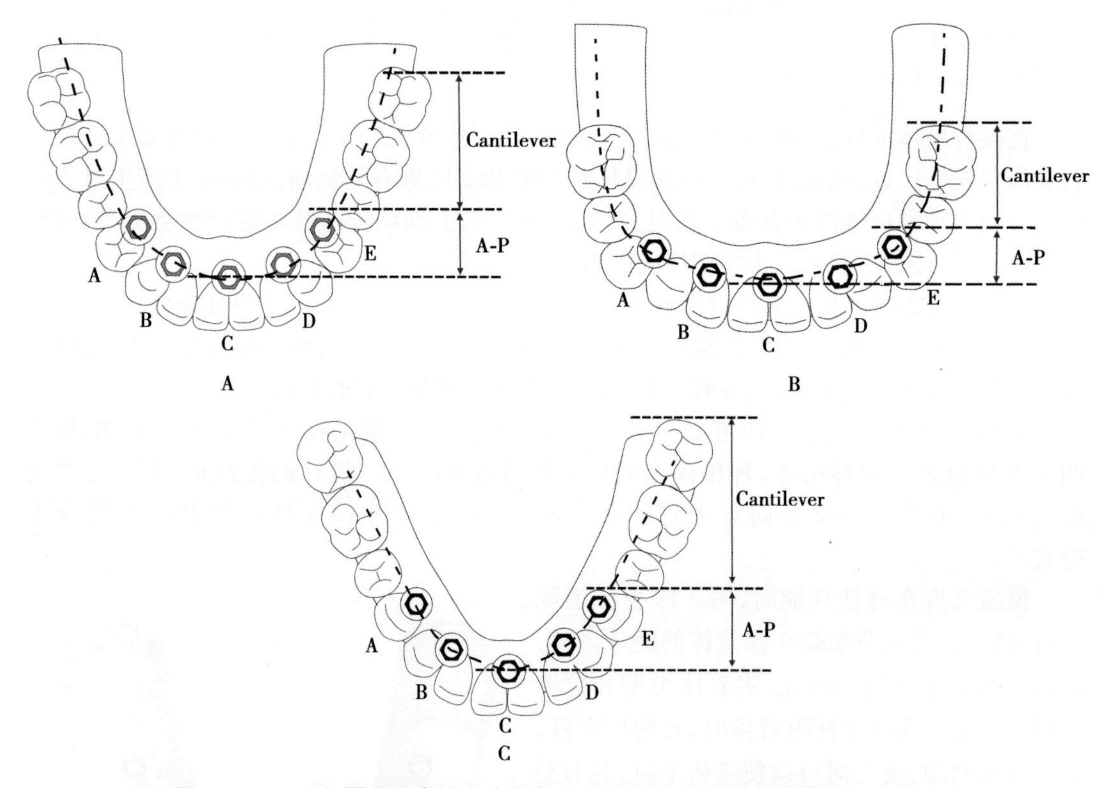

图13-3-17　下颌覆盖义齿的设计方案五,牙弓形态与种植体悬臂设计的关系
A. 牙弓形态正常;B. 方圆形牙弓,种植体的位置近牙弓前部,远中悬臂不能过大;C. 尖圆形牙弓,种植体的前后距离(A—P)较大,远中悬臂可适当延长。

五、无牙颌种植覆盖义齿的附着体

无牙颌种植覆盖义齿的固位力,主要是依靠安装在种植体上的附着体提供。而那些设计为黏膜支持式的义齿,基托与组织面的接触和边缘封闭所产生的大气压力和黏附力也能提供部分固位力。附着体由两部分组成。一部分连接于种植体上,为阳性部分;另一部分位

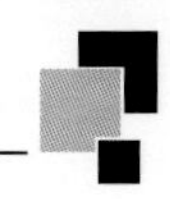

于义齿的组织面，为阴性部分。当两部分相配合时，可以为覆盖义齿提供固位力。

种植覆盖义齿是可以从口内取出的可摘修复体。由于在取摘过程中，附着体会发生磨损而导致固位力下降。因此，在附着体设计时，应该将修复体内的部件设计为易磨损的那一部分，以便于替换，而不是磨损固定于种植体上的部分。一个理想的附着体应该可以控制所提供的固位力大小。在义齿配戴的最初几个月内，附着体的固位力可以小一些，以利于修复体运动和减少固位螺丝松动的可能。义齿固位力的逐渐增加，可以通过调节包裹在修复体内的附着体部件来达到。同样地，如果以后还需要更大的固位力，可以更换一个更坚硬的部件，满足提高固位力的要求。

1. 球附着体系统　球附着体系统（ball attachment system）是由安装在种植体上的球固位体、安装在义齿组织面内的金属帽和帽内的固位环三部分组成。

（1）球固位体：通常由种植体生产厂家提供，并能够与种植体相匹配。球固位体通常由钛合金加工预成，也可以是预成的塑料部件铸造而成，或依据临床需要个性设计。球固位体安装在种植体上，可设计为单件螺丝固位，也可设计为两件结构，由穿过球体中心的中央固位螺丝固位。安装球附着体的扭力一般为 35N · cm。义齿就位时，球固位体穿过具有弹性的固位环，通过球与固位环的卡抱作用而获得机械固位（图 13-3-18）。

（2）金属帽：是安置在覆盖义齿组织面内的一个金属套环，当覆盖义齿就位后，种植体上的球固位体穿过固位环而获得固位。

（3）固位环：可以由金属制作，也可以由高分子合成材料制作。固位环在受力时具有弹性变性的能力，并可以回复到它原有的外形。固位环可以有多个方向的运动。但是，当上部结构安放在种植体上以后，其运动的范围就减小了。

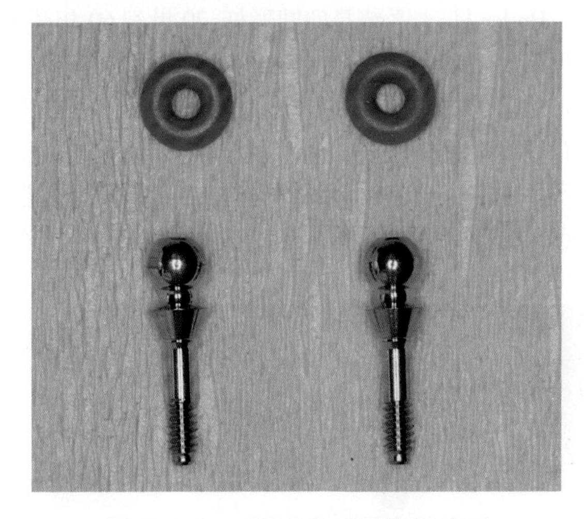

图 13-3-18　球固位体+塑料固位套环

球附着体的优点是具有多向运动的特性，有宽松的运动范围，因此对义齿共同就位道的要求不是很严，允许有 15°以内的倾斜角度；在金属帽内所设计的应力缓冲装置，可以缓冲咀嚼时义齿下沉对种植体的冲击；固位力大小可依据需要而调整；可以减少治疗时间和费用（图 13-3-19）。

使用球附着体需要足够的颌间高度。球固位体的穿龈部分大约 1～2mm，球形固位体的高度大约 3～4mm，金属帽需要 2～3mm，在其上方还需要一定的空间来排列人工牙。颌间距离过小，会导致修复体折断和破损。球附着体系统常常用于黏膜支持式设计的种植覆盖义齿，主要为修复体提供固位和稳定作用。

2. 杆附着体系统　杆附着体系统（bar attachment system）是用金属杆将 2 个或 2 个以上的种植体基台连接在一起，作为附着体的阳性结构，与覆盖义齿基托内的卡式阴性结构匹配使用。通过杆卡之间的摩擦力和机械力，为种植覆盖义齿提供固位和稳定的装置。在临床上，根据杆的外形和结构可以分为圆杆、卵圆形杆和矩形杆。

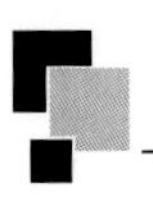

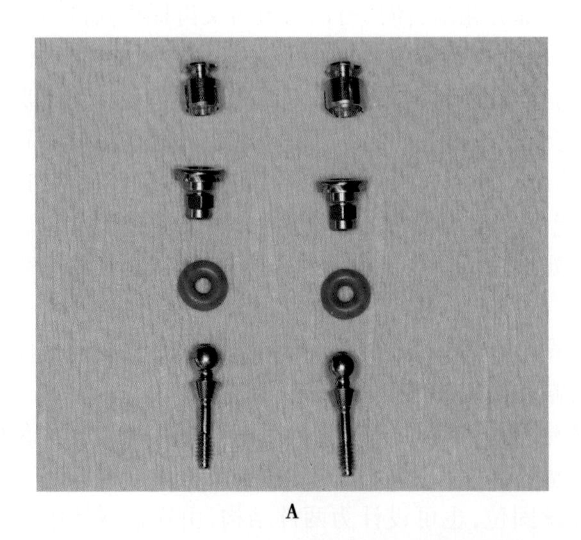

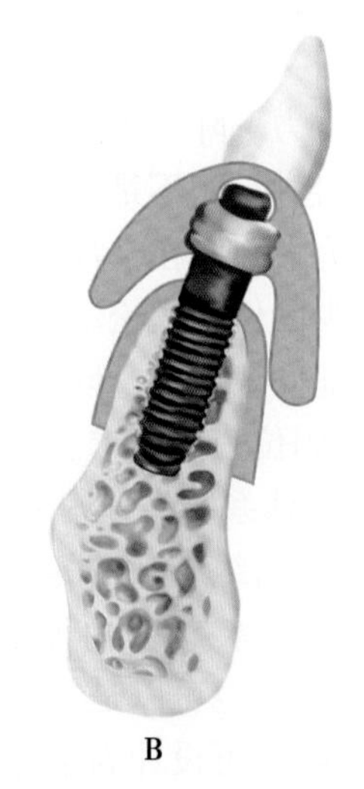

A　　　　　　B

图 13-3-19　球附着体系统

A. 实物图;B. 结构图。

Hader 杆-卡系统是卵圆形杆,20 世纪 60 年代末期由 Helmut Hader 发明。这个系统在临床使用了 30 多年。1992 年,English、Donnel 和 Staubli 对这个系统进行改良以后,从原来的高度 8.3mm 降为 3mm。Hader 杆殆方为半圆形,龈方为逐渐缩窄的设计;具有三种大小的固位力,并有 20°的旋转。这样就使这个系统有极大的灵活性,以满足临床的实际需要。另外,将固位卡安放在一个金色的金属管槽内,在安装新的附着体时不需要用自凝塑料,是这一改进的最大优点。另外金色的管槽也避免了金属的透色性,义齿看起来比较美观(图 13-3-20)。

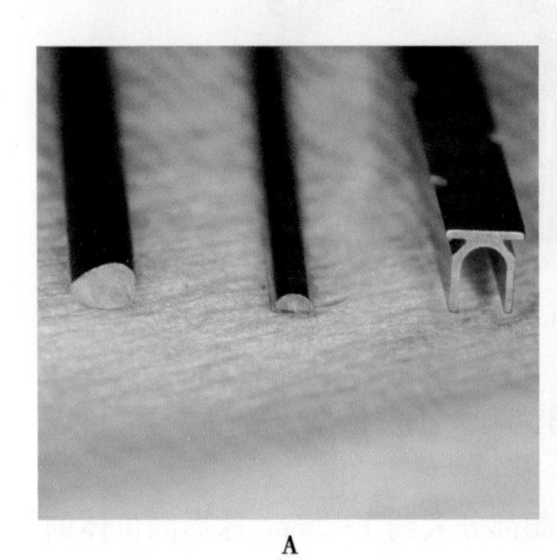

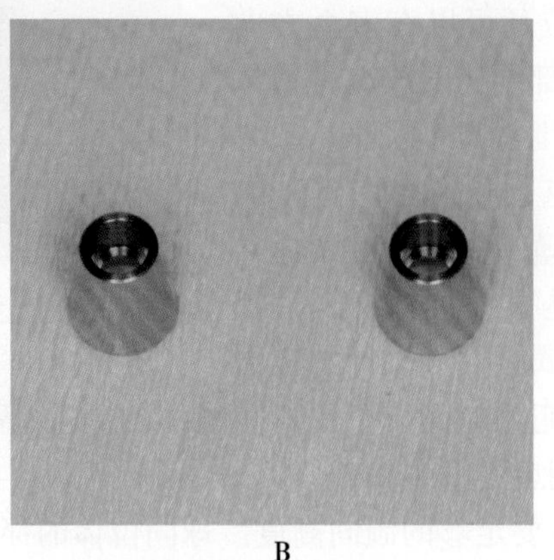

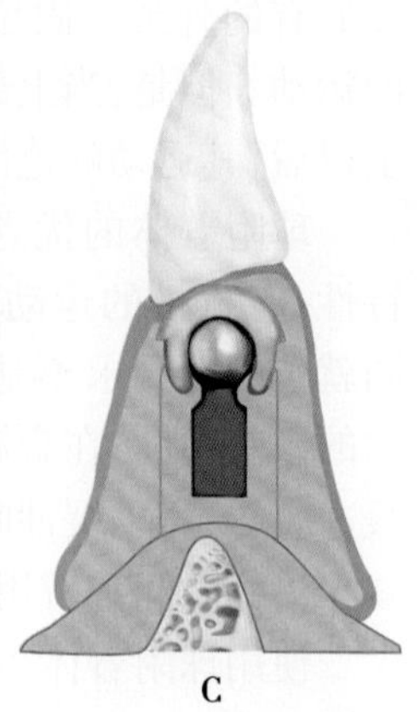

A　　　　　　B　　　　　　C

图 13-3-20　杆附着体

A. 杆、卡;B. 金属圆柱;C. 结构图。

Hader 杆有一个半圆形的头和一个基座。基座的作用是作为一个加固的装置,以加强杆的强度和减少弹性。基座的长度和坚固程度与杆和牙龈之间的空间高度有关。

杆在卡内的旋转可以补偿组织的弹性,即覆盖义齿远端的下沉。在下颌,这个距离大约有 0.5~1.0mm;而上颌组织的弹性大于下颌,其移动的距离也较大,因此需要活动范围更大

的卡。对于具有旋转的杆-卡结构，注意杆的排列应该垂直于平分牙弓的中线，并且与殆平面平行。

切削研磨杆是杆卡式附着体的一种特殊的类型，是利用精密加工技术，将连接 2 颗或多颗种植体之间的金属杆切削、研磨成矩形杆；再通过金沉积技术，加工出与切削杆完全匹配的固位卡；利用切削杆与固位卡之间的摩擦力，使修复体获得固位。由于切削杆多为矩形杆，限制了修复体的移动和旋转运动，因此通常在种植体数量较多，设计为种植体支持的覆盖义齿上使用。

3. 磁性附着体系统　是由特殊设计的闭路磁体(magnet)与可被磁化的软磁合金衔铁(keeper)两部分组成的磁性附着体系统(magnet attachment system)。当磁体与衔铁接触时，衔铁被磁场所磁化而形成新的闭路磁场，从而将两部分牢固地吸附在一起。应用于覆盖式种植义齿上的磁性固位体的磁体部分，被固定于义齿的组织面内；衔铁是由种植体生产厂家根据其种植产品的特点而设计的，安装在种植体上。通常一个磁附着体可以提供 400g 左右的固位力(图 13-3-21)。

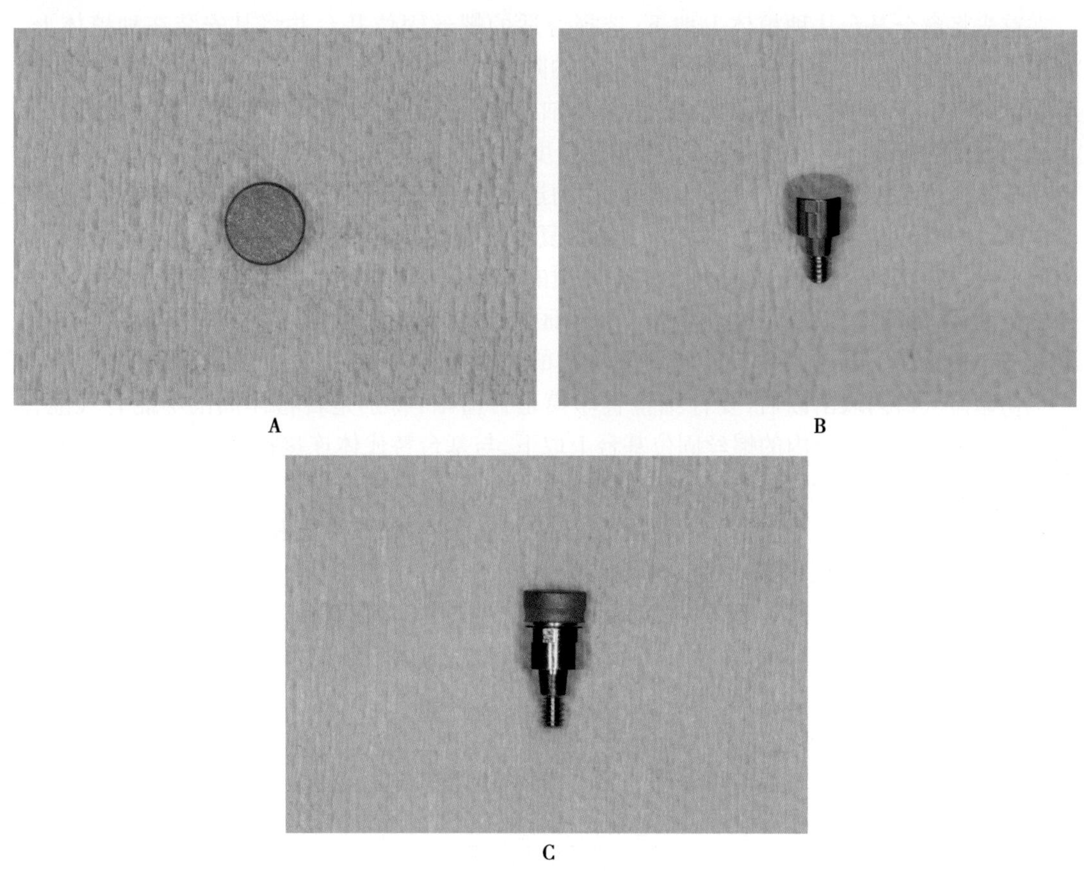

图 13-3-21　磁附着体
A. 磁体；B. 衔铁基台；C. 磁附着体。

磁附着体是非刚性的固位装置，可以有水平方向的移动。当义齿受到侧方力作用时，可以缓解施加于种植体上的侧向力。

4. 套筒冠附着体系统　套筒冠附着体系统(telescopic coping attachment system)在种植

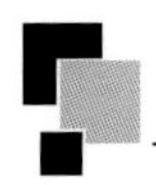

体基台上制作金属内、外冠,利用两层冠之间的摩擦力固位。由于种植覆盖义齿利用冠套方式就位,因此要求上部结构与种植体之间有很好的被动适合性,且具有极高的配合精度。套筒冠附着体多用于种植体支持的覆盖义齿。

六、无牙颌种植覆盖义齿修复的操作步骤

种植覆盖义齿的临床操作步骤,主要分为两个阶段。第一阶段为种植外科手术阶段,即根据种植覆盖义齿术前设计的要求,将一定数量的种植体植入颌骨的特定部位上。第二阶段为覆盖义齿的修复。种植覆盖义齿的修复与传统的覆盖义齿修复基本相同,但是根据修复体设计、附着体选择的不同,仍然有所差别。下面以杆附着体覆盖义齿为例,来介绍种植义齿修复的基本操作步骤。

在完成了一期和二期的外科手术后,进入覆盖义齿的修复阶段。

(一) 基台选择和初印模

首先将愈合基台从种植体上取下,选择合适的螺丝固位基台并将其安装在种植体上。测量颌间间隙的大小,确定有足够的空间容纳附着体顶盖和固定螺丝。将转移体安放在螺丝固位的基台上,判断其正确的角度、种植体轴向负荷和最终的修复体轮廓。如果转移体所指示的角度对修复体的外形有影响,可选用角度基台。

转移体可有助于观察种植体的角度,帮助选择最终的修复基台和制作个别托盘。初次印模可以用藻酸盐印模材料制取。为了使修复体前牙美学区的牙齿排列正确,并获得正确的𬌗平面,初印模应该充分反应上下颌无牙颌的软组织标志,例如磨牙后垫、前庭沟的黏膜伸展范围、系带切迹,以及余留牙牙弓。为保证制取的印模清晰,需要在转移体周围用注射器输送印模材料,充分排除气泡。制取初印模的基本操作跟传统的全口义齿相同。

初印模从口内取出以后,要仔细检查印模是否清晰,特别是转移体周围不能有气泡存在。然后将转移体从口内的螺丝固位基台上取下,与基台替代体连接在一起,并仔细检查其对位是否准确。再将带有基台替代体与转移体的复合体,精确地插入初印模相对应的孔内,并准确就位。患者口内的基台如果在龈上,就留置在口内,在其上安装清洁帽;如果在龈下,就将其取下,在种植体上重新用愈合基台覆盖。

口内原来所戴的可摘局部义齿,应该重新做软衬处理,并在基台处进行缓冲。并嘱咐患者在这段时间内尽量进软食,并尽可能减少配戴义齿的时间,夜晚不戴义齿。这样可以减少或避免出现种植体负荷过大的问题。

(二) 制作个别托盘

将取好的初始印模安装转移体印模帽和基台替代体以后,送技工室灌注石膏模型。在工作模型上将转移体印模帽取下,换上用长螺丝固定的直接印模转移体。在直接印模转移体周围用蜡片包围,形成超出其外形 3mm 以上的空间。但是要露出固定转移体的长螺丝。在牙槽嵴顶垫上厚度为 1mm 的蜡片,作为缓冲空间;在第一磨牙区留出一个 0.5cm×1.0cm 的窗口,作为托盘的后端支撑点。在蜡片表面和石膏模型上涂抹一层凡士林,防止蜡片在制作个别托盘时融化。下颌无牙颌的标志点跟传统的全口义齿修复相同,必须包括颊棚区、磨牙后垫及所有的解剖标志。因为这些部位都是支持传统全口义齿远中部分下沉的重要结构。这些结构有助于确定牙齿的位置,使义齿获得美观、发音和咀嚼功能。在个别托盘的磨

牙区和磨牙后垫区制作支撑点，使在制取终印模过程中，托盘不与牙槽嵴顶的软组织接触，确保在托盘与软组织之间有印模材料的空间。

用自凝树脂在模型上制作个别托盘。在基台上的固定螺丝穿过托盘的顶部3mm。其他部位全面被封闭。将托盘取下，将整个周边修剪2mm左右，并打磨抛光。固定螺丝穿孔处要稍大于螺丝的直径以便于螺丝穿过和取下。并且也要保证个别托盘在口内就位时每次都在一个固定的位置上。采用这种方法可以确保托盘位于正确的位置；很容易看到直接印模转移体上的固定螺丝。

（三）制取终印模

在制作好个别托盘以后，预约患者第二次就诊，这个时间大概是第一次就诊后的1～2周，视患者软组织的愈合情况而定。此次就诊是为修复体制取终印模（图13-3-22）。首先，检查种植体周软组织愈合情况，选择合适的终基台，确定其适合性并位于正确的位置，以确定其精确就位于种植体上。用探针检查种植体周的软组织，避免软组织嵌入种植体和基台之间。然后，用厂家所推荐的扭力将终基台固定在种植体上。

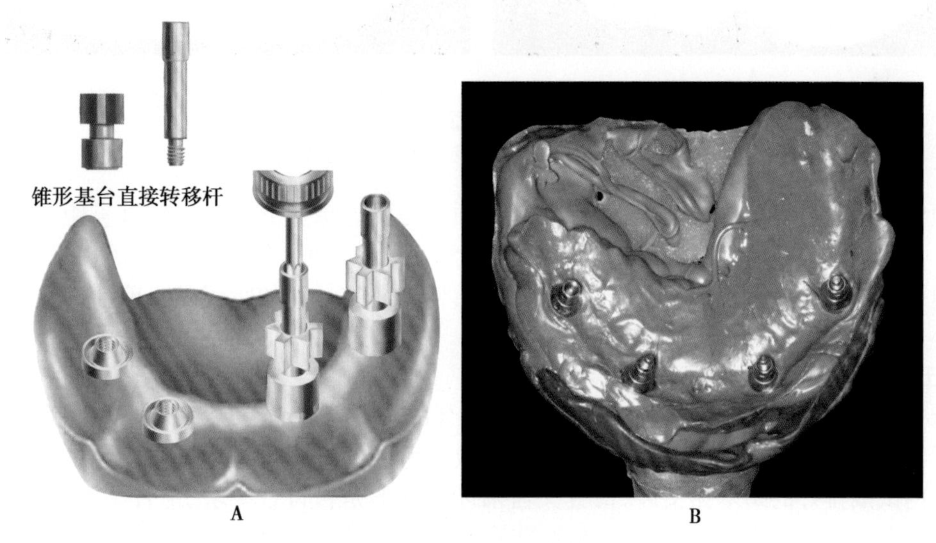

图13-3-22　印模制取
A. 安装转移杆；B. 制取印模。

使用固定螺丝将直接印模转移帽固定在终基台上，并确定所有的部件之间就位正确，必要时可以拍X线片确认。将制作的个边托盘在患者口内试戴，检查印模材料的空间是否足够，以及直接转移体的固位螺丝是否会妨碍托盘的就位。在托盘的内面和边界部位涂覆一层粘接剂，将硅橡胶或聚醚橡胶印模材料用注射枪灌注在托盘内和口内转移体的周围，并将托盘于患者口内就位并固定，去除托盘开孔处周围多余的印模材料，暴露固定螺丝，并对印模边界区域作软组织修整。待印模材料完全固化以后，将固定螺丝从基台上旋松脱位，从患者口内取出印模，直接印模转移帽就被固定在印模内。检查印模是否完整、准确，要注意在印模帽和基台之间应没有印模材料。最后将愈合帽装在口内的基台上，保护其内部螺纹。如果戴有旧义齿，需要对组织面进行缓冲以避免对种植体加载过大负荷。

在印模内仔细安装螺丝固位基台的替代体，并用长的固位螺丝固定。修整印模，灌注模型。当模型石膏完全固化以后，从印模上取下长的固位螺丝，将印模与模型分离。螺丝固位基台的替代体就被精确地转移到了主工作模型上。

（四）制作蜡堤及颌位记录

在主模型上制作用于颌位记录的基托和蜡堤（图 13-3-23）。将印模转移帽固定在主模型的基台替代体上，并用于帮助蜡基托就位后的固位。如果垂直距离有限，可以将转移体截取一半或使用成品的贵金属顶盖。在其上制作基托和蜡堤用于颌位记录。

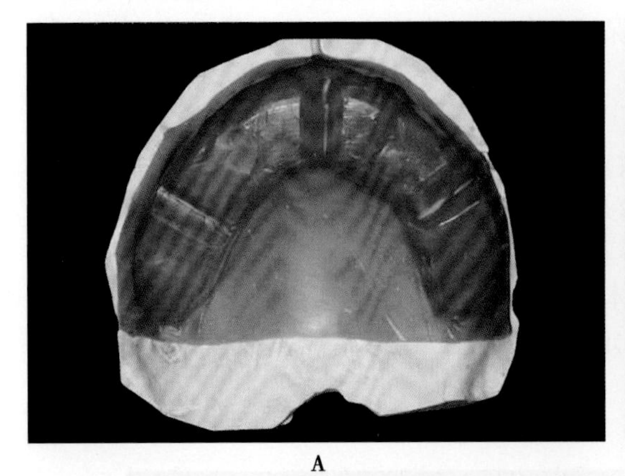
A

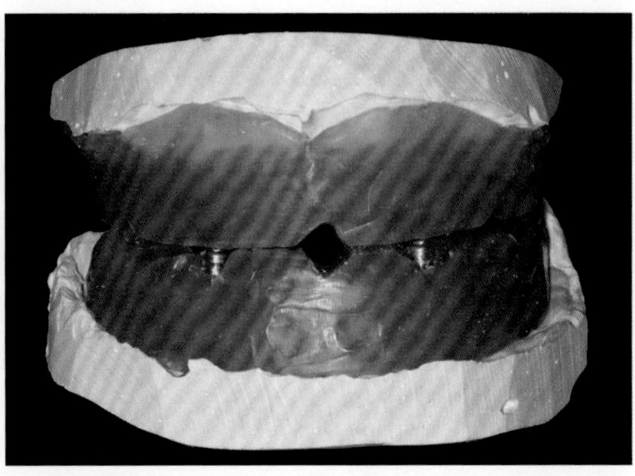
B

图 13-3-23　颌位记录
A. 制作基托和蜡堤；B. 制作咬合记录。

颌位记录的过程与传统全口义齿的过程相同，需要记录上下颌之间的垂直距离和水平关系。当上颌基托和蜡型已经调整至合适的外形后，记录垂直距离和上下颌水平𬌗关系。使用面弓转移法既要做正中关系记录，也要做前伸和侧方运动的𬌗记录。前牙的选择要依据大小、形态、色度、排列的位置来确定。

（五）排牙、试戴

依据记录的颌位关系，将主模型上𬌗架。前牙的排列要遵循美观、发音、切割食物，以及支撑唇组织的原则，可以视具体要求做适当修改。后牙的排列也要遵循平衡𬌗的原则。在患者口内试戴排好的蜡基托义齿，检查义齿前牙的外形是否符合要求，患者是否满意，义齿戴入后对发音是否有影响，咬合关系是否准确，是否获得平衡𬌗，以确定最终的修复体外形。

（六）制作上部支架、试戴

1. 制作导模板　在制作覆盖义齿上部结构之前，使用硅橡胶印模材料或石膏在主模型上先做一个能记录修复体蜡型上牙位和外形的定位导模板（index）。导模板要充分反应前牙唇侧及切端、后牙颌面和颊面 1/2 形态记录。导模板制作完成后，用沸水冲掉排牙用的蜡，人工牙被固定在导模内面。将导模复位至𬌗架，检查其吻合程度，此时人工牙余留的舌侧空间就是用来确定金属支架的空间。拆除暂基托暴露基台的替代体，在模型上制作金属支架。

2. 连接杆的制作　根据杆的设计原则，进行杆的制作（图 13-3-24）。在基台上安装预成的修复帽，根据咬合高度、杆

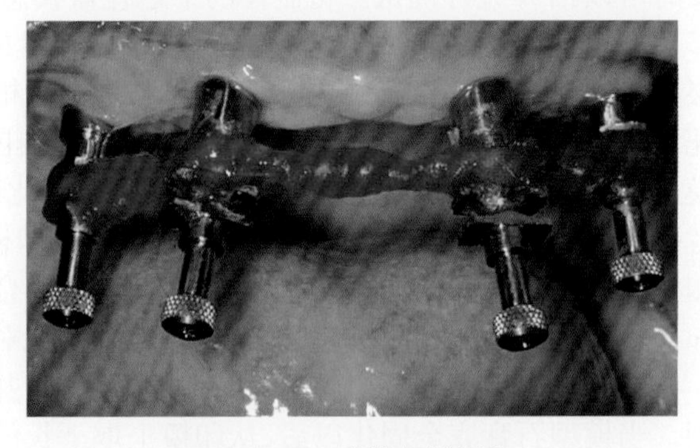

图 13-3-24　连接杆的制作

的位置，进行相应修改。既可以选用预成的杆，也可以根据种植体的数目、部位、距离制作蜡型，先铸造在基台上的修复帽，然后铸造个性化的连接杆，用焊接的方法将两者连接。如果应用蜡或塑料的预成杆，可在模型上与修复帽连接，制作完整的蜡型，然后一起包埋铸造。

如果制作切削杆，铸造前需要应用水平研磨仪对蜡形进行研磨，形成合适的聚合度，保证义齿的就位。

将制作完成的连接杆在患者口内试戴，检查连接杆与种植体之间的适合性、是否完全被动就位、是否有翘动现象，当难以判断时，可以拍 X 线片进一步检查确认。如果出现连接杆就位困难或变形，可以将连接杆截断，使每一部分均能被动就位以后，用自凝塑料在口内重新固定后送加工厂焊接，并在口内重新试戴，直至达到完全被动就位为止。

（七）义齿完成

支架试戴合适以后，覆盖义齿上卡槽的安装可以由技工室在模型上完成，也可以在患者口内直接操作完成。

1. 在技工室完成

（1）将上部支架在主工作模型上就位并固定。用石膏填塞杆下方的空隙，消除倒凹。

（2）将固位卡槽安置在连接杆上，并在其上预留人工牙及树脂基托机械固位的装置。

（3）然后依据导模板的指示，将人工牙排列在确定的位置，封蜡，完成整个义齿的蜡型制作。

（4）修复体包埋、充胶、热处理。最后打磨、抛光，完成最终的义齿制作。

（5）将模型上的连接杆取下，打磨、抛光后备用。

种植体支持式或种植体与黏膜混合支持式义齿，因受软组织下沉的影响小，可采用这种方式完成制作。

2. 在患者口内完成

（1）将上部支架在口内就位，并固定于种植体上。将固位卡槽固定在连接杆上。用硅橡胶填塞倒凹，注意填塞倒凹时切忌将材料覆盖到附着体表面。调拌自凝树脂置于已预备好的基托组织倒凹内，立即将总义齿放回口腔内就位（图 13-3-25）。

（2）待自凝树脂硬固后，取下义齿，固位卡槽被固定在义齿组织面的相应部位。

黏膜支持式设计的覆盖义齿，支持组织弹性大，受力时组织移动明显，采用这种口内安装方式较为合适。

口内安装固位卡槽时要在适当的咬合状态下进行。咬合太重附着体被固定在黏膜组织被紧压迫状态下，在非咬合状态时，义齿有反弹倾向；在非咬合状态下粘接后，义齿承受𬌗力

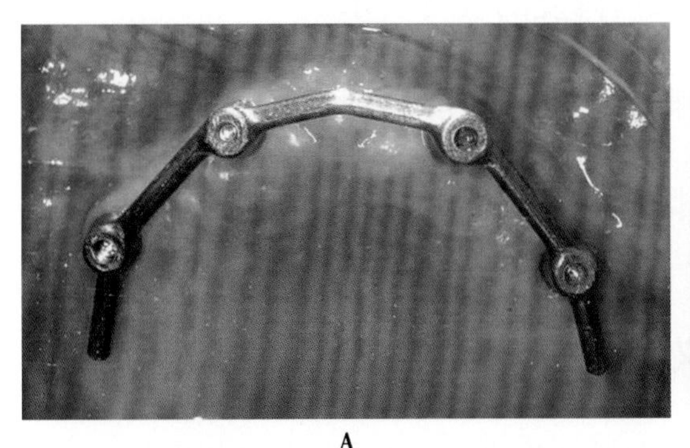
A

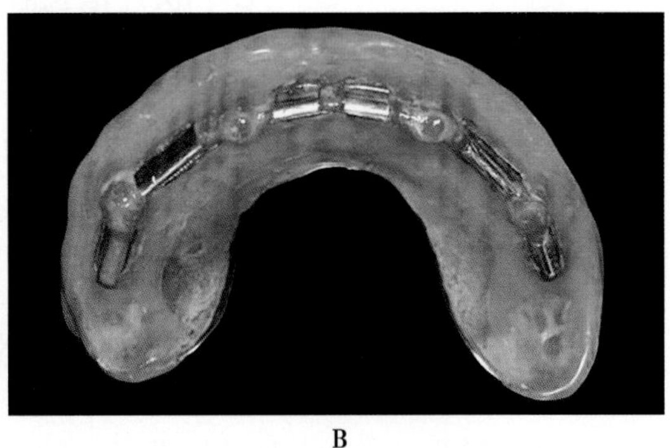
B

图 13-3-25　加工最终修复体

A. 上颌杆附着体安装在基台上；B. 下颌覆盖义齿𬌗面观。

时会在附着体处形成支点，造成附着体的过早磨损，并对种植体产生扭力。

3. 戴牙　戴牙时，应该首先将连接杆固定在种植体上，其固定的方式既可以是粘固固定，也可以采用螺丝固定。当义齿戴入时应该完全就位，无翘动，义齿组织面与黏膜轻轻接触，基托伸展与总义齿相同。当承受咬合力时，杆与固位夹、基托与黏膜间紧密接触，达到对软硬组织缓冲的目的。同时，检查义齿固位力的大小、就位是否便利，并嘱咐患者注意事项（图 13-3-26）。

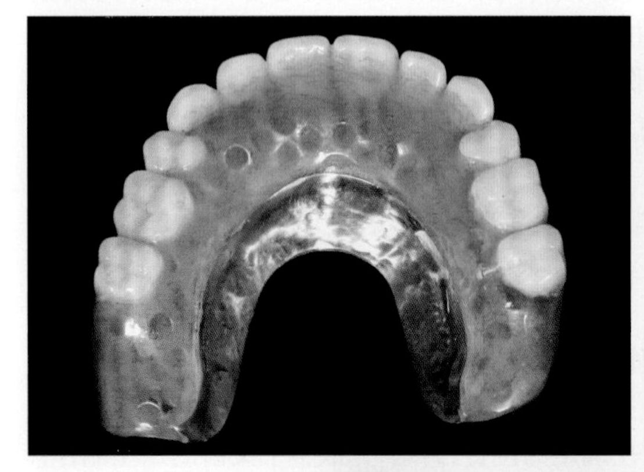
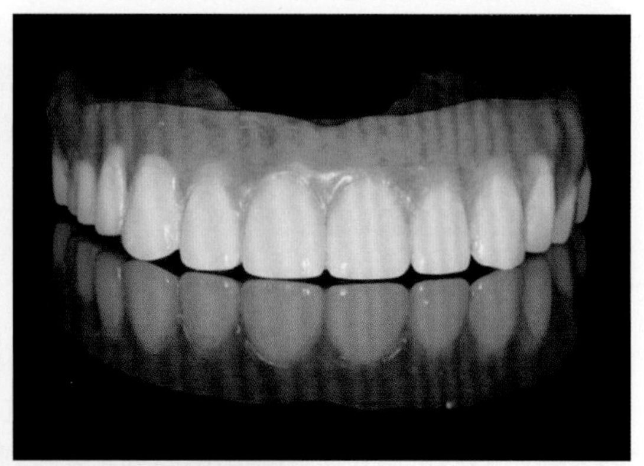
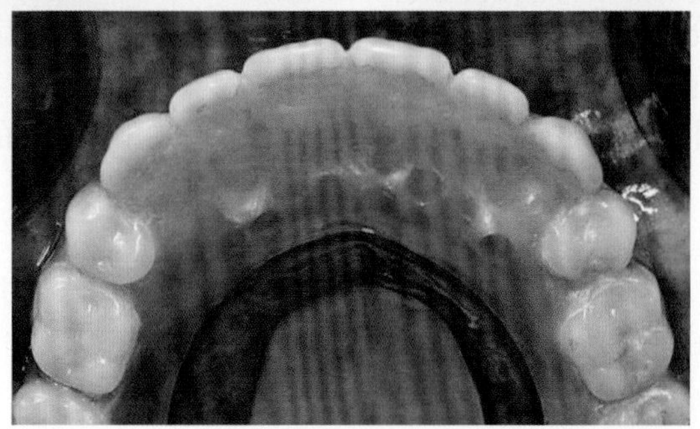

图 13-3-26　戴牙

球附着体、磁附着体多为厂家提供的预成配件，多数情况下采用口内直接安装。其义齿制作的步骤与常规全口义齿修复无异。口内安装的操作步骤可以参见各产品说明书。

七、无牙颌种植覆盖义齿修复的咬合要求

无牙颌种植覆盖义齿的殆学，在正常的牙槽嵴状态时，使用舌侧接触的双侧保护殆；而在牙槽嵴吸收严重的状态下，使用单侧殆接触。虽然很多学者都认为，双侧保护殆能为种植覆盖义齿提供更好的稳定性，但是没有临床证据证明，双侧保护殆在种植覆盖义齿上比其他殆型具有明显的优点。

八、无牙颌种植覆盖义齿修复应注意的问题

1. 正确的设计方案　种植覆盖义齿的设计是整个治疗过程中最为重要的环节。正确而合理的设计，能使修复体获得很好的治疗效果和长久的使用寿命。在实施治疗之前，医师依据无牙颌的牙槽骨形态、骨量的大小、上下颌位关系、对颌是否有余留牙及患者的经济状

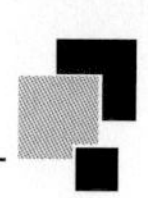

况，设计出既能满足生理学要求，也能符合生物力学要求的修复体。种植覆盖义齿设计的缺陷主要表现为种植体的数量不足、种植体植入的位置不正确、选择了不合适的附着体，以及修复体支持方式选择不正确。解决这些问题的方法就是要充分了解患者的情况，掌握种植义齿设计的一般原则和覆盖式种植义齿设计的特点，做出正确的设计方案。

2. 附着体的合理应用　附着体是种植覆盖义齿的主要固位装置，也是修复体中易出现问题部位。最常见的问题就是丧失固位力或附着体的部件折断。

（1）固位环被挤出：这一现象发生在固位环部分被挤压入金属套环内的预留间隙内，主要原因是固位环的直径过大或多次轻咬磨损了固位环的内部直径，还有固位环的材料太软、口腔内唾液降解了固位环，或是固位环比金属套环大太多。解决的办法是使用更硬的固位环材料，或是安装一个大小合适的固位环。

（2）磨损：球形固位体、固位杆、固位帽，或固位卡表面出现磨损，最主要的原因是患者的磨牙症、患者频繁地取戴覆盖义齿或金属部件表面不光滑。解决的办法是使用推荐的金属抛光剂、将固位部件更换为抗力性更大的材料、患者不食用有磨损作用的食物等，定期更换固位环。

（3）固位部件折断：主要是附着体部件局部受到过大的负荷，或设计不当导致附着体承受过大的咬合力而折断。解决的方法是在修复体制作过程中分散附着体上的负荷，增加附着体的机械强度，或是增强义齿基托的强度，以分担附着体部件的负荷。

3. 种植体周炎　由于全口种植覆盖义齿通常使用的种植体数量较少，每一颗种植体都发挥其应有作用，因此种植体的维护特别重要。导致种植体周炎的主要原因是种植体上菌斑、牙石的附着，微生物聚集；种植体承受过度的负荷后，种植体颈部牙槽骨吸收，再合并细菌感染；或种植体周缺乏角化牙龈组织包绕，游离牙龈抗摩擦的能力差，而导致种植体周的炎症。无牙颌覆盖义齿的种植体周炎的预防和治疗，与其他种植修复体出现的种植体周炎一样，请参见相应章节的内容。

第四节　无牙颌种植的固定修复

一、无牙颌种植固定修复的设计原则

（一）无牙颌种植固定修复的适应证

1. 协调的上下颌弓关系

2. 不需要义齿基托的唇侧翼来恢复唇的丰满度

3. 适当的颌间距离　不同修复设计对颌间距离（interarch distance）的要求有所不同。

（1）当颌间距离较小，且牙槽嵴具有充足的高度和宽度时，其条件与牙列缺损的种植固定修复的条件相当，此时软组织的缺损量较小，不需要使用牙龈瓷，适合分段的固定桥或是联冠设计。颌间距离较小时，固定桥两端的种植体之间的距离不宜过大，否则修复体的强度会受影响。

（2）当颌间距离较大，牙槽嵴的高度不足时，可以考虑种植 4~6 颗种植体，设计成一个整体的固定桥。此时，因为软硬组织同时都有缺损，所以还需要用牙龈瓷或牙龈色树脂或基托树脂修复缺损的那一部分牙槽嵴。

4. 合理数量的种植体　无牙颌固定修复时，至少需要 4 颗种植体，临床上最常用的是“all-on-4”种植修复设计，而该设计需严格掌握适应证（图 13-4-1）。

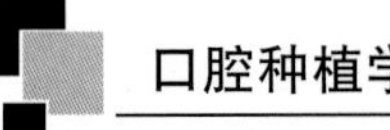

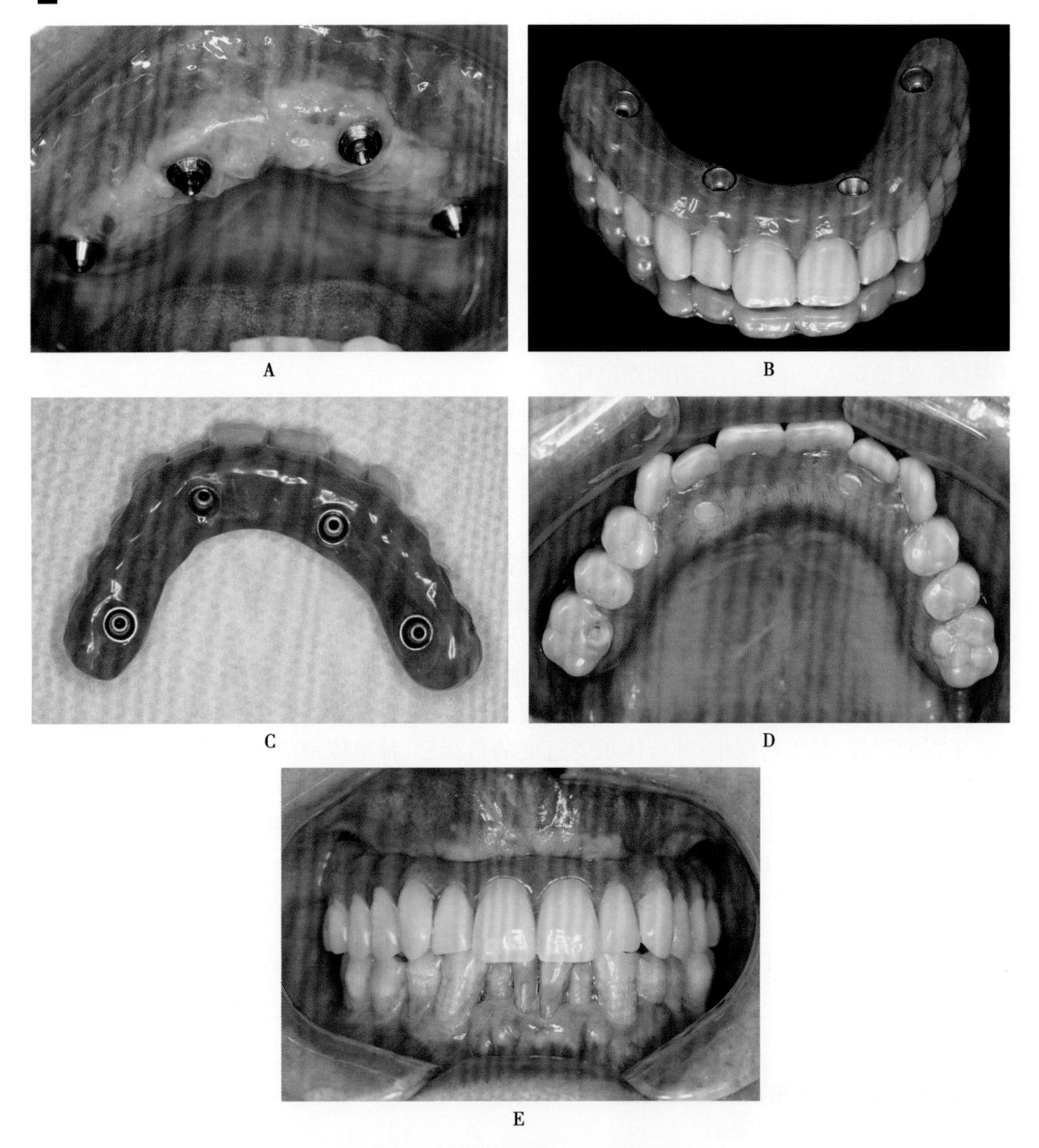

A　B　C　D　E

图 13-4-1　牙列缺失的“all-on-4”设计

A. 上颌牙列缺失，植入 4 颗种植体，桥基台已固定于种植体之上，前部的 2 个为直基台，后部的 2 个为角度基台；B. 修复体的唇面观；C. 修复体的组织面观；D. 修复体就位后的殆面观；E. 修复体就位后的唇面观。

在决定种植体的数量时，还需要考虑对颌牙的健康状况，患者的年龄、性别，咬合力大小等因素。当对颌牙是完整的健康牙列或固定修复的牙列，患者为青壮年或中年、男性或经临床判断咬合力较大者，需要考虑适当增加种植体的数量。也有学者建议，在上颌应适当增加种植体的数量。

5. 合理的种植体布局　种植体应尽可能呈面式分布，尽可能将悬臂的长度控制在 10mm 之内，以减小殆力矩。

（二）无牙颌种植固定修复的类别

在临床上，根据种植修复体的长度，可以将无牙颌种植体支持的固定义齿分为种植体支持的单冠修复、种植体支持的分段的联冠或固定桥修复、种植体支持的一段式固定桥。

1. 种植体支持的单冠修复　单冠修复设计可以最大限度地模仿天然牙列的状态（图 13-4-2）。正是由于在每一颗种植体上修复了一个独立的牙冠，因此使牙线通过相邻的两个种植修复体之间的接触点成为可能，从而在心理上提高了患者对修复体的认同感，满足部分患者尽最大的可能恢复其所缺失的天然牙列的愿望。此外，单冠修复体一旦发生损坏，影响相对更为局限，维修和更换的成本都相对较低。单冠修复设计所需要植入的种植体数量最多，总体费用相应增加。

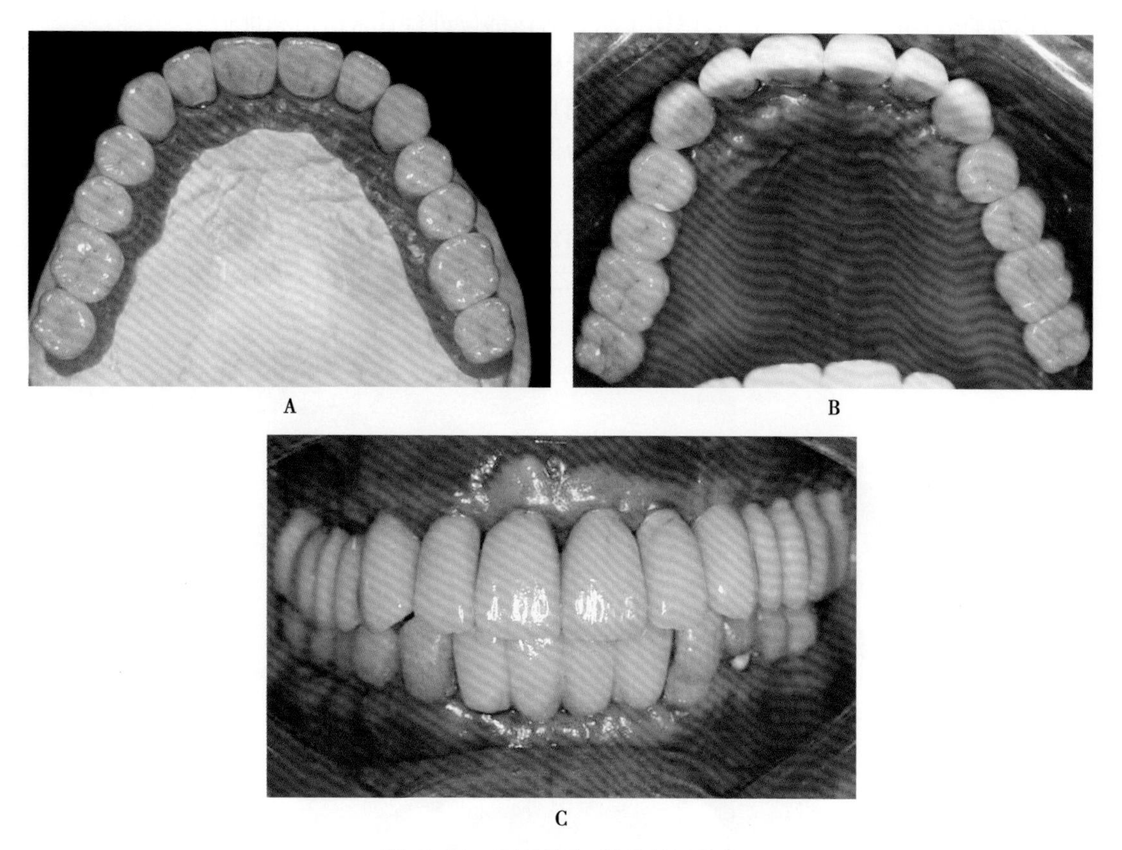

图 13-4-2　牙列缺失，种植单冠修复

A. 上颌牙列缺失，植入 14 颗种植体，修复体为贵金属烤瓷冠，修复体与基台之间为粘接固定；B. 修复体在口内就位后的殆面观；C. 修复体在口内就位后的唇面观。

种植单冠设计对种植体位置的要求极高。种植体位置在任何方位的偏差，都会影响最终的修复效果，给医师和患者带来终身遗憾。因此，在进行种植手术之前，需要进行缜密的设计，并制作精细的手术模板。

如果种植修复体的龈殆向的高度接近健康天然牙临床冠的高度，则最为理想；稍大于健康天然牙临床冠的高度，次之。单冠修复比较适合剩余牙槽嵴有足够的高度和宽度，颌间距离不能太大，上下颌弓的位置关系协调的状况，否则需要通过骨增量手术，创造条件后再进行种植。而骨增量手术的创伤有时会比种植体植入手术本身的创伤更大。如果临床冠的龈殆向高度过大，而又不施行骨增量手术，直接种植，则修复后的临床冠过长，不仅修复体的美学效果不佳，而且种植修复的垂直悬臂过长。垂直悬臂的长度越大，种植修复后发生机械并发症的风险越高。近年来在临床上已经很少采用这种修复设计。

2. 种植体支持的分段的联冠(splinted crowns)或固定桥(fixed bridge)修复　联冠是由2颗或2颗以上种植体共同支持的，在基台层面或修复体层面相连2个或2个以上单位的冠。联冠修复可以避免由某一种植体独自承受最大的水平向的负荷，提高了种植体的机械力学性能，降低了固定基台的螺丝松动、螺丝折断、基台折断等种植修复后并发症的发生率，通常在后牙区使用，尤其适用于机械强度较低的种植体或种植系统。但是联冠的日常清洁和维护不如单冠方便。因此，在修复体制作时，需要注意在相连的2个牙冠连接处的龈端，预留出可以允许牙间隙刷通过的空间，以便于患者对该部位进行日常清洁和维护。

当2颗种植体之间的间距较大，需要放置桥体时，便形成种植体支持的固定桥。固定桥设计可以减少植入的种植体数量，在临床上有时还可以避开在某些不宜种植的区域植入或避免施行过于复杂的手术，减小手术创伤。为保证种植体和修复体的强度，在后牙区应尽量避免设计成跨度过大的固定桥。

当然，固定桥的段数越多，所需要的种植体数量也越多。在临床上，一般需要根据患者的具体情况和所使用的种植系统等综合考虑之后，再加以选择(图13-4-3~图13-4-6)。

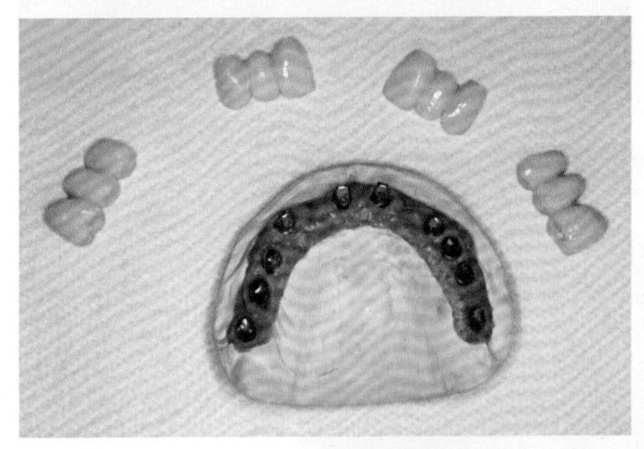
A

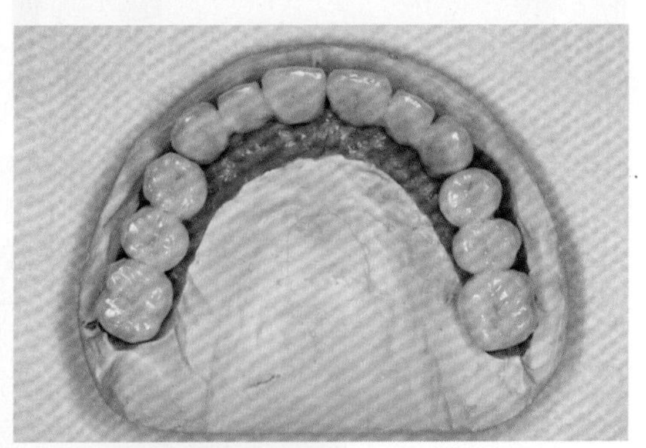
B

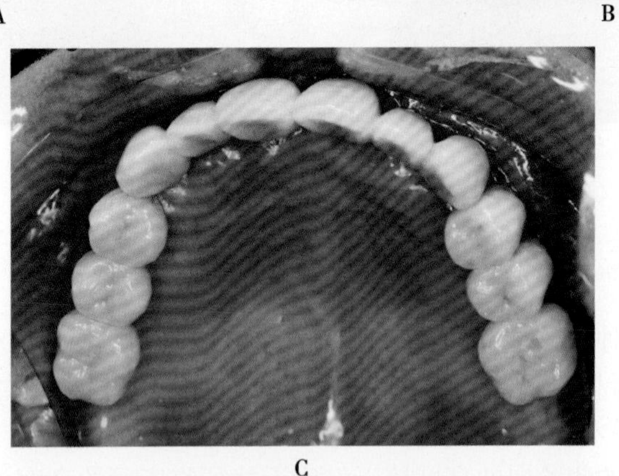
C

图13-4-3　牙列缺失，种植固定桥和联冠设计，四段式修复体

A. 上颌牙列缺失，植入10颗种植体，四段式修复体(前牙区为左右各一段的三单位双端固定桥，后牙区为左右各一段的三单位联冠)，贵金属烤瓷，修复体与基台之间为粘接固定；B. 四段式修复体在模型上就位后殆面观；C. 修复体在口内就位后殆面观。

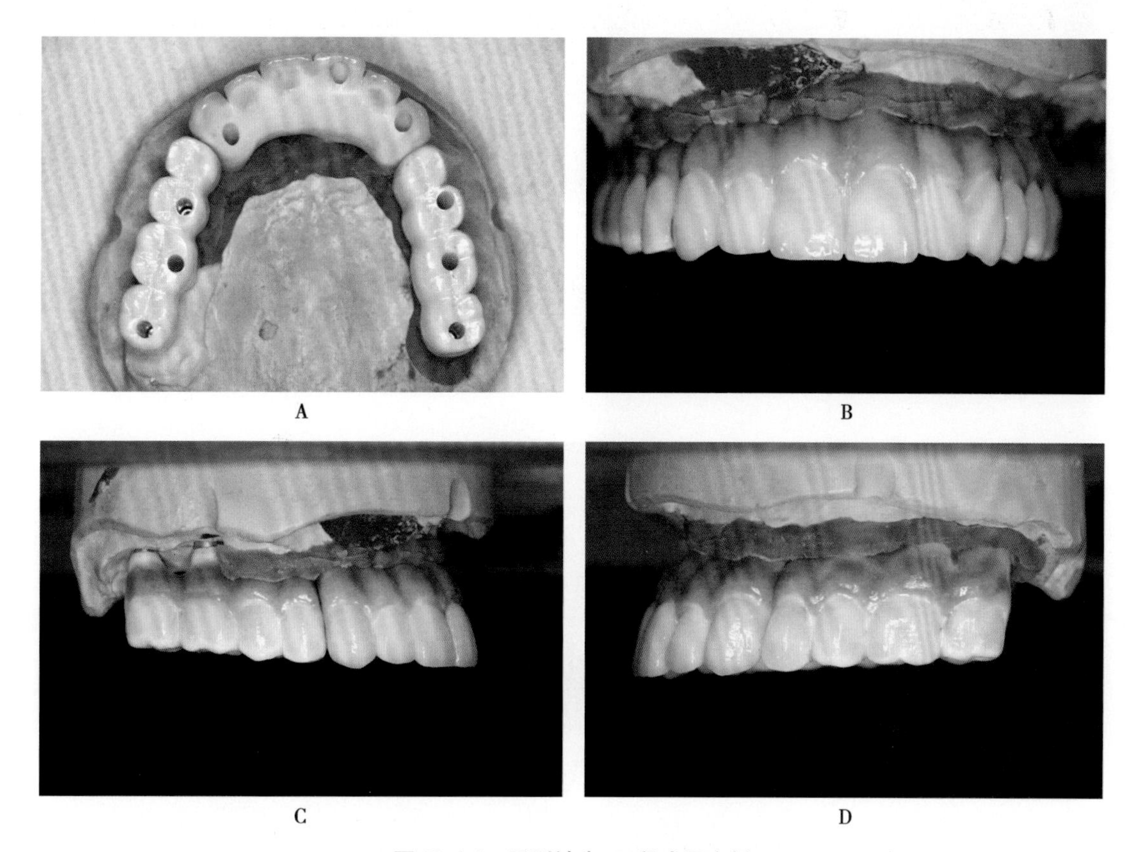

图 13-4-4　牙列缺失，三段式固定桥

A. 上颌牙列缺失，植入 9 颗种植体，三段式 CAD/CAM 加工的氧化锆基底烤瓷桥，螺丝固定，后牙为氧化锆殆面；B. 修复体唇面观示由于颌间距离较大，因此修复体的龈端使用牙龈色瓷；C. 修复体右侧面观；D. 修复体左侧面观。

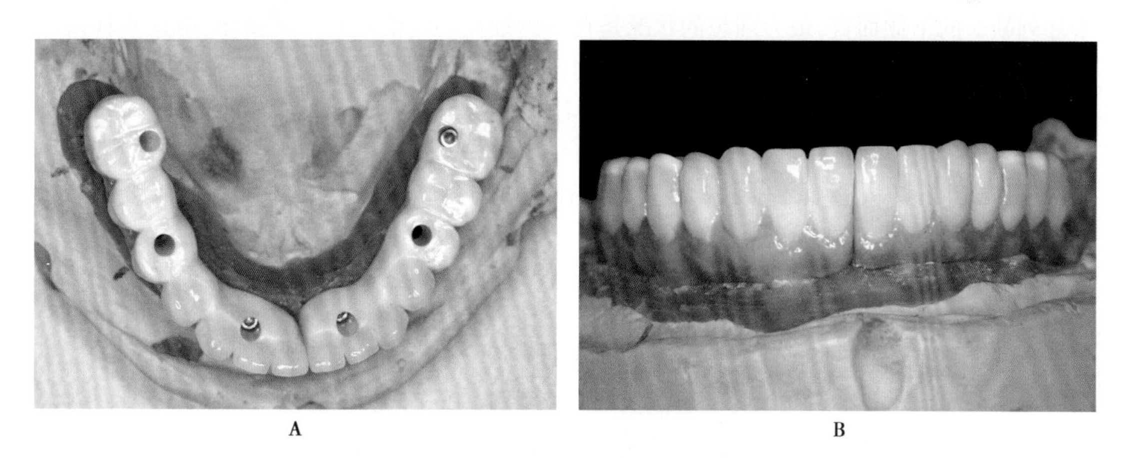

图 13-4-5　牙列缺失，两段式固定桥，螺丝固定

A. 下颌牙列缺失，植入 6 颗种植体，修复体自中线分成两段，CAD/CAM 加工的氧化锆基底烤瓷桥，双侧后部的 3 颗后牙为氧化锆殆面；B. 修复体唇面观。

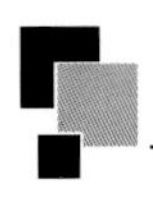

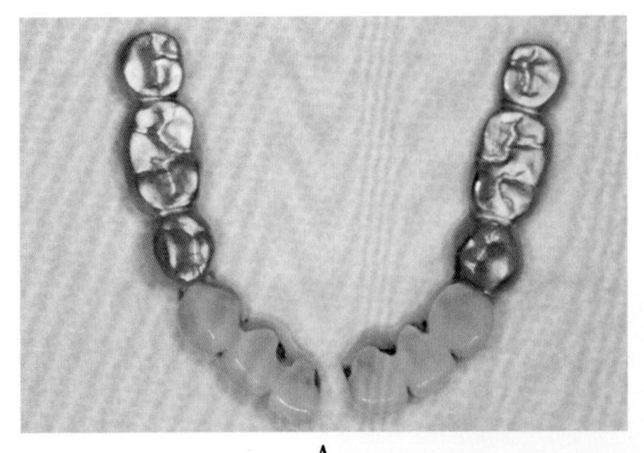
A

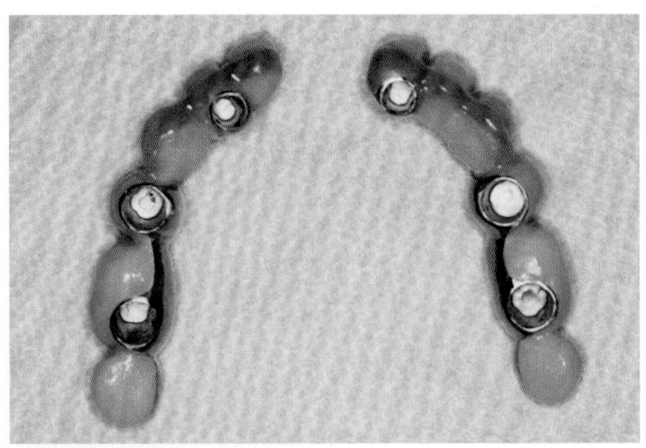
B

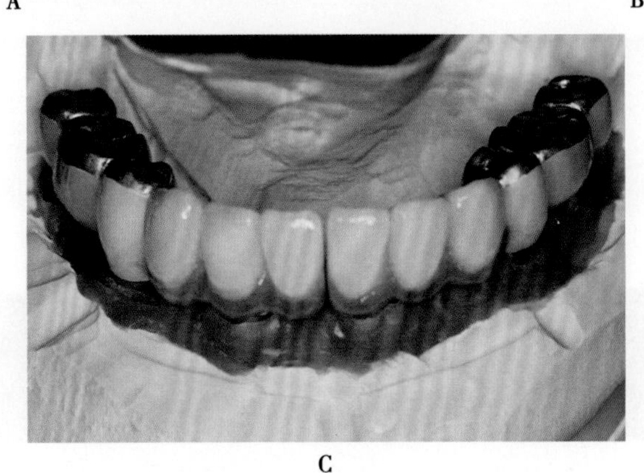
C

图 13-4-6　牙列缺失，两段式固定桥，粘接固定

A. 下颌牙列缺失，植入 6 颗种植体，修复设计为贵金属烤瓷桥，自中线分为两段，后牙为金属殆面；B. 修复体组织面观；C. 修复体唇面观示颈部使用了少量的牙龈色瓷。

3. 种植体支持的一段式固定桥(one piece bridge)　根据 Brånemark 最早的设计方案，对于牙列缺失的下颌而言，最为理想的状况是在两侧颏孔之间植入 6 颗种植体，由这些种植体为固定义齿修复提供支持；该义齿是由螺丝固位，后端为悬臂。这种有悬臂梁设计的固定修复体一般是由 10~12 个殆单元(occlusal unit)组成的短牙弓(shortened dental arch)。

通常一个殆单元是指上下相对的具有咬合接触的一对前磨牙；而上下相对的一对磨牙，则被视为 2 个殆单元。短牙弓则被定义为具有完整的前部牙列，但是成对参与咬合的后牙数量自后部开始减少。

一些研究显示，由 4~5 颗种植体支持的同样方式的固定修复，其种植体的存留率(survival rate)与 6 颗种植体支持的固定修复相同。迄今为止，种植固定修复所需要的种植体数目至少是 4 颗，最具代表性的是“all-on-4”修复设计。

Zarb G. A. 等人建议在颌骨的解剖及形态条件允许的状况下，可以种植 5~6 颗种植体。这样，即使其中 1 颗种植体失败，仍然可以保证固定修复设计方案的实现(图 13-4-7~图 13-4-9)。

(三) 短牙弓

世界卫生组织在 1992 年提出的口腔保健的目标，是终生拥有能够发挥功能、美观、不少于 20 颗牙齿、不需要借助于修复体的天然牙列。

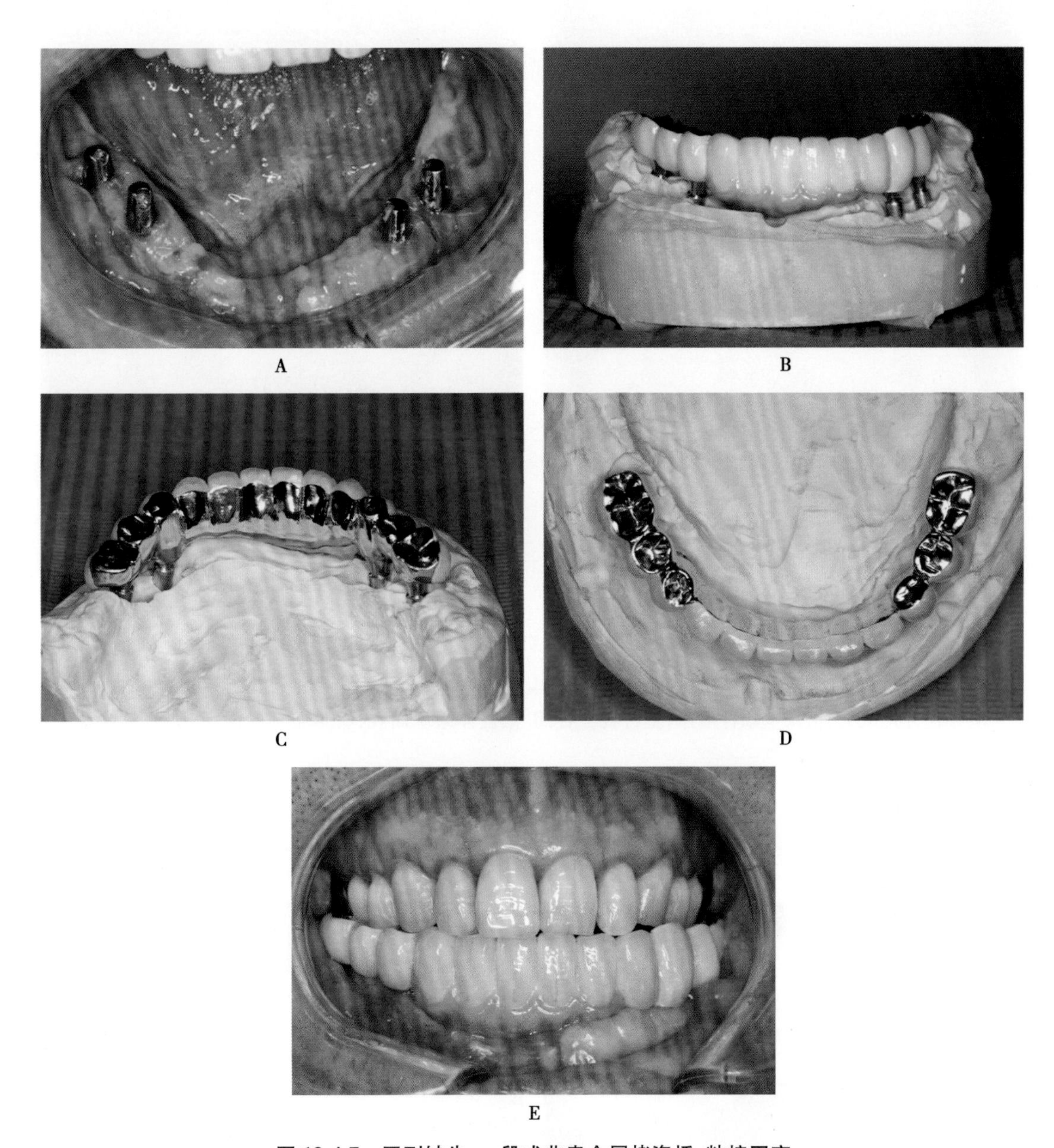

图 13-4-7 牙列缺失，一段式非贵金属烤瓷桥，粘接固定

A. 下颌功能性颌骨重建之后，植入 4 颗种植体，基台就位后；B. 修复体唇面观示因为下颌前部颌间距离较大，所以在前部桥体的龈端使用了牙龈瓷，减小牙冠的高度，使之与后牙冠高更为协调；C. 修复体舌面观；D. 修复体殆面观示后牙为金属殆面；E. 修复体就位之后，受重建下的颌骨条件所限，双侧后牙均呈反殆。

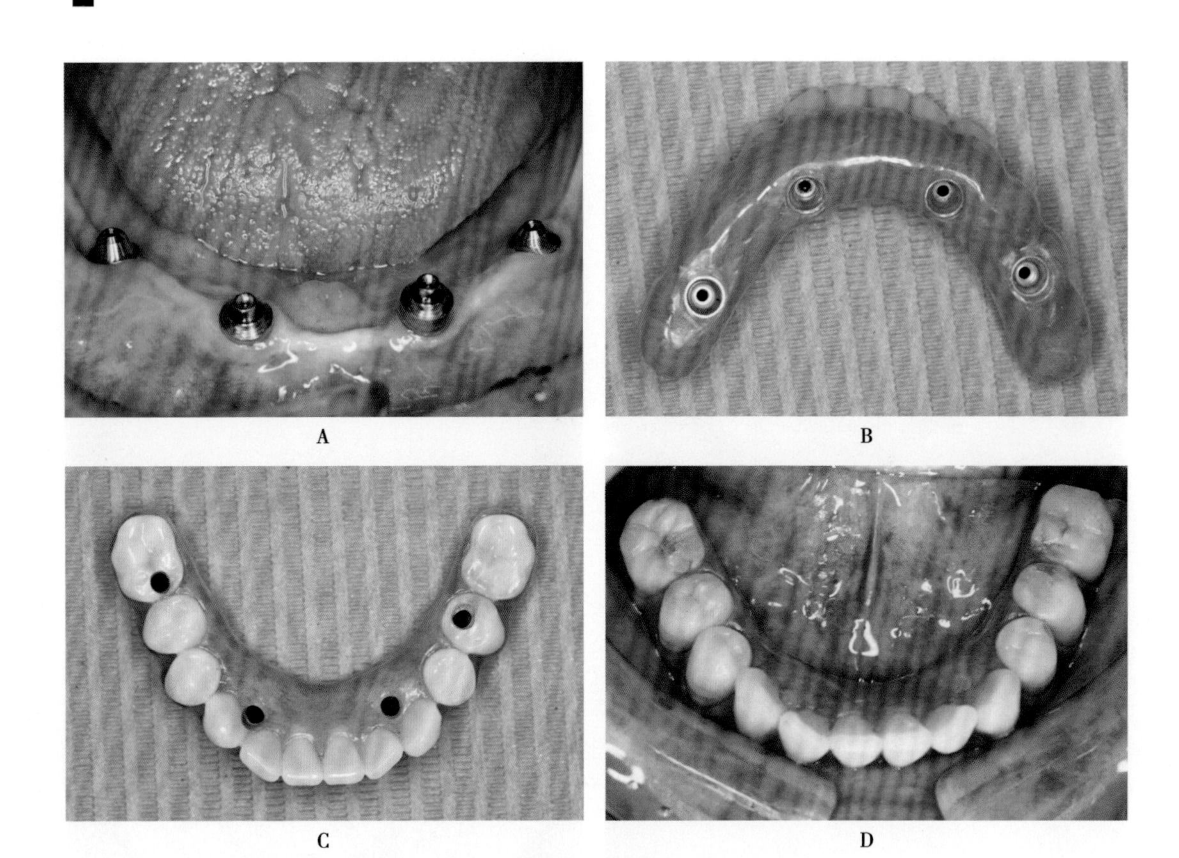

图 13-4-8　牙列缺失，一段式固定桥，螺丝固定

A. 下颌牙列缺失，植入 4 颗种植体，基台就位后；B. 修复体组织面观；C. 修复体殆面观；D. 修复体就位后，纵向螺丝孔已充填。

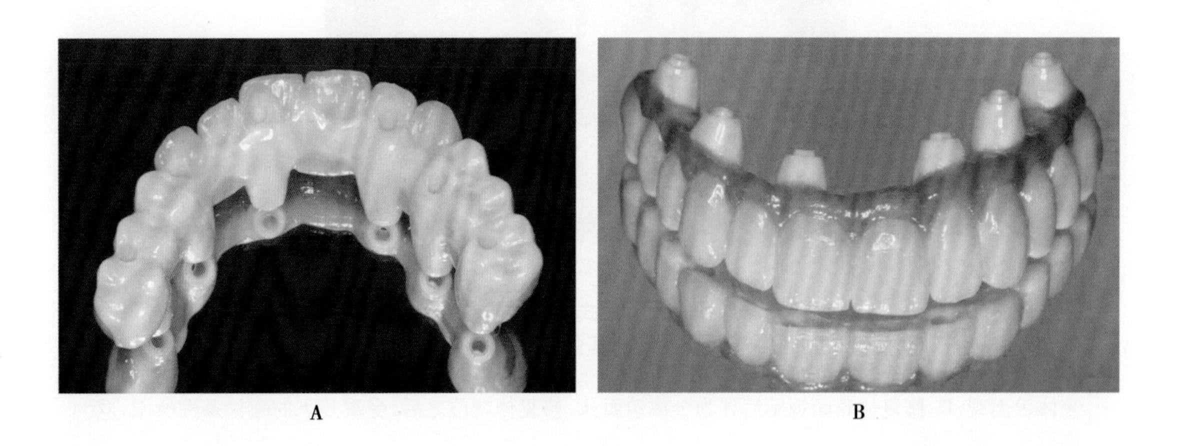

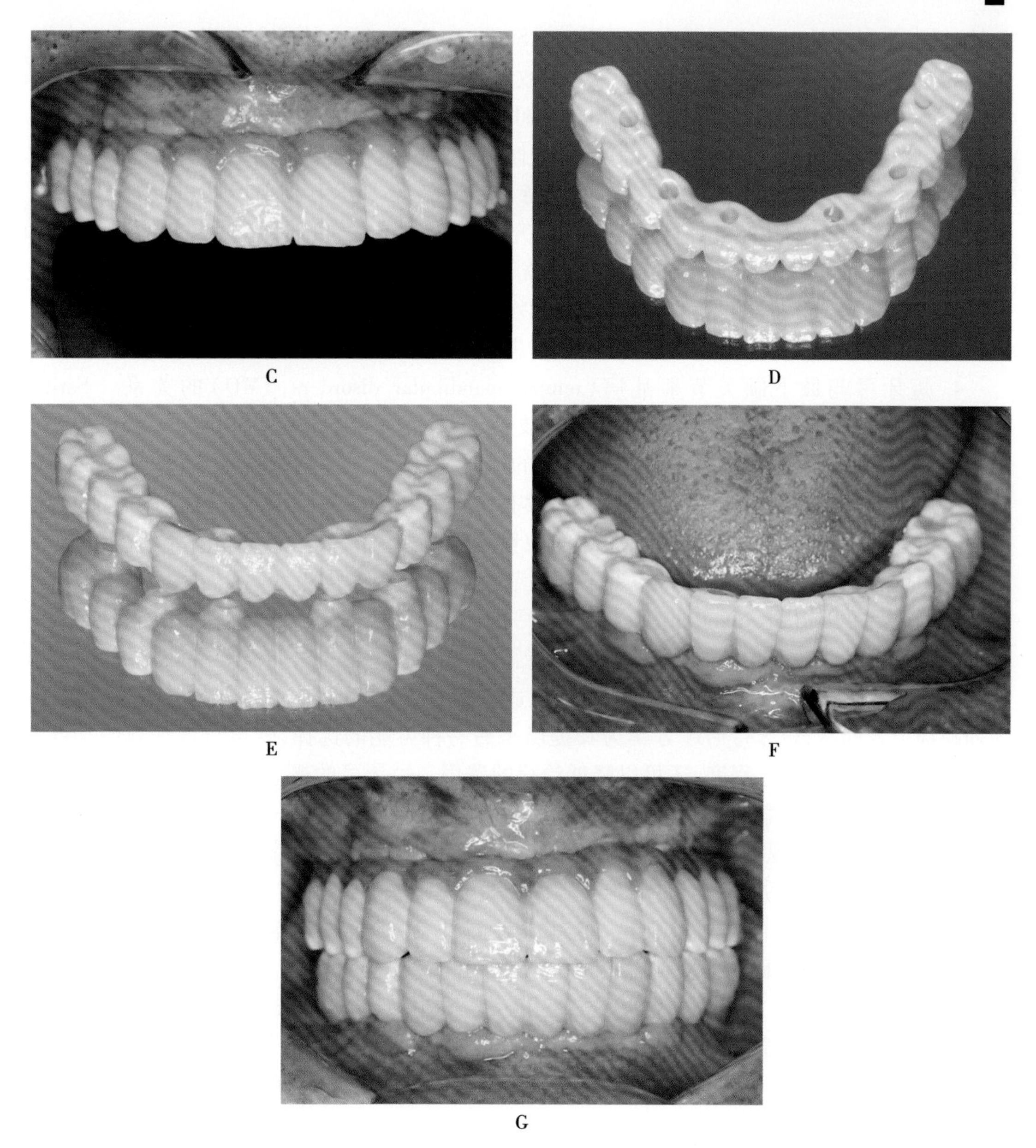

C　D　E　F　G

图 13-4-9　牙列缺失，一段式氧化锆基底烤瓷桥，螺丝固定

A. 上下颌牙列缺失，各植入 6 颗种植体，后牙为氧化锆殆面，上颌修复体腭面观；B. 上颌修复体唇面观；C. 上颌修复体口内就位后；D. 下颌修复体殆面观；E. 下颌修复体唇面观；F. 下颌修复体口内就位后；G. 上下颌修复体咬合。

1. 短牙弓的咀嚼效率和咀嚼能力(masticatory efficiency and masticatory ability)　咀嚼效率和咀嚼能力是衡量口腔功能的重要指标。评价咀嚼效率和咀嚼能力的指标分为主观和客观两类。主观评价主要是调查患者本人对其咀嚼功能的自我评定，客观评价则是测量患者嚼碎食物的能力。Käyser A. F. 的咀嚼实验显示，随着殆单元数目的下降，在吞咽食物之前所需要的咀嚼循环次数增加。在不对称的短牙弓中，咀嚼工作是由殆单元数目较多的一侧独立完成的。当对称的短牙弓殆单元的数目少于 4 个，不对称的短牙弓殆单位的数目小于 6

个的时候,患者开始对其咀嚼能力表示不满。Sarita P. T. N. 等人的研究也显示,咀嚼能力与牙齿的数量密切相关。当口腔中的剩余牙齿数量少于20颗时,咀嚼能力明显降低。

2. 短牙弓的殆稳定性　殆稳定性(occlusal stability)是指随着时间的推移,牙齿除发生正常的生理性代偿性移动以外,再无其他移位倾向。

衡量殆稳定性的参数有牙间隙、牙周支持、覆殆、覆盖、咬合接触和牙齿的磨耗。Witter D. J. 等人对短牙弓的功能进行6年的观察研究,结论是短牙弓可以长时期维持殆稳定性。

3. 短牙弓的舒适度(oral comfort)　口腔舒适度作为生活质量的指标之一,已经越来越引起人们的重视。口腔舒适度的衡量标准:无疼痛和不适,即无颞下颌关节紊乱病的症状和体征,拥有咀嚼能力;在后部的磨牙缺失之后,患者对剩余牙列的外观均有正面评价。

4. 短牙弓与颞下颌关节紊乱病(temporomandibular disorders, TMD)的关系　Sarita P. T. N. 等人综合研究认为,单纯缺乏磨牙的支持,不是颞下颌关节紊乱病的主要致病因素。缺乏磨牙支持的人群患颞下颌关节骨关节病的风险,并不高于完整牙列的人群。颞下颌关节紊乱病患者在修复缺失的磨牙之后,也并没有减轻症状或使症状消失。颞下颌关节紊乱病的严重程度,与有咬合的磨牙和前磨牙的数量之间无相关关系。而只剩前牙的极短牙弓或只有单侧后牙支持的短牙弓者,患颞下颌关节紊乱病的风险增加。

5. 短牙弓的应用　Armellini 等人将短牙弓的应用归纳如下:虽然由前牙和前磨牙组成的短牙弓可以满足口腔功能的需要,但是功能需要和满足这样的功能需要所必需的牙齿数量因人而异。因此,要根据每个患者的需求及适应能力,来制订相应的牙科治疗方案。对于牙列缺损患者而言,短牙弓治疗方案为其提供了另一种可能的选择,既可以保证口腔功能,促进口腔卫生,增加舒适程度,还可以降低治疗的费用。短牙弓的概念既与现代殆学理论不矛盾,又与现代口腔医学的治疗模式相适应。提倡短牙弓的另一个好处在于,减弱了对口腔后牙区进行修复的重视程度,规避了过度治疗的风险。将短牙弓治疗原则应用于种植修复的患者,可以降低外科手术和修复的难度。因为短牙弓治疗原则限定了牙弓的长度,缩小了治疗的范围,而又满足了基本的口腔功能,尤其使高风险人群从中获益。

(四)无牙颌种植固定修复的材料

固定修复体要具有相当高的强度,这项任务一般是由金属支架来承担,临床可用的金属材料有金合金、钴铬合金或钛。近年来,氧化锆也逐渐广泛地应用于临床,所用的人工牙材料有树脂、金瓷、全瓷和氧化锆等。在后牙区,为加强修复体的强度,有时也可以设计为金属殆面或氧化锆殆面。

二、无牙颌种植固定修复的固位方式与选择

种植修复体与基台之间的固位方式有粘接固位和螺丝固位。当修复体与基台为一体时,它与种植体的固位方式是螺丝固位。

(一)螺丝固位

螺丝固位是指修复体通过锁紧的螺丝固定于基台或种植体之上所获得的固位。

1. 纵向螺丝固位　在无牙颌患者的种植修复中,采用纵向螺丝固位方式的固定修复历史最为悠久,可以追溯到20世纪60年代中期,是由 Brånemark 及其工作小组率先应用于临床的。数十年间几经改进,时至今日这种修复方式仍然是国际公认的标准种植修复方法

之一。

由于修复体上的纵向螺丝通道及其开孔的位置，取决于种植体或其上的基台的方位，因此，在实施种植手术之前，需要对种植体植入的方位进行精心的设计，并制作手术导板，以确保在种植手术中种植体被植入理想的方位，从而使螺丝通道的开孔位于最佳位置，否则会影响修复体的美学效果或强度。某些种植系统，提供了配套的不同角度的角度基台。在临床上，可以利用角度基台来改变螺丝通道的方向及其开孔的位置（图 13-4-10）。

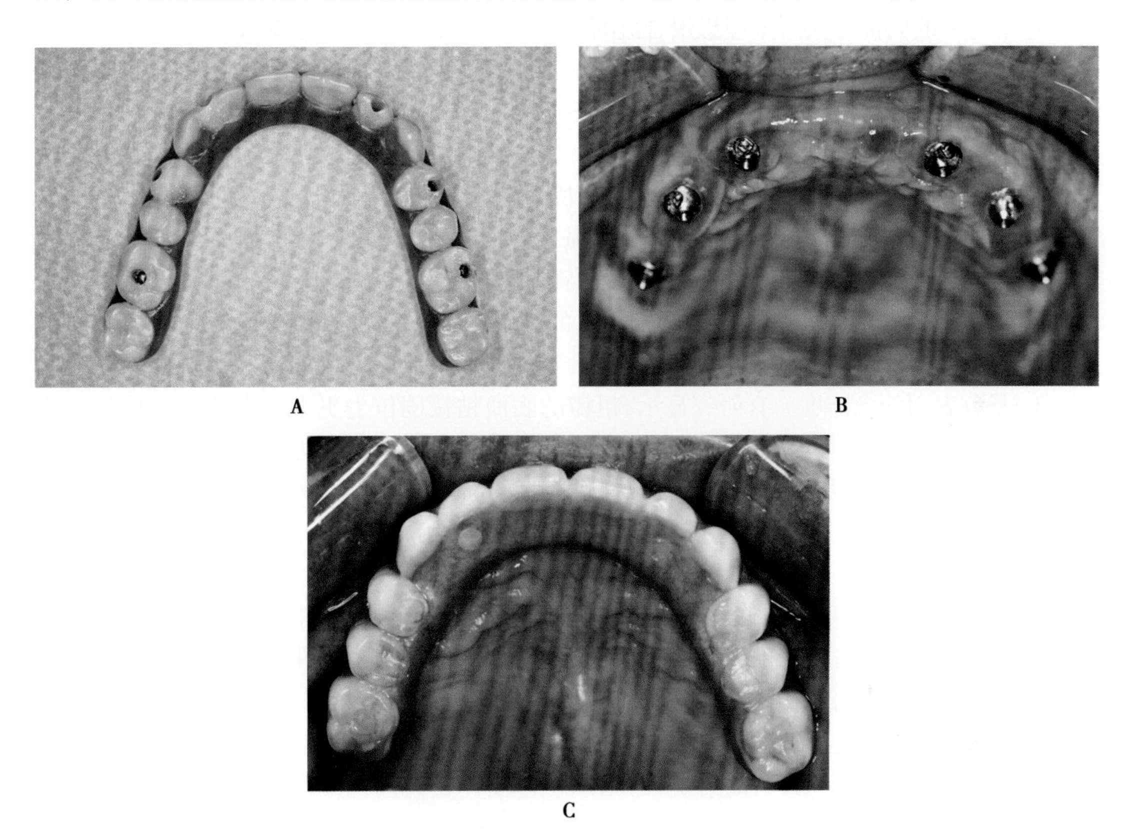

图 13-4-10　基台角度与修复体殆面开孔的位置关系

A. 螺丝固定的暂时修复体，当使用直的桥基台时，部分固定螺丝开孔的位置在修复体的唇面、切缘和唇颊殆缘；B. 永久修复时，将前部的 4 个直基台更换为角度基台，以期改变固位螺丝在修复体的开孔位置；C. 使用角度基台后，固位螺丝的开孔位置发生了改变，均位于修复体的舌侧和殆面。

在前牙区，理想的螺丝通道的开孔是在舌隆突区；在后牙区，理想的螺丝通道的开孔是在殆面的中央窝附近。

在临床上，当完成调试的修复体最终固定于患者口内之后，一定要使用规定的扭矩锁紧螺丝，在纵向螺丝的通道内置入垫底材料，而后再使用复合树脂充填。常用的垫底材料有棉球和聚四氟乙烯（polytetrafluoroethylene，PTFE）等。

2. 横向螺丝固位　横向螺丝通常用于修复体与基台之间的固位。与纵向螺丝固位的修复体相比，其美学效果更好，可以保持修复体后牙殆面解剖形态的完整性。但是，修复体加工工艺更为复杂，临床操作难度有所增加，还需要专用安装水平螺丝的工具。由于该固位方式的上述特点，所以目前在临床上已鲜见使用。

（二）粘接固位

所谓粘接固位是指种植修复体通过粘接剂粘接固定于基台之上所获得的固位。与天然牙上的修复体一样，通过粘接固定的种植修复体的固位力受下列因素的影响（Hebel K. S.）。

1. 基台轴面的聚合度　聚合度是影响粘接固定修复体固位力的关键因素之一。早在1955年，Jorgensen就提出天然牙的冠预备体的理想聚合度为6°。他提供的数据显示，当聚合度为10°时，粘接固定修复体的固位力大约是理想聚合度时的一半；当聚合度为15°时，粘接固定修复体的固位力大约是理想聚合度时的三分之一；当聚合度为20°时，粘接固定修复体的固位力大约是理想聚合度时的四分之一。因此，大多数的种植体生产者将其预成的标准基台的轴面聚合度设计为6°。

2. 基台轴面的高度及表面积　高度和表面积这两个因素关系及其密切。Kaufman E. G. 等指出，高度和表面积的增加可以增加固位力和抗力形。由于植入的种植体位于龈下，而当基台的边缘也位于龈下时，种植体的基台轴面高度就会比天然牙预备体的轴面高度更高。但是在磨牙区，虽然预成的基台轴面高度比天然牙的高，但是表面积却比天然牙的小。此种状况仅限于预成基台，因为个别加工的基台可以尽量模仿天然牙的形态，使表面积明显增加。

3. 基台表面的光洁度　有研究显示，粗糙的表面粘接固位力更大。当基台的轴面高度≥4mm时，常规的机加工的表面即可为种植修复体提供充足的固位力。如果基台的轴面高度小于4mm，常规的机加工的表面不足以提供充足的固位力时，可以对基台表面进行喷砂处理或使用金刚砂车针进行打磨，降低其光洁度，增加固位力。

4. 粘接剂的种类　主要分为暂时粘接剂和永久粘接剂两大类。

（1）永久粘接剂：可以为修复体提供良好的边缘封闭和较强的固位力。

（2）暂时粘接剂：主要用于固定临时修复体，便于临时修复体的取出。

考虑到暂时粘接剂的粘接力明显弱于永久粘接剂，在进行种植修复时，也可以使用暂时粘接剂来固定永久修复体，以便于在必要时能够将修复体完整地取出。但是，由于暂时粘接剂具有较低的抗张强度和较高的溶解性，增加了修复体丧失固位力的风险。有学者提出半永久固定（semipermanent fixation）的概念：粘接剂既可以为修复体提供足够的固位力，又可以容许修复体在必要时完整地与基台分离。方法之一是在聚氨基甲酸乙酯树脂粘接剂内混合少量的凡士林，即可降低固位力（Bresciano等）。方法之二是减小永久粘接剂的使用量，只在修复体的颈部放置少量的粘接剂，封闭修复体的边缘。

（三）粘接固位与螺丝固位的共同应用

临床最为常见的是种植修复基台由螺丝固定于种植体上，修复体再由粘接剂粘接固定于基台上。另一种设计，则是一段式的中间结构通过螺丝固定于种植体上，其上部的修复体再通过粘接固定于中间结构上（图13-4-11）。

（四）选择修复体固位方式时需要考虑的因素

Michalakis等将选择修复体固位方式时需要考虑的因素归纳如下。

1. 修复体制作的难易程度及制作成本　制作粘接固位的种植修复体，比制作螺丝固位的种植修复体更加简单。这是因为在制作粘接固位的种植修复体时，主要还是沿用传统的修复技术，并且不需要对牙科技师进行特别深入的培训。当种植体长轴与修复体长轴所形成的夹角小于17°时，则制作粘接固位的种植修复体相对更简单。因为种植体制造商尚不能

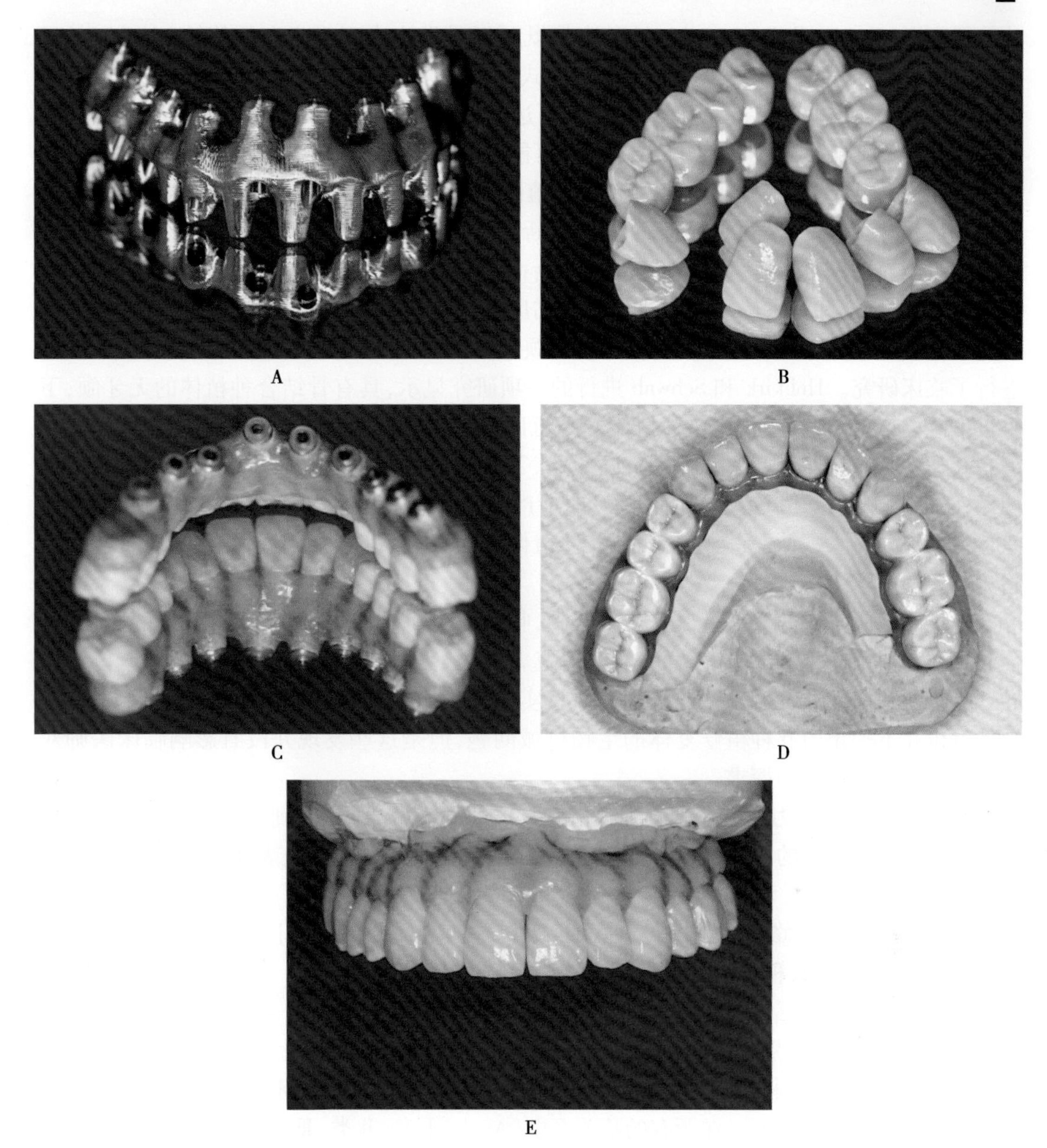

图 13-4-11　牙列缺失，螺丝固位与粘接固位共同应用的另一种修复设计

A. 上颌牙列缺失，植入 9 颗种植体，颌间距离很大，中间结构为 CAD/CAM 加工的金属一段式桥架；B. 粘接固定的修复体，前牙为氧化锆基底烤瓷冠，后牙为氧化锆𬌗面颊侧烤瓷的联冠；C. 修复体与中间结构组合在一起后的组织面观；D. 修复体与中间结构组合在一起后的𬌗面观；E. 修复体与中间结构组合在一起后的唇面观。

提供小于 17°、用于通过螺丝固位的修复体的角度基台（特指某些种植系统）。此外，粘接固位的种植修复组件（components）的价格，低于螺丝固位的种植修复组件。

2. 支架的被动就位（passive fit）　被动就位是指修复体或中间结构等就位后，在 2 颗或更多的种植体之间不产生应变。种植体支持的修复体制作精度要求极高。在整个修复临床及修复体加工制作的每一道工序中所产生的微小误差，最终将会导致修复体相对于种植体的位置变形(positional distortion)。这种变形既可以是发生在三维方向的旋转,也可以是发生在三维方向的平移。它可以由一个变形等式来表达,即在制作每一个步骤中出现的微小变形的总和。当这些变形的总和等于零时,便达到了被动就位。

如果支架不能达到被动就位的要求,则可能发生两类并发症:①生物学并发症,传导到骨的负荷过大,导致骨丧失(bone loss),在种植体与基台之间的缝隙处有微生物生长。②修复并发症,固定螺丝的松动或折断,种植体折断。

而可能导致修复体发生变形的环节,包括:①制取印模、灌制工作模型、制作蜡型、包埋和铸造、瓷的烧结和戴入修复体的过程。②临床医师对修复体是否达到被动就位的觉察和判断。③下颌骨的弯曲。多位学者曾经对下颌天然牙列和牙列缺损患者的下颌骨变形问题进行了临床研究。Hobkirk 和 Schwab 进行的一项研究显示,具有骨结合种植体的无牙颌,下颌自下颌姿势位开始运动时,在种植体之间可以产生 420μm 的位移,在相连的种植体之间可有高达 16N 的力的传导。该项研究还显示,下颌在进行侧方运动时所产生的位移及力的传导,明显小于进行开口运动和前伸运动时所产生的位移及力的传导。同时,作者指出个体间存在的差异极大,如果是较薄的下颌,种植体间距又较大时,相对位移的程度有增加的趋势。

上述因素所导致的变形量尽管非常有限,临床表现也不明显,但是所有变形的叠加,则会导致在种植-修复复合体内产生明显的内应力。尽管 Skalak 的理论——非被动就位可以导致生物性和修复并发症,尚未经证实,并且实验动物研究及有限的临床研究显示,也许非被动就位并不一定引起种植修复体的生物机械问题,但是这些发现并没有影响临床医师对种植修复体被动就位的探求。

3. 固位力　固位力不仅仅影响到种植修复体的并发症,还影响到其使用寿命。影响粘接固位修复体固位力的因素,包括:基台的聚合度、基台轴面的高度及表面积、基台表面的光洁度和粘接剂的种类。

4. 咬合　在选择修复体的固位方式时,咬合是一个需要考虑的因素。在后牙区,为了确保种植体轴向受力,种植体的理想位置应该在中央窝。

上颌前磨牙的颊舌径大约是 9mm,上颌磨牙的颊舌径大约是 11mm,上述牙的𬌗面(occlusal table)宽度分别是 4.5mm 和 5~6mm。固位螺丝的顶端直径大约是 3mm,也就是说螺丝通道的𬌗面开孔的直径至少需要 3mm。而这 3mm 则占据了磨牙𬌗面宽度的 50%和前磨牙𬌗面宽度的 50%以上。在所有的𬌗关系中(Angle Ⅰ类、Ⅱ类、Ⅲ类),螺丝通道开孔所占据的区域对建立理想的咬合极为重要,磨牙更是如此。然而,在螺丝固位的修复体上不可能建立一个理想的咬合接触,因为螺丝通道开孔就占据了𬌗面的相当部分。为了建立适当的咬合接触,通常需要使用复合树脂材料充填螺丝的通道。但是通过此种方式建立起来的咬合接触,由于复合树脂的磨损,长期稳定性倍受质疑,特别是当对颌的修复材料是瓷的时候。

而粘接固位的修复体,则具有理想的𬌗面形态,易建立理想的咬合接触,可以长时间地保持咬合接触的稳定。

5. 美学效果　在选择修复方式时,美学效果也是需要考虑的因素之一。实际上,螺丝通道的开口对修复体的美学效果具有很大的负面影响,但是这种影响仅限于下颌的前磨牙和磨牙。虽然使用不透明的复合树脂来充填螺丝通道,可以在相当程度上降低其灰度,但是却不能完全使之绝迹。显然,粘接固定的修复体不存在此种问题。

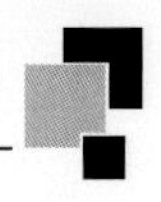

6. 义齿戴入过程中的考虑　对于螺丝固位的修复体,有时需要先拍摄 X 线片,在进一步确认完全就位后,再使用最终的扭矩锁紧固位螺丝(仅限于某些种植系统)。对于粘接固位的修复体,则需要注意彻底清除多余的粘接剂。此时,医师需要借助拍摄 X 线片,来确认是否有残余的粘接剂存留。彻底清除多余的粘接剂对保持种植体周的健康至关重要,因为残余的粘接剂能够导致种植体周炎。然而彻底清除残余粘接剂的工作并不简单,修复体边缘的位置在龈下越深,清除工作的难度越大。Agar 等 1997 年的研究显示,当修复体的边缘从龈下 1.5mm 降到龈下 3mm 时,粘接剂存留的可能性明显增加。树脂类粘接剂最难清除,其次是玻璃离子粘接剂,再其次是磷酸锌粘接剂。此项研究的另一个发现是,不锈钢探针造成的划痕最深,而金刮治器和塑料刮治器所产生的划痕则浅许多。在清除多余粘接剂过程中所产生的划痕会造成菌斑的堆积。这些堆积的菌斑不仅难以被彻底地清除,还会影响软组织的相容性(Dmytryk JJ)。

7. 可恢复性(retrievability)　可恢复性是指种植修复体可以完整无损地从种植体或基台上被拆卸下来,并能够再次安装于原处的特性。

临床上需要拆下修复体的原因,主要包括:周期性更换修复组件的需要、固定螺丝松动或断裂、基台断裂、某个种植体脱落后需要调改修复体、再次实施手术的需要等。因此,修复组件的可恢复性便成为一个安全因素。此外,为了更准确地评估口腔卫生状况,有时候也需要取下固定修复体,以便精确地对种植体周进行探诊。

总之,两种固位方式各有其特点。在临床上,除考虑上述诸因素之外,还要根据所使用的种植系统、患者自身的条件、修复的目的、临床医师的观念及其偏爱、技工室的加工设备及其加工能力等因素综合评估之后,作出选择。

三、无牙颌种植固定修复的基本操作步骤

(一) 螺丝固定的种植体支持的固定义齿修复的临床步骤

1. 根据所使用的种植系统、种植体的直径、种植体的长轴方向和牙龈袖口的高度来选择适当的基台,使用规定的扭矩锁紧基台。注意基台与基台之间需要有共同就位道。

2. 将基台水平的转移杆连接到种植体的基台之上,旋紧固定螺丝。使用成形塑料将转移杆连接固定。如果是在种植体水平进行修复,则不需要在临床选基台和锁紧基台,直接在种植体上安装种植体水平的转移杆,旋紧固定螺丝,使用成形塑料分次连接转移杆即可。

3. 在口内试开窗式个别托盘,确保转移杆的固定螺丝的顶端能够从托盘的开窗处穿出,暴露于口内。

4. 使用聚醚橡胶或硅橡胶印模材料,采用开窗式托盘印模技术(open tray impression technique)制取印模。印模材固化完成后,自托盘的开窗处旋松所有固定转移杆的螺丝,并确认这些螺丝可以上下活动,而后自口内取出印模托盘。连接基台代型于印模内的转移杆之上,再次用螺丝固定。转送技工室灌注模型。

5. 在模型上制作树脂暂基托。暂基托可由位于两侧的 2 个修复基台支持和固定。

6. 取颌位记录　颌位记录的方法和步骤与全口义齿相同。转移面弓,然后转回技工室上𬌗架,还是在这个暂基托上进行人工牙的排牙。

7. 在患者口内进行排牙试戴,其外观需要获得患者的认可。核查颌位记录是否有误,

必要时还要再次进行颌位记录，经调整后再次试排牙。

8. 在技工室完成制作金属支架，进行临床的试戴，检查支架是否达到被动就位。如果发现支架存在翘动，需要切开支架，使用成形塑料在口内连接，转技工室进行激光焊接之后，再次于临床上试戴，直至在临床上达到被动就位。

9. 在支架上再次排牙，经临床试戴，并经患者认可之后再转回技工室，完成义齿其余的制作过程。

10. 戴入修复体，经过调𬌗和抛光之后，使用修复螺丝，用规定的扭矩将修复体固定于种植体基台之上，在修复体的螺丝通道内垫底，使用复合树脂充填材料充填顶端，并再次进行咬合检查。必要时需要再次进行调𬌗。

（二）粘接固定的种植体支持的固定义齿修复的临床步骤

1. 使用开窗式托盘印模技术或封闭式托盘印模技术（closed tray impression technique），在种植体水平制取印模，转送技工室灌注模型。

2. 将与口内种植体上型号相同的愈合基台固定于模型之上，制作树脂暂基托，覆以𬌗堤，形成𬌗托，在临床上取颌位记录，并转移面弓。然后转回技工室上𬌗架，进行人工牙的排牙。

3. 在患者口内进行排牙试戴，其外观需要获得患者的认可。核查颌位记录是否有误，必要时还要再次进行颌位记录，经调整后再次试排牙。

4. 在技工室选择成品基台，使用平行切削仪对基台进行切削，在基台之间形成共同就位道。如果没有合适的成品基台，则需要使用金塑基台在技工室制作个别加工的基台，或者采用CAD/CAM的方式制作个别基台。制作金属基底冠，联冠或固定桥的蜡型，经过包埋、铸造、打磨，使其就位于基台之上。

5. 在口内试基台，试基底冠。如为联冠或桥架，则需要切开，分别就位于基台后，再使用成形塑料逐一进行连接。使用成形塑料进行咬合记录，封闭式托盘技术再次制取印模。此处，联冠或桥架相当于基台水平的个别印模帽。也可以使用成形塑料制作基台水平的个别印模帽来完成上述工作。

6. 灌注模型，对切开的桥架或联冠进行激光焊接。使之达到被动就位后，再在其上进行烤瓷，完成修复体的制作。

7. 修复体的戴入　将基台依次就位，使用规定的扭矩锁紧螺丝，使修复体完全就位，经过调𬌗、上色、上釉、抛光之后，使用粘接剂粘接固定修复体。需要对修复体边缘溢出的多余粘接剂进行彻底清除。

为预防磨牙症和咬牙症等功能异常对种植体及修复体造成的不利影响，在种植修复完成以后，要为患者制作𬌗垫，供患者夜间戴用。

四、无牙颌种植固定修复的常见问题

无牙颌种植固定修复后，在行使功能的过程中可能发生的问题，包括：𬌗不稳定、口腔卫生维护困难、暂时性或永久性咬颊和咬舌、发音障碍、人工牙折断或脱落、基托折断、金属支架折断、修复体崩瓷、种植体及其组件的机械问题等。

1. 𬌗不稳定　常见于修复体戴入的初期，可通过调𬌗加以改善。为了从根本上避免该

问题的出现，在临床上可以考虑先进行由种植体支持的暂时修复，调整咬合至最佳状态，为其后的永久修复提供最有参考价值的信息。

2. 口腔卫生维护困难　在口腔卫生维护方面，无牙颌种植的固定修复较可摘义齿修复更有难度。为了尽量降低难度，制作义齿时，修复体与种植体连接处应尽量接近龈缘，并在近远中留出牙间隙刷的清洁通道。理想的桥体的盖嵴的形态是凸面，表面要高度抛光。

3. 暂时性或永久性咬颊和咬舌　咬颊和咬舌最常发生于种植修复的戴牙初期，在临床上以咬颊最为常见，绝大多数都属于暂时性的。咬颊和咬舌的原因：①口腔周围肌肉的运动模式在牙列缺失后发生了变化。在戴牙初期，患者口腔周围肌肉的运动仍然沿用缺牙期间业已形成的模式，而随着患者对修复体日渐熟悉，新的协调的口腔周围肌肉运动模式会逐渐建立和巩固，咬颊和咬舌的发生频率将逐渐降低。一般在1~3个月之内恢复正常。②患者缺牙时间过长，又未及时修复，舌体发生代偿性增大。由舌体增大造成的咬舌，也会在种植修复之后的一段时间内逐渐消失。③修复体在颊舌向的位置过于偏颊或偏舌。④上下颌后牙的覆𬌗、覆盖关系不协调。

避免永久性的咬颊和咬舌现象发生的措施，是先进行种植体支持的暂时修复，调整修复体的形态和位置，覆𬌗、覆盖关系，使之达到最佳状态，而后参照暂时修复体来制作永久修复体。

种植修复后偶发性的咬颊和咬舌属于正常现象，不需要进行处理。因为即便是完整的天然牙列，也可能有偶发性的咬颊和咬舌现象。

4. 发音障碍　在戴入修复体的初期，有些患者会出现发音不清的现象，其中的绝大多数属于暂时性发音障碍。该现象将会随着患者对修复体的逐渐适应而消失。永久性的发音障碍极为罕见。

5. 人工牙折断或脱落、基托折断　与传统的可摘义齿一样，当局部受到较大的𬌗力时，人工牙或基托可能发生折断。此时，需要自口内卸下修复体进行修理，之后再固定于口内。

6. 金属支架折断　修复体的金属支架折断经常发生于悬臂梁的固定端，因为此处承受的应力较大。一旦发生金属支架折断，就需要重新制作义齿。为避免这种状况的出现，在设计和制作金属支架时，在可能发生应力集中的部位需要适当增加强度。一般来讲，当修复体的悬臂负载受力时，悬臂的固定端和最靠近悬臂固定端的纵向螺丝孔周围是出现应力集中的主要区域。

7. 修复体崩瓷　有报道称，种植修复体崩瓷的发生率高于天然牙修复体。如果崩瓷发生在前牙区，主要影响的是美学效果；如果发生在后牙区，崩瓷缺损的范围较小时，对咀嚼功能影响甚微，大范围的崩瓷则会使咀嚼功能有所下降。在临床上，可以根据崩瓷的发生时间、位置、程度及对美观和功能的影响程度，来综合考虑是在口内使用补瓷树脂修理，还是取出修复体转送技工室进行修理。一般来讲，修复体在口内使用时间越长，加瓷修理的风险越大。使用期超过2年的修复体发生崩瓷时，原则上不建议加瓷修理。

8. 种植体及其组件的机械问题　种植体及其组件的机械问题，包括：固定修复体的螺丝松动或折断、固定基台的螺栓松动或折断、基台折断和种植体折断。

一旦发现种植体的组件松动，就需要及时将其锁紧。一旦发现种植体的组件折断，就要设法取出滞留于基台内或种植体内的断端，更换新的组件。

当发生种植体折断时，根据种植体周有无发生感染，有两种处理方式：①种植体周无感染发生时，可使之休眠，不必取出；②种植体周有感染发生时，必须取出种植体。

本节图中展示的所有修复体的技工室制作均由北京大学口腔医院种植科技工室的主管技师崔宏燕老师精心完成。

（梁　星　宫　苹　施　斌　李健慧）

参 考 文 献

1. 刘宝林. 口腔种植学. 北京：人民卫生出版社，2011.
2. 宫苹，梁星. 陈安玉口腔种植学. 北京：科学技术文献出版社，2010.
3. 林野. 口腔种植学. 北京：北京大学医学出版社，2014.
4. 周公亮，刘蝶，梁星，等. 牙列缺损伴错𬌗畸形的正畸与种植联合治疗的临床观察. 华西口腔医学杂志，2008，26(5)：499-502.
5. MICHALAKIS K X, HIRAYAMA H, GAREFIS P D. Cement-retained versus screw-retained implant restorations: a critical review. Int J Oral Maxillofac Implants, 2003, 18(5): 719-728.
6. SARITA P T, KREULEN C M, WITTER D J, et al. A study on occlusal stability in shortened dental arches. Int J Prosthodont, 2003, 16(4): 375-380.
7. KIM Y, OH T J, MISCH C E, et al. Occlusal considerations in implant therapy: clinical guidelines with biomechanical rationale. Clin Oral Implants Res, 2005, 16(1): 26-35.
8. UEDA T, KREMER U, KATSOULIS J, et al. Long-term results of mandibular implants supporting an overdenture: implant survival, failures, and crestal bone level changes. Int J Oral Maxillofac Implants, 2011, 26(2): 365-372.
9. BORGES TDE F, MENDES F A, DE OLIVEIRA T R, et al. Overdenture with immediate load: mastication and nutrition. Br J Nutr, 2011, 105(7): 990-994.
10. AWAD M A, MORAIS J A, WOLLIN S, et al. Implant overdentures and nutrition: a randomized controlled trial. J Dent Res, 2012, 91(1): 39-46.
11. ANNIBALI S, BIGNOZZI I, SAMMARTINO G, et al. Horizontal and vertical ridge augmentation in localized alveolar deficient sites: a retrospective case series. Implant Dent, 2012, 21(3): 175-185.
12. LANG N P, PUN L, LAU K Y, et al. A systematic review on survival and success rates of implants placed immediately into fresh extraction sockets after at least 1 year. Clin Oral Implants Res, 2012, 23(Suppl 5): 39-66.
13. JUNG R E, ZEMBIC A, PJETURSSON B E, et al. Systematic review of the survival rate and the incidence of biological, technical, and aesthetic complications of single crowns on implants reported in longitudinal studies with a mean follow-up of 5 years. Clin Oral Implants Res, 2012, 23(Suppl 6): 2-21.
14. LIU J Y, POW E H, CHEN Z F, et al. The mandarin Chinese shortened version of oral health impact profile for partially edentate patients with implant-supported prostheses. J Oral Rehabil, 2012, 39(8): 591-599.
15. MISCH C E. Dental implant prosthetics. St. Louis: Mosby, 2005.
16. MISCH C E. Contemporary implant dentistry. 3rd ed. St. Louis: Mosby, 2007.
17. JIMENEZ-LOPEZ V. Oral rehabilitation with implant-supported prostheses. Chicago: Quintessence, 1999.
18. ATWOOD D A. Bone loss of edentulous alveolar ridges. J Periodontol, 1979, 50(4 Spec No): 11-21.
19. KENT J N, QUINN J H, ZIDE M F, et al. Correction of alveolar ridge deficiencies with nonresorbable hydroxylapatite. J Am Dent Assoc, 1982, 105(6): 993-1001.
20. LEKHALM U, ZARB G A. Patient selection and preparation. //BRÅNEMARK P I, ZARB G A, ALBREKTSSON T. Tissue integrated prosrheses: osseointegration in clinical dentistry. Chicago: Quintessence, 1985.
21. HEBEL K S, GAJJAR R C. Cement-retained versus screw-retained implant restorations: achieving optimal oc-

clusion and esthetics in implant dentistry. J Prosthet Dent,1997,77(1):28-35.

22. MICHALAKIS K X,HIRAYAMA H,GAREFIS P D. Cement-retained versus screw-retained implant restorations: a critical review. Int J Oral Maxillofac Implants,2003,18(5):719-728.
23. AGAR J R,CAMERON S M,HUGHBANKS J C,et al. Cement removal from restorations luted to titanium abutments with simulated subgingival margins. J Prosthet Dent,1997,78(1):43-47.
24. SARITA P T,KREULEN C M,WITTER D J,et al. A study on occlusal stability in shortened dental arches. Int J Prosthodont,2003,16(4):375-380.
25. WITTER D J,DE HAAN A F,KÄYSER A F,et al. A 6-year follow-up study of oral function in shortened dental arches. Part Ⅰ: Occlusal stability. J Oral Rehabil,1994,21(2):113-125.
26. SARITA P T,KREULEN C M,WITTER D,et al. Signs and symptoms associated with TMD in adults with shortened dental arches. Int J Prosthodont,2003,16(3):265-270.
27. ARMELLINI D,VON FRAUNHOFER J A. The shortened dental arch: a review of the literature. J Prosthet Dent,2004,92(6):531-535.
28. ZARB G A,SCHMITT A. The longitudinal clinical effectiveness of osseointegrated dental implants: the Toronto Study. Part Ⅱ: the prosthetic results. J Prosthet Dent,1990,64(1):53-61.
29. KIM Y,OH T J,MISCH C E,et al. Occlusal considerations in implant therapy: clinical guidelines with biomechanical rationale. Clin Oral Implants Res,2005,16(1):26-35.
30. WALTON J N,MACENTEE M I. Problems with prostheses on implants: a retrospective study. J Prosthet Dent,1994,71(3):283-288.
31. ZARB G A,SCHMITT A. The longitudinal clinical effectiveness of osseointegrated dental implants: the Toronto study. Part Ⅲ:problems and complications encountered. J Prosthet Dent,1990,64(2):185-194.

第十四章　口腔颌面部器官缺损种植功能重建

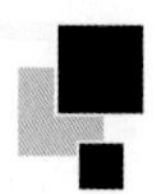

第一节　概　　述

一、口腔颌面部器官缺损的原因及修复与重建的必要性

口腔颌面部组织及器官，包括带有牙齿的颌骨、颌面骨（颧骨、蝶骨、额骨、鼻骨、筛骨）、面部软组织、唇、腭、舌、颊、口底黏膜软组织及眼、耳、外鼻等。本章讨论的重点是和种植有关的修复与重建的内容。

颌面部组织器官缺损的原因，主要包括：肿瘤侵袭及肿瘤手术、外伤（火器伤、放射损伤、各类机械创伤、动物致伤）、炎症及先天畸形等。20 世纪战争频发，颌面部战伤占全身战伤的比率有增加的趋势，如第一次世界大战为 4.8%，第二次世界大战为 3.4%，朝鲜战争为 6.7%，而两伊战争已升至 10%，一些局部战争，尤其是各地恐怖事件竟高达 40%～50%。随着工业发达，交通事故伤更是急剧上升，一般统计可达 30%～40%。

颌面部是人体的重要部位，其组织器官损伤和缺损势必给患者造成生理和心理的严重损害，所以颌面部组织器官缺损的修复与重建一直是口腔颌面外科、整形外科医师的迫切而艰巨的任务。在重建中恢复咀嚼功能和赝复体的稳定固位是至关重要的，因而口腔种植则是修复与重建的关键技术。本章主要讨论与种植有关的颌骨修复与重建。

二、修复与重建的标准及存在的问题和对策

颌面部组织器官缺损的修复与重建，总的要求是恢复组织器官的外形与功能。恢复外形是指重建颌骨框架，支撑并赋予颌面部正常的面容；恢复功能是指重建后的器官能行使咀嚼、吞咽、语言等主要功能。对于上颌骨而言，1999 年 Muzaffar 提出的要求是填补缺损、关闭口鼻腔交通、恢复器官的功能、提供面中部必要的骨性支持等。

颌面部骨组织缺损和畸形的修复重建，仍然是颌面部修复重建的重点与难点。目前，自体骨移植仍然是颌面骨组织修复重建中应用最广泛的技术。然而，大范围复杂缺损的修复是一项系统工程，骨移植与种植义齿修复之间的个体化设计、动力性修复及功能性重建，还存在众多不尽如人意之处，如在三维空间移植骨的位置、种植体的分布与轴向在义齿修复时不能取得良好的牙及颌位关系；全上颌骨缺损修复对同时重建其水平支柱和垂直支柱（尤其是鼻上颌、颧上颌支柱）的认识还不足，这势必影响重建的上颌骨能否处于合理的应力分布

状态;采用骨肌皮瓣修复时,皮瓣难以形成前庭沟间隙及种植体颈部的生物学封闭。这些都是亟待解决的问题。

三、关于骨移植与种植的思考

1. 骨移植与种植体骨结合　根据骨结合理论,种植体只有植入有活力的骨才能获得种植体骨结合的效果。临床上一般采取两种方式:一是常规游离骨移植(非血管化骨移植),待新骨完成替代时,即 8~10 个月后植入种植体;二是带血管的骨移植,同期即可植入种植体。其理论依据是 Phemistre D B 在 1914 年提出的游离骨移植愈合的“爬行替代”(creeping substitution)学说。

2. 对爬行替代学说的质疑　最早 Phemister D B 于 1914 年在美国妇产外科杂志认为,游离移植的骨只是无活力(necrotic bone)的支架,必须经过移植骨床的新生血管长入,新骨将其完全替代后才完成。近百年来骨移植一直遵循这一理论。1993 年,作者偶然发现植入游离骨的种植体同样发生了骨结合,实验证实游离骨在离体 40min 内仍保留有 80%以上的活的细胞;经临床 10 年以上的观察验证,髂骨游离移植同期种植是可行的。对于移植骨上缘的少量骨吸收,可经调整种植体植入深度来解决。其机制即成骨具体过程,还需要进一步深入研究。这一临床与初步基础研究提示,所有非血管化骨的游离移植,如果能控制在短时间完成,对移植骨的成活都是有利的。

四、牵张成骨与种植

牵张成骨(distraction osteogenesis,DO)是 20 世纪发展起来的一种矫形外科技术,1992 年,由 McCarthy 首次成功地延长了半侧颜面发育不全畸形患者的下颌骨。该技术通过对保留血供的离断骨段施以缓慢的进行性牵张力,刺激成骨细胞生长、增殖,诱导骨断端形成新骨。近年来,颌骨缺损多采用腓骨移植-种植修复,但是腓骨的宽度有限,在恢复颌骨垂直高度及种植体植入方面不理想。因此,腓骨折叠移植只能解决小范围骨缺损修复。2002 年,Googer 等曾设计了种植体式的牵张器,但因种植体的强度及封闭不良而难以推广。我们采用腓骨移植经分段垂直牵张后延期种植的方法,收到了预期效果。2004 年,张陈平报道了“腓骨肌瓣结合牙种植牵引器在下颌骨功能性重建中的应用”,他经过 10 年的系统研究,研制了牙种植牵张器(dental implant distracter,DID)。这一创新性成果为大范围颌骨缺损腓骨移植同期种植完成义齿修复,开辟了一条新路。

第二节　上下颌骨缺损种植功能重建

本节重点讨论颌骨重建中与牙种植有关的内容,不再涉及骨移植等外科手术的具体方法及过程,并以介绍有代表性的典型病例和评述为主。

一、上颌骨缺损畸形的整复与功能重建

(一)上颌骨的应用解剖

1. 上颌体　分为前、后、上、内四个面,内有上颌窦。上颌骨有四个突:额突、颧突、腭突

及牙槽突(图 14-2-1)。

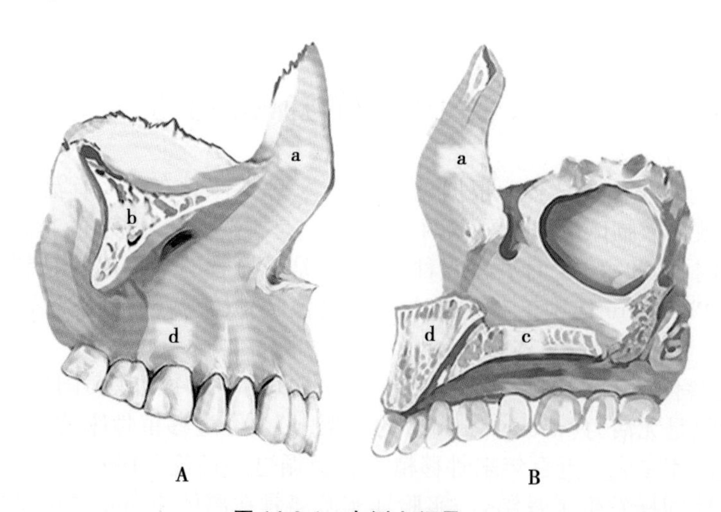

图 14-2-1　右侧上颌骨

A. 外侧面观;B. 内侧面观;a. 上颌骨额突;b. 颧突;c. 腭突;d. 牙槽突。

(1) 额突:位于上颌骨的内上方,其上、前、后缘依次分别与颧骨、鼻骨、泪骨相连,颧突参与泪沟的构成。上颌骨全缺损时,应明确有无鼻泪管异常。

(2) 颧突:向外上与颧骨相连,向下至上颌第一磨牙处形成颧牙槽嵴。部分上颌骨缺损,有时可通过上颌骨磨牙后区—颧突—颧骨植入超长型种植体,作为义齿或赝复体的固位体。

(3) 腭突:为水平板,在上颌体与牙槽突的移行处伸向内侧与对侧腭突相连。其后缘与腭骨水平部相连。

(4) 牙槽突:为上颌骨包绕牙根周围的部分。两侧牙槽突在中线相接,形成牙槽弓,上颌牙槽弓比下颌稍大,上下牙的复合关系为:上颌切牙切端与磨牙颊尖位于下颌切牙切端及磨牙颊尖的唇颊侧。牙槽突内外骨板为骨密质,其唇颊侧较薄。缺牙后牙槽嵴萎缩的结果则造成上颌牙槽弓比下颌小的反𬌗状态,修复与重建时应注意。

2. 上颌窦　位于上颌体内,上颌窦底壁由前向后盖过上颌第二前磨牙到第三磨牙的牙根尖,以薄的骨板相隔,甚至无骨板而仅覆以黏膜。其中以上颌第一磨牙根尖距窦底最近。缺牙后如窦底骨质过少(>4mm),则需要行上颌窦底提升术植骨,方能行牙种植。上颌窦的形状、大小个体差异较大,常有多腔分隔,应通过 X 线片或 CT 检查来确诊(图 14-2-2)。

3. 支柱与支架结构　上颌骨与咀嚼功能关系密切,在承受咬合力明显的部位,骨质明显增厚,有利于将咀嚼压力传至颅底,由此形成下起牙槽突上达颅底三对支柱(图 14-2-3)。

(1) 尖牙支柱:又称鼻额支柱,主要承受尖牙区的咀嚼压力,起于尖牙的牙槽突,上行经眶内缘至额骨。

(2) 颧突支柱:主要承受第一磨牙区的咀嚼压力,起于第一磨牙区的牙槽突,沿颧牙槽嵴上行达颧骨后分为两支,一支经眶外缘至额骨,另一支向外后经颧弓至颅底。

(3) 翼突支柱:主要承受磨牙区的咀嚼压力,由蝶骨翼突与上颌骨牙槽突的后端连接而成。

在上述支柱间有横行的连接支架,如眶上弓、眶下弓、鼻骨弓等共同承受咀嚼压力。当

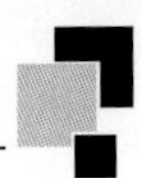

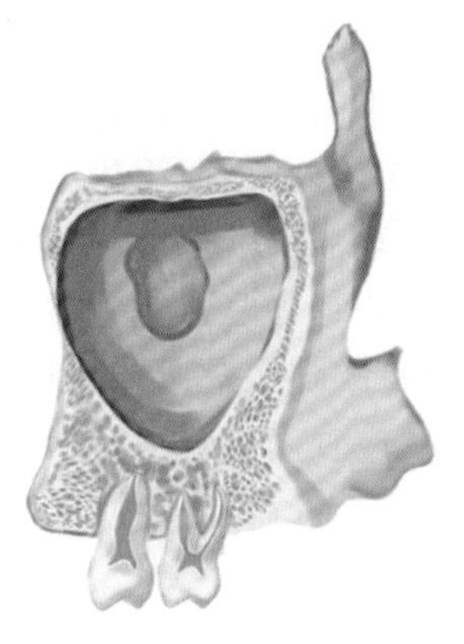

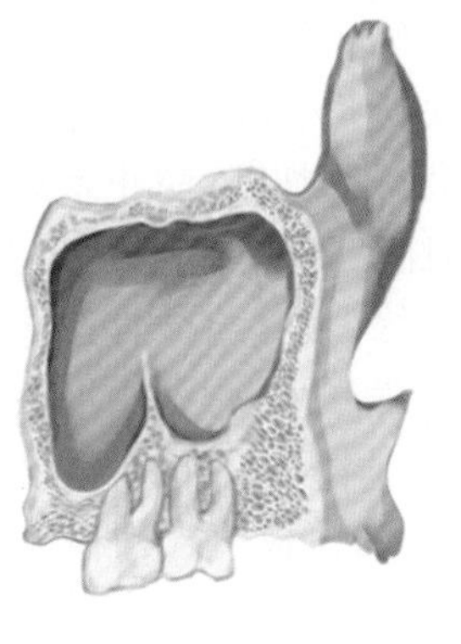

图 14-2-2　上颌窦
左侧为单腔型，右侧为分隔型。

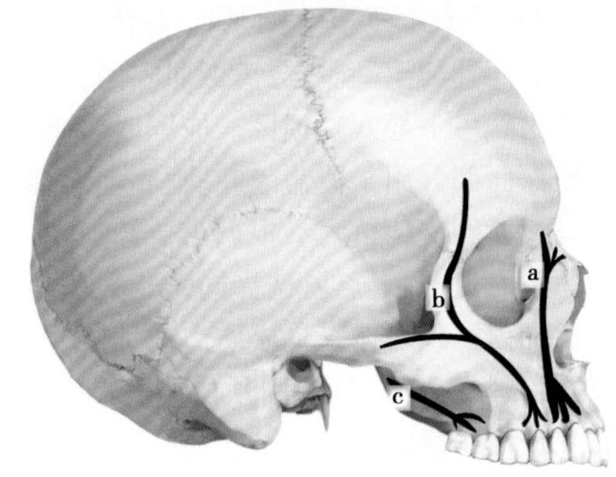

图 14-2-3　上颌骨支柱
a. 尖牙支柱；b. 颧突支柱；c. 翼突支柱。

上颌骨缺失植骨重建时，恢复主要支柱、支架至关重要，一般需要至少恢复尖牙支柱、颧突支柱两个支柱，方能再造一个承受各向咀嚼压力的上颌骨。

（二）上颌骨缺损的分类（参照 Brown 分类）

Ⅰ类缺损指上颌骨部分缺损尚未波及上颌窦。

Ⅱ类缺损指上颌骨缺损的范围包括整个上颌骨，但眶底予以保留。

Ⅲ类缺损指包括眶底在内的全上颌骨缺损。其中，根据眼球是否保留，又分为Ⅲa（保留眼球）和Ⅲb（不保留眼球）两个亚类（图 14-2-4）。

由于修复设计的需要，在此分类的基础上还需注明单侧、双侧、遗留牙齿的状况等。

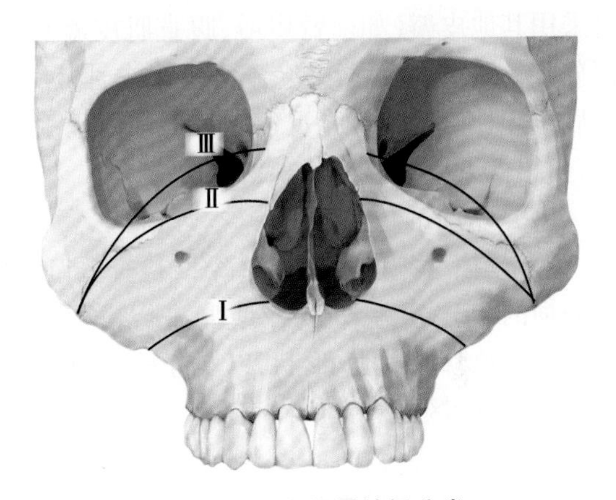

图 14-2-4　上颌骨缺损分类
Ⅰ. 上颌骨部分缺损尚未波及上颌窦；Ⅱ. 上颌骨缺损的范围包括整个上颌骨，但眶底予以保留；Ⅲ. 包括眶底在内的全上颌骨缺损。

（三）上颌骨缺损牙颌功能重建整复术

1. 单侧上颌骨缺损颞肌瓣+钛网+自体骨移植+牙种植修复　此法是采用在颞肌瓣（temporalis muscle flap）包裹钛网自体松质骨的基础上植入种植体，以修复上颌骨缺损的方法，由 Tideman 在 1993 年首创，适用于单侧上颌骨缺损的修复。

（1）适应证

1）单侧上颌骨缺损Ⅰ类、Ⅱ类。

2）颞肌及其供血（上颌动静脉及颞深动静脉）良好。

3）按肿瘤外科原则，肿瘤得以彻底切除，或肿瘤术后 2 年无复发。

（2）手术方法及要点

1）设计：根据 X 线、三维 CT 检查，设计术式、上颌骨切除范围，制取上下颌牙颌工作模型，预制缺损区钛网支架，包括牙槽突、上腭、牙弓形态，眶底部分单独制作并以激光焊接预制连接，钛网边缘适当扩大，以便术中调整。

2）手术主要步骤：①颞肌瓣转移。于同侧颞部做半冠状切口，暴露颞肌筋膜及颞肌，沿筋膜表面翻瓣至颧弓，分离颞肌附丽，根据缺损大小切取颞肌前分，将颞肌分为深浅两部分，将其由颧弓下导入缺损区。应同时将下颌骨喙突切断，防止术后张口受限，并使肌瓣松弛。颞肌深面部分用于覆盖颅底、眶底创面，颞肌浅部包裹钛网支架，并修复软腭、颊侧软组织创面。②钛网支架植入。根据需要修剪钛网边缘，使其与截骨边缘密合，边缘做三点钢丝/微型钛钉固定，固定点可选择同侧颧牙槽嵴、颧骨颧弓、腭骨水平板、鼻根、颧眶区及对侧牙槽突。网内填入自体碎骨松质。③种植体植入。术后 8～10 个月经 X 线检查确定骨愈合后，自“牙槽嵴”切开，从钛网预留的孔洞，按预制的模板植入种植体。4～6 个月后连接种植基台。按程序修复义齿。

（3）评述：本法只适用于上颌骨部分（Brown Ⅰ类、Ⅱ类）缺损的修复，而且供区血管（颞深动静脉）必须完好；暴露在口腔侧的颞肌虽能黏膜化，但能否替代咀嚼黏膜没有报道。应注意：①勿损伤颞深血管；②肌瓣导入颧弓下时防止积压损伤，修复后的肌瓣应保持松弛，蒂部防止受压；③钛网固定要坚固，碎松质骨植入应紧实，应将肌瓣严密包裹，以防外露感染；④眶底应与健侧对称，防止复视；⑤供区如颞肌缺如，可植入人工修复材料，避免凹陷畸形。

2. 双侧上颌骨缺损腓骨肌皮瓣+牙种植修复　上颌骨缺损采用整复外科进行功能重建较为困难。对于Ⅰ类、Ⅱ类缺损，可采用血管化腓骨肌皮瓣修复，如软组织缺损较大，还可同时采用其他皮瓣（如前臂皮瓣、腹直肌皮瓣及腓骨-踇长屈肌筋膜瓣）修复；对于Ⅲ类缺损及部分颧骨缺损者，可行残余颧骨牵张成骨，延长、转位、增加骨质后，再行骨肌皮瓣移植修复。最后经牙种植达到功能重建的目的。由于手术方法基本相同，现以双侧Ⅱ类上颌骨缺损为例，介绍如下。

（1）术前准备

1）缺损上颌骨术前通过 X 线检查全口牙位曲面体层片及三维 CT 检查，确认其解剖结构缺损的状况，并制作三维模型，进行模型外科预测重建效果，或采取 Simplant 软件设计制作引导移植骨块大小、形状，以及牙种植的数目、部位和轴位方位的模板。

2）供受区血管常规检查。

（2）手术要点

1）供区从口腔前庭切口进路，彻底松解、暴露上颌骨残余骨断端，尽量勿穿通鼻腔，磨除修整骨断端，形成面积尽量大的受床。

2）常规解剖腓动静脉、切取带血管、皮瓣的腓骨，按预定长度锯断腓骨上下端；也可同时或单独采用带踇长屈肌肌膜的腓骨肌皮瓣；还可预先在腓骨表面（相当于牙槽嵴的部位）植皮，待愈合后再切取单纯（无需皮岛与肌膜）血管化腓骨肌瓣。

3）按弓形模板使腓骨成形。

4）按常规显微外科方法吻合供受动静脉。

5）用微型钛板将腓骨固定于受植骨端，在尖牙区同时植入两纵行骨块，并在其周围植入碎松质骨，以便重建尖牙支柱及颧突支柱，使重建的上颌骨支架更加稳定。

6）将皮瓣与软组织缺损创缘缝合。

7）术后 6~8 个月，修薄皮瓣完成前庭沟成形，同时按预制咬合导板植入种植体。6 个月后，连接种植基台，按程序完成义齿修复。

（3）评述：双侧上颌骨缺损修复难度较大，有条件者应该采取三维 CT 数据通过 sim-

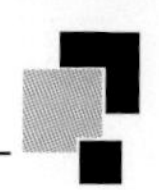

plant 等软件，术前制作植骨及种植导航导板，以便使移植骨、牙种植及义齿修复都能在预定设计的位置完成。

（4）注意要点

1）移植骨与颧骨的衔接应争取加大接触面积，以增强上颌骨颧突支柱。

2）如果残余颧骨不足或向后移位，还可先行牵张前移，再作腓骨肌皮瓣移植，重建上颌骨支架，鼻旁尖牙区植骨以恢复上颌骨的尖牙支柱，以便重建的上颌弓形颌体能赋予咬合强度及稳定性。

3）植骨块不能与口鼻腔相通。

4）移植骨成牙槽弓形，其位置应符合正常上下颌的相应关系，以便恢复正常的种植义齿咬合功能。

5）如果上颌植骨后牙种植前，牙列完整的下颌骨处于前突位置，则可分别通过三维重建的两个导板来完成修复，即一个正颌导板用来完成下颌后退手术；另一个种植导板作为下颌后退之后上颌牙种植的依据。以下采用图解方式列举两个典型病例。

典型病例一：上颌骨缺损（Ⅱ类）血管化腓骨移植延期牙种植可摘义齿修复

患者满某，男性，48 岁。2003 年因治疗类风湿，而采用甲氨蝶呤、硫唑嘌呤等药物治疗。2004 年双侧上颌骨坏死，要求修复。2007 年行血管化腓骨移植、延期牙种植，并采用杆卡可摘式种植义齿修复（图 14-2-5）。

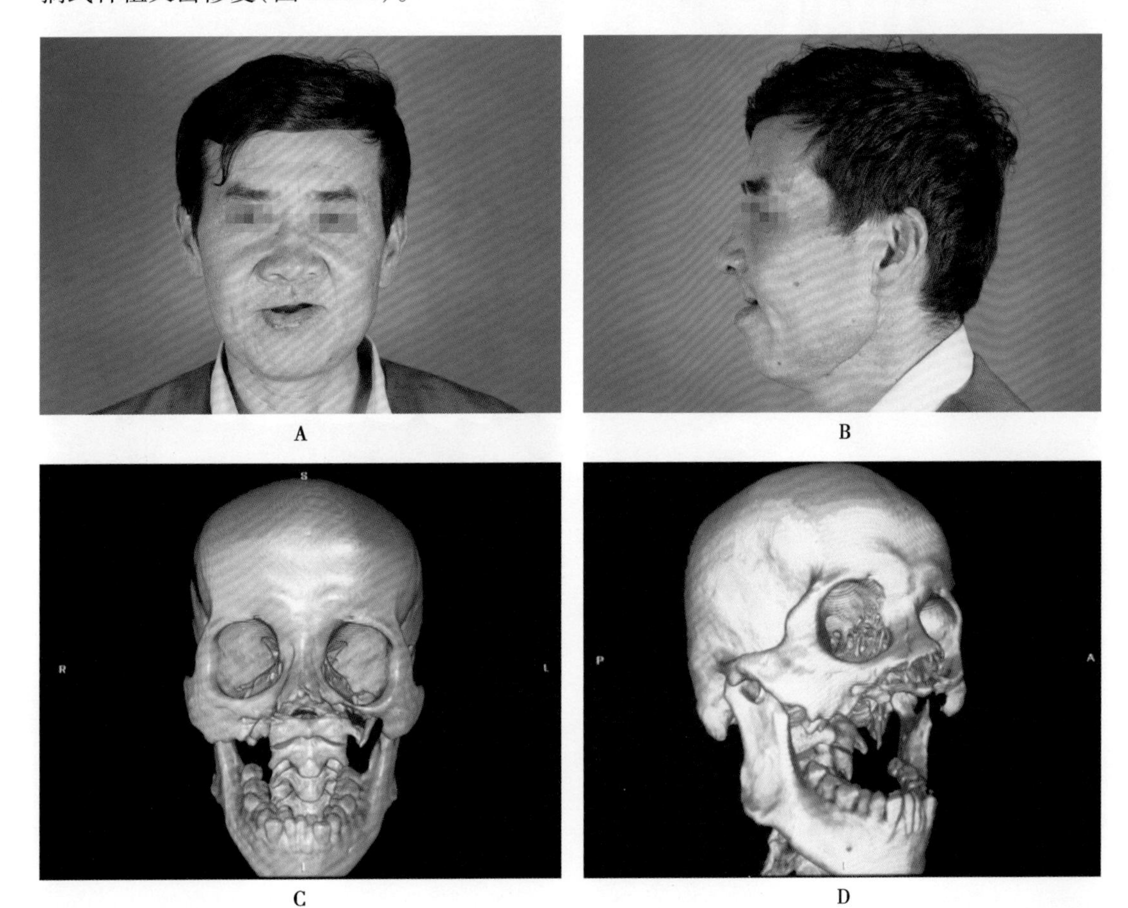

A　B　C　D

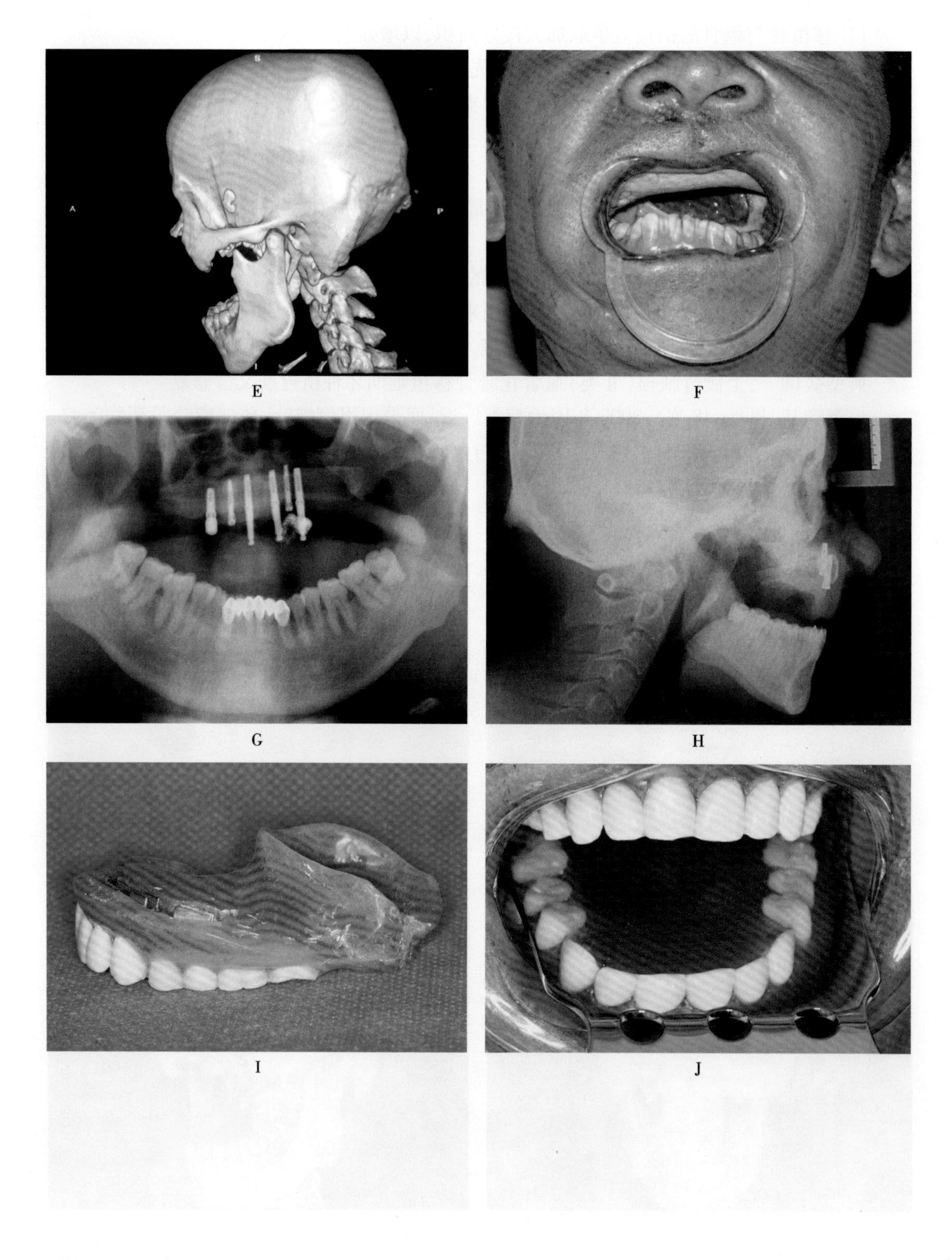
E
F
G
H
I
J

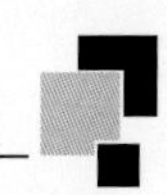

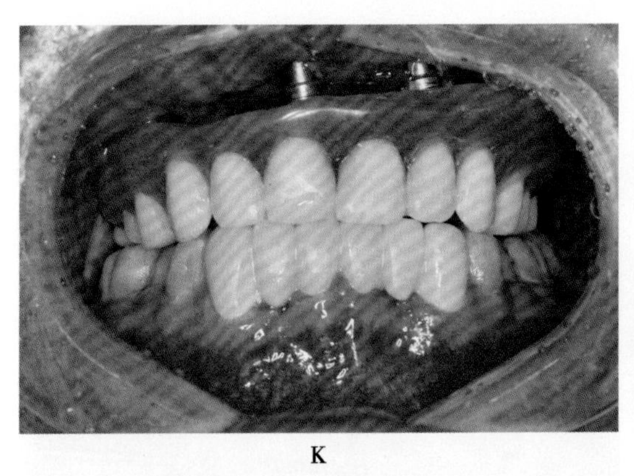

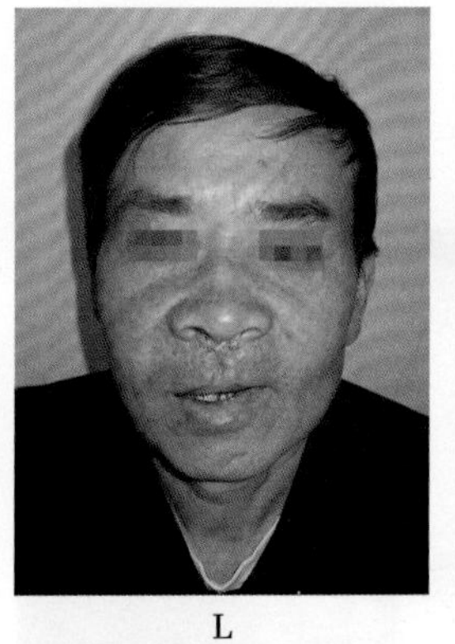

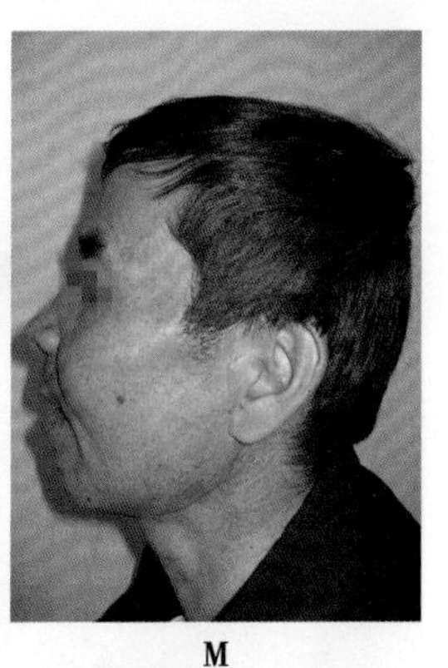

K　　L　　M

图 14-2-5　上颌骨缺损（Ⅱ类）血管化腓骨移植延期牙种植可摘义齿修复

A. 术前正面像；B. 术前侧面像；C. CT 正面观；D. CT 45°侧面观；E. CT 90°侧面观；F. 腓骨肌皮瓣移植后；G. 全口牙位曲面体层片示种植体植入后；H. X 线头影测量侧位片示种植体植入后；I. 可摘义齿；J. 戴入义齿；K. 口内咬合像；L. 术后正面像；M. 术后侧面像。

典型病例二：上颌骨全缺损牵张成骨腓骨移植延期牙种植固定义齿修复

患者王某，女性，18 岁。生后 7 天因上颌缺损（原因不明）被遗弃，随即被人收养至 2006 年，健康良好，养母要求修复。2006 年 5 月入院，诊断为双侧上颌骨+部分颧骨缺损（Ⅱ类）。2006 年 7 月至 2010 年 5 月，先后进行了 6 次手术治疗：①残余上颌骨及颧骨牵张成骨；②腓骨移植+尖牙支柱植骨；③下颌牙去代偿正畸；④在导引模版下行 SSRO 手术，矫正下颌前突并同期在模板导引下植入种植体；⑤鼻背塌陷肋软骨移植整复；⑥种植固定义齿修复（图 14-2-6）。

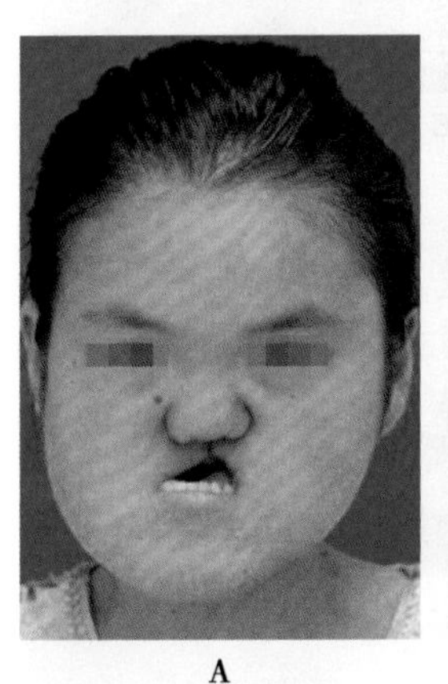

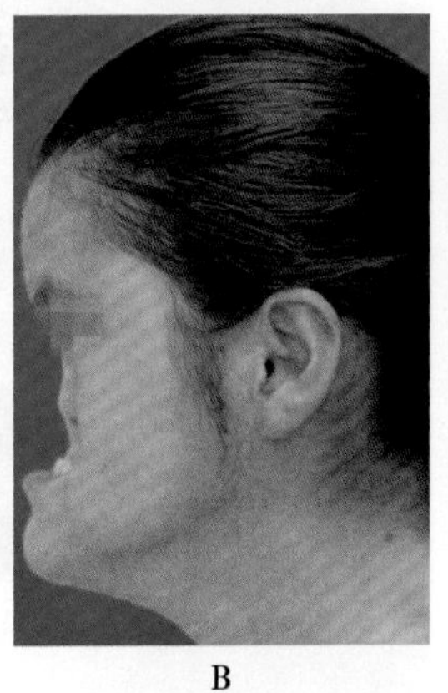

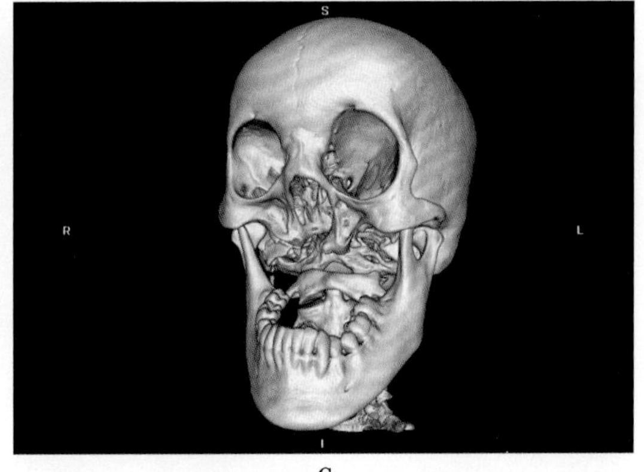

A　　B　　C

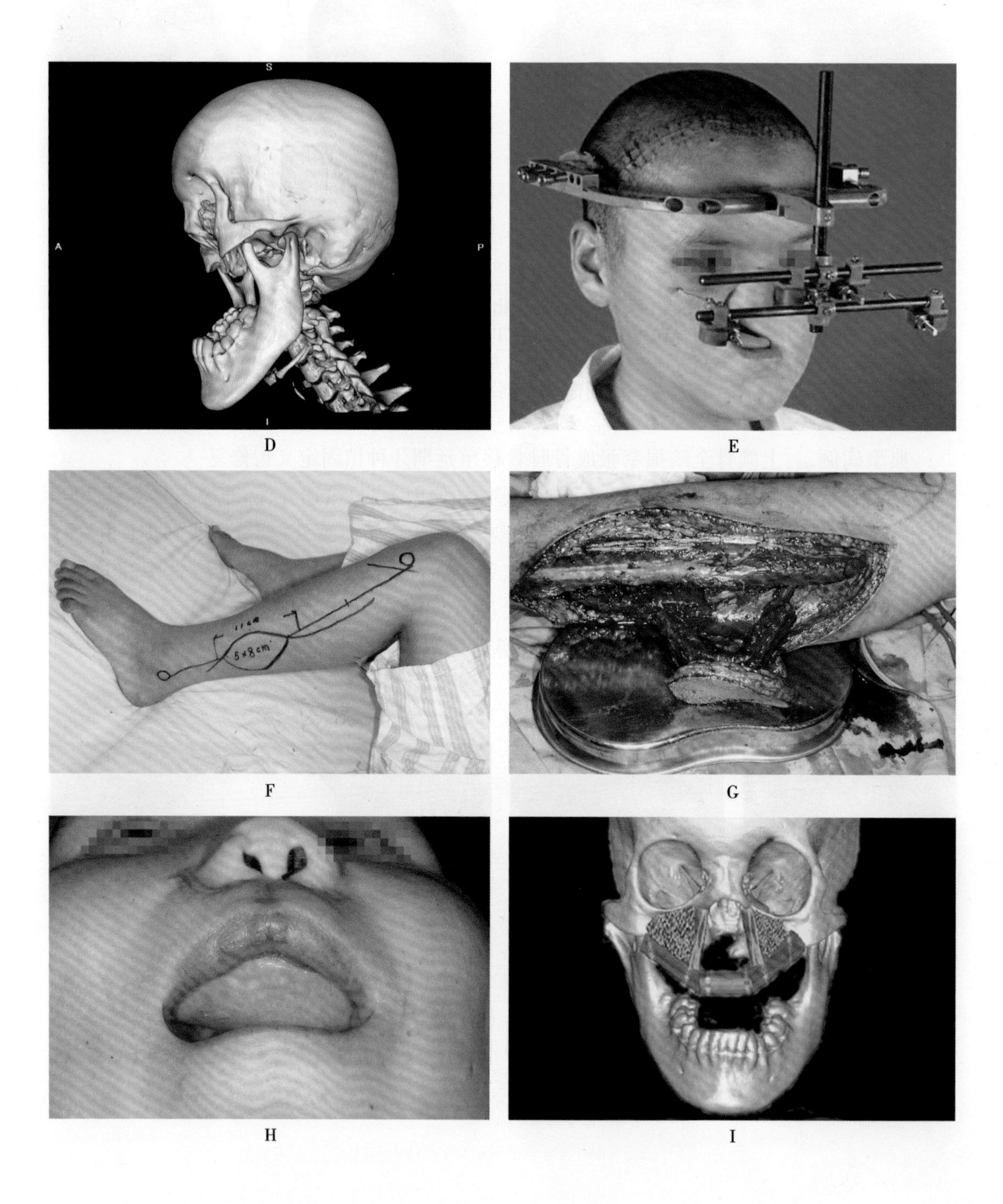
S
A
P
I
D
E
F
G
H
I

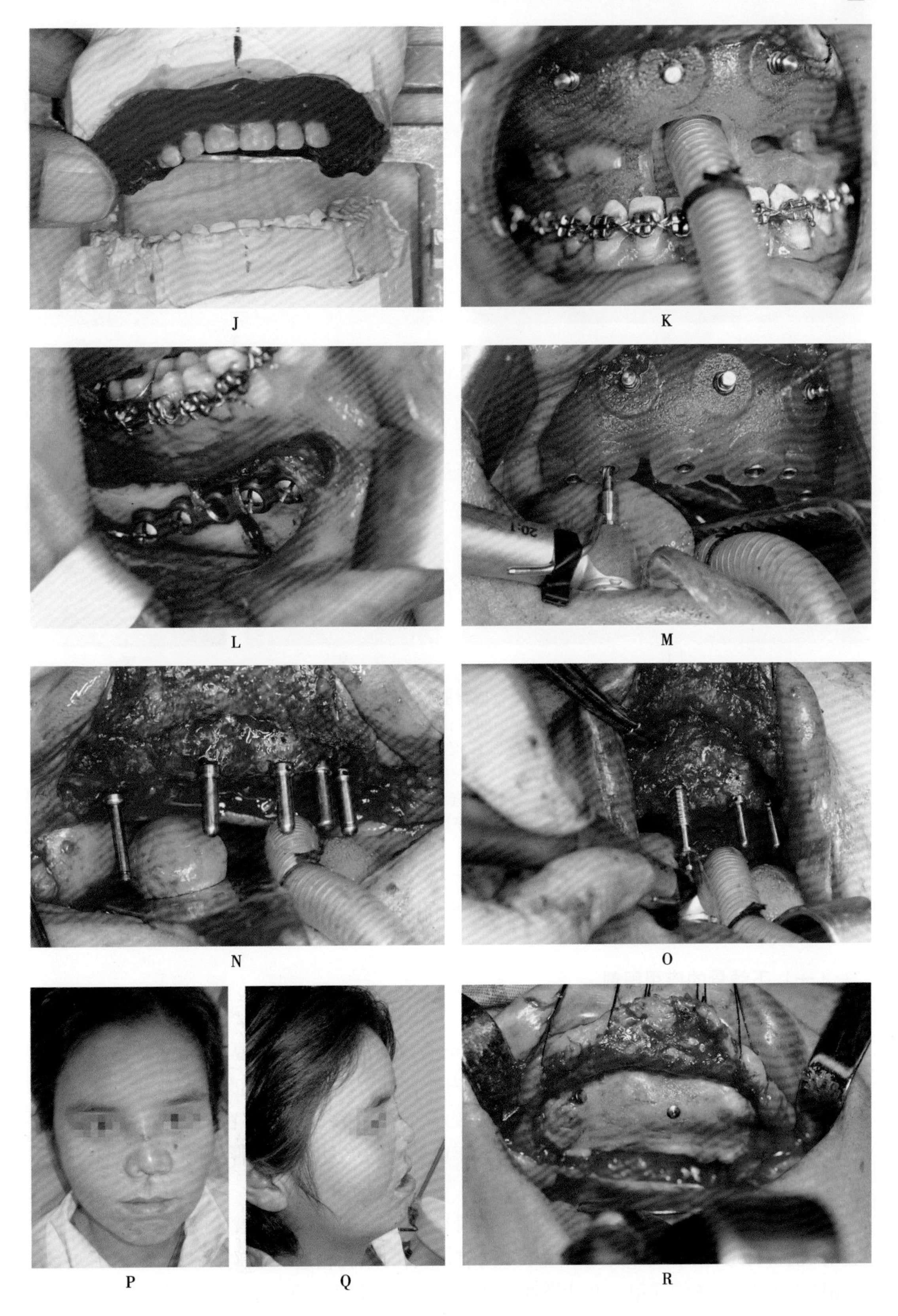

J K L M N O P Q R

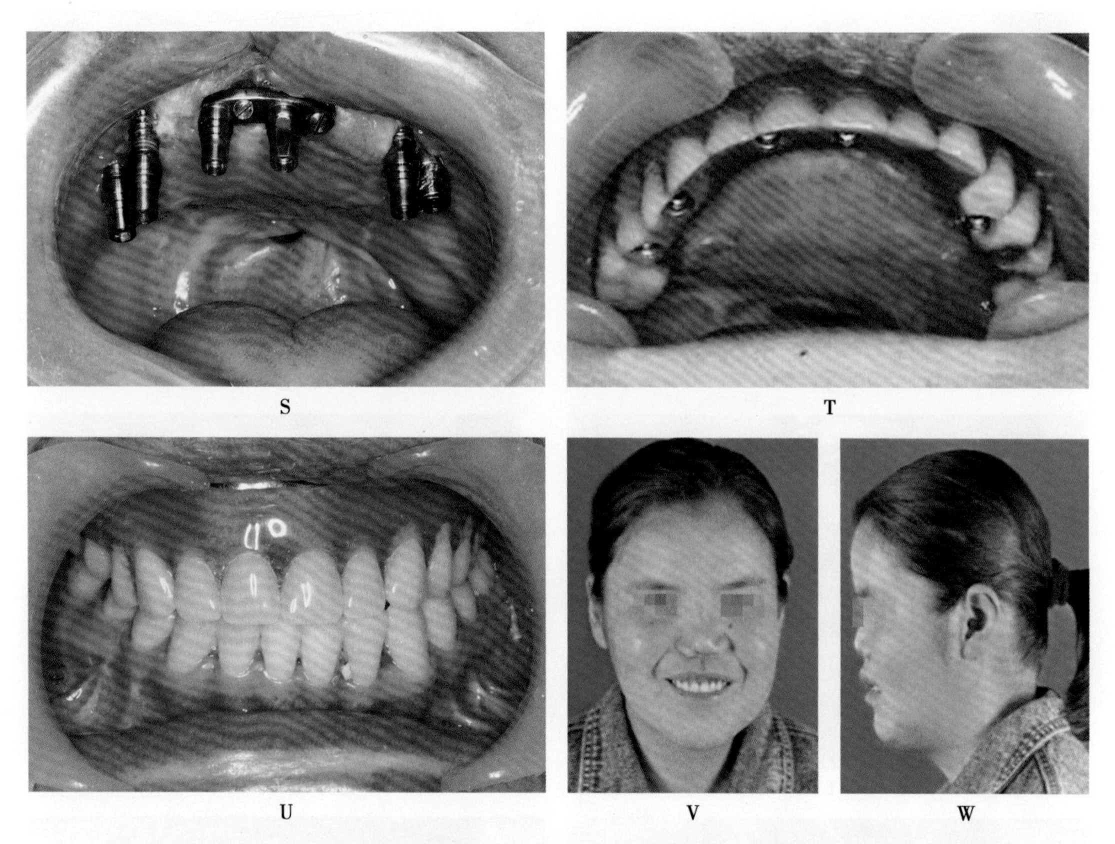

图 14-2-6　上颌骨全缺损牵张成骨腓骨移植延期牙种植固定义齿修复

A. 术前正面像；B. 术前侧面像；C. 术前 CT 正面观；D. 术前 CT 侧面观；E. 外支架牵张成骨；F. 腓骨肌皮瓣设计；G. 腓骨肌皮瓣成形；H. 腓骨肌皮瓣移植后；I. 重建上颌骨骨架；J. 无牙颌上颌排牙；K. 戴入正颌导板；L. 下颌骨矢状骨劈开术后退；M. 戴种植导板；N. 种植定位；O. 植入种植体；P. 植骨种植术后正面像；Q. 植骨种植术后侧面像；R. 皮瓣下植皮，前庭沟成形；S. 连接种植体基台；T. 戴入种植固定义齿；U. 咬合关系；V. 治疗后正面像；W. 治疗后侧面像。

二、下颌骨缺损畸形的整复与功能重建

（一）下颌骨的应用解剖

1. 外形　下颌体呈弓形，有内、外两面。外面中线处有正中联合，此区骨质较密，两侧有颏结节。从此结节经颏孔下向后上延伸至下颌支前缘，有一骨增厚的骨嵴，称为外斜线。下颌牙槽突与上颌相似，牙槽弓比上颌稍小，内外骨板均较上颌厚；前牙牙槽突舌侧较薄，前磨牙的颊舌侧骨板厚度相当，磨牙颊侧骨板较厚，且有外斜线增厚。在第一、第二前磨牙之间的下方有颏孔，比下颌管的水平稍高。老年或牙列缺失过久者，颏孔因骨萎缩而上移，甚至位于剩余牙槽嵴的表面（图 14-2-7）。

2. 下颌管　是位于下颌骨骨松质间的骨密质管道，为下牙槽神经血管的通道，在下颌支内向前下行走，至下颌体内几乎呈水平向前，最后与颏孔相连。下颌管在下颌体的位置距下颌体下缘近，下颌管在第一磨牙横断面处基本上位于颊舌骨板中间，其向后走行的趋势是

向舌侧远中,在第三磨牙处位于横断面近舌侧的 1/3 处。在该区进行牙种植时,应注意此解剖特点(图 14-2-8)。

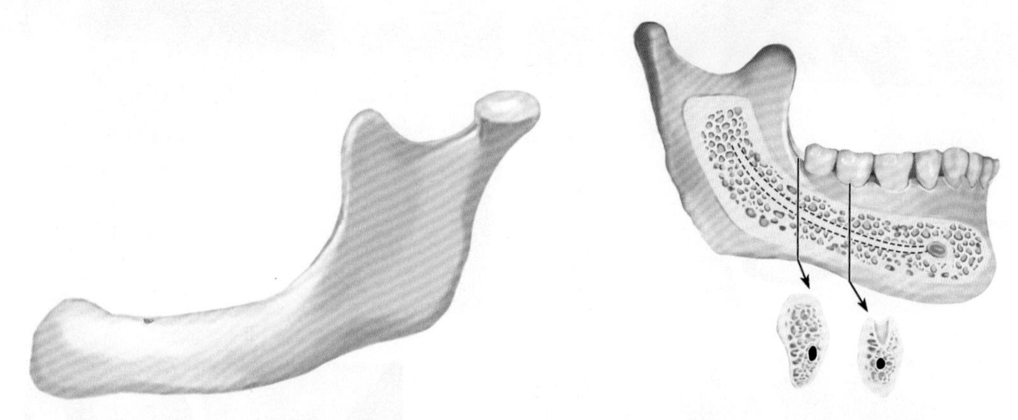

图 14-2-7　无牙颌下颌骨　　　　图 14-2-8　下颌管位置

(二)下颌骨缺损的分类

Urken 的分类将下颌骨分为对称的四个区域:髁突、下颌支、下颌体、半侧颏部,分别以 C、R、B、S 表示。通过它们的组合,代表各种下颌骨缺损情况(图 14-2-9)。

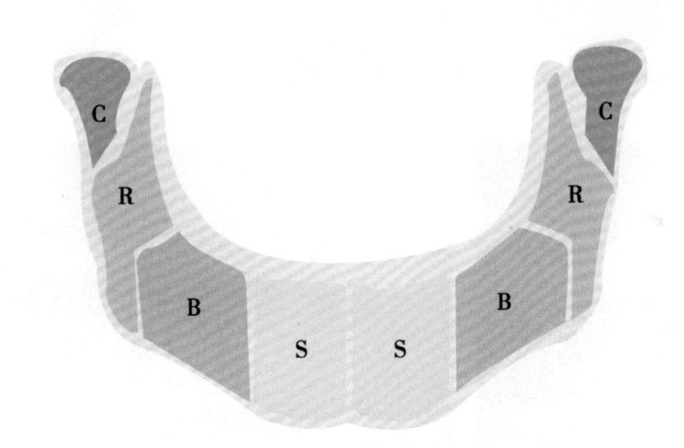

图 14-2-9　下颌骨缺损分类

S. 下颌体前区;B. 下颌体后区;R. 下颌支下区;C. 髁突区。

(三)下颌骨缺损功能重建整复

各类下颌骨缺损均可采用外科手术的方式,通过骨移植、牙种植或植入人工材料装置等方法,进行功能修复。

1. 下颌体箱状缺损　可在缺损骨面上部植骨或经垂直牵张成骨,在恢复缺损区骨的高度和宽度后,完成种植义齿修复,种植体周牙龈缺如可行腭黏膜移植,前庭沟成形可采用暂时种植体作为固位体。

典型病例:患者卢某,女性,20 岁。2004 年 3 月,因舌左缘鳞状细胞癌($T_1N_0M_0$)行舌部分切除及下颌骨(B 类)箱状切除;2006 年,左侧磨牙区下颌体因垂直高度不足行垂直牵张成骨;2007 年,左侧下颌磨牙种植并于术后 6 个月完成种植义齿修复(图 14-2-10)。

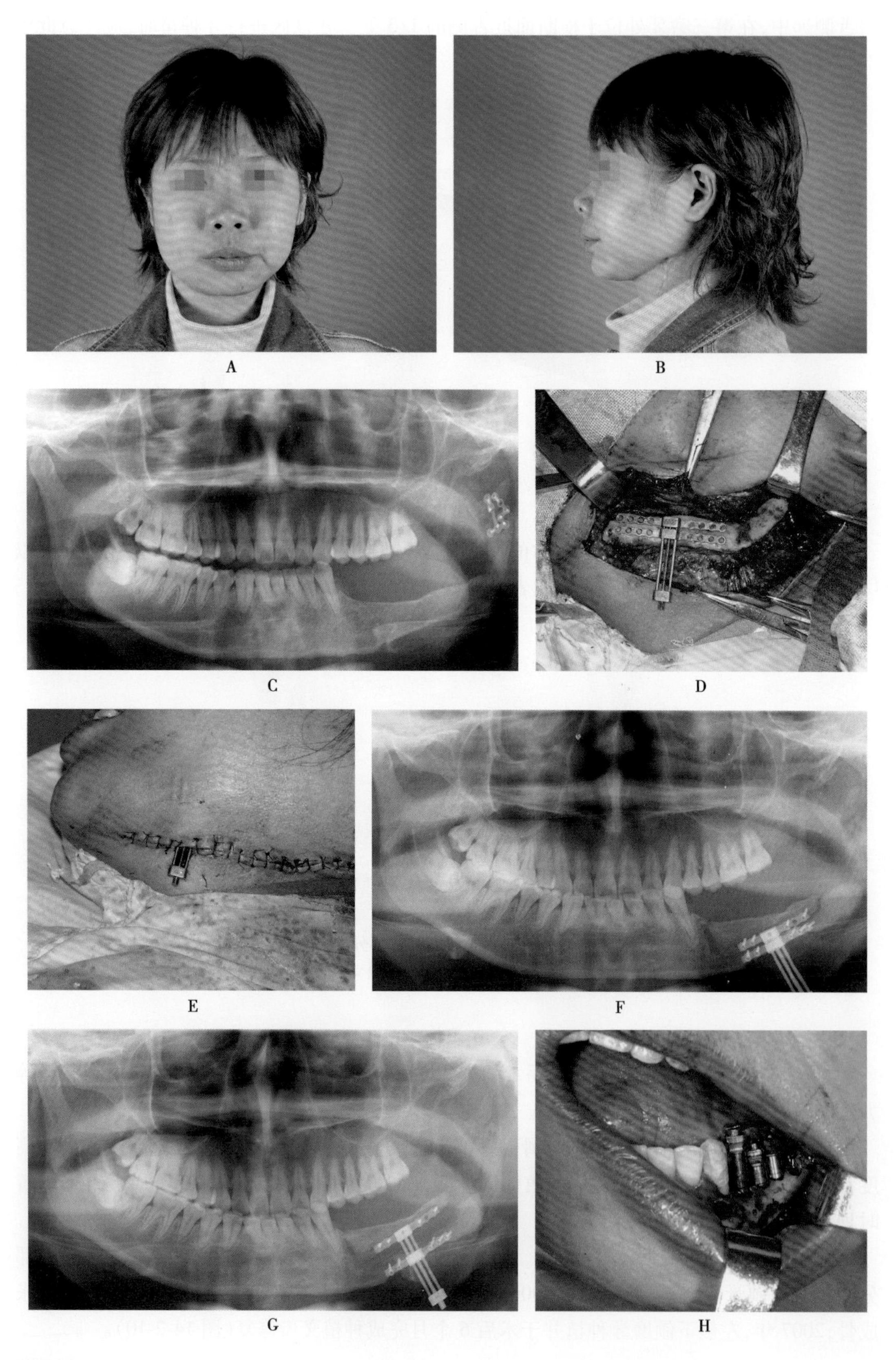
A
B
C
D
E
F
G
H

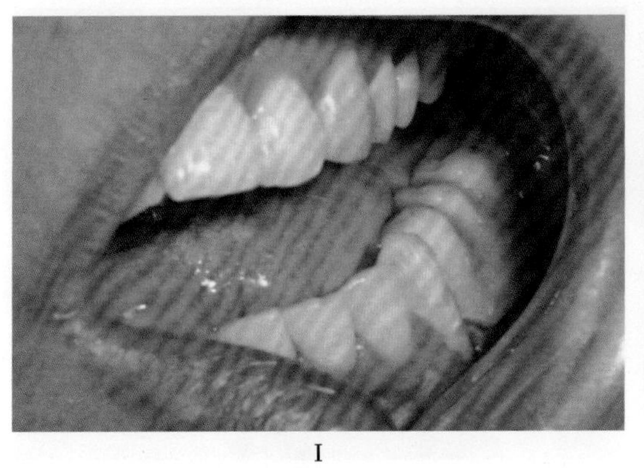

I

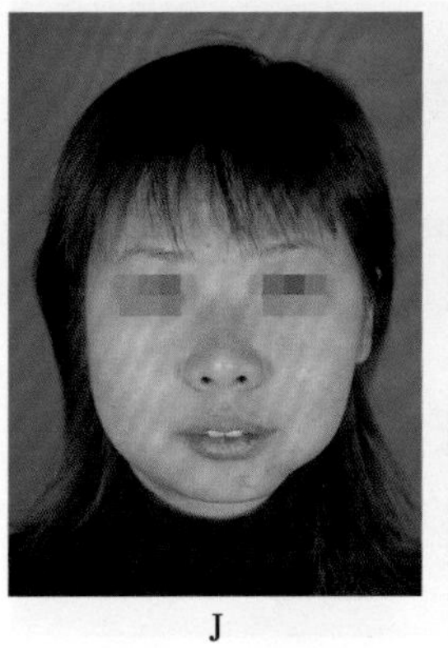

J

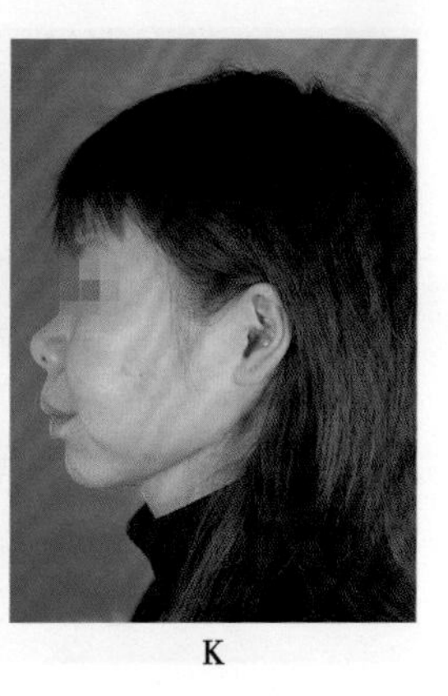

K

图 14-2-10　舌癌切除保留下颌体下缘垂直牵张成骨种植修复

A. 舌癌术前正面像；B. 舌癌术前侧面像；C. 舌癌术后全口牙位曲面体层片；D. 安装牵张器；E. 牵张器下颌下穿皮；F. 牵张前全口牙位曲面体层片；G. 垂直牵张 80mm×8mm 后全口牙位曲面体层片；H. 植入种植体；I. 戴入义齿；J. 术后正面像；K. 术后侧面像。

2. 下颌骨截断性缺损　下颌骨截断缺损或短小畸形，可通过近远中横行牵张成骨来修复；如行常规髂骨游离骨移植，须待骨愈合（术后 1 年）延期牙种植完成义齿修复；如肿瘤切除与骨移植牙种植同期进行，非血管化游离髂骨移植需要将髂骨离体时间严格控制在 40min 以内，以防止骨吸收；对于局部曾经放疗或受床血供不良者，宜采用血管化腓骨/髂骨瓣，进行种植义齿修复。由于各类修复手术步骤基本相同，为防止重复，本节仅着重介绍一些有代表性的方法，如双侧下颌体缺损血管化腓骨肌瓣+牙种植功能重建、CAD/CAM 反求工程网状钛支架骨移植+牙种植修复及植骨+牵张成骨+牙种植等方法。

（1）双侧下颌体缺损血管化腓骨移植牙种植功能修复

1）适应证：①全身情况良好，无一般手术禁忌者；②肿瘤术后 2 年无复发或同期手术按肿瘤外科原则能彻底切除者；③供受血管正常者。

2）手术要点：①术前按下颌骨缺损体积大小、形状，通过“原型技术”或模型外科制作骨移植模板，规范移植骨及牙种植的方位。②常规切除肿瘤，为保持颞下颌关节正常位置不变，可采用常规颌间固定；如健侧无可利用的牙齿，也可采用长金属成形钛板或外支架固定。③常规切取带腓血管（必要时带皮岛）腓骨，按模板将腓骨塑形。④骨愈合 6 个月后，因骨块垂直高度不足，需要进行垂直牵张成骨，方可进行牙种植修复。⑤预定方位植入种植体，将两端与下颌骨残端用小钛板行坚固内固定后，分层关闭伤口。⑥术后 3~4 个月，在种植体表面进行硬腭黏膜游离移植。⑦移植术后 4~6 个月，常规连接种植体基台，随后按常规完成义齿修复。

3）典型病例：血管化腓骨移植牙种植修复双侧下颌体缺损。

患者傅某，男性，43 岁。2005 年 4 月，因双侧下颌体嗜酸性肉芽肿而摘除双侧下颌体，并用成形钛板维持缺损间隙；2005 年 11 月，腓骨移植修复缺损；2007 年 1 月，因腓骨垂直高度不足而行分段式垂直牵张成骨；2007 年 5 月，拆除牵张器并植入种植体；2008 年 3 月，行种植二期连接基台、硬腭黏膜移植和前庭沟成形术；2008 年 6 月，完成种植固定义齿修复（图 14-2-11）。

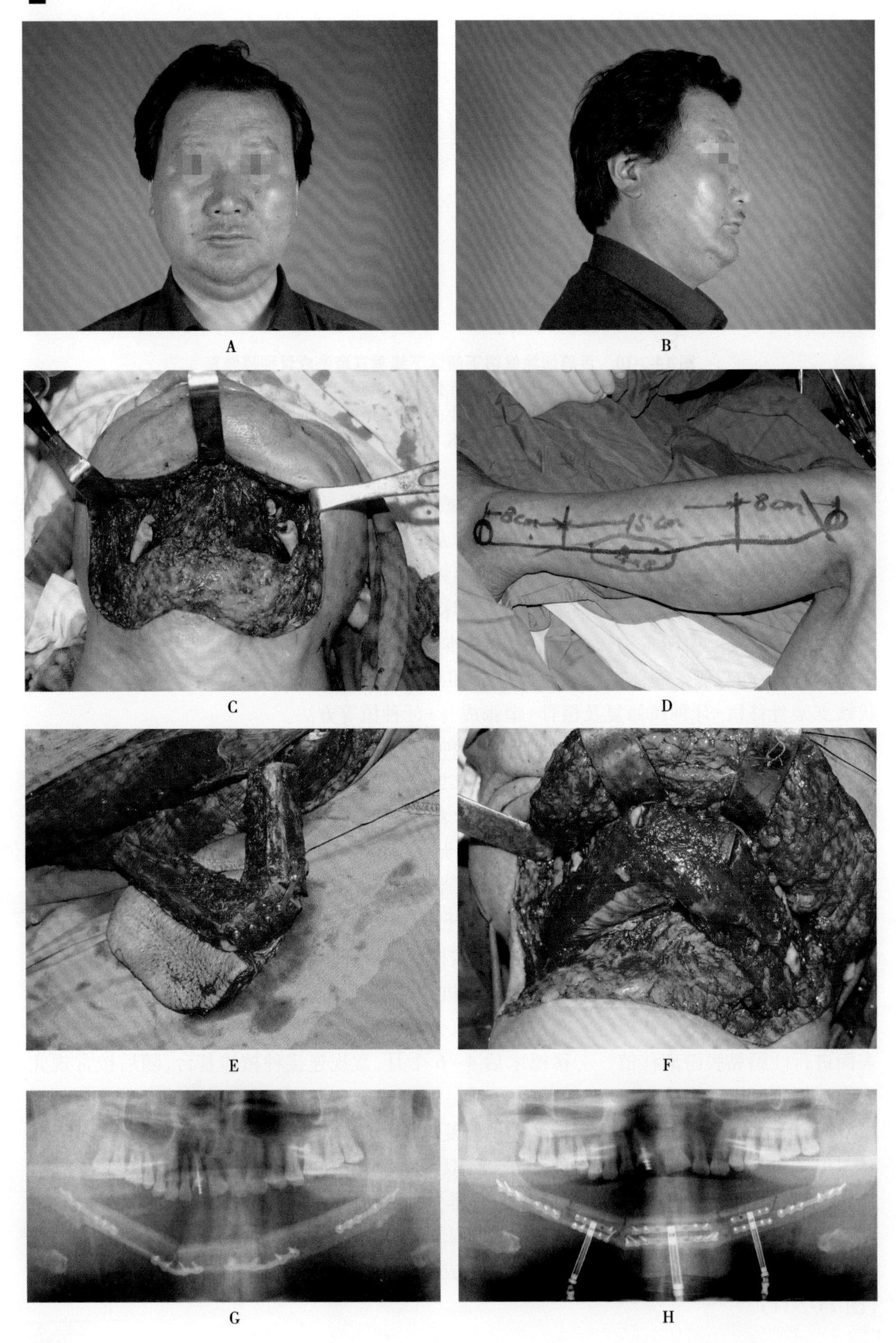

A B C D E F G H

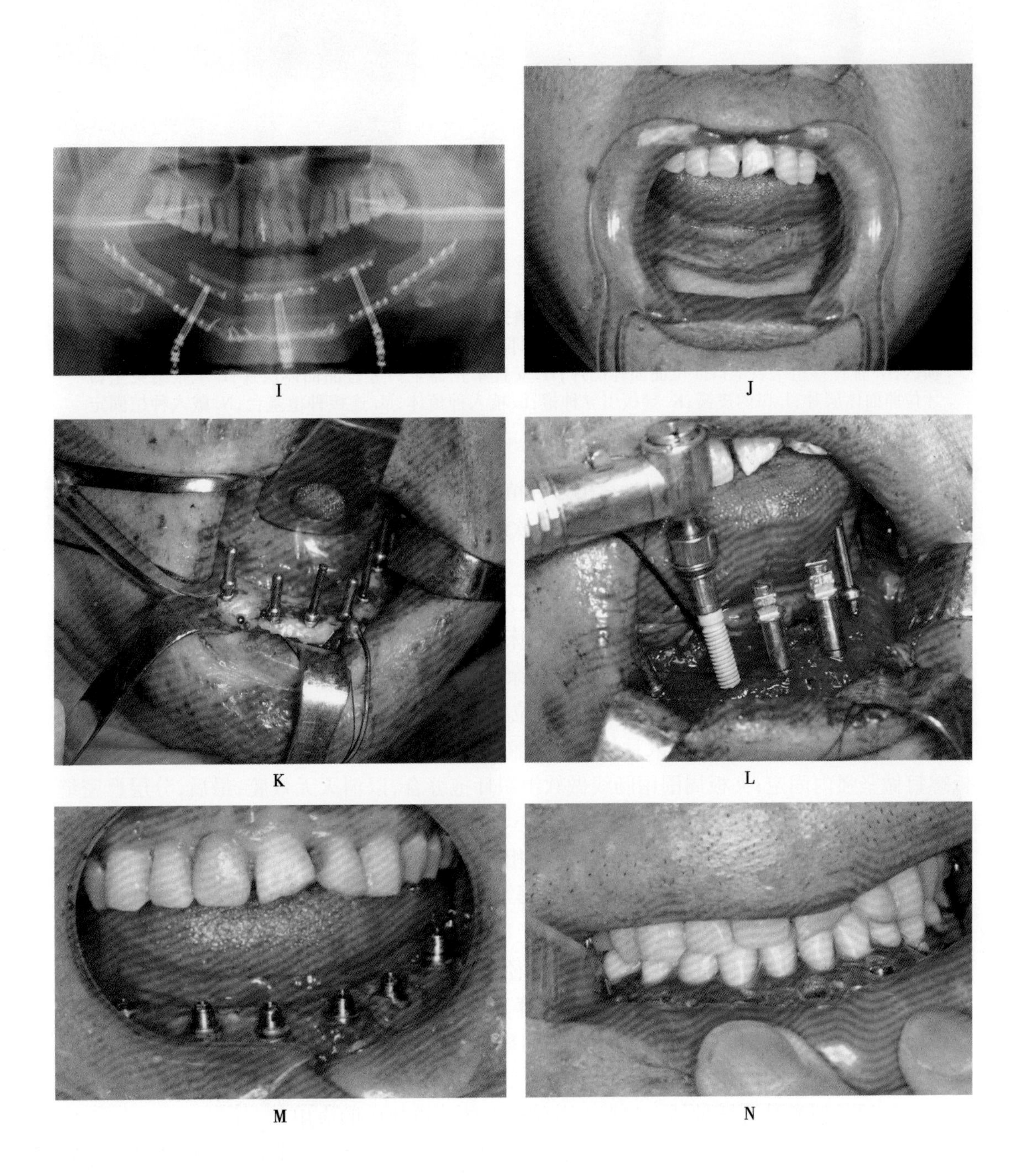

I　J　K　L　M　N

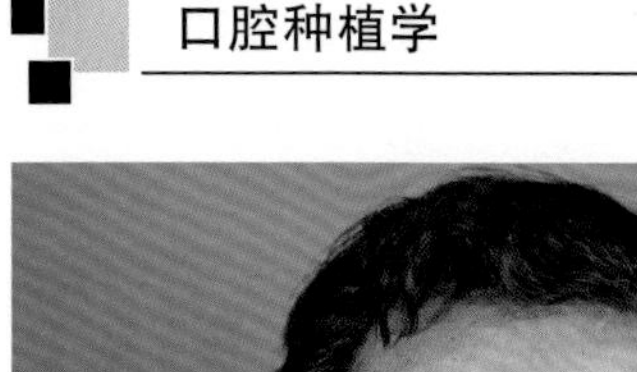

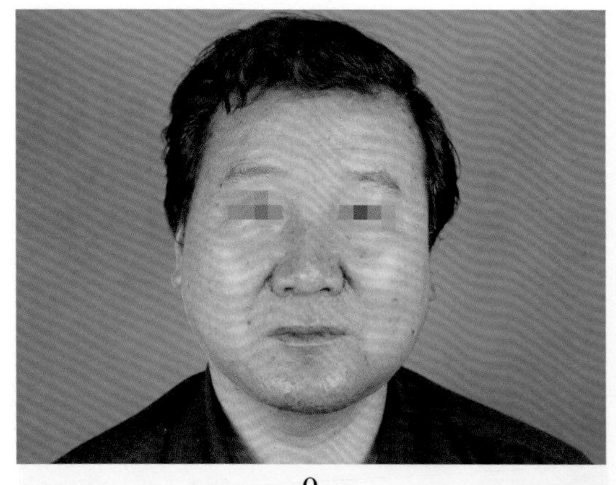
O

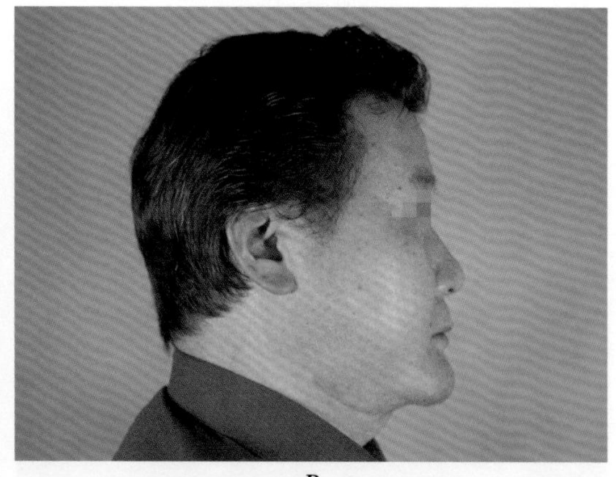
P

图 14-2-11　血管化腓骨移植牙种植修复双侧下颌体缺损

A. 术前正面像；B. 术前侧面像；C. 肿瘤切除；D. 腓骨肌皮瓣设计；E. 腓骨切取成形；F. 腓骨移植至缺损区；G. 腓骨移植术后全口牙位曲面体层片；H. 安置牵张器全口牙位曲面体层片；I. 牵张结束全口牙位曲面体层片；J. 口内皮瓣；K. 导板引导种植；L. 植入种植体；M. 连接种植基台；N. 戴入种植固定义齿；O. 术后正面像；P. 术后侧面像。

（2）下颌体缺损网状钛支架骨移植牙种植修复

1）适应证：①各类下颌骨缺损，受植床软组织良好，口腔侧黏膜软组织松弛；②受区无可利用的血管或无大块供骨可选。

2）手术要点：①反求快速成形技术的工艺路线，包括 CT 图像、轮廓数据、三维数据构造、快速成形制造、网状钛支架制作、修整、临床手术。②主要手术步骤，指常规暴露受区下颌骨残留的骨断端，将颞下颌关节复位，对好余留牙上下颌的咬合关系，可采用牙弓夹板颌间固定，以保持颞下颌关节位置及上下颌间位置，取髂骨骨块及碎松质骨填入夹板中空腔内，可根据 CT 电脑设计同期植入种植体。修整两残余骨断端使其与钛支架吻合并用小型钛板螺钉做坚强内固定；夹板周围用肠线做软组织环抱缝合，以消灭无效腔；最后，分层严密缝合关闭伤口，手术区做适当加压包扎。

术后半年，待骨愈合形成新骨后，在口内相当于牙槽嵴的部位移植硬腭黏膜或植皮，以便形成良好的种植体周封闭，并行前庭沟成形术；移植黏膜愈合后，切开种植体上方局部黏膜，在种植体上端连接基台，1 个月后在基台上取工作模，完成义齿修复。

3）评述：我们利用反求工程设计了大孔径薄质的钛网，其中植入块状髂骨并可同期植入种植体，其优点是曲面的网状支架虽然很薄，但是强度良好；大孔径可以使骨移植床对移植骨提供良好的血供；根据术前设计将种植体事先植入离体的髂骨块，可以在 40～60min 完成手术；术后 6 个月可获得种植体的骨结合，从而简化了手术，缩短了疗程。

（3）腓骨肌瓣结合牙种植牵张器在下颌骨功能性重建中的应用

1）适应证：下颌骨全缺损，腓骨肌瓣移植同期牙种植且高度不足者。此牵张器是张陈平教授特别为腓骨增宽牵张重建下颌骨缺损而设计，称为牙种植牵张器（dental implant distracter，DID），是集永久性牙种植体和牵张器于一体的装置，该装置的前身是种植体式牵张器，完成牵张后即可改为种植体，从而完成义齿修复（图 14-2-12）。

2）手术要点：①肿瘤切除术后，根据缺损情况制备腓骨肌（皮）瓣。如合并软组织缺损

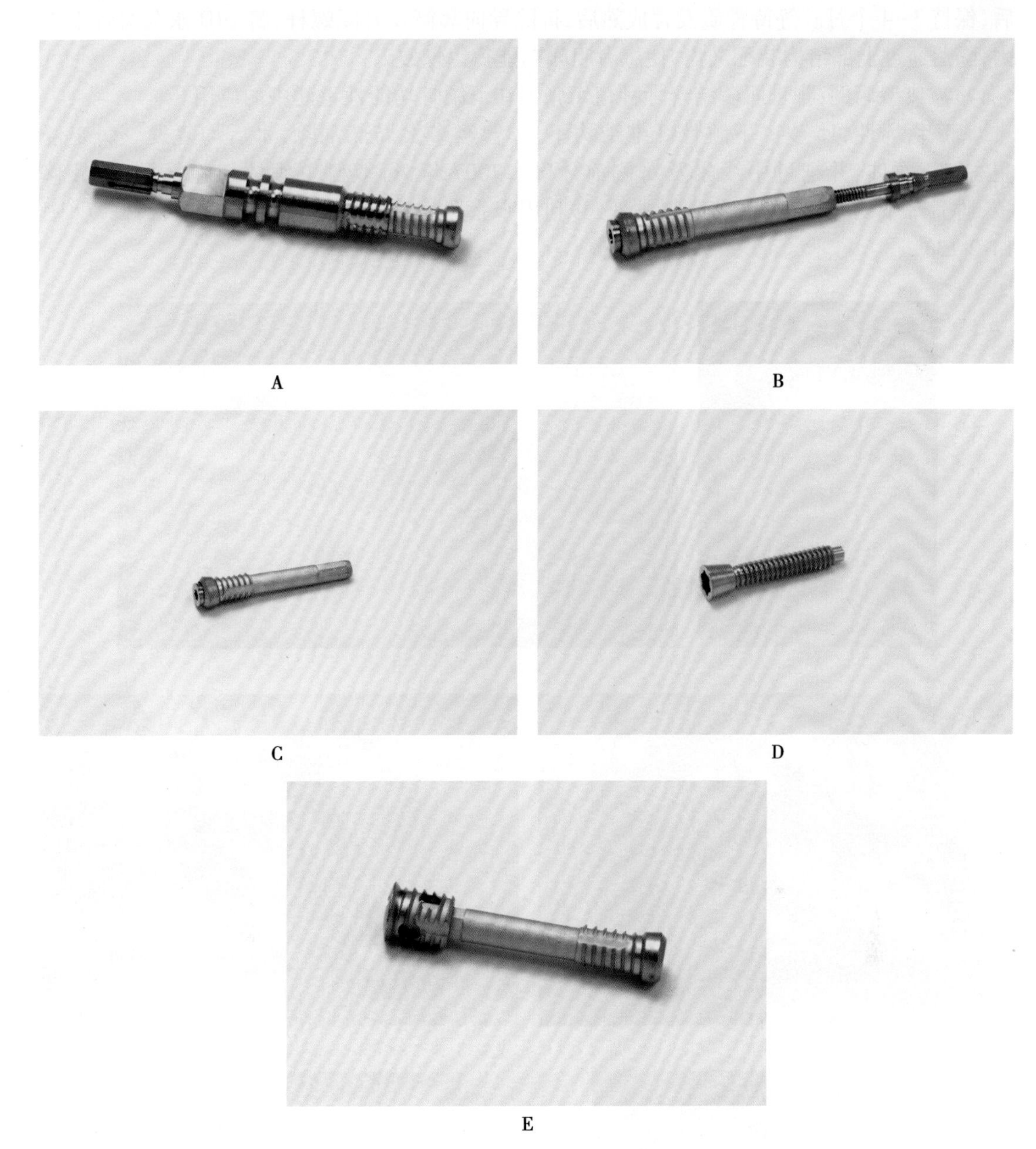

图 14-2-12　牙种植牵张器

A. 牙种植牵张器；B. 牙种植体与牵引丝杆组合；C. 种植体与愈合帽组合；D. 下愈合螺丝；E. 牙种植体与底座螺丝。

较大，可另外制备肌皮瓣修复。②根据缺损的范围，将腓骨截成 2~4 段，形成下颌骨外形，并固定于重建钛板内侧。③将各骨段水平截开，形成上下两部分，安放 DID，安放的方向应考虑对颌牙的关系。DID 的数量根据缺损的大小而定，通常一侧下颌角到另一侧下颌角的缺损，需要安放 4 个 DID。④DID 外螺纹固定于上份移动骨块内，当导向套筒内升降螺杆转动时，则可推动上份骨块上移，以达到定向牵张成骨的目的。⑤术后 7 天开始牵引，共牵引 10~14 天。每天平均牵引 0. 7mm，植入腓骨可增高约 10mm 以上。⑥DID 牵引至预定位置后，保持3~4个月。等待骨质发育成熟后，拆除导向套筒及升降螺杆，将DID永久留置于骨内，随后通过上部结构装配义齿，使患者咀嚼功能得以恢复。

3）典型病例：腓骨肌瓣结合牙种植牵张器在下颌骨功能性重建中的应用。

患者，男性，15岁。下颌骨纤维结构不良，曾经多次局部刮除，术后均复发。病变侵犯右侧下颌体，并越过中线累及对侧前牙区。2007年，行双侧下颌体切除，同期腓骨移植、腓骨水平切开，分段垂直牵张成骨，并利用牵张器为种植体完成种植固定义齿修复（图14-2-13）。

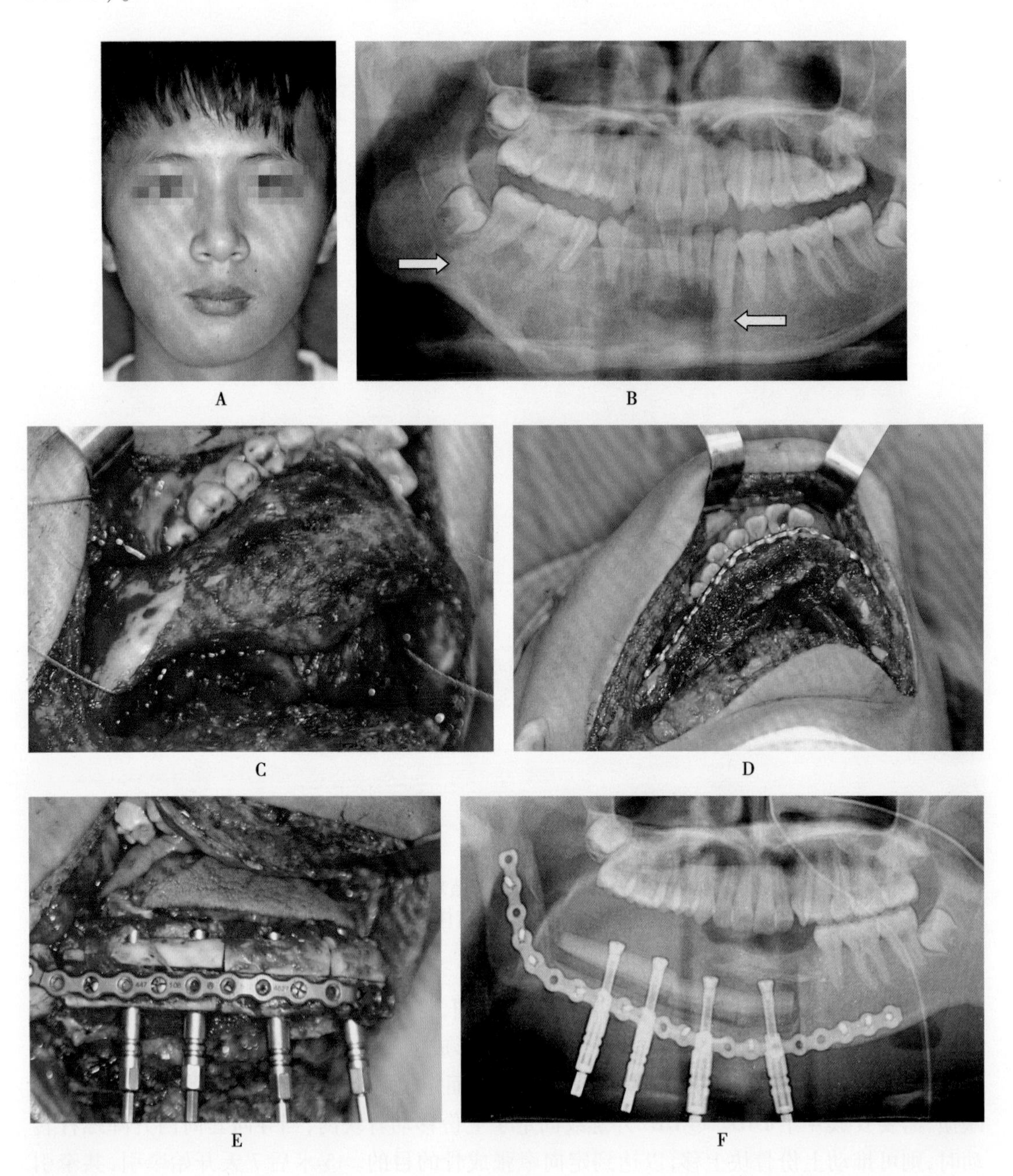

A B C D E F

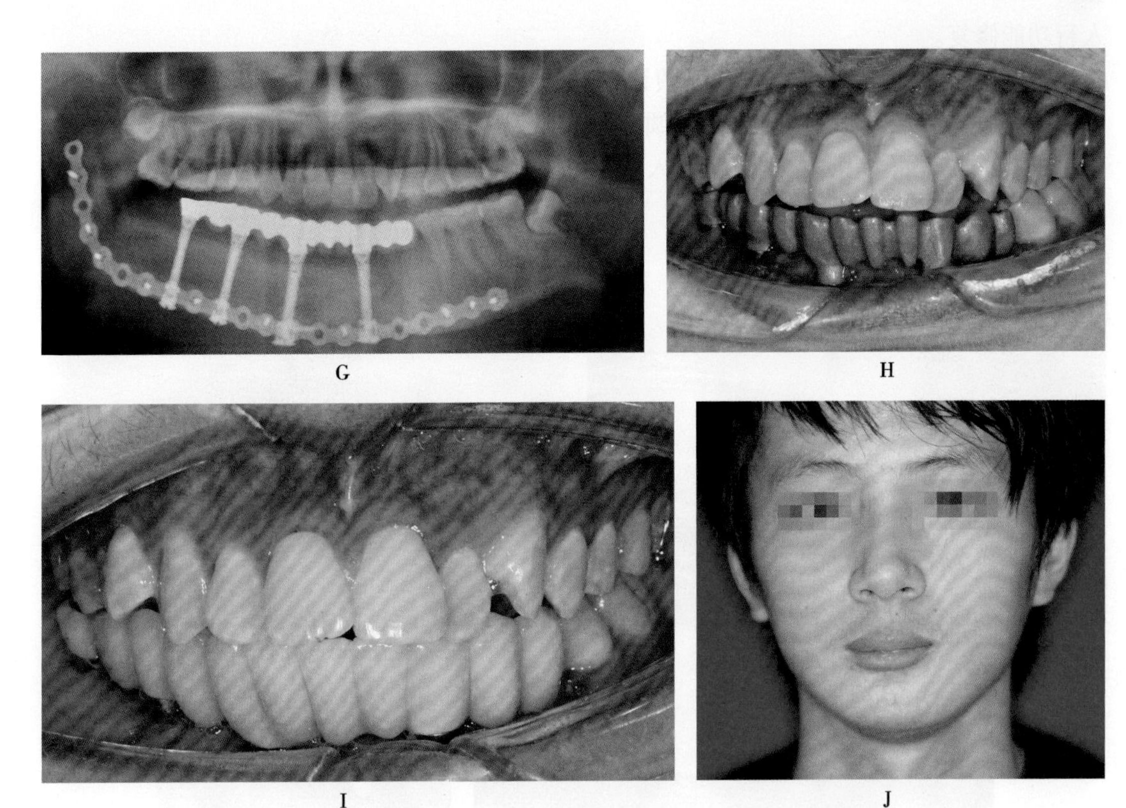

G　H　I　J

图 14-2-13　腓骨肌瓣结合牙种植牵张器进行下颌骨功能性重建

A. 术前像；B. 下颌骨纤维结构不良全口牙位曲面体层片（箭头示病变范围）；C. 术中暴露病变区；D. 腓骨移植于下颌骨缺损处并成形；E. 腓骨水平截骨，DID 植入；F. 牵张 3 天后全口牙位曲面体层片；G. 戴入义齿后全口牙位曲面体层片；H. 试内冠；I. 戴入种植固定义齿；J. 术后面像。

4）评述：这是一项创新成果，而且已经有 10 年临床成功报道。DID 装置的特点是将牵张器与作为义齿修复基础的种植体合为一体，解决了牵张过程中与口腔环境隔绝的问题。因为既往的设计均因牵张式种植体上部与口内相通易感染，而不能达到种植体骨结合。用腓骨移植修复大范围下颌骨缺损存在垂直骨量不足，术后必须进行再次垂直牵张成骨、种植体植入两次手术，而此法大大减少了手术次数，并可缩短疗程近 7 个月。

（4）半片锁骨-胸锁乳突肌（皮）瓣联合同期牙种植体植入修复下颌骨箱状缺损

1）适应证：下颌和口底肿瘤术后，部分下颌骨及周围软组织复合缺损，可以使用锁骨-胸锁乳突肌（皮）瓣或锁骨-单蒂胸锁乳突肌（皮）瓣修复。对于这些患者，在条件允许的情况下，医师可以联合同期或二期牙种植体植入及相关义齿修复患者咀嚼功能，真正实现功能性修复重建的目的。

2）手术要点：①将制作好的胸锁乳突肌（皮）骨瓣向前上方旋转，经下颌骨内侧隧道进入口腔缺损区。②将锁骨瓣经过适当修整后，修复下颌骨部分缺损，两端以微型钛板固定。③所携带的肌皮瓣则用以修复口腔内软组织缺损。④按照术前设计，同期在移植锁骨上植入牙种植体。

3）典型病例：下颌骨箱状缺损采用半片锁骨-胸锁乳突肌（皮）瓣联合同期牙种植体植

入行功能修复。

患者陆某，男性，53 岁。右侧下颌牙松动、疼痛 6 个月，诊断为右侧下颌牙龈鳞状细胞癌，于 2008 年 7 月手术，行右侧下颌方块切除、右侧上颌颈淋巴清扫、半片锁骨-胸锁乳突肌（皮）瓣联合同期牙种植体植入。术后 6 个月，牙冠修复，患者咀嚼功能良好（图 14-2-14）。

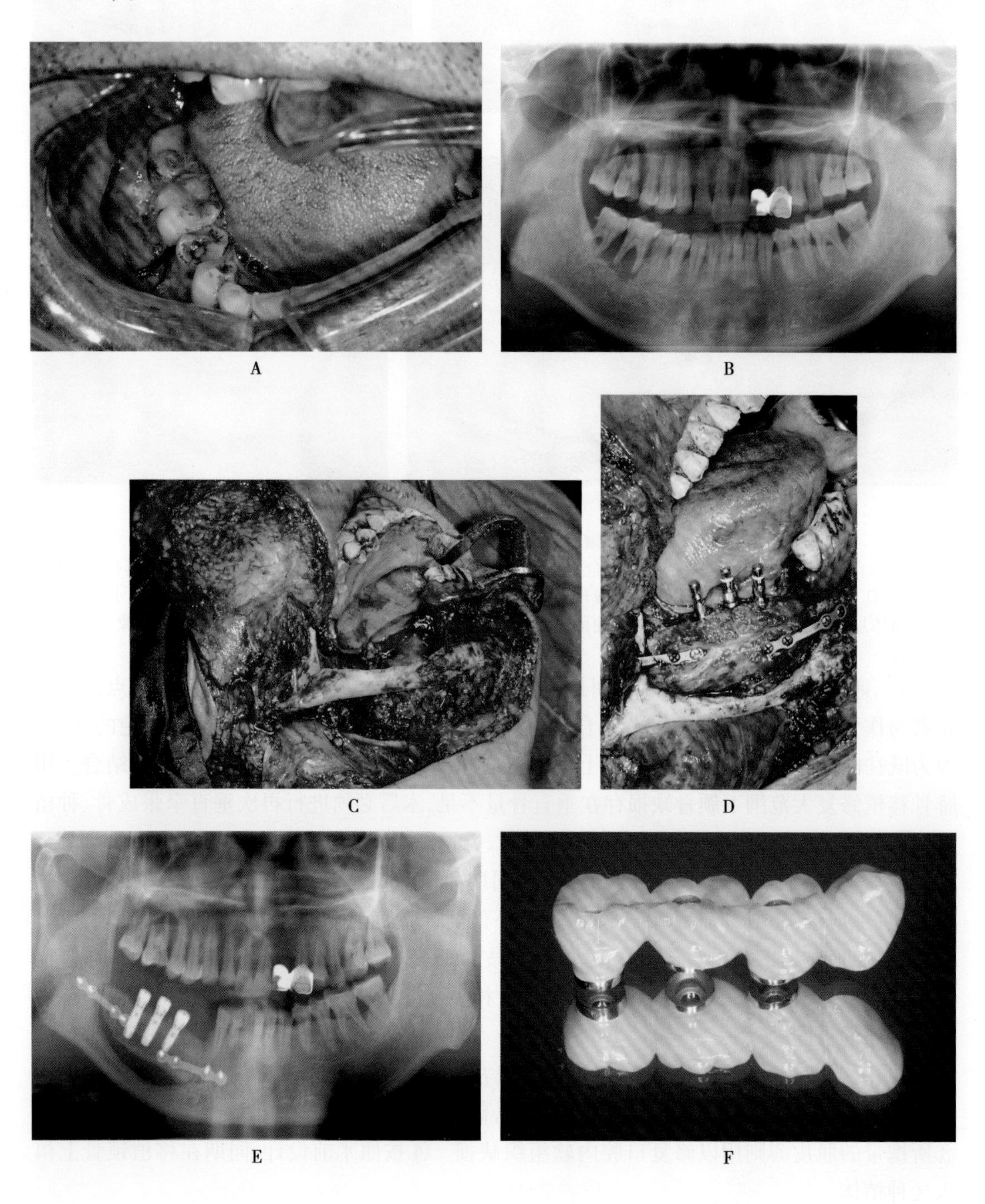
A B C D E F

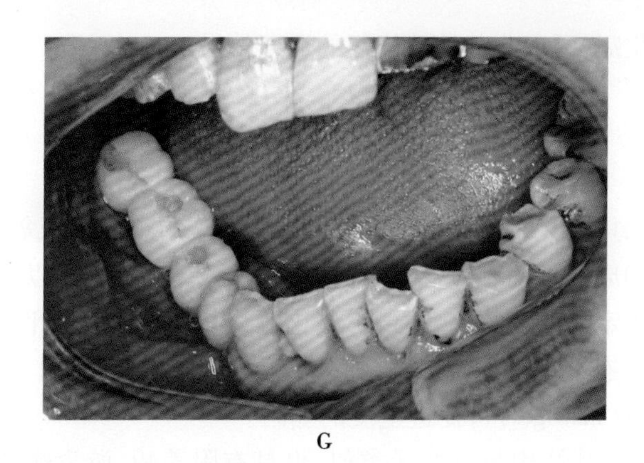

G

图 14-2-14　下颌骨箱状缺损采用半片锁骨-胸锁乳突肌(皮)瓣联合同期牙种植体植入行功能修复
A. 右侧下颌牙龈鳞状细胞癌;B. 全口牙位曲面体层片示牙槽骨部分破坏;C. 保留下颌体下缘的肿瘤切除;D. 半片锁骨-胸锁乳突肌(皮)瓣联合同期牙种植体植入;E. 术后 4 个月全口牙位曲面体层片示种植体骨结合良好;F. 制作的牙冠;G. 牙冠修复情况。

4）评述:此手术是王慧明教授首创的。作者认为只适用于下颌骨箱状缺损的修复。胸锁乳突肌系列皮瓣属于带蒂组织瓣之一,血供丰富,成活率较高,且操作简单,易于普及,其特点为:①供血管明确,血运好,不依赖于受床的血液供给,抗感染能力,移植锁骨为一期愈合,而非“爬行替代”,加快愈合过程;②蒂部较长,旋转角度大,可修复口腔颌面部多处部位的组织缺损,术式简单,不需要显微外科,快捷,费用少;③供区、受区在同一术区,皮瓣制备与颈清可同时进行,减少手术创伤;④单蒂皮瓣术后,基本不影响原胸锁乳突肌的功能,颈部运动无障碍,避免出现“歪颈”“斜颈”等后遗症;⑤切取半片锁骨-胸锁乳突肌,不影响供区功能;⑥同期牙种植可早期恢复咀嚼功能。

第三节　附着龈重建及前庭沟成形

各种原因所致的颌骨缺损,大多同时伴有相当牙槽嵴顶部附着龈的丢失。其中,以恶性肿瘤切除手术造成的大范围颌骨缺损居多。治疗策略包括手术后延期修复和同期修复两种,延期修复是指将肿瘤连同牙、牙龈、颌骨切除后,采用唇/颊、舌/腭侧口腔黏膜拉拢缝合、关闭伤口,半年后至 2 年后在缺损组织的修复重建;同期修复是指肿瘤切除后,即刻采用各种游离或带蒂的复合组织瓣进行修复缺损,例如采用血管化腓骨肌皮瓣或桡侧前臂皮瓣/背阔肌皮瓣+游离髂骨修复颌面部软硬组织缺损。不论采用哪种治疗策略,最后都需要利用口腔种植体进行牙列缺失的修复,此时面临的主要问题是附着龈的缺失,经常还伴有前庭沟过浅的问题。皮瓣修复后的局部软组织过厚、皮下组织层疏松,使得皮瓣不能紧密贴附在骨的表面,导致种植体周发生反应性软组织增生,给将来的种植义齿修复带来困难。虽然到目前为止,种植体周附着龈重建的必要性还有争议,但是多数临床医师还是认为种植体周软组织处理是很重要的。从功能和美学的长期效果来看,足够面积的固定的附着龈对种植修复很关键。尤其对于植骨+皮瓣修复的患者,如果没有附着的角化龈,就很难保持种植体周的良好卫生,从而导致一系列种植体周炎症的发生,影响种植体的长期预后。总之,种植体周有足够宽的附着龈/角化龈,可以改善种植修复的远期效果。

一、种植体周软组织的特点

1. 种植体周软组织愈合　钛种植体颈部在高度光洁的表面形成氧化膜,植入后与体液接触,附近上皮细胞和成纤维细胞分泌的黏连蛋白、氨基葡萄糖等,以体液为介质吸附于种植体表面,形成一层无定形的胶状物,并最终演化成为与种植体表面平行的基底膜并通过半桥粒(hemidesmosome)连接,大多学者认为和牙骨质与牙周上皮类似。我们90年代的实验研究证实,基底膜基质(matrigel)可促进上皮的黏附。

2. 种植体周上皮　其结构与自然牙类似,也具有附着龈、游离龈、龈乳头及龈沟等,组织学结构也有龈沟上皮、结合上皮等。沟内上皮无角化与角化的口腔上皮连续形成龈沟,龈沟深度为3~4mm,沟内上皮和结合上皮的层次比自然牙少,结合上皮仅有2~5层细胞,与种植体表面黏附。

3. 种植体周结缔组织　位于结合上皮根端到牙槽嵴顶之间的结缔组织间隔,与种植体表面氧化膜紧密附着,即口腔上皮与结合上皮延续。结合上皮与骨之间有一层结缔组织相隔,结合上皮和结缔组织形成约3mm的生物学宽度(biological width),就是形成生物学封闭屏障的基础,有阻止上皮的根向迁移和防止外来微生物侵袭的作用。然而,胶原纤维平行环绕种植体分布,排列方向与自然牙牙周垂直分布的韧带不同,而且胶原纤维多于成纤维细胞,多认为是一种富含胶原乏血管的瘢痕组织,因此容易受机械损伤而被破坏。

二、颌骨缺损骨移植种植重建种植体生物学封闭

1. 附着龈组织学特点　口腔黏膜根据功能标准分为三类,即咀嚼黏膜,被覆黏膜及舌背、味蕾的特殊黏膜。咀嚼黏膜(masticatory mucosa)覆盖在牙龈、硬腭表面,在咀嚼食物时承受着压力和摩擦,其上皮厚度适中,表层角化,多为正角化,牙龈表面的黏膜常过角化;组织不能延伸,表皮与固有层之间连接错综复杂,多而长的突起为表皮提供了良好的机械附着,可防止在外力作用下剥脱。固有层厚,间隔多,胶原纤维粗大,排列紧密呈网状,使黏膜可抵抗较大的压力。种植体颈部周围必须有咀嚼黏膜,才能形成生物学封闭。

颌骨缺损往往同时失去了咀嚼黏膜,术后保留的只是唇、颊、舌、腭侧的覆盖黏膜。覆盖黏膜无角化,柔韧可拉伸,有疏松而富于弹性的黏膜下层,与骨膜间易滑动。如果覆盖黏膜包绕种植体颈部,势必不能形成稳定良好的生物学封闭,而易发生剥脱、炎症,以致最终诱发种植体周炎。

所以,应该尽量保留咀嚼黏膜,在没有咀嚼黏膜的情况下可采用硬腭黏膜移植或自体皮移植来替代。

2. 游离硬腭黏膜移植　对于较小范围的咀嚼黏膜缺损,可采用游离硬腭黏膜移植,即从硬腭区避开腭大血管切去稍大于缺损区的黏膜组织,缝合固定在缺损区的骨膜上,同时用碘仿纱布包裹缝合加压。可以采用全层或者断层腭黏膜移植,断层腭黏膜的厚度一般控制在0.7~1.2cm,这样对美学区的种植修复效果更有利。对于前磨牙至磨牙区严重吸收者,单

纯行上颌窦底提升术解决不了颌间距过大、种植义齿冠根比过分失调的问题，也可采用牙槽嵴上外置式植骨，同时将硬腭滑行瓣覆盖的方法，来提供需要的骨量及良好的附着龈。

3. 皮片移植及前庭沟成形

（1）骨膜上植皮：对于无条件利用硬腭黏膜或缺损面积较大者，可利用自体断层皮片移植。移植的皮在假肢长期应用中得到证实，在口腔远期临床牙槽种植环境也证实，皮片在种植体周同样可达到生物学封闭的目的。

（2）皮瓣下骨膜上预埋置植皮：对于采用骨肌皮瓣修复者，因为皮瓣肥厚，有较多皮下组织、肌肉等组织，很难赋予良好的种植体生物学封闭及理想的前庭沟；在口内环境直接暴露植皮，即便采用最薄的刃厚皮片，其成功率也是很低的。作者自 2009 年采用皮瓣下埋藏预植皮的方法，二期手术再将皮瓣修薄，分别缝合固定在牙槽嵴植皮的边缘，这样既完成了种植封闭，又完成了前庭沟成形。这一方法的优点：由于皮瓣下埋藏植皮是一个密闭血供良好的环境，即便是较厚的皮片也易于成活；有效地利用了原皮瓣，形成了较为理想的前庭沟的解剖关系。

典型病例：患者王某，女性，36 岁。1996 年 8 月，因左侧下颌骨波及口底的纤维骨肉瘤，行左侧口底颌颈联合根治，同期背阔肌肌皮瓣修复，成形钛板维持下颌骨缺损间隙；1998 年 8 月，行游离髂骨移植同期牙种植；后因经济困难于 2009 年才行皮瓣下植皮、前庭沟成形及种植固定义齿修复（图 14-3-1）。

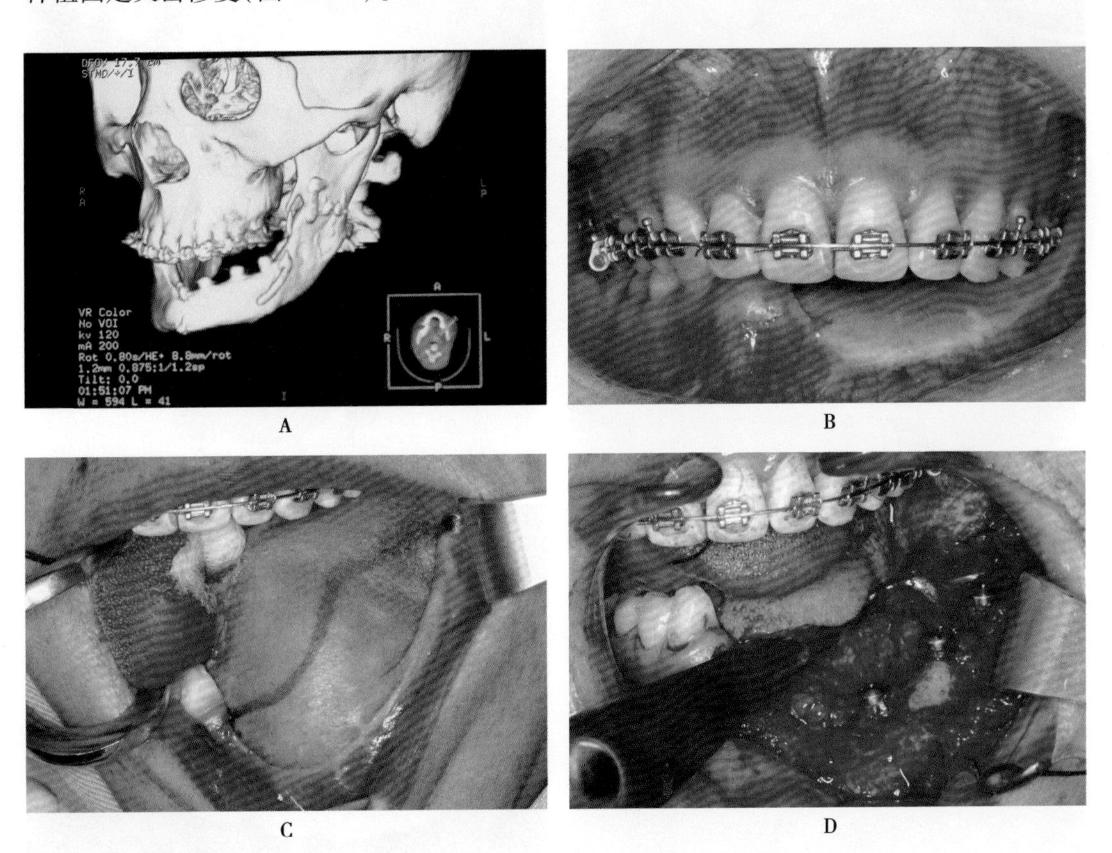

A　B

C　D

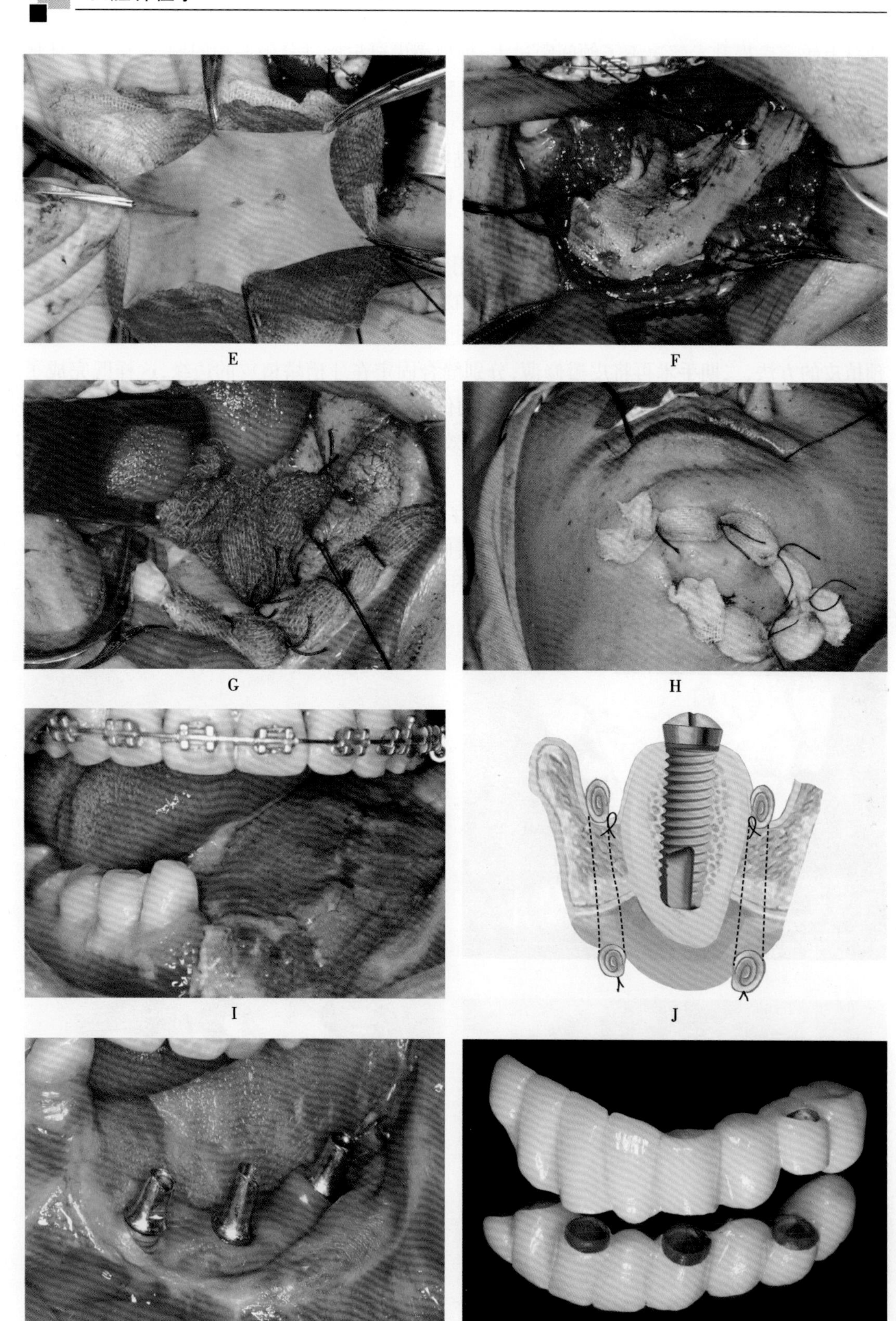
E
F
G
H
I
J
K
L

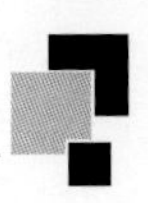

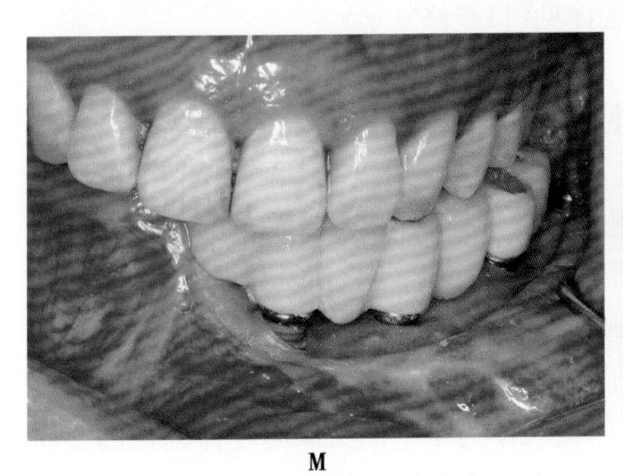

M

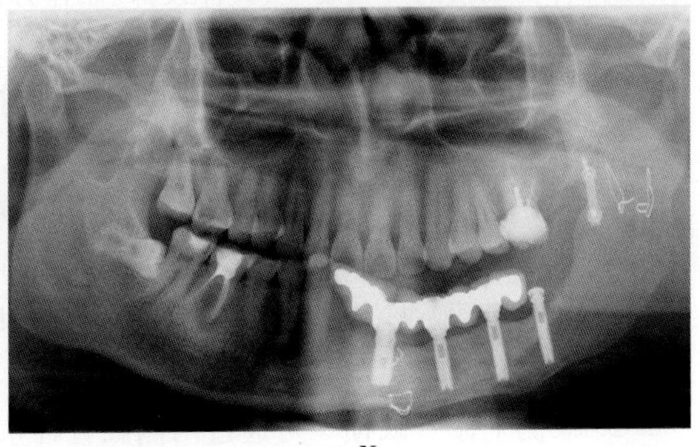

N

图 14-3-1　皮瓣下骨膜上埋置植皮重建附着龈前庭沟成形

A. 髂骨移植同期种植 13 年 CT 检查；B. 口内背阔肌皮瓣；C. 皮瓣切口；D. 暴露骨膜及种植体；E. 皮片戳创；F. 植皮固定；G. 关闭皮瓣创口；H. 口内外贯穿缝合；I. 埋藏植皮术后；J. 皮瓣修整、前庭沟成形示意图；K. 连接种植基台，植皮良好；L. 制作固定义齿；M. 戴入义齿；N. 戴入义齿后全口牙位曲面体层片。

（3）腓骨预埋置植皮：2002 年，Rohner D 等报道了预先在腓骨前植皮，待愈合后再切取包括皮片的血管化腓骨，进行移植手术。因为腓血管位于腓骨内侧，预先植皮不会损伤供血管，这一方法解决了种植体软组织封闭及前庭沟成形的问题，并明显缩短了疗程。

（4）前庭沟重建：前庭沟重建的时机有两种方案，一是种植体植入术前进行前庭沟加深术，有关手术方法与牙槽外科相同；二是先植入种植体，二期手术的时候进行皮肤+黏膜移植并同期前庭沟加深和重建。植皮+前庭沟加深手术的操作复杂，术后需要确保移植皮片的贴合和稳定性，并防止受到口内机械外力的干扰，对手术技术和术后护理都提出了很高的要求。因此，有些学者术前制作与种植体连接的固位支架，在皮片移植及前庭沟加深后，将支架与种植体通过螺丝相连接获得可靠固位，确保移植皮片的稳定性和前庭沟加深术的效果。这种方法不仅适用于断层皮片，也适用于大范围腭黏膜的移植固位。

4. 黏膜移植与皮片移植联合应用　对于美学区的种植修复，皮片移植的缺点是颜色与正常牙龈组织不同，不利于种植修复的美观效果，因此可以采用黏膜移植与皮片移植联合应用的方法，来解决这一问题。

第四节　颌面缺损的种植赝复

一、概　　述

某些颌面部组织器官缺损，由于解剖结构复杂、外形外貌特殊要求或缺损范围过大，单纯采用外科方法难以实现功能重建。随着口腔种植技术、磁附着固位技术、医用硅胶技术、计算机辅助设计与制造的临床应用，以及修复理论、力学分析系统的建立，口腔颌面部缺损的种植赝复体修复已实现功能性重建；在改善患者面部外形的同时，恢复咀嚼、语言、吞咽等功能，部分实现了仿真性赝复，提高了患者的生存质量。本节简要介绍上颌骨、外耳、鼻及眼-眶内容物缺损的种植赝复，具体设计、制作方法详见《口腔修复学》。

二、上颌骨缺损种植赝复

1. 一侧上颌骨缺损　健侧无牙/少牙的一侧上颌骨缺损，可在无牙颌一侧植入种植体作为缺损义颌赝复体的固位体，完成修复，即所谓“应用种植义齿与自然基牙/牙槽嵴共同固位和支持的上颌赝复体修复（the maxillary prostheses retained with and supported by implants and natural abutments）”（图 14-4-1）。

2. 双侧上颌骨缺损　可通过两侧颧骨种植体植入作为全上颌义颌赝复体固位的金属支架固定装置，完成修复，称为“种植磁附着体固位的上颌赝复体修复（the maxillary prostheses retained with implant-magnetic attachments）”（图 14-4-2）。

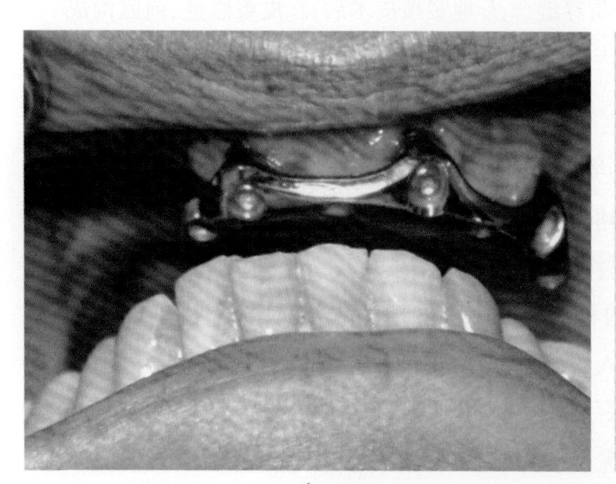

A

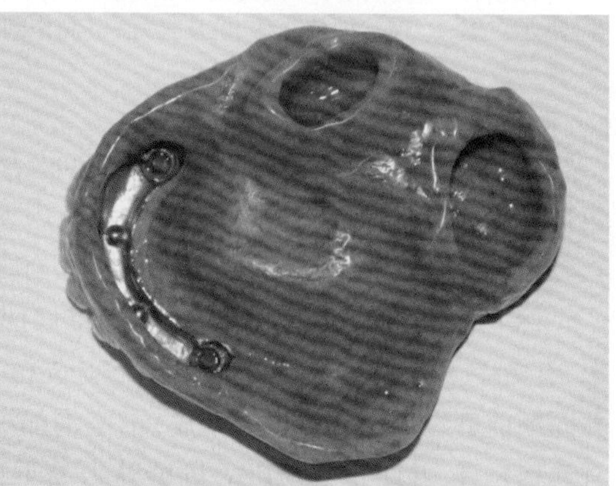

B

C

图 14-4-1　健侧无牙颌单侧上颌骨缺损种植赝复
A. 健侧种植；B. 赝复体组织面；C. 戴入赝复体。

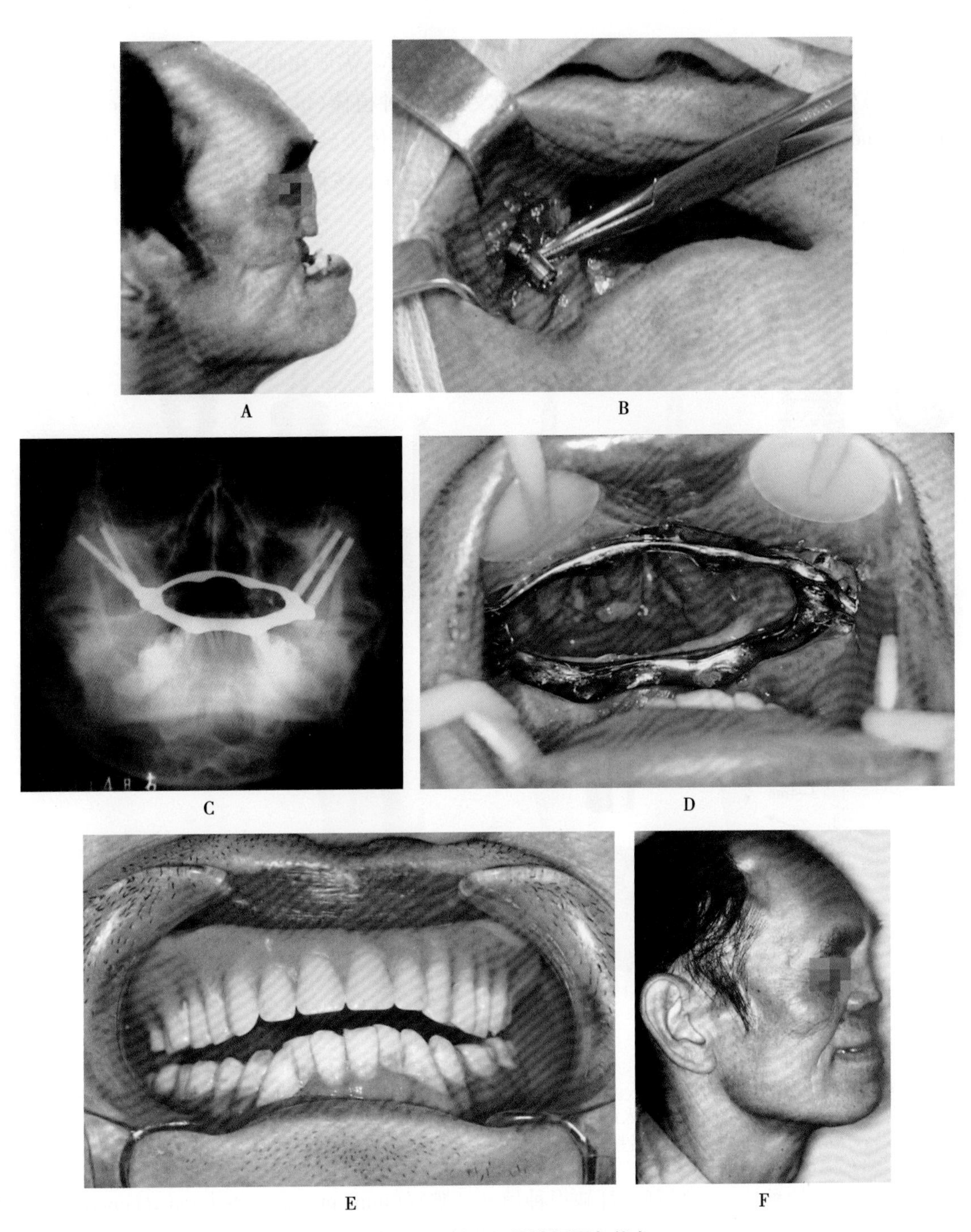

图 14-4-2　双侧上颌骨缺损赝复修复
A. 术前侧面像；B. 颧骨种植；C. 颧骨种植环形支架 X 线片；D. 戴入支架；E. 戴入赝复体；F. 术后侧面像。

三、耳、鼻、眼及眶内容物缺损种植赝复

1. 颅面种植体　颜面器官(耳、鼻、眼)赝复体的固位,需要在相应的解剖部位(颞骨、乳突、鼻骨)植入短的专用种植体,此类种植体称为“颅面种植体(implants for craniofacial bone/craniofacial implant)”,其设计原理和材料结构与牙种植体大致相同。由于所植入部位的骨质较少而薄,所以直径一般为3.7mm,长度一般为4~5mm,该种植体及植入步骤如图14-4-3所示。

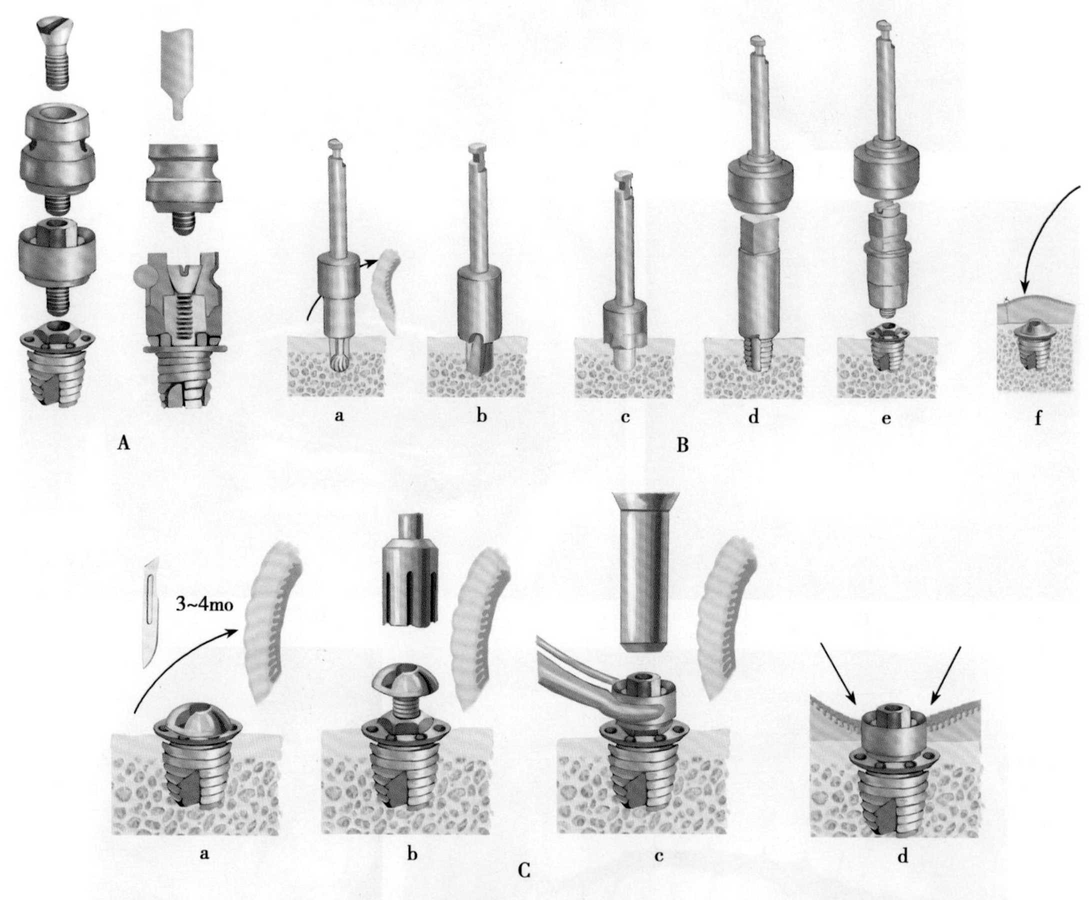

图14-4-3　颅面种植体

A. 颅面种植体;B. 颅面种植体植入术(一期手术);a. 球钻定点;b. 裂钻钻孔成形;c. 冠部成形钻制备肩台骨边缘;d. 攻丝钻攻丝;e. 旋入颅面种植体;f. 拧入封闭螺丝,缝合伤口;C. 种植体穿皮术(二期手术);a. 切开皮肤;b. 暴露并旋出封闭螺丝;c. 连接穿皮基台,以基台螺丝固定;d. 缝合伤口。

2. 耳缺损的种植义耳赝复　耳缺损种植义耳赝复(implants supported and retained auricular prostheses for ear defect),适用于烧伤所致耳廓缺失或耳大部分缺损的患者;由于耳部周围无正常皮肤可利用,很难行整形外科耳成形手术修复的患者;因全身情况不允许或肋骨切取处有病变,不能切取自体软骨作为耳廓支架的患者;不能多次接受矫形外科手术的患者。术前需要通过颞骨X线片,了解耳周骨质及厚度,尤其是乳突区的骨质厚度。患侧耳复制健

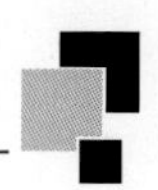

侧耳的外形,并设计种植体植入的位置。一般以外耳道为中心,半径 1.5cm 的弧形上,相当于右侧外耳道 11 点、9 点、7 点,或左侧外耳道 1 点、3 点、5 点的位置,为种植体植入部位。植入长度为 4mm 的颅面种植体,待种植体骨结合后制作支架,以磁附着/杆卡固位形式戴上硅胶义耳(图 14-4-4)。

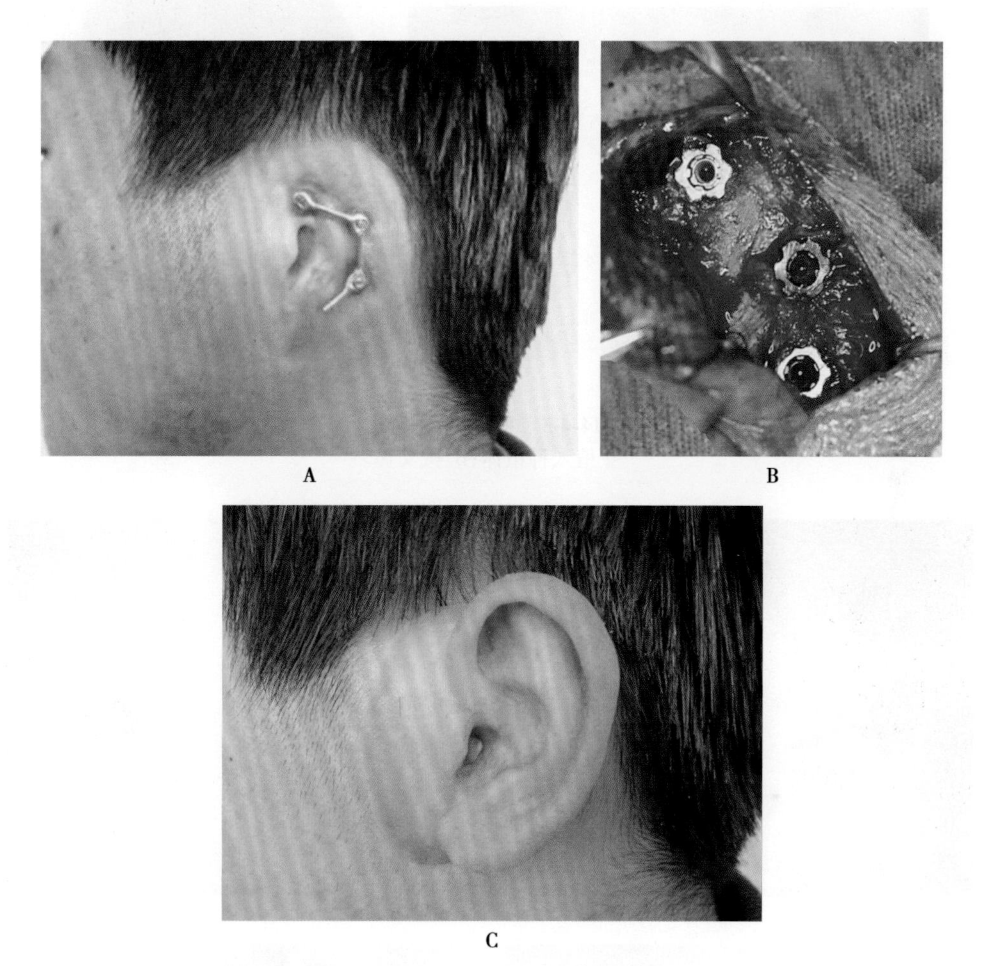

图 14-4-4　耳缺损的种植义耳赝复

A. 颞骨、乳突植入种植体制作支架;B. 种植体植入;C. 戴义耳。

3. 鼻缺损的种植赝复修复(implants supported and retained nasal prostheses for nose defect)　种植部位为梨状孔侧壁,一般定于鼻底上 1cm 梨状孔边缘处,鼻根部位于额骨鼻突,种植体植入方向垂直于骨面。

鼻缺损种植修复的赝复体固位方法,同样可以采用支架上磁附着体和磁性附着体(图 14-4-5)。

4. 眶缺损的种植赝复体修复(implants supported and retained orbital prostheses for orbital defect)　眶缺损指眼球、眼眶内容物及眼睑部均被切除形成的组织缺损。眶缺损后缺损区常呈一锥状空腔。修复的目的在于恢复颜面部容貌的完整性。

一般需要在缺损区的眶上和眶外侧缘骨内植入颅面种植体 3~5 颗,待种植体骨结合后连接金属支架,以磁附着/杆卡固位方式,戴上义眼赝复体(图 14-4-6)。

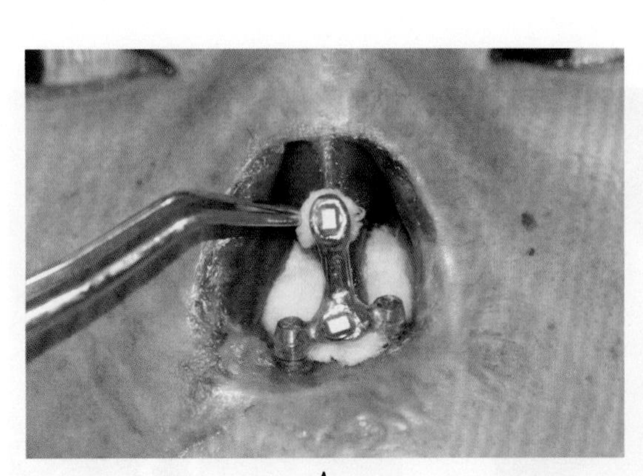

A

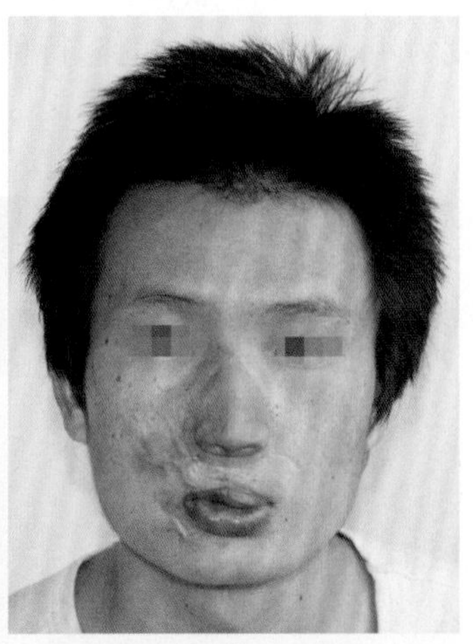

B

图 14-4-5　鼻缺损义鼻修复
A. 植入种植体；B. 戴义鼻。

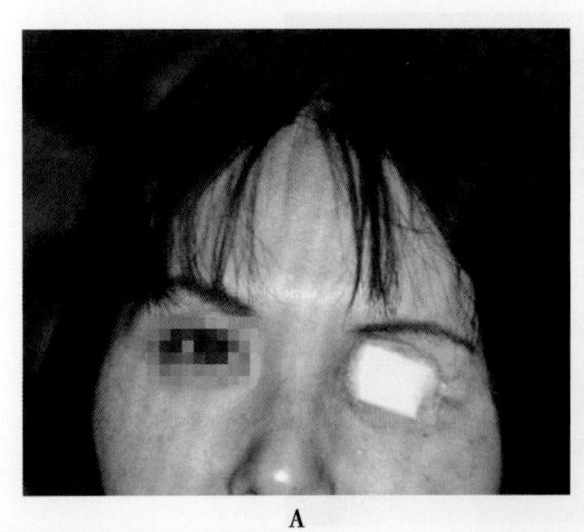

A

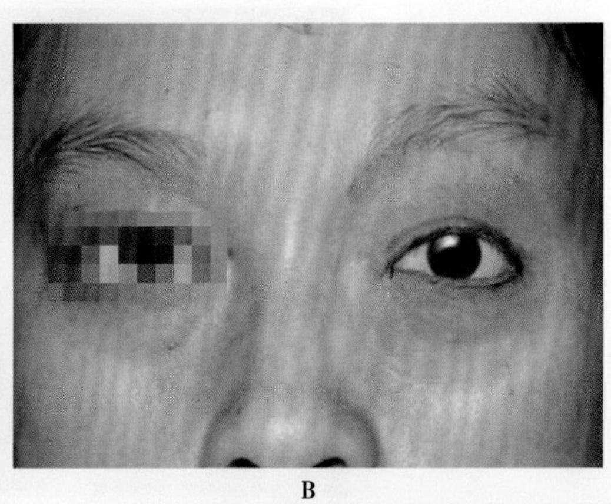

B

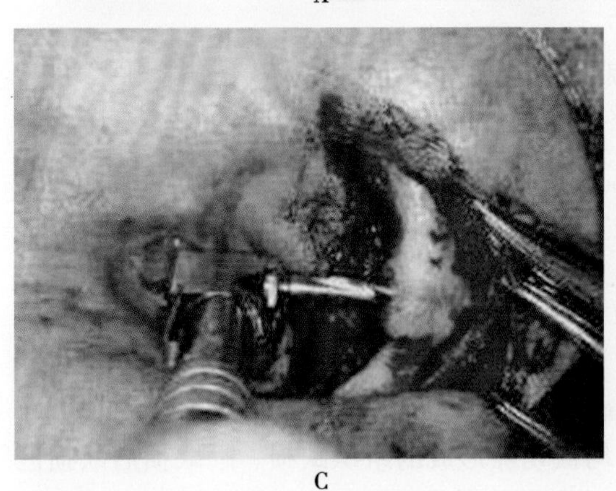

C

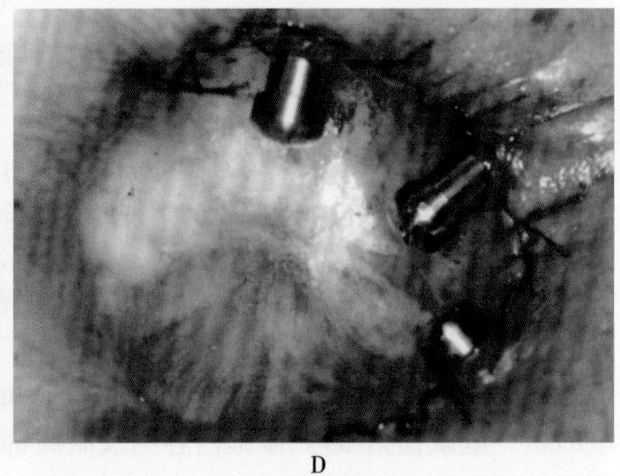

D

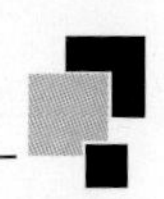

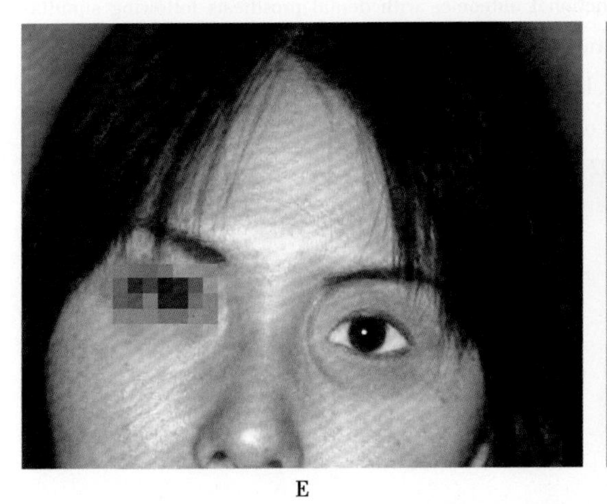

E

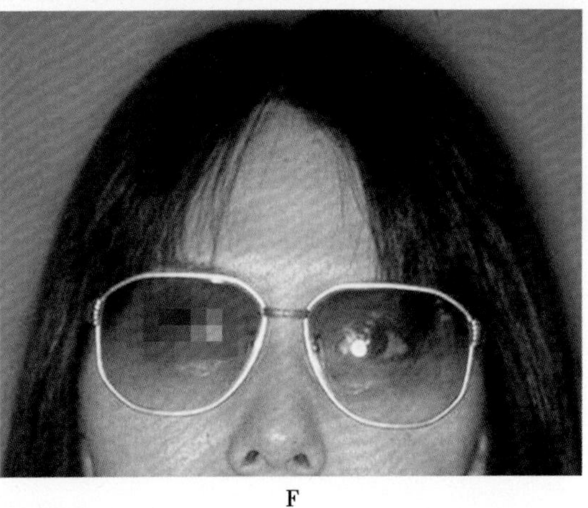

F

图 14-4-6　眼缺损眶壁种植义眼修复

A. 眼缺损；B. 义眼修复后；C. 眶壁植入种植体的方向；D. 种植体分布；E. 配戴赝复体义眼；F. 佩戴义眼及眼镜。

（刘宝林　马　威　赵铱民）

参考文献

1. REYCHLER H,IRIARTE ORTABE J. Mandibular reconstruction with the free fibula osteocutaneous flap. Int J Oral Maxillofac Surg,1994,23(4):209-213.
2. JONES N F,SWARTZ W M,MEARS D C,et al. The"double barrel"free vascularized fibular bone graft. Plast Reconstr Surg,1988,81(3):378-385.
3. ROUMANAS E D,GARRETT N,BLACKWELL K E,et al. Masticatory and swallowing threshold performances with conventional and implant-supported prostheses after mandibular fibula free-flap reconstruction. J Prosthet Dent,2006,96(4):289-297.
4. CIOCCA L,CORINALDESI G,MARCHETTI C,et al. Gingival hyperplasia around implants in the maxilla and jaw reconstructed by fibula free flap. Int J Oral Maxillofac Surg,2008,37(5):478-480.
5. ALPERT A. A rationale for attached gingiva at the soft-tissue/implant interface:esthetic and functional dictates. Compendium,1994,15(3):356,358,360-362,368.
6. ESPOSITO M,MAGHAIREH H,GRUSOVIN M G,et al. Interventions for replacing missing teeth:management of soft tissues for dental implants. Cochrane Database Syst Rev,2012,2012(2):CD006697.
7. VEGA L G,GIELINCKI W,FERNANDES R P. Zygoma implant reconstruction of acquired maxillary bony defects. Oral Maxillofac Surg Clin North Am,2013,25(2):223-239.
8. BUSER D,MARTIN W,BELSER U C. Optimizing esthetics for implant restorations in the anterior maxilla:anatomic and surgical considerations. Int J Oral Maxillofac Implants,2004,19(Suppl):43-61.
9. ROCCUZZO M,BUNINO M,NEEDLEMAN I,et al. Periodontal plastic surgery for treatment of localized gingival recessions:a systematic review. J Clin Periodontol,2002,29(Suppl 3):178-194.
10. EL-SAYED W M,GAD M A,MEDRA A M. Prosthodontic management of maxillectomy patients with dental implants in residual zygomatic bone:a preliminary report. Int J Prosthodont,2014,27(6):534-540.
11. 王大章,刘宝林. 口腔颌面部畸形与缺损的整复治疗. //王翰章,周学东. 中华口腔科学. 2 版. 北京:人民卫生出版社,2009:2955-3057.

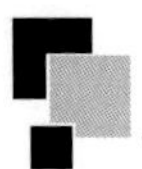

12. MOCHIZUKI Y, OMURA K, HARADA H, et al. Functional outcomes with dental prosthesis following simultaneous mandibulectomy and mandibular bone reconstruction. J Prosthodont Res, 2014, 58(4): 259-266.
13. 张陈平. 下颌骨重建术. 口腔颌面外科杂志, 2005, 15(3): 215-218.
14. ROHNER D, BUCHER P, KUNZ C, et al. Treatment of severe atrophy of the maxilla with the prefabricated free vascularized fibula flap. Clin Oral Implants Res, 2002, 13(1): 44-52.

第十五章　口腔种植主要并发症的原因、预防及处理

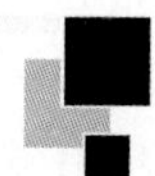

第一节　种植外科并发症

一、出　　血

（一）瘀点、紫癜、瘀斑及血肿

1. 出血　由于外科手术出血（hemorrhage）涉及多种因素，如翻瓣的程度、软组织的处理、患者局部的解剖及全身健康情况，所以在牙种植术中及术后，难免会出现出血。在文献报道中，出血是牙种植术最常见的并发症。根据出血的程度，临床上可有不同的表现。出血斑（haemorrhagic spot）反映的是皮肤或黏膜内毛细血管或血管损伤后，血液在组织内的情况，可描述如下：①瘀点（petechiae），即出血斑直径<2mm；②紫癜（purpura），即出血斑直径为2～10mm；③瘀斑（ecchymosis），即出血斑直径>10mm。这些斑块不高出组织，为圆形或不规则形，早期呈红蓝色或紫色，随后可因血红蛋白崩解出现颜色改变。Goodacre 等发现24%的患者在种植区出现不同程度的瘀斑。瘀斑的位置与重力有关，可以仅出现在受损部位，也可扩散到下颌体下缘，甚至扩散到胸部。后者并非显示该部位有组织挫伤（bruise），而是反映创区出血，血液沿筋膜层内渗透的表现。出血斑不需要治疗，术后可口头及书面告知患者有这种可能性，并且可逐渐消失。

2. 血肿　血肿（hematoma）是血液积聚所致，通常在器官、间隙或组织内，是血管壁破裂所致。过多的液体可形成一高出组织面、硬的肿块。

以上出血由于随后的血红蛋白崩解，可出现颜色改变：开始病损为淡红色（reddish），反映了血液的存在。1～2天后，表现为黑蓝色/紫色（purple）。到第6天，变成绿色，反映了血红蛋白崩解产物胆绿素（biliverdin）。到第8～9天，变成黄褐色，反映了血红蛋白崩解产物胆红素（bilirubin）。通常在2～3周后，着色消退。

小心地处理软组织，避免垂直的松弛切口；翻瓣时骨膜分离器紧贴骨面，而不是软组织内；吸引器操作时对向骨面，背向软组织；组织瓣复位后，压迫创区数分钟，以减少组织瓣下的凝血块厚度，并确保出血停止等，皆可预防或减少瘀斑及血肿的形成。术后使用冰块局部冷敷，可减少出血。

（二）软组织切开和骨内手术时的可见出血

在软组织切开和骨内手术时，可损伤其内小血管，导致可见的出血。软组织的静脉性出血，可在局部浸润含有肾上腺素的局麻药并局部加压，也可采用血管钳钳夹止血、缝合止血

或电凝止血，但是往往通过简单的压迫即可止血。一般压迫5~10分钟后，可使血管栓塞。骨内的出血在一般外科手术中，可使用骨蜡填塞止血，但在种植外科中，为了避免增加骨创区的异物，一般不用骨蜡止血。可将含有肾上腺素的局麻药直接注入营养孔内，或用一小纱布卷置于出血点位置，用骨膜分离器紧压几分钟。骨内出血压迫5分钟左右多可止血，或用烧灼法止血，也可用骨代用品堵塞出血孔止血。种植窝预备后的出血，在植入种植体后，即可有效止血。

虽然肾上腺素有助于止血，但是有心血管疾病的患者不能使用，而且收缩血管达到的止血效果，有可能在药物作用消退后出现反跳。所以，最好的方法是通过结扎损伤血管、深部结扎及皮瓣复位达到止血效果。

（三）口底出血

下颌牙种植术可能损伤位于口底的血管，导致口底出血。这类出血是牙种植术中最危险的并发症之一，因为可能导致口底血肿及上呼吸道梗阻，危及患者的生命。在近10年里，有多篇文献报道由于损伤口底血管或其分支导致上呼吸道梗阻的病例。

1. 下颌及口底的血供　下颌及口底由三条动脉及其分支供血：①下牙槽动脉及其分支下颌舌骨动脉；②面动脉及其分支颏下动脉；③舌动脉及其分支舌下动脉。

下牙槽动脉在进入下颌管前分出下颌舌骨动脉，后者与下颌舌骨神经并行进入下颌舌骨肌，与颏下动脉分支间有吻合支。

颏下动脉（面动脉的分支）绕过下颌体下缘，供给二腹肌前腹及下颌舌骨肌，并发出下颌舌骨肌穿支，后者与舌下动脉分支有吻合支。舌下动脉（舌动脉的分支），是舌下腺、口底黏膜及下颌舌骨肌的供血动脉，与颏下动脉有吻合支。如果没有舌下动脉，就会由颏下动脉穿过下颌舌骨肌的分支取代。

2. 术中口底出血的原因及表现　下颌由于舌侧凹陷的存在，在种植窝制备时很有可能穿破下颌舌侧骨板。有研究发现，口底血管可能向前走行于非常贴近舌侧骨板的部位，并发出分支穿入舌侧骨板。牙种植术中如突破舌侧骨板，则可导致颏下或舌下血肿。

有研究报道称，一直径2mm的动脉搏动70次/min，每次约流出血液2mL，可在30分钟内失血420mL。颏下动脉及舌下动脉都是直径约2mm，损伤该血管可导致较严重的出血及口底血肿形成，继而将舌推挤向上向后移位，阻塞呼吸道导致上呼吸道梗阻。呼吸道阻塞表现为呼吸急促（tachypnea）、呼吸困难（dyspnea）、发绀（cyanosis）、声嘶（hoarseness）。在动脉损伤后，根据损伤的程度，患者可立即出现口底血肿及上呼吸道梗阻症状，也可能有一潜伏期，出血及呼吸道梗阻症状可在损伤后几小时才出现。

3. 预防　血管的损伤导致口底出血，肿胀导致舌的移位，进而导致上呼吸道梗阻。外科医师必须对此可能的并发症有所准备，并有针对此并发症的预防和处理方案，包括：①术前CT检查，这是有效预防此并发症的最佳术前检测手段，因为可观察到通过骨管进入下颌前部的血管支，观察到舌侧窝，提供骨结构的三维影像；②涉及下颌骨手术时，在翻瓣前及翻瓣后用手指触诊了解舌侧凹陷的程度，确定正确的植入方向及深度；③在术中如突破舌侧骨板时，通常有一落空感，此时应使用测量杆探查种植窝，如果已突破舌侧骨板，则可探查到种植窝底部无硬组织支撑，如果伤及血管，可见种植窝内有较多血液溢出。这类患者在牙种植术后，应观察数小时，确认口底无明显的肿胀等出血症状后，才能离开医院，必要时应请口腔颌面外科医师会诊，进行必要的处理；④由于下颌骨尤其是双侧颏孔区的骨质，通常是Ⅰ类

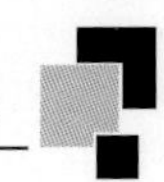

或Ⅱ类骨，使用较短的种植体也同样能获得种植体的长期成功，所以在下颌骨种植时，为了减少下颌舌侧骨板的穿破，应避免使用超过12mm长度的种植体。

4. 处理　口底出血时，可用纱布卷加压，将拇指置于口内，食指置于口外，加压止血。

（1）下颌舌侧后份的动脉性出血，多来自下颌舌骨动脉，想要结扎此动脉非常困难，可通过指压出血点，或指压下颌第三磨牙牙根远中的下颌骨内侧得到控制。

（2）当动脉性出血出现在下颌舌侧中份时，损伤的血管可能是颏下动脉，可紧压下颌中份下缘即面动脉进入面部的位置及分出颏下动脉的位置，即角前切迹（antegonial notch）处。如能减缓出血，提示出血来自颏下或面动脉，有必要通过外科结扎止血。如果加压不能减缓出血，则有必要结扎舌动脉止血。有的患者由于存在吻合支，必须同时结扎面动脉和舌动脉。

（3）在下颌舌侧前份的动脉性出血，可能是伤及舌下或颏下动脉的终末支。这些终末支多数是小血管出血，通常可通过加压、局部浸润血管收缩剂或结扎止血。

（四）上颌区出血

上颌区的出血主要是损伤腭动脉降支或腭后动脉。位于磨牙后三角或翼状骨突区的牙种植术，可损伤腭后动脉导致出血，植入种植体后可缓解出血。在此区的种植，采用骨凿代替骨钻，可减少伤及此血管的概率。如果出血来自腭瓣的小动脉，可用褥式缝合止血，使出血血管位于褥式缝合“U”形的中间，结扎后即可有效止血。

（五）全身性因素导致的出血

如果患者有影响凝血机制的疾病，如血小板减少症、血友病、肝脏疾病等，则可能在术中出现创区明显渗血、术后创口渗血不止的现象。这类出血的处理应及时明确病因，必要时请相应的专科医师会诊，除局部缝合、加压止血外，还应根据相应的全身性因素进行必要的全身性治疗，如通过静脉补充血小板、凝血因子等与其疾病相对应的治疗。

二、神经损伤

与任何一类外科手术一样，牙种植手术不可避免地会出现一些并发症。其中，损伤三叉神经分支是牙种植外科中常见的并发症。Goodacre等（2003）分析了1981—2001年之间英文文献中关于种植并发症的报道，种植外科手术所致的神经损伤发生率平均达到7%，仅次于出血。口腔种植医师应对这种风险有所认识，能在术前采取必要的预防措施，并在出现损伤时作出适当的诊断和处理。

（一）神经受伤程度的病理分类

1. 神经失用症（neurapraxia）　这是较轻的损伤，可由神经受压或牵拉引起。神经传导功能障碍为暂时性的生理性阻断，神经纤维不出现明显的解剖和形态上的改变，远段神经纤维不出现退行性变。由于神经轴突（axons）是完整的，所以神经传导功能及暂时性的感觉丧失一般于数日至数周内自行恢复。

2. 轴索断伤（axonotmesis）　严重的神经受压或牵拉，可导致束内水肿（intrafascicular edema）、缺血（ischemia）或脱髓鞘（demyelination）。术中可能损伤了一部分轴突（axons），远段神经纤维发生退行性变，但神经的整个结构是完整的，那么在术后5~11周，可有感觉恢复的表现，并可在随后的10个月内继续改善。

3. 神经断伤(neurotmesis)　神经束或神经干完全断裂,或为瘢痕组织分隔。发生此类损伤后,神经冲动不能沿神经传递,神经的断裂需要外科手术吻合,但通常预后不佳。

(二)神经损伤原因

1. 神经阻滞麻醉　虽然由神经阻滞麻醉所致的神经损伤并不多见,但是仍有报道。造成损伤并出现症状的原因尚不清楚,可能的原因有两点。

(1) 神经内血肿:在神经阻滞麻醉操作时,注射针进入的方向恰好正对神经,因此,针尖刺入神经的概率较高。虽然多数情况下,麻醉所用的针头较细,一般不会导致较严重的损伤,但是临床上确有因神经阻滞麻醉后出现损伤症状的患者。有学者分析,这是因为麻醉时损伤走行于神经外膜内的小血管,导致了膜内出血和血肿形成,压迫神经并导致神经的纤维化。

(2) 所用麻醉药物本身的毒性导致神经的损伤:实际上大多数局部麻醉药物本身就具有一定的神经毒性,但是造成神经损伤多数仅仅在高浓度鞘内或束内注射时出现。有学者提出,部分局部麻醉药物可能由于其在神经周围分解代谢,形成芳香醇产物,后者导致神经的损伤。

在既往报道神经阻滞麻醉所致的神经损伤中,舌神经的损伤较下牙槽神经的损伤更为多见,可能的原因是在下牙槽神经及舌神经阻滞麻醉时,患者大张口,舌神经被绷紧并固定于筋膜上,当注射针扎入时无法退让,所以更易受伤。

2. 术中的牵拉损伤　在翻开黏骨膜瓣时,由于颏神经位于颊侧软组织内,舌神经在磨牙区位于紧邻舌侧骨板的软组织内,如果翻瓣时过度牵拉,则有可能损伤颏神经或舌神经。

3. 手术操作中误伤　手术切开、翻瓣、种植窝制备及种植体植入过程中可导致神经损伤,牙种植术中常见的神经损伤有下牙槽神经损伤、颏神经损伤、舌神经损伤及眶下神经损伤。

(三)常见的神经损伤

1. 下牙槽神经损伤

(1) 常见原因

1) 高度测量错误:高度测量错误是造成下牙槽神经损伤最常见的原因。除要采用标准化的术前X线检查及对X线片的常规判读外,下牙槽神经的解剖变异及X线片的成像原理造成的测量错误,也可造成高度测量错误。如图15-1-1所示,N_1、N_2分别显示下牙槽神经上缘在X线片上的成像位置。如果神经位置偏向舌侧,其影像上缘位置是N_1;如果神经位置偏向颊侧,则影像上缘位置是N_2。虽然两个位置神经在颌骨内所处的高度是一样的,但是在X线片上显示的神经上缘以上牙槽嵴高度却不一样。

同样,牙槽嵴上缘偏向颊侧或舌侧,也会影响X线片的成像高度。如图15-1-2所示,牙槽嵴上缘位于颊侧时,影像上缘位置是H_1;偏向舌侧时,则成像于H_2。虽然两种情况中牙槽嵴上缘至下牙槽神经的高度是一样的,但是在X线片上显示了不同的高度。

2) 扩孔时损伤:下颌牙槽嵴部位通常骨质较为致密坚硬,临床上应用先锋钻进行种植窝制备时,有可能在突破骨皮质进入松质骨的瞬间,突然失去阻力,失控伤及神经。

3) 术中解剖标志变化:如图15-1-3所示,在术前手术计划中以牙槽嵴上缘平面为标志,测量到神经上缘以上牙槽嵴高度为H_1,手术当中由于种植窝制备时已将部分牙槽嵴顶骨质

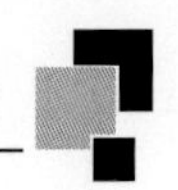

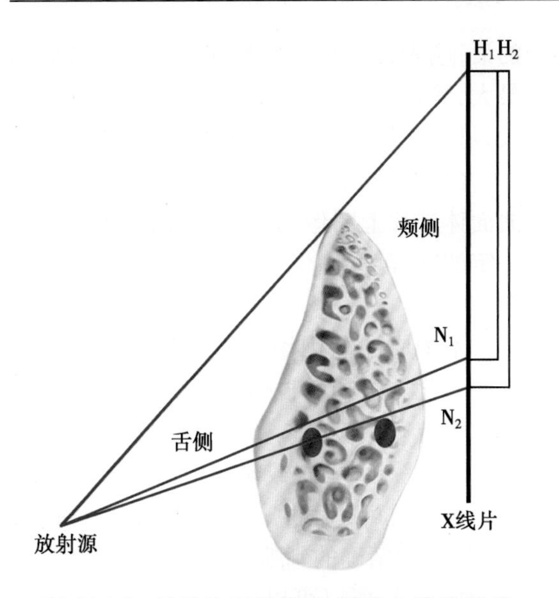

图 15-1-1　神经位于舌侧时，影像上缘位置是 N_1；位于颊侧时，影像上缘位置是 N_2

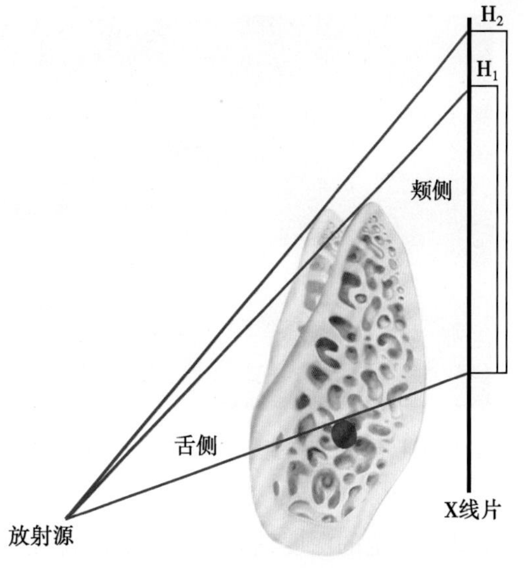

图 15-1-2　牙槽嵴上缘位于颊侧时，成像上缘位置是 H_1；位于舌侧时，成像上缘位置是 H_2

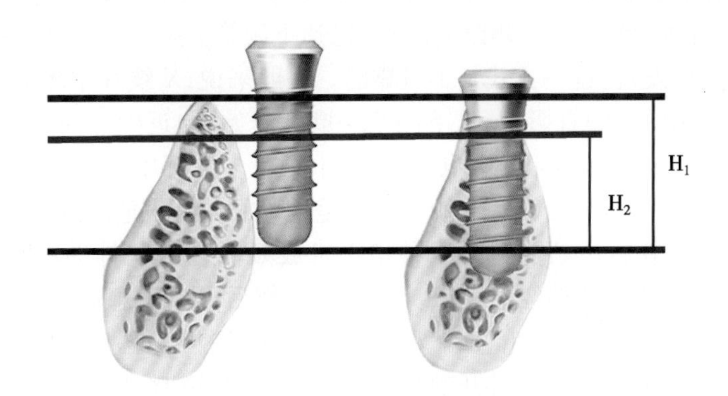

图 15-1-3　术中解剖标志变化

术前神经上缘以上牙槽嵴高度为 H_1，手术操作时牙槽嵴顶高度变化为 H_2，如仍以牙槽嵴上缘平面为标志，就有可能使伤及神经

去除，神经上缘以上牙槽嵴高度已改变为 H_2，此时如仍以牙槽嵴上缘平面为标志，就有可能使种植窝预备过深，伤及神经。

4）种植体植入过深：这也是造成神经损伤的一个常见原因。通常医师在种植窝制备时都非常小心，例如拟植入 10mm 长度的种植体时，常将种植窝精确地制备到 10mm，但在植入种植体时，由于此时种植窝已经制备完成，因此认为种植体植入已经是一个风险较小的操作，有时就会将种植体植入过深，将种植体根尖处的骨小梁挤入下颌管，压迫损伤神经（图 15-1-4）。

（2）预防：术前正确拍摄及评估全口牙位曲面体层片，是有效预防手术误伤神经的基本条件。术前拍片应按操作常规，选用直径 5mm 的金属球。选用此金属球时，应用千分尺检测有无误差，避免非标准直径的金属球导致 X 线片评估的误差。在诊室中不应有其他直径的金属球，避免错选其他直径的金属球导致对 X 线片的误判。另外，如果采用数字曲面体层

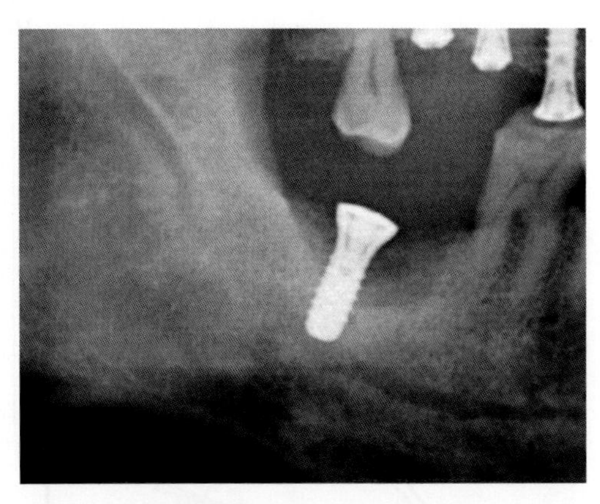
图 15-1-4 植入深度超过种植窝制备深度，将松质骨挤入下颌管

的话，应先将金属球在X线片上的图像放到最大，测量出放大率或缩小率，因为放到最大，可使测量的误差尽可能降到最小。

由于不同的解剖位置可导致全口牙位曲面体层片上图像的误差，所以为了术中有一定的宽容度，确保安全，应有约 2mm 的安全边界。

术中应注意因手术导致的原解剖标志点的变化。医师应根据术中变化，对预计植入深度应有相应的调整；种植体植入的深度应与钻孔深度一致，或略浅于钻孔深度。

必要时可在术中，先用先锋钻将种植窝预备到最安全的深度，插入一指示杆后再次拍片，作出更加精确的判断。

由于CT扫描可以无失真地反映解剖结构的三维图像，所以可以更精确地进行术前测量，此时如有必要，可仅留约 1mm 的安全边界。

既往曾有这样的观念，认为下牙槽神经位于具有致密骨壁的下颌管内，所以可以依靠术中手感，钻到一定深度，感到骨质变硬时则预示已达下颌管上壁。但是从我们的手术体验及对颌骨标本的解剖中发现，这一方式是不可靠的。一般来说，X线片中多数患者仅在第一磨牙远中显示较为致密的下颌管影像，从下颌第一磨牙开始，向近中方向观察，多数患者下颌管影像并不清楚；另外，从解剖标本中也可发现，下颌骨多数标本实际上并无一很明确的骨管。所以，仅凭手感来判别是否已达下颌管上壁是不可靠并且很危险的。

2. 颏神经损伤 在行下颌前磨牙区种植手术或颏联合部取骨手术时，可能直接损伤颏神经或牵拉伤及颏孔处的神经血管束。该神经损伤后可出现患侧切牙区至前磨牙区疼痛、唇颊侧牙龈和口腔前庭黏膜麻木。为了避免损伤颏神经，医师应准确判断颏孔的位置、方向及神经走向；手术应尽量避开颏孔区；在颏孔区翻瓣时，应注意不要过度地牵拉组织瓣，避免造成神经周的水肿，引起感觉异常。对于牙槽嵴严重吸收的患者，颏孔有时非常接近甚至就位于牙槽嵴顶部，所以在牙种植做牙槽嵴顶切口时，切口应略偏向舌侧，避免切断颏神经。

在双侧颏孔区之间植入种植体时，因为颏神经出神经孔前常要先向前行 3mm 左右再折向后由颏孔穿出（图 15-1-5），所以为了尽量将种植体偏向后方种植，可先暴露颏神经，将最远中的种植体植在距颏神经前 3~5mm 的部位（图 15-1-6）。由于常规的全口牙位曲面体层片不能很好地显示此神经袢，必要时应做 CT 扫描，进一步明确其位置。

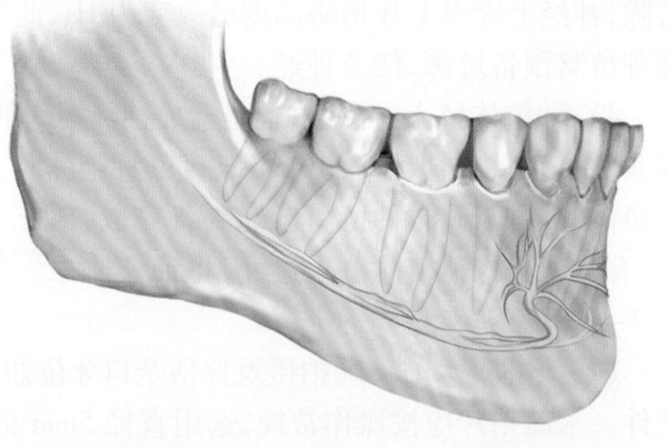
图 15-1-5 颏神经出神经孔前常要先前行 3mm 左右，再折向后由颏孔穿出

3. 舌神经损伤 舌神经位于下颌第三磨牙舌侧下方。由于骨内种植体一般

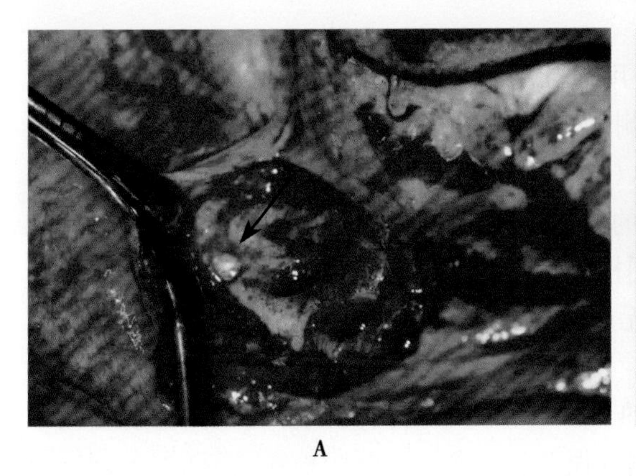

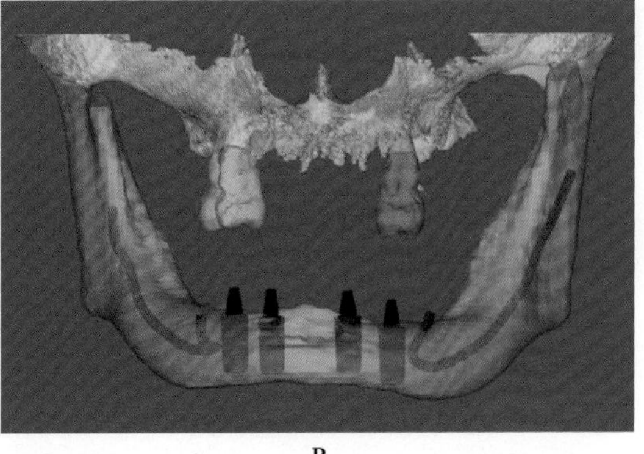

A　　　　B

图 15-1-6　双侧颏孔区之间植入种植体时，可先暴露颏神经，将最远中的种植体植在距颏神经前 3~5mm 的部位

A. 箭头示术中暴露颏神经；B. 术前 CT 检查可明确颏神经袢的位置。

在下颌前份植入较多，所以一般不易损伤到舌神经。除在前述注射局麻药时出现外，多是在预备下颌第二磨牙种植窝时，过于偏向舌侧导致该神经的损伤。下颌后份的种植或取骨手术中，舌侧组织瓣翻瓣时也有可能损伤舌神经，大约有 15%~20%的概率舌神经位于下颌第三磨牙舌侧骨嵴处或位于其冠向位置。Behnia 等的研究发现：一般情况下，位于舌侧骨板舌侧 2mm，嵴顶向根尖方向 3mm，并且有 22%的概率舌神经紧贴舌侧骨板。舌神经损伤可导致舌前 2/3 及口底感觉丧失，有时还可出现甜、酸、咸味觉障碍。为了预防舌神经的损伤，在第三磨牙邻近的手术时，最好用金属板隔于局部下颌骨与黏骨膜瓣之间，保护位于骨膜下的神经。翻瓣动作应尽量轻柔，有可能的话，应避免做舌侧瓣的垂直向松弛切口。

4. 眶下神经损伤　眶下神经最有可能的损伤，是在侧壁开窗上颌窦底提升术做颊侧翻瓣时。眶下神经从眶下孔穿出，临床上很容易通过扪诊确定眶下孔的位置。一般情况下，眶下孔的位置较高，常规的翻瓣操作不容易伤及眶下神经，但对于严重牙槽嵴吸收的患者，手术时就要注意避免眶下神经的损伤。

（四）神经损伤的评估

牙种植术中易受到损伤的神经主要是感觉神经，出现损伤后主要表现是感觉功能障碍，患者可表现为：感觉异常（paresthesia）、感觉减退（hypoesthesia）、感觉过敏（hyperesthesia）、触物感痛（dysesthesia）感觉缺失或麻木（anesthesia）。神经损伤后，应详细记录感觉障碍深度和广度。

1. 感觉障碍检查　检查结果分为缺失、减退、过敏、麻痛和正常。

（1）轻触诊辨别法（static light touch discrimination）：患者闭上眼，将棉签前端挑松呈毛絮状，或用软毛毛笔轻扫下唇和颏部，用真假动作加以测试，判断触觉存在与否。另外，需要进一步测试患者能否感觉到棉絮或笔毛走行的方向，以了解其触觉的灵敏度变化。

（2）两点辨别法（2-point discrimination）：用圆规的两个尖头检查皮肤的痛学感受功能。对于下牙槽神经，主要测试下唇及颏部皮肤的两点辨别觉。患者闭眼，迅速说出是否有两点，然后加大或缩小两点间的距离，直至能正确回答最短距离为止，此为静止两点辨别觉。利用两点由近端向远端移动进行检测的方法，称为运动两点辨别觉，较静止法更敏感。检查

结果须与健侧对比。

(3) 针刺感知法(pin prick nociception):用细针测试患者感觉,分别针刺同侧及对侧同名神经分布区,对照两侧的感觉差异。与对侧相比,受损侧可表现为感觉过敏(hyperesthesia)、感觉迟钝(dysesthesia)、感觉缺失或麻木(anesthesia)。检查时应勾画出出现感觉差异的范围,然后绘于图纸上,作为下一次复诊时的对照。神经损伤的恢复情况可根据复诊时该范围缩小与否,作出判断。测试时注意应以同样的手法先针刺未受损神经分布区,一般是先分别检测双侧上唇区(眶下神经分布区),如无患者主观因素影响,两侧的感觉应是一样的。这样可以排除患者的主观因素影响。

(4) 温度觉测试:用盛满冷(5~10℃)、热(40~45℃)水的两支试管试验。检查者应不断用自己的皮肤测试试管的水温,以避免检测的误差。

(五) 神经损伤的处理

术后X线片如证实种植体已进入下颌管,则应将种植体反旋数圈退出下颌管区域,或取出种植体;第2天如果患者有感觉障碍的表现,则应判断是种植体的原因,还是软组织处理时的损伤或水肿所致。如果认为是种植体所致,则应将种植体取出。如果骨钻或种植体并未侵入下颌管,则损伤可能是由于骨质被挤压后,进入下颌管压迫神经,此时应将种植体反旋数圈退出下颌管区域。如果不能确定种植体是否进入下颌管,必要时应做CT扫描进一步确诊。术后检查种植体不在下颌管内,且术中并未出现骨钻失控伤及神经的可能时,提示感觉障碍主要是由于术后的炎症反应所致,要采用类固醇类药物或抗炎治疗;可辅助应用神经营养药物(维生素B_1、维生素B_6、维生素B_{12}、复合维生素B等);另外,损伤部位应进行理疗,如电刺激疗法、红外线、磁疗等,并可配合针灸、按摩、推拿,有利于神经损伤的消除。如果麻木(numbness)超过16周,则提示损伤程度为神经断伤,应及时请口腔颌面外科会诊,考虑是否做神经外科手术吻合。

神经损伤后的恢复与损伤的部位及程度有关。若只是末梢神经损伤或轻微损伤,一般在术后数周即可自行恢复。如果下颌管内的神经被损伤,预后相对较好。如果软组织内的神经受损,如颏神经,就很难愈合。

三、感　　染

口腔的外科手术可出现软组织及骨组织的炎症(根尖周炎及颌骨骨髓炎),种植后感染治疗与其他的口腔颌面部感染治疗的原则相同。由于种植术后炎症的发病率较低,有学者认为,术前1小时使用一次预防性抗感染药物已经能有效防止术后感染。但临床上应根据手术的复杂程度,是否为多个种植体同期植入,种植手术持续的时间,是否进行了骨增量手术,以及患者的全身健康状况等,来决定是否进行预防性抗感染治疗及治疗所需的时间。

种植体根尖周炎的病因,包括:种植体植入时污染、种植窝制备时骨灼伤及随后发生的骨坏死、骨内的残留异物、邻近牙的根尖周炎等。种植体根尖周炎又称为逆行性种植体周炎(retrograde periimplantitis)。

预防逆行性种植体周炎,尽量不要将种植体植入有局部炎症的区域,如果术前发现种植

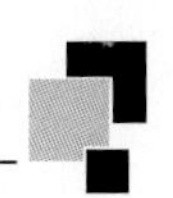

区X线片显示有慢性病灶，术中应注意彻底清除并冲洗，确保植入区良好的无菌环境。种植体应在种植窝制备结束时才打开包装并立即植入种植窝，在植入前应避免触及其他物品以避免污染。相邻的牙齿如果有病变（如慢性根尖周炎、牙周炎等）时，应先做必要的治疗处理控制后，才进行种植手术，以避免邻近牙齿的炎症导致种植体周炎。

感染可能表现为渗出，组织肿胀、疼痛。医师应将术后正常的反应性水肿、张口受限及疼痛与病理性症状区别。一般术后水肿在术后第1天出现，第2天达高峰，第3天应逐渐减轻。如果第3天后组织肿胀不减轻或继续加重，则提示有术后感染，应加强抗感染治疗。术后5天左右，如局部肿胀不消，有跳痛，则应进行穿刺，确认有无脓肿形成。穿刺证实后，应及时切开引流，并给予抗菌治疗。早期的感染并不意味种植失败，但积极的治疗是必须的。

有时术后2~3周有渗出，可能是由不吸收的局部残留缝线、松动的愈合螺帽、小块的粘接剂或其他碎片引起。这种情况通常位置较表浅，可用牙胶尖插入裂隙或瘘管，X线检查根尖片可协助诊断。这些小异物通常抗感染无效，应打开检查并处理病因。通过简单切开，盐水及聚乙烯吡啶硐-碘液（50%）冲洗，甚至有时简单地拧紧螺钉，即可解决问题。

四、邻 牙 损 伤

邻牙损伤常见于单颗牙或少数牙缺失后的牙种植手术，种植手术时，要求种植体距离邻近牙至少1.5mm。如低于此距离，常有可能由邻近牙根尖弯曲、邻牙长轴偏斜、缺牙间隙过小、种植孔预备的定位、定向不当等导致损伤。损伤后出现邻牙疼痛及牙髓炎、根尖周炎的表现。术前应详细进行检查，并对X线片进行仔细测量及分析，根据间隙大小选用直径合适的种植体。根形种植体上大下小的类天然牙锥形，也有助于减小发生邻牙损伤的概率。另外，上颌牙的排列通常是略向近中倾斜的扇形（图15-1-7），牙种植时需考虑到这一解剖特点，植入时略向近中倾斜与邻牙的排列方向一致。由于正常情况下牙根所在位置通常要高于邻近牙槽嵴骨面，因此采用翻瓣暴露唇侧骨板的方式进行牙种植时，可以直观地看到邻牙牙根的方向，在种植窝制备时与之平行，以减少邻牙损伤的可能。

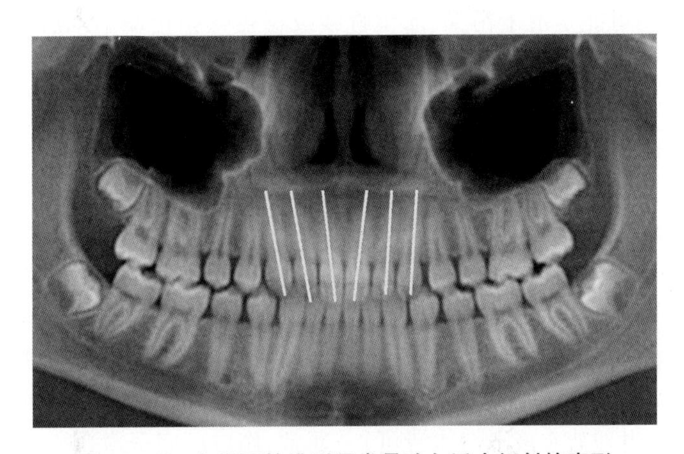

图15-1-7　上颌牙的排列通常是略向近中倾斜的扇形

五、颌骨骨折

严重吸收的下颌骨有发生颌骨骨折的潜在可能，骨质疏松患者、种植区的应力因素、外伤皆有可能增加骨折风险。在严重吸收萎缩的下颌骨上进行牙种植，如果选用了较粗较长的种植体，可使发生骨折的风险增加。另外，在做神经移位牙种植手术时，由于要从颊侧开窗进入，破坏了颊侧骨板的连续性，也有可能造成下颌骨骨折。有学者认为，如果下颌骨吸收后剩余骨量的高度低于 7mm，宽度低于 6mm 时，较易发生术后骨折。

在牙种植时，将种植体植入到下颌体下缘的骨皮质上，有助于初期稳定性的获得，但操作时应注意不要穿透骨皮质，避免破坏下颌体下缘骨皮质的连续性。对于下颌骨严重吸收的患者，应留有足够的种植体间距。一般来说，在下颌骨高度明显不足的位置，种植体间距最好在 5mm 以上。

六、误吸或误吞

术中可由于手术器械或种植部件的脱落导致误吸或误吞，严重时可危及生命。通常误吸后患者可有明显的咳嗽，但需要特别注意的是，有少数患者尤其是年纪较大者，误吸器械或种植部件进入气管后，并不一定出现明显的咳嗽表现，所以一旦出现术中器械或种植部件脱落掉入口腔并有可能进入气管或食管时，应及时通过拍片、内镜等方式确定其所在部位，必要时应及时请相关专科专家会诊，作出及时的诊断和处理。

预防术中器械或种植部件脱落的措施：①将螺丝或其他工具系上丝线，一旦术中出现脱落，就容易取出；②先将纱布置于患者口内，一旦术中出现器物脱落，可不致误入气管或食管，也较易取出。

七、伤口裂开

1. 原因　感染、缝合不佳、组织瓣张力过大，以及组织瓣的设计不当等，可致伤口裂开。沿缝合口出现的感染可能是由于污染、滞留缝线及覆盖螺帽松动。术后使用的临时义齿在种植区未做足够缓冲，基托压迫种植体顶端的黏膜使其破损，以及对颌牙的咬伤也可导致伤口裂开。采用引导性骨再生术的患者，由于屏障膜尤其是非吸收性屏障膜的使用，妨碍了组织的附着，也使术后更易出现伤口裂开。伤口裂开可影响种植体的骨结合过程，引起种植体周炎症或结缔组织长入种植体-骨界面。

2. 预防及处理　预防伤口裂开的措施：保证组织瓣无张力复位及缝合；尽量减少对创区的压迫或碰撞。当裂开出现在术后 24~48 小时，且裂开较小时，可立即重新缝合。但裂开较大（2~3mm）或时间已超过 48 小时，此时局部组织已有炎症，组织较为松脆，再次缝合效果不好，在这种情况下伤口可不再进行外科处理，嘱患者每天或间天复诊进行冲洗。用庆大霉素 80mg 加 50mL 盐水稀释后清洁种植体覆盖螺帽或钛膜。教会患者在家里采用橡胶头的注射器冲洗创口（生理盐水或漱口水皆可）。通常，伤口可完全愈合或骨面处愈合，仅在愈合螺帽处或钛膜少许暴露。保持口腔卫生，种植体大多可达到骨结合甚至可有上皮爬行覆

盖。用非吸收性膜进行引导性骨再生术后伤口裂开，如果发生在上颌，一般应尽量保留，轻易不要将非吸收性膜取出，因上颌血运丰富，且上颌部位的感染易引流，易控制感染，保留至少2个月后取出，多数仍有不同程度的骨再生效果。如果是发生于下颌，则多需要将非吸收性膜取出，因下颌血运较差，且不易引流。如膜已松动不稳定，怀疑已成为病灶，应尽快将非吸收性膜取出。单层皮质骨移植后如果伤口裂开，也应尽量保留，每天冲洗伤口，通常可在骨块下方与受区产生骨融合并有部分成骨，但表层的皮质骨部分常变为死骨，注意保持良好的引流，维持至术后2~3个月后将死骨去除。

八、外置式植骨手术并发症

在植骨块愈合期间，不可预知的骨吸收是外置式植骨术最常见的并发症，下颌比上颌更常见，可能缘于两处血管化程度不同。下颌通常骨质致密，血供不及上颌丰富，故再血管化的潜能较低。造成骨吸收的常见原因，包括：植骨块骨密度过低，尤其是髂骨供骨时骨松质较多，骨皮质较少时；植骨块和宿主基骨固定不稳固，有微小的动度，导致植骨块的明显吸收；术后过早佩戴义齿，由于植骨块在愈合的第1个月内尚未完成再血管化，故其对可摘（过渡）义齿的压力和过早的负重很敏感；另外，缝合时，如果软组织创口未行充分减张，在有张力的情况下关闭创口，黏骨膜瓣就会发生缺血，瓣对其下覆盖的植骨块的压力可加速植骨块的吸收。在用较大的植骨块进行上颌前牙区的外置式植骨时，因为植骨块和宿主基骨间接触面积较小、再血管化程度不足，以及软组织瓣缝合时很难达到完全无张力，更易发生骨吸收；术后伤口裂开或感染。

九、上颌窦并发症

1. 意外进入上颌窦　上颌窦底处种植最常见的并发症是上颌窦底的穿破。常规种植时如意外进入上颌窦，但窦黏膜未撕裂时，可照常植入种植体。上颌窦底骨质穿通后，用测量杆可探及变软的种植窝底，可通过捏鼻鼓气的方法检查窦底黏膜有无破坏。窦底黏膜有穿孔时，鼓气时可产生空气泡沫。当这种情况发生时，可先经种植窝推入一小块胶原膜后，再将骨代用品推入提升窦底黏膜，由于窦底黏膜丰富的血供及活跃的再生能力，只要骨代用品不漏入上颌窦内，常可成功愈合，可同期植入较短的种植体。颊侧龈瓣应做充分松解，以便严密缝合关闭创口。

种植体进入上颌窦时，如果窦底黏膜未损伤，黏膜能覆盖于种植体上，在种植体周形成一帐篷样空间，根据引导性骨再生术的原理，新骨可生长进入此空间顺利完成骨结合，不需要再治疗。但如进入上颌窦并损伤了窦底黏膜时，则有可能影响骨结合进程，形成纤维组织界面。

2. 窦底黏膜损伤　在上颌窦底提升术中，当窦底黏膜菲薄，存在窦内纵隔，或有粘连时，分离上颌窦黏膜的难度增加，易致上颌窦黏膜穿破。有报道称，在上颌窦底提升术时发生窦黏膜穿破的概率可高达25%~40%。可以在修补后同期植入骨代用品，如果破损较大，无法修补时，可关闭创口，待其自然愈合，2个月后再重做上颌窦底提升术。

3. 上颌窦-口腔瘘　侧壁开窗上颌窦底提升术后并发感染、术后创区受伤等，可导致伤

口愈合不良,进而形成上颌窦-口腔瘘;意外进入上颌窦的种植体或穿牙槽嵴顶上颌窦底提升术后,如果损伤了窦底黏膜,术后种植体未能正常完成骨结合时,也有可能出现上颌窦-口腔瘘。处理的方法:充分松弛颊侧黏骨膜瓣,严密缝合口腔侧创口,待上颌窦-口腔瘘封闭后,再行牙种植或上颌窦底提升术。

4. 种植体进入上颌窦　侧壁开窗上颌窦底提升术或经牙槽嵴顶上颌窦底提升术同期植入种植体时,由于术后紧贴种植体的骨壁有一清除手术导致的变性坏死组织及新骨生长形成骨结合的过程,所以在术后 1~4 周内,种植体的继发稳定性尚未建立,初期稳定性逐步减弱,这时有可能由呼吸时上颌窦内的负压作用,导致种植体进入上颌窦内。经 X 线检查确认种植体进入上颌窦后,可通过上颌窦侧壁开窗手术将其取出。

5. 出血　Elian 等(2005)报道,20%的骨内血管距离牙槽嵴顶的距离<16mm,穿行于黏膜或上颌窦外侧骨壁内,可在侧壁开窗上颌窦底提升术时受损出血。黏膜血管出血时,应将含有 1/50 000 肾上腺素的纱块置于出血部位;来自骨内的出血可用血管钳压于出血点部位,电凝止血;如果骨窗已打开,可将窦内黏膜分开后,用血管钳钳夹出血点处骨壁,将骨壁夹碎后即可将血管夹闭。

6. 上颌窦炎

(1) 牙种植术后并发上颌窦炎的原因:①进入上颌窦的牙种植术或上颌窦底提升术中种植体或骨代用品被污染;②上颌窦移植物过多。正常情况下,上颌窦内侧壁有一通向鼻腔的开口,上颌窦内的分泌物通过此开口进入鼻腔;病理情况下,此开口不通畅则可发生上颌窦炎。van den Bergh(2000)对上颌窦的解剖学测量结果显示,上颌窦的平均高度为 36~45mm,近远中宽度为 25~35mm,颊舌侧宽度为 38~45mm。Uchida 等(1998)对上颌窦鼻腔开口的解剖部位研究发现,上颌窦鼻腔开口位于第一磨牙对应的上颌窦内侧壁上方,正常情况下窦底至此开口的直线距离≥20mm(平均 28.5mm),在上颌骨萎缩时,此距离缩短,如果上颌窦底提升术时移植材料过度充填,可堵塞此出口,导致上颌窦炎。

(2) 症状:发热、面部疼痛并在头低位时加剧,可能有臭味的黄色或绿色脓性液从鼻腔流出,此脓液流向后方,可致咽部不适;可有眶周组织的肿胀及上颌牙的牵涉痛。触诊可有覆盖窦腔上方的面部或口腔相应部位组织压痛。上颌窦炎最严重的后果是发展到单侧或双侧全鼻窦炎(pan-sinusitis),甚至可能涉及海绵窦。一旦出现上颌窦炎的症状,应常规使用抗感染治疗,并用 2%氯麻液滴鼻收缩鼻腔黏膜,使上颌窦的鼻道开口扩大,利于窦内炎性分泌物引流。

(3) 治疗:不管是牙种植导致的上颌窦炎症,还是上颌窦底提升术后并发的上颌窦炎,如果抗感染治疗、常规冲洗、切开引流治疗无效,X 线片显示手术侧上颌窦混浊或有积液,都需要进行外科处理,取出种植体或移植材料,引流感染物并全身抗感染治疗,必要时应做细菌培养及药敏试验,以便针对性用药。如果是侧壁开窗上颌窦底提升术后上颌窦炎,可从原切口进入,清除植入的骨代用品,彻底冲洗上颌窦;如果是未开窗并发上颌窦炎者,外科处理可首先进行上颌窦灌洗。上颌窦灌洗方法:①在眶下孔和腭大孔麻醉后,用腰穿针或专用的上颌窦穿刺针,在前庭沟底部,相当于第二前磨牙根尖上方处进针。②木槌轻敲,使针尖穿透皮质骨进入上颌窦。如果骨质坚硬,难以通过时,先用刀片做一小切口直达骨面,用蚊式血管钳撑开软组织,用一小号球钻钻开骨皮质,插入针管并与一小段静脉输液管相连,管另一端连接装满温盐水的注射器,使患者头低于腰,使前额几乎接触膝盖,放肾形盆于鼻孔下

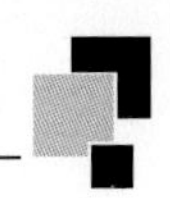

方，慢慢推入盐水，彻底地冲洗上颌窦，将脓性分泌物病通过中鼻甲下方的开口，进入鼻腔，由鼻孔流出，收集于肾形盆内。冲洗至流出物质变得清澈后为止。③冲洗结束后取出针头，不需要缝合，也无须上敷料。通常冲洗后可立即减轻症状。必要时可将冲洗物质进行细菌培养及药敏试验，根据药敏试验结果对所使用的抗生素做必要的调整。有时需要每天冲洗一次，持续几天，但通常一次冲洗就已显效。

如果多次冲洗后症状无改善，华特位片显示上颌窦混浊，则需要进行上颌窦根治术。

1）手术指征：上颌窦持续性感染，抗感染治疗无效；需要取出窦内异物（移植材料或牙种植体），排出脓性分泌物。

2）手术方法：在附着龈上方至少5mm，从尖牙开始至颧突，用手术刀切开黏骨膜抵达骨面，暴露尖牙窝。小心剥离，勿损伤尖牙窝上方的神经血管束。助手将黏骨膜向上牵开，用骨凿将尖牙窝处骨壁凿开。如骨壁坚硬难以进入，可先用骨钻钻开进入窦腔。用咬骨钳扩大骨的开口，检查窦腔内部，用温盐水冲洗窦腔，如有异物则将其取出。通常种植体进入窦腔不易看到时，多位于上颌窦黏膜下方，常需切开黏膜暴露。内部若有游离的碎屑感染，需要再冲洗。为保证口内创口的一期愈合，通常需要在鼻腔内建立引流。临床上常规的上颌窦根治术一般要求从下鼻道开窗，建立一较通畅的长期引流口。但如果上颌窦炎症是由失败种植体引起或是种植手术的并发症时，取出失败种植体或处理手术并发症后，上颌窦炎症将会很快消退，没必要形成下鼻道开口。因此，可直接在鼻前庭处做一小切口，将碘仿纱条从此切口通过上颌窦前壁开窗处，放入上颌窦内作为引流。口腔切口严密缝合。3~5天后，可从鼻腔前庭处逐步抽出引流条。

治疗后，经华特位片证实上颌窦内炎症消退。

十、种植体没有初期稳定性

初期稳定性（primary stability）一般指种植窝制备完成，种植体植入后，种植体周的骨与之紧密贴合，将种植体固位于种植窝内，形成稳定的状态。如果植入时没有初期稳定性，则有可能在种植体一期愈合过程中出现影响骨结合的微动，导致种植体-骨界面之间纤维组织形成，骨结合失败。因此，在牙种植外科手术时应能达到一定程度的初期稳定性，才能增加牙种植一期愈合的成功率。

1. 原因及预防

（1）种植窝预备过大：种植窝预备时，常需做轻度的上下提拉动作，以利冷却盐水进入，保持足够的冷却效应及较小的骨创伤。但应注意每个轻度的力皆应是垂直向的，腕部应固定，用肘部产生运动而不要让手腕呈弧形运动，如果此手法掌握不好的话，则可能造成种植窝预备过大。

（2）骨质疏松：一般情况下，钻孔工具终末成形钻的直径应比种植体根部的直径小0.6mm左右，预攻丝钻的直径与螺纹形态则与种植体的外形一致。对于骨质密度高（D1类骨）的患者，一般种植窝是制备至终末成形钻并进行预攻丝，使种植窝与种植体的外形完全匹配后植入种植体；对于骨质密度为中等（D2或D3类骨）的患者，一般种植窝是制备至终末成形钻，即可直接利用螺纹状种植体本身的自攻性旋转植入，此时种植体直径略大于所制备的种植窝，可对种植窝骨壁形成轻度的挤压，在种植体就位后，受压的骨壁反弹而对种植体

产生固位力而获得初期稳定性;而对于骨密度疏松(D4 类骨)的病例,按此常规进行预备的话常致种植体初期稳定性不够。一般在先锋钻预备及逐级扩大种植孔过程中,常凭手感判断出骨质的密度情况,另外,大多数情况下,上颌骨后牙区一般皆可按骨质疏松类处理。在上颌骨后牙区及骨质疏松的下颌后牙区时,不要使用骨内螺纹成形器,因为上颌骨及骨质疏松的下颌骨顺应性极好,可允许种植体自攻就位。做最后的种植窝成形及就位操作时,采用超低速手机或用手动器械,使种植体缓慢就位,才能达到最大密合。如果骨密度较低,不能在种植体就位时通过摩擦力使机头制动,种植体已到位后如继续旋转的话,则可能破坏骨内的螺纹,造成滑丝。比较安全的措施是在最后就位的 4~5 圈时,采用手动棘轮扳手来完成,也可一开始就用手动的棘轮扳手来完成种植体就位。操作时手持部位应靠近手动扭力棘轮扳手的工作端以减少杠杆力。此杠杆力控制不好,是造成滑丝的常见原因。

2. 处理

(1) 如果是穿龈愈合式的种植系统,此时应改用埋入式,即将覆盖螺帽接入后,将黏骨膜瓣覆盖严密缝合,利用黏骨膜瓣向创区的压力保持种植体在骨结合期的稳定。

(2) 采用较大直径种植体:许多系统提供了各种直径的种植体。如植入直径较小的种植体,发现螺纹滑丝不能锁紧,缺乏初期稳定性,则可植入较大直径的种植体作为补救措施,应尽量在种植体植入前就通过试植体探查,发现种植窝预备过度时即选用较大直径种植体,以避免浪费。当然,牙槽嵴的宽度应在允许范围内。一般在积累一定经验后就能在种植窝预备过程探查到骨的密度,从而在预备到较小直径时及时地停止,不进行预攻丝,利用种植体自身的螺纹自攻植入。

(3) 植入骨代用品:如果种植窝备大了,在种植窝内植入一些自体骨或其他骨代用品,再将种植体用盐水或血沾湿后,粘上一层骨代用品颗粒,再植入种植窝,以达到摩擦固位目的。这种方式常能达成功的骨结合。

(4) 延长种植窝:如果种植窝备大了,牙槽嵴高度还有余量的话,可适当延长种植窝,换一个较长的种植体。

十一、种植体位置和角度不佳

局部牙槽嵴的天然的垂直骨高度、宽度和解剖形态,决定了种植体的位置、角度及数目。牙槽嵴角度有时不允许理想位置种植体的植入,种植体可能被倾斜植入非中心位置,偏向唇侧或不能接受的位置,从而使常规的义齿制作不能解决修复问题。解决这个问题较流行的方法如下。

多数种植系统都有不同角度的基台,可供种植位置不佳时调整种植体角度。但此调整有一定的限度,所以手术时,需要注意尽量让种植体植入于角度基台可调的限度内。角度基台的调整方法:二期手术暴露时,采取种植体平面印模,在工作模上选择角度合适的基台,或采用个性化基台(custom abutment)直接铸造角度合适的摩擦固位基台,然后粘固。如果角度更大,种植体上缘从非角化龈部位穿出,导致种植体的唇颊侧无附着龈,这种情况下容易出现种植体周炎,应将种植体取出,进行骨增量处理后,将种植体在正确的角度和位置上重新植入。

目前,随着种植外科技术的发展,尤其是各种骨移植技术及引导性骨再生术的发展,在

种植体植入时，可在一定程度上忽略骨内的最佳位置，在植入时优先保证种植体的植入方向，这时可能导致皮质骨穿孔，穿孔部位可采用骨移植技术及引导性骨再生术来解决这一问题。

2 颗种植体的合适距离要求 3mm 以上。假如种植体间距离太近或角度不好，可导致其无法同时完成上部修复体，必要时可使其中一个处于休眠状态，暂不使用或作为备用。

十二、牙种植初始愈合期骨结合失败

（一）初始愈合期骨结合失败的原因

种植体植入后，在初始愈合期（即术后 3~6 个月）完成之前出现松动者，一般是骨结合失败所致。初始愈合期骨结合失败的原因主要有五点。

1. 骨灼伤　常见的原因：植入较长种植体时，因为种植窝制备较深，冷却水不能到达钻针尖端；D1 类骨质或骨钻针过钝时；螺纹状种植体旋入速度过快，产热。所以，在种植窝需要制备较深时，应采用带有内冷却的骨钻；术中需要有间断提拉动作，保证冷却盐水能到达钻针尖端；钻针应定期更换，应登记使用次数，在使用一定次数后及时更换新的钻针；在旋入种植体时，应掌握每分钟低于 15r 并注意匀速旋入。

2. 初期稳定性不足　种植窝预备过大或局部骨质过于疏松，可导致植入后初期稳定性不佳。牙种植外科中达到种植体的初期稳定性，是成功完成骨结合的重要条件。如果种植体植入到松质骨内而无初期稳定性的话，在种植体骨结合进程中可能出现种植体的微动。Szmukler-Moncler 等（1998）提出，种植体的微动如果超过 150μm，将导致纤维包裹而非骨结合。临床研究发现，牙种植在下颌有更高的成功率，而在文献报道中，植入上颌，尤其是上颌后牙区的种植成功率，则相对较低。上颌后牙区通常是Ⅳ类骨，临床上较难获得初期稳定性，这可能是该部位种植成功率相对较低的原因之一。虽然初期稳定性不足可能导致骨结合失败，但是对初期稳定性的过度强调有可能导致骨过度受压，影响局部微循环及骨代谢，影响继发稳定性的建立。处理好初期稳定性与继发稳定性的关系，是确保一期骨结合成功的重要环节之一（骨结合与初期稳定性的关系见下文）。

3. 种植体过早承受负荷　目前虽然可以进行牙种植术后即刻负重，但应保证负重后不会导致种植体-骨界面的纤维化。导致种植体-骨界面纤维化的原因，主要是承受负荷后的微动。如前文所述，微动会对种植体骨性结合界面的形成产生不良影响，有可能导致纤维组织的长入而不是直接的骨结合。所以在种植体骨性结合界面形成期，承受早期负荷时应避免大于 100μm 以上的微动。

4. 术中及术后感染　由于在种植体植入后出现局部的感染，将会导致骨结合失败，甚至出现局部颌骨骨髓炎，所以应严格按照无菌手术操作原则，做好术区的消毒预防措施，并根据患者的全身情况、手术的大小及手术时间长短等，决定必要的预防性抗感染治疗。预防性使用抗生素时，应在术前 0.5~1.0 小时应用，确保手术造成局部创伤及细菌侵入时，已有一定的血药浓度；在术中应注意及时将唾液抽吸排出，避免其进入种植窝；种植床、邻近牙有急慢性根尖周炎、牙周炎者，有可能导致牙种植部位的继发感染，术前应对种植床及邻近牙的健康情况进行分析和评估，进行必要的术前处理，在控制炎症及感染源后，再行牙种植手术。

5. 吸烟　吸烟对种植体骨结合有负面影响，在种植体愈合期间应减少吸烟。在术前后

1个月避免吸烟,有利于骨结合。

失败的临床表现为种植体松动、叩痛,术后4周或8周检查,X线检查显示种植体周透射区。骨结合失败确诊后应取出种植体,如果创区没有急性炎症且种植窝骨壁完整,可彻底清创,将纤维化的组织去除,略为扩大种植窝后,重新植入较大直径的种植体;也可清理种植窝后,待其自然愈合3个月,再重做牙种植术;有较大骨缺损者,可先做骨增量手术,同期或延期植入种植体。

(二)骨结合与初期稳定性的关系

种植体的稳定性分为两类:在种植体植入种植孔时,种植体与牙槽骨之间机械性嵌合,获得机械性稳定,这就是通常所说的初期稳定性;种植体植入后,随着骨结合进程,新生骨与种植体完成骨结合,种植体获得稳定,称为生物稳定性或继发稳定性。初期稳定性与骨的受压坏死是一对矛盾的统一体。一方面,如果种植体不能获得足够的初期稳定性,就会在种植体与骨界面间形成微动,导致界面间形成纤维结缔组织;另一方面,过度强调初期稳定性,可能导致骨过度受压,影响局部微循环及骨代谢。另外,在骨钻孔过程中,即便是最严格的外科手术操作,也会导致种植孔侧壁骨质不同程度的损伤和坏死组织形成。如果种植体与受到损伤的骨紧密相贴,血管受压,就不利于对局部坏死组织的清除;血浆及成骨细胞、细胞因子等也难以在种植体表面沉积,也不利于接触成骨。有研究观察到,在皮质骨紧贴骨面的螺纹部位,看不到早期骨形成。目前,初期稳定性主要是依靠超声共振频率测试及种植体旋入时所需的扭力来判断,前者由于需要特殊的设备及较为昂贵的耗材,因此临床上较为少用;后者是临床上常用的判断方式,主要应用于螺纹状种植系统,在旋转植入种植体时,旋入扭力越大,对骨挤压的力度越大,必须掌握在既能保证有一定的初期稳定性,又不对种植孔侧壁产生过度的压力影响血液循环。据我们的手术经验,在旋转植入种植体时,旋入扭矩一般以15~30N·cm较好,如果旋入扭矩>50N·cm时,较易出现牙种植早期骨结合失败。

十三、术后瘢痕挛缩

(一)翼下颌缝瘢痕挛缩

下颌磨牙后区或上颌结节后区的手术,在术后4~6周出现瘢痕挛缩,患者可能出现张口受限,张口时紧绷感。一般在涉及上下颌间软组织的手术时,应注意勿使手术切口直接与上下颌骨膜相连接,切口应至少有一侧与颌骨保持一定距离。这样在切口瘢痕形成后,此距离内的软组织由于本身具有的弹性和延展性,不会造成张口受限。一般轻度的张口受限经被动张口训练,常能随瘢痕的自然软化过程得到改善。如果术后经过较长时间,张口受限仍未能缓解,则可通过“Z”字成形术松解。

(二)前庭沟瘢痕挛缩

下颌前部前庭沟瘢痕挛缩可出现于下颌正中联合处取骨后。症状是下唇动度受限,唇部外形改变,唇颏部皱襞消失。一般症状较轻无须处理,较重者可行前庭沟成形术。

十四、舌侧黏骨膜瓣错位

下颌前牙区骨内种植体植入后,有时在关闭伤口时可导致舌侧黏骨膜瓣错位,使下颌舌

侧前部皱襞,下颌下腺导管或导管开口位于牙槽嵴上方。患者戴入上部结构或覆盖义齿时,常常主诉疼痛或腺体被堵塞。这种情况需要进行手术处理。

局部阻滞麻醉下,从磨牙一侧到另一侧做牙槽嵴顶切口,从下颌前牙舌侧开始翻开黏膜瓣,保留骨膜在原位,使舌下黏膜与下颌下腺导管、舌下腺体及下颌舌骨肌纤维分开。将导管游离后改向舌侧穿过黏膜,使其位于牙槽嵴舌侧。最后将整个黏膜边缘缝于牙槽嵴舌侧根方约 5mm 处,这样,在黏膜边缘与牙槽顶间留有一骨膜创面,可让上皮爬行覆盖。

确认导管位置理想后,将覆盖义齿舌侧翼用牙周塞治剂衬垫后,固定于牙槽嵴上作为夹板,术后 7~10 天去除夹板,保持口腔清洁,上皮将会逐渐爬行覆盖骨膜面。

十五、供骨区的损伤和并发症

颏部、下颌支或下颌外斜线是骨移植手术的口腔内常用供骨区,三个部位都可有愈合期间疼痛、肿胀、瘀血、术后感觉异常等表现。颏部、下颌支或下颌外斜线取骨后形成的骨缺损,一般可完全愈合,不出现外形的改变。早期的手术方式是取骨后,常规植入骨代用品,但由于骨代用品在某种程度上是一种异物,对伤口的愈合会有一定影响,所以目前在临床上我们一般仅填入明胶海绵,发挥止血作用,并有一定支撑作用,术后取骨区皆能自行修复,通常不会造成外形上的改变。下颌支手术者,术后肿胀较为严重,可出现张口受限和咀嚼困难。

颏部取骨的患者可出现术后颏部和下唇感觉障碍。而下颌支取骨组可有颊神经支配区域的感觉障碍,但相对于颏部来说,下颌支或下颌外斜线术区出现感觉障碍的概率较低。这两个部位的感觉异常有可能是永久性的,但通常不严重,也无明显的功能障碍。

但由于颏部取骨者可能有术区的感觉障碍,会主观感觉现颏部外形上有改变,颏部取骨量的多少,还与供区损伤和并发症发生率有关;在下颌支取骨者,一般无感觉障碍,通常没有外形改变的主观感觉或客观表现。下颌支所取骨量的多少,与术后供区损伤和并发症没有明显相关性。

髂骨部位供骨是在牙种植术中,口腔外最常用的供骨区。一般来说,髂骨部位供骨者多数在术后 3 周内就无疼痛;但也有部分患者术后疼痛的时间,持续数周到数月不等;有研究观察,有 11%的患者在术后 2 年仍觉得疼痛、步行不适,可能为股外侧皮神经、肋下神经和髂腹下神经的皮支损伤,导致大腿外侧皮肤的感觉障碍(感觉迟钝、皮肤烧灼感等)。该并发症通常可以在 1~6 个月内恢复。

如果手术取骨量较大,有可能导致髂骨翼的骨折。但髂骨翼部位无重要结构,骨折后可自行愈合,所以可采取非手术治疗,一般无后遗症。皮肤切口较大时,皮肤瘢痕形成,可有臀部外形的轻微改变。

第二节　牙种植修复机械并发症

一、常见的牙种植修复机械并发症

文献报道中,种植修复后的机械并发症(mechanical complications)是所有并发症中发病

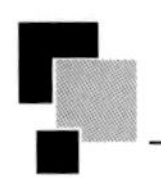

率最高的。这些并发症的产生,与种植系统本身、修复方式的力学特性及修复后的生理负荷有关。

种植系统的基本结构,包括:①植入体(fixture);②基台(abutment);③基台螺丝(abutment screw,台螺钉)和修复体固位螺丝(retaining screw,修复体固位螺钉);④修复体冠(crown)或支架(framwork)。由于种植系统由以上多个结构组成,结构间存在多个连接界面,这些界面是整个系统的薄弱点,如果由于种植系统本身的设计、加工精度的问题,在修复操作中如未能达到正确的精密连接、修复后承受过大的负荷等,就会导致牙种植修复后机械并发症,例如基台松动、基台折断、修复体松动、螺钉松动折断、修复支架折断和种植体折断等。

种植系统机械并发症的常见原因有六点。

1. 种植系统设计缺陷,存在薄弱点或应力集中点。

2. 种植系统各连接部位加工精度不足,就位不精确,各结合面之间不密合。

3. 各连接部位未被动就位　被动就位(passive fit)指两个部件之间在无应力状况下达到精确就位。如果未能被动就位,靠螺钉紧固后达到就位就会在连接部残留有应力。在复杂的门诊取模步骤和制作过程,常导致不同程度的偏差,使多单位铸型不能精确就位。如果不能保证上部结构的被动就位,需要使用一定力量才能就位的话,由此产生的张力就有可能产生多种并发症,如固位螺钉断裂、支架折断、种植体发生骨吸收甚至松动等。由于长桥可在制作中的多个环节出现变形,所以在能保证有足够支持力的情况下,可分段设计制作修复体。在上部结构制作,尤其是多种植体固定桥或固定-可拆卸式桥的制作过程中,应严格按照操作规程进行修改调整,保证修复体的完全被动就位。另外,上部结构完成并调改合适后,上紧固螺钉时,应对称同步进行,保证所有固位螺钉能尽量同步就位,可有效预防螺钉紧固后存留应力的问题。

4. 过大的负荷　修复设计中力臂过长,产生过大的扭力和杠杆力,存在非轴向力或患者本身存在磨牙症、紧咬症等导致过大负荷的因素。

5. 金属疲劳　构件在长期交变应力作用下,承受的应力虽然远小于材料的屈服极限,但是在没有明显塑性变形的情况下,发生断裂的现象称为金属疲劳。种植系统的主要部件多是由纯钛及钛合金制作而成,完成修复后,在长期的功能活动中,将承受成千上万次的撞击,这要求种植修复系统能够具备足够的抗疲劳性能。其中,加工精度、修复系统结合面间的密合度、修复体受力的大小及方向等,皆可影响到修复配件的抗疲劳性能,临床上出现种植修复的机械并发症多与金属疲劳有关。

6. 缝隙腐蚀　缝隙腐蚀(crevice corrosion)指的是由于结构间存在小的间隙,所以介质滞留于缝隙中,金属部件在介质中加速腐蚀的现象。以往普遍认为钛和钛合金机械强度好、耐腐蚀,不存在腐蚀的问题,但长期的随访结果却发现,口腔环境中,目前的钛和钛合金仍存在一定的腐蚀性。较为一致的观点是,采用锥度连接设计的基台与种植体连接方式由于可达到所谓的“冷焊”样效果,可有效避免接口处出现缝隙及缝隙腐蚀。

(一) 基台折断

基台在种植系统中处于植入体和上部结构之间,与植入体、修复体和基台螺钉间有多个接触界面,是传导𬌗力的主要结构,也是容易出现损坏的结构。

首先,基台与植入体通过基台螺钉连接,在基台与种植体之间有一连接面。导致基台折断的因素:①金属疲劳。理想的基台-种植体连接部应是高度吻合的无微动紧密连接,如果

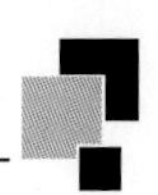

此连接部位未被动就位、加工精度不高等，即可导致连接部件之间的微动及配件的金属疲劳。②缝隙腐蚀。连接部件之间的缝隙，可导致组织液滞留，在长期应力作用下，可出现金属的腐蚀和破坏。③过大的负荷。过长的悬臂设计、过高的牙冠、牙尖斜度过大等造成过大的非轴向力，或患者本身存在磨牙症、紧咬症等导致过大负荷的因素。

目前主流的种植系统皆是通过各种抗力形来对抗修复体的旋转，特别是单颗牙缺失的种植义齿修复对这一点要求更高。如果不能有效地抗旋转，则可能在修复完成、受到外力作用下发生旋转松动，甚至折断。目前最常见的抗旋转方式有多边形（六边、八边等）设计，利用基台与种植体的多边嵌合来对抗旋转扭力；另外一种常见的抗旋设计是锥度连接设计，利用锥度连接后的所谓冷焊样效果来对抗旋转扭力。抗旋结构与种植体间的连接后的密合度、受力后的微动是基台出现并发症主要影响因素。近年来的研究证实，采用锥度连接抗旋设计的种植系统，可以避免连接部位的微动及渗漏，减小微动所致的金属疲劳及渗漏所致的缝隙腐蚀等不利因素，出现基台折断的发生率较低。

其次，基台的另一个连接是与修复体之间的连接，其连接方式可以是螺钉固位方式或粘接固位方式。螺钉固位方式中，受负荷影响最大的部位在固位螺钉连接处，基台-修复体连接部的机械并发症多数是固位螺钉松动。固位螺钉松动或折断后，解除了种植体-基台之间的负荷，在某种意义上起到了保护种植体-基台连接、种植体-骨结合，以及基台本身的作用，所以，采用螺钉固位的修复设计一般较少有基台的断裂或破坏。而粘固固位的修复体受负荷影响最大的部位在植入体的颈部及基台-种植体连接部，常发生植入体或基台折断。

（二）螺纹滑丝、螺钉松动或折断

紧固螺钉时扭力过大，会导致螺钉界面剥脱，出现滑丝现象。目前的种植机皆有能标示扭力的装置，正规操作严格按照要求的扭力锁紧种植体基台，一般不致出现损伤螺纹，造成滑丝。如果出现滑丝，可更换一个新螺钉。如果新的螺钉能成功就位并达到紧固作用，则表明问题出在螺钉上；如果更换螺钉不能就位或不能达到紧固作用，说明原因出在种植体内部。很多公司都备有为种植体内部攻丝的工具，由硬质碳钢制作，手工操作方便，通常这些产品还备有与攻丝工具相同直径的螺钉。

固定螺钉松动或折断有关的因素：①螺钉预载荷丧失。②螺钉材料的物理性能。③连接部分的适应性不良。连接部位的设计、加工精度、未被动就位等，可致螺钉紧固后种植修复系统各连接部分的适应性不良。④负荷过大，存在过长的悬臂梁设计或非轴向力，有咬合高点，或磨牙症患者等。⑤金属疲劳。⑥缝隙腐蚀（crevice corrosion）。

1. 预载荷（preload）　预载荷是指将固定各连接件的螺钉拧紧时，螺钉被拉伸所产生的回弹力。由于预载荷的存在，各连接部件为一整体承载负荷，载荷通过基台直接作用于种植体，固位螺钉基本不承载负荷；如果预载荷丧失，则各连接部件之间存在间隙或非均衡接触，载荷不能传递至种植体，螺钉就会承担施加在连接部分上的负荷，从而使螺钉的寿命大大缩短，这是临床上螺钉松脱、折断的主要原因。因此，目前临床上使用的种植系统皆要求要施加一定的预载荷，以避免出现螺钉的松脱及折断。

（1）临床预载荷的实施：在临床上通过对螺钉的加力来施加恰当的预载荷，单纯依赖手动法旋转加力是不够的，必须通过棘轮扳手将螺钉旋入。根据不同种植系统的设计，所使用的棘轮扳手主要有两类：一种是标示有扭力刻度的，使用时加力到所示刻度时停止；另一种

是达到设计所需刻度时自动松脱,而不能再继续增加扭力。施加的扭矩能否达到使螺钉被拉伸产生预载荷,除需要达到操作指引中要求的力外,还取决于种植系统的加工精度;如果加工精度不高的话,螺钉与其匹配组件间会有较大的摩擦力,这使得施加的扭力有一部分用来克服摩擦力,未能完全作用于螺钉上。除加工精度以外,目前还有很多种植系统通过对基台螺钉的表面处理,减少摩擦系数,从而减小摩擦力对预载荷的影响。在临床操作中有时可通过使用润滑剂减小摩擦力,也可一定程度上增加预载荷。

(2) 预载荷丧失的常见原因:一个完整的牙种植修复体中,存在修复体与基台的界面、基台与种植体的界面,这些界面在修复完成承受负荷时,会有一定程度下沉,下沉后相应的固位螺钉(基台固位螺钉或修复体固位螺钉)的预载荷将随之丧失。但由于基台及种植体皆是机械加工预成的,有较高的加工精度,种植体与基台的界面较易在预载荷作用下,达到紧密接触,甚至达到"冷焊"样效果,所以临床上基台下沉的发生率较低;相反,修复体则通常是在技工室通过铸造方式个性化加工而成,铸造件的加工精度通常远较机械加工低,表面常有不规则的微小突起或凹陷,在修复完成承受负荷时,这些突起或凹陷会在负荷作用下相互摩擦变平,从而使修复体下沉。所以,临床上修复体下沉、修复体固位螺钉松动或折断较常见,尤其是使用螺钉固位方式的修复体,修复后出现修复体下沉的现象更为明显。因此采用螺钉固位设计的上部修复方式时,应在修复体使用一段时间后将螺钉再旋紧一次,可以在较长时间内防止螺钉再松动。

(3) 连接部分的适应性不良:当种植体内部各部件间能够被动就位,在固位螺钉预载荷作用下紧密接触在一起时,力能均匀地传导至整个体系。相反,两个界面间不能通过预载荷实现紧密接触,螺钉就要承受较大的负荷,在长期受过度负荷下可致金属疲劳最终折断。连接部位的适应性不良最易在印模转移和铸造时产生。使用预成的金属接圈,比用塑料套铸造加工所获得的上部结构更精确,可减少这种情况的发生。

2. 金属疲劳　构件在长期交变应力作用下,承受的应力虽然远小于材料的屈服极限,但是在没有明显塑性变形的情况下,发生断裂的现象称为金属疲劳。因金属疲劳发生的破坏称为疲劳破坏。疲劳破坏的出现,是经过应力多次交替变化后,在应力最大或有缺陷部位产生微细的裂纹,裂纹尖端出现严重的应力集中,随着交变应力循环次数的增加,裂纹逐渐扩大,最后导致破裂。螺钉抗疲劳性能与螺钉的材料和种植系统的设计有关。螺钉的材料、机械性能不同,抗疲劳性能也不同。钛合金在抗冲击及循环载荷疲劳方面优于纯钛,目前市面上常见的种植系统其固位螺钉多采用钛合金制作。种植体与基台连接的设计也与螺钉抗疲劳性能有关,种植系统各连接面的连接设计不同,在承受负荷时会产生一定程度的微动,这种微动会对固位螺钉产生较大的应力,导致金属疲劳。许多学者在界面的连接方式上做了大量研究。目前比较一致的观点是,种植体-基台之间的连接方式为锥度连接方式的结构设计,可以降低界面的相对微运动(micromovement),从而增加该界面对抗弯曲力或力矩(bending force or movement)的能力,可有效防止螺钉的松动和疲劳折断。另外,在种植固定桥的制作中,如果支架没能被动就位,也可导致主动就位后残余应力的持续作用下发生螺钉的金属疲劳,导致松动甚至折断。有时,固位螺钉孔外形不规则,经过临床上的磨改后四周不均匀,固定螺钉就位后受力不均,产生应力集中,也可导致螺钉折断。

金属部件使用较长时间后出现金属疲劳是难以避免的,所以一般螺钉固位型种植修复体的螺钉入口处封闭时,要考虑以后能较容易拆除封闭,进行螺钉的更换及维护。

3. 基台宽度对固位螺钉的影响　一般来说，基台宽度越大，越能更好地分散应力，增加种植体-基台的接合面，减小在长期负荷下该界面变形的可能，可有效避免预载荷丧失，减小固位螺钉的受力，从而减少固位螺钉松动或折断的发生。已有研究证明，增加基台宽度，可以有效地降低固位螺钉松动发生率。因此，在骨量允许的情况下，选择较大直径的种植体及基台，可大大减小牙种植修复中固位螺钉的机械并发症。

（三）种植体折断

种植体折断可发生在体部、颈部，常见的原因有四点。①屈矩过大：骨性结合种植体没有与牙周组织一样的殆力缓冲装置，也没有与天然牙一样的生理动度。当种植体受到水平方向或侧向的压力时，无旋转运动，而是以种植体与骨结合部的顶点为支点产生弯曲形变，弯曲力矩等于作用力乘以从支点到力的作用线的垂直距离。因此，力的作用线的方向愈靠近种植体长轴则弯曲力矩愈小，对种植体愈有利。如颌间距离过大、修复后牙冠较长、冠根比例过大或修复后种植体颈部吸收造成的继发性冠根比例过大，有咬合高点、较长的悬臂、牙尖斜度较大等，皆可在咀嚼时产生较大的屈矩，导致种植体折断（图 15-2-1）。②种植义齿使用时间过长，出现金属疲劳。③缝隙腐蚀。虽然钛被认为是最不易发生腐蚀的金属，但经临床及一些研究发现，在口腔环境内，钛及钛合金仍有不同程度的腐蚀存在，尤其是在种植体各接口部位更易出现，即所谓的缝隙腐蚀现象。各种植系统多采取了不同的措施来减少缝隙腐蚀，采用锥度连接设计的基台与种植体连接方式可有效预防接口处的渗漏及随之而来的缝隙腐蚀。④种植体外形设计或加工精度问题。

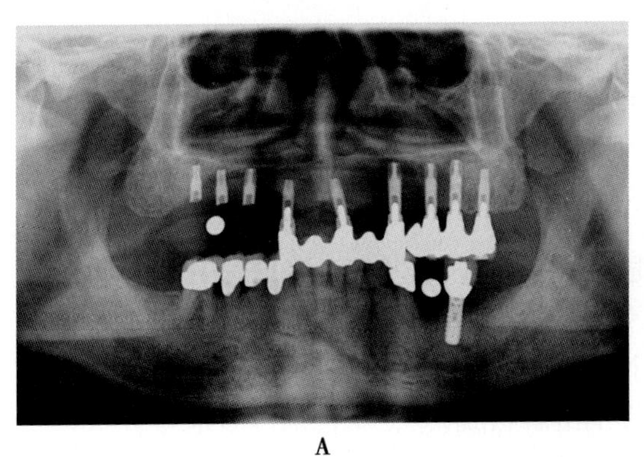

A

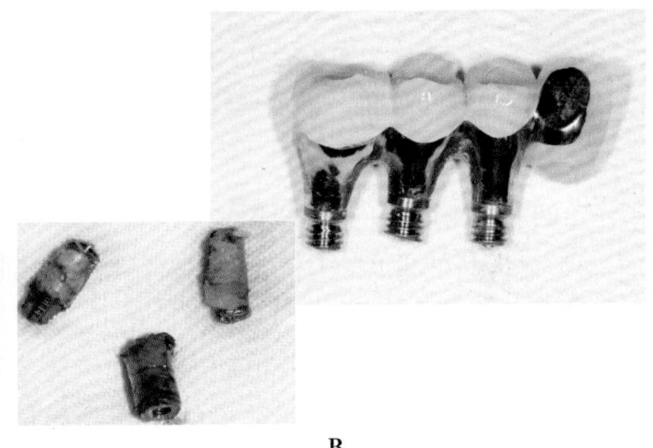

B

图 15-2-1　种植 10 年后颈部骨吸收，冠根比例增大，出现折断

A. 术前全口牙位曲面体层片；B. 术后取下的种植体骨内段明显短于牙冠段。

种植体折断经常发生于基台水平以下。通常根尖部已形成骨结合，留于骨内。这种情况，残留的种植体有保持牙槽嵴高度和宽度的作用，如果邻近种植体或天然牙尚能行使功能，或者患者有其他原因不准备重新植入种植体，可适当修整断面让其表面组织封闭后保留。如果拟再行种植，牙槽嵴有足够的高度和宽度满足取出后即刻种植的要求，可用直径略大于种植体的中空钻取出残留种植体，即刻植入新的较大直径的种植体（图 15-2-2）。如果改种较大直径种植体造成骨皮质穿孔，可以通过盖膜或植骨解决。如果不能即刻植入，则可在植骨 6 个月后，植入新的种植体。

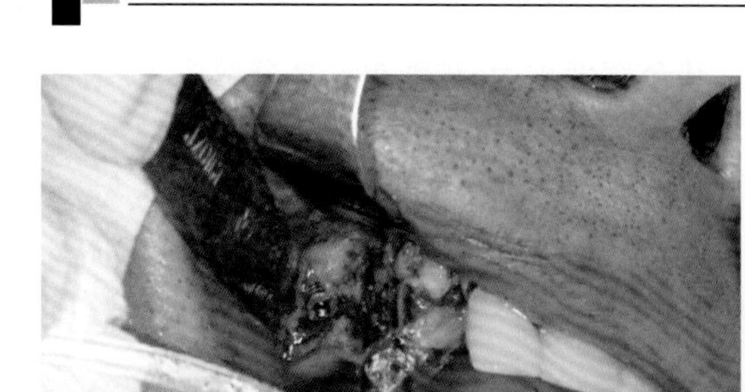
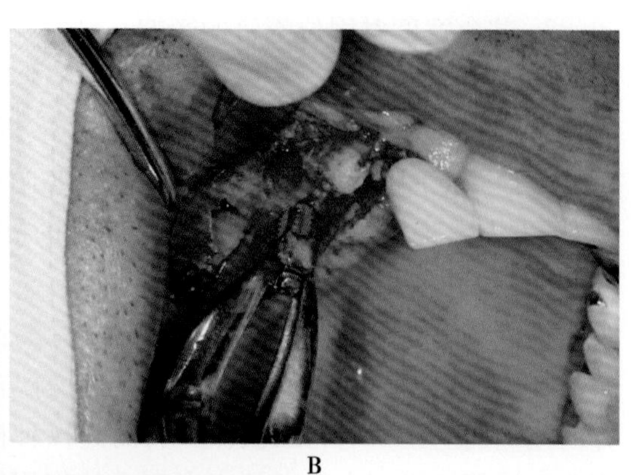
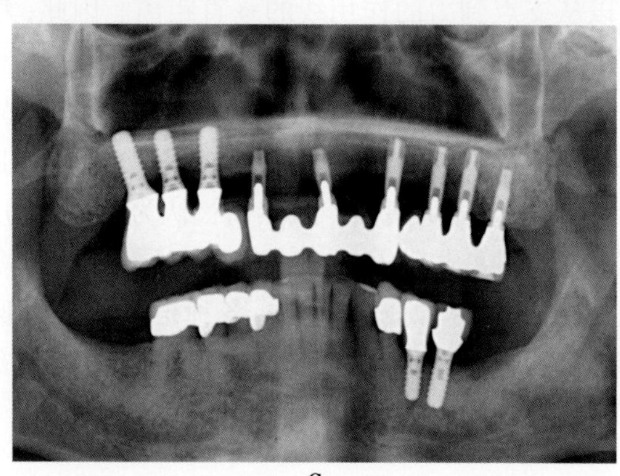

A　　B

C

图 15-2-2　将折断的种植体取出后植入较粗较长的种植体

A. 术中见折断的种植体骨内段骨结合良好；B. 用空心钻切断邻近骨后将种植体取出；C. 完成修复后全口牙位曲面体层片。

（四）种植修复支架折断

支架折断的原因：①铸造件内有气泡、杂质或焊接缺陷；②过长的悬臂设计或过大的负荷（如磨牙症、紧咬症患者）；③铸件的抗力型不足（选用的材料强度及韧性不足、横截面面积过小等）；④未能完全被动就位；⑤种植体支持力不足，基牙中某个作为基牙的种植体失去骨结合，或粘接固位式上部结构的个别基牙粘接剂溶解松脱；⑥在就位前过多地弯折。

如果是固定-可拆卸式类型，可将其拆下，在技工室修理或加大杆的强度。如果已知原因（如跨度过长、失去种植体支持、杆过细等），应针对各原因进行修整改正。

（五）崩瓷

目前在牙种植上部修复中，烤瓷是应用最为普遍的一种方式。修复体的瓷剥脱（exfoliation）和瓷裂（或崩瓷）是瓷修复体的常见机械并发症。导致崩瓷的主要原因主要有三点。

1. 𬌗力过大　例如磨牙症、职业因素𬌗力过大者。

2. 咬合不良导致应力集中　严重深覆𬌗、咬合紧，没有矫正而又无法预备出足够的空间者；修复体就位粘固后，存在咬合高点等。

3. 加工过程中的问题　常见的问题包括：底层金属与饰面瓷选择不当，金属与瓷的热膨胀系数不一样。一般每种金属都有其相匹配的瓷粉，如果选择不当，热胀冷缩比率不匹配，就有可能在使用期间出现崩瓷。其他如金属表面的烤瓷前清洁、预气化等未达到制作要

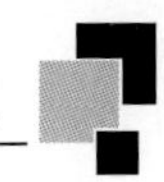

求，也会出现金瓷结合强度不足，使用后出现崩瓷。底层冠太薄或厚薄不均，会使得底层冠热膨胀收缩不均，造成瓷层内存在较大而不利的残余应力，以及表面外形不规则造成应力集中等，都易导致崩瓷。在金属烤瓷冠作为修复设计时，金瓷结合线是个薄弱区域，如果设计在正中𬌗接触区时，发生崩瓷的风险也会增加。

出现崩瓷时，在修复补救前应详细分析原因，选择合理的修复材料及设计方案，针对出现崩瓷的原因对原修复方案做出相应的修改。磨牙症者，可做一软质𬌗垫，于夜间佩戴。修复体试戴时，应遵循调𬌗原则，正中𬌗多点均匀接触，非正中𬌗无𬌗干扰，以免形成早接触，因局部𬌗力过大而瓷剥脱。

二、种植修复体负荷与种植体机械并发症的关系

（一）咬合因素

1. 种植修复体的负荷　主要由咀嚼运动产生。不同的咀嚼运动方式产生不同性质的负荷。牙列在正中咬合时，产生垂直向𬌗力沿牙体或种植体长轴传导；从侧向𬌗位进入正中𬌗位时，产生水平方向的力；作用于悬臂梁上的力产生弯曲力矩（图15-2-3）；在近期的一项系统性研究中，Salvi 等（2009）根据已有的临床研究报道结果分析发现，当悬臂超过15mm 时，出现机械并发症的风险增加。

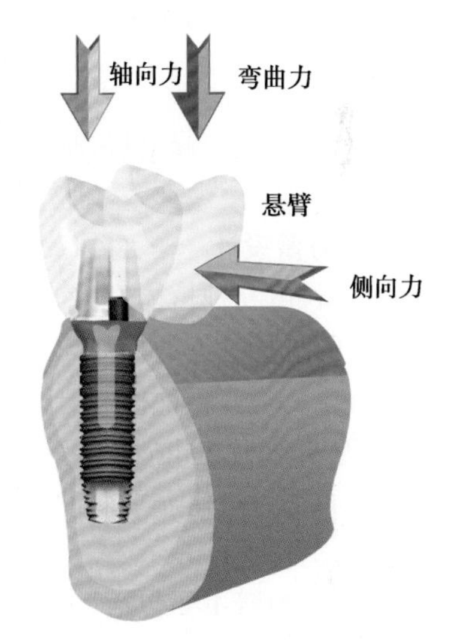

图 15-2-3　带悬臂设计的种植修复受力示意图

2. 牙尖高度与牙尖撞击区（impact area）　牙尖撞击区是牙尖与对颌牙𬌗面接触的区域，在对颌牙作用于牙尖撞击区时，会产生垂直于撞击区的分力，此分力的传导方向与牙尖斜度有关。没有斜度时，不产生侧向力，这种情况见于上下颌牙处于尖窝接触时，此时仅产生垂直方向的作用力。牙尖斜度越大，产生的分力越趋向于侧向。侧向力使上部结构和种植体产生颊舌方向的弯曲力矩。有研究计算出，牙尖斜面每增加10°，种植体的屈距增加 34%，基台螺钉的屈距增加32%，所以，在确定修复体𬌗面形态时，可以考虑减小牙尖斜面斜度，以减小种植体及固位螺钉的侧向拉力，减小非轴向的载荷（图 15-2-4）。

种植体受到水平方向或侧向的应力时，以种植体与骨结合部的顶点为支点产生弯曲形变，种植体受到弯曲力（bending moment）。弯曲力矩（屈矩）等于作用力乘以从支点到力的作用线的垂直距离。因此，力的作用线愈靠近种植体长轴，弯曲力矩愈小；力的作用线愈远离种植体长轴，弯曲力矩愈大（图 15-2-5）。

当存在咬合高点时，可产生远离种植体长轴力的作用线，从而产生较大的弯曲力矩，牙种植修复体机械并发症的风险增加，所以在修复体试戴时应注意调𬌗，消除咬合高点，可有效避免机械并发症。

磨牙症患者也可由过大的咬合力导致种植修复体过度的负荷，所以磨牙症一般为种植的相对禁忌证，应慎重选择种植设计。术前医师应详细询问患者，对种植修复后的负荷应有

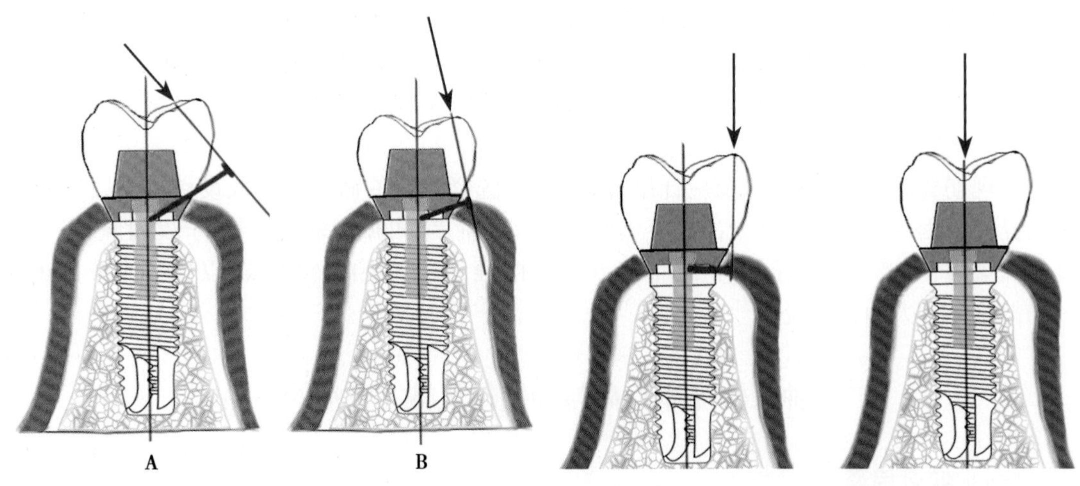

图 15-2-4　牙尖斜面斜度与侧向力的关系
A. 牙尖斜度较大时，垂直于牙尖斜面的力产生较大的力矩；B. 牙尖斜度较小时，产生较小的力矩。

图 15-2-5　力的作用线愈靠近种植体长轴，弯曲力矩愈小；愈远离种植体长轴，弯曲力矩愈大

解决方案。并在种植修复后，制作一软质殆垫，于临睡前配戴，以有效减轻磨牙症对种植体的不良负荷。

（二）力臂设计

力臂的长度与种植体的负荷大小有密切相关。悬臂受力后不同部位的种植体对负荷的反应不同，距悬臂最近的种植体受到压应力，其他种植体受到张应力；最大负荷集中于距悬臂较近的第一、第二颗种植体上；力臂越长负荷越大。过长的悬臂延伸对种植修复复合体形成较大的弯曲力矩，也增加了上部修复配件的松动、变形、折断、脱落等风险。如果上部结构反复松动，必须通过建立平衡正中殆、更换新的螺钉、减短悬臂梁、调殆等措施减轻修复体上部结构的负荷。

修复体的力臂主要包括：①近远中方向悬臂的长度；②颊舌方向由于种植体位置不同出现的延伸；③牙冠高度空间。

1. 近远中方向悬臂延伸（cantilever extension）　在种植体体部支持部位以外的近远中方向形成修复体即形成近远中悬臂。根据 Salvi 等（2009）的分析，悬臂设计长度大于 15mm 时出现机械并发症的风险增加。

2. 颊舌侧悬臂（buccal/lingual cantilever）　在种植体体部支持部位以外的颊舌向延伸形成修复体即产生颊舌侧悬臂。在磨牙区单牙修复时，由于牙冠颊舌侧方向及近远中方向的距离大于种植体直径，就会形成颊舌侧及近远中方向的悬臂，这种力臂会使种植体受到长轴以外的垂直方向作用力时产生弯曲力矩。

3. 牙冠高度空间　在种植修复中，要考虑到牙冠修复的高度。Misch（2004）提出牙冠高度空间（crown height space，CHS）的概念，该概念中 CHS 在后牙区指的是牙槽嵴顶到殆面之间的高度，在前牙区则为牙槽嵴顶到切缘的高度。由于前牙区上颌牙通常有一覆盖关系，上颌前牙区的 CHS 并非牙槽嵴顶到咬合接触点的高度，而是牙槽嵴顶到切缘的高度，所以上颌前牙区 CHS 较后牙高。

2004 年 6 月，在美国拉斯维加斯召开的国际口腔种植会对牙冠高度的问题进行了共识性讨论。根据共识小组的观点，理想的 CHS 在种植支持式固定修复时应为 8～12mm，此距离包括生物学宽度、粘接固位或螺钉固位所需基台高度、船面材料的厚度，以及卫生维护需求的高度（图 15-2-6）。

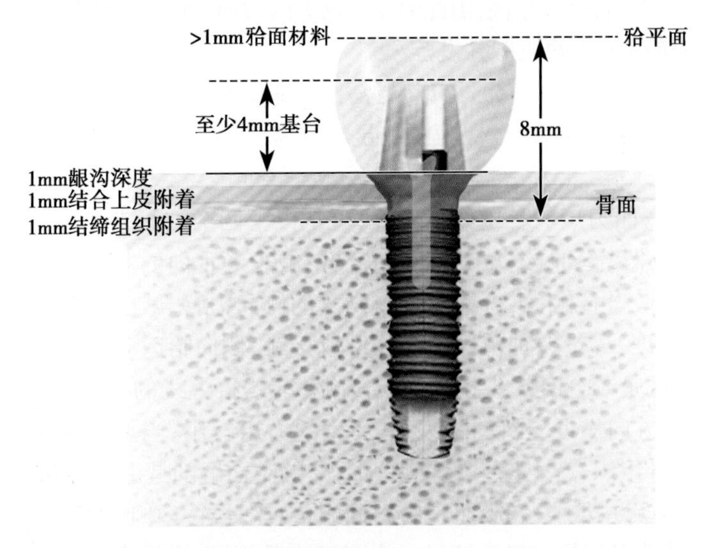

图 15-2-6　固定修复理想的 CHS 是 8～12mm，包括生物学宽度、粘接固位或螺钉固位所需基台高度、美学或强度所需船面材料的厚度，以及卫生维护需求的高度

可摘义齿要求≥12mm 的 CHS，以保证树脂材料强度所要求的足够厚度，附着体、杆及卫生维护需求的高度（图 15-2-7）。

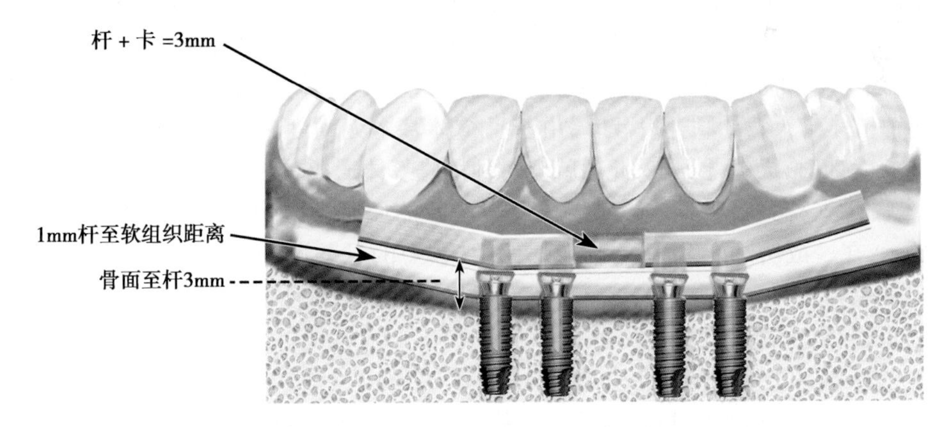

图 15-2-7　可摘义齿要求≥12mm 的 CHS，以保证树脂材料强度所要求的足够厚度，附着体、杆及卫生维护需求的高度

在生物力学考虑方面，可将 CHS 看成是一个垂直的杠杆，与平行的杠杆一样，有力的放大作用。当载荷与种植体长轴一致时，CHS 没有力的放大作用；但在侧向力作用时，出现力的放大作用，该放大作用与牙冠高度正相关。Misch 和 Bidez（1993）对牙冠高度的杠杆效应进行评估发现，成角度的载荷同样有力的放大作用，12°的作用力施加到种植修复体上时可增加 20% 的载荷,并可因牙冠高度进一步扩大。例如,100N 的载荷以 12°的角度加载在 15mm 牙冠高度的种植修复体上时,可产生 315N 的力。由于上颌前牙牙冠通常与咬合平面成≥12°的角,所以即便是种植体植入到一个理想的角度和位置上,也常受到成角度的力;另外,上颌前牙区牙冠常较牙弓内其他牙冠长,所以有较高的机械过载风险。

在牙槽嵴顶骨丧失时,CHS 增高,由此引发生物力的增加,将导致螺钉松动、种植体断裂等。

(三) 减少与负荷相关的机械并发症

减少与负荷相关的机械并发症,可以从减小负荷及增加支持力两个方面来实现;另外,还要处理好 CHS 与负荷的关系,以保证既有足够的修复体强度,又能减小过度的负荷。

1. 减小负荷

(1) 避免过大弯曲力矩的种植修复设计,可从以下四个方面来考虑。

1) 避免过度的悬臂延伸:缩短近远中向悬臂;减少颊舌向的非轴向载荷。

2) 设计较小的咬合接触面:可缩短种植修复的侧向力臂,减少侧向力矩。

3) 降低牙尖斜度:尽量在种植体中心区形成接触,侧向𬌗运动时应尽量无侧向接触,减小侧向力矩。咬合区是咬合时牙尖接触的区域,决定了𬌗力线的方向。当牙尖咬在较平的中央窝时,𬌗力线的方向靠近支持的骨组织,产生的力矩较小;当牙尖咬在斜面上时,𬌗力线的方向远离支持的骨组织,产生的力矩较大。后牙的𬌗面解剖是由颊尖和舌尖的斜面会合形成中央窝。由于中央窝并非水平的,而是由斜面组成,因此在正中咬合时,牙尖位于正中的区域仅有 0.4mm,多数情况下是与斜面接触。为了解决此问题,有学者提出,将中央窝的范围扩大成 1.5mm 的平面,使牙尖与平面接触,从而改变𬌗力线的方向,来减少侧向力矩。前牙区上颌牙槽嵴的关系决定了𬌗力线的方向不能与种植体长轴一致,有学者提出在上颌前牙舌面窝的部位形成一小平面,使下颌牙切缘咬在这一平面上,改变𬌗力线的方向,减少侧向力矩。

4) 天然牙与种植体联合支持式修复时,避免过长的悬臂设计:种植体与天然牙联体式设计时,必须考虑种植体与天然牙承受咀嚼力时的生理差异。据研究报道,在 13.34~22.24N 的负荷下,天然牙因牙周膜的存在,首先产生 8~28μm 的初始垂直向移动,然后再出现反映周围骨弹性的移动;而种植牙则没有初始移动,反映骨弹性的垂直向移动仅仅为 3~5μm。将种植体与天然牙联合设计时,由于种植体基本无动度,天然牙有较大动度,当咀嚼力作用于天然牙时,天然牙下沉,此力就会对种植修复体形成较大的弯曲力矩。所以天然牙与种植体联合支持式设计时,应按照悬臂梁设计的原则,减少种植体承受的负荷。如图 15-2-8 所示,在一成功修复 10 年的临床病例中,较短的悬臂设计保证了牙种植修复的长期稳定性。如果与天然牙联合固定修复,将产生很长的悬臂,对种植体及其组成部件产生较大的弯曲力矩,导致生物或机械并发症。

(2) 在天然牙上形成侧向𬌗引导。

(3) 可摘义齿时,减少附着体固位力,充分利用邻近组织的支持力。

(4) 睡眠方面,医师可为固定修复患者制作一软质𬌗垫,于临睡前配戴;可摘义齿修复患者,可于睡前摘下义齿,减少夜间功能异常(如磨牙症)的影响。

2. 增加支持力

(1) 增加种植体数目:可有效避免修复设计时的近远中向悬臂延伸。

(2) 增加种植体直径:可有效增加基台周径,从而减短修复体牙冠外的悬臂。

(3) 联体式设计:不管是固定修复,还是可摘义齿修复,将种植体做成联体式设计,都可

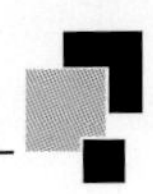

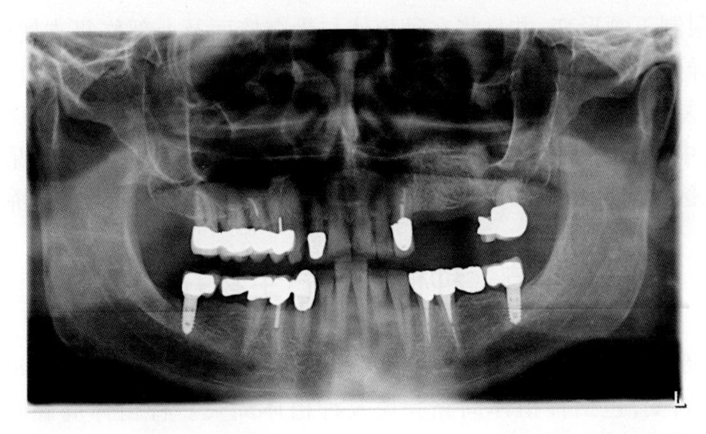

图 15-2-8　在一成功修复 10 年的临床病例中，较短的悬臂设计保证了牙种植修复的长期稳定性

以避免单一种植体承担侧向殆引导。

3. 处理好 CHS 与负荷的关系　CHS 增高，增加了种植修复系统的载荷；CHS 下降，则削弱了修复体的强度。例如，粘接固位的固位力与基台的高度有关，疲劳强度也与材料的直径密切相关，杆的厚度下降一半，其变形性（flexible）增加 8 倍，在固定修复时，材料的蠕动度将增加崩瓷、螺钉松动或粘接松脱的可能。

在颌间距离过大时，常需要使用较长的基台及较高的牙冠修复，这就导致 CHS 过高。基台-种植体连接部位较大的应力集中，是基台或固位螺钉折断或松脱的常见原因之一。所以，在颌间距离过大时基台的选择上，应尽量选择实心基台，以保证基台种植体连接部的结合强度及基台本身足够的强度。

由于上颌前牙牙冠通常受到成角度的力，牙冠又常较牙弓内其他的牙冠长，所以有较高的机械过载风险。因此在种植修复设计中，应尽量减小对前牙区的负荷，例如尽量在天然牙上形成前伸殆引导，避免单一种植体承担前伸殆引导等。

（四）颌骨在生理性活动时的形变与种植修复关系

生理状况下（图 15-2-9）。El-Sheikh 研究显示，大开口、侧向颌运动时以及前伸颌运动时下颌骨向中线汇聚分别达 15～42μm，10～21μm 及 18～53μm。当种植体支持式固定义齿修复时，由于骨与种植体为一坚固连接，若以一刚性的修复支架或修复桥作跨越下颌中心联合

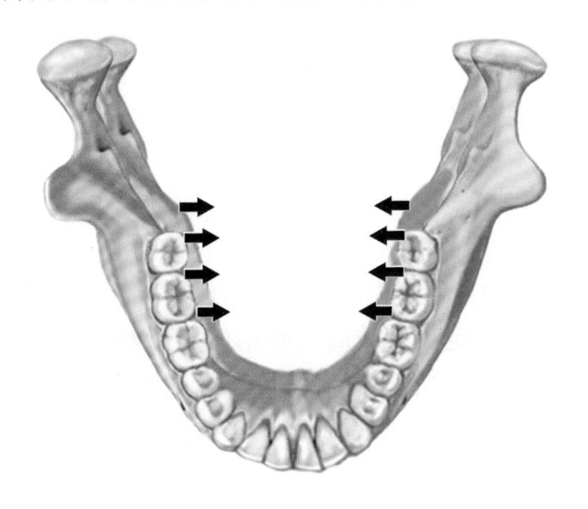

图 15-2-9　生理状况下，开闭口运动时，下颌骨会产生形变，宽度变化幅度由后往前递减

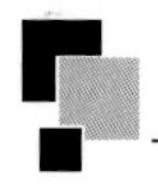

处的修复时,会限制下颌形变,并且将在种植体与骨交接面及上部修复支架或修复桥上产生应力集中,可能导致骨结合的失败或上部修复支架、修复桥、固定螺钉等的断裂或松脱。有研究观察不同修复体在开口运动时对其应力分布影响,可发现较长且较弯曲的修复体会产生较大的应力集中,而若在下颌中心联合区域将修复体分割,应力集中状况则会有所改善。在下颌作跨颏孔区的多牙种植修复时,应避免将上部结构设计成一段式长桥。

第三节　种植修复后生物并发症

1993 年,欧洲牙周病学研讨会将种植生物并发症(biological complications)定义为两种类型的种植相关病变,包括种植体周黏膜炎及种植体周炎。种植体周黏膜炎(peri-implant mucositis)是指局限于种植体周黏膜的可逆性炎症,不伴有种植体周骨丧失。种植体周炎(peri-implantitis)是指影响种植体骨结合组织的炎症过程,并伴有种植体周支持组织的丧失。

一、病因及风险因素

1. 菌斑微生物　菌斑微生物是种植体周黏膜炎和种植体周炎的始动因子。当种植体植入之后,唾液中的糖蛋白将快速黏附于种植体表面,随之伴发微生物菌落的积聚及生物膜形成。相关研究已经证实,种植体周或牙周袋周围的微生物群与周边的正常或炎症的黏膜组织相关。健康的种植体周组织或黏膜炎的相关微生物群,分别类似于健康牙龈或龈炎的微生物群。在很多情况下,种植体周感染中确定的革兰氏阴性厌氧菌与进展期牙周炎牙周袋的微生物群是一致的。再者,宿主免疫反应也在种植体周炎的发展中起到重要的作用。研究显示,种植体周炎和牙周炎周组织皆可检测到 IL-1/IL-6/IL-8/IL-12/TNF-a 等炎症因子的上调表达。

2. 牙周疾病　2008 年 ITI 共识研讨会结论提示,虽然牙周炎病史患者的种植体存活率>90%,但是牙周炎患者的种植体存活率要显著地低于非牙周炎患者。同时,牙周炎患者患种植体周炎的风险高于非牙周炎患者。并且,侵袭性牙周炎患者种植治疗的效果更要明显差于非牙周炎患者。另外,2013 年 ITI 共识研讨会结论提示,既往种植体周黏膜炎且缺乏牙周维护治疗的患者,具有较高的种植体周炎发病率。

3. 粘接剂残留　粘接固位的种植体支持式修复体操作过程中,过多的粘接剂容易进入龈沟,甚至受压进入到基台平面以下,并且难以彻底清除,特别是在种植体位置较深或黏膜较厚时,更易导致粘接剂溢出及滞留。目前认为滞留的粘接剂表面粗糙,利于细菌黏附,可导致种植体周黏膜炎和种植体周炎的发生。

4. 吸烟　吸烟是影响种植体存活及成功的风险因素之一。与非吸烟患者相比,吸烟患者具有较高的风险患种植体周炎。同时,吸烟也是种植体周边缘骨吸收的风险因素。再者,牙周炎伴吸烟患者比单纯牙周炎患者具有更高的种植体失败率和种植体周边缘骨吸收率。

5. 糖尿病　临床研究显示糖尿病患者并非一定具有较高的种植体周炎发病率。但是,高血糖将影响组织修复和宿主防御能力,如白细胞功能。高血糖可干扰细胞外基质的胶原合成,并导致中性粒细胞功能紊乱和免疫系统失衡。血糖控制仍然是糖尿病患者进行种植修复前后避免生物并发症的必要预防措施。

6. 附着龈不足　种植体周良好的附着龈存在，可以较好地抵抗外来的侵袭及干扰。但是，种植体周附着龈不足并非一定会发生种植体周黏膜炎或种植体周炎。只有当种植体周菌斑堆积，形成局部炎症环境，附着龈不足则难以抵抗炎症的发展，导致种植体周黏膜炎和种植体周炎的发生。

7. 负载过重　口腔内的应力可通过修复体传递到骨种植体结合界面。当负载过重时，则可能发生种植体周嵴顶骨吸收及相应的软硬组织的病理性改变。Melsen 和 Lang 的研究显示，当负载为 3 400~6 600$\mu\varepsilon$ 时，骨质沉降生成，而当负载高于 6 700$\mu\varepsilon$ 时，则发生骨吸收。当然，这种骨吸收常常是伴随种植体周的炎症而发生。若种植体周黏膜是健康的，负载过重则不一定会导致种植体周骨吸收。因此，当存在种植体周黏膜炎症时，负载过重则可以加重炎症，使得种植体周骨吸收而引发种植体周炎。

8. 自洁作用不足及食物嵌塞　当种植修复设计不佳，如外形突点过大或者过小、邻接点恢复不良、修复体边缘不密合或光洁度不佳、种植体位点不良所致的修复悬臂等，都将导致种植修复自洁作用下降和食物嵌塞，从而形成菌斑堆积及创伤，引发种植体周炎症。

二、临床表现

1. 牙龈红肿与退缩　牙龈红肿表现为种植体周牙龈的充血水肿，甚至增生伴肉芽组织形成（图 15-3-1）。这与种植体周菌斑堆积刺激有关。在唇颊侧骨板较薄，受到较大殆力并伴随炎症刺激时，容易发生骨吸收、相应的牙龈组织退缩和种植体颈部暴露。

2. 探诊出血　探诊出血（bleeding on probing，BOP）是指由于炎症刺激，种植体周软组织内毛细血管扩张，渗出增加，肉眼观种植牙周组织红肿、脆弱，在使用较轻的力量将牙周探针探入种植体周龈沟或种植体周袋时，会出现出血的现象（图 15-3-2）。因此，探诊出血是种植体周组织健康情况的一个简易评估指标。对于非吸烟患者，探诊出血的好转意味着种植体周组织的稳定。而探诊出血阳性，则提示存在种植体周附着丧失的风险。

3. 脓肿与瘘管　种植体周炎病损局限于黏膜下不易排出，则形成脓肿（图 15-3-3），当脓肿破溃，但炎症未消除，而且经久不愈时，则形成瘘管。

4. 探诊深度和种植体周骨吸收　在天然牙牙周检查时，常常通过牙周探诊来测定探诊

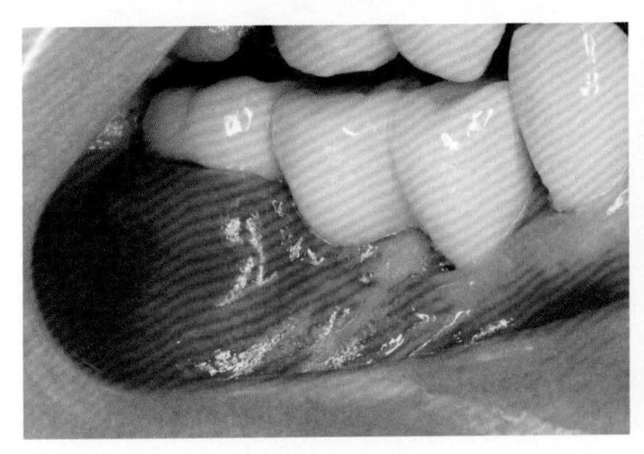

图 15-3-1　种植体周黏膜红肿伴牙龈增生
（南方医科大学口腔医学院李少冰医师供图）

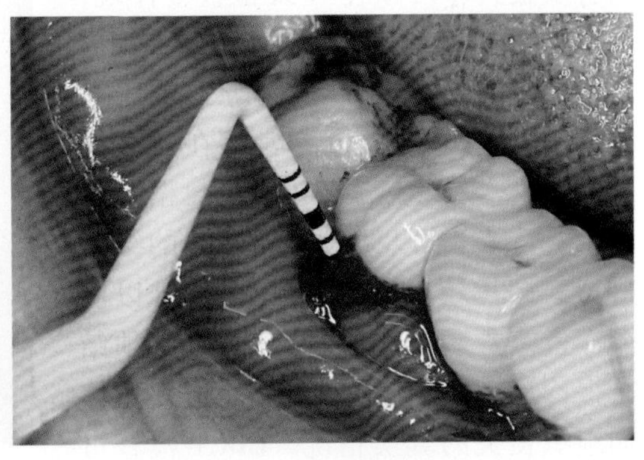

图 15-3-2　种植体周探诊出血
（南方医科大学口腔医学院李少冰医师供图）

深度和牙周附着水平，来评估牙周炎的严重程度。以轻压力(0.25N)进行种植体周探诊，也被应用于检测种植体周组织的稳定性。临床上，医师常常以种植体颈部来代替在牙周探诊时的釉牙骨质界。但是，由于种植体颈部平台常常是平齐的，故其近远中深度往往大于颊舌侧深度。再者，不同种植系统对种植体的植入位置要求不尽相同，对于植入骨下的种植体，探针则不一定可以探及种植体颈部平台。因此，种植体周探诊应以骨结合完成后的牙槽嵴顶骨水平作为基线，并测量种植体周不同方向位点(颊侧近中点、颊侧中间点、颊侧远中点、舌侧近中点、舌侧中间点及舌侧远中点)的探诊深度。在测量探诊深度和种植体周支持组织丧失时，应与基线测量值进行比较。当发生种植体周炎时，种植体周骨质将出现明显的骨丧失，甚至螺纹暴露，导致骨结合面积下降(图 15-3-4)。

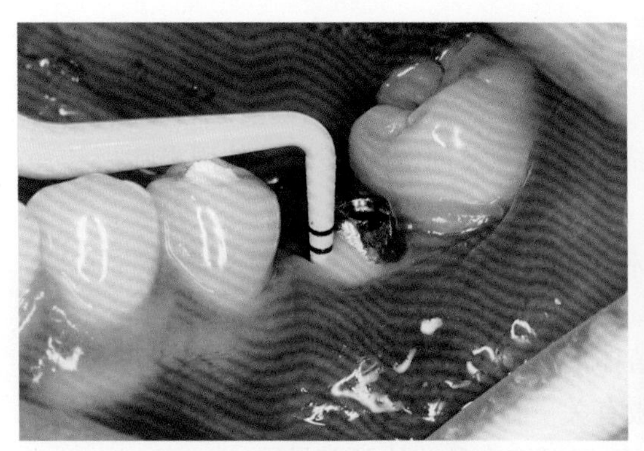

图 15-3-3　种植体周探诊溢脓
(南方医科大学口腔医学院李少冰医师供图)

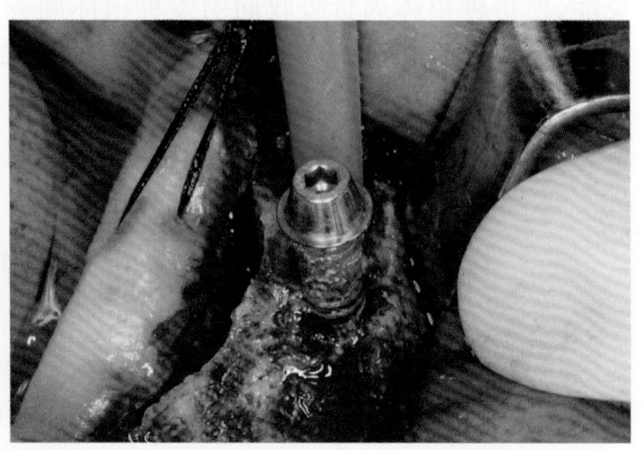

图 15-3-4　种植体周骨丧失
(南方医科大学口腔医学院李少冰医师供图)

5. 松动度　随着种植体周骨组织的丧失，骨结合面积将随之减少。但种植体根方的骨结合仍可维持种植体的固位。只有当骨丧失侵及种植体的根尖时，种植体的松动度才能被检测到。因此，种植体的松动度检测是一个特异性指标，而非敏感性指标。

6. X 线检查　X 线检查包括平片和 CT 检查，可以检测出种植体周牙槽嵴顶骨水平的情况。种植体周黏膜炎常常不伴有骨质变化，而种植体周炎则可以通过 X 线检查来评估其骨质丧失的情况。但是，由于一定程度的骨质丧失才可以在 X 线检查中体现，早期骨吸收未必可以被准确检查，所以 X 线检测的灵敏度较差，易导致假阴性结果。另外，平片检查常常存在放大率的问题，所以平片测量必须对数据按放大率进行修正，以便对不同时期的结果进行横向比较。再者，平片检查难以区分颊舌侧骨质丧失的情况，所以尚须结合探诊深度的变化，来正确评估种植体周组织丧失的真实情况。CBCT 检查可以更准确地评估种植体周的骨吸收量(图 15-3-5)。

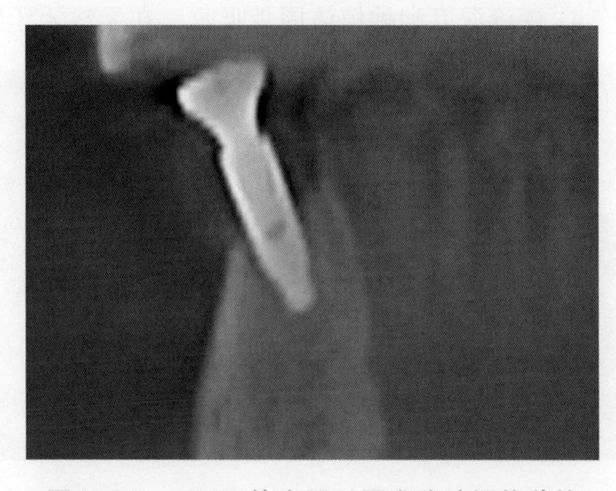

图 15-3-5　CBCT 检查可以更准确地评估种植体周的骨吸收量

三、治　　疗

种植体表面黏附的菌斑生物膜是种植体周疾病的重要致病因素。如何彻底清除菌斑及细菌微生物，对种植体周黏膜炎及种植体周炎的治疗至关重要。但是，种植体表面污染的有效清除是非常困难的。因此，根据临床检查和X线检查，Mombelli和Lang提出了一种称为渐进式阻断性支持治疗（cumulative interceptive supportive therapy，CIST）的治疗手段，来阻止种植体周病损的进展。这个治疗程序是渐进性的，根据病损的严重性和范围而逐渐增加抗菌能力的有序治疗方案，具体方案如下（图15-3-6）。

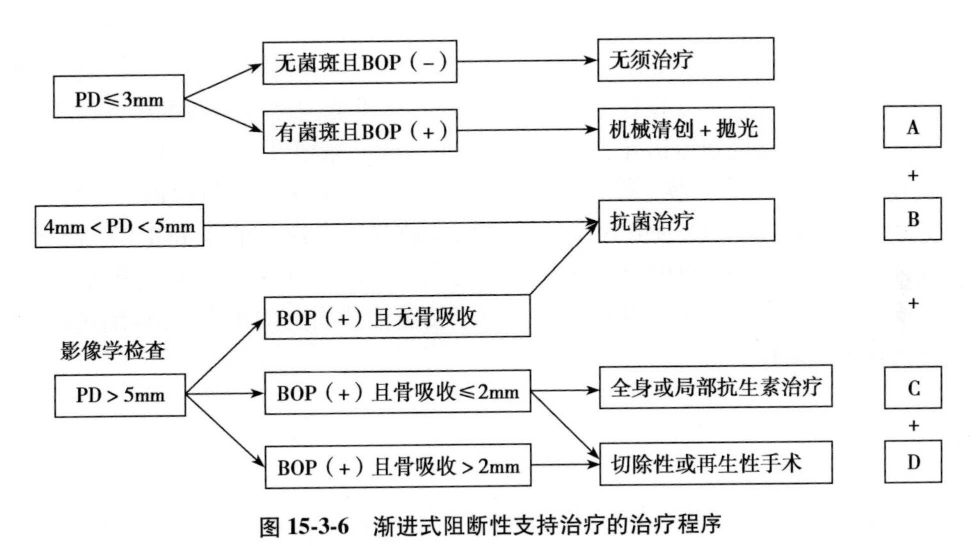

图15-3-6　渐进式阻断性支持治疗的治疗程序

1. 机械清除（支持治疗方案A）　种植体周具有明显的菌斑或牙石堆积（BOP阳性），但是没有溢脓，探诊深度不超过3~4mm，可使用碳纤维刮匙或者超强树脂超声工作尖进行机械清除。

2. 抗菌治疗（支持治疗方案B）　当发现菌斑堆积和探诊出血，探诊深度增加到4~6mm时，无论溢脓与否，在使用支持治疗方案A的同时，还需要进行抗菌治疗。最常用有效的抗菌药是葡萄糖氯己定漱口液或凝胶。

3. 抗生素治疗（支持治疗方案C）　当种植体周的探诊深度增加到6mm以上，常常伴有菌斑堆积和探诊出血，可伴有溢脓，影像学检查发现明显改变。此时，需要使用抗生素，尤其是抗厌氧菌的药物，以消除或减少黏膜下生态环境中的致病菌。在使用抗生素之前，机械清除（支持治疗方案A）和抗菌治疗（支持治疗方案B）方案要先实施。

4. 再生性治疗或切除性手术（支持治疗方案D）　只有当感染被成功控制，种植体周无溢脓且肿胀减轻时，才可以考虑通过再生性手术或种植体周软组织的再塑形等治疗方法来恢复种植体的骨支持，或通过切除性手术来恢复骨结构。

5. 种植体拔除　当种植体出现明显的松动，种植体周探诊深度>8mm，且在X线片上可观察到种植体周明显的透射影，则需要移除种植体。若局部炎症可以得到良好处理，则可考虑同期预备窝洞，即刻植入1颗新的种植体。若炎症较重，局部骨量缺失不足以实施种植，则清创后待缺牙区愈合后,再进行下一步修复。

四、预后与预防措施

种植体周黏膜炎的炎症局限于软组织,通过积极菌斑控制,炎症可以消除并治愈。种植体周黏膜炎且缺乏牙周维护治疗的患者,有较高的种植体周炎发病率。种植体周炎的治疗效果往往是不可预期的,种植体周吸收的骨组织也难以恢复,即便实施再生性手术,临床效果也不确定。因此,对于种植体周疾病,预防及定期维护更重于治疗。通过口腔卫生宣教,教导患者保持良好的口腔卫生习惯,指导患者正确的刷牙方式、使用牙线、冲牙器等尽量清除种植体周的菌斑,防止牙石形成;定期复诊,由专科医师维护,及时清除种植体周的菌斑牙石。另外,设计外形良好的修复体有利于患者自洁。对于粘接固位的修复体,通过𬌗面开孔、制作粘接代型、口外粘接或设计一体化基台冠等,尽可能地减少粘接剂进入龈下。螺丝固位的修复体可避免粘接剂溢出导致种植体周炎的风险。余留牙的牙周情况可影响种植体的健康,循证医学的研究已证实,剩余牙周袋是种植体周炎和失败的风险因素。因此,在植入种植体之前,牙周状况欠佳的患者应该通过积极的牙周治疗来消除 BOP(+)的牙周袋。如果剩余牙周袋 PD≥5mm,BOP(+),全口菌斑指数>20%,且伴有相关风险因素,则建议在植入种植体前重新进行牙周治疗和再评估。对于侵袭性牙周炎的患者,必须缩短维护周期并接受支持性牙周治疗。

(周　磊　李少冰)

参考文献

1. LAMAS PELAYO J, PEÑARROCHA DIAGO M, MARTI BOWEN E, et al. Intraoperative complications during oral implantology. Med Oral Patol Oral Cir Bucal, 2008, 13(4): E239-E243.
2. POGREL M A. Permanent nerve damage from inferior alveolar nerve blocks: an update to include articaine. J Calif Dent Assoc, 2007, 35(4): 271-273.
3. EL-SHEIKH A M, ABDEL-LATIF H H, HOWELL P G, et al. Midline mandibular deformation during nonmasticatory functional movements in edentulous subjects with dental implants. Int J Oral Maxillofac Implants, 2007, 22(2): 243-248.
4. GREENSTEIN G, CAVALLARO J, ROMANOS G, et al. Clinical recommendations for avoiding and managing surgical complications associated with implant dentistry: a review. J Periodontol, 2008, 79(8): 1317-1329.
5. MISCH C E, GOODACRE C J, FINLEY J M, et al. Consensus conference panel report: crown-height space guidelines for implant dentistry-part 1. Implant Dent, 2005, 14(4): 312-318.
6. FUGAZZOTTO P, MELNICK P R, AL-SABBAGH M. Complications when augmenting the posterior maxilla. Dent Clin North Am, 2015, 59(1): 97-130.
7. CAMARGO I B, VAN SICKELS J E. Surgical complications after implant placement. Dent Clin North Am, 2015, 59(1): 57-72.
8. SADID-ZADEH R, KUTKUT A, KIM H. Prosthetic failure in implant dentistry. Dent Clin North Am, 2015, 59(1): 195-214.
9. CALDERON P S, DANTAS P M, MONTENEGRO S C, et al. Technical complications with implant-supported dental prostheses. J Oral Sci, 2014, 56(2): 179-184.
10. PAPASPYRIDAKOS P, CHEN C J, CHUANG S K, et al. A systematic review of biologic and technical compli-

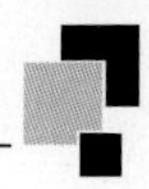

cations with fixed implant rehabilitations for edentulous patients. Int J Oral Maxillofac Implants,2012,27(1):102-110.

11. VANLIOǦLU B,ÖZKAN Y,KULAK-ÖZKAN Y. Retrospective analysis of prosthetic complications of implant-supported fixed partial dentures after an observation period of 5 to 10 years. Int J Oral Maxillofac Implants, 2013,28(5):1300-1304.
12. WITTNEBEN J G,BUSER D,SALVI G E,et al. Complication and failure rates with implant-supported fixed dental prostheses and single crowns:a 10-year retrospective study. Clin Implant Dent Relat Res,2014,16(3):356-364.
13. NODA K,ARAKAWA H,MAEKAWA K,et al. Identification of risk factors for fracture of veneering materials and screw loosening of implant-supported fixed partial dentures in partially edentulous cases. J Oral Rehabil, 2013,40(3):214-220.
14. JUNG R E,ZEMBIC A,PJETURSSON B E,et al. Systematic review of the survival rate and the incidence of biological,technical,and aesthetic complications of single crowns on implants reported in longitudinal studies with a mean follow-up of 5 years. Clin Oral Implants Res,2012,23(Suppl 6):2-21.
15. PJETURSSON B E,THOMA D,JUNG R,et al. A systematic review of the survival and complication rates of implant-supported fixed dental prostheses(FDPs)after a mean observation period of at least 5 years. Clin Oral Implants Res,2012,23 Suppl 6:22-38.
16. HEITZ-MAYFIELD L J,NEEDLEMAN I,SALVI G E,et al. Consensus statements and clinical recommendations for prevention and management of biologic and technical implant complications. Int J Oral Maxillofac Implants,2014,29(Suppl):346-350.
17. ZEMBIC A,KIM S,ZWAHLEN M,et al. Systematic review of the survival rate and incidence of biologic,technical,and esthetic complications of single implant abutments supporting fixed prostheses. Int J Oral Maxillofac Implants,2014,29(Suppl):99-116.
18. GERBER J A,TAN W C,BALMER T E,et al. Bleeding on probing and pocket probing depth in relation to probing pressure and mucosal health around oral implants. Clin Oral Implants Res,2009,20(1):75-78.
19. HEITZ-MAYFIELD L J,MOMBELLI A. The therapy of peri-implantitis:a systematic review. Int J Oral Maxillofac Implants,2014,29(Suppl):325-345.

第十六章　种植义齿的维护与随访

种植义齿修复完成并不意味着诊疗的结束，种植义齿的维护与随访是影响长期成功率的关键因素，是种植计划成功的有效保证，需要医师与患者的共同努力。研究表明，种植义齿维护不当会导致种植体周炎等一系列并发症的发生，并最终导致种植失败。

种植义齿的特殊性决定了其“适应力”明显不如天然牙，骨结合界面对外界有害因素的“感觉”较为迟钝，且种植体周软组织的修复能力与天然牙存在较大差距，因而种植义齿的维护显得尤为重要。种植手术的成功及完美的修复固然重要，但是缺乏长期的维护与随访，种植义齿的失败率必将大大提高。

第一节　种植义齿的维护

种植义齿的维护不仅需要医务人员（医师、护士）诊室内维护，更需要患者在日常生活中诊室外的积极配合。这就需要医师对患者进行健康宣教，使其明白种植义齿的特点和维护方法，并使其深刻认识到自己在维护过程中所发挥的重要作用，从而主动、积极地参与其中，与医务人员完美配合，保证种植义齿的成功。

总体来说，种植义齿的维护主要包括种植义齿的自我维护和专业维护。而要获得预期的维护效果，首先应对患者进行有效的健康教育。本节主要从健康教育、自我维护和专业维护三个方面介绍相关内容。

一、种植义齿维护的健康教育

要进行有效的种植体维护，必须让患者充分认识种植体维护的重要性，要让患者在清楚种植体维护方法的基础上，明确如何与医师合作，共同维护。种植体的长期稳定依赖于骨结合的成功，同时也受种植体周组织的影响。其中，种植体周组织疾病是造成口腔种植失败的主要原因之一，主要包括种植体周黏膜炎（炎症仅累及种植体周软组织）和种植体周炎（即发生在正常行使功能的骨结合种植体周的慢性进行性炎症等病理状态的统称）。与天然牙相比，种植体周健康状况受菌斑的影响较大，一旦正常黏膜封闭遭到破坏，致病菌便获得直达种植体根面的通道，将造成牙龈红肿、种植体周溢脓、牙槽骨吸收、种植体松动，甚至种植义齿的失败。因此，加强口腔保健、严格控制种植体上的菌斑附着、保证种植体颈部龈组织的良好封闭，可以大大提高种植义齿的长期成功率。

关于种植义齿维护的健康教育，首先要让患者认识到种植失败的关键因素是种植体周菌斑。为此，可通过使用菌斑显示剂等方法（图 16-1-1），使患者对口腔菌斑状况形成直观印象，以增强患者的口腔卫生观念，养成良好的口腔卫生习惯，自愿采纳有利于种植体健康的行为和方式。

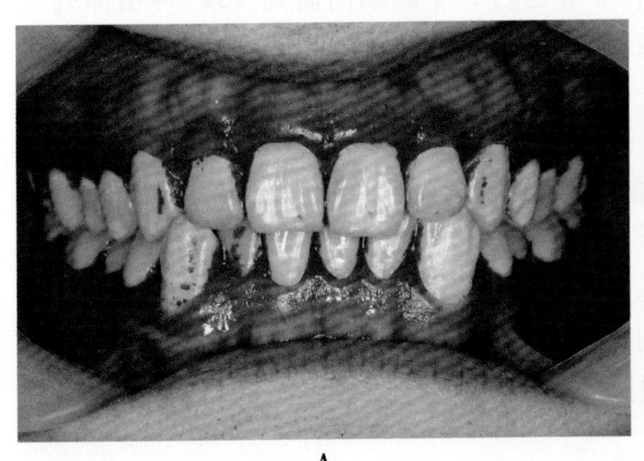
A

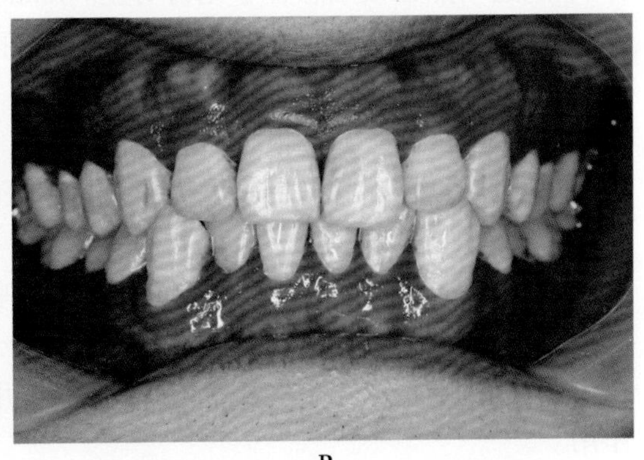
B

图 16-1-1　菌斑显示剂示刷牙前后对比
A. 刷牙前；B. 刷牙后。

具体来说，首先应详细询问患者的口腔卫生习惯，包括清洁的方法、时间、次数等，种植医师应指导患者掌握正确的清洁方法。对于清洁器具的使用，医师应先示范，然后让患者反复操作，医师在旁指正，直至患者掌握为止。可采用以下方法进行种植义齿的健康教育。

1. 常规口腔健康教育　包括：①可在候诊厅内放置有关种植义齿维护宣传画和宣传单，在候诊厅播放有关口腔保健知识的录像，定期发放有关口腔健康教育方面的资料。②修复完成后，医师仔细告知患者注意事项，并要求患者遵守医嘱按时复诊。

2. 强化口腔健康教育　包括：①2 周后复诊，用菌斑显示剂对患者口腔内的义齿及基牙进行染色，留下显色的菌斑附着区，并记录义齿清洁度的级别，同时进行强化教育。②向患者说明着色的原因、意义及后果，使其对菌斑的感性认识得以增强。③向患者指出义齿清洁的重点部位，并示教清洁方法。

二、种植义齿的自我维护

种植义齿的自我维护重在患者发挥良好的主观能动性，养成良好的口腔卫生习惯，并持之以恒、与医师积极配合，从而达到控制菌斑、维护种植体健康的目的。

（一）良好的口腔卫生习惯

菌斑作为种植体周炎的始动因素，在种植体周炎的发生发展中起到了关键性的作用。最近有研究表明，菌斑可改变钛种植体的表面特点。钛表面的微生物污染可能影响其表面的二氧化物层，从而导致表面能降低，骨结合能力下降。也正因为如此，在种植义齿完成后，要避免种植体周炎的出现而导致种植义齿失败，就必须养成良好的口腔卫生习惯，控制菌斑聚集。

Giovanni Serino 等人做了一项研究，结果表明，种植部位的局部口腔卫生状况与种植体周炎的发生密切相关,发生种植体周炎的患者大多种植部位的局部口腔卫生状况不佳,而种植部位的局部口腔卫生好的患者较少发生种植体周炎。Lindqvist 等发现好的口腔卫生是避免种植体周骨丧失的必要条件,之后大量的临床及动物实验也证实了这一结论。口腔卫生状况对已整合的种植体周边缘骨稳定性也有明显的影响,较差的口腔卫生会导致种植体周骨吸收,这一点在吸烟患者中尤为明显。Lindqvist 等通过 3 年的纵向研究发现,种植体周边缘骨吸收 50%以上的病例可见种植体周大量菌斑积累,提示种植体周的骨吸收与口腔卫生状况相关。

口腔卫生维护,究其根本,在于菌斑控制。菌斑控制方法众多,可分为机械性菌斑控制法和化学性菌斑控制法,目前以机械清除菌斑的效果最为确切。

1. 机械性菌斑控制法

(1) 刷牙:作为常规控制菌斑的方法,刷牙是清除菌斑的主要方式。早晚各 1 次,每次不少于 3min,尤其强调睡前刷牙。但是关于刷牙的效果,并不过分强调刷牙次数,重点在于要彻底刷净。刷牙主要靠机械清扫作用,牙膏主要靠所含摩擦剂和洁净剂增强此作用。

1) 牙刷的选择与维护:刷毛柔软有弹性,刷面平坦、毛端加工磨圆或变细,既能有效地去除牙菌斑,又不会损伤牙齿和牙龈。每次刷完牙,应将牙刷洗净,刷头朝上放入杯内,置于通风干燥处。每 3 个月应换一把新牙刷,如发现刷毛散开变曲、倾斜,应及时更换。

有学者就刷牙对种植体周炎的影响进行了研究,统计分析表明:①刷牙可以有效地清除牙面菌斑。刷牙次数和刷牙时间对种植体周炎的发病率有显著影响。每天刷牙 2 次以上的患者,种植体周炎发病率显著低于每天只刷 1 次的患者。刷牙持续时间对种植体周炎发病率同样有显著影响,刷牙时间小于 3min 时,种植体周炎发病率显著高于大于 3min 的患者。②虽然牙刷类型在本研究中对种植体周炎没有明显影响,但是硬毛牙刷对牙齿软硬组织及种植体表面有一定损伤。由于种植体表面损伤不仅会导致菌斑堆积,而且还可能因破坏种植体表面的氧化层而影响其生物相容性和抗腐蚀性,因此临床上应建议患者使用软毛平头牙刷,以减少牙刷对种植体和牙体牙周组织的损害。③刷牙方法有多种,常用方法为改良 Bass 刷牙法。这种方法为许多专家所推荐,因为可以提高刷牙效率,避免对牙龈和种植体造成损伤。实验证明,改良 Bass 刷牙法对整个口腔,尤其是中央龈缘区的菌斑清除效果明显优于 Roll 刷牙法(又称竖刷法)($P<0.05$)。但是也有专家认为,只要方法正确,各种刷牙方法在菌斑控制效果上无明显差异。当受试者接受一种新的设计或方法时,只要能专注于刷牙,做到认真、到位,即可达到较好地清除菌斑的目的。总之,改良 Bass 法是值得临床推荐的有效清除菌斑的刷牙方法。在刷牙过程中,应做到面面俱到,兼顾前后、上下、左右、颊舌侧,尤其是操作不方便的区域。个人刷牙习惯对刷牙的效果可能有影响,故应在临床工作中反复强调正确的刷牙方法,培养患者良好的口腔卫生习惯,达到有效刷牙的目的。

2) 改良 Bass 刷牙法:将刷头放入牙颈部,使刷毛毛束与牙面成 45°角,然后使毛端向着牙的根尖方向轻轻加压,使毛束末端一部分进入龈沟,一部分在沟外并进入邻面,注意勿使刷毛弯曲;将牙刷放在原位做近远中方向水平颤动 4~5 次,每次颤动时牙刷移动 1mm,以便除去龈缘附近及邻面的菌斑;刷上下颌前牙的舌面时,竖起刷头,以刷头前部接触近龈缘处的牙面,上下颤动;依次移动牙刷至邻牙,每次移动牙刷时保证有适当的重叠,重复上述步骤(图 16-1-2)。

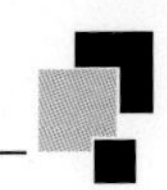

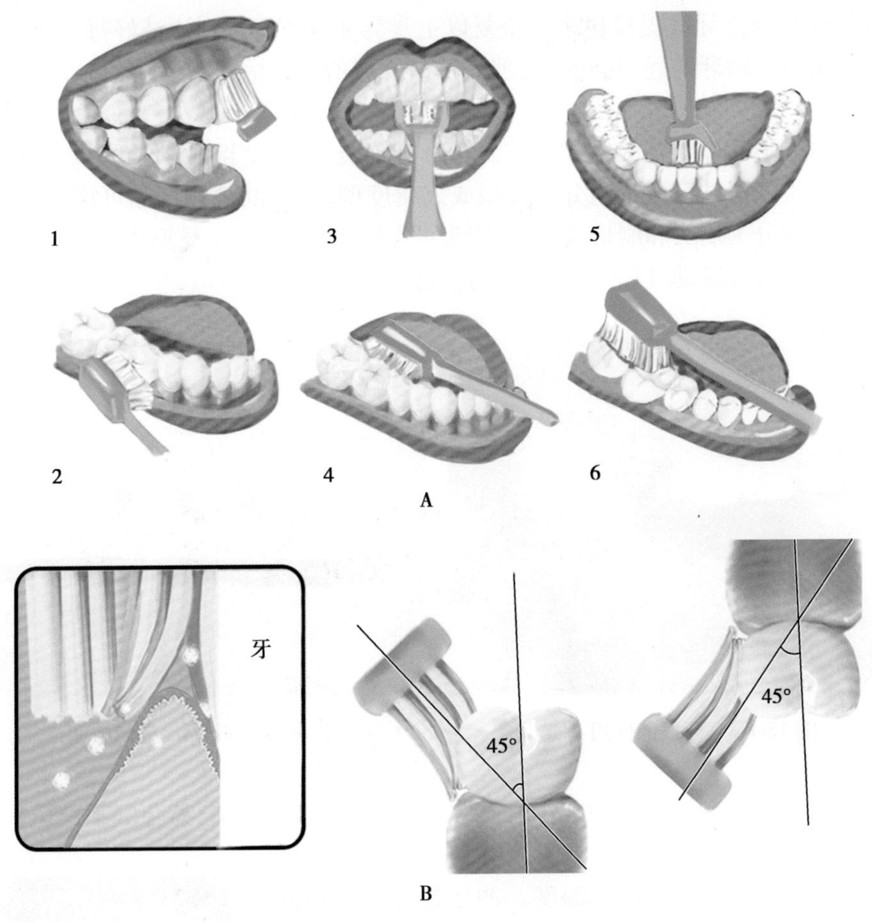

图 16-1-2　改良 Bass 刷牙法
A. 刷牙步骤；B. 刷牙示意图。

（2）邻面清洁措施：种植体之间、种植体与天然牙之间，以及部分龈缘下的菌斑，由于所处位置特殊，仅靠刷牙很难清除。因此在刷牙之外，人们还需要采用一些特殊的邻面清洁措施辅助去除牙间隙的菌斑及食物残渣。牙线、牙间隙刷等辅助工具是牙刷的良好补充，可用于牙刷难以触及的部位，从而使口腔清洁更为彻底。

1）牙线：使用牙线可以有效去除种植体之间、种植体与天然牙之间、天然牙之间内的食物残渣，尤其适合牙间隙正常的患者，从而保持种植体及天然牙健康。配合正确刷牙方法、使用漱口护理液，可以非常有效地防止菌斑附着和牙石产生，进一步预防牙周炎。①牙线的选择以柔软有弹性为主。②使用方法：首先，取一段约 20~25cm（也有人推荐 30~40cm）长的牙线，将其两端分别缠绕于双手的中指上，拉紧，用拇指和示指指腹控制牙线；其次，把牙线放在 2 颗牙齿之间的牙间隙中，向牙龈方向轻柔地施加压力，左右拉动牙线，使牙线顺利通过牙齿间接触点、滑入牙间隙，在接触点较紧而不易通过的情况下，应牵动牙线在接触点以上做水平向拉锯式动作，以逐渐通过接触点；再次，手指间轻轻加压，使牙线到达接触点以下的牙面，进入龈沟以清洁龈沟区，切忌使用暴力把牙线压进牙间隙，因为暴力会导致牙龈、牙乳头的损伤；然后，牙线进入牙间隙后分别向口内、口外压紧牙线，将牙线贴紧牙颈部牙面并包绕牙面，使牙线与牙面有较大接触面积，上下牵动牙线，轻柔而彻底地清洁前后牙齿的邻面;最后,向𬌗面把牙线提拉出来。重复以上步骤 4~6 次,直到清洁好每一颗牙的邻面。注意勿遗漏最后一颗牙的远中面,且处理完每一区域的牙以后,以清水漱口,漱去被刮下的菌斑(图 16-1-3)。

2)牙间隙刷:用于清洁较宽牙间隙的邻面、有固定桥和放卡环的位置,以及基台近远中邻面的菌斑。根据清洁区域不同分为直型或成角度型,一些间隙刷产品可调节角度以适用于前后牙。刷体分为刷头和刷柄两部分,刷头可更换,刷毛植于一根细铁丝上,呈圆锥形,插入牙间隙来回或旋转刷动,以除菌斑及食物碎屑(图 16-1-4)。

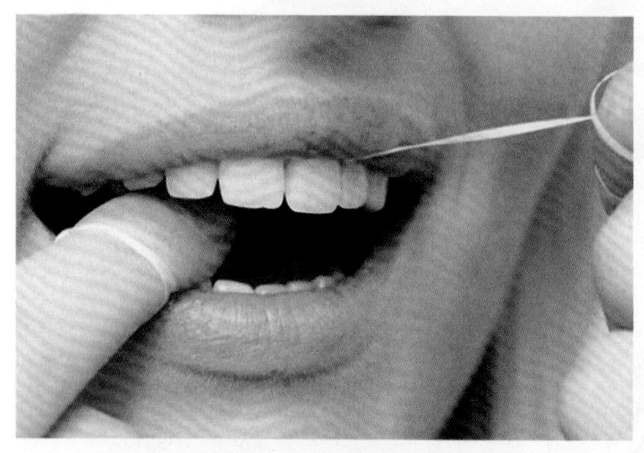

图 16-1-3　牙线的使用

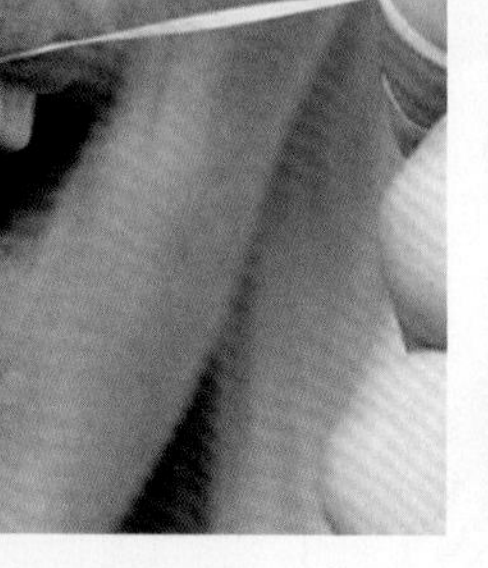

图 16-1-4　牙间隙刷

3)家用冲牙器:利用水的冲击作用去除龈袋深处的食物残渣,避免龈下菌斑聚集,优点是作用温和、范围广,对牙龈等软组织无损伤,可以起到按摩作用,能到达牙刷等不能到达的深度。冲牙器除发挥清除菌斑的作用外,其"氧泵"作用亦能抑制菌斑中厌氧菌的沉积,可有效控制种植义齿,尤其是固定义齿的菌斑沉积(图 16-1-5)。

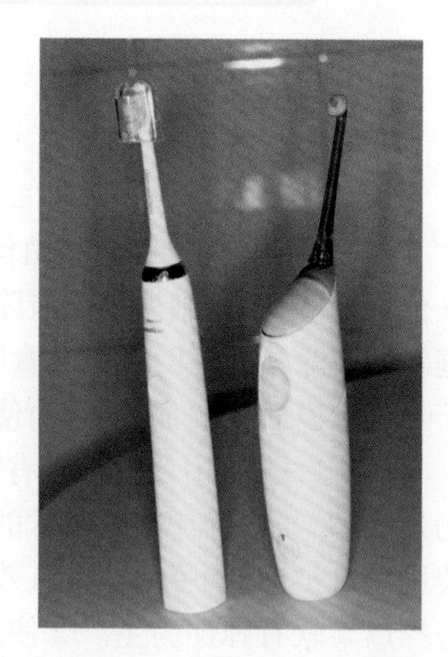

图 16-1-5　电动牙刷及冲牙器

2. 化学性菌斑控制法　研究证明,单纯使用刷牙、牙线、牙间隙刷等机械性方法很难彻底清除菌斑,而化学性菌斑控制法并被证实是很有效果的补充手段。化学药物必须通过一些载体如含漱液,起到控制菌斑的作用,用药方法包括含漱、涂布、局部冲洗、牙周袋内缓释及控释药物的使用等,具体疗效取决于药物能否到达目标区域、目标区域的药物浓度,以及作用时间。含漱剂作为最常用的化学性菌斑控制法,能有效控制口腔内菌斑,并抑制龈上菌斑堆积,阻止菌斑在牙面或牙周袋内定植,防止种植体周炎发生;但在口腔内停留时间短,且药物进入龈下不超过 1mm,故对牙周袋内的菌群没有直接影响。Jonson 等发现抗炎制剂能防止细菌和宿主产生的蛋白酶所引起的组织破坏,减少龈沟液的流量,从而限制某些牙周致病菌的生长。Ciancio 等证明杀菌漱口水有减少种植体菌斑附着、减轻种植体周炎的作用。

现在最常用的漱口水为 0.12%~2%的氯己定含漱液(图 16-1-6),为广谱抗菌剂。作为

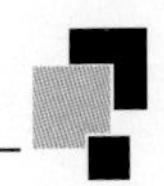

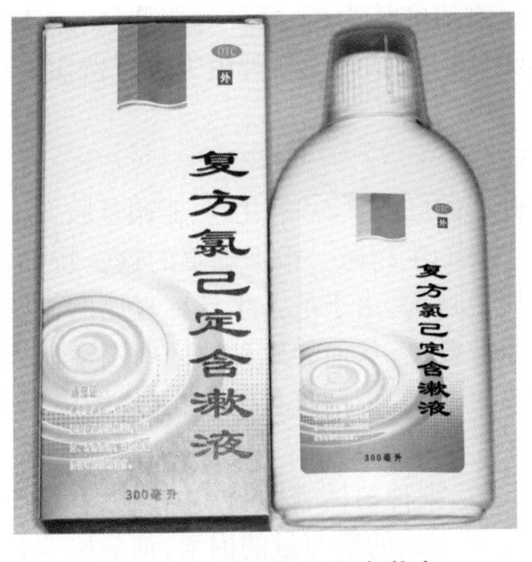

图 16-1-6　复方氯己定含漱液

目前已知效果最确切的抗菌斑药物，氯己定含漱液能较好抑制龈上菌斑形成，且已通过多中心、大样本的临床试验，充分证实了其安全性和有效性，不易产生耐药菌株，已普遍应用于临床。用 10mL 的 0.2%氯己定含漱后，约 30%的药物能吸附于口腔黏膜上皮和牙面，并于 8~12 小时内以活化方式缓慢释放。使用氯己定全身副作用小，主要副作用表现在牙、修复体、舌背染色，味苦，以及对口腔黏膜的轻度刺激；个别患者含漱后有一过性的味觉改变，故建议在饭后或睡前使用，也因为如此，漱口水不能长期使用。具体用法：0.2%氯己定含漱液，每天 2 次，每次 10mL，每次含漱时间为 30s~1min。也有人指出，使用 0.12%的含漱液 15mL，可在保证疗效的同时减少副作用的发生。当然，还有多种杀菌性漱口水也能起到相同效果。

（二）戒烟

1. 吸烟与种植体周炎　临床研究证实，吸烟可增加种植体周炎的发生率。在口腔卫生指数没有显著差别的情况下，吸烟组在出血指数、平均种植体周袋深度、种植体周黏膜炎症程度和 X 线片可辨别的种植体近远中骨吸收等方面的指标，都高于非吸烟组，证实吸烟者进行牙种植治疗存在更大的发生种植体周炎的危险。Roos-Jansfiker 等对 218 例进行牙种植 9~14 年的患者进行研究，发现吸烟的患者更易患种植体周炎。

2. 吸烟与边缘骨丧失　一般认为，种植体负荷后 1 年的时间里，种植体周边缘骨丧失量较大，垂直方向上平均可达 1~2mm；1 年以后骨丧失相对变慢，垂直方向上平均小于 0.1mm/年。多数学者认为，吸烟可引起更多的种植体周边缘骨丧失。Levin 等对种植后的患者进行了 5~14 年的随访研究，证实随着种植后时间的延长，种植体周边缘骨丧失量减少；同时也发现，现时吸烟者的边缘骨丧失量高于曾吸烟者，两者的丧失量又都高于从不吸烟者。国内有学者研究发现，吸烟对种植体边缘骨丧失的相对危险度（relative risk，RR）是 8.403，与非吸烟者相比有显著性差异（$P<0.05$），说明吸烟可能是种植体早期边缘骨丧失的危险因素。但也有研究认为，吸烟患者种植体边缘骨丧失量与非吸烟患者相比无明显差异。

3. 吸烟与骨增量失败　Schwartz-Arad 等从自体块状骨移植的种植患者中发现，吸烟者有 50%出现并发症，非吸烟者为 23%，二者差异具有统计学意义。同样，吸烟也是影响上颌窦底提升术伴同期或延期牙种植术的危险因素。总之，对吸烟者进行垂直和/或水平骨增量、上颌窦底提升术、GBR 等手术时，同期或延期种植的患者会出现更多的骨增量失败，甚至种植失败的情况。

4. 吸烟与种植失败　种植失败是指种植体周存在不可控制的感染，种植体松动，不能承受咬合力，影像学检查可见种植体周有透射区，此类种植体可自行脱落或需要立即拔除。多数学者认为，吸烟是影响种植成功与否的重要危险因素。Moy 等对植入 4 680 颗种植体的 1 140 名患者进行了长达 21 年（1982—2003）的回顾性研究，发现具有吸烟史者，失败率高达 20%，所以认为吸烟是种植失败的一个有意义的预测因素，其相对危险度（RR）1.56（$P=$

0.03)，并且发现多数失败是在第1年内发生的。也有研究认为，上颌骨对烟草的有害物质更加敏感，上颌较下颌有更多的种植失败病例，且吸烟量、吸烟时间与种植失败有密切关系，吸烟量越大，吸烟时间越长，种植失败率越高。

5. 吸烟影响牙种植的机制

（1）影响血液循环：烟草中含有数千种有害物质，如尼古丁、一氧化碳、亚硝基胺等。其中，尼古丁对细胞具有毒性和血管活性，是烟草中主要的生物碱。根据烟草的这一特性，有学者对烟草影响牙种植失败的机制提出了假说。假说认为，由于尼古丁具有直接的血管收缩作用，以及增加血液中纤维蛋白原、血红蛋白和血液黏度，从而导致种植区周围微血栓形成，造成血液及营养障碍；同时，尼古丁可使血液中碳氧血红蛋白过量，导致氧运输障碍，最终导致种植体周骨形成不良，骨结合失败。

（2）影响骨代谢：牙种植成功的重要标准就是要达到种植体表面与周围健康骨组织的直接接触，即要达到骨结合。任何影响种植体周健康骨形成的质与量的因素，都会影响骨结合的完成。基础研究表明，吸烟可以影响成骨细胞的增殖，影响骨基质蛋白的合成，并且可以通过调节白介素6、肿瘤坏死因子-α的分泌来刺激破骨细胞的分化，加速骨中主要成分磷酸盐的吸收，从而影响骨代谢。动物研究也表明，烟草可以使大鼠的骨小梁的数量及矿化程度下降，可降低新骨形成的量及矿化程度，并且其严重程度与烟草中有害物质的量成正相关。

（3）其他：除影响血液循环、骨代谢以外，尼古丁对其他系统的影响最终也会影响到种植术的成功。如尼古丁可影响免疫功能（抑制中性粒细胞的功能，降低机体对感染的抵抗力，干扰炎症反应和伤口愈合）；促使机体释放神经传导物质，限制抗体产生，影响外周免疫调节T细胞；减少机体对钙的吸收，从而导致骨质疏松，最终影响成骨和骨的矿化。

6. 采取的措施　鉴于吸烟对种植修复产生的诸多危害及造成的种植失败给患者带来了生理心理上的痛苦及经济上的负担，因此，种植医师有必要对进行牙种植修复的患者，尤其是吸烟者，采取相应的措施，来减少吸烟对牙种植的不利影响。为此，国内外学者提出了一系列的理论与措施。首先，种植医师要在种植术前向患者仔细解释吸烟影响牙种植的严重危害，并与吸烟者达成戒烟协议，确保得到患者戒烟的最大依从性。其次，由于吸烟可影响骨代谢，停止吸烟能逆转烟草对骨质的损害作用，所以要求吸烟的患者术前戒烟，并永久戒烟。Bain等认为，应当要求吸烟者长期戒烟；如果患者不能长期戒烟，也应至少术前1周戒烟，从而逆转血小板黏附、血液黏度增加的水平和尼古丁的短期影响；并且应术后至少2个月继续戒烟，以保证骨结合进入成骨细胞期，可以建立早期的骨结合。综上所述，由于吸烟可导致种植修复的诸多并发症，甚至造成种植失败，其作用机制复杂，因此，临床上对进行牙种植的吸烟者需要仔细谨慎，尽可能地采取措施减少甚至消除患者的吸烟行为，尽可能地争取种植修复的成功。

（三）控制饮酒

1. 饮酒对牙种植的影响　目前关于饮酒对牙种植影响的研究很少，关于这方面的文献也很有限。大都认为饮酒可能对牙种植产生不利影响。Galindo-Moreno等的研究认为，每天饮酒>10g的牙种植患者3年种植体周边缘骨平均丧失（1.66mm），较不饮酒者（1.25mm）增加，二者间差异有统计学意义。此研究还发现，饮酒较吸烟可引起更多的边缘骨吸收；饮酒还与增加骨吸收和牙种植失败的行为（如口腔卫生不良）相关，可以与牙龈指数或菌斑指数产生协同作用，造成更多的边缘骨吸收。虽然饮酒比吸烟对种植的影响更大，但酒的影响没有引起学者足够的重视，推测可能是因为学者将焦点集中在吸烟上，从而混淆了饮酒因素的不利影响。

2. 饮酒对种植体影响机制　饮酒者可能营养不良、维生素缺乏，导致口腔组织对种植体的不良反应。乙醇对肝脏有毒性反应，能破坏凝血酶原和维生素 K 产物，影响凝血机制。即使适度饮酒且维生素不缺乏，仍对手术伤口愈合不利。乙醇可以改变中性粒细胞的功能，降低中性粒细胞的黏附性、移动性，降低吞噬细胞的活性及改变 T 淋巴细胞活性。此外，饮用酒中还包含杂醇油、亚硝胺等成分可引起骨吸收，以及阻止新骨生成。

（四）控制其他行为因素

磨牙症（bruxism）是咀嚼系统的运动紊乱，特征是睡眠或清醒时牙齿的研磨及磨牙癖。其病因大致可归纳为三类：形态学因素（如牙因素）、病理生理学因素（如中枢多巴胺系统紊乱）和心理社会的因素（如精神压力）。磨牙症广泛存在于成年人群中，约占 10%，并且通常被认为是牙种植失败、颞下颌关节疼痛及牙齿磨耗的可能病因之一。磨牙症分为三型：一是磨牙型，常在夜间入睡后磨牙，又称夜磨牙；二是紧咬型，常在白天注意力集中时不自觉地将牙咬紧，但没有上下磨动的现象；三是混合型，兼有夜磨牙和白昼紧咬牙的现象。

（1）磨牙症对牙种植的影响：多数学者认为磨牙症对种植不利，并常作为临床研究的排除标准，甚至种植治疗的禁忌证。原因是分析研究认为，咀嚼对种植体产生的是生理性负荷，而磨牙症则是超负荷。超负荷可打破骨吸收、骨生成平衡，在种植体骨接触表面形成微骨裂，随后在骨裂处发生骨吸收、结缔组织和上皮组织长入；也可能造成种植体本身折断、连接螺丝或基台螺丝的松动/折断，或者上部结构的过度磨耗/折断等，从而造成种植失败。但是，也有学者认为磨牙症和种植失败间没有直接的因果关系。尽管磨牙症常被认为是种植的禁忌证或相对禁忌证，但是对于这方面研究的结果并不一致。目前主要是临床研究，还缺少严格控制的实验来明确二者间因果关系的真实性。

（2）针对磨牙症采取措施：尽管磨牙症与种植失败间因果关系还不明确，但是对磨牙症者进行种植治疗，需要仔细制定治疗计划，采取措施减小种植体受力。对此专家建议：①尽可能地减轻或消除磨牙症；②注意种植体数量、长度、直径等；③注意𬌗面的设计；④注意连接部分的设计；⑤最后，夜间可用硬质𬌗垫（图 16-1-7）。

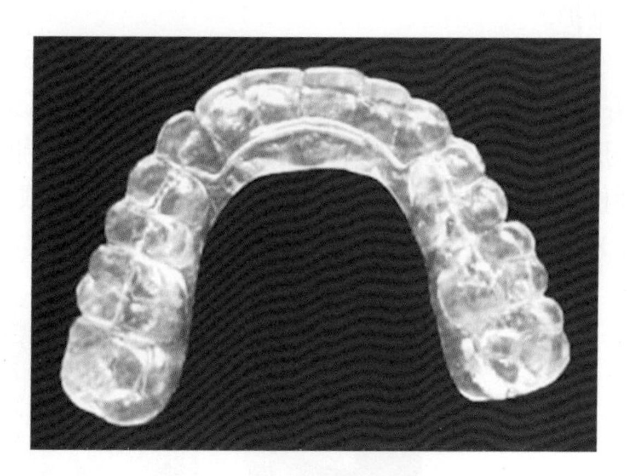

图 16-1-7　硬质𬌗垫（上颌）

三、种植体的专业维护

种植体的维护是一个大而广泛的内容，现今观点认为，仅靠家庭维护不能完全控制菌斑，要想获得预期效果，必须结合定期的种植体专业维护，这一操作，需要在患者的积极配合下由口腔医师完成。

（一）种植义齿菌斑控制

种植义齿维护除消除殆干扰外，更重要的是创造良好的口腔卫生环境，减少细菌性感染。种植体卫生维护主要依赖定期洁治。洁治不仅可以清除种植体表面菌斑牙石，还可以使种植体表面重新获得骨结合机会。单独使用机械方法如塑料洁治器、橡皮杯，不能完全去除种植体粗糙表面的菌斑；要增强术后愈合效果，应配合使用化学方法如使用漱口水、局部或全身使用抗生素。目前，种植体表面脱污的方法，包括超声波洁治、手用洁治器（分为碳纤维洁治器、钛质洁治器或塑料洁治器）洁治、Er：YAG 激光处理（图 16-1-8，图 16-1-9）、喷砂及氯己定冲洗等。近来，各种激光的应用逐渐增多，近期的一项体外试验表明，只有 CO_2 激光、diode 激光、Er：YAG 激光适用，因为只有这些特殊波长才很少被钛所吸收，也不会造成照射过程中种植体温度明显升高的情况。由于 CO_2 和 diode 激光均不能有效移除种植体表面菌斑，所以只能与机械方法结合使用；而体内试验证明，Er：YAG 激光可在不对结合组织造成高温损伤的情况下，有效清除菌斑，但是其作用力度还有待进一步研究。也有学者认为，Er：YAG 激光虽然对种植体表面无明显破坏作用，但其清洁作用不理想。ITI 与 Xive 种植体表面均为粗糙面，塑料洁治器因会在较大程度上破坏种植体表面的生物相容性，而不被采用。至于喷砂、氯己定冲洗等方法，因为很难达到深部组织，也不被采纳。对于 ITI 种植体的酸蚀加喷涂表面，无论激光、超声，还是塑料洁治器，均会破坏其表面的生物相容性。另有部分学者认为，塑料洁治器虽然对种植体表面形貌无明显影响，但是塑料较软，去除牙石效果较差，而且洁治后会将塑料粉末遗留于种植体表面，所以也被舍弃。不锈钢较纯钛硬，会对钛种植体表面造成较大的损伤，这种损伤不仅会使种植体表面粗糙、利于菌斑堆积，而且可能破坏钛表面的氧化层，使其易被腐蚀并影响生物相容性，因而不锈钢器械不宜用于种植体的维护。

碳纤维洁治器作为一种新型洁治器械（图 16-1-10），由隔热绝缘材料制成，与塑料洁治器一样，对钛种植体基台的表面形貌及粗糙度都无明显影响。碳纤维洁治器头（carbontip）外形细巧，有适应牙体外形的各种角度，可深入牙间隙及龈缘下；而且碳为隔热绝缘材料，在种植体的应用过程中可避免因产热和静电所造成的损伤。另外，我们把超声洁治区域局限在光滑表面，不仅保障了种植体表面光滑性，也提高了洁治效率；在种植体深部，我们采用碳

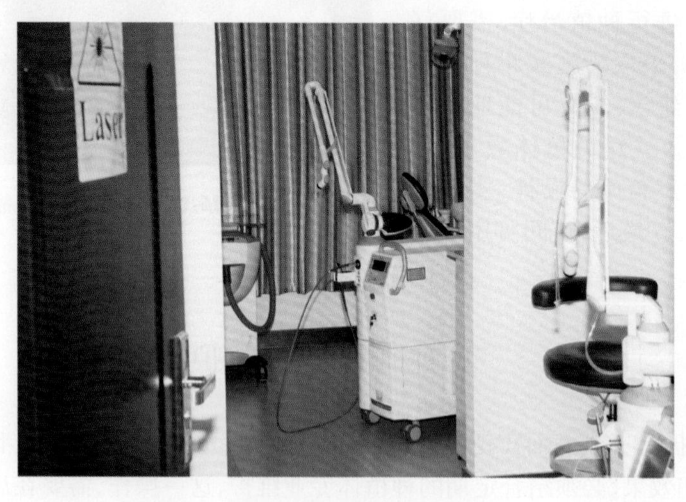

图 16-1-8　激光治疗仪

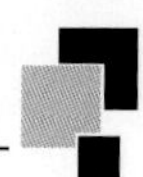

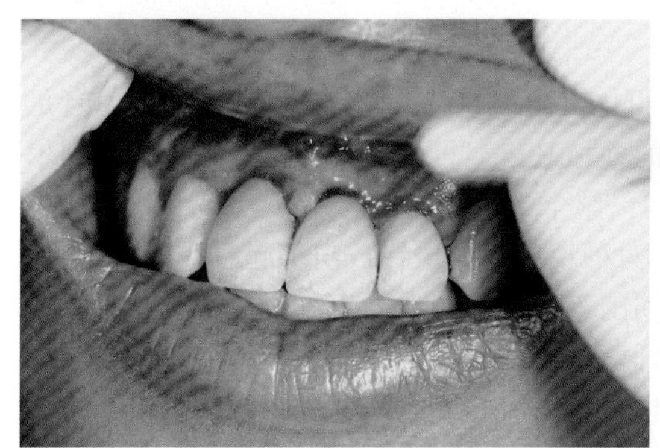

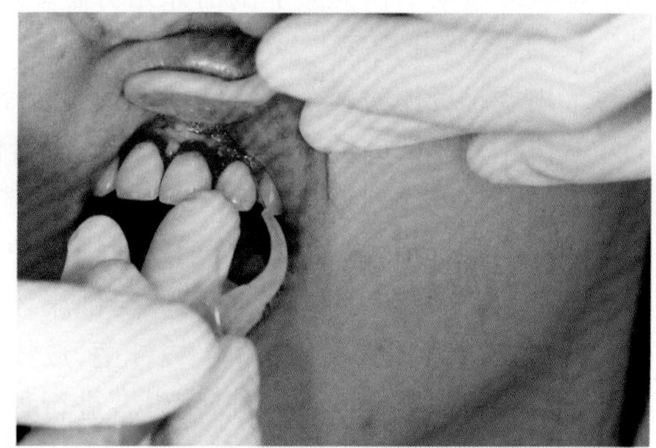

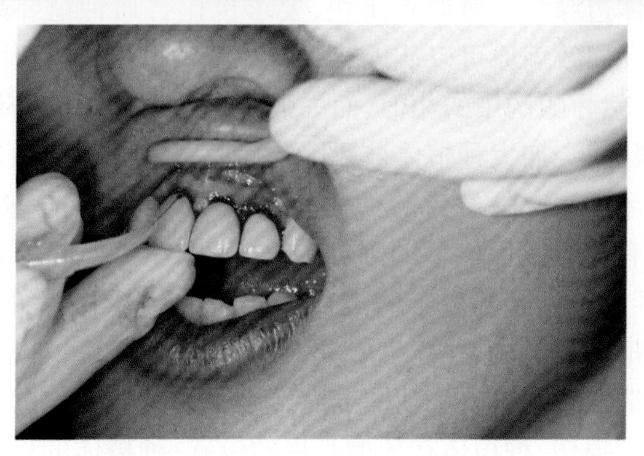

图 16-1-9　运用激光治疗种植体周炎

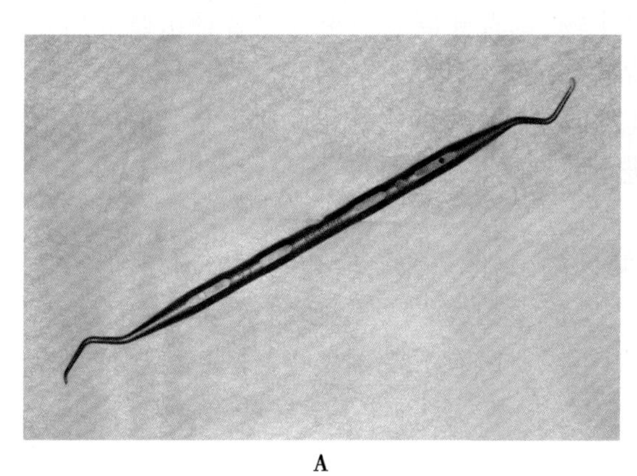

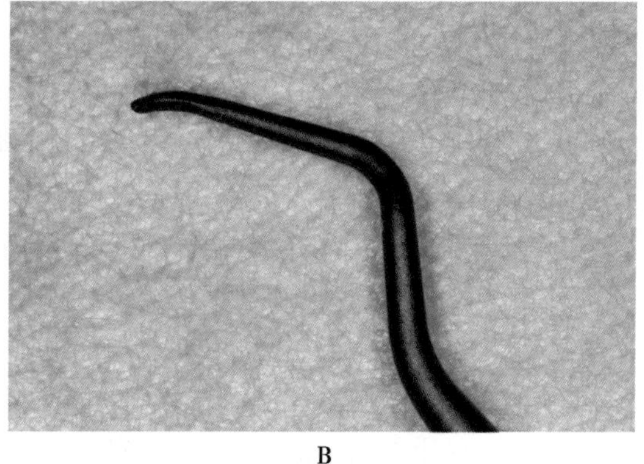

A　　　　B

图 16-1-10　碳纤维洁治器

A. 洁治器;B. 洁治器头。

纤维洁治器,可以很好地减少种植体表面结构破坏,也避免了金属或塑料制品污染。体外实验也证实,用碳纤维工作头的超声洁牙机清除种植体表面的菌斑牙石时,不会损伤种植体,效果优于塑料洁治器、磨光橡皮杯等措施。

近年来,有一种新型超声洁牙器械 Vector 被用来预防种植体周炎,该种器械的能量转换

方式不同于传统的超声器械。研究显示，尽管 BOP 明显降低，但其治疗种植体周炎的效果与手动碳纤维洁治器的龈下刮治并无明显差别。

（二）治疗牙周病

牙周病患者作为一个特殊的种植义齿治疗群体，修复难度较大，必须引起医师及患者足够重视。相较于牙周健康的患者，牙周病患者的种植义齿显得较为复杂，从术前、术中到术后应遵循完整的序列治疗计划。术前的病例选择、整个治疗过程中完善的牙周治疗，到术中可能需要的骨移植，以及术后长期的牙周维护，对种植义齿的最终成功都起着重要作用，不容忽视。相关研究表明，成功种植体与健康牙周围有相似的菌群微生物，包括链球菌属、韦荣球菌属、噬二氧化碳细胞菌属、梭杆菌，放线杆菌属也可以是健康种植体和天然牙周围的优势菌。有些研究表明，对牙周病患者进行种植修复，种植临床成功率会降低，获得种植体周炎的风险更高，种植体边缘骨也吸收得更快，要求也比普通种植要高。有研究证实，在牙列缺损的患者口腔中，牙周致病原可以从天然牙转移至种植体。有研究证明：①成功种植体周的微生物群与健康天然牙龈沟中的相似，而失败的种植体周微生物群与牙周病区域近似；②细菌在天然牙周围聚集，会加大种植体被牙周致病菌感染的可能性。张筱薇等研究表明，随着时间的延长，具有牙周病史的患者的种植体周炎的风险增加。早先有牙周病历史的种植体植入区域内，普遍有牙周病原体量的增加。这表明，在长期的力作用下，有牙周病历史患者经治疗后形成的牙周健康平衡较容易被打破，这将导致种植后的牙列中致病微生物的持续增加，进而增加种植体周炎的风险。如果不采取相应的措施，种植体周炎将导致周围支持骨组织的破坏，最终造成种植修复失败。当然，除了牙周病，其他的一些因素，例如适应证选择不当、手术中的机械损伤、种植体在牙槽骨里的位置、种植体的形状、种植体在口腔中的受力情况、微生物的入侵、种植体材料的选用与生产工艺等，也会影响到种植体植入以后的稳定性。

成功种植体与健康牙周围有相似的菌群微生物，具有牙周病历史的患者种植修复后短期内牙周菌群与健康人群相似，但长期而言牙周致病菌数量明显高于对照，种植体周炎发生的风险增加，种植体边缘骨也吸收得更快，而其对种植成功率的最终影响则需更长时间的观察。因此，种植修复后，对有牙周病史的患者进行长期的菌斑控制及种植设计时的力控制，是降低种植体周炎发生的有效途径。

有学者通过回顾性分析发现，因牙周病而缺牙的患者，只要有恰当的牙周治疗和维护，采取种植修复，可以有很高的种植体存留率。宿玉成认为，在牙列缺损的患者口腔中，维持天然牙牙周的微生物群，就可以保存与种植体周组织健康有关的微生物群的稳定。如果余留牙有牙周炎，应进行恰当的设计和治疗，消除病因，控制发展。也有文献报道，有牙周病史的患者与没有牙周病史的患者比较，种植体 5 年和 10 年的存留率差异没有统计学意义。因此，牙周病致牙列缺损或牙列缺失的患者，可以选择种植修复。康博等研究表明，在慢性局限型牙周炎病情得到良好控制的情况下，行牙种植短期效果良好。陈琳等研究表明，牙周病患者拔牙后若缺骨严重，可考虑即刻行骨粉植入，以缩短种植修复时间。随着 GBR 的成熟，我们可以通过植骨来提高手术的质量。魏娟等研究表明，良好的护理措施有助于提高牙周病患者即刻种植修复的成功率，在牙周病患者种植前进行必要口腔准备、心理护理、术中特殊处理、术后特殊护理，能够提高即刻种植在牙周病缺牙患者中应用的成功率，值得在临床上进一步关注。

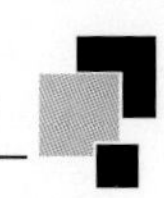

通过以上讨论,我们认为,对全口牙列牙周病患者的种植治疗方案,必须注意以下几点:①必须严格进行牙周病的治疗和控制。在牙周治疗结束后,经牙周专科医师评估,牙周病已经得到良好控制后,才能进行下一步的种植治疗。并且在种植结束后,还要进行观察和维护。②对影响种植修复的患牙进行拔除。对于没有功能、影响种植成功率和修复效果的松动牙,必须跟患者解释清楚,以期得到患者的理解和配合。③拔牙后,选择实行即刻种植,还是延迟种植。对于牙龈情况良好,没有活动性牙周病的患者,可以利用新鲜拔牙窝进行即刻种植,以期缩短治疗时间。一般情况下,牙周病患者等待骨结合的时间更长。在3~6个月的时间里,为减少患者等待修复期间缺牙的烦恼,可进行暂时性修复。④处理骨量不足的情况。长期慢性牙周病,牙槽骨严重吸收,垂直高度减少,给种植带来一定的难度,可以采用GBR、Onlay植骨等方法。⑤选择修复的类型。要结合患者口腔的情况、患者的个人意愿和经济条件选择。

对牙周病患者进行种植修复,存在比无牙周病患者更多的不利因素,但是随着生物力学和材料力学的研究进展、种植体外形设计的不断改进,以及各种先进的表面处理技术的问世,种植体和骨结合的时间大大缩短,减少了患者的缺牙期。在牙周治疗等其他治疗的积极配合下,会有越来越多的牙周病患者通过进行种植修复,取得良好的修复效果,具备良好的美学效果与功能。患者的种植义齿是必须以控制牙周情况为前提的,这需要基础治疗,必要时甚至牙周手术治疗,更为重要的是,需要种植义齿后持之以恒地维护,包括:①学习正确的刷牙方法,养成良好的口腔卫生习惯,保持口腔卫生;②定期对天然牙行龈上洁治术、根面平整术,消除龈上和龈下的菌斑、牙石,以及对种植体进行专业维护;③消除其他一些局部刺激因素;④药物治疗;⑤纠正全身性或环境因素,如吸烟;⑥及时、按期复查口腔卫生状况,并根据具体情况作出相应处理,严格遵从医嘱。

(三)控制糖尿病

长期以来,临床上对糖尿病(diabetes mellitus,DM)患者的牙种植一直持比较谨慎的态度。Farzad等统计了782例接受牙种植的患者,其中糖尿病患者仅占3.2%。随着研究的深入,多数研究者认为,糖尿病不应被视为种植体植入的绝对禁忌证,血糖的控制是糖尿病患者牙种植获得成功的关键。Shernoff等报告,2型糖尿病患者种植体植入后早期及修复后1年的失败率分别为2.2%和7.3%。Peled等对41例患者进行全口牙列种植体支持的覆盖义齿修复,1年和5年的成功率分别为97.3%和94.4%,在血糖控制良好、合理抗感染的情况下,种植体1年以上的成功率在临床上可接受。这些结果都表明,糖尿病患者在病情得到良好控制的前提下,完全可以接受牙种植。

实验表明,糖尿病对种植义齿的不良影响包括:①不利于种植体周骨形成,延迟种植体周愈合,并使愈合不完全。②新骨骨质异常。动物实验表明,在糖尿病控制不佳的个体中,种植体周形成的新骨不成熟。③尽管骨愈合不佳,仍可形成骨结合。④胰岛素治疗有利于种植体周新骨形成,减轻糖尿病对骨愈合的不良影响;然而,也有报道指出,经胰岛素治疗的糖尿病患者骨-种植体结合面积明显低于非糖尿病患者,提示胰岛素治疗对糖尿病患者的种植义齿并无益处。也有学者就此进行了临床研究,结果则支持:①术前、术后使用氯己定含漱液和抗生素利于提高2型糖尿病患者的种植义齿成功率;②只要糖尿病患者的血糖在控制下,不管血糖具体被控制在多少,种植义齿成功率不受影响;③吸烟和种植体长度对糖尿病患者种植义齿成功率的影响存在争议，糖尿病和牙周病联合对种植义齿预后和维持的影响也尚无定论。

各型糖尿病种植义齿的原则、计划、血糖控制水平等，均需要一个明确的指导原则，而这需要进一步研究。

长期以来，种植医师对糖尿病患者的种植义齿修复的态度都很慎重。由于糖尿病的病理变化，例如小血管病变、免疫低下、胶原分解等因素，可使牙周软硬组织对局部致病因子的抵抗力下降，加重牙周组织的破坏，导致牙周炎。研究表明，糖尿病与牙周病之间呈双向关系，血糖增高是慢性牙周炎的危险因素；而血糖的良好控制能促进牙周的康复。目前，有许多学者已将牙周炎列为糖尿病的第六大并发症。Ward D T 等研究发现，2 型糖尿病可以延缓四肢躯干骨和颅骨的骨愈合与改建。虽然 2 型糖尿病影响口腔种植的作用机制尚不清楚，但是胰岛素抵抗肯定会延缓种植体周骨的改建。Klokkevold 等报道 2 型糖尿病患者患牙周炎的概率较正常人高出 2.9~3.4 倍，而种植体周感染也是早期种植失败的主要原因之一。在 2 型糖尿病动物模型中，骨质丧失并不完全由于破骨细胞的增加，还有新骨形成的减少。原因是高血糖会抑制成骨细胞的分化，同时改变甲状旁腺素（控制体内钙磷代谢的主要物质）的应答反应。此外，还可以对骨基质及其成分产生有害作用，同时影响细胞外基质的粘连、生长、聚集。有实验证据显示，在 2 型糖尿病的大鼠和兔子模型中矿物质（体内）平衡明显失调；前期骨质的产生和新骨形成明显减少。Nevis M L、McCracken 通过在糖尿病大鼠和兔子的胫骨远端植入纯钛种植体后发现，种植体与骨组织的结合降低了 50%，在实验开始到种植术后的 80 天没有达到正常组的水平。种植体周的骨容量大约减少了 50%，严重影响了种植体在胫骨中的机械固位。这些研究均一致表明，糖尿病会损伤种植体周成骨性细胞组织的潜在分化。2 型糖尿病会影响大鼠皮质骨区的骨再生（折裂修复时产生的），这种再生是由骨外膜干细胞通过膜内和软骨内的骨分化形成新骨，而 2 型糖尿病会干扰破坏上述成骨性分化形成新骨的整个过程，使骨折愈合延迟，骨组织的生物机械学强度受到损伤。另外，糖尿病还使成骨能力发生缺陷，包括矿化和基质形成的减少或延迟。Asegawa 等研究发现，2 型糖尿病大鼠和正常大鼠的胫骨远端分别植入种植体 8 周后，在 2 型糖尿病大鼠组的种植体表面新形成的骨组织连续性很差，种植体的内表面混有大量的软组织，同时在种植体和骨组织之间形成较为广泛的软组织介入，从而影响种植体的骨结合，而在正常组骨组织连续性很好且完整。经典的骨结合理论认为，具有良好生物、物理性能的钛种植材料植入颌骨，可以形成种植体与骨组织的直接接触，形成在分子水平上的结合。许多实验证明，在骨质疏松的情况下，种植体骨结合的速度较正常骨质要慢，而糖尿病患者通常伴有一定程度的骨质疏松。

提高糖尿病患者牙种植的成功率，主要取决于两方面：一方面是加强抗感染，另一方面是有效地降低高血糖对局部组织愈合的不利影响。

1. 加强抗感染　由于糖尿病患者由于长期处于高血糖环境，免疫功能低下，机体防御能力明显降低，对感染的易感性明显增高，所以种植体植入术后，应加强抗感染治疗。牙周炎等口腔疾病的局部抗生素治疗研究显示，除全身治疗以外，口腔局部治疗的效果和意义不容忽视，糖尿病患者种植体植入后加强局部抗生素的应用，有望取得良好的抗感染效果。Morris 等研究发现，术后口腔氯己定冲洗可显著提高患者种植体的生存率。

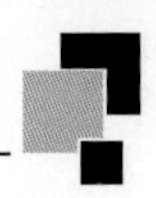

2. 有效降血糖　临床研究显示，血糖控制对糖尿病患者牙种植预后具有积极作用。Payam Farzad 等认为，只要血糖浓度正常或接近正常，种植义齿成功率与正常无异。然而，接受牙种植的糖尿病患者不仅以血糖下降水平为标准，还要兼顾对并发症的治疗及骨组织的保护。但是，目前的研究显示，在全身应用药物改善血糖浓度后，局部颌骨质和量的改善及对种植体周骨结合的影响有限。目前，应用于糖尿病患者牙种植的药物主要是胰岛素，作为一种多功能的蛋白质激素，胰岛素除经典的代谢调节作用外，在骨代谢过程中也能发挥重要作用。有学者认为，胰岛素可直接刺激成骨基质形成。Siqueira 等通过组织学观测指标发现，胰岛素可以逆转四氧嘧啶诱导的糖尿病对大鼠胫骨种植体周骨形成量减少及种植体-骨接触率下降的影响。但是，更多的研究结果显示，系统性胰岛素治疗对种植体周骨结合改善的作用有限，而且胰岛素治疗不能改善四氧嘧啶诱导的糖尿病家兔种植体的生物力学强度。

不论 1 型还是 2 型糖尿病，目标都在于将血糖水平控制在正常或接近正常水平，这需要与专业医师合作。对 2 型糖尿病的治疗计划，包括健康的饮食及生活方式、口腔卫生、戒烟，并联合或单独使用胰岛素。

第二节　种植义齿的随访

种植义齿的随访是维持种植义齿口内长期稳定使用的重要保证。通过随访可以早期发现种植义齿出现的问题，及时给予干预，阻断疾病进程，将其降至最低程度，避免造成不可挽回的危害；同时，随访也是评估种植义齿疗效的重要途径之一。目前，虽然尚无系统数据对比随访与不随访的种植义齿使用寿命情况，但学者们充分肯定其重要性，均认为随访是提高种植义齿使用寿命的重要方法。因此，有必要反复对患者强调随访的重要性，这对增加种植体义齿使用寿命以及长期疗效都是必不可少的。

种植义齿修复后，患者对种植义齿使用及维护尚不熟练，因此，一般建议患者戴牙后 1 周复诊，然后 1 个月、3 个月、6 个月和 1 年复诊即可。值得注意的是，由于种植义齿费用昂贵、患者期望值高，以及操作的复杂性，所以患者戴牙后定期复诊是非常重要的。

此外，当患者出现以下任何一种情况时，均应尽快就诊。

1. 种植义齿松动、脱落，包括冠、基台、螺丝等种植义齿部件。

2. 种植义齿损坏，包括修复体崩裂、金属支架断裂及义齿折断等。

3. 种植体周疼痛、黏膜红肿、溢脓等。

由于不同患者对口内种植义齿关注及重视程度不同、发现异常的时机不同，以及对待同样问题处理态度不同，医师应告知患者不及时就诊的严重后果，包括义齿无法再戴入，甚至种植体的取出，以免带来不可挽回的后果。

一、主观感觉

主观感觉是患者对种植义齿使用后最直接的感受及体会。一方面，对患者而言，主观感觉便是评价种植义齿的标准；对医师而言，也是评估种植体成功与否的重要参考指标。

另一方面,主观感觉也能很好地引导医师进行相应的检查,很大程度上帮助医师发现种植义齿中出现的异常情况。因此,了解患者使用后的主观感觉至关重要,主要包括以下两个方面。

(一) 主观满意度的评估

评估内容及评级标准大致包含以下几个部分(表 16-2-1)。

表 16-2-1 患者主观感受评估表

评估内容	好	一般	差
美观度	近似天然牙	不易发现有假牙	明显戴有假牙
语音功能	发音不受影响	发音有异常感	语音含糊
咀嚼功能	近似进食正常	咀嚼纤维食物受影响	不能咀嚼
固位功能	进食说话不脱位	吃黏性食物脱位	进食脱位
舒适感	无异物感	偶有异物感	异物感明显

D. Wismeijer 等通过美观、语音、咀嚼等方面评估种植体支持的全口义齿,并以分值的形式让患者进行评分,通过统计学的方法得出相应的数值,以表示患者各方面及综合的主观满意程度,更客观地评定患者的满意度,具有更直观的效果,以及更科学的分析标准。

目前,尚无统一的种植体主观满意度的评价标准,尤其是在种植固定修复与活动修复中,评价的内容差别更为明显;同时,各研究者也常因自己研究主题侧重点不同,而适当详细或简化相应的评估内容。所以,各种评估方法尚缺乏一致性。希望在不久的将来,能够统一种植体修复的主观满意度评估标准,并作为评估种植成功与否的重要指标之一。

(二) 种植义齿带来的异常感觉

1. 种植义齿松动、脱落　种植义齿松动、脱落在种植义齿随访中并不少见,而且不少义齿松动、脱落早期都是由患者自己发现的。告知患者维护方法及自我检查,可帮助患者早期发现此类问题,从而避免种植体部件的进一步松动、丢失、折断、误吞等更严重的后果。义齿松动、脱落早期,只须在完成相应部件清洁后进行对应的处理,例如拧紧固位螺丝、重新粘接固位等,即可获得良好的效果;倘若任由其继续发展,造成种植部件折裂、丢失,则可能无法立即修复而需要重新制作义齿,严重时可能需要重新植入种植体。

2. 种植义齿损坏　种植义齿损坏通常是义齿使用时间较长,金属、烤瓷或树脂疲劳所致,也可能是患者使用不当。一般需要重新制作义齿才能得到完善的解决。但若为种植体本身折断损坏,且无法更换其配件时,则需要将种植体取出后再植入新种植体。此类患者,尤其是固定修复患者,常以咬物不适为主诉,检查时应特别注意。

3. 种植义齿周围疼痛　由于种植体不具备牙体、牙髓结构,所以疼痛来源均不是牙源性的。因此,当患者主诉为种植牙疼痛时,多考虑为种植体周组织引起的。此时,应仔细检查种植体周情况,及时给予对症处理。另外,也要认真检查余留牙情况,排除主诉是否为邻牙或对颌牙放射疼痛所致。

4. 种植区咬物不适　由于种植体不具备与天然牙相同的牙周膜结构,所以在种植义齿

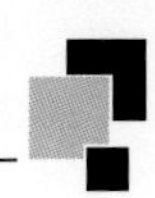

使用早期，不少患者表现出不适应状态，如咬物不适、异物感等，这在修复牙位数较多和缺失牙时间较长的患者中表现更为明显。不适应状态的消失可因患者适应能力不同而有一定的差别，一般1~2周后可基本适应。值得提出的是，判定患者为不适应状态前，应排除𬌗干扰。𬌗干扰也同样出现在修复体戴入后早期，但不适感较为强烈，患者常有相应的描述，咬合纸显示咬合高点或无接触，并可通过调𬌗方法得到减少和消除。

5. 食物嵌塞　食物嵌塞是导致种植体周炎的一个重要因素，在种植修复中应引起一定的重视。

(1) 垂直型食物嵌塞：多是冠修复邻接过松所致，一般通过改善邻接关系即可得到良好的效果。因此，在戴入义齿前就应检查邻接松紧度是否合适。

(2) 水平型食物嵌塞：主要原因是龈乳头退缩，目前尚无良好的处理办法，戴牙前应告知患者食物嵌塞的可能性，并向患者反复强调清洁的重要性，保证种植体周组织的长期健康，预防种植体周炎的发生。

6. 其他　除上述主观感觉外，还有义齿固位不足、咀嚼效率低下等情况，应根据患者的主诉查找相应的原因，减少或消除患者的不适。有时根据主观感觉，患者能够敏锐地早期发现种植义齿存在的问题，并引导种植医师及早解决。

二、客观检查

客观检查是指通过器械或仪器对口腔进行检查，既包括体格检查如修复体、牙龈等检查，也包括仪器检查如X线检查等。种植义齿的客观检查内容既包括龈上部分，即冠、活动义齿等的检查，也包括龈下部分，即种植体和基台的检查。以下将从种植体动度、牙周组织、咬合及X线检查等方面进行详述。

（一）种植体、修复体动度

种植体、修复体松动不仅可发生在修复体与种植体之间，而且可发生在种植体内部组件之间和种植体与牙槽骨之间，因此，临床检查时任何一个环节都不可忽视。当松动部位不能明确时，有必要取下修复体，对每一个种植义齿的组成部件进行详细的检查与分析，最终明确松动部位，并予以相应的处理。

1. 一般检查

(1) 种植体与牙槽骨间的松动：种植体与牙槽骨间的松动较为少见，一旦发生则基本宣告了种植治疗的失败。与天然牙不同的是，种植体与周围组织为骨结合而非牙周纤维，因此，种植体不存在“生理性动度”。

成功骨结合的种植体，动度应小于60~70μm，普通的临床检查是无法发现的。但有研究认为，种植体临床检查的“无动度”在临床中意义不大，因为当种植体周骨吸收发生已相当长时间，甚至出现了大量的骨吸收时，种植体临床表现仍可能为“无动度”。因此，若种植体出现明显松动，则已表示种植体失败，是拔除种植体的指征。

(2) 种植体内部组件之间的松动：种植体组件本身不足如固定螺丝加工精度差、修复时医师紧固螺丝用力过小、种植义齿长期使用所致的种植组件疲劳等原因，均可造成种植体内部组件之间松动。此类松动较为常见，如螺丝固位的种植系统中的螺丝松动，以及敲击就位的种植系统的基台松动等。复诊时,通过普通的视诊、触诊及松动度检查,一般比较容易发现,医师予以适当的调整、及时更换配件,问题就能够得到良好解决。反之,若不及时处理,则可能进一步造成种植体结构折断、种植体周骨吸收等不可逆性破坏。

(3) 修复体与基台之间的松动:长期使用造成的粘接剂疲劳、微渗漏、修复体固定螺丝松动,以及活动义齿的反复取戴造成的部件磨耗,都可导致修复体的松动。此类松动最容易发现及处理。

此外,不少口腔医师认为,一旦种植体周已形成骨结合,其支持的上部组件如固定桥等,就再也无须拆除,显然,这是不正确的。在多个种植体支持的固定修复中,与种植体连接的上部组件可能会掩盖种植体动度,也就是说,原本已失败和松动的个别种植体,可能由于其上方组件的固定作用而表现为不松动。事实上,多个种植体支持的固定修复中,其中一个种植体的失败,可能会导致应力分布改变,继而影响其他已成功形成骨结合的种植体。因此,对于有些病例,取下固定修复组件以观察和评估种植体动度,有时是非常必要的。Meffert 等建议评估和检查种植体动度、牙龈健康、卫生状况时,应拆除其上方所有可拆装的固定组件。若早期发现种植体骨结合失败,术者可通过植入一直径稍大的种植体,以重新形成骨结合。若忽略这一点,待种植体周骨吸收严重时,往往需要行更复杂的植骨手术或放弃种植治疗。

综上所述,复诊时检查种植体和修复体的松动度,是必不可少的一个步骤,也是预防种植体发生进一步损坏的重要手段。当发现种植义齿松动时,应首先判定松动部位并进行相应处理。通常发生在修复体的松动最易处理,种植体内部组件间松动较为常见,当排除以上两种情况后,结合 X 线检查判定为种植体与牙槽骨间松动时,就意味着种植体失败。

2. 特殊检查　普通的临床检查只能发现松动明显的种植体或修复体,对松动早期或细微的松动帮助甚微。随着科技的发展,越来越多的精密仪器应用于种植体、修复体松动度检查中。

(1) 牙周动度仪:牙周动度仪(periostest)是由德国图宾根大学口腔种植学及牙周病学专家 Schulte 教授研制而成,使用至今已有较长时间,但因其使用耗时,加之叩击对种植会体造成一定的震荡,所以目前在临床上应用较少。牙周动度仪的灵敏度及精确性均较高,能反映出种植体稳固性的细微差别及变化,可早期发现种植体的微松动,为研究种植体松动度变化提供了一种客观检查手段,现主要应用在科学研究中。早在 1993 年,Schulte 教授就已经利用牙周动度仪评测骨结合,以及口腔种植义齿的咬合情况,并肯定了它在种植领域的应用前景。

仪器包括手机探头和主机两部分。使用时探头在电磁场作用下加速冲出,碰击在被测牙体上,探头一接触到牙面后,牙体阻碍其运动,速度减慢至零。由于牙体的动度不同,产生的阻尼作用也不一样,探头的减速率也不同,仪器通过测定探头的减速率,转化为不同的 Periostest 值。Periostest 数值范围为-8~+50,数值越大,表示松动度越大。该仪器小巧,使用方便,当探头有效冲击达到 16 下时,主机统计分析处理后,立即在液晶显示板上给出数值,并同时发出声音报出数值,从而测量出牙周动度。

Periostest 数值的高低主要取决于牙周组织状况,它不仅反映牙的临床动度,更主要的是

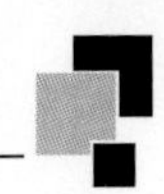

反映牙周组织的弹性。实验表明,牙冠的缺损、充填物或修复体都不会对测量值产生影响。当探头与牙长轴的角度改变,或探头与牙弓切线的角度改变,以及牙面碰击点𬌗龈方向的改变时,均可造成测量值的明显变化。使用牙周动度仪时,建议统一测量方法,由同一操作者反复测试,以减少测试的误差。成功的种植体 Periostest 值多为-8~+5,借助此数值能更敏感地了解种植体的骨结合程度。

值得注意的是,种植体植入早期骨结合界面尚未完全形成,不宜使用牙周动度仪测量,因为使用时对种植体反复叩击,可影响骨结合界面的形成。这一点使牙周动度仪在种植修复中的使用受到一定的限制。

(2)共振频率分析仪:共振频率分析(resonance frequency analysis,RFA)(图 16-2-1)是近年来发展的一种全新的非侵入性的种植体稳定性测量方法,是判断种植体是否形成骨结合的有效方法,可对种植体的稳定性进行长期的监测。共振频率分析仪包括换能器、共振频率分析系统、计算机和专用的软件。用传感悬臂梁与种植体的基台连接,在悬臂梁的两侧安装两个压电元件。测试时,用可以产生 5~15Hz 变化频率正弦信号的逆压电元件使悬臂梁产生振动,另一侧的电压电元件接收测量悬臂梁的振幅。当发射元件从 5~15Hz 扫频时,可以在某一个频率上使得悬臂梁带动种植体发生共振现象,这时另一侧的接收装置记录最大振幅,并将其转换为电压传到共振频率分析仪中,再经过电脑的特殊软件分析记录来测量种植体的稳定度。在发生共振现象时,悬臂梁的振幅最大,其上的压电感应元件的振幅也最大,这时可以记录其共振时的频率值。种植体越稳定,发生共振要求的频率越高,这样就可以通过事先测量的正常值来判断种植体的稳定性了。

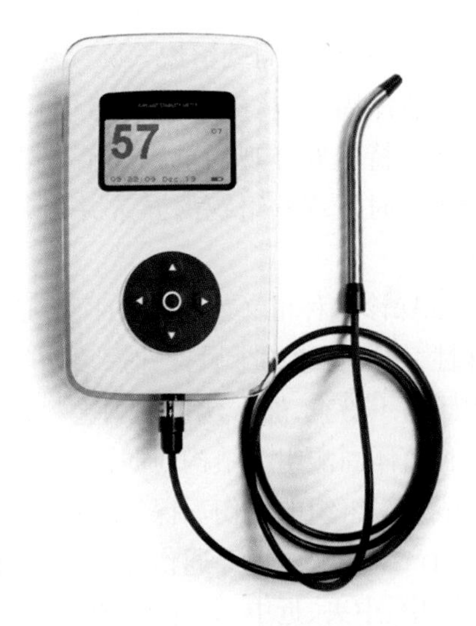

图 16-2-1　共振频率分析仪

一般将输出的共振频率值转换为种植体稳定系数(implant stablilit quotient,ISQ)。ISQ 是用共振频率分析技术来分析种植体稳定性的表达值,取值为 1~100,1 为稳定性最差,100 时稳定性最好。共振频率(resonance frequency,RF)是由种植体周骨的硬度和传感悬臂梁到最先接触的骨的距离决定的。由于不同的传感悬臂梁自身固有的共振频率不同,所以在比较时要对其进行标准化处理。一般来说,ISQ 值在 40~80 变化,值越高,稳定性越强。研究发现,种植体和骨结合界面的高度、宽度及骨密度,对共振频率都有影响,种植体-骨界面低密度和高密度均可以产生比较明显的共振频率变化。这样就可以通过共振频率的变化客观地评价种植体与骨的结合度,预测是否形成骨结合,提高种植体的成功率。

通过共振频率分析仪,不但可以对口内种植体的稳定性进行测量和监控,预测是否形成骨结合,而且还可根据 ISQ 值掌握加载种植体上部结构的时间。Friberg 等使用 RFA 方法对一段式下颌种植体的稳定性进行了 15 周的测量,发现由于义齿负荷过大,所以种植后 6 周

3~5颗种植体的RFA值明显降低;然后,医师让患者接下来的9周里不要使用该义齿,这些种植体的RFA值随即增加;最后,该种植体被用作了固定全口义齿修复的基牙,避免了种植术的失败。

由于共振频率分析整个过程中,不像牙周动度仪需要对种植体进行敲击,所以可以用于种植体植入早期的动度测量。有的学者将每次测量所得的共振频率值以时间为横轴加以作图,所得曲线称为愈合曲线图,并以此来分析整个种植体从植入到修复完成后整个过程的种植体周骨结合情况的变化。一个标准的愈合曲线,一开始由于种植体周有较多的炎症组织,因此会有一段平原期甚至略微下降;随着愈合时间的增加,曲线会逐渐上升,此段时间为骨结合进行期;最后,愈合曲线达到一高峰期,提示骨结合的完成。若初始共振频率太低或愈合曲线在初期持续下降而没有上升,则提示种植体失败的可能。

(二)种植体周软组织

种植体周软组织的健康与否,不但直接影响种植体在体内的长期稳定性,而且也是种植义齿保持良好外观的重要环节。软组织的异常预示进一步骨破坏发生的可能,因此,在随访中及时发现软组织的异常并恢复软组织的健康状态,是保证种植体长期成功的重要举措。

1. 探诊　种植义齿周围的探诊是随访的一个重要内容。由于种植体及其部件表面的特殊性,使用普通的金属探针探诊时容易破坏其表面,从而使细菌更易附着,因此对于种植体周龈组织检查,通常建议使用塑料或尼龙探针,以减少对种植义齿的损伤。

种植体周龈组织结构薄弱,探诊时动作要求轻柔并有支点,并控制力度在0.2N以内,以免造成牙龈组织的损伤。探诊时探针方向尽可能平行种植体长轴,紧贴种植体,避免因方向错误而产生牙龈组织穿通伤,以及种植体表面的损伤。检查位点一般包括牙的颊(唇)和舌面的远中、中央、近中,共计6个位点。探诊按一定方向记录不同位点深度,以提插式而非滑行的方法测量不同的位点。

Florida探针(图16-2-2)是新一代发明的与计算机相连的压力敏感电子牙周探针,由探针、脚闸、数据转换器和计算机存储系统组成。使用该探针进行牙周探诊时,探诊力量可控且恒定,探诊数据由计算机系统自动记录并保存。采用标准恒定的探诊力量0.2N,探针压力为159N·cm,能将测量结果精确到0.2mm,而且无须检查者查看探针刻度,即可获得并自动记录测量值,消除了因检查者视觉而产生的误差。其测量的数据可保存在计算机中,并有图像显示,可生动直观地反映患者的牙周状况。大量的实验证明,Florida探诊测量值的可重复性明显高于手动测量。虽然Florida探针与普通牙周探针相比有明确的优点,但是也存在缺点。使用Florida探针进行牙周探诊时,检查者的触觉灵敏性有所降低,有时会误将龈下牙石当作牙周袋底,而有经验的检查者使用普通牙周探针,往往可将探针尖绕过龈下牙石探到袋底。

一些因素可以影响探诊深度的准确性,例如种植义齿外形限制导致探针角度,很难与种植体长轴完全平行,造成测量误差;组织炎症水肿时,造成测量深度明显增加,一般待组织消肿后测量的所得值,才具有一定的可比性。正常的种植义齿周围探诊深度应小于3~4mm,由于测量误差的存在,因此一般统一将探诊深度5mm作为健康的种植周围龈组织探诊深度的上界,超过此深度则视为炎症状态。

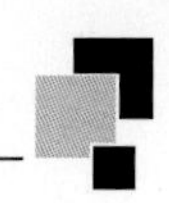

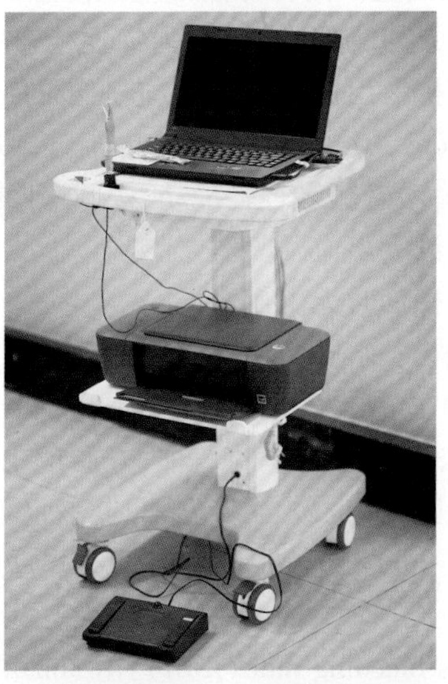

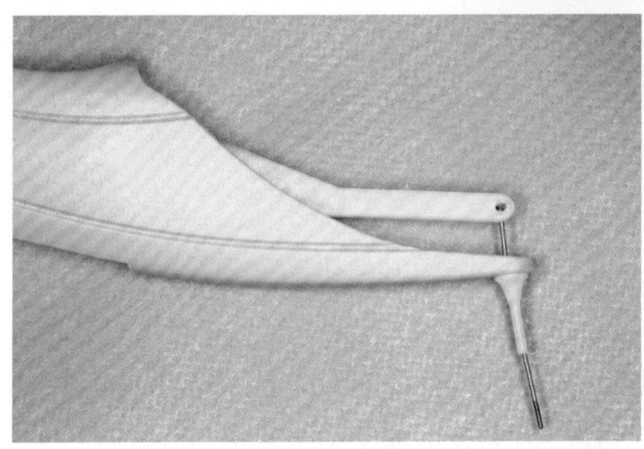

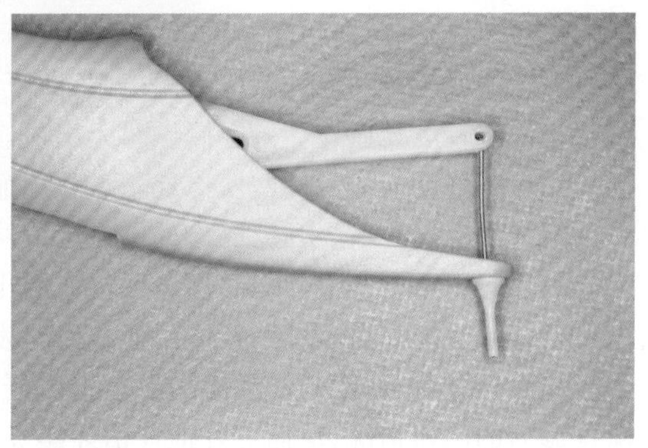

图 16-2-2　Florida 探针

探诊的另一个重要目的是判定附着水平的改变。由于个体差异的存在，相对探诊深度而言，种植体探诊所得的附着水平意义更为重要。天然牙一般选定釉牙骨质界作为附着丧失与否的参考点，但种植义齿不存在这一结构，因此，一般选定种植体基台连接处作为测量参考点。一般而言，附着水平改变更能够代表种植体周骨质吸收情况。在随诊的第 1 年，附着水平下降约 2mm，与种植体周骨吸收相一致。随诊后期，附着水平相对稳定。因此，当测量所得附着水平出现异常改变时，应引起高度重视，及时干预阻断炎症的进一步扩展。

2. 出血指数　正常的种植体周龈组织呈粉红色，质地坚韧且富有弹性，紧贴于种植义齿周围，正常探诊时不会出血。当组织发生炎症时，牙龈颜色变暗或鲜红，质地松软且失去原有的弹性，牙龈肿胀，同时探诊可发生不同程度的出血。下面主要介绍几种记录牙龈情况的方法。

（1）探诊出血（BOP）：根据探诊后有无出血，分为 BOP 阳性或阴性。这是判定龈组织炎症与否的客观指标。操作时有两种方法：一种是将牙周探针尖端置于龈缘下 1mm 或更少，轻轻沿龈缘滑动后片刻观察看有无出血；另一种方法是将牙周探诊轻轻探入龈沟底部，

取出探针后 10~15 秒观察有无出血。两种方法都应该注意探诊力度,否则将导致假阳性率增加。由于探诊出血操作及记录极为简单,已成为常规检查中不可或缺的检查之一。一般情况下,先做探诊出血检查;若探及出血,则需要做进一步的出血指数记录。

(2) 牙龈指数(gingival index,GI):由 Löe 和 Silness 于 1967 年修订提出,检查时将牙周探针置于牙龈边缘龈沟开口处,沿着龈缘轻轻滑动,按照探诊情况共计四级。

0:牙龈颜色、点彩正常,探诊无出血,即正常牙龈。

1:牙龈轻度充血、水肿,但探诊时无出血。

2:牙龈充血呈红色,点彩消失、水肿明显,探诊出血。

3:牙龈红肿更明显,指压出血或自发性出血。

牙龈指数是测量记录方法中较为简单的一种,方便记录而且易于区分,广泛用于临床记录以及流行病学调查中。但缺点也较为明显,只将探诊出血(无自发性出血)的情况划分为 1 级而未作进一步的区分,因此对于出血情况严重程度不能作出很好的评估及记录。

(3) 龈沟出血指数(sulcus bleeding index,SBI):由 Mazza 在 1981 年提出,检查方法与牙龈指数相似,根据出血情况记录分为六级。

0:牙龈颜色、点彩正常,探诊无出血,即正常牙龈。

1:牙龈轻度充血、水肿,但探诊时无出血。

2:牙龈轻度充血、水肿,探诊处呈点状出血。

3:牙龈中度充血、水肿,探诊处出血沿龈缘扩展。

4:牙龈中重度充血、水肿,探诊时出血溢出龈缘。

5:牙龈重度充血、水肿,指压出血或者自发性出血。

显然,龈沟出血指数较牙龈指数在出血严重程度上作了进一步划分,能更准确地记录牙龈探诊后的出血情况,从而更好地评估牙龈炎症情况,但无疑增加了记录难度。

(4) 改良出血指数(modification sulcus bleeding index,mSBI):由 Mombelli 等根据种植体周软组织特点提出,对种植体周龈组织的评估更具有针对性。检查时将牙周探针尖端伸入种植体周龈缘下 1mm,平行龈缘滑动,等候 30 秒,记录龈缘出血情况,分为四级。

0:探针无出血。

1:分散的点状出血。

2:出血在龈沟内呈线状。

3:重度或自发性出血。

改良出血指数是在种植义齿中应用最广泛的一种记录种植体周龈组织的方法,不但简单容易操作,易于分级,而且也一定程度上区分了出血情况的严重程度。

需要指出的是,以上任何一种测量方法都需要经过严格的临床训练,掌握测量方法及探针的深度和力量,才能保证记录是客观而准确的。

3. 龈沟液 天然牙龈沟液中,包括脱落的上皮细胞、淋巴细胞、电解质、各种酶、淋巴因子等,当牙周发生炎症时,龈沟液内的成分也会发生相应改变,因此通过分析龈沟液内各物质的含量,即可判定局部牙周病变程度。同样的,我们也可以利用种植体周龈沟液成分分析种植体周组织情况。

有学者在牙周病学研究中发现,天然牙龈沟液量随牙龈炎症程度的加重而增加,在种植

体周组织监测中也有相类似的情况。1995 年,Niimi 对比检查了 63 例种植体的临床情况和种植体周龈沟液(peri-implantsulcularfluid,PISF)量,发现 PISF 量与牙龈指数、菌斑指数呈明显的正相关关系,认为 PISF 量可以反映种植体周软组织的炎症程度。其后大多数研究都得出类似结论,因此,现基本认为 PISF 量与种植体周炎的变化趋势相关,并且随炎症程度加重而增高。

有学者在龈沟液蛋白含量研究中发现,PISF 蛋白含量在一定程度上也可以反映种植体周组织的炎症状况。但在种植体修复后周围组织无明显炎症的情况下,PISF 蛋白含量从种植体修复后 3 个月起就明显高于修复前水平,这可能与种植体周肌组织的改建有关。1 年后,种植体周龈沟液与天然牙龈沟液蛋白含量无明显差异。研究还表明,骨丧失位点的 PISF 蛋白含量高于无骨丧失位点,猜测 PISF 蛋白含量的变化可能还受骨组织变化的影响。目前,对种植体植入早期龈沟液中蛋白含量分析研究尚不充分,有待进一步定量分析各蛋白组分早期变化规律及其与炎症的关系。可以明确的是,种植体植入 1 年后龈沟液中蛋白含量基本趋于稳定,与天然牙变化类似,分析其含量可确定种植体周组织炎症程度。

种植体周炎时,软组织被激活并释放了一些细胞因子,这些因子的产生会影响破骨细胞的功能,从微观上影响骨形成和骨吸收的过程,导致种植体周骨组织的丧失。因此分析种植体周炎龈沟液中的细胞因子,可以分析种植体周软组织炎症程度。细胞因子 IL-1、IL-6、IL-8、TNF-α 等是通过旁分泌、自分泌调节免疫细胞,促进破骨细胞的活性,参与炎症过程,导致组织破坏。Panagakos 和 Curtis 在种植体周炎患者的种植体周龈沟液中,检测到了 IL-1β 的表达,认为 IL-1β 可以被作为评价种植体周组织是否健康和种植体周炎治疗效果的参考。Perala 等采用细胞培养的方法,发现种植体会刺激机体外周血单核细胞产生 IL-1β 和 TNF-α,并认为少量的 IL-1β 和 TNF-α 可能有利于种植体周骨组织的改建,而大量的 IL-1β 和 TNF-α 则可能与炎症有关。还有研究显示,健康的种植体周组织的 PISF 中未检测到 IL-1β 和 IL-6,但有少量的 TNF-α,有炎症的种植体周组织的 PISF 样本中可检测到 IL-1β、IL-6 的存在,TNF-α 的含量有显著增加。这表明 IL-1β、IL-6、TNF-α 参与了种植体周组织炎症的免疫调节,并且有可能作为评价种植体组织健康程度的指标。

另一方面,分析种植体周龈沟液可以探索细胞因子与周围骨组织吸收的关系,从而通过干扰细胞因子而达到抑制骨吸收的作用。发生种植体周炎时与天然牙牙周炎相似,IL-1α、IL-6、TNF-α 等炎症细胞因子参与炎症过程,与界面骨破坏有关。细胞间黏附分子-1(intercellularadhesionmolecule-1,ICAM-1)是一种膜结合的细胞因子,在种植体周炎的发生过程中,介导中性粒细胞和淋巴细胞的定向迁移、浸润周围结缔组织,以及对纤维组织和骨组织的破坏。研究发现,种植体周有菌斑附着者的 ICAM-1 水平高于无菌斑附着者,说明种植体周的菌斑与 PISF 中 ICAM-1 的表达水平密切相关。菌斑的聚集导致种植体周结合上皮细胞和牙龈上皮细胞表面的 ICAM-1 的表达上调。研究还发现,牙周可疑致病菌(中间普氏菌、牙龈卟啉单胞菌等)能够刺激牙龈上皮细胞的 ICAM-1 表达上调,造成 ICAM-1 水平上升。在种植体周炎的炎症部位介导 ICAM-1 的表达是调节 ICAM-1 依赖的细胞黏附和随之而来的炎症反应的重要方法,ICAM-1 的表达被下调和/或细胞因子诱导 ICAM-1 的表达被抑制,炎症将减弱。因此,随着研究的不断深入,可以通过调节细胞因子表达的途径,控制种植体周炎症。

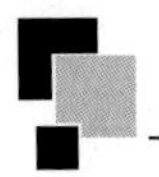

综上所述,种植体周龈沟液成分及含量变化复杂,对其进行分析能很大程度上帮助早期诊断种植体周炎症,并有望通过干扰龈沟液内成分达到预防或治疗炎症发生,阻断种植体周骨吸收的目的。

4. 口腔卫生状况　口腔卫生状况检查内容包括菌斑、软垢、牙石和色渍沉积情况,有无食物嵌塞和口臭等。口腔卫生状况与牙周组织健康状况关系密切,不良口腔卫生一方面是种植体周炎症重要致病因素,另一方面也大大加速了组织炎症的进程。因此,保持良好的口腔卫生是增加种植体寿命的重要因素。随访是一个了解患者口腔卫生状况、判定其种植体维护状况的良好方式,复诊时,关注患者口腔卫生,对出现的异常情况如大量菌斑堆积、食物残渣应了解患者卫生习惯,及时给予纠正和指导,反复对患者进行口腔宣教。

菌斑检查一般使用目测加探查的方法,必要时可用2%中性红溶液显示。一般以有菌斑的牙面不超过总牙面数的20%为口腔卫生较好的指标。目前有以下几种评估口腔卫生的方法。

(1) 菌斑指数(plaque index,PLI):由 Quigley 和 Hein 于 1962 年最早提出,并由 Turesky 等加以改良。检查时用菌斑显示剂涂布于牙面,漱口后再检查着色的菌斑在牙面的分布部位和范围,分为六级。

0:牙面无菌斑。

1:牙颈部龈缘处有散在的点状菌斑。

2:牙颈部连续窄带状菌斑宽度不超过1mm。

3:牙颈部菌斑覆盖宽度超过1mm,但少于牙面1/3。

4:菌斑覆盖面积至少占牙面1/3,但不超过2/3。

5:菌斑覆盖面积占牙面2/3或2/3以上。

这种方法需要使用菌斑显示剂显示菌斑,对肉眼检查不明显或难以区分的菌斑检查优势明显,因此对于菌斑的检查较为客观,同时该方法对于菌斑严重程度的分级标准也比较详尽。但是这种方法较为复杂,临床上使用仍相对较少。

Silness 和 Löe 于 1963 年所提出的菌斑指数采用目测加探查的方法,记录龈缘附近菌斑的厚度、量及分布范围,分为四级。

0:龈缘区无菌斑。

1:龈缘区的牙面菌斑肉眼不可见,但用探针尖的侧面可刮出菌斑。

2:在龈缘或邻面可见中等量菌斑。

3:龈沟内或龈缘区及邻面有大量菌斑、软垢。

这种方法虽不如前者客观准确,但检查过程中无须使用菌斑显示剂,临床操作较简便,所以使用更为广泛。

(2) 简化口腔卫生指数(simplified oral hygiene index,OHI-S):包括软垢指数(debrisindex,DI)和牙石指数(caluclusindex,CI),是由 Greene 和 Vermillion 于 1964 年提出的。检查时只检查 16、11、26、31 的唇颊面和 36、46 的舌面代表全口卫生状况,是一种简化的测量方法。由于其只适用于全口状况,对非全口种植义齿的评估效果不确切,因此很少作为针对种植义齿的口腔卫生评估方法。

软垢指数分为四级。

0:牙面上无软垢。

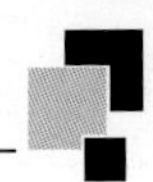

1:软垢覆盖面积占牙面 1/3 以下。

2:软垢覆盖面积占牙面 1/3~2/3。

3:软垢覆盖面积占牙面 2/3 以上。

牙石指数也分为 4 级。

0:龈上、龈下无牙石。

1:龈上牙石覆盖面积占牙面 1/3 以下。

2:龈上牙石覆盖面积占牙面 1/3~2/3,或牙颈部有散在的龈下牙石。

3:龈上牙石覆盖面积占牙面 2/3 以上,或牙颈部有连续而厚的龈下牙石。

(3) V-M 牙石评估法:Volpe 和 Manhole 于 1965 年提出利用标有刻度的探针,从每颗牙的 3 个方向来测量下前牙舌侧牙石的覆盖面以评估牙石的量,并以“mm”表示。由于其只测量下前牙的舌侧牙石,因此也很少作为针对种植义齿的口腔卫生评估方法。临床上多以“+”“++”“+++”表示牙石量。

一方面,种植义齿卫生情况与全口卫生存在一定的相关性;另一方面,两者也不完全一致,而目前口腔卫生评估方法多来源于牙周病学和流行病学的研究,多数为针对天然牙的全口卫生的评估,所以对种植义齿卫生评估尚缺乏强针对性的方法。

5. 附着龈宽度　附着龈紧密附着在牙槽嵴表面,组织致密,有抵抗机械摩擦的能力,构成了纤维防御屏障,阻挡炎症向龈方的进一步发展。若附着龈减少甚至消失,则牙龈在种植体表面附着的机械稳定性受到破坏,抗感染能力下降,容易发生种植体周感染和炎症。Warrer 等研究结果表明:①在没有角化龈的区域容易发生附着丧失;②无角化龈的区域软组织退缩更多;③在有角化龈的区域,骨与种植体的接触面积更大。并指出角化龈组织“领圈”提供了软组织的封闭,起着保护种植体的作用。因此记录附着龈宽度,尤其是在附着龈宽度不足时意义更为重大。

一般而言,上颌前牙唇侧附着龈最宽,约为 3. 5~4. 5mm,后牙区较窄,以第一前磨牙最窄,约为 1. 8~1. 9mm。正常附着龈的宽度因人、牙位而异,对种植体周附着龈宽度应详细记录,随访时对比前后宽度的变化方有意义。

6. 牙龈美学观察　随着人们对美观需求的提高,种植义齿尤其是美观区种植义齿早已不仅限于满足功能上的需求。种植义齿的美观既要求“义齿”本身的美观,也要求种植体周软组织相协调,牙龈情况便是一个很重要的因素。

(1) 龈乳头指数:龈乳头指数由 Jemt 于 1997 年提出,主要用于评价单个种植体周龈乳头情况。测量时在种植义齿和相邻的天然牙或修复体的唇侧牙龈曲度最高点做一连线,再从接触点至连线做一垂直线,根据龈乳头定点在此直线上的位置,将龈乳头情况分为五级。

0:无龈乳头。

1:龈乳头高度不足 1/2。

2:龈乳头高度超过 1/2,但未达两牙接触点。

3:龈乳头完全充满邻间隙并与相邻的龈乳头一致,软组织外形恰当。

4:龈乳头增生,覆盖单个种植义齿和/或相邻牙面过多,软组织外形不规则。

另外一种评价龈乳头方法,是利用 2 颗远离缺牙区的正常牙的牙龈边缘最高点,做一条恒定的参考线,该线与所评价的龈乳头最高点之间的距离变化,可直观地反映龈乳头的变化

情况。

比较以上两种方法可发现，Jemt 龈乳头外形指数分类具体说明了软组织形态，但没有考虑单牙种植的不同解剖结构、外科和修复处理方法的影响，且对于仅几毫米高度的龈乳头不能区分到具体数值，误差较大，受主观因素的影响较多；后一种评价方法中所涉及的参考牙龈在非修复区，使龈乳头变化有具体参考数值的支持，常用于软组织手术或种植义齿前后的龈乳头的比较，却仅能用于同一受试对象的处理前后比较，对不同对象之间缺乏普遍性。所以，临床上与种植牙美学相关的具有可重复性、客观性、量化的龈乳头评价方法仍然缺乏。

Nordland 等将龈乳头高度丧失的程度分为三类：①若龈乳头顶端位于邻接区与釉牙骨质界之间，即邻间区的釉牙骨质界未暴露，为Ⅰ类龈乳头丧失；②若龈乳头顶位于或低于邻间区釉牙骨质界水平，但仍然高于邻牙唇颊侧釉牙骨质界水平，为Ⅱ类龈乳头丧失；③若龈乳头顶位置位于或低于邻牙唇颊侧釉牙骨质界水平，则为Ⅲ类牙龈丧失。该分类法为临床医师评价种植义齿美学效果提供了参考。

龈乳头是影响种植义齿美观的重要因素，有时龈乳头的美观功能远胜于种植义齿的冠形态本身。种植义齿随访时，应记录龈乳头指数。尤其是前牙美观区域的龈乳头指数，已成为临床随访的重要内容。记录后，对比前后龈乳头改变，必要时可以加以拍照记录情况。对于龈乳头萎缩或改变明显者，应探查病因，及时干预。

（2）龈缘水平：由于龈乳头部分前面已经描述，此处所描述的龈缘主要指龈乳头之间的龈曲线。虽然各个牙龈缘形态差异很大，如前牙和后牙龈缘形态差异非常明显，但有学者观察发现每个牙位龈缘都以牙长轴为中轴，大致对称（病理情况除外）。

对种植体周龈曲线观察同样应该对比前后改变，而不必一味追求“标准值”。通常可以基台与种植体外冠连接处为标记，每次复诊时记录龈缘至标记处的距离，计算牙龈改变量。

（3）牙龈附着水平：分为种植体近中龈乳头高点（MPL），远中龈乳头高点（DPL），冠唇侧龈缘中点（FGL），以种植义齿体相邻两牙唇侧龈缘中点连线为基准线，各点向基准线做垂直连线（各连线间相互平行），测量各平行竖线长度，以此来表示牙龈附着水平。

（4）患者美观满意度：建议软组织形态稳定时，给每个患者发放调查问卷表，将美学区种植修复后患者的满意度分为满意、较满意和不满意三个等级。也有将满意度分为十级者，由 1~10 依次表明满意度增加。

影响种植体周软组织形态的因素很多，包括种植前患者情况如牙龈量和形态、牙冠形态、牙槽骨量、年龄，医师操作如种植体选择及植入方向、基台选择、手术时机及方法选择等。在随访过程中，种植体周软组织形态早期改变明显。Cardaropoli G 等学者发现，若以冠修复体与相邻天然牙唇侧牙龈曲度的最高点连线为参考线，天然牙与修复体接触点至该参考线的垂直距离为参考值，冠初戴时 32%的龈乳头高度超过一半，1 年后，86%的龈乳头高度超过参考值一半。这表明，修复后龈乳头外形随时间的延长而发生变化，有一定程度的自动恢复能力，但其原因、机制目前尚不明确。一般而言，1 年后种植体周软组织趋于稳定，测量对比意义较为肯定。

此外，随着相机的普及，照片也越来越多地被用于临床记录中。相较于专科记录，照片更能直观真实地展示软组织前后的差异，包括形状、颜色、位置等。需要注意的是，医师应尽

量使前后拍照的角度、光线等一致。

7. 其他　在种植义齿周围软组织随访观察中，除着重检查以上内容外，还应注意患者口内其他情况，如是否有软组织色素沉着、龈沟溢脓、气味异常等。

（三）咬合检查

𬌗学无论是对天然牙还是修复体而言，都是检查中非常重要的一部分，同时也是极为复杂的部分。仔细检查种植义齿的咬合情况，对种植义齿的维持也同样重要。

种植义齿戴入时应该调整咬合至理想状态，即广泛均匀的𬌗接触，无高点、患者无不适。Zarb 等提出了对𬌗关系的要求：①上下颌建立双侧一致、稳定的牙尖交错关系；②在全口𬌗关系中建立正中自由域；③消除最大牙尖交错位和后退接触位之间的任何干扰；④在侧方和前伸𬌗运动中，提供协调、自由、有轻微牙接触的下颌运动。患者口内的咬合情况并不是一成不变的，随着天然牙和义齿磨耗、年龄改变，可能出现咬合异常，患者可伴有明显的咬合不适，也可以没有任何不适。与天然牙不同的是，由于种植义齿的复杂内部结构，局部的咬合不协调可导致种植义齿出现异常，如修复体固定螺丝、基台固定螺杆的反复松动，义齿瓷饰面反复崩裂，对颌牙的不正常磨耗，种植体周异常的骨吸收。因此，当反复出现以上情况时，需要考虑𬌗因素。

调整种植体如拧紧固定螺丝等后，便可开始进行𬌗学检查。将患者牙面吹干，放置咬合纸，诱导患者闭合于正中关系位，嘱患者只做上下咬合，观察修复体或牙体上是否有咬合高点，即显示为中间空心的圆圈，调改正中颌位的咬合高点。然后，嘱患者做各个方向的下颌运动，观察两侧咬合是否广泛均匀，可根据印记状况调整至理想状态。在𬌗学检查中，要注意诱导患者处于放松状态，患者的过度紧张可导致咬合错位而误导医师对义齿的调改。

种植体缺乏天然牙的牙周膜结构，当存在咬合异常时不可能像天然牙一样感觉灵敏。通过咬合纸调𬌗是一种较为粗糙的方法，同时需要依赖患者的主观感觉，精准的调整对医师要求高，对于咬合不稳定患者，更是复杂和困难。此外，利用蜡、糊膏、硅胶等测量咬合也可调整咬合，但较为少用，主要应用于记录咬合。

1987 年美国学者 Maness 曾报道了 T-Scan 计算机咬合分析系统（图 16-2-3，图 16-2-4），主要由传感器、连接柄、电缆、计算机和咬合分析软件组成。近年来，T-Scan 系统在应用中不断得到改进和完善，它的升级版本 T-Scan Ⅱ咬合分析仪可以对咬合运动过程进行动态观察，其临床可视化系统能够从二维、三维不同角度，直观地显示随时间变化的咬合接触特征，在临床及科研上应用也越来越广泛。T-Scan Ⅱ咬合分析仪可以对接触点的力值、时间及平衡情况进行定量分析，记录接触的时间，根据接触发生的先后顺序与部位，可以准确地判断是否存在早接触与干扰等异常情况，并且可以通过计算演示力中心的位置，为临床提供可靠的咬合数据。

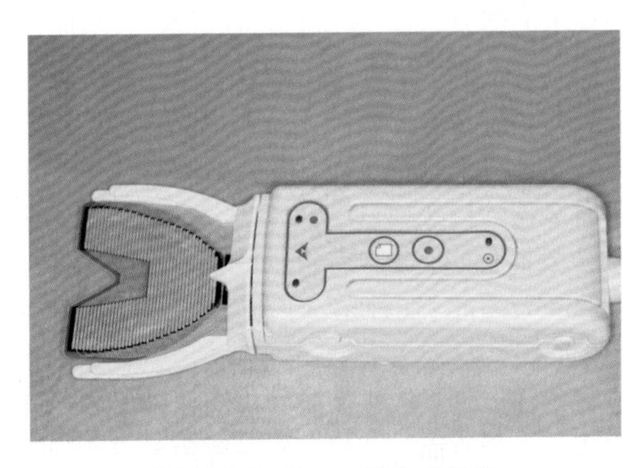

图 16-2-3　T-scan 咬合分析仪

使用 T-Scan Ⅱ咬合分析仪时应注

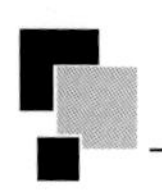

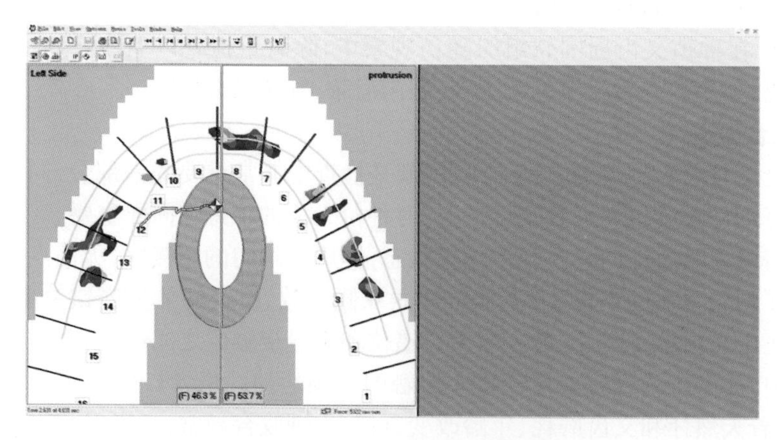

图 16-2-4　T-Scan 咬合分析系统

意:①该系统所记录的时间与真实时间之间有细小的差异,但存在正相关的比例;②可测量的力阈值范围较小,所测得的力值与真实值之间仍存在细小差异;③对接触情况进行比较时应在同一模式下进行;④重复使用传感薄膜将导致其精确度下降。

利用 T-Scan Ⅱ咬合分析仪,可使调𬌗更为准确及精密,尤其是在种植体支持的全口义齿的调𬌗上优势更为明显。此外,还有以下三种咬合分析方法。

1. 光学咬合分析技术　使用 25~100μm 的高弹性透明高分子记忆片,经咬合变形产生的折光率变化,在偏光镜下呈现不同颜色区域,通过建立颜色变化与应力的关系,推算出不同区域的咬合力大小,借此分析口腔内咬合情况。

2. 计算机图像分析系统　利用硅橡胶材料的透光性,通过分析光源下硅橡胶𬌗记录图像的光密度值变化,确定光密度值与厚度值间的关系曲线,推算不同部位的厚度,从而定量分析接触区的数目、位置及范围。

3. Dental Prescale 系统　采用一种"层染色"的技术,扫描压力敏感咬合膜受压后的着色图像,建立颜色深度与咬合力大小的关系,从而分析全口牙列𬌗力分布中心情况。

目前,以上三种技术临床应用仍较少,主要应用于科学研究。其中,T-Scan Ⅱ咬合分析仪的临床使用越来越广泛。以往对种植义齿的调改只能依靠医师经验及患者的感觉,而咬合分析则可以帮助临床医师精确地调节种植义齿各部分的受力,对于一些薄弱环节或特殊𬌗力要求的部分,可使其维持在较低水平,从而提高义齿的使用寿命。

(四) 影像学检查

种植体成功的标志是骨结合,种植体周骨吸收是影响种植体的长期稳定性和成功率的主要因素。对于种植体周骨吸收的监测,影像学检查提供了一个非常好的方法,是种植义齿随访时必需的检查项目之一。

一般而言,种植体周骨吸收主要发生在种植体植入 1 年内,之后每年的吸收高度小于 0.2mm,因此,在种植义齿随访的第 1 年内,应多次行影像学检查,密切关注骨吸收情况。

种植体周骨吸收平面与种植体长轴形成的角度小于 60°时,称为垂直型骨吸收,X 线检查表现为骨吸收面与牙根间有一锐角形成,因此也称角形吸收;当此角度大于等于 60°时,则称为水平型骨吸收,X 线检查表现为牙槽骨高度呈水平降低,骨吸收面呈水平状或杯状凹

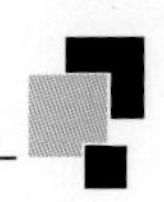

陷。由生物学宽度可知，水平型骨吸收常伴有软组织的萎缩、龈缘向根方移位；上颌前牙区的水平型骨吸收不但影响种植义齿使用寿命，而且也大大影响了美观。垂直型骨吸收则通常伴有深牙周袋的形成，较水平型骨吸收而言，对种植体稳定性影响更大。临床上，应将X线检查结果与体格检查相结合，判定种植体情况。

Cranin 将骨吸收进程分为四级。

1 级：未出现骨吸收。

2 级：呈浅碟形吸收。

3 级：骨吸收较明显，但呈水平型。

4 级：骨吸收明显，至种植体尾端。

McKinney 等也根据种植体周影像学表现，将种植体周骨吸收分为五级。

0：种植体周无骨吸收迹象。

1：种植体周牙槽骨轻度吸收，吸收量小于 0.5mm。

2：种植体周牙槽骨中度吸收，吸收量为 0.5~2.0mm。

3：种植体周牙槽骨重度吸收，吸收量大于 2.0mm。

4：种植体有大于 1.5mm 的根尖周透射影，且占据整个种植体根面的 1/3 以上。

Hishman F 等指出种植体周骨吸收量应以相对值而非绝对值来评估，因为种植体周骨吸收后的稳定性与种植体的大小及其骨结合部分也有关系，也就是说，同样的骨吸收量如3mm，对长种植体如 13mm 和短种植体如 7mm 的意义是不同的，显然，绝对的骨吸收量对短种植体影响更为明显；此时，种植体的稳定性与种植体骨结合部分相关，即前述的长种植体剩余的 10mm 骨结合部分，以及短种植体剩余的 4mm 骨结合部分。因此，Hishman F 等提出另一种通过影像学表现评价种植体周骨吸收的方法。评价时，以标准的平行投照的根尖片为依据，测量（埋入骨中的）种植体长度，骨吸收评分则依据根尖片中近远中部分骨丧失占这一长度的比例，分为七级。

0：占种植体长度 0~5%。

1：占种植体长度 5%~10%。

2：占种植体长度 10%~15%。

3：占种植体长度 15%~20%。

4：占种植体长度 20%~25%。

5：占种植体长度 25%~30%。

6：占种植体长度大于 30%。

成功种植体第 1 年周围骨吸收量应小于 2.0mm，此后则每年应小于 0.2mm。种植体周骨吸收量数值是非常小的，需要通过对比前后所拍摄的影像学表现准确观察种植体周骨吸收量，因此，对种植体投照提出了新的要求。

种植义齿的影像学要求：①影像失真小并有足够的精确度，能显示骨髓腔和骨皮质的厚度以及特殊结构（如下颌管、上颌窦等）的定位信息；②影像清晰，包括种植体螺纹、肩台等结构，有合适的密度和对比度，没有伪影；③放射剂量低；④费用低廉；⑤可重复性良好，具有较强的对比性等。

要达到以上要求，急需一套种植体投照标准，并按照标准精确控制投照技术，严格执行以达到最小的测量误差，确保不同次投照的可重复性及对比性。Strid 等建议，种植体投照应由具备影像投照技术的影像从业人员经过一定的专业培训后执行。投照时,X 线机电压设置不得低于 60kV(p),甚至不低于 65~70kV(p)。曝光时间则可根据个体情况进行调整,但应确保种植体结构清晰可见,以利于临床诊断种植体是否折裂或固位螺丝等是否拧紧。持片器的使用也必不可少,投照光束应与胶片垂直。此外,口内标志和持片器可调整角度,并且记录在案。Hollender 和 Rockler 曾报道,X 线管投照角度偏离原位置 9°,则种植体螺纹模糊不清,当偏离大于 13°时,只能依稀辨别种植体轮廓。而且建议每次拍照最好使用同一厂家生产的仪器、胶片等。

成功的种植体周应该无 X 线透射区,无异常的骨吸收。很多学者建议,阅读 X 线片应以种植体的螺纹、肩台结构特征作为参考。此外,还有特制的夹有网格的胶片,成像后网格也一同被投射至胶片上,读片时可依据已存的网格测量骨吸收量。

骨吸收是种植体影像学检查的重点内容,此外,还可通过影像学检查种植体周骨密度、种植体周是否存在异物、种植体机械结构的内部情况,如基台是否完全就位、义齿是否折裂或存在间隙。

1. 根尖片　对于种植体周骨吸收的检查,根尖片是一种既便宜又较准确的方法。根尖片的投照技术主要包括分角投照技术和平行投照技术。分角投照技术根据一条假象的角平分线来调整 X 线中心的方向,往往不够精确,因而拍摄的图像往往容易失真变形,但其操作简便,临床上仍较多使用。平行投照技术要求 X 线胶片与牙长轴平行放置,投照时 X 线中心线与牙长轴和胶片均垂直,所摄图片较准确、真实而清晰地显示了种植体周骨质等情况,长期以来被建议用来评价种植体周骨吸收。但此技术要求使用持片器和定位指示装置,操作要求比较高。

根尖片对检测牙槽骨微小改变具有重要的价值,但需要同一部位前后两次投照所得的两幅图像的完全重叠。要达到这一要求,必须将两次投照的各种条件完全保持一致,并将影响成像的各种因素控制等同。而做到这一点的前提,是将目标牙位与胶片及线源之间的位置关系固定。因此,有学者根据需求制作定位器,分为左右一对,可供左上右下或右上左下选择使用。特制的个别定位器由咬合板(内置个别托盘)、X 线探测器固定板、线球管平行定位板和金属连接杆组成,并用自凝塑料将四部分连接为一体。定位器则较好地解决了这个问题,结果也显示此方法前后误差更小,投照角度重复增强。

拍摄根尖片时造成影像失真的因素:X 线的投照角度、牙齿-胶片位置关系、焦点-胶片距离、牙齿-胶片距离等。其中,X 线的投照角度最难控制。而正确的 X 线投照角度是保证影像能够真实反映牙齿长度的基本因素。在临床操作中,影像科医师通过调节 X 线管头的指针,可以较精确地设定 X 线的垂直投照角度,却只能依据 X 线与牙齿邻面平行的原则,大致确定 X 线的水平投照角度。因此,在临床上,严格确定 X 线的投照角度比较困难。此外,根尖片在下颌后缩、开口受限及磨牙区应用不便,也有报道。

因此,为确保投照角度相近甚至相同,所拍根尖片前后更具对比性,最好前后由同一个影像科医师进行投照,甚至个别记录投照角度。

2. 全口牙位曲面体层片　全口牙位曲面体层片费用相对较高,但所含信息内容较根尖片大大增加,如双侧上颌窦、下颌管、颏孔的位置和种植体关系。复诊时,对于前牙区单颗或数颗种植义齿,患者往往不需要拍摄全口牙位曲面体层片,可一旦出现如下唇麻木、疼痛、鼻窦炎相关症状时,则务必拍摄全口牙位曲面体层片,观测种植体与周围重要结构的关系。

曲面体层摄影可分为上颌、下颌及全口牙位三种，以全口牙位最为常用。全口牙位曲面体层片也存在许多缺陷，如放大率不一致、清晰度不高、体层域不确定，而且颌骨位于标准体位时，全口牙位曲面体层片垂直放大率随区域变化而改变。

综上所述，种植义齿的随访主要包括主观感觉和客观检查两大部分，其重要意义在于适时监测种植义齿使用过程中出现的各种问题，及早干预，预防各种并发症的发生，从而保证种植义齿的长期稳定和成功。

（徐 欣 邓飞龙）

参考文献

1. 孟焕新. 牙周病学. 3 版. 北京：人民卫生出版社，2007.
2. 邓晓红. 护齿利器：牙线. 百科知识，2006(22)：39-40.
3. 韩科. 种植义齿. 北京：人民军医出版社，2007.
4. 黄萍，梁星，宫苹. 牙周炎与种植体周炎的比较. 广东牙病防治，2003，11(3)：232-233.
5. 李胜扬，黄豪铭，张维仁，等. 种植体稳固度检测仪的原理及其临床应用. 广东牙病防治，2008，16(3)：103-105.
6. 李晓军，沙月琴，陈智滨，等. 牙种植体周龈沟液中蛋白含量的研究. 中国口腔种植学杂志，2004，9(1)：1-2.
7. 吕娇，刘洪臣. 糖尿病对种植体骨结合影响的研究进展. 中华老年口腔医学杂志，2008，6(2)：123-126.
8. 宿玉成. 现代口腔种植学. 北京：人民卫生出版社，2004.
9. 王琛，殷新民. T-Scan 咬合分析仪的应用状况. 国外医学(口腔医学分册)，2004，31(3)：226-227.
10. 王珏，焦艳军. 口腔健康教育对维护种植义齿卫生的影响. 中华老年口腔医学杂志，2006，4(4)：228-229.
11. 王磊，潘可风，黄远亮. 口腔种植体周炎龈沟液中细胞因子研究进展. 口腔颌面外科杂志，2007，17(3)：282-284.
12. 王小容，杨小东，林映荷. 应用牙周动度仪研究戴用可摘局部义齿对基牙动度的影响. 中国口腔种植学杂志，1997，2(2)：79-81.
13. 王传堂，姜喜刚，林玲玲. 颌骨曲面及直线断层摄影在种植牙体中的临床应用. 放射学实践，2006，21(7)：663-666.
14. 徐燕华，黄宝延，谭包生. 口腔护理行为对种植体周炎的影响分析. 护士进修杂志，2007，22(12)：1083-1086.
15. 赵溪达，张建全，潘亚萍. Florida 探针对牙周炎基础治疗的疗效观察. 中国实用口腔科杂志，2008，1(1)：27-29.
16. 周炜，宋应亮. 共振频率分析在口腔种植稳定性测量中的应用. 国际生物医学工程杂志，2006，29(2)：120-123.
17. SCHWARZ F，SCULEAN A，ROMANOS G，et al. Influence of different treatment approaches on the removal of early plaque biofilms and the viability of SAOS2 osteoblasts grown on titanium implants. Clin Oral Investig，2005，9(2)：111-117.
18. BAUMAN G R，MILLS M，RAPLEY J W，et al. Clinical parameters of evaluation during implant maintenance. Int J Oral Maxillofac Implants，1992，7(2)：220-227.
19. NASR H F，MEFFERT R M. A proposed radiographic index for assessment of the current status of osseointegration. Int J Oral Maxillofac Implants，1993，8(3)：323-328.
20. FÜRST M M，SALVI G E，LANG N P，et al. Bacterial colonization immediately after installation on oral titanium implants. Clin Oral Implants Res，2007，18(4)：501-508.

21. LEVIN L, SCHWARTZ-ARAD D, NITZAN D. Smoking as a risk factor for dental implants and implant-related surgery. Refuat Hapeh Vehashinayim, 2005, 22(2): 37-43.
22. ROOS-JANSÅKER A M, RENVERT H, LINDAHL C, et al. Nine-to fourteen-year follow-up of implant treatment. Part Ⅲ: factors associated with peri-implant lesions. J Clin Periodontol, 2006, 33(4): 296-301.
23. GALINDO-MORENO P, FAURI M, AVILA-ORTIZ G, et al. Influence of alcohol and tobacco habits on peri-implant marginal bone loss: a prospective study. Clin Oral Implants Res, 2005, 16(5): 579-586.
24. LEVIN L, HERTZBERG R, HAR-NES S, et al. Long-term marginal bone loss around single dental implants affected by current and past smoking habits. Implant Dent, 2008, 17(4): 422-429.
25. 陆轩，林映荷，李振春. 种植体早期边缘骨吸收的相关因素研究. 广东牙病防治，2009，17(1)：17-20.
26. AALAM A A, NOWZARI H. Clinical evaluation of dental implants with surfaces roughened by anodic oxidation, dual acid-etched implants, and machined implants. Int J Oral Maxillofac Implants, 2005, 20(5): 793-798.
27. SCHWARTZ-ARAD D, LEVIN L, SIGAL L. Surgical success of intraoral autogenous block onlay bone grafting for alveolar ridge augmentation. Implant Dent, 2005, 14(2): 131-138.
28. STRIETZEL F P. Sinus floor elevation and augmentation. Evidence-based analysis of prognosis and risk factors. Mund Kiefer Gesichtschir, 2004, 8(2): 93-105.
29. STRIETZEL F P, REICHART P A, KALE A, et al. Smoking interferes with the prognosis of dental implant treatment: a systematic review and meta-analysis. J Clin Periodontol, 2007, 34(6): 523-544.
30. MOY P K, MEDINA D, SHETTY V, et al. Dental implant failure rates and associated risk factors. Int J Oral Maxillofac Implants, 2005, 20(4): 569-577.
31. NITZAN D, MAMLIDER A, LEVIN L, et al. Impact of smoking on marginal bone loss. Int J Oral Maxillofac Implants, 2005, 20(4): 605-609.
32. MUNDT T, MACK F, SCHWAHN C, et al. Private practice results of screw-type tapered implants: survival and evaluation of risk factors. Int J Oral Maxillofac Implants, 2006, 21(4): 607-614.
33. BAIN C A, MOY P K. The association between the failure of dental implants and cigarette smoking. Int J Oral Maxillofac Implants, 1993, 8(6): 609-615.
34. KAMER A R, EL-GHORAB N, MARZEC N, et al. Nicotine induced proliferation and cytokine release in osteoblastic cells. Int J Mol Med, 2006, 17(1): 121-127.
35. NOGUEIRA-FILHOGDA R, ROSA B T, CÉSAR-NETO J B, et al. Low-and high-yield cigarettespotentiated bone lossduring experimental periodontitis in a directly proportional fashion. J Periodontol, 2007, 78(4): 730-735.
36. CÉSAR-NETO J B, BENATTI B B, MANZI F R, et al. The influence of cigarette smoke inhalation on bone density. A radiographic study in rats. Braz Oral Res, 2005, 19(1): 47-51.
37. GALINDO-MORENO P, FAURI M, AVILA-ORTIZ G, et al. Influence of alcohol and tobacco habits on peri-implant marginal bone loss: a prospective study. Clin Oral Implants Res, 2005, 16(5): 579-586.
38. LOBBEZOO F, VAN DER ZAAG J, NAEIJE M. Bruxism: its multiple causes and its effects on dental implants-an updated review. J Oral Rehabil, 2006, 33(4): 293-300.
39. MALKI G A, ZAWAWI K H, MELIS M, et al. Prevalence of bruxism in children receiving treatment for attention deficit hyperactivity disorder: a pilot study. J Clin Pediatr Dent, 2004, 29(1): 63-67.
40. JOHANSSON A, UNELL L, CARLSSON G, et al. Associations between social and general health factors and symptoms related to temporomandibular disorders and bruxism in a population of 50-year-old subjects. Acta Odontol Scand, 2004, 62(4): 231-237.
41. LOBBEZOO F, VAN DER ZAAG J, VISSCHER C M, et al. Oral kinesiology. A new postgraduate programme in the Netherlands. J Oral Rehabil, 2004, 31(3): 192-198.

42. 刘华，鞠玉山，罗晓红. 浅谈磨牙症的原因及预防. 中华中西医学杂志，2007，5(1)：125-126.
43. LOBBEZOO F，BROUWERS J E，CUNE M S，et al. Dental implants in patients with bruxing habits. J Oral Rehabil，2006，33(2)：152-159.
44. JACOBS R，DE LAAT A. Bruxism and overload of periodontium and implants. Ned Tijdschr Tandheelkd，2000，107(7)：281-284.
45. COPELAND L B，KRALL E A，BROWN L J，et al. Predictors of tooth loss in two US adult populations. J Public Health Dent，2004，64(1)：31-37.
46. LEE K H，MAIDEN M F，TANNER A C. Microbiota of successful osseointegrated dental implants. J Periodontol，1999，70(2)：131-138.
47. 尚姝环，李成章，樊明文. 双抗胶原膜引导牙周组织再生. 武汉大学学报(医学版)，2003，24(2)：180-182.
48. 张筱薇，张强，周力伟. 种植修复后牙周菌群在不同时期变化的定量研究. 中国微生态学杂志，2008，20(6)：577-579.
49. 任贤云，肖旭辉. 人工种植义齿失败原因的探讨. 口腔材料器械杂志，1999，8(2)：90-91.
50. 康博，郭吕华，陈健钊，等. 慢性局限型牙周炎患者牙种植修复的早期临床观察. 实用口腔医学杂志，2009，25(1)：92-95.
51. 陈琳. 牙周病患者拔牙后即刻植入骨粉一例报道. 中国口腔种植学杂志，2009，14(2)：68-69.
52. 魏娟，林丽娥. 牙周病患者即刻种植的护理体会. 中国口腔种植学杂志，2008，13(3)：124-125.
53. 邓飞龙. 全牙列牙周病患者的种植治疗方案. 中国口腔种植学杂志，2008，13(3)：145-146.
54. SHERNOFF A F，COLWELL J A，BINGHAM S F. Implants for type Ⅱ diabetic patients：interim report. VA implants in diabetes study group. Implant Dent，1994，3(3)：183-185.
55. PELED M，ARDEKIAN L，TAGGER-GREEN N，et al. Dental implants in patients with type 2 diabetes mellitus：a clinical study. Implant Dent，2003，12(2)：116-122.
56. BALSHI T J，WOLFINGER G J. Dental implants in the diabetic patient：a retrospective study. Implant Dent，1999，8(4)：355-359.
57. 黄建生，周磊，宋光保. 2 型糖尿病患者人工牙种植疗效的近期观察. 上海口腔医学，2004，13(5)：441-443.
58. ABDULWASSIE H，DHANRAJANI P J. Diabetes mellitus and dental implants：a clinical study. Implant Dent，2002，11(1)：83-86.

第十七章　口腔种植数字技术

第一节　概　　述

一、口腔种植数字技术的历史背景

（一）数字医学的发展

“数字技术（digital technology）”是与电子计算机相生相伴的科学技术，是指借助一定的设备，将各种信息包括图、文、声、像等，转化为电子计算机能识别的二进制数字“0”和“1”后，进行运算、加工、存储、传递、传播、还原的技术。由于在运算、存储等环节中要借助计算机对信息进行编码、压缩、解码，因此也称为数码技术、计算机技术等。随着医学和计算机科学技术的飞速发展，人们借助信息技术平台积极探索信息技术在医学领域的研究与应用，由此诞生了一门新兴学科——数字医学。美国国立医学图书馆在1989年提出“可视人计划”，并于1994年和1996年成功收集一男一女的“可视人计划”数据，拉开了数字医学的新纪元。我国在2001年的香山科学会议上首次研讨“中国数字化虚拟人体的科技问题”后，数字医学的基础和应用研究在我国得到迅速发展，数字化辅助临床诊断及数字化辅助临床治疗在各个医学学科得到广泛应用。

就现阶段而言，数字医学基本概念可概括为数字化技术在医学领域的研究与应用。它是计算机科学、信息学、电子学等学科与医学相互结合而形成的交叉学科，是研究信息技术，特别是数字技术在医学领域的信息采集、处理、传递、存储、利用、共享和实现过程等内容的一门科学。数字医学体现了信息化、数字化、网络化的基本特征。

（二）口腔数字技术的应用

数字化相关理论与技术的应用是近年来口腔医学发展最快的领域之一，推动口腔医学向微创、精确和个性化方向发展，主要包括三维数据获取、三维设计、计算机辅助加工和计算机辅助导航技术等，广泛应用于口腔颌面外科、口腔修复和口腔种植等专业。数字化技术在口腔种植修复中的应用，主要集中于术前检查和设计、种植外科导板的设计和制作、个性化基台与种植修复体的设计和制作等环节，具有加工精度高、人力成本低等优点。

二、常用数字技术的概念和基本原理

（一）计算机辅助设计与制造

计算机辅助设计与制造（computer aided design and computer aided manufacturing，CAD/

CAM)是指运用计算机软件制作并模拟实物设计,生成驱动数字控制机床的计算机数控代码,然后通过各种数字控制机床和设备,自动完成产品加工的技术。目前,在口腔种植领域,CAD/CAM 技术主要用于制作种植外科导板和种植修复体。

(二) 快速成形技术

快速成形(rapid prototyping,RP)技术是在计算机控制下,依靠 CAD 数据,基于离散、堆积的原理采用不同方法堆积材料,最终完成产品的成形与制造的技术。快速成形技术可快速、准确地制造出结构复杂的模型。

(三) 反求工程技术

反求工程技术(reverse engineering technique)也称逆向工程技术,是将实物变为 CAD 模型相关的数字化技术、几何模型重建技术的总称,是通过将已有产品或实物模型转化为工程设计模型和概念模型,在此基础上对已有产品解剖、深化和再创造的过程。基本过程包括:先获取医学图像数据,进行数据预处理,将数据导入反求软件构成完整的数字化模型,通过对重构模型特征参数的调整,使模型尽量与实物逼近,最后通过 CAD/CAM 或快速成形技术进行产品加工。

(四) 外科导航技术

外科导航系统的基本原理:利用数字化扫描技术,获取术前影像学信息如 CT 或 MRI,输入至计算机工作站中重建出三维模型影像,通过相关软件进行术前设计并模拟手术,术中通过红外线或激光探头,动态实时地显示手术区域和追踪手术器械位置,实现手术区域、器械与虚拟环境的动态定位。

(五) 虚拟现实

虚拟现实(virtual reality,VR)技术通过计算机创建一种虚拟环境,借助多种专用输入输出设备(如数据手套与衣服、鼠标、键盘、操纵杆、眼屏、脚踏传动设备等),以自然的方式(如转动眼球、活动手指等)向计算机传达各种动作信息,通过视、听、触、嗅等作用,使用户产生与现实中一样的感觉。交互性、构想性和多感知性是虚拟现实的主要特征。虚拟现实涉及计算机仿真、计算机图形、传感显示、人工智能等技术的新成果,是一项综合集成技术,在疾病诊断、手术模拟、康复治疗、远程医疗、医学教育培训等方面应用广泛,为临床医学的创新与发展提供了一种全新的技术支持。

三、口腔种植数字技术的应用

(一) 医学影像处理与诊断技术

医学影像技术的发展带动着数字技术在口腔种植中的应用。根尖片、全口牙位曲面体层片等,是目前常用于测量颌骨可用骨量和骨密度的影像学方法。近年来,随着计算机体层成像技术(computed tomography,CT)的发展,锥形束 CT 在口腔医学中得到广泛应用。锥形束 CT 可以提供拟种植位点的局部可用骨高度、骨宽度、骨密度及重要解剖位置等量化指标,有助于排除口腔种植治疗的局部禁忌证、确定种植体植入三维位置、判断种植治疗预后及诊断术后并发症等,为复杂牙列缺损或牙列缺失的患者进行数字化口腔种植治疗奠定了基础。

(二) 计算机辅助设计与制造种植外科导板

随着 CT 在口腔医学中的广泛应用和 CAD/CAM 技术的发展,CAD/CAM 种植外科导板逐步应用于临床中。CAD/CAM种植外科导板软件的基本操作流程,包括CT数据采集、数据导入重建、种植方案设计、种植外科导板设计、导板预定加工等。使用CAD/CAM种植外科导板可以术前获取相关信息,制订手术计划;简化手术操作,降低风险,缩短手术时间,改善治疗效果;有利于进行即刻修复。

(三)计算机辅助设计与制造种植修复体

近年来,CAD/CAM技术在口腔种植修复领域得到快速发展。使用CAD/CAM技术可以根据患者缺牙间隙的三维空间,设计与制造种植体个性化基台,使基台能最大程度地与冠桥修复体及种植体周牙龈解剖形态相匹配,制作简便,精确度高。此外,CAD/CAM技术可以根据拟修复区的三维空间,精确设计与制造种植全瓷修复体,避免传统修复体制作工艺流程中存在的误差,从而获得精确的边缘密合性、良好的机械性能及生物相容性,满足患者的个性化功能和美学需求,缩短患者的就诊时间。CAD/CAM技术在口腔种植修复中的应用,为医师和患者提供了便利,应当是种植修复的发展趋势。

(四)数字技术在口腔种植相关环节中的应用

目前,数字技术已渗透到口腔种植领域的各个环节。

1. 医患沟通　对于复杂的种植病例,将患者的CT数据导入计算机辅助种植软件,然后进行颌骨三维重建、手术方案设计和修复设计,可以让患者直观地了解缺牙区骨解剖状况、种植体的选择与位置、是否需要骨增量手术,以及种植修复后的预期效果。这种与患者在电脑前进行实时可视数字化医患沟通的方式,能提高医患沟通效果和患者满意度。

2. 病历管理　种植治疗疗程长、复诊次数多、病历资料多样化等特点,给病历的管理带来诸多困难。口腔种植病历管理的数字化系统可以快速采集患者的完整资料,主动提示患者复诊时间,生成汇总和查询各类报表,管理影像学资料和照片,以及统计分析等。电子病历管理系统有利于病历资料的保存,简化临床操作,提高工作效率,同时也有利于病例的回顾分析,便于临床科研工作的开展。

3. 实验教学　通过应用软件重建CT数据的方法,可以获得颌骨的三维模型;在三维空间上真实地再现颌骨解剖形态,可以准确地显示出下颌管的位置与走行、上颌窦的位置与形态等。虚拟现实技术可以进行仿真模拟性的临床教学。这些数字化技术使口腔种植教学传授内容三维可视化,从而使接受者可以从任意角度接收获取形态学信息并进行模拟操作,大大加强了教学过程中信息传递的效率和准确率。

第二节　数字技术在口腔种植诊断中的应用

一、概　　述

在口腔种植治疗中,植入区有足量且健康的骨组织,可以为种植体提供充足且稳定的接触界面,是种植体骨结合的关键因素之一。因此,口腔种植手术前应对缺牙区牙槽嵴及其附近组织结构进行系统评估,主要评价参数包括:植入区可用骨高度、骨宽度及相对骨密度;牙槽嵴的形态;上颌窦、鼻腭神经、鼻底、下颌管等重要解剖结构的位置,以及可能存在的囊肿、肿瘤、骨质硬化等骨内病变。

由于视诊、触诊、探诊或叩诊等传统口腔检查手段,无法评价骨组织的密度、形态与结

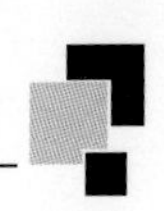

构，使得影像学检查成为口腔种植的必备手段。根尖片、全口牙位曲面体层片、X线头影测量侧位片等是目前较常用的检查方式，在测量颌骨的可用骨量和骨密度方面具有重要的参考意义，但这些二维成像技术所成图像不能准确反映相关组织的三维立体解剖结构及全面的骨密度信息。随着影像学技术的发展，多层螺旋计算机体层成像技术（multi-slice computed tomography，MSCT）和锥形束计算机体层成像技术（cone-beam computed tomography，CBCT）的出现，使三维成像成为可能，也为较复杂的口腔种植诊断创造了条件。

二、计算机体层成像技术的概念与基本原理

计算机体层成像技术（computed tomography，CT）于1972年开始应用于临床诊疗。从最初简单的平移旋转头颅CT、全身CT和单层螺旋CT，到如今应用较多的多层螺旋CT和锥形束CT，CT设备的扫描速度、图像质量、空间、时间及密度分辨率等功能，都有显著提高。而随着计算机技术的发展，学者们将计算机技术与计算机体层成像技术相结合，利用计算机存储、处理、分析和重建CT图像，可以使图像在信息不变的基础上，以更适合于人类视觉系统的方式表现出来，提高检查诊断效率和准确性。

CT成像的基本原理：X线管发射的X线束穿透一定厚度的人体层面后产生衰减，不同的衰减值被与X线管相对的探测器探测并采集，经模-数转换器转变为数字信号并传输至计算机处理后，得出该层面上各点（一定厚度的立方体）的体素平均X线吸收系数值（CT值），再经数-模转换器转变后，显示为不同灰阶的黑白点，并按相应矩阵排列，形成该体层的黑白图像。各层图像经特定的软件处理后，可重建扫描区域的三维影像，亦可进行多层面重建。

在传统单层螺旋CT基础上发展的多层螺旋CT和锥形束CT，X线管以发射三维锥形X线束代替传统CT的二维扇形X线束，并且使用面形探测器取代传统的线形探测器，同时X线管与探测器可围绕人体进行360°旋转，探测器可从各个方向采集X线束衰减值信息，通过转换器形成二维图像，再通过计算机处理形成三维图像。这种扫描方式，一方面可以加快扫描速度，增加了信息处理的内容和灵活性；另一方面，多方向的X射线衰减值采集使各方向信号更均一，形成图像更清晰、准确。虽然多层螺旋CT和锥形束CT目前仍存在软组织显影效果有限、对金属物品扫描易形成伪影等不足之处，但是，它们是现阶段骨量分析、骨移植评估方面最佳的检查手段。其中，锥形束CT以其体积小、辐射量少的特点，成为口颌系统硬组织检查的常用方法。

三、计算机体层成像技术在口腔种植中的应用

（一）CT图像提供的诊断信息

CT扫描所采集的数据，不仅可经三维重建技术还原为立体的颅颌面部三维图像，还可通过多平面重组技术，在某一方向扫描的基础上，将任意截面（厚度）的三维体积数据重组成任意平面或曲面的影像。在口腔种植领域，通常截取颌骨横断面及全景曲面体层图像进行诊断分析（图17-2-1）。

1. 经颌弓轴位扫描图像　该图像显示为水平截面图像。选取并确定颌弓长轴后，软件

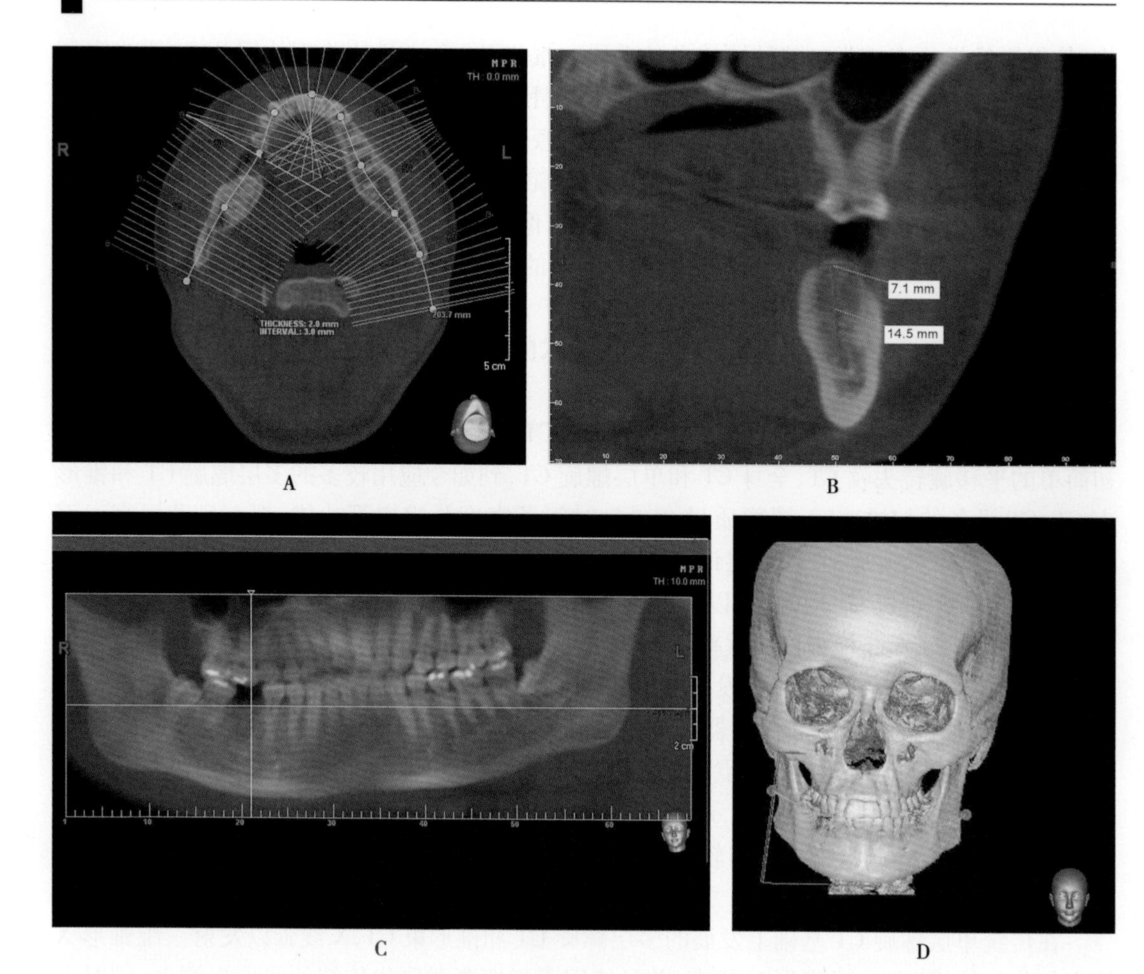

A B C D

图 17-2-1　锥形束 CT 扫描图像

A. 经颌弓轴位扫描图像；B. 颌骨横断面图像；C. 全景体层图像；D. 三维重建图像。

可根据所确定的颌骨长轴位置及方向，截取相应的颌骨横断面及全景体层图像，并在显示界面中一一对应。

2. 颌骨横断面图像　该图像显示与颌骨长轴垂直方向的横断面的图像。在该图像中可获得的信息，包括颌骨轴向角度、颊舌向厚度、牙槽嵴的形态和高度、皮质骨厚度、下颌管的走行方向及其在颊舌侧方向上的位置等。

3. 全景体层图像　该图像显示与颌弓长轴曲线一致的平面上重组出的全景平面图像。此图像类似于全口牙位曲面体层片，但更为准确。全景体层图像可以准确提供各层面上重要解剖结构与牙槽嵴顶之间的距离，如上颌窦底可利用骨高度、下颌管上部至下牙槽嵴顶之间的可利用骨高度等。

4. 三维重建图像　在特定软件中，重建的三维图像可以进行旋转、翻转、任意平面截取等操作，亦支持在三维方向上进行相应数据的测量。

在各类 CT 图像中，一方面，CT 值的差异可以用于分辨不同组织，计算机图像处理系统可以将不同组织通过不同的灰度显示出来。在口腔种植适用的窗位、窗宽范围内，CT 值越高的组织或材料，在图像上越接近白色，如金属种植体、金属或烤瓷修复体、骨皮质等；反之，

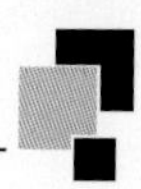

CT 值较低的组织，在图像上则呈现较深的灰色，如软组织、积液等；空腔结构如上颌窦、下颌管等则近似黑色。另一方面，CT 值也可以反映骨密度信息，在相同的扫描和图像处理条件下，CT 值较高代表骨密度高，在图像上越接近白色，反之，骨密度低者则呈现灰白色，且密度越低在图像上呈现的灰度越深。由于人体肉眼对灰度差异的分辨力有限，加之 CT 扫描与图像重组过程中存在随机误差，导致某些图像可能难以辨认。此时可通过软件自带功能调节亮度、对比度和灰度等，以更清楚地显示骨密度的细微差别。

（二）CT 技术在口腔种植治疗计划制订中的应用

CT 检查能提供清晰准确的图像，为口腔种植诊断与治疗计划的制订提供有力依据和重要保障。其主要应用方面如下。

1. 排除口腔种植治疗的局部禁忌证　通过 CT 检查可检出颌骨组织的病变如肿瘤、严重骨缺损等局部禁忌证。

2. 判定进行骨增量手术的必要性或预后　当 CT 图像所示牙槽骨的可用骨高度、骨宽度或骨密度不足以使种植体获得足够的初期稳定性，或无法满足美学要求时，需要进行骨增量手术。对已行自体骨移植术、引导性骨再生术等骨增量手术的患者行 CT 检查，可以评估植骨区术后生长状况，为制订下一步治疗计划提供依据。

3. 确定种植体植入的位置及方向　对于符合口腔种植治疗条件的患者，可通过 CT 图像确定其可利用骨组织的分布位置，避开重要解剖结构，最大化地利用骨组织，以获得种植体的初期稳定性及美学效果。

4. 为复杂牙列缺损或牙列缺失患者进行数字化口腔种植治疗奠定基础　缺牙时间较长的复杂牙列缺损或牙列缺失患者，往往存在骨量少、骨形态不规则、骨密质不足及软组织条件差等不利于种植治疗的情况。此时，可将患者 CT 扫描资料导入种植专用的计算机辅助设计软件中，通过三维重建技术重建数字化颌骨模型，并以此为基础进行种植外科导板的设计制作、种植体植入模拟手术、牙种植体或颌骨种植体三维打印等个性化治疗，使种植修复获得最佳功能和美学效果。

5. 种植术后并发症的诊断　CT 检查可检出种植术后神经损伤、颌骨骨髓炎、进行性边缘性骨吸收等术后并发症，从而根据 CT 图像制订解决方案。

（三）锥形束 CT 的应用评价

多层螺旋 CT 凭借其快速高效的扫描模式、清晰准确的图像显示，成为医学影像中的“金标准”，但设备体积大、价格昂贵、射线辐射量大，不适于口腔应用。1997 年，锥形束 CT 问世并应用于口腔领域，迅速成为口颌系统硬组织影像学检查的首选方法。

锥形束 CT 的投照范围仅限于颌面部，X 线管和探测器仅需要环绕面部一周即可完成扫描。在不影响画质的前提下，锥形束 CT 所需的有效投照剂量可低至多层螺旋 CT 的 1/15。另一方面，随着设备与投照组织的不同，有效投照剂量的差异较大。以颌面部组织为例，在 4cm×4cm 的视窗内，锥形束 CT 的有效投照剂量为 0.013~0.479mSv，而多层螺旋 CT 的有效投照剂量为 0.474~1.160mSv。在评估两者画质时，同为低剂量投照条件下，锥形束 CT 表现出的信号较强。而对于阻射性较强的牙科材料或种植体，锥形束 CT 画质所受影响更小。锥形束 CT 图像准确性方面的研究通常从线性、体积、密度方面进行评价，并以多层螺旋 CT 图像作为标准进行比较。在线性测量和体积测量的准确度方面，大多数研究认为，锥形束 CT

与多层螺旋 CT 相当,或优于多层螺旋 CT;但部分研究认为,其结果受到设备差异的影响较大。同时,有研究表明,金属伪影不会对锥形束 CT 的线性准确度产生不利影响。而在密度测量方面,由于锥形束 CT 与多层螺旋 CT 之间容积数据的获取和重建的系统差异,存在着线性衰减系数、CT 值及灰度显示不统一的情况,目前未能获取可靠的绝对骨密度信息。但锥形束 CT 与多层螺旋 CT 对相对骨密度的显示效果均已得到广泛认可。

第三节　数字技术在种植外科的应用

一、反求工程与快速成形技术在颌骨缺损重建种植修复的应用

(一) 反求工程与快速成形技术的基本原理

传统的工程设计是通过人脑的设想在计算机中设计出 CAD 几何造型,再由 CAM 制造出实物,即所谓的正向设计制作。反求工程技术则被称为逆向工程技术,通过将实物转化为 CAD 模型,并对产品进行再创造。反求工程技术在机械制造领域已经得到广泛应用。近年来,随着生物材料技术和医学影像技术的发展,反求工程技术在医学上的应用也引起了人们的关注。在生物医学领域,反求工程技术常常指通过三维扫描技术,如 CT 扫描或激光扫描等,获取电子数据,将已有的实物创建为计算机辅助设计模型的方法。根据创建的 CAD 模型,利用计算机技术来辅助设计和绘制一个部件或部件中的某些部分。

快速成形技术能将设计思想转化为具有一定结构和功能的原型或直接制造零件,是一种以成形材料的逐层累加为原理的制造方法,可以制造复杂的三维结构。快速成形技术可以在无须准备任何模具和刀具的情况下,直接按照产品设计(CAD)数据,快速制造出新产品的模型。快速成形技术对制造业产生了革命性的深远意义:它将制造由传统的“去除法”发展为今天的“增长法”,由有模具制造发展到无模具制造,提高了制造复杂零件的能力。目前,比较成熟的技术包括光固化立体成形(stereolithography,SL)、分层实体制造(laminated object manufacturing,LOM)、选择性激光烧结(selective laser sintering,SLS)、熔融沉积成形(fused deposition modeling,FDM)、掩模固化法(solid ground curing,SGC)等。其中,立体平板印刷是最为成熟且应用最为广泛的快速成形方法。立体平板印刷是利用树脂进行的 3D 打印技术,通过将三维 CAD 模型进行“切片分层”,得到各层面的轮廓信息后在计算机控制下,紫外激光按零件的各分层截面信息,在光敏树脂表面进行逐点扫描,被扫描区域的树脂薄层(小于 0.5mm)产生光聚合反应而迅速固化,形成一个薄层。每层固化完毕后,工作台下移一个层厚的距离,在已固化的树脂表面再成形叠加一层新的液态树脂,进而成形。

(二) 反求工程与快速成形技术在口腔颌面外科与种植外科的应用

准确恢复颌骨的完整性和美观的面部形貌,重建良好的咀嚼、语言、吞咽功能,是颌骨缺损治疗的目标。自体骨移植仍然是目前治疗下颌骨节段性缺损的主要手段,髂骨、肋骨和腓骨都是常用的自体骨来源,但对颌骨这一对称性器官来讲,大范围特别是涉及弯曲部位的颌骨缺损,直接的自体骨移植难以获得满意的外形,手术中需要花费大量时间对移植骨进行塑形和拼对,难以恢复左右对称的正常面型。此外,在自体骨植入的同时,由于难以把握种植

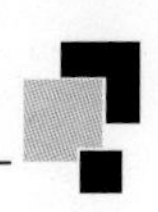

体的位置方向,难以进行同期种植体植入,或即便完成同期种植体植入,但由于位置角度不佳,为后期修复带来困难。近年来,随着反求工程与快速成形技术的发展及其在颌骨缺损重建中的联合应用,这一难题得以解决。

对于颌骨缺损的患者,可拍摄 CT 获取其颌骨 CAD 模型,在计算机辅助设计软件中根据颌骨对称性的特点,利用镜像技术对患侧下颌骨进行重建,从而利用反求工程技术进行缺损所需自体骨的评估及模拟重建。在此基础上,利用快速成形技术,将缺损的颌骨及拟应用于重建的自体骨分别成形,在手术前即可进行模型外科的重建。对于需要进行同期种植修复的患者,利用这一模型,也可同时模拟在重建的自体骨模型中进行种植设计,使颌骨缺损进行重建的同期,在理想的三维方向植入种植体成为可能。

二、计算机辅助设计与制造的种植外科导板

计算机辅助设计与制造的种植外科导板是近年来在口腔种植治疗中的一个热点,这正是反求工程与快速成形技术在口腔种植领域应用的典型。利用反求工程技术,将患者的颌骨、牙槽骨、牙齿、黏膜等口腔组织以 CT 数据的形式转换为 CAD 模型,在计算机进行个性化的口腔种植治疗设计后,利用快速成形技术制造种植外科导板,应用指导种植体植入手术。

(一) 常用的计算机辅助设计与制造种植导板软件

随着 CT 技术在口腔领域的应用,尤其是锥形束 CT 的逐渐普及与三维重建软件的发展,计算机辅助设计与制造种植导板逐渐在临床上得到应用。20 世纪 90 年代出现了可以在计算机上利用 CT 数据进行三维重建,并模拟种植体植入的种植设计软件。此类软件提供了丰富的测量功能:线距测量可获得受植区骨高度与宽度,获得牙槽骨嵴顶与上颌窦底、鼻底、下颌管等重要解剖结构的距离;通过骨密度测量,可以充分了解受植区的骨质情况,并为种植体的选择提供参考依据。此外,医师还可得到三维重建后的颌骨影像,并据此模拟进行种植体植入,然后根据上下颌关系模拟最终修复效果。随着种植设计软件的完善,软件提供了种植手术的辅助导板设计功能,种植导板可准确反映设计植入的种植体相关信息及其与骨、黏膜、邻牙等位置关系。与此同时,快速成形技术的成熟与发展,使计算机设计的种植导板经过加工后成为实物,实现了电脑虚拟设计向手术真实应用的转化。

目前,临床应用广泛的 CAD/CAM 种植导板软件分为两大类:一类是医学专业软件公司设计的通用型种植软件,如 Simplant,这类软件含丰富的种植体资源库,优点是种植设计时可以由医师自由选择常用且适合患者的种植体;另一类则是由种植体公司设计的专用种植软件,如 Nobel Clinician(Nobel Guide),这类软件的种植设计与导板加工针对单一的种植体品牌,软件优点是数据匹配校准亦针对同一品牌种植体,有助于减小系统性误差,提高导板精度。

(二) 常用的计算机辅助设计与制造种植外科导板软件操作流程

计算机辅助设计与制造种植导板软件的操作流程基本相同,可以概括为 CT 数据采集、数据三维重建、种植方案设计、种植导板设计及导板加工。

CT数据采集需要根据不同的软件指引进行,完整的CT数据采集是导板制造成功的基本条件。例如,Simplant软件根据不同的导板类型对CT数据采集有不同要求:选择骨支撑式的导板,患者可以佩戴全阻射的放射导板进行CT检查,一次扫描检查即可;或者佩戴普通非阻射的义齿,在CT检查前对义齿的几个位点进行阻射标记,CT检查过程中需要患者佩戴义齿进行一次扫描后,再单独对义齿进行一次扫描,之后结合二次扫描模块进行数据匹配转换。而如果选择黏膜支撑的导板,则CT检查时必须配戴全阻射的全口义齿,以获得患者黏膜表面的完整信息,保证黏膜支撑导板的精确性。Nobel Guide则常规需要进行二次扫描进行数据转换,使用全阻射放射导板或部分位点阻射标记的义齿都符合要求,只要二次扫描模块能完成数据匹配转换即可。选用黏膜支撑的导板必须进行二次扫描,原因是软组织的阈值与放射导板或义齿接近,单独一次扫描无法将软组织边缘与放射导板或义齿精细区分,故需要采用二次扫描技术,分别扫描颌骨与放射导板后进行三维重建,再进行二者数据的拟合配准。颌骨数据与导板或义齿数据匹配,以精细区分完整的颌骨、软组织及义齿。放射导板或义齿是制作最终种植外科导板的基础,种植设计均在放射导板基础上进行,因此两组数据的精确拟合配准,是决定最终种植外科导板精度的重要影响因素。

数据三维重建与拟合配准后,根据种植设计方案描绘牙弓曲线及其他解剖结构,进行种植前准备。医师可根据患者颌骨的三维影像信息和患者的咬合关系等,制订种植治疗计划:决定种植体类型、数量及其植入的三维位置。在模拟种植体植入时,除了选择种植体,也可以选择对应的基台,包括基台的类型、基台穿龈高度等。

种植外科导板的设计,包括微型固位钉的设计与导板支撑形式的选择。微型固位钉的使用是将种植导板固定在颌骨内从而保证导板稳定的必要条件,其设计应遵循以下原则:固位钉的数量通常以3颗为宜,既可保证导板的稳定,也避免过多固位钉造成损伤;固位钉应放置在两侧前磨牙区之间,避免位置过于远中对患者在手术中造成口角过度牵拉;固位钉的深度上,应保证进入颌骨内3mm以上以保证固位效果;同时,应注意固位钉与种植体及重要的解剖结构保持足够的安全距离。

种植外科导板是手术设计的最终信息载体。完成上述设计后,根据软件指引进行导板定制加工即可。通常加工种植外科导板需要2~4周时间;随着CAD/CAM技术的普遍应用,种植外科导板的加工周期有望进一步缩短。

(三)计算机辅助设计与制造种植外科导板的结构与应用形式

计算机辅助设计与制造的种植外科导板的结构,包括接触面、导向管与固位钉。接触面是指导板与口腔组织接触的部分,骨支撑导板接触面与骨面直接接触,黏膜支撑导板则覆盖压迫在牙槽嵴黏膜上,牙支撑导板接触面设计包括卡套在余留牙上的接触面设计和利用余留牙倒凹固位的接触面设计。导向管是导板指引钻头方向的装置,其直径常常与终末钻匹配,种植工具中配备有与导向管互相匹配的套管,适用于不同直径的钻头。固位钉是将导板固定在骨面上的装置,作用是保证导板在术中的完全就位与稳定。

根据导板的支撑接触面设计分类,计算机辅助设计与制造的种植外科导板有三种应用形式:骨支撑导板、黏膜支撑导板与牙支撑导板。

1. 骨支撑导板　适用于无牙颌及缺牙较多的牙列缺损患者,导板直接覆盖在颌骨表面，手术时需要翻开黏骨膜瓣，直接暴露出骨面，将导板与骨面紧密贴合。由于骨面的形态可以直接由CT数据获得，导板设计不需要考虑软组织，因此这种导板设计过程相对简单，精确度高。但是，由于此类导板需要进行翻瓣以保证导板与骨面紧密贴合，手术创伤较大，因此近年来骨支撑导板的应用逐渐减少。

2. 黏膜支撑导板　主要适用于无牙颌患者，导板直接覆盖在牙槽嵴的黏膜上，不需要翻开黏骨膜瓣，可直接进行种植窝洞预备与种植体植入。由于黏膜有一定动度及黏膜可让性存在差异，因此通常要在导板的唇侧面设计几个固位孔，通过微型固位钉先将种植导板固定在颌骨内，然后完成种植体植入。由于不翻瓣，手术创伤小，因此可以在术前制作临时或最终修复体，术后实现即刻义齿戴入。但是，由于种植导板要求与黏膜表面贴合，而通过CT扫描无法准确获取黏膜表面的形态数据，因此需要借助放射导板或阻射义齿，利用二次扫描的方法来辅助获得软组织形态数据，设计过程较骨支撑导板复杂。

3. 牙支撑导板　主要适用于缺牙数量较少的牙列缺损患者，导板覆盖在邻近缺损区的基牙上或通过基牙的倒凹获得固位。由于CT对牙列扫描精度较低，通过CT数据重建得到的基牙表面形态不准确，常常还需要对牙列石膏模型进行更精细的扫描，并将扫描数据与CT数据配准在一起，因此设计过程也较骨支撑导板更为复杂。

（四）计算机辅助设计与制造种植外科导板的适应证与特点

在目前临床实践中，并不是所有的患者都需要制作种植外科导板。一方面，制作导板的相对费用高，增加了患者经济负担；另一方面，也延长了术前准备的时间，医师需要投入更多的时间在种植软件设计操作上，导板制作和运输也需要耗费时间。因此，计算机辅助设计与制造种植外科导板在常规种植治疗应用的广泛性受到限制。但在一些特殊的病例中，使用种植外科导板则更有优势。

1. 计算机辅助设计与制造种植外科导板的适应证　包括：半口或全口牙列缺失的种植修复；种植后需要完成即刻修复的病例；局部骨量不足，需要通过特殊角度植入种植体以完成种植治疗的病例；需要多颗种植体获得一致植入角度的情况；手术或创伤后软硬组织结构发生改变，或存在解剖异常需要种植修复的病例。

2. 计算机辅助设计与制造种植外科导板的优点　包括：术前获取相关信息，制订手术计划；便捷的医患沟通；术中简化手术操作，降低手术风险，缩短手术时间，提高疗效；术后易于进行即刻修复。

（1）医师在手术前可以准确地获取种植区相关信息：通过CT检查获取的信息，包括受植区骨量，骨密度，黏膜厚度，以及与重要解剖结构如下颌管、上颌窦、鼻底、切牙管和邻牙牙根的距离。在此基础上，可以进行种植计划，选择种植体的种类与规格，设计种植体在骨内的位置、方向，并且避开损伤重要解剖结构等。借助于快速成形技术，能够准确快速地制作出种植导板，将种植设计准确地转化到手术中，这是传统方法中仅凭借操作者临床经验所无法比拟的。

（2）便捷的医患沟通：医师可以在种植软件中向患者展示治疗方案，还可以在软件中进行模拟种植体植入，模拟最终修复效果。导板为种植团队、医师与患者之间提供了直观的交流工具，使彼此间的沟通清晰，医患双方更容易达成理解和配合，在提高手术成功率的同时，

也提高了患者的接受程度和满意度。

（3）术中简化手术操作，降低手术风险，缩短手术时间，提高治疗效果：使用黏膜支撑或牙支撑导板，种植手术中不需要翻开黏骨膜瓣，从而减少手术创伤，缩短手术时间，减少患者的不适和可能的手术并发症。种植体的植入位点及方向与设计一致，可获得较好的治疗效果。

（4）术后可进行即刻修复：若患者需要即刻修复，可在导板设计时同期制作临时修复体，实现即刻修复，尽早恢复患者的容貌与功能，缩短患者整体修复周期。

（五）计算机辅助设计与制造种植外科导板的精度评价

精度是衡量计算机辅助设计与制造种植外科导板的重要指标。因此，目前研究着重于对导板精度进行评价与如何提高导板精度。利用种植设计软件进行种植体植入设计，由虚拟的种植位置向种植手术中实际位置转移，必然涉及导板的精度问题。

种植导板精度的评价方法是在外科导板辅助下完成种植体植入，获取术后 CT 数据与种植设计时的种植体位置进行三维比较，计算精度指标。种植体植入后的 CT 数据导入种植软件进行三维重建后，与种植设计文件均应以快速原型系统所应用的标准文件类型 STL 格式导出，将 STL 格式文件导入 Med 3D 或 Magics 等分析软件中，定义坐标轴后评价导板误差，计算导板精度指标。

目前，由于种植导板设计软件、导板制作方法及精度评价指标等均存在不同，因此导板精度评价也存在差异。常用的种植导板精度评价内容，包括种植体头部与尾部在颊舌向、近远中向、植入深度三维方向上的偏移距离，以及种植体整体偏移角度。其中，种植体头尾部偏移距离与种植体整体偏移角度，是常用的精度评价指标。精度的评价研究包括体外试验和临床研究。体外试验通常在动物颌骨或人颌骨标本进行。有研究报道，种植体整体偏移角度 4.5°±2°，种植体头部和尾部则有 0.9mm±0.5mm 和 1.0mm±0.6mm 的偏移距离。造成种植导板精度不足的原因，包括：CT 扫描与三维重建、二次扫描配准技术、快速成形技术制作导板、导板中导向管与套管或钻头之间的间隙等所形成的误差。

1. CT 扫描与三维重建　口腔临床应用的 CBCT 分辨率约 0.2~0.3mm，而在导板设计过程中，需要对颌骨和放射导板或阻射义齿分别在不同阈值下进行三维重建，由于放射导板或阻射义齿的阈值接近软组织，因此三维重建难度较大，三维重建的精度是影响导板精度的重要因素。

2. 二次扫描配准技术　在整个导板的制作过程中，放射导板与颌骨的配准精度会直接影响导板的最终精度。在临床导板的实际制作过程中，因为软组织的阈值与放射导板接近，故应采用二次扫描技术，单独扫描放射导板后进行三维重建，从而保证放射导板的精度。临床应用的种植导板软件，除在人机友好界面进行改善外，对二次扫描配准进行优化，以提高种植导板精度，也常常是重要的软件升级内容。

3. 快速成形技术制作导板　随着快速成形技术的不断发展，快速成形技术制作导板的主要误差源于光敏树脂材料的变形误差，选择变形率低的材料进行导板制作，可以将误差控制在理想范围内。

4. 导板中导向管与套管或钻头之间的间隙　目前常用的种植导板软件均生成一个种植导板，并通过不同直径的套管工具控制钻头方向。但是，为了获得套管与导向管的方便就

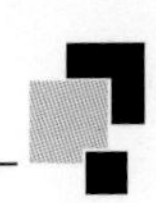

位,两者之间必须留有一定间隙;为避免金属摩擦损耗钻头,钻头与套管或导向管之间也必须保持一定间隙。通常这一金属间隙控制在约 0.05~0.10mm。有研究显示,若导向管的高度为 8mm,这一金属间隙可导致约 0.7°的种植体整体角度偏移;若导向管的高度为 10mm,这一金属间隙可导致约 0.45°的种植体整体角度偏移。由于种植体植入需要使用多支扩孔钻,必须数次更换套管或导向管。因此,金属间隙问题导致的种植体整体角度偏移必然更大。

此外,种植导板的临床应用中,一些问题也可导致种植体设计位置与实际植入位置较大误差,但其本身与种植导板自身的精度无关,例如种植导板未获得完全就位;患者开口度不足,导致窝洞预备过程中加大了种植体整体角度偏移。

三、计算机实时导航系统在种植外科的应用

计算机辅助种植外科主要分为两类:一类是静态引导,即如前所述的种植外科导板技术;另一类则是动态导航,即术前拍摄 CT,同样利用计算机进行种植治疗设计,但不制作导板,手术中利用导航设备在手术中进行配准,然后进行实时动态导航,允许术者在手术中根据情况适时调整部分设计。计算机辅助实时导航是近年来发展起来的一种新方法,在医学各领域中的应用得到不断扩展,已经由最早的神经外科,发展到骨科、耳鼻咽喉科、整形外科、口腔颌面外科等。

1. 计算机辅助实时导航的基本原理

(1) 图像预处理:术前获取 CT 数据,几何建模后制订手术方案,完成解剖结构的三维几何测量,对骨质骨量进行评估分析,进行种植体数量、规格、位置设计。

(2) 术中配准:术中配准是指通过定位跟踪系统,在术中确定手术器械与患者相对于医学图像之间的空间转换关系,并反映在计算机屏幕上,利用获得的医学图像实时引导手术按照预先规划方案进行。术中配准是实时导航的关键技术,配准方法和精度决定了实时导航系统的可行性和可靠性。

(3) 定位跟踪技术:在手术导航系统中应用定位跟踪技术的目的,是在术中对常规手术器械、植入物进行实时准确的空间位置测量和定位,达到实时导航的效果。

2. 计算机辅助实时导航的特点

(1) 精度高:有报道显示,实时导航系统在体外试验中,其种植体偏移距离仅为 0.58mm±0.18mm,种植体整体偏移角度为 1.12°±0.39°,偏移距离与角度均低于计算机辅助设计与制造种植外科导板的误差。

(2) 适宜在复杂的解剖条件下完成种植,计算机实时导航可以提供良好的辅助功能,降低风险,减小外科创伤,优化治疗程序和疗效。

(3) 在颌骨缺损无法提供导板固位、颌骨重建后解剖异常的患者,实时导航显示出独特的优越性。计算机辅助实时导航应用在种植外科中存在一定的局限性。一方面,计算机辅助实时导航在仪器设备方面成本昂贵;另一方面,种植医师不仅需要具备丰富的临床经验,还需要熟悉计算机术前规划和术中导航操作。因此,计算机辅助实时导航目前只适用于条件特殊的种植病例。

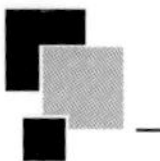

第四节　数字技术在种植义齿修复中的应用

一、计算机辅助设计与制造种植义齿概述

CAD/CAM 技术在口腔医学中的应用开创了口腔修复学的新纪元，使牙科修复体的自动化制造成为现实。近年来，随着患者美学意识和美学要求的提高、修复材料的不断改进，以及 CAD/CAM 技术的逐步成熟，应用 CAD/CAM 技术制造个性化基台及全瓷种植修复体，在临床上越来越广泛地得到应用。与目前临床上常规选择的种植体成品基台不同，使用 CAD/CAM 技术可以根据患者缺牙间隙的三维空间设计与制造种植体个性化基台，获得的个性化基台拥有良好的形态和角度，使基台能最大程度与冠桥修复体及种植体周牙龈解剖形态相匹配，且其制作简便、精度高。此外，CAD/CAM 技术设计与制造的种植全瓷修复体，具有精确的边缘密合性、良好的机械性能及生物相容性，在满足患者的个性化功能和美学需要的同时，缩短患者的就诊时间。可以说，CAD/CAM 技术在口腔种植修复的应用，为医师和患者都提供了极大的便利，是种植修复的发展趋势。

（一）计算机辅助设计与制造修复体的发展

在 20 世纪 70 年代，Duret 及其同事首次将 CAD/CAM 系统应用于牙科领域。其基本过程包括：通过口内扫描仪获取基牙光学模型；将数字化数据重现为三维影像；进行虚拟设计获得理想的冠外形；通过数控机床加工获取最终冠修复体。但是，随后研发的 CAD/CAM 系统由于精确度及材料的限制，没有得到广泛应用。后来，其他学者研发的 CEREC 系统，成功将 CAD/CAM 技术应用于制作陶瓷嵌体。一方面，通过口内扫描仪获取嵌体窝洞光学模型在技术上比获取冠基牙光学模型更简单，也使得修复体的精密度提高；另一方面，在椅旁可完成陶瓷嵌体的设计和制作。随着 CEREC 系统的推广，CAD/CAM 技术开始普及。该系统的应用起初仅局限于制作嵌体，不能设计咬合形态和轮廓。随着技术的发展，目前该系统已可用于制作冠及桥支架等。

在 20 世纪 80 年代早期，由于黄金价格的快速上涨，采用镍铬合金代替黄金成为趋势。但是，镍铬合金存在致敏性。有学者提出采用钛金属制作修复体。由于当时难以铸造钛，有学者尝试使用火花蚀刻技术制作钛基底冠，并在制作修复体过程中引入 CAD/CAM 技术。这是人们首次将 CAD/CAM 技术作为整个口腔修复体制作过程的一部分。该系统后来发展为全球有多个数字加工中心的使用商品化密质烧结多晶氧化铝制作全瓷支架的 Procera 系统。

在 20 世纪末，由于口内扫描难以获得基牙理想的数字化模型，各项研究集中在获取石膏模型的基础上，在义齿制作中心应用 CAD/CAM 系统制作冠桥修复体。此时，各种数字化印模技术得到发展，包括机械式扫描印模与各种类型的光学印模。因此，目前 CAD/CAM 技术主要在数字化义齿制作中心中应用。近年来，由于新技术的快速发展，口内数字化印模设备已可以获得高精度的数字化印模，使得 CAD/CAM 技术制备修复体发展到新的阶段。

（二）CAD/CAM 种植义齿的基本步骤

CAD/CAM 技术设计与制作种植义齿修复体，主要包括数字化印模、CAD 与 CAM 三个步骤（图 17-4-1），基本流程如图 17-4-2 所示。

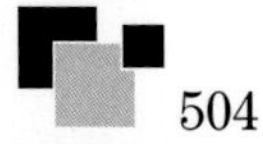

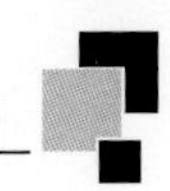

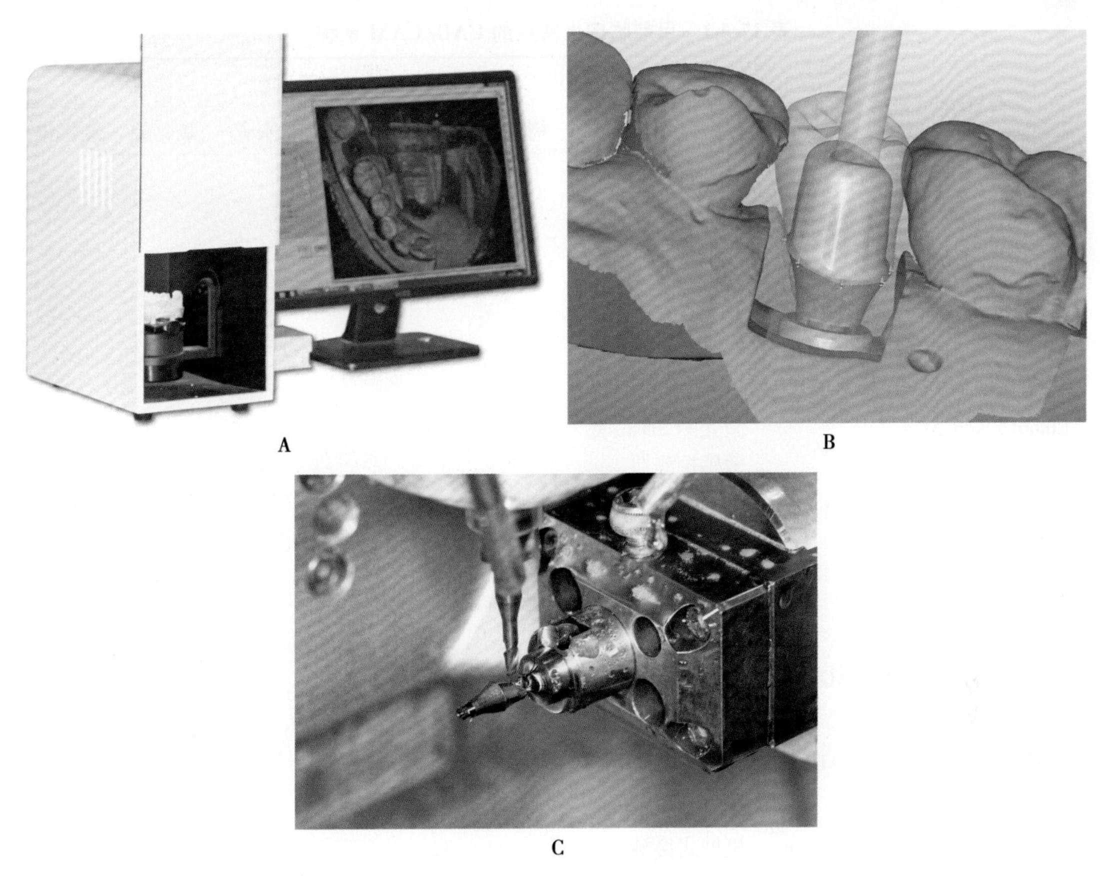

图 17-4-1　个性化基台的计算机辅助设计与制造
A. 数字化印模；B. CAD；C. CAM。

印模
模型
模型或蜡型数字化
口内光学印模
加工中心CAD
椅旁CAD
加工中心CAM
椅旁CAM
饰瓷等后处理
修复体
修复体

图 17-4-2　CAD/CAM 技术制作种植义齿基本流程

（三）常见的计算机辅助设计与制造系统介绍

目前，有多种较为成熟的 CAD/CAM 系统可供临床选择。可以加工的材料包括树脂、金属、陶瓷等。各个系统在获取数字化印模、制作修复类型及可加工材料上存在差异，临床上可根据具体情况进行选择。目前常用于制作冠桥修复体 CAD/CAM 系统的数字化印模技术和可加工材料如表 17-4-1 所示。

1. Procera 系统　Procera CAD/CAM 系统是修复体集约式制作的代表。它可以制作个性化的全瓷或纯钛种植基台、一体化的基台冠及桥支架，适用于多种种植体系统。临床提供种植义齿的工作模型和设计好的基台或冠桥支架数据或模型，义齿加工中心以数控机床铣削加工钛块或瓷块形成义齿支架。这种支架较传统铸造工艺制作的支架精度高、强度大。

表 17-4-1　目前临床上常用的 CAD/CAM 系统

CAD/CAM 系统	数字化印模技术	加工材料					
		树脂	钛	金	陶瓷	氧化铝	氧化锆
CEREC 3/inLab(Sirona Dental of system GmbH)	激光+CCD 图像传感器				✓		✓
Cercon smart ceramics(Degu-Dent GmbH)	激光+CCD 图像传感器						✓
DCS Dental(DSC Dental AG)	激光+PSD 位置敏感探测器	✓	✓		✓		✓
Etkon(Etkon AG)	激光+PSD 位置敏感探测器	✓	✓	✓	✓		✓
Everest(KaVo electrotechnical work GmbH)	白光+CCD 图像传感器		✓		✓		✓
KATANA system(Noritake dental supply co.,LTD)	激光+CCD 图像传感器						✓
Lava(3M ESPE Dental AG)	白光+CCD 图像传感器		✓		✓		✓
Pro 50,WaxPro(SYNOVAD)	有色光+CCD 图像传感器		✓	✓	✓		✓
Procera(Nobel Biocare Germany GmbH)	机械式接触		✓		✓	✓	✓
ZENO Tec System(Wieland Dental & Technik GmbH)	激光+CCD 图像传感器	✓	✓			✓	✓

2. Lava 系统　Lava CAD/CAM 系统广泛应用于数字化义齿制作中心制作全瓷冠桥修复体。它可用于氧化锆、蜡、数字化饰瓷的切削。采用氧化锆冠桥修复时,其切削的瓷块为预烧结的氧化锆陶瓷。

3. CEREC 系统　CEREC 系统是椅旁 CAD/CAM 系统的代表。该系统硬件主要包括口内光学扫描仪、计算机设计主机和磨切设备,软件为基于 Windows 操作系统的 CEREC 3D 和 Biogeneric 生物再造设计软件等。该系统采用的可切削材料有长石质陶瓷、玻璃陶瓷、复合树脂材料等。

二、数字化印模技术在种植义齿修复中的应用

(一) 数字化印模的分类及临床应用

数字化印模是应用数字化技术制作种植修复体的第一步。数字化印模包括直接数字化印模和间接数字化印模两种类型。直接数字化印模是采用口内扫描仪,应用各类光学技术,直接在口内制取数字化模型;间接数字化印模则通过传统弹性印模材料,在口内获取印模后,翻制石膏模型,再采用光学技术或机械式扫描技术,将传统的石膏模型转换为数字化模

型。目前,数字化义齿制作中心多采用机械式扫描仪或各种光学扫描仪扫描石膏模型,形成数字化模型。随着口内扫描仪扫描精度的提高及使用的便捷,使用扫描仪直接在患者口内获取直接光学印模将成为发展的趋势。

1. 直接数字化印模　直接数字化印模采用口内扫描仪直接在口内制取光学印模,获得种植体及邻牙在口腔内的三维信息,替代了传统制取印模和灌注石膏模型的步骤。目前有多种口内扫描仪系统可供临床选择,例如 CEREC、iTero、Lava 和 TRIOS 等。不同口内扫描仪采集数据的方式各有特点。CEREC 系统采用光条纹投射和激光的三角测量原理(即通过三条光线的交点确定空间的一个定点)产生三维图像。iTero 系统采用平行共聚焦图像技术利用激光光学扫描获得三维图像,即从小孔中发射的平行光在一定距离的表面反射后,反射光通过转换器转变成电子影像。该系统不需要涂布遮光剂,通过激光反射就能获取口内的外形结构。Lava 口内扫描仪通过主动波前采样技术实时重建获取三维印模图像,即动态 3D 技术,通过视频方式来获取图像。TRIOS 口内扫描仪则运用超快光学切割技术和共聚焦显微技术,通过快速捕捉大量图像实时地创建出三维数字印模。

直接光学印模的基本步骤,包括:建立患者的信息资料,设定扫描仪程序,在种植体上连接扫描杆,口内扫描获取扫描杆及其邻牙、对颌牙的三维信息。部分口内扫描仪扫描前需要喷一薄层粉末,用于提供扫描的位置信息(如 Lava COS 系统)或预防光滑表面的光反射(如 CEREC AC 系统)。对于在取像时需要喷粉的系统,喷粉之前需要干燥取像区域,并进行隔湿,否则喷粉不容易均匀且可能增加粉的厚度,影响精确性。不同工作原理的扫描系统对取像的技巧要求各有不同。对于静态取像的系统,取像的时刻需要稳定、无抖动;而对于动态取相的系统,取像单元的移动需要缓慢而连续,并按照系统的要求遵循一定的规则和顺序。

目前,各种口内数字化印模设备在工作原理、是否需要喷粉、光源、成像类型、输出文件格式、是否具备椅旁切削系统等不尽相同。一些系统输出的文件格式是不加密的 STL 文件,即所谓的开放式系统,可以被大部分 CAD/CAM 系统读取并应用于后续的修复体设计和制作;另一些是加密的文件,即所谓封闭式系统,所得的数据信息只能应用于特定的 CAD/CAM 系统。

2. 间接光学印模　间接光学印模是使用传统弹性印模材料在患者口内制取印模后翻制石膏模型,再从石膏模型上制取数字化模型。目前有多种光学扫描系统及机械接触式扫描系统用于制取石膏模型的数字化模型,主要应用于数字化义齿制作中心。

(二) 数字化印模的特点与精确度评价

与传统印模技术相比,直接光学印模存在如下特点,包括:改善患者的舒适度、更容易被患者接受;减少印模材料的消耗;减少因印模材料与托盘脱离、印模材料收缩、种植替代体就位不良、印模在消毒过程中变形、石膏材料的膨胀等诸多因素导致的石膏模型上种植体的三维位置与口内情况存在偏差;直接获得种植体的三维虚拟模型进行修复体的设计和制备;数字化数据可电子化直接传输到数字化义齿制作中心制作修复体;减少操作时间、提高工作效率等。

对于直接光学印模,以往局限于口内扫描仪获取的直接光学印模精确度不能满足临床要求。近年来,随着技术的发展,直接光学印模的精确度得到显著提高。研究显示,单颗种植体进行直接光学印模制备的数字化模型,与传统印模技术相比精确度相当。在多颗种植体制备印模时,直接光学印模甚至比间接光学印模获得更高的精确度。

数字印模技术目前仍在不断更新之中,其目的是使数字印模系统使用起来更为方便,信息获取和传输更为快捷,使扫描和CAD/CAM系统之间的传输和连接应用更加广泛方便、信息资源开放共享。

三、CAD/CAM种植修复体的基本操作步骤

CAD/CAM技术在口腔种植修复中,主要应用于个性化基台、冠、桥、支架等种植体上部结构的设计与制作。其基本流程包括以下步骤:将扫描杆连接在患者口腔或石膏模型的种植体或替代体上,进行数字化印模制取,获得扫描杆及其邻牙、对颌牙的三维信息;在CAD软件上进行种植体基台或修复体设计;将CAD的数据传输到数控车床,采用CAM系统对钛块或瓷块进行铣削或快速成形加工;修复体上饰瓷等后处理。

(一)计算机辅助设计

采用牙科专用CAD软件,以人机对话的形式,在计算机显示屏上进行修复体的设计。在CAD软件中,可以在数字化模型上设计个性化基台的穿龈高度、外形、角度和聚合度,设计修复体的边缘位置、邻接线、咬合面形态等。可根据系统提示及实际需求反复设计修改,在完成最终设计后,在显示器上显示种植义齿修复体上部结构的三维形态,必要时可返回编辑程序再次修复。修复体的CAD数据可存储于计算机,便于随时调取及信息传递。

(二)计算机辅助制造

修复体的计算机辅助制造由计算机利用CAD数据,通过数控机床自动制作完成最终修复体。该方法替代了蜡型、包埋、铸造等传统义齿制作工序。目前,数控机床以铣削加工制作修复体最为常用。近年来,以3D打印技术为代表的快速成形技术发展迅速,应用制作修复体也正逐步成为现实。

四、CAD/CAM种植修复体的临床应用要点

(一)CAD/CAM制作种植义齿修复体的特点

采用CAD/CAM制作种植义齿修复体的主要特点,包括:个性化基台可以获得种植修复体理想的穿龈形态;修复体的邻接线、切缘线、咬合面等形态可反复设计、修改及储存;修复体制作过程避免了传统失蜡铸造过程的变形,可以获得高精度的修复体等。

(二)CAD/CAM制作种植义齿修复体的注意事项

CAD/CAM技术制作的种植义齿修复体在临床常见的问题,包括:崩瓷、修复体支架不密合,以及咬合关系不良等。

1. 崩瓷　崩瓷是采用CAD/CAM制作的氧化锆全瓷修复体常见的问题之一。崩瓷的部位常发生在前牙的切角或后牙的边缘嵴,而瓷修复体的整体崩瓷较少见。主要原因是局部形成咬合高点,出现应力集中区。主要预防措施包括:修复体设计避免过锐边缘、咬合关系设计时避免咬合高点,以及在临床试戴修复体时注意调整咬合等。

2. 修复体支架不密合　修复体支架不密合主要发生在长跨度多单位种植修复体。如果采用直接法进行数字化印模,印模角度不当或不稳定可导致获取的修复体支架不密合;如果采用间接法进行数字化印模,印模方式或制作模型不准确可导致修复体不密合。

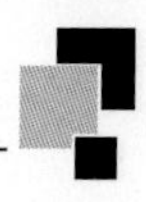

3. 咬合关系不良　在CAD/CAM过程中，由于是模拟对颌关系制作修复体，没有从正中颌位、前伸颌位及侧方颌位检查修复体的咬合情况，因此，需要医师在试戴时应认真检查咬合情况，避免早接触及咬合干扰。

（三）CAD/CAM制作种植义齿修复体的精密度评价

种植义齿修复体的被动就位是关系修复成功与否的关键因素之一。由于修复体与基台及种植体平台间无法达到完全密合，因此对于二者间的微间隙，目前临床上可接受的偏差范围为50~120μm。修复体良好的被动就位有助于咬合力的传递与分布，减少种植体的修复并发症。此外，修复体颈部良好的边缘密合性可减少细菌在局部的积聚，减少种植体周组织的生物并发症。对于跨度大的多单位修复体，传统的失蜡铸造法制备的金属支架，由于在制备过程中存在堆蜡、包埋或熔铸过程形成的偏差，导致其存在三维方向上的变形；而CAD/CAM技术可以从一个单一均质性良好的钛块或氧化锆瓷块铣削制作出粘接或螺丝固位修复体，减少修复体的变形。

近年来，越来越多的研究证实，CAD/CAM制作种植义齿修复体的精密度已达到临床要求。有研究显示，CAD/CAM技术可用于制作高精度的多种植体支持的全牙弓氧化锆及钛金属支架修复体，支架与种植体间的平均微间隙小于20μm。而在同一模型上制作的铸造钴铬合金支架与种植体间的平均微间隙大于200μm，不能满足临床要求。另一项研究也证实，不同的CAD/CAM系统制作的多单位钛支架与种植体间的平均微间隙小于30μm，明显小于传统铸造合金支架与种植体的微间隙。

氧化锆陶瓷由于具有高的弯曲强度和断裂韧性，具备良好的生物相容性及美观特性，因此广泛地应用于前牙和后牙的种植修复体。系统分析结果显示，目前可用的多种CAD/CAM系统制作的氧化锆支架，可满足临床对边缘密合性的要求。对于制作长跨度的固定义齿或复杂形态的修复体，烧结后铣削的氧化锆陶瓷边缘密合性比烧结前铣削的氧化锆陶瓷好。研究显示，饰瓷对氧化锆支架的边缘密合性有负面效应。目前，对于哪种类型氧化锆制备的修复体远期疗效更好仍然存在争议，需要进一步研究验证。

五、其他数字技术在种植义齿修复中的应用

在种植义齿修复中，数字技术已经渗透到修复体制作的各个环节，包括种植体动度测量、修复体的颜色复现、修复体的咬合设计以及修复体快速成形等。

（一）种植体动度测量仪器在测量种植体稳定性中的应用

种植体稳定性是临床上判断种植体成功的主要参数之一，对种植修复时机的判断有重要的意义。传统测量种植体动度的方法，主要采用通过器械柄叩击声音来判断，该方法的主观性强、精确性差。近年来，学者们研制了各种种植体动度检测仪器。根据仪器测量原理可将其分为测量阻抗类型、共振频率分析（resonance frequency analysis，RFA）、压电陶瓷技术及直接位移测量技术等。其中，共振频率分析是近年来发展的一种非侵入性的种植体稳定性测量方法，具有简单、准确可靠、客观数字化等特点。使用无线共振频率分析时，将一个带磁铁头的金属杆安装在种植体基台。测量时，探测器产生磁性脉冲振动波，靠近金属杆使之产生共振，探测器内感应线圈随后感应其振动频率，并传输到共振频率分析系统，将输出的共振频率值转换为种植体稳定系数（implant stability quotient，ISQ）。ISQ是用共振频率分析技

术来分析种植体稳定性的表达值，取值为 1~100。种植体越稳定，其发生共振要求的频率越高，ISQ 值越大。虽然该技术目前只适用于种植体或基台，在常规固定修复后，无法用于烤瓷冠等上部修复体。但是，由于其具有无创、便携、客观、易操作和数据可量化等特点，所以在临床上越来越多地用于种植体稳定性的判断和分析。

（二）比色仪的临床应用

比色是修复体颜色再现中的首个环节，对最终修复体的颜色再现起决定性作用。比色板作为临床最常用的比色工具，其原理是将一定数量的标准比色片按照一定规律排列起来制成比色板，通过肉眼观察从比色板中选出与对照牙颜色最为接近的色片作为比色结果。因此，通过比色板比色具有较强的主观性，颜色选择少，可重复性较差。比色仪是近年来随着口腔色度学发展逐渐出现并完善的计算机比色系统。比色仪通过颜色采集装置，将被测物体反射的光线收集，并将此光谱信号转化为数字信号，经计算机将数字信号进行分析转化为色度学指标，并计算出被测物体的颜色标号，从而在数据库中匹配出最接近的瓷粉配方。根据比色仪采集颜色原理的不同，可将其分为分光光度计型比色仪、色度计型比色仪和数字化颜色分析法型比色仪。与采用比色板的视觉比色相比，数字比色技术是电脑比色与配色技术的结合，具有客观、准确、快速及量化等优点。一些临床研究也证明，采用比色仪进行数字比色，比视觉比色更客观准确。但是，比色仪的临床应用仍然存在一定的局限性，例如比色仪难以获得天然牙具有的特殊色带、色斑、透明度等信息，口腔里的唾液能改变牙齿表面的反射率，牙齿的菌斑颜色影响牙齿光泽等，这些因素都会对比色结果造成一定的影响。如何改进数字比色技术，尽可能减少误差，使其能够广泛应用于临床操作，需要进一步研究。

（三）数字化咬合分析系统的临床应用

目前，临床医师一般采用咬合纸、目测和个人经验，对种植修复体的咬合接触情况作定性的估计，粗略判断咬合接触的数目和部位。但是，越来越多的证据显示，种植体承受的咬合力对种植体的远期效果有显著影响。有研究表明，种植体对𬌗力的敏感度仅为天然牙的 1/8。由于种植体周缺乏牙周韧带的附着，骨结合的种植体受力后仅有 3~5μm 的垂直向动度和 10~50μm 的侧向动度，这意味着种植体受到咬合力时缺少缓冲作用。因此，为了避免种植体承受过大咬合力，造成粘接失败、固定螺丝松动、牙冠折断，以及种植体周骨吸收等并发症，需要合理设计种植修复体的𬌗力分布。近年来，随着计算机图像图形学技术的发展，定量与半定量的技术被用于研究咬合接触。以 T-Scan 咬合记录分析仪为代表的数字化咬合分析系统备受关注。该系统将传感器与电脑连接，通过一个口内的咬合传感片获取患者咬合数据，数字化记录咬合接触的时间、力量、面积并进行动态分析，从而可以对患者𬌗关系进行诊断、分析，并精确地发现𬌗力异常大的分布点和早接触点，指导医师进行准确调𬌗。尽管目前的数字化咬合分析系统因结构和技术原因仍存在一些问题，例如传感器精确性的可靠程度、未能检测咬合力量的方向、操作烦琐等，但是在口腔临床和科研上，数字化咬合分析系统已显示出巨大的优点。随着数字技术的发展，数字化咬合分析系统将越来越广泛地应用于临床实践中。

（四）三维打印技术在种植义齿修复中的应用

三维打印技术是一种通过将重建的三维数字模型分割成层状，然后逐层堆积成实体模型的一种快速成形技术。在种植义齿修复中，通过采用数字化印模技术结合三维打印技术，口腔医师和技工可在计算机上完成数字化模型的观测和个性化基台及修复体的设计制作。

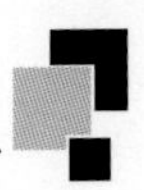

该技术不仅具有制作方便、快捷、精度高等优点，还有效地避免了传统加工方式原材料浪费等缺点。目前，已实现三维打印技术用于制作口腔修复体。但是，由于支持三维打印的材料还比较有限，主要是液态树脂、蜡、金属粉末等，因此单纯依靠三维打印技术完成的修复体尚未满足临床应用要求。但是，在口腔医疗领域特别是种植技术数字化的趋势下，三维打印有望在不远的将来实现口腔种植修复技术的新变革。

（陈卓凡）

参 考 文 献

1. 李华才. 数字医疗应用技术的产生与发展探究. 中国数字医学，2009，4(8)：49-53.
2. 李华才. 对数字医学基本概念和内涵的理解与认识. 中国数字医学，2009，4(7)：22-25.
3. 蔡志刚. 数字化外科技术在下颌骨缺损修复重建中的应用. 中华口腔医学杂志，2012，47(8)：474-478.
4. 张磊，叶红强，杨振宇，等. 个性化牙种植体三维数字模型的建立. 北京大学学报(医学版)，2013，45(1)：149-151.
5. 李华才. 虚拟现实技术在医学领域的应用与展望. 中国数字医学，2009，4(5)：50-55.
6. 马绪臣. 口腔颌面医学影像诊断学. 5 版. 北京：人民卫生出版社，2008.
7. HOFMANN E, SCHMID M, SEDLMAIR M, et al. Comparative study of image quality and radiation dose of cone beam and low-dose multislice computed tomography: an in-vitro investigation. Clin Oral Investig, 2014, 18(1): 301-311.
8. AL-EKRISH A A, EKRAM M. A comparative study of the accuracy and reliability of multidetector computed tomography and cone beam computed tomography in the assessment of dental implant site dimensions. Dentomaxillofac Radiol, 2011, 40(2): 67-75.
9. BENAVIDES E, RIOS H F, GANZ S D, et al. Use of cone beam computed tomography in implant dentistry: the International Congress of Oral Implantologists consensus report. Implant Dent, 2012, 21(2): 78-86.
10. DREISEIDLER T, TANDON D, KREPPEL M, et al. CBCT device dependency on the transfer accuracy from computer-aided implantology procedures. Clin Oral Implants Res, 2012, 23(9): 1089-1097.
11. ESKANDARLOO A, ABDINIAN M, SALEMI F, et al. Effect of object location on the density measurement in cone-beam computed tomography versus multislice computed tomography. Dent Res J, 2012, 9(Suppl 1): S81-S87.
12. WANG D, KÜNZEL A, GOLUBOVIC V, et al. Accuracy of peri-implant bone thickness and validity of assessing bone augmentation material using cone beam computed tomography. Clin Oral Investig, 2013, 17(6): 1601-1609.
13. SCHNEIDER D, MARQUARDT P, ZWAHLEN M, et al. A systematic review on the accuracy and the clinical outcome of computer-guided template-based implant dentistry. Clin Oral Implants Res, 2009, 20(Suppl 4): 73-86.
14. D'HAESE J, VAN DE VELDE T, KOMIYAMA A, et al. Accuracy and complications using computer-designed stereolithographic surgical guides for oral rehabilitation by means of dental implants: a review of the literature. Clin Implant Dent Relat Res, 2012, 14(3): 321-335.
15. CASSETTA M, DI MAMBRO A, GIANSANTI M, et al. The intrinsic error of a stereolithographic surgical template in implant guided surgery. Int J Oral Maxillofac Surg, 2013, 42(2): 264-275.
16. CASSETTA M, DI MAMBRO A, GIANSANTI M, et al. Is it possible to improve the accuracy of implants inserted with a stereolithographic surgical guide by reducing the tolerance between mechanical components. Int J Oral Maxillofac Surg, 2013, 42(7): 887-890.

17. TURBUSH S K, TURKYILMAZ I. Accuracy of three different types of stereolithographic surgical guide in implant placement: an in vitro study. J Prosthet Dent, 2012, 108(3): 181-188.
18. CHEN X, WU Y, WANG C. Application of a surgical navigation system in the rehabilitation of maxillary defects using zygoma implants: report of one case. Int J Oral Maxillofac Implants, 2011, 26(5): e29-e34.
19. 白石柱,刘宝林,陈小文,等. 种植导板的制作及 CAD/CAM 技术的应用. 实用口腔医学杂志,2011,27(1):138-142.
20. 刘洪,刘东旭,王克涛,等. 种植体计算机辅助设计和制造导板精度的评价. 华西口腔医学杂志,2010,28(5):517-521.
21. MIYAZAKI T, HOTTA Y. CAD/CAM systems available for the fabrication of crown and bridge restorations. Aust Dent J, 2011, 56(Suppl 1): 97-106.
22. LEE S J, GALLUCCI G O. Digital vs. conventional implant impressions: efficiency outcomes. Clin Oral Implants Res, 2013, 24(1): 111-115.
23. 刘洪臣. 计算机辅助设计与计算机辅助制造义齿的临床注意点及常见问题处理. 中华口腔医学杂志,2007,42(6):343-345.
24. KATSOULIS J, MERICSKE-STERN R, ROTKINA L, et al. Precision of fit of implant-supported screw-retained 10-unit computer-aided-designed and computer-aided-manufactured frameworks made from zirconium dioxide and titanium: an in vitro study. Clin Oral Implants Res, 2014, 25(2): 165-174.
25. VAN NOORT R. The future of dental devices is digital. Dent Mater, 2012, 28(1): 3-12.